RASSNER

DERMATOLOGIE

Rassner

Dermatologie

Lehrbuch und Atlas

unter Mitarbeit von U. Steinert
413 mehrfarbige Abbildungen

9., durchgesehene und aktualisierte Auflage

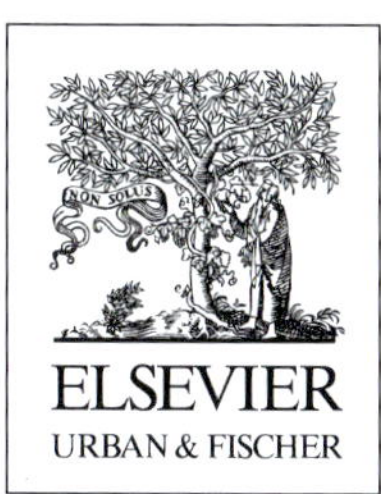

URBAN & FISCHER München

Zuschriften und Kritik an:
Elsevier GmbH, Urban & Fischer Verlag, Lektorat Medizinstudium, Karlstraße 45, 80333 München, medizinstudium@elsevier.com

Anschrift des Herausgebers
Prof. Dr. med. Gernot Rassner
Denzenbergstraße 15
72074 Tübingen

Folgende Lizenzausgaben sind bisher erschienen:

Englisch:	Williams & Wilkins, Baltimore
Französisch:	Maloine, Paris
Indonesisch:	EGC, Jakarta
Italienisch:	Lombardo, Rom
Polnisch:	Urban & Partner, Breslau
Portugiesisch:	Santos, São Paulo
Spanisch:	Doyma, Barcelona
Türkisch:	Arkadas, Istanbul

Bibliografische Information Der Deutschen Bibliothek
Die Deutsche Bibliothek verzeichnet diese Publikation in der Deutschen Nationalbibliografie; detaillierte bibliografische Daten sind im Internet unter http://dnb.ddb.de abrufbar.

1. Auflage 1978
9. Auflage 2009

Der Urban & Fischer Verlag ist ein Imprint der Elsevier GmbH.

09 10 11 12 5 4 3 2 1

Um den Textfluss nicht zu stören, wurde bei Patienten und Berufsbezeichnungen die grammatikalisch maskuline Form gewählt. Selbstverständlich sind in diesen Fällen immer Frauen und Männer gemeint.

Planung: Sabine Schulz
Lektorat: Dipl.-Biol. Susanne Szczepanek
Redaktion: Dr. med. Kathrin Feyl
Herstellung: Peter Sutterlitte
Satz: Kösel, Krugzell
Druck und Bindung: Stürtz GmbH, Würzburg
Fotos: Prof. Dr. Gernot Rassner
Zeichnungen: Sonja Klebe, Großhelfendorf
Umschlaggestaltung: SpieszDesign, Neu-Ulm
Gedruckt auf 100 g Lumi Art gloss, 0,8-faches Volumen

ISBN 978-3-437-42763-3

Aktuelle Informationen finden Sie im Internet unter www.elsevier.de und www.elsevier.com

Vorwort zur 9. Auflage

Warum eine 9. Auflage und was bringt sie Neues?

Buch-Teil: Der Text der Druckversion des Buches wurde kritisch durchgesehen. Er musste in einigen Kapiteln überarbeitet und aktualisiert werden.

Online-Teil: Die bereits vorhandene Onlineversion des Buches wurde in dieser Auflage deutlich ausgebaut und erweitert. 46 neue mehrfarbige klinische Abbildungen ergänzen den Atlasteil des Buches. Eine zusätzliche Erweiterung bringen 21 mehrfarbige klinische Bilder eines „Bilderquiz". Sie dienen einerseits der Überprüfung und Erweiterung der diagnostischen Fähigkeiten, bringen aber andererseits auch zusätzliche Bilder von dermatologischen Erkrankungen. Damit wird die stattliche Gesamtzahl von 480 klinischen Abbildungen erreicht.
Das Hauptziel des Buches aber bleibt unverändert: Es soll ein guter Führer sein in das Fachgebiet der Dermatologie, in ein Fachgebiet, in dem der Arzt einen einmalig-direkten, unmittelbaren Kontakt zu Krankheiten und Patienten hat.

Tübingen, im Februar 2009
G. Rassner

Vorwort zur 8. Auflage

Was ist das Schwerste von allem?
Was dir das Leichteste dünket:
Mit den Augen zu sehen,
Was vor den Augen dir liegt.

Johann Wolfgang von Goethe

Goethewort über dem Hörsaaleingang der Universitäts-Hautklinik in Frankfurt/Main

Die vorliegende 8. Auflage stellt eine völlige Überarbeitung dar.
Der Textteil wurde inhaltlich komplett überarbeitet, zum Teil völlig neu gefasst, aktualisiert und erweitert. Ziel ist es, die Benutzerfreundlichkeit durch klare Gliederung, Strukturierung und Übersichtlichkeit zu erhöhen und den Zugang zu einem nicht immer einfachen Stoff zu erleichtern. Unterstützt wird dies durch eine neue, einprägsame Seitengestaltung.
Auch der in das Buch integrierte Atlasteil wurde überarbeitet und erweitert. Mit 28 neuen Farbabbildungen enthält die 8. Auflage jetzt insgesamt 413 mehrfarbige Abbildungen, zusätzlich wurden mehrere Farbbilder ausgetauscht. Auch die Bildlegenden/Fallbeschreibungen wurden überarbeitet und ergänzt. Ziel ist auch hier, den Zugang zu dermatologischen Krankheitsbildern zu verbessern.
Die neu geschaffene Online-Anbindung des Buches unter www.studentconsult.de bietet neben dem kompletten Buchinhalt als Volltext zusätzliche Farbabbildungen zum Üben von Blickdiagnosen, Links zu anderen Elsevier-Lehrbüchern und Multiple-Choice-Fragen zur Dermatologie und dient damit dem Anspruch des Buches, den Zugang zur Dermatologie zu erleichtern und sie mit anderen Fächern zu vernetzen.
Unverändert blieben drei grundsätzliche Zielrichtungen des Buches:

- die Integration eines umfangreichen und aufwändig gestalteten Atlasteils in das Lehrbuch. Kein Fach der Medizin ist so klinisch-visuell geprägt wie die Dermatologie. In keinem anderen Fach stellen die sichtbaren Krankheitssymptome einen so unverzichtbaren und wichtigen Zugang zur Erkennung und zum Verständnis der Krankheitsbilder dar. Aber auch das scheinbar leichte Sehen muss erst gelernt werden und so stellt der Atlasteil auch eine Art „Sehschule" dar.
- dermatologisches Wissen nicht nur durch die Darstellung notwendiger Fakten zu vermitteln, sondern auch das Verständnis dermatologischer Erkrankungen durch die Darstellung von Grundlagen, Zusammenhängen und interdisziplinären Aspekten zu fördern.
- das Anliegen einer ganzheitlichen Betrachtungsweise dermatologischer Erkrankungen und dermatologischer Patienten. Die Grenzlage des Hautorgans schafft eine besondere Situation und erfordert weitere Sichtweisen und Kenntnisse. Dermatologie lässt sich nicht auf das Hautorgan reduzieren. Die Ursachen von Hautkrankheiten finden sich in der Umwelt, im Hautorgan selbst aber auch im Körperinneren. Damit sind nicht nur Kenntnisse der Physiologie und Pathologie des Hautorgans, sondern auch dermatologisch relevante Kenntnisse in der Umweltmedizin und in anderen Fachgebieten erforderlich. Umgekehrt sollten auch nicht-dermatologisch tätige Ärzte in viel stärkerem Maße als bisher dermatologisches Basiswissen besitzen. Eine ganzheitliche Betrachtungsweise erfordert ebenfalls der dermatologische Patient mit seiner individuellen Lebenssituation und seinen bio-psycho-sozialen Krankheitsaspekten.

Damit wird die Dermatologie zu einem einerseits interessanten, breit gefächerten und patientenorientierten Fachgebiet, das aber andererseits auch entsprechend große Anforderungen stellt.
Möge das Buch dabei ein Wegweiser und hilfreicher Begleiter sein.

Tübingen, im Juli 2006
G. Rassner

Danksagung

Vielen habe ich zu danken.
Großer Dank gilt den studentischen „Testlesern", die auch die 8. Auflage kritisch gelesen, damit gearbeitet und über ihre Erfahrungen berichtet haben.
Besonderer Dank gilt früheren Mitarbeiterinnen und Mitarbeitern, welche bereits die völlige Neubearbeitung und Erweiterung des Buches in der 8. Auflage tatkräftig mit unterstützt haben.
Frau Dr. T. Sander hat mir wichtige Hinweise zur Grundkonzeption und Gestaltung des Buches sowie zum Kapitel „Überempfindlichkeitsreaktionen der Kutis" gegeben. Herr Prof. Dr. Ch. Scherwitz hat mich bei der Abfassung des Kapitels „Dermatomykosen" beraten. Frau Dr. U. Steinert hat bei der Abfassung von Therapieempfehlungen mitgearbeitet. Frau Priv.-Doz. Dr. Strölin hat mich bei der Abfassung des Kapitels „Erkrankungen des Blutgefäßsystems der Haut" unterstützt. Frau Dr. G. Metzler hatte die aufgenommenen Histologiebilder ausgewählt und befundet. Besonderen Dank schulde ich schließlich auch meinem Nachfolger, Herrn Prof. Dr. M. Röcken, für die uneingeschränkte Möglichkeit, auf die umfangreiche Sammlung des Fotolabors der Tübinger Hautklinik zurückzugreifen. Der größte Teil der Abbildungen stammt aus diesem Bereich (herzlichen Dank an Frau M. L. Koschowski und Herrn O. Hallmaier), aber auch aus meinem früheren Arbeitsbereich der Universitäts-Hautklinik in Ulm.
Darüber hinaus bin ich folgenden Kliniken bzw. Kollegen für die freundliche Überlassung von Bildern sehr verbunden:

- Dermatologische Klinik und Poliklinik der Ludwig-Maximilians-Universität in München (Abb. 7.114, 7.115 und 7.127)
- Dermatologische Universitäts-Hautklinik im Inselspital Bern (Abb. 7.99, 19.11)
- Dermatologische Klinik des Universitätsspitals in Zürich (Abb. 7.98)
- Eduard-Arning-Klinik für Dermatologie und Venerologie, St. Georg, Hamburg (Abb. 7.26, 12.7, 17.3, 19.27)
- Herrn Dr. med. P. Stingl, Pfronten/Allgäu (Abb. 7.40, 7.43–7.45, 7.63, 7.176, 8.13, 15.3)
- Zentrum der Dermatologie und Venerologie der Johann-Wolfgang-Goethe Universität in Frankfurt/Main (Abb. 7.106, 7.185).

Dem Verlag Elsevier, Urban & Fischer möchte ich an dieser Stelle für eine langjährige, gute Zusammenarbeit danken. Auch bei dieser Auflage habe ich erneut großes Verständnis und große Unterstützung gefunden. Mein Dank gilt insbesondere Frau Sabine Schulz und Frau Dr. Dorothea Hennessen (Planung), Frau Dipl.-Biol. Susanne Szczepanek (Lektorat), Frau Dr. med. Kathrin Feyl (Redaktion), Herrn Peter Sutterlitte (Herstellung), sowie auch all denjenigen, die hier namentlich nicht genannt werden.

Tübingen, im Februar 2009
G. Rassner

Inhaltsverzeichnis

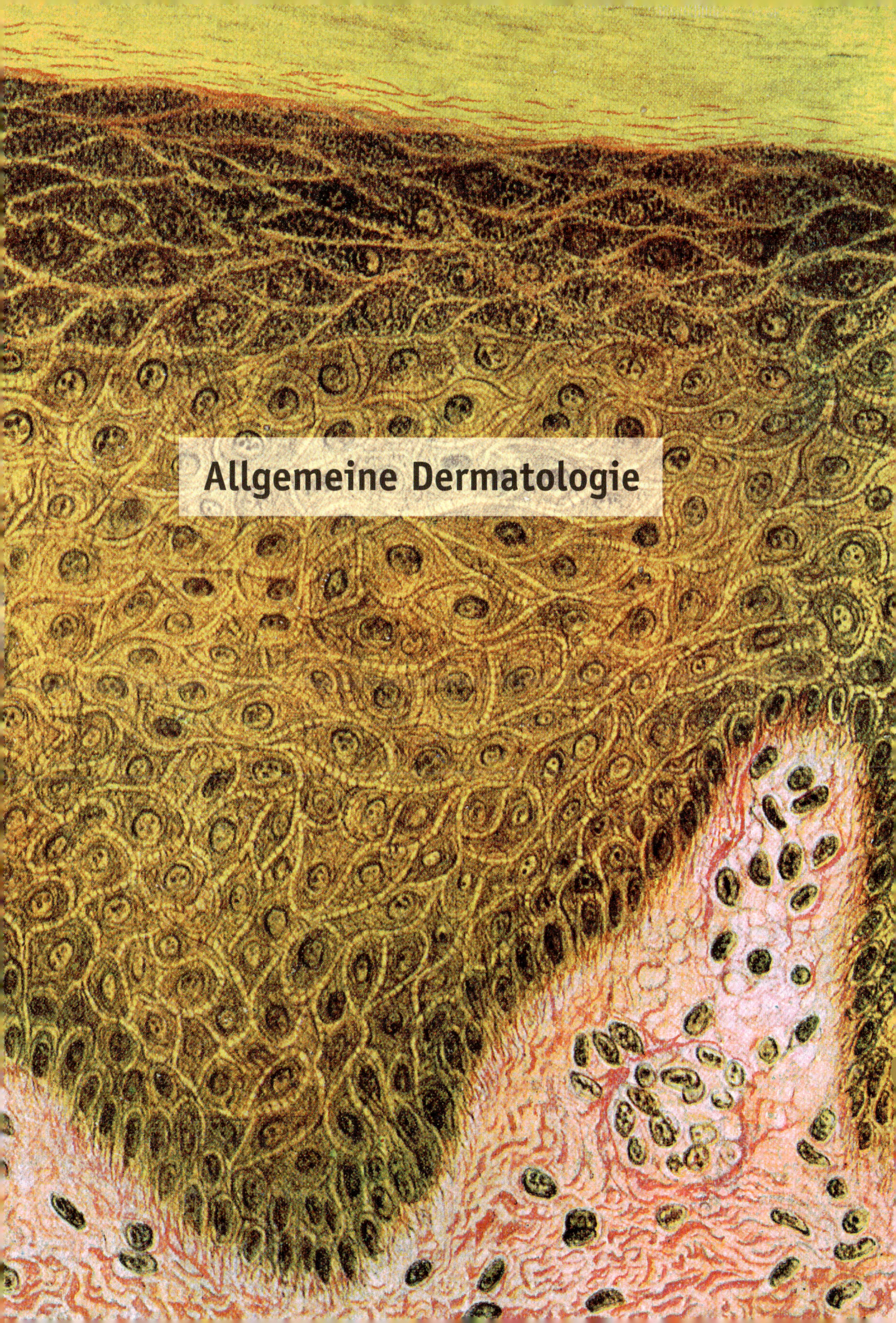

Allgemeine Dermatologie

1 Einleitung

In der deutschen (Muster-)Weiterbildungsordnung werden die einzelnen Fachgebiete definiert. Die Definition der Dermatologie und Venerologie bzw. der Haut- und Geschlechtskrankheiten lautet (2003):
„Das Gebiet der Haut- und Geschlechtskrankheiten umfasst die Vorbeugung, Erkennung, konservative und operative Behandlung, die Nachsorge und Rehabilitation von Erkrankungen einschließlich der durch Allergene und Pseudoallergene ausgelösten Krankheiten der Haut, der Unterhaut, der hautnahen Schleimhäute und der Hautanhangsgebilde sowie von Geschlechtskrankheiten."
Eine Besonderheit der Dermatologie ist die Sichtbarkeit der Hautkrankheiten. Dies hat dazu geführt, dass sich die Medizin von ihren frühesten Anfängen bis in die Neuzeit stets mit Hautkrankheiten beschäftigt hat. Wichtige allgemeinmedizinische Erkenntnisse und Prinzipien wurden am Beispiel der gut zu untersuchenden Hautkrankheiten erarbeitet. Beispiele sind: Entzündung, Allergie und Kanzerogenese.
Über die Medizin hinaus finden sich vom Altertum bis in die Neuzeit in Theologie, Literatur und Kunst zahlreiche Hinweise auf Hauterkrankungen.

- **Altertum (bis ca. 500 n. Chr.):** Erwähnung bzw. Beschreibung zahlreicher Hautkrankheiten durch griechische und römische Ärzte. Griechische Ärzte bzw. Philosophen waren: Hippokrates, Platon, Aristoteles. Noch heute verwendete Begriffe der griechischen Medizin sind: Exanthem, Ödem, Pityriasis, Lichen.
  Aus dem römischen Altertum sind vor allem der Enzyklopädist Celsus und der Gladiatorenarzt und kaiserliche Leibarzt Galen zu nennen. Noch heute verwendete Begriffe der römischen Medizin sind: Erysipel, Furunkel, Gangrän, Karzinom, Pustel, Skabies, Vitiligo.
- **Mittelalter (ca. 500–1500 n. Chr.):** Die Tradition der griechisch-römischen Medizin wurde im Mittelalter hauptsächlich von der arabischen Medizin übernommen und weitergegeben (u. a. Avicenna). Wesentliche Basis waren die Schriften des Galen sowie philosophisch-humoralpathologische Theorien (Krasen-Lehre).
- **Neuzeit (ab ca. 1500 n. Chr.):** Der Umbruch der mittelalterlichen Medizin begann mit Paracelsus (1493–1541). Die naturwissenschaftliche Medizin brachte auch für Hautkrankheiten neue Ansatzpunkte. Drei auch heute noch grundsätzlich wichtige Wege der Analyse und Erfassung von Hautkrankheiten wurden beschrieben von
  - Joseph Jakob Plenck (1738–1807): Einteilung nach Hautsymptomen (Effloreszenzenlehre).
  - Ferdinand von Hebra (1816–1880): Einteilung von Hauterkrankungen auf pathologisch-anatomischer Grundlage.
  - Jean Darier (1856–1938): Klassifizierung nach Ursachen, soweit damals möglich.

Die heutige Dermatologie als eigenes medizinisches Fachgebiet und Prüfungsfach hat sich einerseits von der Inneren Medizin und andererseits von der Chirurgie abgetrennt. Internistische Wurzeln waren Hautveränderungen bei Erkrankungen innerer Organe und die konservative medikamentöse Behandlung. Chirurgische Wurzeln waren die operative Behandlung von Hautkrankheiten und die frühere Behandlung venerologischer Erkrankungen durch Bader und Chirurgen. Die Einrichtung eigenständiger dermatologischer Kliniken und Lehrstühle begann in der Mitte des 19. Jahrhunderts. Im Rahmen der Venerologie hat sich wiederum die Andrologie entwickelt, da venerologische Erkrankungen häufig zu Fertilitätsstörungen führten.
Die heutige **klinische Dermatologie** ist ein Organfach, in welchem Hautkrankheiten mit konservativen und operativen Methoden behandelt werden.
Krankheitslehre und Forschung stützen sich auf die Analyse von klinischem und dermatohistologischem Bild. Ergänzend sind tiefer in die Struktur und Funktion der Haut eindringende Methoden hinzugekommen, wie z. B. Elektronenmikroskopie, Zell- und Molekularbiologie, Biochemie, Immunologie, Genetik und Psychosomatik. Das Krankheitspanorama hat sich nicht nur quantitativ durch Zunahme von Hautkrankheiten, sondern auch qualitativ geändert. Die Haut als Oberflächenorgan des menschlichen Organismus ist in besonderem Maß **Umwelteinflüssen** ausgesetzt und kann auf diese krankhaft reagieren. Menschlich induzierte Umweltveränderungen, z. B. der chemischen Umwelt, wie auch verändertes Verhalten gegenüber der Umwelt durch Sonnenexposition und Ferntourismus haben zu einem starken und anhaltenden Anstieg von Allergien, Infektionen und Hautkrebs geführt. Die Sichtbarkeit von Hautkrankheiten gibt diesen eine besondere psychosoziale Dimension.
Das Hautorgan ist aber nicht nur nach außen gewandt, sondern steht auch im **Verbund mit inneren Organen** und Organsystemen, sodass deren Erkrankungen sich an der Haut auswirken bzw. diese einbeziehen können: Hautveränderungen als Leitsymptome innerer Erkrankungen. Schließlich kann das Hautorgan auch **autochthon** erkranken wie z. B. bei Genodermatosen. Außer der Veränderung des Krankheitspanoramas haben aber auch neue Möglichkeiten der Diagnostik sowie der konservativen und operativen Therapie die Entwicklung des Fachgebiets geprägt.
Einen hohen Stellenwert hat aber auch die **dermatologische Forschung**. Am leicht zugänglichen „Oberflächenorgan Haut" wurden und werden nicht nur dermatologische, sondern auch grundsätzliche Krankheitsprobleme wie z. B. Entzündung, Wundheilung, Allergie und Krebs mit großem Erfolg bearbeitet.
Grundlage für das Verständnis von Hautkrankheiten ist aber weiterhin die Kenntnis des Aufbaus des Hautorgans und seiner Aufgaben und Funktionen.

2 Aufbau und Aufgaben des Hautorgans

2.1 Aufbau

Die Haut ist das größte und schwerste Organ des menschlichen Körpers. Die **Gesamtfläche** beträgt im Erwachsenenalter ca. 1,6–2 m^2, die Dicke ohne Subkutis 1,5–4 mm, mit Subkutis bis mehrere cm. Ihr **Gesamtgewicht** liegt zwischen 3 und 10–20 kg.
Die Haut ist kein Kompaktorgan, sondern ein „**Flächenorgan**“, welches die Außenseite des Organismus überzieht und schützt („Integument“). Im Bereich der Körperöffnungen findet der Übergang der äußeren Haut in die Schleimhaut der inneren Oberflächen statt. Die hier anschließenden hautnahen Schleimhäute werden häufig in Krankheitsprozesse der äußeren Haut mit einbezogen oder können sogar Ort der Erstmanifestation sein.

Komponenten

Die Haut ist ein komplexes, aus mehreren Komponenten bestehendes Organ. Der folgende Text gibt eine Übersicht der einzelnen Komponenten. Die Detailbesprechung erfolgt in den jeweiligen Kapiteln. Die Haut ist nicht nur ein Flächenorgan, sondern auch ein „**Schichtenorgan**“ mit drei Hauptschichten (Abb. 2.1):

- **Epidermis** (Oberhaut): mehrschichtiges, verhornendes Plattenepithel.
- **Dermis** (Korium, Lederhaut): faserreiches Bindegewebe; Epidermis und Dermis werden zusammen als Kutis bezeichnet.
- **Subkutis** (Unterhaut): subkutanes Fettgewebe, das die Verbindung zur allgemeinen Körperfaszie herstellt.

Die gefäßlose **Epidermis** besteht zu etwa 90% aus Keratinozyten, die sich in kernlose Korneozyten (Hornzellen) umwandeln. Morphologisch-histologischer Ausdruck dieser ablaufenden Differenzierungsprozesse sind die Basalzellschicht (Stratum basale), Stachelzellschicht (Stratum spinosum), Körnerzellschicht (Stratum granulosum) und Hornschicht (Stratum corneum), (Abb. 7.1).
Zusätzlich beherbergt die Epidermis die melaninbildenden Zellen des Pigmentsystems (**Melanozyten**), dendritische Zellen des Immunsystems (**Langerhans-Zellen**) und Zellen des peripheren Nervensystems (**Merkel-Zellen**).
Die **Dermis** ist eine fibroelastische Schicht aus faserreichem Bindegewebe. Sie besteht aus ortsständigen Bindegewebszellen, den **Fibroblasten**, und **extrazellulärer Matrix** mit Fasern und Grundsubstanz. Die Dermis verleiht der Haut ihre speziellen Eigenschaften der Festigkeit und Elastizität. Sie ist Trägerin des Gefäß- und Nervensystems der Haut und enthält zusätzlich mobile Zellen des Entzündungs- und Immunsystems der Haut wie z. B. Makrophagen, Mastzellen, Lymphozyten. Morphologisch-histologischer Ausdruck dieser Funktionsteilung sind das gefäß- und zellreiche obere Stratum papillare und das faserreiche untere Stratum reticulare.
Die **Subkutis** besteht aus Fettzellen (**Lipozyten**) und Bindegewebe. Die Fettzellen bilden ein läppchenartig aufgebautes Fettgewebe. Gefäße und Nerven verlaufen in bindegewebigen **Septen**. Die Subkutis umfasst etwa die Hälfte bis zwei Drittel der Gesamtfettmasse des Organismus.
Das **Pigmentsystem** der Haut besteht aus dendritischen, Melaninpigmente-bildenden Zellen (**Melanozyten**). Die Melanozyten stammen aus der Neuralleiste, wandern in die Haut ein und liegen als Einzelzellen rasterförmig in der Basalzone der Epidermis. Eine wichtige Aufgabe der Melanozyten ist der Lichtschutz der Haut. Er wird durch Abgabe von Melaninpigmenten an die Keratinozyten bewirkt.
Die Haut bildet außerdem verschiedene **Hautanhangsgebilde (Hautadnexe)**:

- Die **Nägel** sind horizontale Einstülpungen der Kutis mit Umdifferenzierung der Hornschicht zur Nagelplatte.
- Die **Haare** sind vertikale Einstülpungen der Kutis mit Umdifferenzierung der Hornschicht zum Haar.
- **Hautdrüsen** sind ebenfalls vertikale Einstülpungen der Kutis mit Umdifferenzierung des Epithels zu Talgdrüsen und Schweißdrüsen.

In der Haut sind weiterhin verschiedene **Funktions- und Koordinationssysteme** des Organismus vertreten:

- Die Haut enthält Komponenten von **Abwehrsystemen** zur Eliminierung von fremden bzw. als fremd empfundenen Stoffen: Makrophagen (Phagozytose), Mastzellen (Entzündung) sowie Langerhans-Zellen und Lymphozyten (Immunreaktionen).
- Das **Gefäßsystem** der Haut besteht aus Arterien, Venen, Blutkapillaren und Lymphgefäßen. Es bildet in der Haut etagenartige Verdichtungsebenen (Plexus).
- Das **Nervensystem** ist in der Haut überwiegend durch sensorische und autonome Fasern vertreten. Sensorische, afferente Fasern mit freien Nervenendigungen oder Rezeptororganen leiten Berührungs-, Schmerz-, Temperatur- und Druckreize zum Zentralnervensystem (Hautsinne). Autonome Fasern (Sympathikus) versorgen Blutgefäße und Hautanhangsgebilde. Motorische Fasern ziehen zur mimischen Gesichtsmuskulatur.
- Die Haut unterliegt darüber hinaus in starkem Maß der **endokrinen Regulation**.

Oberflächenrelief

Die Hautoberfläche zeigt ein abgestuftes **Relief:** Furchen, Falten, Felder, Linien, Leisten.
In der glatten, kindlichen Haut bilden sich im Lauf des Lebens zunehmend **Furchen** und **Falten**. Bewegungsfurchen

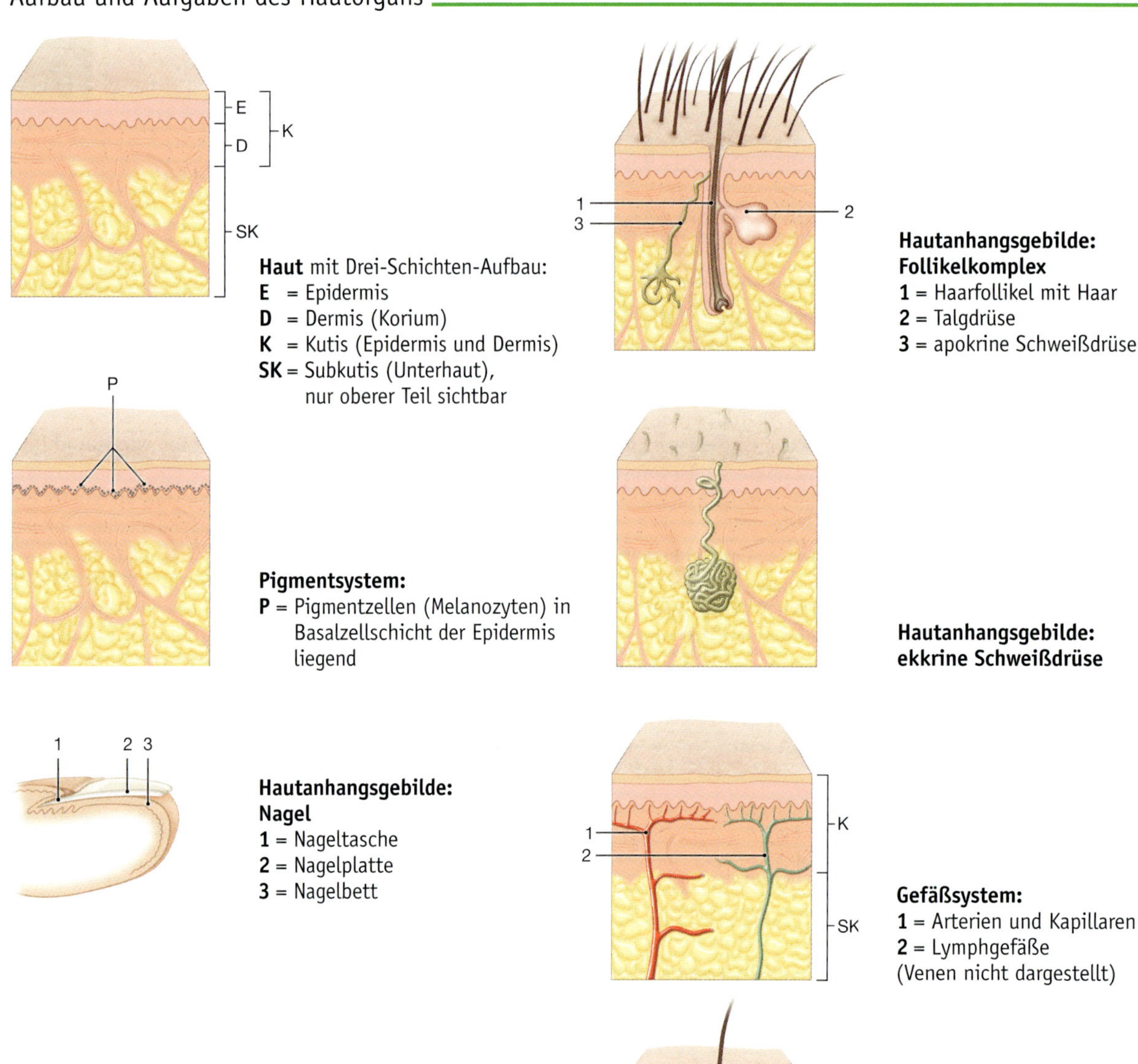

Abb. 2.1 Aufbau des Hautorgans.
Drei-Schichten-Aufbau des Hautorgans mit zusätzlichen Einzelkomponenten wie Pigmentsystem, Hautanhangsgebilde (Nägel, Haare, Drüsen), Hautgefäße und Hautnerven.
Spezielle Haut-Schleimhaut-Regionen (Lippen/Mundschleimhaut, Analkanal/Perianalregion, Genitale) werden in den jeweiligen Kapiteln dargestellt.

und -falten finden sich über Gelenken (Abb. **9.6**, **7.145**). Altersfalten und -furchen entstehen als Zeichen der Hautalterung (Abb. **7.72**) oder auch seelisch bedingt als Lachfältchen oder Gramfurchen im Bereich der mimischen Gesichtsmuskulatur. **Handlinien** (Abb. **14.10**) werden als „Lineae vitae fortunae" zur Deutung von Charakter und Lebensschicksal herangezogen (Chirologie, Chiromantie). **Hautleisten** (Abb. **9.2**) finden sich an Handflächen und Fußsohlen (unbehaarte Leistenhaut). Grundlage ist ein genetisch festgelegtes Papillarleistenmuster (Fingerabdruck/Daktylogramm, Daktyloskopie). In der übrigen Haut werden durch feine Furchen rautenförmige **Felder** abgeteilt (Felderhaut).

Die Hautoberfläche wird von einem komplex zusammengesetzten Hydrolipidfilm (**Hautoberflächenfilm**) überzogen. Er besteht vorwiegend aus den Sekreten von Schweiß- und Talgdrüsen und beherbergt die physiologische Hautflora (s. Kap. 7.3).

Hautfarbe

Die **Farbe** der Haut ist primär genetisch bedingt. Im Rahmen der Evolution haben sich durch Anpassung an Lebensräume und Lebensart verschiedene Menschenrassen mit unterschiedlicher Hautfarbe entwickelt. Grobe Einteilung: Menschen mit weißer, schwarzer und gelber Haut-

farbe. Variable Bestimmungsfaktoren der Hautfarbe sind Bräunungsgrad, Durchblutung, Nichtmelanin-Pigmente und Oberflächenfeinstruktur.
Der Bräunungsgrad ist abhängig von Lichtexposition sowie Lichtempfindlichkeit. Veränderungen der Durchblutung der Haut äußern sich in Blässe, Rötung oder Zyanose. Nichtmelanin-Pigmente können die Hautfarbe verändern (Hämosiderinablagerungen, Ikterus). Die Oberflächenfeinstruktur kann durch physikalische Brechungsphänomene einen grau-bräunlichen, „schmutzigen" Farbton vortäuschen (sog. Strukturfarbe, Abb. 7.23).

Regionale Gliederung

Die Haut wird unter topographisch-anatomischen Gesichtspunkten in verschiedene **Hautregionen** eingeteilt (Regiones corporis): Gesicht, behaarter Kopf (Kapillitium, Skalp), Hals, Brust, Bauch, Rücken, Genitale, Analregion, Damm, Arme und Beine. Verwendet werden auch die Begriffe Stamm (Körper ohne Extremitäten) und Rumpf (Körper ohne Kopf, Hals und Extremitäten). Die Haut der einzelnen Regionen zeigt deutliche Unterschiede in Bezug auf Hautdicke, Farbe und Verteilung der Adnexe.
Unter Krankheitsbedingungen können sonst latente **linienförmige Gliederungen** der Haut erkennbar werden:

- **Dermatome:** segmentale Gliederung der Haut entsprechend den Zonen der radikulären Innervation. Beispiel: Zoster (Abb. **16.2**)
- **Blaschko-Linien:** Ausbreitungswege von Zellpopulationen während der Embryogenese, welche die Anordnung von Hautveränderungen in Form eigentümlicher Linien und Muster bestimmen können. Beispiel: epidermaler Nävus als Mosaikbildung (Abb. 7.23)
- **Spaltlinien:** biomechanisch bedingte Richtungslinien der Hautspannung, welche die Form von Schnittwunden beeinflussen. Bei Hautoperationen sollte die Schnittführung möglichst in Richtung dieser Spaltlinien erfolgen, um größer klaffende Wunden zu vermeiden.

Zur orientierenden Bestimmung des **Oberflächenanteils** einzelner Hautregionen dient die „Neunerregel" (Abb. **2.2**): Kopf 9%, Arme je 9% (davon Handinnenflächen je 1%), Rumpf vorne 18%, Rumpf hinten 18%, Beine mit Gesäß je 18%, Genitale 1%. Gültig für Erwachsene, bei Kindern gelten andere Zahlen.
Spezielle **Haut-Schleimhaut-Regionen** sind Lippen und Mundschleimhaut, Anal- und Perianalregion sowie die Genitalregion.

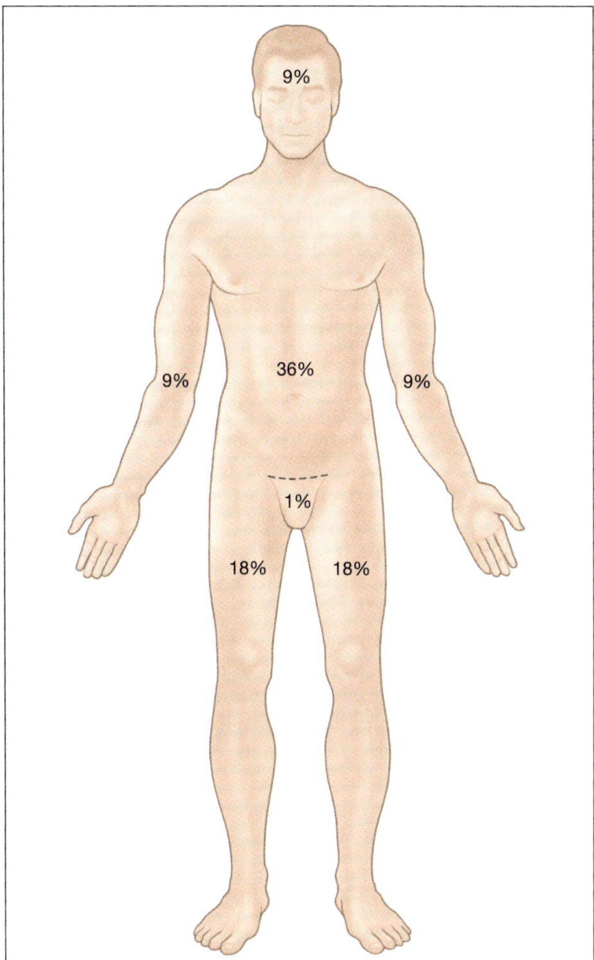

Abb. 2.2 Oberflächenanteil der einzelnen Hautregionen (in Prozent).

Entwicklung des Hautorgans

Das Hautorgan entwickelt sich aus dem **Ektoderm** und dem **Mesoderm**.
Im **1. Trimenon** bilden sich Epidermis und Dermis sowie Adnexanlagen. Erkennbar werden Melanozyten, Langerhans-Zellen und Merkel-Zellen.
Das **2. Trimenon** wird bestimmt von Differenzierung (u. a. Keratinisierung), Entwicklung von Adnexen (Lanugohaare, Talgdrüsen), Subkutis und Hautgefäßen.
Im **3. Trimenon** erfolgen die funktionelle Ausreifung und das weitere Wachstum des Hautorgans.
Der Vorgang der **Geburt** bedeutet für die Haut die plötzliche Umstellung des äußeren Milieus von Flüssigkeit (Fruchtwasser) auf Luft (und Kleidung).
In **Pubertät** und **Adoleszenz** entwickelt sich aus der zarten kindlichen Haut die kräftige Erwachsenenhaut mit sekundären männlichen bzw. weiblichen Geschlechtsmerkmalen.
Die **Altershaut** wird bestimmt von Atrophie und Funktionsverlust. Den verschiedenen Altersphasen der Haut entsprechen jeweils charakteristische Hautkrankheiten.

2.2 Aufgaben

Die Aufgaben des Hautorgans hängen mit seiner besonderen Position zwischen „Umwelt" und „Innenwelt" zusammen. Sie sind sowohl nach außen wie nach innen gerichtet.

Schutz-, Abwehr- und Grenzfunktion

Schutz und Abwehr gegenüber der Umwelt

Nach der Geburt wird das Hautorgan als Außenfläche des Organismus von einer Vielzahl belebter und unbelebter **Umweltreize** getroffen: Mikroorganismen, mechanische, thermische, Strahlen- und chemische Reize. Reize in **phy-**

siologischer Stärke wirken anregend und funktionsstabilisierend. Reize in unphysiologischer Stärke bzw. **unphysiologische Reize** treffen zunächst auf lokale **Schutz- und Abwehrmechanismen** des Hautorgans. Zusätzlich können allgemeine Abwehrmechanismen aktiviert werden. Bei Überwindung der Schutz- und Abwehrkapazität der Haut treten Schädigungen auf.

Schutzfunktionen der Haut:

- **Schutz gegen Infektionen:** durch z. B. Viren, Bakterien oder Pilze.
  Haut- und Schleimhautoberfläche werden von einer schützenden Biofilmschicht überzogen. Dieser Oberflächenfilm wirkt antimikrobiell durch einen sauren pH-Wert von 5,5 („Säureschutzmantel"), auch durch antimikrobielle Substanzen (Defensine, Lysozym). Die Hornschicht stellt eine Barriere für Krankheitserreger dar. Dringen durch eine Verletzung (= Eintrittspforte) trotzdem Erreger ein, löst die Haut Abwehrreaktionen aus, z. B. in Form einer lokalen Entzündung.
- **Schutz gegen mechanische Noxen:**
  Die biomechanischen Eigenschaften der Haut bilden einen Schutz vor Verletzungen und Verwundungen. Die fest-flexible Hornschicht und das faserreiche Bindegewebe der Dermis schützen vor gewebstrennenden und scherenden Noxen. Das subkutane Fettgewebe fängt als Schutzpolster stumpfe Gewalteinwirkung auf und verteilt und mildert sie dadurch. Schützende Aufgaben haben auch Nägel und Haare.
- **Schutz gegen thermische Noxen:**
  Die Haut wirkt als Isolationsschicht, insbesondere das subkutane Fettgewebe. Eine reaktive Temperaturregulation erfolgt über Durchblutung und Schweißdrüsensekretion (thermoregulatorisches Schwitzen). Ca. 90% der Hautdurchblutung dienen der Thermoregulation, ca. 10% der Nutrition. Thermoregulatorische Durchblutung und thermoregulatorisches Schwitzen ersetzen und verbessern den beim „nackten" Menschen evolutiv verloren gegangenen Schutz des Haarkleides.
- **Schutz gegen Strahlennoxen:**
  Die Haut reflektiert und absorbiert Licht. Nach der Lichtreflexion/-absorption durch Hautoberflächenfilm und Hornschicht wird noch eindringende Strahlung durch das Melaninpigment absorbiert. Dennoch eintretende Schädigungen von Zellbestandteilen wie Nukleinsäuren können durch enzymatische Reparaturmechanismen beseitigt werden. Gering ist jedoch der Schutz gegen ionisierende Strahlen.
- **Schutz gegen chemische Noxen:**
  Die Haut besitzt eine Pufferkapazität durch den Hautoberflächenfilm und eine Penetrationsbarriere durch das Stratum corneum.
  Makromoleküle können diese „Penetrationsbarriere" nicht durchdringen. Kleinmolekulare Substanzen können durch die interzellulare Lipidschicht penetrieren, stoßen dann aber auf eine „metabolische Barriere" fremdstoffmetabolisierender Enzyme des Zytochrom-P450-Systems. Erreichen chemische Noxen lebende Epidermiszellen, so können sie hier biochemische und immunologische Abwehrmechanismen auslösen durch Aktivierung von Enzymen, Freisetzung von Zytokinen und Entzündungs- und Immunmediatoren. Diese perkutane Penetration öffnet aber auch den Weg für die lokale Dermatotherapie.

Abwehrfunktionen der Haut:
Haben belebte Krankheitserreger oder physikalisch-chemische Noxen die Schutzfunktionen überwunden und begonnen, zu Hautschäden zu führen, kann die Haut als Organ des Immunsystems Verteidigungsreaktionen in zwei Phasen einleiten.

- **Angeborene, natürliche Immunität:** frühe, unspezifische Abwehrreaktionen mit Aktivierung von Makrophagen, Granulozyten, Monozyten und NK-Zellen sowie antimikrobiellen Peptiden, Lysozym und Komplementfaktoren.
- **Erworbene, adaptive Abwehrreaktionen:** nachfolgende spezifische, erinnerbare Abwehrreaktionen durch T- bzw. B-Lymphozyten nach Antigenpräsentation.

Sowohl aus Zellen der immunologischen Abwehr wie auch aus geschädigten Hautzellen können dabei eine Reihe von **Mediatoren** wie Zytokine, Chemokine oder Entzündungsmediatoren und Wachstumsfaktoren freigesetzt werden.

Begrenzung des Körperinneren

Die Haut verhindert einen unkontrollierten Temperatur- und Stoffaustausch zwischen Körper und Umwelt. Sie ist für die **innere Homöostase** notwendig. Bei Schädigungen besteht die Gefahr von Flüssigkeits-, Elektrolyt- und Eiweißverlusten mit entsprechenden Stoffwechselstörungen oder von Blutverlusten. Großflächige Erkrankungen der Haut können deshalb zum Tode führen wie z. B. toxische epidermale Nekrolyse, Psoriasis-Erythrodermie oder schwere Verbrennungen. Die Entfernung der Haut (Schinden) wurde früher als Todesstrafe eingesetzt. Eine künstlerische Dokumentation ist das Martyrium des heiligen Bartholomäus (Michelangelo: Sixtinische Kapelle).

Sinnesfunktion

Das sensorische System der Haut dient mit seinen über das ganze Hautorgan verteilten Rezeptoren der Erkennung der Umwelt und der Wahrnehmung von Gefahren. Adäquate Reize führen zu Berührungs-, Druck-, Temperatur- und Schmerzempfindungen sowie zu der Erkennung von Reizstärke und Reizort. Beispiele: Registrierung eines Hauttumors, Insektenstichs am Rücken, Nagels im Schuh, zu heißen Badewassers. Das Wahrnehmungsspektrum der Haut ist allerdings lückenhaft. Mikrobielle Noxen und bestimmte Strahlennoxen wie UV-Strahlen, ionisierende Strahlen können nicht direkt registriert werden. Sie werden erst durch eingetretene Hautschäden bewusst.

Speicher- und Stoffwechselfunktion

Nach innen gerichtet sind Speicher- und Stoffwechselfunktion der Haut. Die Haut kann Wasser in Form von Ödemen speichern bzw. bei Wasserverlust stark austrocknen (Exsikkose). Bei Überernährung kann sehr viel Fett in der Haut gespeichert werden (Adipositas), bei Unterernährung kann es abgebaut werden (Kachexie). Im Übermaß anfallende normale und pathologische Stoffwechselprodukte können in der Haut abgelagert werden wie z. B. Porphyrine, Fette, Amyloid- und Schleimsubstanzen (s. Kap. 7.8.2). Auch für Blut besteht eine Speichermöglichkeit im großkalibrigen Venensystem der Haut. Als Stoff-

wechselfunktion sei die photochemische Vitamin-D-Synthese erwähnt (Lichtmangel: Rachitis).
Spezielle Aufgaben besitzen Haut-Schleimhaut-Regionen wie Lippen/Mundhöhle, Perianal-Anal-Region und das äußere Genitale.

Kommunikations- und Ausdrucksfunktion

Für die psychosoziale Kommunikation spielt die Haut als Außenorgan des Organismus eine erhebliche Rolle, insbesondere die Gesichtsregion. Ihr Aussehen wird herangezogen, um Rückschlüsse auf z. B. Alter, Affekte, seelische Verfassung, Charaktereigenschaften („Haut als Spiegel der Seele"), aber auch auf mögliche Innenorgankrankheiten („Haut als Spiegel innerer Krankheiten") zu ziehen. Hautzustand und Aussehen prägen aber auch in starkem Maß das Eigenbild vom Ich und werden deshalb auch bewusst manipuliert durch z. B. Kosmetik, Solarium, Tätowierung, Piercing.
Der normale wie auch der krankhafte Zustand der Haut haben damit eine besondere psychosoziale Dimension.

Koordination und Steuerung

Die Haut ist Teil des Gesamtorganismus und wird mit ihren Funktionen und Aufgaben in diejenigen des Gesamtorganismus integriert. Hierzu dienen verschiedene koordinierende Systeme:

- **Endokrines System:** z. B. Beeinflussung von Hautstruktur und -funktionen durch Hormone der Hypophyse, Epiphyse, Schilddrüse, Pankreas, Nebenniere, Testes und Ovarien.
- **Nervensystem:** mit sensorischem, autonomem und motorischem System.
- **Immunsystem:** mit den Komponenten der spezifischen und unspezifischen Abwehr.

Die genannten Systeme üben nicht nur koordinierende Effektorfunktionen an der Haut aus, sie empfangen auch wiederum entsprechende Signale des Hautorgans, welche in die Koordination einbezogen werden.
Die auf diese Weise erzielte Homöostase kann unter krankhaften Bedingungen gestört sein.

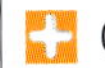 002 IMPP-Fragen

3 Der dermatologische Patient

Die Dermatologie ist in besonderem Maße ein **patientennahes** und **ganzheitliches Fach.** Im Gegensatz zu anderen Fächern sind Hautkrankheiten für Patient und Arzt sichtbar.

Die umfassende **Patientenbefragung** und die **klinische Untersuchung** sind damit die Basis jeder dermatologischen Diagnose und erfordern ein enges Arzt-Patienten-Verhältnis. Die Interaktionen zwischen einerseits Umwelt (Natur, soziales Umfeld) und Haut sowie andererseits Innenwelt (innere Organe und Regulationssysteme) und Haut erfordern wiederum eine im weitesten Sinne **ganzheitliche Betrachtungsweise.**

Krankenbefragung (Anamnese) und Krankenuntersuchung haben das Ziel der Identifizierung des Krankheitsbildes, d. h. der **Diagnosestellung.** Erst damit wird die Basis für die bestmögliche Therapie gewonnen.

Zur Erkennung des „Mosaiks" Krankheitsbild sind häufig zahlreiche „Einzelsteinchen" von **Anamnese und Befunden** erforderlich (Abb. **3.1**).

Gelingt es nicht, eine abschließende Diagnose zu stellen, können **Verlaufskontrollen** doch noch zum Ziel führen.

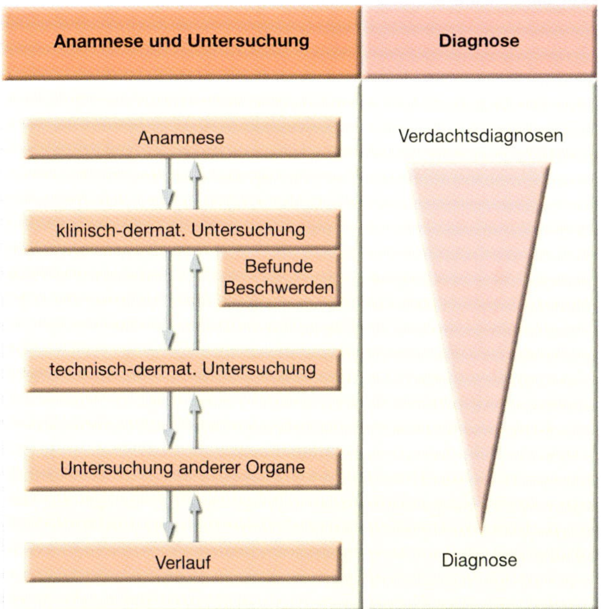

Abb. 3.1 Schema der dermatologischen Anamnese und Untersuchung.

3.1 Anamnese

Die Anamnese ist bei dermatologischen Erkrankungen von besonderer Bedeutung. Der Patient kann sich selbst beobachten und deshalb wichtige Angaben machen. Die Anamnese umfasst folgende Angaben bzw. Fragen.

- **Jetzige Erkrankung**
  - **Krankheitsbild**
    Hautsymptome wie Quaddeln, brauner, blutender Knoten, nicht heilendes Ulkus. Extrakutane Symptome.
  - **Subjektive Beschwerden**
    Juckreiz: häufig bei Ekzemen, parasitären Hauterkrankungen.
    Schmerzen: Zoster, Rhagaden, Haut-Schleimhaut-Ulzerationen.
    Hitzegefühl bei akuter Entzündung, Kältegefühl bei Durchblutungsstörungen.
    Schweregefühl bei chronischem Lymphödem.
  - **Mögliche Ursachen, Dispositions- und Modulationsfaktoren**
    Vererbung, physikalisch-chemische Noxen, Infektion, Allergie. Einfluss von Jahreszeit, geoklimatischen Faktoren, Stress, Beruf.
  - **Krankheitsverlauf**
    Zeitlich: Beginn: angeboren, erworben. Weiterer Verlauf: akut, chronisch.
    Örtlich: Ausbreitungsmuster, Symptomänderung.
    Diagnostisch-therapeutisch: evtl. schon vorliegende Untersuchungsergebnisse, bisherige Behandlungsmaßnahmen.
- **Frühere (andere) Hauterkrankungen:** z. B. Neuroder-

mitis, Heuschnupfen, Akne, Medikamenten- und Nahrungsmittelallergien, Hauttumoren.

- **Erkrankungen anderer Organe:** z. B. Diabetes mellitus, Herz-Kreislauf-Erkrankungen, rheumatische Erkrankungen, Darmerkrankungen und ihre jeweilige Behandlung. Medikamente als mögliche Ursache bzw. Modulationsfaktor der bestehenden Hauterkrankung.
- **Familienanamnese:** erbliche Hautkrankheiten wie z. B. Ichthyosis, Psoriasis, atopische Erkrankungen.
- **Psychosoziale Anamnese:** Probleme der Krankheitsverarbeitung, soziale bzw. berufliche Krankheitsfaktoren und Probleme.
- **Ergänzende anamnestische Angaben** (fakultativ): vegetative Anamnese, gynäkologische Anamnese, Sexualanamnese, Ernährungs-, Genussmittel-, Hygieneanamnese.

3.2 Klinisch-dermatologische Untersuchung (I): Effloreszenzenlehre

Die klinisch-dermatologische Untersuchung dient der Erfassung bestehender objektiver Krankheitsbefunde und kann Hinweise auf subjektive Krankheitsbeschwerden liefern.

Objektive Befunde sind klinisch, d. h. vorwiegend durch Inspektion und Palpation sowie einfache Hilfsmittel wie Lupe, Glasspatel, Sonde, feststellbare krankhafte Veränderungen der Haut und spezieller Haut-Schleimhaut-Regionen. Hinweise auf **subjektive Beschwerden** sind z. B. Kratzeffekte bei Juckreiz.

Die **Erstuntersuchung** hat grundsätzlich am völlig entkleideten Patienten zu erfolgen.

Die Basis für die klinisch-dermatologische Untersuchung liefert die Effloreszenzenlehre. Sie umfasst die Definition von **Effloreszenzen** sowie mögliche **Befallsmuster**.

3.2.1 Effloreszenzen

Krankhafte Hautveränderungen treten meist in Form von Einzelherden auf, die auf der großen Hautfläche wie Blumen aufblühen und auch wieder vergehen können. Sie werden deshalb als Hautblüten, als „Effloreszenzen" bezeichnet.

Zur Ordnung der verschiedenen Arten von Hauteffloreszenzen dient die **„Effloreszenzenlehre"**, die sich historisch entwickelt hat. Sie definiert die Hautherde vorwiegend nach physikalischen (nicht biologischen!) Gesichtspunkten wie Farbe, Aggregatzustand, Konsistenz, Größe usw. und umfasst die häufigsten Krankheitssymptome der Haut und der speziellen Haut-Schleimhaut-Regionen. Effloreszenzen sind jedoch keine Krankheiten sondern Hautsymptome!

Eine Darstellung der Grundkategorien von Effloreszenzen zeigt Tab. **3.1**, die Einzeldarstellung der wichtigsten Effloreszenzen zeigt Abb. **3.2**. Sie können durch Angaben über Farbe, Größe, Form, Begrenzung noch genauer charakterisiert werden (Abb. **3.3**).

Obwohl die Effloreszenzen als Einzelsymptome gut definiert sind, kann das klinische Bild häufig ein **komplexes Gesamtbild** bieten. Dies hat folgende Gründe:

1. **Unterschiede:** Gleichartige Effloreszenzen können unterschiedlich sein hinsichtlich Größe, Form und Begrenzung. Beispiel: verschiedene Quaddelformen bei Urtikaria.
2. **Konfluenz:** Einzeleffloreszenzen können durch peripheres Wachstum zusammenfließen und damit großflächige Herde bilden. Beispiel: Psoriasis-vulgaris-Herde.
3. **Kombination:** Effloreszenzen treten selten in reiner Form auf. In der Regel handelt es sich um Kombinationen von Effloreszenzen. Beispiele: Papulovesikel, Papulopustel, erythematosquamöse Herde.

Tab. 3.1 Grundkategorien von Effloreszenzen

Effloreszenzen im Hautniveau	Flecke
Effloreszenzen mit Volumenzunahme	Quaddel, Bläschen, Pustel, Knötchen, Knoten, Tumor
Effloreszenzen mit Volumenabnahme	Erosion, Rhagade, Wunde, Ulkus
Auflagerungen	Schuppen, Keratose, Krusten
Defektzustände	Narben

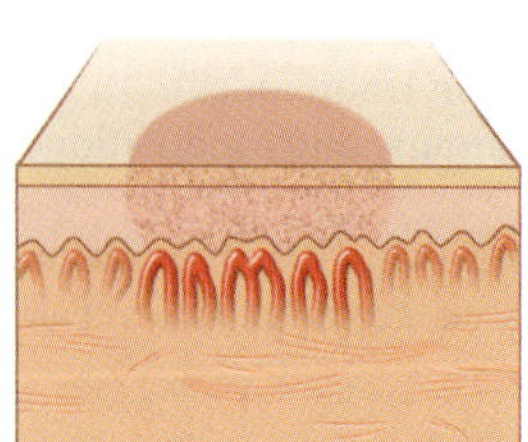

Fleck (Macula).
a) Herdförmige Veränderung der Hautfarbe. Verschiedene Ursachen wie z. B. Hyperämie (Abb.: Erythem), Vermehrung von Melanin, Ablagerung von Nicht-Melaninpigment, Hautblutung.

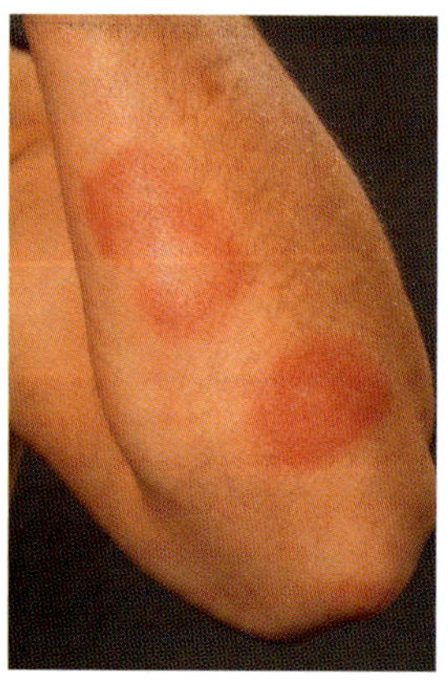

Fleck (Macula).
b) Bild: am rechten Unterarm zwei rötliche Flecke (Erytheme). Diagnose: Erysipeloid. Weitere Beispiele: Lentigo simplex (Abb. **8.15**), Purpura (Abb. **14.12**).

Abb. 3.2 Effloreszenzen.

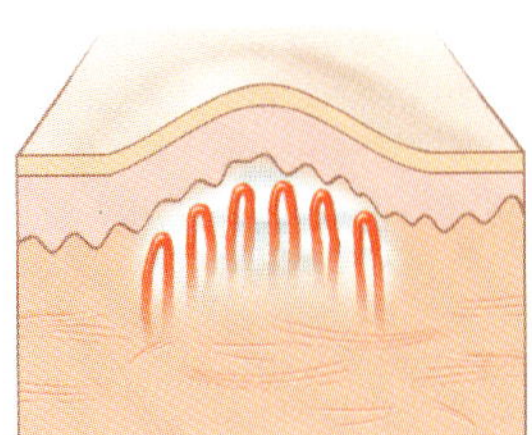

Quaddel (Urtica).
a) Oberflächliche Volumenzunahme der Haut mit beetartiger Erhebung durch umschriebenes perivaskuläres Ödem von kurzer Bestandsdauer (Stunden), Juckreiz. Ein analoges, tiefes Ödem von Haut oder Schleimhaut wird als *Angioödem* oder auch *Quincke-Ödem* bezeichnet.

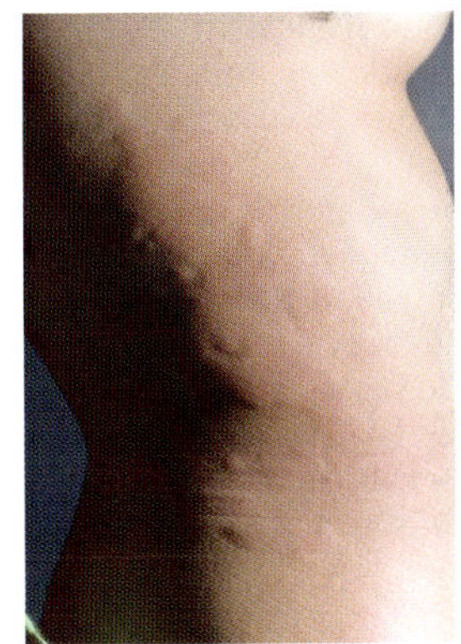

Quaddel (Urtica).
b) Bild: am Rücken mehrere z. T. einzeln stehende, z. T. beetartig konfluierende, hautfarbene Quaddeln. Diagnose: Urtikaria. Weiteres Beispiel: Angioödem (Abb. **7.98**).

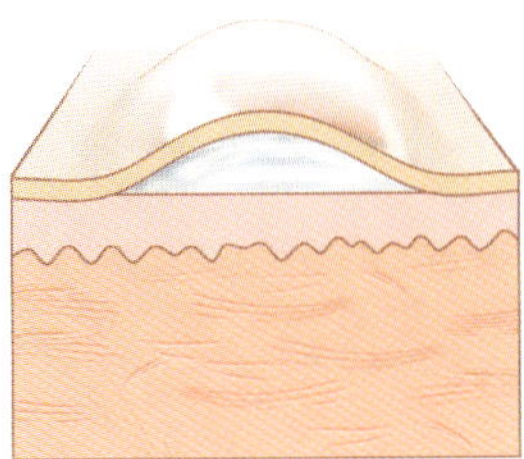

Bläschen (Vesicula).
Mit seröser Flüssigkeit gefüllter, sichtbarer Hohlraum in der Haut. Bild: subkorneales Bläschen. Wegen dünner Blasendecke leicht verletzbar → Erosion, Krustenbildung. Beispiel: Impetigo contagiosa (Abb. **7.33**).

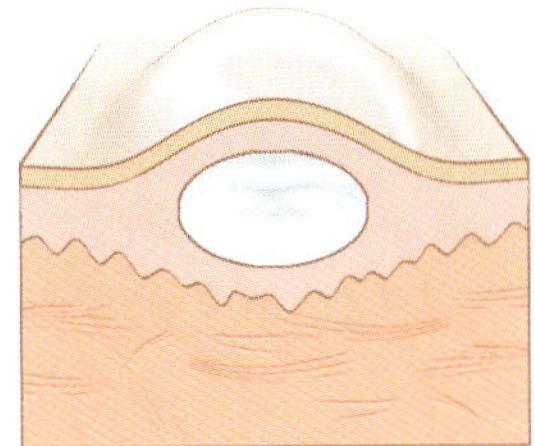

Bläschen (Vesicula).
Intraepidermales Bläschen. Beispiel: Pemphigus vulgaris (Abb. **7.106**).

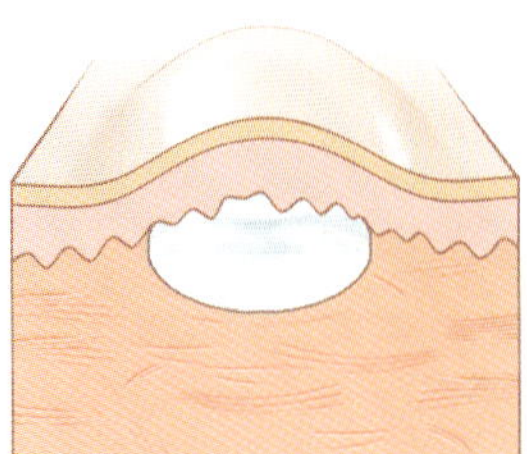

Bläschen (Vesicula).
a) Subepidermales Bläschen. Wegen dicker Blasendecke widerstandsfähig, d. h. häufig stabile, auch größere Herde. Diese werden als Blase (Bulla) bezeichnet. Bei Verletzung frei liegender Gefäße am Blasengrund → hämorrhagischer Blaseninhalt.

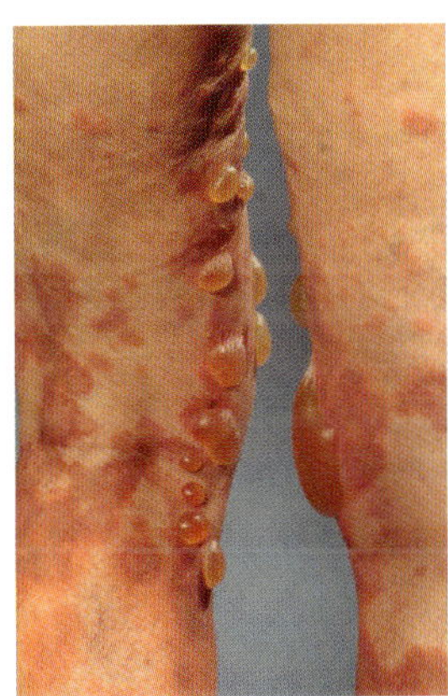

Bläschen (Vesicula) und Blase (Bulla).
b) Bild: an beiden Beinen rote Flecke, z. T. mit prallen Bläschen bzw. Blasen. Diagnose: bullöses Pemphigoid mit subepidermaler Blasenbildung.
Weiteres Beispiel: Porphyria cutanea tarda (Abb. **7.125**).

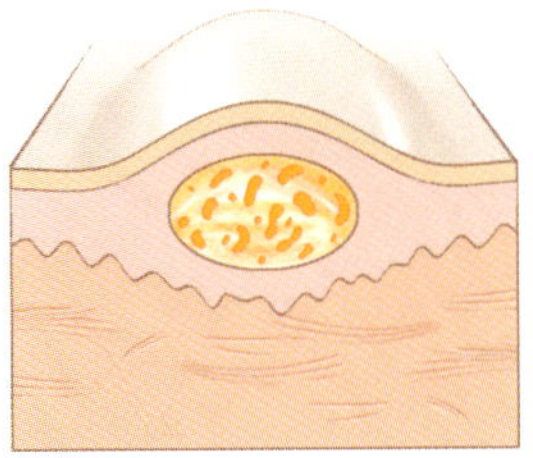

Pustel (Pustula).
a) Mit Eiter gefüllter, sichtbarer Hohlraum der Haut, meist subkorneal oder intraepidermal lokalisiert, zum Teil gebunden an Hautadnexe (Follikelöffnungen, Schweißdrüsenöffnungen). Eine *„Zyste"* ist ein präformierter Hohlraum mit unterschiedlichem Inhalt, meist Hornzellen oder Drüsenprodukte.

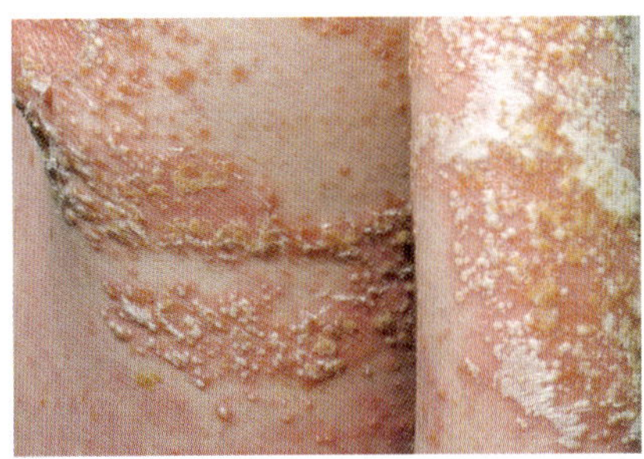

Pustel (Pustula).
b) Bild: am Rumpf und linken Arm zahlreiche, dicht stehende, z. T. seeartig konfluierte Pusteln auf Erythemen. Stellenweise auch gelbliche Krustenbildung durch geplatzte Pusteln. Diagnose: Psoriasis pustulosa (Typ Zumbusch) mit subkornealer Pustelbildung.

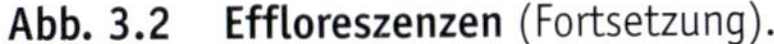

Abb. 3.2 Effloreszenzen (Fortsetzung).

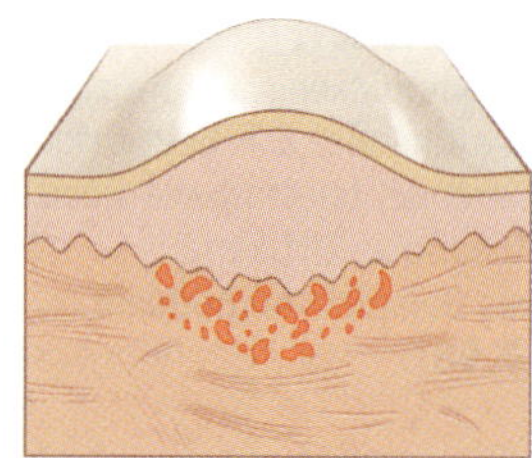

Knötchen (Papula).
a) Umschriebene, feste Verdickung bzw. Volumenzunahme der Haut durch Zellvermehrung, Faservermehrung oder Ablagerung fester Substanzen. Bis 0,5 cm Größe = Knötchen (Papula), bis ca. 2 cm Größe = Knoten (Nodus, Tuber), größer als 2 cm = Geschwulst, Tumor. Ein großer flach-erhabener, plattenartiger Herd wird auch als *Plaque* bezeichnet.

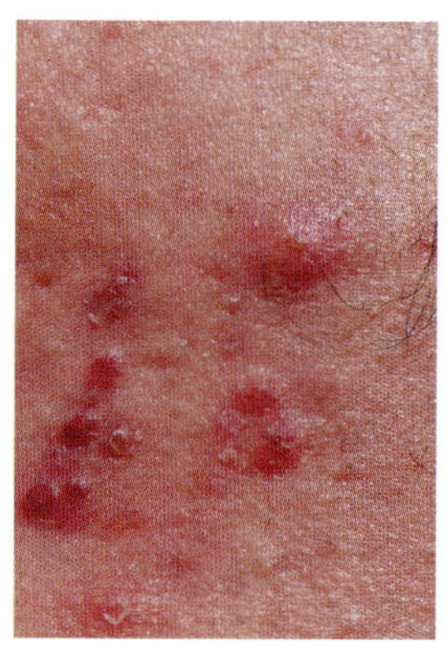

Knötchen (Papula).
b) Bild: an der rechten Wange gerötete (erythematöse) Knötchen unterschiedlicher Größe, vereinzelt beginnende Schuppen- bzw. Krustenbildung. Diagnose: Papulöse Acne vulgaris.
Weitere Beispiele: knotiges malignes Melanom (Abb. **8.25**), tumoröses B-Zell-Lymphom (Abb. **7.187**).

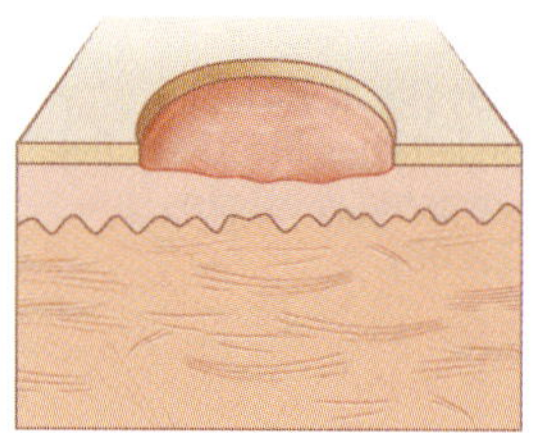

Erosion (Erosio).
a) Epidermaler Substanzdefekt, der einige oder alle Schichten der Epidermis umfassen kann. Eine Sonderform ist die mechanisch bedingte *„Exkoriation"*, z. B. durch Kratzeffekte.

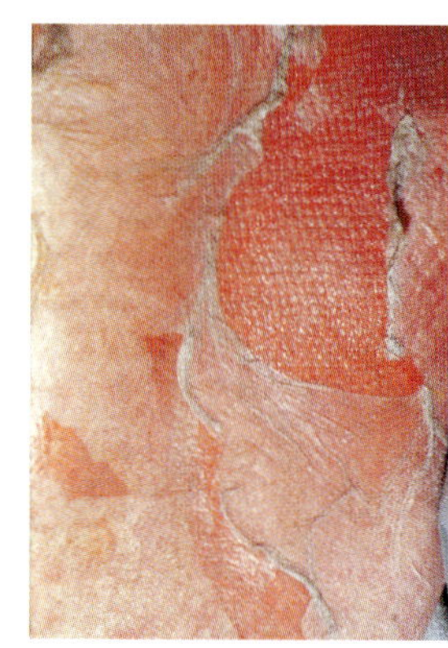

Erosion (Erosio).
b) Bild: am Rumpf großflächige Erosionen, z. T. noch bedeckt von der abgelösten und zusammengeschobenen Epidermis. Diagnose: Toxische epidermale Nekrolyse.
Weiteres Beispiel: Kratzexkoriationen (Abb. **16.4**).

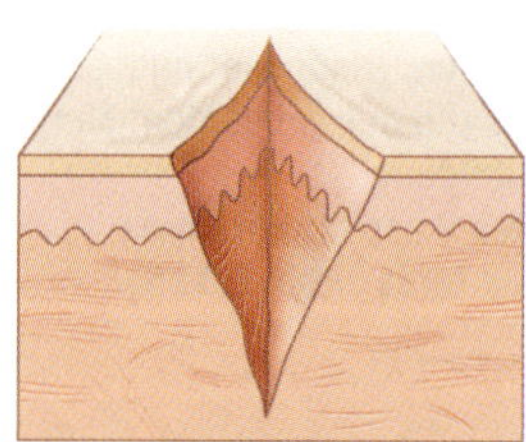

Rhagade.
a) Schmerzhafter Einriss gedehnter, aber unelastischer, meist stark verhornter Haut, der bis in die Dermis reicht. An nicht verhornenden Haut-Schleimhautregionen als *Fissur* bezeichnet.

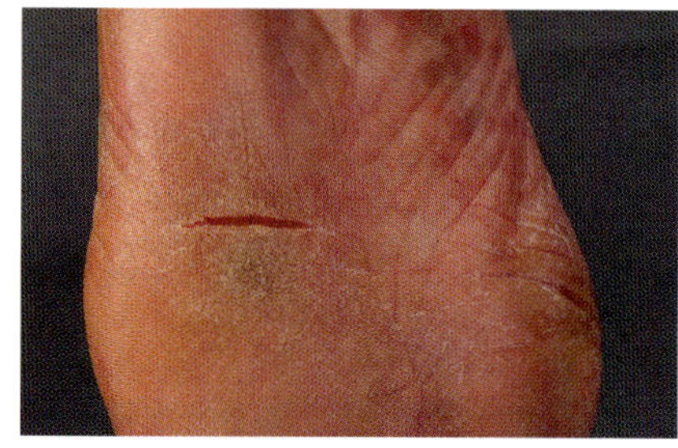

Rhagade.
b) Bild: an der linken Fußsohle schnittförmiger, bis ins obere Korium reichender Einriss der stärker verhornten, hyperkeratotischen Haut. Diagnose: Hyperkeratotisch-rhagadiformes Fußekzem.
Weiteres Beispiel: Analfissur (Abb. **18.5**).

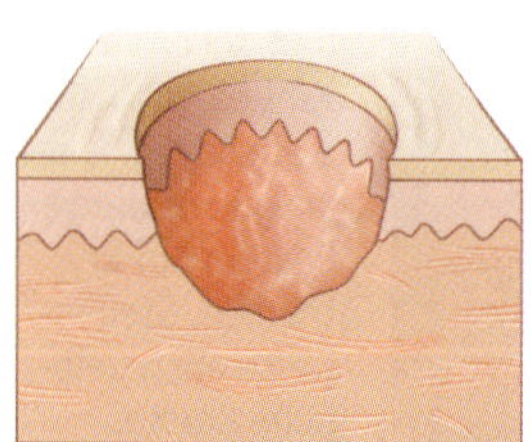

Geschwür (Ulcus).
a) Tief reichender Substanzdefekt der meist vorgeschädigten Haut mit schlechter Heilungstendenz. Eine *Wunde* (Vulnus) ist ein Substanzdefekt in gesunder Haut mit guter Heilungstendenz, z. B. durch Verletzung.

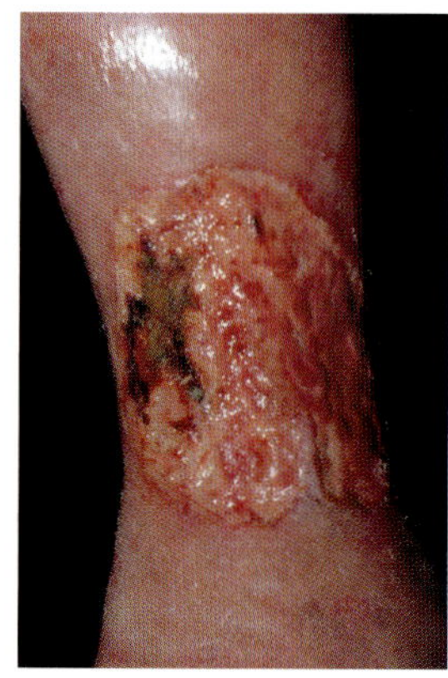

Geschwür (Ulcus).
b) Bild: an der Vorderseite des linken Unterschenkels großflächiges Ulkus mit leicht gerötetem Rand und z. T. rötlichem, z. T. schmierig-gelblich belegtem oder schwärzlich-nekrotischem Ulkusgrund. Diagnose: arterielles Ulkus bei pAVK.

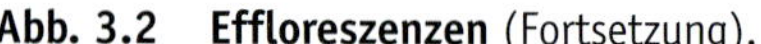

Abb. 3.2 Effloreszenzen (Fortsetzung).

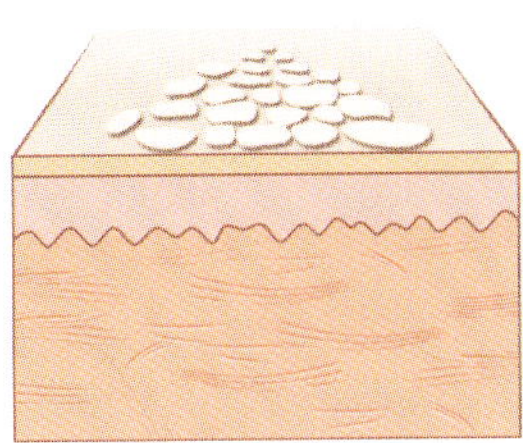

Schuppen (Squamae).
a) Auflagerungen aus ablösbaren bzw. sich selbstständig ablösenden Hornzellkomplexen. Unterschiedliche Formen und Größe: pityriasiform (kleieförmig), psoriasiform (plättchenförmig), ichthyosiform (schildchenförmig), lamellös (blätterförmig).

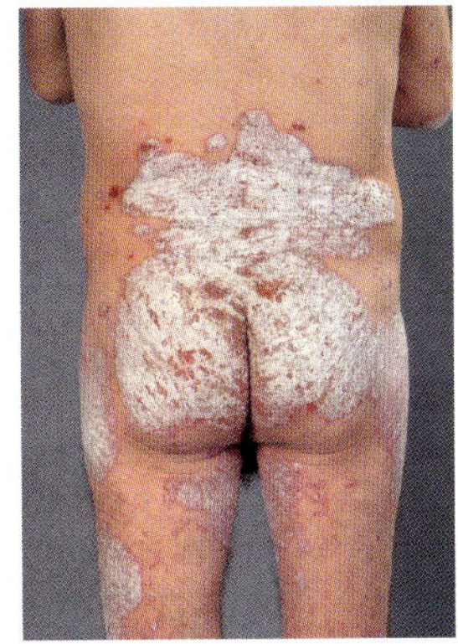

Schuppen (Squamae).
b) Bild: an Rumpf und Extremitäten scharf begrenzte Herde unterschiedlicher Größe mit weißlicher, plättchenförmiger Schuppung auf durchscheinendem, gerötetem Grund. Diagnose: Psoriasis vulgaris.
Weiteres Beispiel: Pityriasis rosea (Abb. **7.142**).

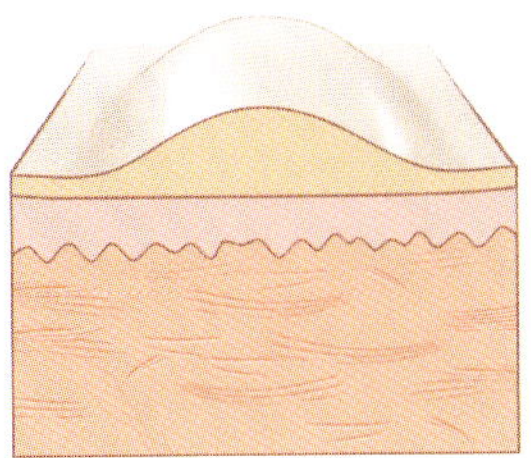

Keratose.
a) Fest haftende Auflagerung von Hornzellen. Auch als Hyperkeratose bezeichnet. Sie kann flächenhaft, umschrieben, auch follikulär sein.

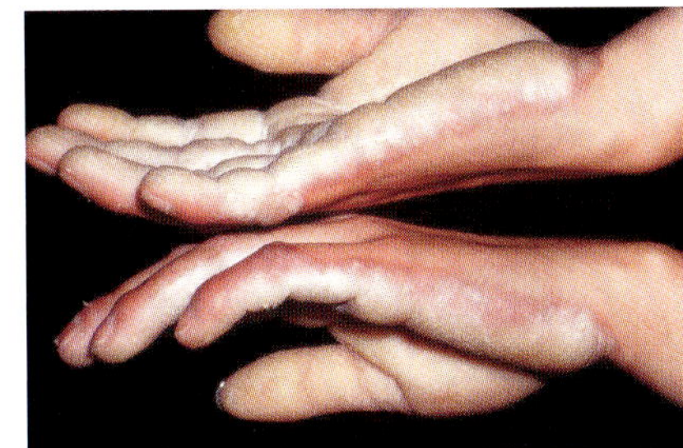

Keratose.
b) Bild: an Handinnenflächen und seitlichen Hand- bzw. Fingerkanten flächenhafte, weißliche Keratose mit rötlichem Randsaum. Diagnose: hereditäre Form eines Keratoma palmoplantare.
Weiteres Beispiel: solare Keratose (Abb. **7.166**).

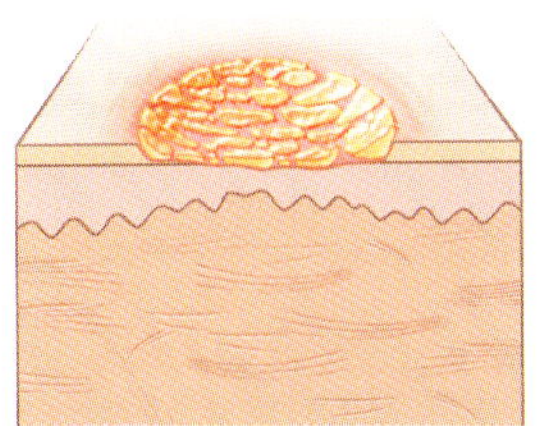

Kruste (Crusta).
a) Eingetrocknetes Sekret, meist auf Erosionen. Je nach Beimengung auch gelblich-eitrige bzw. hämorrhagische Krusten. Auflagerungen aus veränderten Gewebsbestandteilen werden auch als *Beläge* bezeichnet.

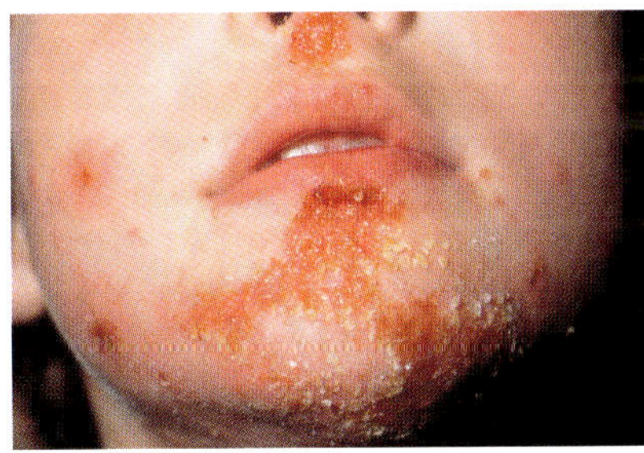

Krusten (Crustae).
b) Bild: in der unteren Gesichtshälfte gelbliche Krusten durch eingetrocknetes Sekret auf Erosionen. Diagnose: Impetigo contagiosa.
Weiteres Beispiel: Schleimhautbeläge bei Stevens-Johnson-Syndrom (Abb. **7.103**).

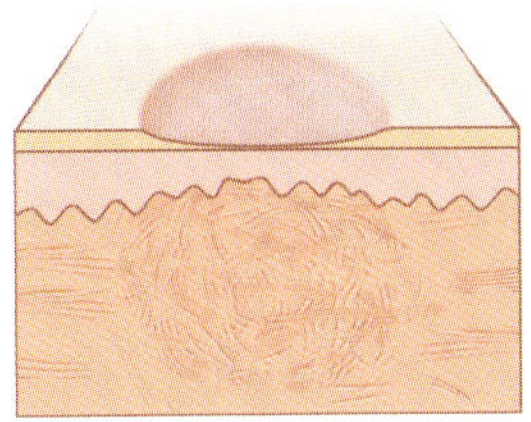

Narbe (Cicatrix).
a) Defektheilung, zum Teil mit Atrophie als atrophische Narbe, zum Teil mit Hypertrophie als hypertrophische Narbe.

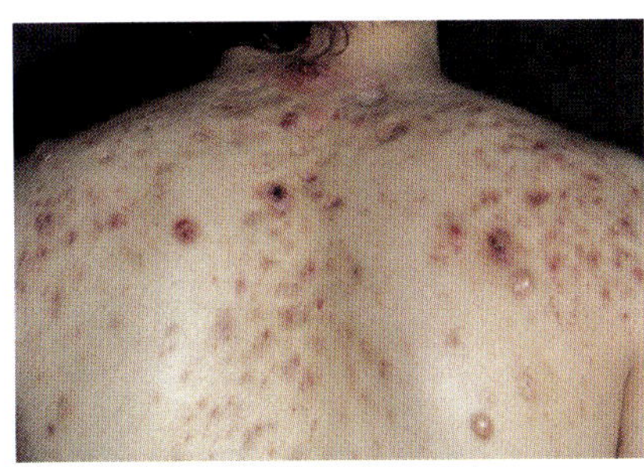

Narbe (Cicatrix).
b) Bild: am Rücken zahlreiche disseminierte, meist bräunlich gefärbte Närbchen, daneben entzündlich gerötete Papeln, z. T. konfluiert, sowie hautfarbene Knoten. Diagnose: Acne conglobata.

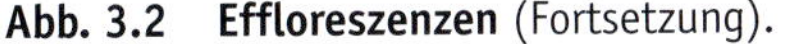

Abb. 3.2 Effloreszenzen (Fortsetzung).

4. **Primär- und Sekundäreffloreszenzen:** Effloreszenzen („Hautblüten“) haben eine Eigendynamik und können sich verändern und umwandeln. Während Primäreffloreszenzen in gesunder Haut entstehen, entwickeln sich Sekundäreffloreszenzen aus Primäreffloreszenzen.
   - **Primäreffloreszenzen:** Fleck, Quaddel, Knötchen/Knoten, Bläschen/Blase, Pustel, Wunde.
   - **Sekundäreffloreszenzen:** Erosion, Ulkus, Rhagade/Fissur, Schuppen, Kruste, Narbe.
5. **Polymorphie:** Treten Primäreffloreszenzen mit Umwandlung in Sekundäreffloreszenzen zu unterschiedlichen Zeiten auf, entsteht durch das Nebeneinander von Primär- und Sekundäreffloreszenzen ein polymorphes Bild. Beispiel: Schübe eines Pemphigus vulgaris mit Nebeneinander von primären Blasen und sekundären Erosionen (Abb. **7.106**).

Kriterium	Beispiel	Erläuterung
Größe	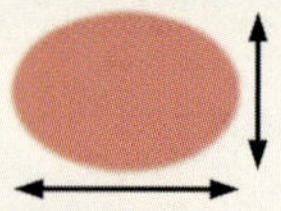	2 x 1,3 cm
Form	1 2 	1 regelmäßig 2 unregelmäßig
Begrenzung	1 2 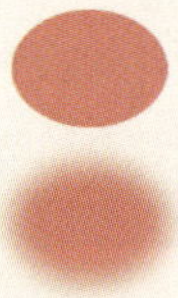	1 scharf 2 unscharf
Anordnung	1 2 3 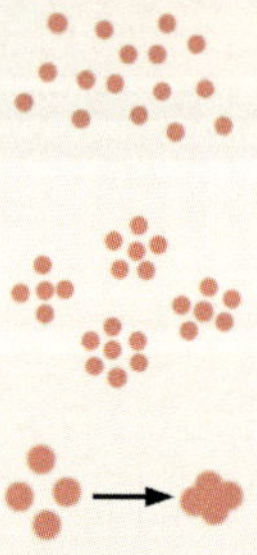	1 disseminiert (ausgesät) 2 gruppiert 3 konfluierend
Ausdehnung	1 2 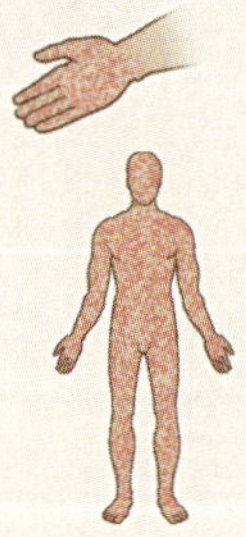	1 lokalisiert, regionär 2 generalisiert, universell

Abb. 3.3 Einige Kriterien von Einzeleffloreszenzen und Befallsmuster.

3.2.2 Befallsmuster

Effloreszenzen als Einzelherde bilden an der flächenhaften Haut ein Befallsmuster. Es wird von folgenden Faktoren bestimmt:

1. **Lokalisation**
   Lokalisation des oder der Hautherde entsprechend der Einteilung der Körperoberfläche in Körperregionen. Hautkrankheiten haben oft eine diagnostisch wichtige typische Lokalisation, sog. Prädilektionsstellen. Beispiele: Knie/Ellenbogen bei Psoriasis vulgaris, Kniekehlen/Ellenbeugen bei atopischem Ekzem.
2. **Zahl**
   Einherdige Erkrankungen mit einem solitären Herd oder mehrherdige Erkrankungen mit einigen, mehreren oder zahlreichen Herden. Beispiele: solitäres Basalzellkarzinom (Abb. **7.160a**), Arzneimittelexanthem mit zahlreichen Herden (Abb. **7.99**).
3. **Anordnung** (Abb. **3.3**)
   Verteilung bzw. Anordnung mehrerer Einzelherde, wie z.B. disseminiert (ausgesät), gruppiert, konfluierend (zusammenfließend). Auch die Anordnung kann diagnostisch wichtig sein. Beispiel: gruppierte Bläschen bei Herpes simplex (Abb. **7.24**).
4. **Ausdehnung** (Abb. **3.3**)
   Die Größe eines Einzelherdes kann meist gemessen oder vergleichend angegeben werden, z.B. linsengroß, münzgroß, handflächengroß. Demgegenüber kann bei mehreren Herden die Gesamtausdehnung häufig nur orientierend erfasst werden, z.B. lokalisiert-zirkumskript, regionär, generalisiert, universell. Auch kann nur eine Schätzung möglich sein, z.B. mit Hilfe der „Neunerregel“ (Abb. **2.2**).

3.3 Klinisch-dermatologische Untersuchung (II): weitere Hautsymptome

Die bisherige klinisch-dermatologische Befunderhebung muss noch um spezielle Hautsymptome und den dermatologischen Allgemeinbefund ergänzt werden.

3.3.1 Spezielle Hautsymptome

Mit der Effloreszenzenlehre werden zwar die häufigsten, aber nicht alle Hautsymptome erfasst. Dies gilt für einige komplexe Symptome sowie Symptome besonderer Hautkomponenten (z.B. Pigmentsystem, Adnexe, Gefäßsystem) und besonderer Lokalisationen (z.B. Haut-Schleimhaut-Regionen).
Anmerkung: Der Abschnitt 3.3.1 Spezielle Hautsymptome berücksichtigt die prüfungsrelevante Auflistung von „Gesundheitsstörungen" der ärztlichen Approbationsordnung.

Tab. 3.2 Spezielle Hautsymptome

■ **Komplexe Symptome**	
Trockenheit	Heterogenes Symptom. Hauttrockenheit bei Hautkrankheiten wie z. B. atopischem Ekzem (Xerose), verstärkter Austrocknung (Exsikkation), verminderter Talgdrüsenfunktion (Sebostase), verminderter Schweißdrüsenfunktion (Hypohidrose), bei Altershaut. Bei Schleimhauttrockenheit: Sicca-Symptomatik, z. B. bei Sjögren-Syndrom.
Verändertes Hautrelief	Häufiges Symptom bei allen oberflächlichen Hauterkrankungen. Eine charakteristische Hautreliefveränderung ist die Lichenifikation. Beispiel: atopisches Ekzem (Abb. **7.89**).
Entzündungssymptome: Rötung, Schwellung	Auftreten meist zusammen mit Schmerz, auch Funktionsstörung, als Kardinalsymptome der Entzündung. Beispiele: Erysipel (Abb. **7.35**), Paronychie (Abb. **9.6**).
Ekzem	Flächenhaft-umschriebener, zu Chronizität neigender entzündlicher, nicht-infektiöser Hautausschlag mit obligater Beteiligung der Epidermis. Je nach Akuität unterschiedliche Effloreszenztypen. Beispiel: allergisches Kontaktekzem (Abb. **7.83 – 7.86**).
Exanthem	Kleinherdig-generalisierter akuter, entzündlicher, nicht-infektiöser Hautausschlag mit obligater Beteiligung des Gefäßbindegewebes. Unterschiedliche Effloreszenztypen, meist makulopapulös. Beispiel: Arzneiexanthem (Abb. **7.99**). Bei Schleimhautmanifestation: Enanthem.
Erythrodermie	Rötung und Schuppung der gesamten Haut mit Wachstumsstörungen von Haaren und Nägeln sowie Lymphknotenschwellung. Maximalform verschiedener Hautkrankheiten. Beispiel: Psoriasis-Erythrodermie (Abb. **7.9**).
Atrophie	Verkleinerung bzw. Rückbildung von Hautkomponenten. Bei Kutisatrophie zigarettenpapierartig verdünnte, zart gefältelte Haut mit durchscheinenden Gefäßen. Beispiel: Steroidatrophie (Abb. **7.79**).
■ **Pigmentsystem**	
Pigmentierungsstörungen	Hyperpigmentierungen und Depigmentierungen. Beispiele: Pigmentnävi (Abb. **8.3 – 8.12**), Vitiligo (Abb. **8.13**).
■ **Nägel**	
Nagelstörungen	Verfärbungen, Verformungen, Zerstörung der Nagelplatte. Entzündungen des Nagelbettes. Beispiele: Onychomykose (Abb. **9.7, 9.8**), Paronychie (Abb. **9.6**).
■ **Haare**	
Haarausfall	Effluvium = Haarausfall, Alopezie = Haarmangel. Beispiel: Alopecia areata (Abb. **10.10**).
Hypertrichose	Umschriebene oder generalisierte Vermehrung von Haaren bzw. Veränderung des Haartyps. Beispiel: Hypertrichose auf Pigmentnävus (Abb. **8.11**).
■ **Drüsen**	
Seborrhö/Sebostase	Seborrhö = vermehrte Talgbildung. Beispiel: Acne vulgaris (Abb. **11.4**). Sebostase = verminderte Talgbildung. Beispiel: Altershaut (Abb. **7.156**).
Hyperhidrose/ Hypohidrose	Hyperhidrose = vermehrte Schweißbildung. Beispiel: genuine Hyperhidrose (Abb. **12.2**). Hypohidrose/Anhidrose = verminderte bzw. fehlende Schweißbildung. Beispiel: diabetischer Fuß (Abb. **14.16**).
■ **Blutgefäße**	
Teleangiektasien	Sichtbare Erweiterungen feinster Hautgefäße. Selten angeboren, meist erworben. Beispiele: Morbus Osler (Abb. **14.4**), Basalzellkarzinom (Abb. **7.161**).

(Fortsetzung nächste Seite)

Tab. 3.2 *(Fortsetzung)*

■ **Spezielle Lokalisationen**	
Mammäre Hautveränderungen	Mamillenverkleinerung/-atrophie bei Morbus Paget (Abb. **12.6**). Vergrößerung durch Zeckenlymphozytom. Formveränderung der Brust: Gynäkomastie z. B. in Pubertät, bei Lebererkrankungen.
Subkutane Lymphknoten	Reaktive Lymphknoten bei Hautinfektionen. Beispiel: Lymphogranuloma venereum (Abb. **19.23**). Neoplastische Lymphknoten bei z. B. malignem Melanom, Merkel-Zell-Karzinom.
Hautnahe Schleimhautregionen	Die hautnahen Schleimhautregionen der Mundschleimhaut und genitoanalen Schleimhaut zeigen schließlich noch einige charakteristische klinische Symptome. Sie werden in den jeweiligen Kapiteln besprochen.

3.3.2 Allgemeine Hautsymptome

Neben den bisher dargestellten herdförmigen Hautsymptomen gibt es allgemeine Hautsymptome mit Änderungen der gesamten Haut bzw. ihrer Bestandteile, häufig bedingt durch innere Ursachen.

Der **allgemeine Haut-Körper-Befund** umfasst sechs Einzelkriterien. Außer der Haut sind die hautnahen Schleimhäute stets mitzubeurteilen:

1. **Oberfläche:** z. B. trocken (Hypothyreose), feucht (Morbus Basedow), fettig (Morbus Parkinson), faltig (Kachexie).
2. **Farbe:** Blässe (Anämie), Rötung (Polyglobulie), Gelbfärbung (Ikterus), Braunfärbung (Morbus Addison).
3. **Konsistenz:** z. B. straff, derb, weich, schlaff, ödematös, exsikkiert.
4. **Temperatur:** erhöht (Fieber), kühl (Hypothyreose, Sklerodermie).
5. **Behaarungsmuster:** u. a. männliches bzw. weibliches postpubertäres bzw. pathologisch verändertes Behaarungsmuster.
6. **Allgemeiner Körperbefund:** Ernährungszustand, Kräftezustand.

3.3.3 Befundbeschreibung

Anhand eines Beispiels soll die Beschreibung von Hautbefunden mittels der oben genannten Kriterien verdeutlicht werden.

Beispiel (Abb. 11.4): 16-jährige Patientin. In der linken Gesichtshälfte finden sich auf einer fettig-glänzenden Haut zahlreiche Einzelherde. Es handelt sich einerseits um entzündlich gerötete Papeln von einer Größe bis 3 mm, besonders im Unterkieferbereich. Andererseits finden sich nicht-entzündliche kleinpapulöse, etwa stecknadelkopfgroße Herde, besonders im Schläfenbereich. Die Herde insgesamt sind disseminiert angeordnet, die entzündlichen Herde vereinzelt auch konfluiert. Die Ausdehnung beschränkt sich auf das Gesicht – auch die nicht sichtbare andere Gesichtshälfte ist gleichermaßen befallen. Beschwerden: Die größeren Herde sind etwas schmerzhaft. Die Patientin leidet erheblich unter der Akne und fühlt sich entstellt. Der Gesamtbefund spricht für eine Acne vulgaris vom papulopustulösen Typ.

3.4 Technisch-dermatologische Untersuchung

Durch Anwendung technischer Untersuchungsmethoden sind weitere Informationen über das vorliegende Krankheitsbild zu erhalten.

Die Außenlage des Hautorgans ermöglicht ein breites Spektrum allgemeiner und spezieller technischer direkter **Hautuntersuchungen**. Die Verknüpfung des Hautorgans mit dem Körper ermöglicht **Blutuntersuchungen** von dermatologischer Relevanz.

1. **Lupenuntersuchung, Dermatoskopie und Kapillarmikroskopie:** Herduntersuchung mit Lupen (Vergrößerungsglas, beleuchtete Lupe). Untersuchung mit Dermatoskop (Handgeräte, Stand- bzw. Wandgeräte) insbesondere zur diagnostischen Beurteilung von Pigmentherden (Melanomfrühdiagnose). Kapillarmikroskopische Untersuchung der Hautkapillaren (z. B. Nagelfalz) insbesondere zur Frühdiagnostik von Kollagenosen.
2. **Hautbiopsie:** Stanz-(Skalpell-)Biopsie in Lokalanästhesie zur Entnahme von Gewebeproben.
3. **Mikroskopische Untersuchung:** Untersuchung von Hautbiopsien, Operationsmaterial mit histologischen, histochemischen, immunhistologischen und elektronenmikroskopischen Methoden.
4. **Ultraschalluntersuchung:** Dignitätsbeurteilung von Hautherden (Tumor, Zyste) und hautnahen Lymphknoten. Auch Dickenbeurteilung von Hautherden wie Melanom, Sklerodermie.
5. **Erregernachweis:** Nachweis von Viren, Bakterien, Pilzen und Parasiten mit den klassischen Methoden der Färbung, Mikroskopie und Kultur. Serologischer Nachweis erregerspezifischer Antikörper. Untersuchungsmaterial: Haut-Schleimhaut-Abstriche, Schuppen, Krusten, Geschabselmaterial und Gewebsproben.
6. **Molekulare Diagnostik:** Erregernachweis durch Nachweis spezifischer Nukleinsäuren mittels Hybridisierung (DNA-Sonden) und Amplifizierung (PCR). Im Rahmen der onkologischen Diagnostik bei kutanen Lymphomen Nachweis einer Monoklonalität bzw. Polyklonalität der Tumorzellen (Gen-Rearrangement).
7. **Allergologisch-immunologische Diagnostik** (s. Kap. 7.6): Epikutan-/Kutantestungen, Provokationstestungen, Karenztestungen. Nachweis spezifischer Antikörper wie z. B. IgE-Antikörper. Immunologische Untersuchung

von Hautproben mit **direktem** Immunfluoreszenztest = DIF-Test sowie Blutproben mit **indirektem** Immunfluoreszenztest = IIF-Test. Immunserologische Diagnostik.
8. **Haardiagnostik** (s. Kap. 10): mikroskopische Haarschaftuntersuchung und Trichogramm.
9. **Phlebologisch-angiologische Diagnostik** (s. Kap. 14): u. a. Ultraschall-Doppler-Untersuchung, Lichtreflexionsrheographie, Phlebodynamometrie, Farb-Duplex-Sonographie.
10. **Venerologische Diagnostik** (s. Kap. 19): mikroskopischer, biochemischer, kultureller oder molekularer Erregernachweis z. B. von Spirochäten, Gonokokken, STD-Erregern. Venerologisch-serologische Diagnostik.
11. **Andrologische Diagnostik** (s. Kap. 20): Spermauntersuchung mit mikroskopischen und biochemischen Methoden, Hormondiagnostik.
12. **Hautfunktionsproben:** Dermographismus, Druck-Temperatur-Tests (Urtikariadiagnostik), Schwitztest, Lichttestungen.
13. **Allgemeine Diagnostik:** Basis- bzw. Akutdiagnostik wie BKS, Blutbild, Urinuntersuchung, Zuckerbestimmung.
14. **Krankheitsbezogene Blutuntersuchungen** bei z. B. Stoffwechselstörungen der Haut oder therapiebezogene Untersuchungen bei systemisch-dermatologischer Therapie mit dem Risiko möglicher Nebenwirkungen (z. B. Harnsäure, Blutfette, Leberwerte, Nierenwerte).

3.5 Untersuchung anderer Organe

Die anamnestische, klinische bzw. technische **Beurteilung anderer Organe** kann aus folgenden Gründen erforderlich werden und zur Einschaltung anderer Fachgebiete führen:

- Die Ursachen der Hauterkrankungen liegen im Körperinneren wie z. B. bei Erkrankungen des Endokriniums, der Leber etc. (= endogene Krankheitsursachen).
- Primäre Hauterkrankungen greifen auf innere Organe über wie z. B. Hautkrebs mit Fernmetastasierung.
- Es handelt sich um Systemerkrankungen wie z. B. bei progressiver systemischer Sklerodermie.
- Bestimmte Therapiemaßnahmen machen ein Therapie-Monitoring erforderlich, wie z. B. augenärztliche Untersuchung vor und während einer Therapie mit Antimalariamitteln oder Laborkontrollen bei Chemotherapien.

Darüber hinaus erfordert die Dermatologie mit ihren verschiedenen Teilgebieten aus diagnostischen und auch therapeutischen Gründen die **interdisziplinäre Zusammenarbeit** mit zahlreichen anderen klinisch-medizinischen und theoretisch-medizinischen Bereichen.

3.6 Verlaufsbeobachtung

Trotz aller Bemühungen bei Anamnese und Befunderhebung kann es sein, dass eine Diagnosestellung nicht oder nur hypothetisch möglich ist bzw. dass wesentliche Krankheitsaspekte wie Ätiologie oder Pathogenese zunächst unklar bleiben. Dies gilt insbesondere auch bei Erkrankungen in einem noch uncharakteristischen Frühstadium. In solchen Fällen kann die **Beobachtung des Verlaufs** bzw. des Ansprechens auf eine vorläufige Therapie noch zur Klärung beitragen. **Wait-and-see**-Strategien sind natürlich nicht möglich bei akut behandlungsbedürftigen Erkrankungen sowie bei Malignomverdacht.

3.7 Bedeutung von Hautkrankheiten

Hautkrankheiten gehören zu den **häufigsten Erkrankungen** des Menschen, ihre Zahl nimmt weiter zu. Dies gilt v. a. für Infektionen, Allergien, Hautkrebs.
Hautkrankheiten sind dagegen **seltener lebensbedrohlich.** Im Gegensatz zu Erkrankungen von Kompaktorganen, wie z. B. Herz oder Niere, sind sie meist herdförmig-umschrieben und befallen selten das gesamte Hautorgan. Lebensbedrohlich sind aber generalisiert-universelle Hauterkrankungen wie Erythrodermien, schwere Arzneimittelreaktionen, schwere Verbrennungen oder aggressiver Hautkrebs.
Bei der Beurteilung des **Schweregrads** von Hautkrankheiten sind aber noch andere Aspekte zu berücksichtigen. Hautkrankheiten sind häufig **chronisch** und können den Patienten lebenslang begleiten und belasten. Beispiele: Genodermatosen, Psoriasis, atopisches Ekzem, Allergien. Sie besitzen auch eine einzigartige **psychosoziale Dimension** und können durch seelische Belastungen und soziale Ausgrenzung schwer werden. Chronizität und meist normale Lebenserwartung führen zu erheblichen **Belastungen** nicht nur der Patienten, sondern auch des Gesundheitssystems.

3.8 Zusammenfassende Beurteilung

Ein Ziel der Krankenbefragung und Krankenuntersuchung ist dann erreicht, wenn durch eine ausreichende **Sammlung von Einzelinformationen** durch Anamnese, klinisch-dermatologische bzw. technisch-dermatologische Untersuchung, Untersuchung anderer Organe, Verlaufsbeobachtung das **Mosaik eines Krankheitsbildes** entstanden ist, welches zu einem bekannten Krankheitsbildmosaik passt.
Bei der Gesamtbeurteilung eines Patienten bzw. einer vorliegenden Krankheit sind aber weitere Aspekte wie Krankheitsausdehnung und Krankheitsdynamik zu berücksichtigen, sodass die **Gesamtdiagnose** folgendes umfasst:

1. Die Diagnose im engeren Sinne: z. B. Psoriasis vulgaris, systemischer Lupus erythematodes, malignes Melanom.
2. Die Krankheitsausdehnung: Ausmaß des Hautbefalls, mögliche extrakutane Manifestationen.
3. Die Krankheitsdynamik: z. B. akute oder chronische Krankheitsprogression, stabile Phase, Krankheitsrückbildung.
4. Mögliche psychosoziale Aspekte.

Die Gesamtdiagnose liefert einerseits die Basis für prognostische Aussagen, andererseits für die Therapieplanung.

3.9 Fehldiagnosen

Fehldiagnosen und daraus folgende Fehlbehandlungen können für Patient und Arzt fatale Folgen haben. Die häufigsten Ursachen von Fehldiagnosen sind:

1. **Anamneselücken**
   Sie können ärztlicherseits entstehen durch mangelhafte Erhebung oder seitens des Patienten durch Vergessen oder Verschweigen. **Beispiel:**
   - Patient mit Chinin-ausgelöstem, bedrohlichem Angioödem (Zungenschwellung, Atembeschwerden). Der Arzt fragte zwar nach Medikamenten, nicht aber nach Chinin-haltigen Getränken. Der Patient hielt Getränke nicht für eine mögliche Ursache.
2. **„Nicht daran denken"**
   Bei der Beurteilung eines Krankheitsbildes wird ärztlicherseits an die tatsächlich vorliegende Diagnose gar nicht gedacht und diese deshalb auch differentialdiagnostisch nicht in Betracht gezogen. **Beispiele:**
   - Ein ursprünglich venöses Ulcus cruris wird trotz langer Therapieresistenz und allmählicher Vergrößerung auch weiterhin als venöses Ulkus angesehen. Es wird nicht daran gedacht, dass sich auf dem Boden eines lange bestehenden Ulkus ein Plattenepithelkarzinom entwickeln kann (Abb. **7.174**).
   - Eine bläulich-livide Hautverfärbung im Gesicht wird als Hämatom diagnostiziert und auf seine Resorption wird gewartet. Die Diagnose Angiosarkom wird nicht in Betracht gezogen (Abb. **14.26**).
   - Ein ulzerierender Prozess wird unter der Diagnose eines „Hauttumors" exzidiert, die Wunde mit einem Hauttransplantat versorgt. Die Möglichkeit eines tertiären Syphilids wird nicht in Betracht gezogen und deshalb wird auch keine entsprechende Serodiagnostik durchgeführt (Abb. **19.20**).
3. **Befundfehlinterpretation**
   Es wird zwar differentialdiagnostisch an das Vorliegen der tatsächlichen Diagnose gedacht, diese aber durch Fehlinterpretation von Befunden verfehlt. **Beispiel:**
   - Ein Pigmentherd der Haut wird klinisch oder auch histologisch unter Fehlinterpretation der vorliegenden Befunde als gutartig beurteilt, obwohl die Möglichkeit eines malignen Melanoms in Betracht gezogen wurde. Erst nach Auftreten einer regionären Lymphknotenmetastase wird die klinische bzw. histologische Diagnose revidiert.

! **Merke** Die häufigsten Ursachen von Fehldiagnosen sind Anamnesemängel sowie „Nicht daran denken".

003 IMPP-Fragen

4 Allgemeine Pathologie

Nach der Diagnosestellung muss ein Therapiekonzept aufgestellt werden. Ein rationales Therapiekonzept ist aber nur möglich, wenn Krankheitsursachen (Ätiologie) bzw. Krankheitsentwicklung (Pathogenese) als Entscheidungsgrundlage bekannt sind. Unter diesem Gesichtspunkt der Therapierelevanz werden einige Aspekte der allgemeinen Pathologie der Haut dargestellt.

4.1 Krankheitsursachen

Die Krankheitsursachen bestimmen entscheidend die Natur der jeweiligen Krankheitsbilder, ihre Kenntnis bietet die Möglichkeit einer kurativen Therapie. Diese ist aber nicht immer möglich, z. B. bei angeborenen und idiopathischen Erkrankungen.

Angeborene Hautkrankheiten

Angeborene Hautkrankheiten sind meist bei Geburt bereits vorhanden, können aber auch erst verzögert manifest werden. Aus klinischen Gründen ist eine Unterscheidung zwischen Erbkrankheiten und Fehlbildungen sinnvoll.

- **Erbkrankheiten** entstehen durch keimzellrelevante Mutationen. Dabei können die Krankheitssymptome unmittelbar vererbt werden (Genodermatosen i. e. S., z. B. Ichthyosis), die genetischen Defekte und Erbgänge sind teilweise bekannt. Es kann aber auch nur die Krankheitsanlage genetisch bedingt sein (erbliche Dispositionskrankheit, z. B. Psoriasis), sodass der Krankheitsverlauf durch ein multifaktorielles, zum Teil schwer durchschaubares Wechselspiel von genetischen und nicht-genetischen Faktoren bestimmt wird.
  Therapieziel: kausal-kurative Therapie bei Genodermatosen zur Zeit nicht möglich. Therapieziel ist die Krankheits- bzw. Symptomlinderung durch palliative oder symptomatische Therapie. Bei erblichen Dispositionskrankheiten sind Remissionen und Rezidivverhinderung das Ziel.
- **Angeborene Fehlbildungen** sind umschriebene morphologische Störungen der Entwicklung während der Embryogenese, in der Regel ohne weitere Krankheitsdynamik. Sie können sporadisch auftreten oder erblich sein. Die Ursachen sporadischer Fehlbildungen sind meist unbekannt. Die häufigsten Fehlbildungen der Haut sind die sog. Nävi.
  Therapieziel: bei kleinen Fehlbildungen ablative Therapieverfahren, sonst symptomatische Behandlung bzw. Kontrolle.

Erworbene Hautkrankheiten

Die Ursachen von erworbenen Erkrankungen des Hautorgans stammen aus der Umwelt als körperfremde, exogene Krankheitsursachen oder aus dem Körperinneren als körpereigene, endogene Krankheitsursachen.

- **Körperfremde Krankheitsursachen** (Abb. 4.1) sind belebter Natur wie Viren, Bakterien, Pflanzen, Tiere oder

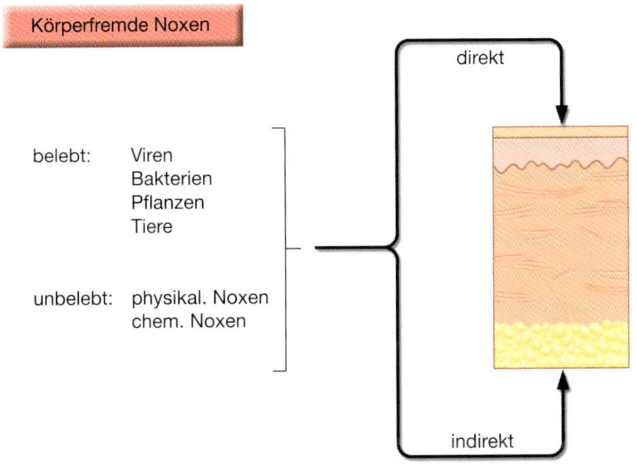

Abb. 4.1 Körperfremde Noxen als Ursachen von Erkrankungen des Hautorgans.

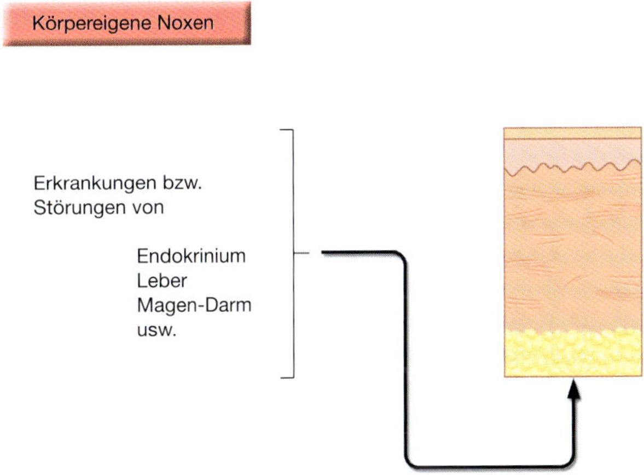

Abb. 4.2 Körpereigene Noxen als Ursachen von Erkrankungen des Hautorgans.

unbelebter Natur wie physikalische oder chemische Noxen, Allergene. Sie erreichen das Hautorgan bzw. spezielle Haut-Schleimhaut-Regionen meist direkt durch Kontakt wie z.B. bei Kontaktinfektion, Säureverätzung (Abb. 7.77), allergischem Kontaktekzem (Abb. **7.84**). Seltener indirekt mit Umweg über das Körperinnere, z.B. bei allergischem Arzneimittelexanthem (Abb. **7.99**).
Therapieziel: kurative Intention durch Ausschaltung von Krankheitsursachen, z.B. durch antiinfektiöse Therapie, sowie Prävention durch Karenz und Schutzmaßnahmen.
Körperfremde Schädlichkeiten (Noxen) bilden den überwiegenden Teil aller Ursachen von Hautkrankheiten, weil die Haut als Schutz- und Abwehrorgan der Körperoberfläche in besonderem Maß Umwelteinflüssen ausgesetzt ist.
- **Körpereigene Krankheitsursachen** (Abb. 4.2) sind Erkrankungen innerer Systeme und Organe wie u.a. von Stoffwechsel, endokrinem System, Leber, Magen-Darm. Sie führen erst sekundär zu Krankheiten des Hautorgans bzw. spezieller Haut-Schleimhaut-Regionen. Es handelt sich also um zweistufige Krankheitsprozesse: Erkrankung Organ I → Erkrankung Organ II (Haut). Beispiel: Hautsymptome bei hepatischer Porphyrie (Abb. **7.125**).
Therapieziel: Behandlung der Grundkrankheit sowie der Hautsymptome.
Körpereigene Noxen bilden den kleineren Teil der Ursachen von Hautkrankheiten. Entsprechend ausgelöste Hautkrankheiten besitzen jedoch als **„Leitsymptome"** diagnostische Bedeutung für die Erkennung der Primärkrankheit.
Körperfremde und körpereigene Noxen können bei der Entstehung von Hautkrankheiten zusammenwirken, sodass bei der Einordnung entschieden werden muss, welche Ursache dominiert.
- **Unbekannte Krankheitsursachen:** Bei manchen erworbenen Erkrankungen des Hautorgans sind die Krankheitsursachen unbekannt (idiopathische Erkrankungen). Manche Erkrankungen stellen allerdings auch mehr eine Art „Reaktionsmuster" dar, welches durch verschiedene Ursachen „polyätiologisch" ausgelöst werden kann. Beispiele: Erythema multiforme, Erythema nodosum.
Therapieziel: bei idiopathischen Erkrankungen pathogenetisch-symptomatische Behandlung, bei polyätiologischen, reaktiven Erkrankungen sowohl kausale wie auch pathogenetisch-symptomatische Therapie.

4.2 Krankheitsentwicklung

Die Pathogenese bestimmt ebenfalls erheblich die Krankheitssymptomatik und liefert Ansatzpunkte für eine pathogenetische bzw. symptomatische Therapie. Drei Aspekte sind von Bedeutung:
1. Art und Umfang der Hautschädigung.
2. Art und Umfang der biologisch-pathogenetischen Reaktion.
3. Ort des Geschehens, d.h. der betroffenen Hautkomponente wie z.B. Kutis, Pigmentsystem, Adnexe, Gefäßsystem etc.

Hautschädigung

- **Zell- und Gewebsschäden:** Einzelzellnekrosen bei Sonnenbrand, Epidermisnekrose bei toxischer epidermaler Nekrolyse, gesamte Hautnekrose bei Dekubitus (Abb. 7.67).
- **Zellverbindungsstörungen:** Störungen der desmosomalen Zell-Zell-Verbindungen mit verschiedenen Arten von Blasenbildung (Abb. **7.106–7.110**).
- **Funktionsstörungen:** Bildungs- und Funktionsdefekte kollagener bzw. elastischer Fasern bei Ehlers-Danlos-Syndrom (Abb. **7.20**) bzw. Pseudoxanthoma elasticum (Abb. 7.21).
- **Molekulare Störungen:** Störungen von Signaltransduktionsketten, z.B. bei Tumoren.

Therapieziel: Schäden selbst in der Regel nicht oder nicht mehr reparabel. Förderung von Heilung und Regeneration. Prävention weiterer Schädigungen.

Biologische Reaktionen

Als biologisches System kann die Haut auf Noxen und Schädigungen mit **Reaktionen** antworten. Solche Reaktionen sind:
- **lokale Abwehrreaktionen:** u.a. Freisetzung von Zytokinen und antimikrobiellen Peptiden, Phagozytose, Entzündung. Beispiel: Impetigo contagiosa (Abb. **7.33**).
- **Allgemeine Abwehrreaktionen:** u.a. spezifische Immunreaktionen, Fieber, Stressreaktion. Beispiel: Erysipel (Abb. 7.35).
- **Reparatur des Schadens:** u.a. Wundheilung ohne/mit Narbenbildung.
- **Adaptationsreaktionen:** Anpassung an schwache, chronische Noxen mittels Hypertrophie/Hyperplasie. Beispiele: Schwielenbildung bei mechanischer Belastung (Abb. 7.65), Lichtbräunung bei chronisch erhöhter UV-Exposition.

Therapieziel: grundsätzlich Förderung körpereigener Abwehr- und Heilungsvorgänge, auch durch Ausschaltung von Hemmfaktoren und Komplikationen wie z.B. Wundinfektionen, aber auch Bremsung überschießender körpereigener Reaktionen wie pathogener Entzündungen durch Antiphlogistika oder allergischer Reaktionen durch Antiallergika.

Krankheitssymptome

Krankheitssymptome an der Haut entstehen häufig als **Mischbild** von Hautschädigung und biologischer Reaktion (Abb. **4.3**). Dies gilt auch für die sog. „Effloreszenzen". Bei Einwirkung starker Noxen überwiegt die Hautschädigung, z.B. Nekrose bzw. Ulkus bei Säureverätzung (Abb. 7.77). Bei chronischer Einwirkung schwacher Noxen dominiert die biologische Reaktion, z.B. chronische Entzündung mit papulösen Herden bei Hautsarkoidose (Abb. **7.150a**).
Da das Hautorgan nur über bestimmte **Schädigungs-** bzw. **Reaktionsmuster** verfügt, können unterschiedliche Krankheitsursachen und ihre Folgewirkungen schließlich in eine gemeinsame pathogenetische Endstrecke und ein gemeinsames Symptomenbild einmünden.
Beispiele: bestimmte Genodermatosen mit verschiedenen Typen, z.B. die Ichthyosisgruppe, bei erworbenen Erkrankungen Urtikaria, Dyshidrosis, Purpura etc.

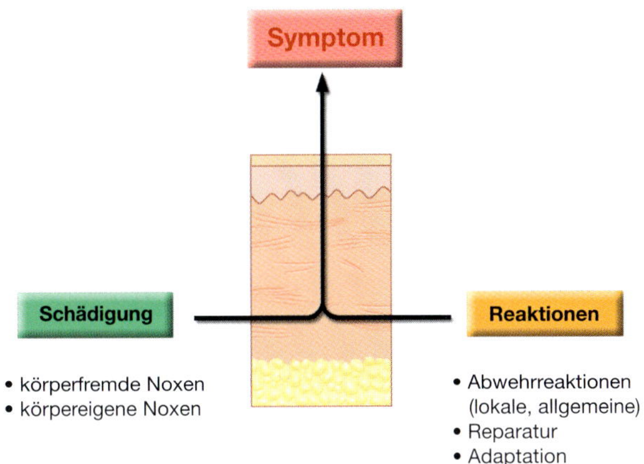

Abb. 4.3 Entstehung von Symptomen als Mischung von Schädigung und biologischen Reaktionen.

Komplikationen

Sie können u.a. durch Funktionsstörungen des erkrankten Hautorgans auftreten.
Beispiele sind:

- **Störungen der Infektionsabwehr:** bei Schädigung der Kutis mögliches sekundäres Auftreten bakterieller, mykotischer oder viraler Infektionen bei primär nicht-infektiös bedingten Dermatosen (Abb. 7.17, 7.88).
- **Störungen der Schutzfunktion gegenüber chemischen Noxen:** bei Schädigung der Kutis erhöhte Permeabilität für toxische oder allergene Substanzen mit möglicher Auslösung toxischer oder immunpathologischer Reaktionen (Abb. 7.78).

4.3 Disposition und Modulation

Ausbruch sowie weiterer Verlauf und Schweregrad einer Hautkrankheit hängen nicht nur von den eigentlichen Krankheitsursachen und den folgenden Reaktionen des Organismus ab. Sie können vielmehr durch Dispositionsfaktoren und/oder Modulationsfaktoren negativ oder positiv beeinflusst werden.

Disposition

Unter Disposition wird eine erhöhte Krankheitsbereitschaft des Organismus verstanden (Anfälligkeit, Empfänglichkeit), durch die eine Krankheitsmanifestation begünstigt oder erst ermöglicht wird. Dispositionsfaktoren sind längerfristig bzw. lebenslang wirksam.

- **Genetische Disposition:** z. B. Psoriasis (Abb. 7.7) und das Atopiesyndrom (Abb. 7.87). Auch bei anderen Hautkrankheiten weisen Marker wie z. B. des HLA-Systems auf eine genetische Disposition hin, z. B. bei Kollagenosen.
- **Geschlechtsdisposition:** Beispiele sind X-chromosomale Ichthyose, Gynäkotropie bei systemischem Lupus erythematodes (Abb. 7.113), Androtropie bei benigner, symmetrischer Lipomatose (Abb. 13.7).
- **Genetisch-konstitutionelle Disposition:** z. B. Lichtempfindlichkeitstyp I oder II mit erhöhtem Risiko für chronischen Lichtschaden oder Lichtkrebs.
- **Altersdisposition:** Die Häufung bestimmter Hautkrankheiten in bestimmten Lebensabschnitten hat ganz unterschiedliche Ursachen.
  - **Kindesalter:** Naevus flammeus (angeborene Fehlbildung), kindliche Infektionskrankheiten, Pyodermien, Warzen, Neurodermitis und Heuschnupfen (Auseinandersetzung Umwelt – Immunsystem).
  - **Pubertät:** Akne, funktionelle Durchblutungsstörungen (hormonell-vegetative Umstellung).
  - **Erwachsenenalter:** Kontaktekzeme (Berufsleben), Geschlechtskrankheiten (Vita sexualis).
  - **Höheres Lebensalter:** Basalzellkarzinome und Plattenepithelkarzinome (kumulative UV-Schädigung), Zoster (Immuninsuffizienz), Hautatrophie (biologische Hautalterung).

Dispositionsfaktoren können aber auch exogen-körperfremder Natur sein und im Lebensraum/in Lebensbedingungen liegen. Zu nennen sind Umwelt/Klima, Arbeitsmilieu, Ernährungssituation.
Therapieziel: Dispositionsfaktoren sind nur begrenzt therapeutisch beeinflussbar. Möglichkeiten sind Schutzmaßnahmen, Arbeitsplatzwechsel, Ernährungsänderung.

Modulation

Die Haut als Schutz- und Grenzorgan mit hoher Reaktionsbereitschaft ist vielfältigen Einflüssen ausgesetzt und durch diese beeinflussbar. Modulationsfaktoren sind kurzfristig einwirkende, äußere/innere Faktoren, die fakultativ und ungerichtet, negativ oder positiv die Krankheitsaktivität beeinflussen können.
Sie können als Provokations-/Triggerfaktoren den **Krankheitsausbruch** bzw. neue Schübe auslösen oder als Präventionsfaktoren/Hemmfaktoren/Therapie den Krankheitsausbruch bzw. neue Schübe verhindern. Gleichermaßen kann der weitere **Krankheitsverlauf** oder die Krankheitsaktivität durch Modulationsfaktoren negativ oder positiv moduliert werden. Als Beispiel sei hier wiederum die Psoriasis vulgaris angeführt.

- Mögliche negative Psoriasismodulation/Provokation: Infekte (z. B. Streptokokken-Angina), bestimmte Medikamente (z. B. Lithium, Chloroquin), Stress, Überernährung, Alkohol.
- Mögliche positive Psoriasismodulation/Hemmung: UV-Exposition, Gravidität, Psoriasistherapie.

Die genannten Modulationsfaktoren können aber auch genau die umgekehrte Wirkung entfalten wie z. B. die UV-Provokation einer Psoriasis.
Therapieziel: Erkennung und Relevanzbewertung von Modulationsfaktoren im jeweiligen Einzelfall, Berücksichtigung im Therapieplan.
Hautkrankheiten und ihr Verlauf sind in besonderem Maße das auf komplexe Weise entstehende individuelle **Resultat** aus eigentlichen **Krankheitsursachen**, **Pathogenese**, **Dispositions-** und **Modulationsfaktoren**. Sie müssen auch jeweils individuell analysiert werden, um die jeweilige Erkrankung verstehen und behandeln zu können. Dermatologie ist in besonderem Maße **Individualmedizin**.

5 Allgemeine Therapie

5.1 Allgemeine Vorbemerkungen

Für die Aufstellung eines **Therapiekonzeptes** sind folgende Vorkenntnisse erforderlich:
1. **Krankheitsdiagnose:** Ihre Kenntnis ist die beste Basis für eine sachgerechte Therapie.
2. **Krankheitsursachen:** Ihre Kenntnis (Ätiologie) kann eine kurative Therapie ermöglichen.
3. **Krankheitsentwicklung:** Auch die Kenntnis der Krankheitsentwicklung (Pathogenese) kann wichtige therapeutische Ansatzpunkte liefern, insbesondere, wenn eine kausale Therapie nicht möglich ist.
4. **Dispositions- und Modulationsfaktoren:** Ihre Kenntnis kann das Therapiekonzept erweitern, z.B. durch Ausschaltung von Provokationsfaktoren.
5. **Krankheitsbedeutung:** Sie kann objektiv (Schweregrad) und subjektiv (Beschwerden, psychosoziale Beeinträchtigung, Leidensdruck) sehr unterschiedlich bewertet werden und das Therapiekonzept beeinflussen.

Das **Therapieziel** sollte vor Therapiebeginn festgelegt werden.
1. **Kurative Therapie:** Sie hat das Ziel einer Krankheitsheilung, z.B. durch antibiotische Behandlung einer bakteriellen Infektion oder operative Entfernung eines Hauttumors.
2. **Pathogenetische und symptomatische Therapie:** Sie versucht, durch Beeinflussung wichtiger Pathogenesekomponenten die Krankheit zum Stillstand und damit vielleicht auch zur Ausheilung zu bringen. Ist dies nicht möglich, sollten zumindest symptomatisch Krankheitssymptome beseitigt oder gelindert werden. Beispiele: pathogenetische antiphlogistische Behandlung, symptomatische Behandlung von Schuppen und Juckreiz.
3. **Palliative Therapie:** Sie versucht, bei chronisch-progredienten Erkrankungen wie z.B. einem metastasierenden Melanom eine Krankheitsverzögerung zu erreichen und die Lebensqualität zu verbessern.

Der **dermatologische Patient** muss in besonderem Maße in Behandlungsmaßnahmen einbezogen werden. Dies gilt nicht nur für die Durchführung einer verordneten Therapie wie z.B. eine örtliche Salbenbehandlung. Es gilt auch für Maßnahmen der Prävention, Nachsorge und Rehabilitation. Die **Therapiebewertung** ist durch die Sichtbarkeit von Hautkrankheiten grundsätzlich leichter als die Therapie innerer Erkrankungen, nicht nur für den Arzt, sondern auch für den Patienten.
Folgende **Therapieformen** stehen zur Verfügung:
1. Medikamentöse lokale Therapie
2. Medikamentöse systemische Therapie
3. Physikalische Therapieformen
4. Operative Therapie
5. Sonstige Therapiemaßnahmen wie Diäten, Psychotherapie etc.

5.2 Medikamentöse lokale Therapie

5.2.1 Charakteristika

Die medikamentöse lokale (örtliche, externe, topische) Behandlung mit entsprechenden Medikamenten ist eine eigene Therapieform mit Besonderheiten sowie Vor- und Nachteilen.

Besonderheiten

- Durch die Außenlage des Hautorgans ist eine direkte Applikation entsprechender Medikamente (Externa) möglich. Applikationsort und Wirkort sind identisch.
- Da die Wirkstoffe nicht pur auf die Haut aufgebracht werden können, sondern inkorporiert in sog. Trägerstoffe oder Grundlagen, werden Letztere damit im Gegensatz zur systemischen Behandlung aktiver Bestandteil des externen Medikaments.
- Um wirksam zu werden, muss der Wirkstoff in die Haut diffundieren. Voraussetzungen sind, dass der Wirkstoff nach Aufbringung auf die Haut aus der Grundlage freigegeben wird (Liberation), dann von der Haut aufgenommen wird und die Hornschichtbarriere passiert (Absorption) und schließlich die Zielstruktur (z.B. Der-

mis, Haarwurzeln) in ausreichender Menge erreicht (Bioverfügbarkeit). Die transkutane Absorption kann transepidermal durch die Epidermis oder transfollikulär durch Haarfollikel und Schweißdrüsen erfolgen.

- Der Wirkstoff kann bereits in der Haut metabolisiert werden. Metaboliten oder unveränderter Wirkstoff können vom Gefäßsystem der Haut aufgenommen werden (Resorption) und zu systemischen Wirkungen führen.
- Die Wirkstoffabsorption ist nicht nur von seiner Konzentration, sondern auch von der Hautregion abhängig. Sie ist erhöht bei Kinderhaut, Gesichtshaut, intertriginöser Haut und Genitoanalhaut (Risiko von Lokalkortikoid-Nebenwirkungen!). Sie ist reduziert an Handflächen und Fußsohlen (dicke Hornschicht) und der Kopfhaut. Bei intakter Hornschichtbarriere kann sich in der Hornschicht ein Wirkstoffdepot bilden, aus dem langsam und stetig Wirkstoff absorbiert wird. Anwendung als sog. transdermale therapeutische Systeme wie Hormonpflaster. Eine gestörte Barrierefunktion führt zu beschleunigter Absorption.

Vorteile der Lokaltherapie

- Unmittelbare Behandelbarkeit des erkrankten Organs mit möglicher Erreichung hoher lokaler Wirkstoffkonzentration bei vergleichsweise geringem Risiko systemischer Wirkungen.
- Erweiterte Behandlungsmöglichkeiten durch therapeutische Wirkung von eigentlichem Wirkstoff und Wirkung der Grundlage mit vielfältigen, individuell einsetzbaren Möglichkeiten.
- Optimierung der Behandlung durch Therapievergleich (Halbseitenversuch), Erfolgskontrolle und mögliche Adaptierung der Behandlung.
- Preiswerte Behandlung.

Nachteile der Lokaltherapie

- Für den Arzt vergleichsweise komplizierte Therapie, die entsprechende Kenntnisse und Erfahrungen erfordert.
- Für den Patienten zum Teil umständliche, zeitaufwändige, beeinträchtigende Behandlung („schmiert, riecht, färbt"). Diese Nachteile können aber durch moderne Externa zunehmend vermieden werden.
- Externa können als Fremdstoffe das Immunsystem der Haut aktivieren (Kontaktallergien).

5.2.2 Wirkstoffe

Es gibt topische Wirkstoffe für **kausale** (z.B. Virustatika), **pathogenetische** (z.B. Antiphlogistika, Immuntherapeutika) und **symptomatische** (z.B. Keratolytika) Therapiemaßnahmen sowie für **spezielle** Erkrankungen (z.B. Antipsoriatika).

Virustatika

Verschiedene Substanzgruppen mit virustatischer Wirkung bei humanen Herpes-Viren (HHV) und humanen Papillom-Viren (HPV).
Jeweilige Kontraindikationen bzw. Anwendungsbeschränkungen beachten (u.a. Gravidität, Schleimhäute).

HHV-Infektionen: u.a. Aciclovir, Idoxuridin, Penciclovir, Foscarnet. **Indikation:** Herpes labialis, Herpes genitalis.
HPV-Infektionen: Fluorouracil bei Hautwarzen. Podophyllotoxin und Interferon-β (adjuvant) bei Genitoanalwarzen (Kondylome).

Lokalantibiotika

Verschiedene Antibiotika mit stärkerer Wirkung als Antiseptika, aber Risiken der Kontaktsensibilisierung und Resistenzentwicklung. Wichtige Internantibiotika möglichst nicht lokal anwenden.
Allgemeine Kontraindikation: Allergie.
Indikationen: oberflächliche bakterielle Hautinfektionen (Pyodermien, infizierte Wunden, Ulzera, Dekubitus), Acne vulgaris (entzündliche Formen).

- Fusidinsäure: Staphylokokken.
- Mupirocin: Staphylokokken (Nasenschleimhaut).
- Gentamicin, Framycetin, Polymyxin B: vorwiegend gramnegative Keime.
- Bacitracin, Gramicidin, Tyrothricin: vorwiegend grampositive Keime.
- Tetrazyklin, Erythromycin, Clindamycin: Akne-Antibiotika.

Antimykotika

Verschiedene Stoffgruppen mit spezieller Wirkung gegen Dermatophyten bzw. Hefepilze oder breiter antimykotischer Wirkung gegen Hefen, Dermatophyten, Schimmel, zum Teil auch Bakterien.
Indikation: oberflächliche Mykosen der Haut, Schleimhäute, auch Nägel.

- Dermatophyten-Antimykotikum: Tolnaftat.
- Hefen-Antimykotika: Amphotericin B, Nystatin, Natamycin.
- Breitspektrumantimykotika: verschiedene „Azole" wie u.a. Clotrimazol, Miconazol, Econazol, Bifonazol, Sertaconazol; Ciclopiroxolamin, Naftifin, Terbinafin, Amorolfin.

Antiseptika

Verschiedene Stoffgruppen mit antimikrobieller Wirkung. Schwächere Wirkung als Lokalantibiotika. Trotzdem Mittel der ersten Wahl wegen geringerer Nebenwirkungen.
Indikationen: oberflächliche bakterielle Hautinfektionen (Pyodermien), infizierte Wunden, Ulzera, Dekubitus und Schleimhautinfektionen. Auch zur Händedesinfektion.

- Polyvidon-Jod: verschiedene Grundlagen.
- Chloramin (0,1–1,0%): wässrige Lösung, Umschläge.
- Chlorhexidin (0,1–1,0%): verschiedene Grundlagen.
- Weitere Lokalantiseptika: Chinolinderivate (grampositive Kokken), Silbernitrat (gramnegative Keime), Wasserstoffperoxid.

Historischer Exkurs

Der ungarische Arzt Ignaz Philipp Semmelweis (1818–1865) arbeitete an der Wiener Frauenklinik. Ihm fiel auf, dass die Wochenbettfiebermortalität bei Entbindung durch Ärzte (die gleichzeitig auch an Sektionen beteiligt waren) mit 16% wesentlich höher lag als bei Entbindung durch Hebammen (7%). Durch die von ihm eingeführte Händedesinfektion sank die Mortalität auf 0,6–3%. Semmelweis wurde angefeindet, seine Stelle nicht verlängert. Er ging zurück nach Ungarn (Pest) und wurde dort Professor für Frauenheilkunde. Der medizinische Bereich der Universität Budapest trägt heute zu seinen Ehren den Namen „Semmelweis-Universität".

Antiparasitaria

Dermatologisch relevante Antiparasitaria sind: Benzylbenzoat, Crotamiton, Lindan, Permethrin, Allethrin, Pyrethrum.
Indikation: Milbenerkrankungen wie Skabies sowie Läuseerkrankungen. Als Schutz vor Insektenstichen werden lokale „Repellents" verwendet.

Steroidale Antiphlogistika: Lokalkortikoide

Hydrocortison und zahlreiche Derivate mit Unterschieden in Wirkungsstärke und Wirkungsprofil. Die Einteilung erfolgt entweder nach der Präparateentwicklung oder nach der Wirkungsstärke (Beispiele in Tab. 5.1).
Einteilung nach Präparateentwicklung:
- I. Generation: Hydrocortison.
- II./III. Generation: halogenierte Kortikoide.
- IV. Generation: Kortikoide ohne systemische Wirkung, sog. „sanfte" Kortikoide.

Wirkung: Breitbandantiphlogistika mit Vasokonstriktion sowie antientzündlicher, immunsuppressiver und antiproliferativer Wirkung.
Unerwünschte Wirkungen:
- **Lokal** (abhängig von der Stärke des Präparats, Ort und Dauer der Anwendung): Hautatrophie, Striae, Purpura, Hypertrichose, Steroidakne, Begünstigung und Maskierung von Hautinfektionen.
- **Systemisch:** Hemmung der Nebennierenrinde, aber nur bei großflächiger, lang dauernder Intensivbehandlung oder verstärkter Resorption. Einige Kortikoide sind nicht mit dem Risiko systemischer Wirkungen behaftet (Tab. 5.1).

Indikation: entzündliche und/oder hyperproliferative Hauterkrankungen wie z. B. Ekzeme, Psoriasis. Problem: Patientencompliance (Kortisonangst!).
Kontraindikationen: Hautinfektionen, Atrophie, Wunden, Ulzera, periorale Dermatitis, Rosazea.
Vorsicht: dünne Haut (Säuglinge, Kinder, Greise, Gesicht, intertriginöse Regionen, Genitale), großflächige Behandlung, langfristige Behandlung.
Anwendung: Möglichkeit der **offenen** oder **okklusiven Behandlung** mit Wirkungsverstärkung. Nach Initialtherapie mit ausreichend starkem Kortikoid bei chronischen Dermatosen „ausschleichen" und schrittweiser Übergang auf niedrigere Wirkungsklassen („Stufentherapie") oder schrittweise zunehmende therapiefreie Tage („Intervalltherapie"). Mögliche Sequenz: Initialtherapie → Stufentherapie → Intervalltherapie. Verschiedenartige Grundlagen: Tinkturen, Cremes, Salben, Pflaster etc. **Intraläsionale Therapie** bei z. B. Keloiden, hypertrophen Narben durch Einzelherdunterspritzung mit Kortikoidkristallsuspension. Für **Schleimhäute** wie obere Luftwege spezielle Schleimhautkortikoide (z. B. Mometason).

Nicht-steroidale Antiphlogistika (NSA)

Verschiedene Stoffgruppen mit insgesamt schwächerer Wirkung als Lokalkortikoide, aber ohne deren Nebenwirkungen, deshalb Alternative bei Langzeitbehandlung.
- **Teere und Teerderivate:**
  Destillate aus Steinkohle bzw. Holz. Antientzündliche, antiproliferative und juckreizstillende Behandlung bei chronischen Ekzemen und chronischer Psoriasis. Verschiedene Grundlagen (Lösung, Salben, Shampoos) und Rezepturen.
  Nachteile: Farbe, Geruch, evtl. Resorption. Trotz theoretischen Risikos der Mutagenität/Karzinogenität wurden Hauttumoren nach sachgerechter, therapeutischer Anwendung nicht gehäuft beobachtet.
- **Andere Lokalantiphlogistika:**
  Schieferölsulfonate, synthetische Gerbstoffpräparate, Bufexamac, Wismut-Zink-Verbindungen, Panthenol.

Die klassischen internen NSA sind lokal nicht ausreichend wirksam.

Tab. 5.1 Einteilung von Lokalkortikoiden nach Wirkungsstärkegruppen

	Gruppe I	Gruppe II	Gruppe III	Gruppe IV
Wirkungsstärke	schwach	mittel	stark	sehr stark
Beispiele	Hydrocortison Prednisolon Fluocortinbutyl	Triamcinolonacetonid Hydrocortisonbutyrat* Prednicarbat*	Betamethasonvalerat Fluocortolon Methylprednisolonaceponat*	Clobetasolpropionat
Indikation	entzündliche Dermatosen, Kinder, Problemregionen	entzündliche Dermatosen, hyperproliferative Dermatosen	hyperproliferative Dermatosen, in Problemregionen (Gesicht, intertriginöse Bereiche, Säuglings-/Kinderhaut, Altershaut) nur kurzfristig und kleinflächig	hyperproliferative Dermatosen, nur kurzfristige, kleinflächige Anwendung

(Kortikoide*: kein Risiko systemischer Wirkungen)

Immuntherapeutika

Immuntherapeutika greifen gezielt in Reaktionen der angeborenen bzw. erworbenen Immunität ein. Sie können immunsuppressiv oder auch immunstimulatorisch wirken.

- **Calcineurin-Inhibitoren:** Sie hemmen zelluläre Immunreaktionen, wirken im Gegensatz zu Kortikoiden jedoch nicht antiproliferativ, also kein Atrophierisiko.
  Wirkstoffe: Tacrolimus,Pimecrolimus.
  Indikation: atopisches Ekzem, individuelle Heilversuche.
- **Imiquimod:** Stimulation von Reaktionen der angeborenen und erworbenen Immunität, besonders bei Virusinfektionen und Neubildungen der Haut.
  Indikation: Viruskondylome, oberflächliche Basalzellkarzinome, aktinische Keratosen.

Lokalretinoide

Retinoide sind natürliche oder synthetische **Derivate von Vitamin A** (Retinol). Sie wirken immunmodulierend und bremsen eine abnorme Proliferation und Differenzierung von Haut-, Schleimhaut- und Talgdrüsenzellen.
Wirkstoffe und **Indikation:** Tretinoin, Isotretinoin, Adapalen bei Acne vulgaris. Tazaroten bei chronischer Psoriasis vulgaris.
Cave: embryotoxische/teratogene Wirkung auch bei lokaler Anwendung nicht mit letzter Sicherheit ausschließbar, deshalb Kontraindikationen und Vorsichtsmaßnahmen beachten.

Zytotoxische Mittel

Lokal-zytotoxische Mittel können eingesetzt werden bei Haut-und Schleimhautwarzen, die durch humane Papillom-Viren induziert sind.
Wirkstoffe und **Indikation:** Fluorouracil bei Hautwarzen. Podophyllotoxin bei Schleimhautwarzen.

Keratolytika, Peeling- und Camouflagemittel

- **Keratolytika:** verschiedene Substanzen wie Salizylsäure, Harnstoff in verschiedenen Grundlagen wie Tinkturen, Salben, Pflaster.
  Indikationen: Verhornungsstörungen unterschiedlicher Schweregrade, umschriebene Hyperkeratosen, Auflösung pilzbefallener Nägel.
- **Peeling-Substanzen:** Hautglättung durch Abschälung oberflächlicher Hautschichten.
  Wirkstoffe und **Indikationen:** α-Hydroxysäuren (Akne), Trichloressigsäure, Phenol (Narben, Falten).
- **Camouflage:** spezielle medizinische Hautschminken zur Abdeckung entstellender Hautveränderungen wie z.B. Naevus flammeus, Vitiligo, Hyperpigmentierungen, Narben.

Antipsoriatika

Verschiedene Substanzen mit antiproliferativer und/oder immunmodulierender Wirkung, zum Teil kombiniert mit Keratolytika.

- **Dithranol:** klassisches Lokalantipsoriatikum bei Psoriasis vulgaris. Behandlung mit steigender Dosierung ca. alle 2–3 Tage bis zur lokalen Verträglichkeitsgrenze. Besondere Behandlungsform: Kurzzeit-(Minuten-)Therapie mit Steigerung der (begrenzten) Einwirkzeit und der Konzentration.
  Verschiedene Grundlagen wie Stifte, Cremes oder Salben in verschiedenen Konzentrationen. Zuverlässige antipsoriatische Wirkung.
  Unerwünschte Wirkungen: lokale Hautirritation (Cave: Psoriasisprovokation) und Verfärbung, keine systemische Toxizität.
- **Vitamin-D_3-Derivate:** Derivate von Vitamin D_3 (Calcitriol). Regulation von Proliferation und Differenzierung der Keratinozyten, Immunmodulation, verminderte Wirkung auf Kalziumstoffwechsel.
  Wirkstoffe: Calcipotriol, Tacalcitol.
  Indikationen: Psoriasis vulgaris. Eingesetzt wird auch das Lokalretinoid Tazaroten.

Weitere Wirkstoffe

Weitere externe Dermatika mit speziellen Indikationsbereichen werden in den jeweiligen Kapiteln besprochen. Nageltherapeutika (s. Kap. 9), Haar- und Kopfhautmittel (s. Kap. 10), Aknemittel (s. Kap. 11), Antihydrotika (s. Kap. 12), Venenmittel und durchblutungsfördernde Mittel (s. Kap. 14), Antipruriginosa (s. Kap. 16), Schleimhaut- und Mundtherapeutika (s. Kap. 17), Analtherapeutika (s. Kap. 18), andrologische Mittel (s. Kap. 20).

5.2.3 Grundlagen und Hilfsstoffe

Heutige Grundlagen waren früher vor Entwicklung spezieller Wirkstoffe die eigentlichen externen Dermatika. Bereits Galen (Galenos von Pergamon, 129–210 n. Chr.) verordnete einfache und zusammengesetzte Externa (Simplicia und Composita). Heute gängige Fachbegriffe sind „Galenika“ für entsprechende Präparate und „Galenik“ für pharmazeutische Technologie.

Grundlagen

Grundlagen bestehen grundsätzlich aus folgenden **Grundstoffen:**

- **Flüssige** Grundstoffe: Wasser, Alkohol, Öle.
- **Halbfeste, fette** Grundstoffe: Fette, Wachse, Paraffine, Vaseline.
- **Feste** Grundstoffe: z.B. Zinkoxid, Talkum (Silikate), Stärke.

Einfache Grundlagen sind: Lösungen (flüssige Grundstoffe), Salben (fette Grundstoffe) und Puder (feste Grundstoffe).
Kombinierte mehrphasige Grundlagen mit intermediären Eigenschaften sind: Cremes (fette und flüssige Grundstoffe), Pasten (fette und feste Grundstoffe), Schüttelmixturen und Gele (feste und flüssige Grundstoffe).
Damit ist ein breites Spektrum von Grundlagen mit unterschiedlichen Eigenschaften, Wirkungen und Indikationen verfügbar. Die Auswahl der jeweiligen Grundlage hängt ab von der jeweiligen lokalen Krankheitssymptomatik, der Hautregion und auch dem Hauttyp.

Beispiele entsprechender **Externaformen** sind:

- **Lösungen:**
  - **Wässrige Lösungen:** kühlend, flüssigkeits- und sekretaufsaugend, austrocknend, entzündungshemmend. Wegen Verdunstung nur kurze Wirkdauer der Grundlage.
    Anwendung: feuchte Umschläge bei akut-entzündlichen, nässenden oder ulzerösen Erkrankungen.
  - **Alkoholische Lösungen** (Äthanol, Isopropylalkohol): kühlend, entfettend, austrocknend und desinfizierend.
    Anwendung: Kopfhaut, Gesicht, Handflächen und Fußsohlen. Nicht bei „offener" Haut wie Erosionen oder Ulzerationen.
- **Cremes:**
  Emulsionen aus Wasser, fetten Grundstoffen und Emulgatoren, z. B. als flüssige Öl-Wasser-Emulsion (Milch), Öl-Wasser-Emulsion und Wasser-Öl-Emulsion (salbenähnlich). Sie sind noch mehr oder minder kühlend, flüssigkeits-/sekretaufnehmend, austrocknend bis leicht fettend, entzündungshemmend, gut abwaschbar.
  Anwendung: vielseitige Kompromissgrundlage für nahezu alle Hautsymptome und Lokalisationen.
- **Salben:**
  Wasserfrei (Fettsalbe) oder gering wasserhaltig, fettend, krusten-/schuppenlösend, hemmend auf Wärme- und Feuchtigkeitsabgabe der Haut (Okklusivwirkung), schlecht abwaschbar.
  Anwendung: krustös-keratotische, chronisch-entzündliche Dermatosen. Keine Salben auf akut-entzündliche oder sogar nässende Hautveränderungen und in bestimmten Hautregionen wie Gesicht, Kopfhaut, intertriginösen Bereichen.
- **Pasten:**
  Durch Mischung von Fett- und Pudergrundlage abdeckend, aber noch flüssigkeits-/sekretaufnehmend, kühlend, schlecht abwaschbar, dadurch hautschützend.
  Anwendung: subakut-chronische Entzündungen, intertriginöse Bereiche, Ulkusumgebung (Mazerationsschutz).
- **Schüttelmixturen (Lotio):**
  Mischung von Flüssigkeit und Puder, vereinigt Eigenschaften beider Grundlagen: kühlend, entzündungshemmend, aufsaugend, juckreizstillend, gut haftend und abdeckend.
  Anwendung: akut-subakute, nicht/gering nässende Entzündung, Juckreiz, Hautschutz.
- **Gele:**
  Sie bestehen aus einem netzartigen Feststoff (z. B. Polyacrylsäure) und einer Flüssigkeit niedriger Viskosität (z. B. Öl, Wasser). Kühlende Wirkung.
  Anwendung: Grundlage für Repellents, Sonnenschutzmittel.
- **Bäder:**
  Eine besondere dermatologische Therapieform (Balneotherapie) mit Erfassung der gesamten Haut. Wirkungen:
  - Erleichterte Aufnahme von Wirkstoffen durch die erwärmte, durchfeuchtete Haut. Beispiele: Antiseptika, Gerbstoffe, juckreizstillende Lokalanästhetika, pflanzliche Antiphlogistika, Schieferölsulfonate, rückfettende Lipide, fotoaktive Substanzen (Psoralene: Balneophototherapie). Auch Teilbäder mit durchblutungsfördernden Substanzen bei peripheren Durchblutungsstörungen.
  - Reinigung und Auswaschung von Entzündungsstoffen bei entzündeter Haut, Ablösung von Krusten und Schuppen (Psoriasis).

Hilfsstoffe

An Externa sind abgesehen von der Wirksamkeit folgende Forderungen zu stellen:
Unbedenklichkeit: keine toxischen Substanzen bzw. Konzentrationen, keine potenten Allergene.
Stabilität: Die physikalische, chemische und mikrobielle Stabilität, insbesondere komplexerer Grundlagen, kann folgende zusätzlichen Hilfsstoffe erfordern: Emulgatoren, Antioxidanzien, Konservierungsmittel.
Akzeptanz: Für die Akzeptanz des Patienten ist es wichtig, dass die Behandlung praktikabel (z. B. Häufigkeit der Anwendung) und kosmetisch akzeptabel ist (u. a. Zusatz von Duftstoffen).

> **! Merke** Nicht nur Wirkstoffe, sondern auch Grund- und Hilfsstoffe können Kontaktallergien auslösen.

Magistrale Rezepturen

Dermatika sind als qualitativ kontrollierte Fertigarzneimittel verfügbar. Sie können aber auch als Magistralrezepturen bzw. Individualrezepturen zusammengestellt werden. Dies bedeutet eine Erweiterung lokaltherapeutischer Möglichkeiten, jedoch sind auch Qualitätskriterien zu beachten. Entsprechende Rezepte bzw. Grundlagen sind in verschiedenen Rezeptsammlungen verfügbar (z. B. NRF).

Rezepturbeispiele

Einige Rezepturbeispiele sind:

- **Chloraminlösung:** Chloramin 0,1, Aqua dest. ad 100,0.
- **Dithranolsalbe:** Dihydroxyanthranol 0,5, Salizylsäure 0,4, Vaseline ad 100,0.
- **Zinkpaste:** Zinkoxid 25,0, Weizenstärke 25,0, weiße Vaseline 50,0.
- **Zinkschüttelmixtur:** Zinkoxid 20,0, Talkum 20,0, Glycerol 85% 30,0, Aqua dest. 30,0.

Für die Durchführung der medikamentösen Lokaltherapie sind häufig **Verbände** erforderlich wie z. B. feuchte Umschläge (bei akut-nässenden Dermatosen), Salbenverbände (chronische Dermatosen, Ulzera), Okklusivverbände (zur Steigerung der Wirkstoffpenetration) bei chronischen Hauterkrankungen wie z. B. Psoriasis oder chronischen Ekzemen.

5.2.4 Reinigung, Pflege und Schutz

Die Haut bedarf der regelmäßigen Reinigung und Pflege sowie des Schutzes bei unphysiologischen Belastungen.

Hautreinigung

Entfernung von überschüssigem Hautoberflächenfett, Schweiß, Pflegemittelresten und Verschmutzungen. Neben dem Grundreinigungsmittel Wasser werden spezielle Reinigungsmittel eingesetzt:

- **Seifen** (Alkalisalze von Fettsäuren): Normalhaut.
- **Syndets** (anionisch, kationisch, amphotere und nichtionische): empfindliche und kranke Haut, auch mit rückfettenden Zusätzen.
- **Lösungsmittel:** stark verschmutzte Haut.

Pflege

Konservierende Hautpflege und regulierende Hautpflege bei Sebostase, Seborrhö, Altershaut. Zahlreiche Präparate insbesondere zur Hydratation der Haut bzw. Hornschicht (Pflegekosmetik). Spezielle Reinigungs- und Pflegemittel für Haar/Haarboden und spezielle Hautregionen (Lippen, Genitoanalhaut).

Schutz

Unphysiologische Belastungen können unter ganz verschiedenen Umständen auftreten und Schutzmaßnahmen erfordern. Beispiele: Säuglinge (Windelregion), Inkontinenz, berufliche Hautbelastungen, starke UV-Exposition, Hautbelastung durch Therapie (Tumorbestrahlung, Stoma). Therapie: Hautschutzpräparate, Schutzhandschuhe, Lichtschutz (s. Kap. 7.5.4).

5.3 Medikamentöse systemische Therapie

5.3.1 Charakteristika

Wenn eine lokale Therapie nicht ausreicht oder nicht möglich ist, kann eine medikamentöse systemische Therapie erforderlich werden.
Mögliche Vorteile sind: stärkere Therapiewirkung, zum Teil einfachere Durchführung (perorale Therapie).
Ihre möglichen Nachteile sind: erhöhtes Risiko von Nebenwirkungen, genauere Therapieüberwachung, z. T. invasiv (parenteral). Besondere Richtlinien gelten für Kinder und Schwangere bzw. Stillende.
Es kann hier nur eine kurze Übersicht über wichtige Medikamente gegeben werden.

5.3.2 Wirkstoffe

Virustatika

Eine antiviral-medikamentöse Therapie ist nur begrenzt möglich. Einsatzbereiche sind Herpes-Virus-Infektion und HIV-Infektionen.

- Aciclovir (i.v.), Famciclovir, Valaciclovir, Foscarnet: Infektionen mit HHV Typ I und II, Varizellen-Zoster-Virus.
- Zidovudin und andere retrovirale Wirkstoffe: HIV-Erkrankung.

Antibiotika

Einsatz bei bakteriell bedingten Hauterkrankungen, zum Teil auch wegen antiphlogistischer Wirkung (z.B. Tetrazykline). Möglichst gezielter Einsatz nach Erreger- und Resistenzbestimmung.

Generelle **Kontraindikation:** Überempfindlichkeit.
Indikationen: schwere lokale oder hautüberschreitende Infektionen wie z. B. Erysipel (meist Streptokokken), schwere Impetigo (Streptokokken, Staphylokokken), Furunkel und Karbunkel (Staphylokokken), Wund-, Ulkus- und Weichteilinfektionen (häufig Mischinfektionen).

- Streptokokken-Antibiotika: u. a. Penizilline (oral, systemisch).
- Staphylokokken-Antibiotika: u. a. penizillinasefeste Penizilline wie Flucloxacillin oder Dicloxacillin (oral, parenteral).
- Mischinfektionen: u. a. Gyrasehemmer.
- Borrelien-Antibiotika: u. a. Doxycyclin, Penizillin, Ceftriaxon.
- Akne-/Rosazea-Antibiotika: Tetrazykline, Doxycyclin, Minocyclin.

Venerologische Infektionen: s. Kap. 19.

Antimykotika

Anwendung bei schweren Haut-, Nagel-, Schleimhaut- und Systemmykosen.

- Dermatophyten-Antimykotika: Griseofulvin, Terbinafin, Itraconazol.
- Hefen-Antimykotika: Fluconazol, Itraconazol, Nystatin (Verdauungstrakt).
- Breitspektrumantimykotika: Amphotericin B, Flucytosin, Itraconazol, Fluconazol.

Antiparasitaria

Von dermatologischer Relevanz: Ivermectin bei Skabies.

Steroidale Antiphlogistika: Glukokortikoide

Verschiedene Kortisonderivate mit unterschiedlich starkem Wirkungs-/Nebenwirkungsprofil. In der Dermatologie meist verwendet: Prednison/Prednisolon, Methylprednisolon (per os).
Dosierung: Initialdosierung hoch (über 100 mg/die), mittel (ca. 50 mg/die) oder niedrig (20–30 mg/die) bis zum Wirkungseintritt, dann dem Krankheitsverlauf angepasste Dosisreduktion bis Therapieende oder Erhaltungsdosis. Im Niedrigdosisbereich morgendliche Einmaldosis oder Intervalltherapie jeden 2. Tag.
Wirkung: Breitspektrumantiphlogistika und Immunsuppressiva.
Nebenwirkungen: wegen zahlreicher Nebenwirkungen und Anwendungsbeschränkungen genaue Therapieüberwachung erforderlich. Nebenwirkungsrisiko gering bei Kurzzeittherapie (z. B. Angioödem), erhöht bei Langzeittherapie (z. B. Pemphigus vulgaris), auch bei Dosisreduktion (Rebound-Phänomen, Nebennierenrindeninsuffizienz). Hautnebenwirkungen: Cushingoid, Hautatrophie und -blutungen, Striae, Wundheilungsstörungen.
Indikationen: u. a. schwere Formen von Allergien (Anaphylaxie, schwere Arzneiexantheme), Autoimmunerkrankungen, entzündliche nicht-infektiöse Hauterkrankungen (z. B. Sarkoidose).
Kontraindikationen: u. a. Magen-Darm-Ulzera, schwere Osteoporose, psychiatrische Erkrankungen, verschiedene floride Infektionen, Glaukom, Rosazea.

Nicht-steroidale Antiphlogistika

Dermatologisch relevante NSA sind Antihistaminika, Antimalariamittel, Dapson und die nichtsteroidalen Antirheumatika.

- **Antihistaminika:** Histamin ist ein wichtiger Mediator akuter Entzündungen und allergischer Sofortreaktionen. Antihistaminika blockieren Histaminrezeptoren. Die Haut enthält überwiegend H_1-Rezeptoren, entsprechende blockierende Medikamente sind H_1-Antihistaminika. Klassische Antihistaminika haben noch eine zentralnervös-sedierende Wirkung, neuere Antihistaminika wirken nur peripher, haben aber ein breiteres Spektrum durch Hemmung weiterer Entzündungsmediatoren.
  Indikationen: allergische Erkrankungen wie z. B. Rhinokonjunktivitis, Urtikaria, auch atopisches Ekzem, Pruritus, Akutbehandlung anaphylaktischer Reaktionen.
  - **Klassische Antihistaminika:** z. B. Dimetidenmaleat, Clemastin-Hydrogenfumarat, Doxylaminsuccinat, Hydroxyzin.
  - **Neuere Antihistaminika:** z. B. Astemizol, Loratadin, Cetirizin, Terfenadin, Fexofenadin, Mizolastin.

  Beachtung: Altersbeschränkung bei Kindern; z.T. potenzielle Kardiotoxizität (zusammen mit anderen Medikamenten).
- **Antimalariamittel:** Die Antimalariamittel Chloroquin/Hydroxychloroquin wirken auch antiphlogistisch und immunsuppressiv, außerdem Porphyrin-mobilisierend (Leber).
  Indikationen: systemischer Lupus erythematodes, Porphyria cutanea tarda.
  Nebenwirkungen: wichtig ist die seltene irreversible Retinopathie (geringeres Risiko bei Hydroxychloroquin). Haut: Exantheme, Psoriasisverschlechterung.
- **Dapson:** antiphlogistische und bakteriostatische Wirkung.
  Indikationen: Dermatitis herpetiformis, Lepra.
  Nebenwirkungen: Hämolyse, Met-Hb-Bildung (Risikopatienten: G-6-PDH-Mangel).
- **Nichtsteroidale Antirheumatika:** bei hautassoziierten Arthritiden.

Immuntherapeutika

- **Immunstimulanzien:**
  Interferon-α bei malignem Melanom und malignen Lymphomen. Auch Phytotherapeutika und Homöopathika.
- **Immunsuppressiva:**
  - **Azathioprin:** Kollagenosen, Vaskulitiden. Immunsuppressive Zytostatika sind auch Methotrexat (Psoriasis vulgaris und Psoriasisarthritis) sowie Cyclophosphamid (Kollagenosen, Systemvaskulitis, Psoriasisarthritis).
  - **Ciclosporin:** therapieresistente Formen von Psoriasis. Auch atopisches Ekzem, Pyoderma gangraenosum, Morbus Behçet (Heilversuch).
  - **Immunglobuline:** hoch dosiert i. v. (IgG) bei toxischer epidermaler Nekrolyse, Dermatomyositis, idiopathischer thrombozytopenischer Purpura.
  - **Immunbiologika** (Biologicals): biotechnologisch-zellulär hergestellte Wirkstoffe mit antiphlogistischer und immunsuppressiver Wirkung.
    Wirkstoffe: Efanercept, Efalizumab, Infliximab.
    Indikationen: Psoriasis, Psoriasisarthritis.

Retinoide

Vitamin-A-Derivate mit komplexen Wirkungen auf Epidermis (Proliferation, Reifung), Bindegewebe, Talgdrüsen und Immunreaktionen.
Wichtigste **Nebenwirkung:** Teratogenität.
Kontraindikationen: gebärfähige Frauen, Schwangerschaft, Stillzeit.
Wegen verschiedener Neben- und Wechselwirkungen ist ein genaues Therapie-Monitoring erforderlich.

- **Acitretin:** Wirkung u. a. Beeinflussung der epidermalen Zellproliferation und -reifung.
  Indikation: schwerste, therapieresistente Formen von Psoriasis vulgaris, Psoriasis pustulosa, Ichthyosis und anderen Verhornungsstörungen.
- **Isotretinoin:** Wirkung u. a. Beeinflussung der Talgdrüsenfunktion (Sebosuppression), Verhornungsstörungen, Entzündung.
  Indikation: schwere, therapieresistente Akneformen.

Zytostatika und Metastasenhemmer

Ihr Einsatz erfolgt vorwiegend bei metastasierendem Melanom, kutanen malignen Lymphomen und Kaposi-Sarkom sowie schwerer Psoriasis.

- **Dacarbazin:** malignes Melanom.
- **Temozolomid:** malignes Melanom, Hirnmetastasen.
- **Vindesin/Vinblastin:** malignes Melanom, Kaposi-Sarkom.

Antipsoriatika

- **Fumarate:** Gemisch von Fumarsäuresalzen.
  Indikation: Psoriasis vulgaris.
  Nebenwirkungen: gastrointestinale Beschwerden, Flush. Individuelle Dosierung erforderlich.
- **Andere Antipsoriatika:** Retinoid Acitretin, Ciclosporin, Methotrexat und Immunbiologika (s. o.).

5.4 Physikalische Therapie

Das Hautorgan ist für physikalische Behandlungsmaßnahmen gut zugänglich. Eine wichtige Rolle spielt die dermatologische Strahlenbehandlung, die vorwiegend mit nichtionisierenden Strahlen durchgeführt wird.

Phototherapie

Hautbestrahlung bei chronisch-entzündlichen Dermatosen mit Licht aus den Wellenbereichen UV-B (290–315 nm) und UV-A (315–400 nm).

- **UV-B:** Breitspektrum-Phototherapie (300–320 nm) oder Schmalspektrum-Phototherapie (311–313 nm).
  Indikation: Psoriasis vulgaris, Pruritus, atopisches Ekzem, Vitiligo.
- **UV-A:** Breitspektrum-UV-A1 (340–400 nm).
  Indikationen: atopisches Ekzem, auch zirkumskripte Sklerodermie, Lichen sclerosus, GvH-Reaktion.

- **Balneophototherapie:** Photosole-Therapie als Kombination von Bestrahlung mit vorangehendem Salz/Solebad.

Photochemotherapie

Kombination einer Lichtbestrahlung mit einer chemisch-medikamentösen Lichtsensibilisierung. Klassische Form: PUVA-Therapie mit Lichtsensibilisator Psoralen + UV-A-Bestrahlung.
Wirkung: Bei Zusammentreffen von Medikament und Licht DNS-Schädigung durch Fotoaddukte. Dadurch ausgelöste antiproliferative, immunsuppressive und mastzellstabilisierende Wirkung.
Grundsätzlich unerwünschte Wirkungen: akute Phototoxizität und Gewebsschädigung. Bei chronisch-kumulativer Anwendung Mutagenität/Karzinogenität. Mögliche Entwicklung von Plattenepithelkarzinomen und Basalzellkarzinomen der Haut, auch von Lentigoherden.

- **PUVA oral:** orale Psoralenmedikation, Ganzhautbestrahlung. Licht- und Augenschutz 24 Stunden.
  Systemische **Nebenwirkungen:** u.a. Magen/Darmbeschwerden.
  Indikationen: schwere Psoriasis, Mycosis fungoides (T-Zell-Lymphome).
- **PUVA lokal:** Psoralen lokal als Lösung, Creme oder Bad.
  Indikationen: Psoriasis vulgaris, palmoplantare Psoriasis, Parapsoriasis, Mycosis fungoides, atopisches Ekzem, Morphea. Kein Augenschutz, keine systemischen Nebenwirkungen. Hautschutz: 4 Std.

Ionisierende Strahlen

Behandlung mit Röntgenstrahlen (u.a. Weichstrahltherapie) oder schnellen Elektronen.
Indikationen: solide Primärtumoren und Metastasen, soweit keine OP-Indikation. Kutane Lymphome mit Einzelherdbestrahlung oder Ganzhautbestrahlung (schnelle Elektronen).

Photodynamische Therapie

Form einer lokalen Phototherapie mit Photosensibilisator (5-Aminolävulinsäure oder Methyl-amino-oxo-pentanoat MAOP) und Licht (z.B. rotes Kaltlicht).
Wirkung: Zerstörung von neoplastischem Gewebe, begrenzte Tiefenwirkung.
Indikation: Alternativtherapie für aktinische Keratosen und superfizielle Basalzellkarzinome.

Klimatherapie

Einsatz natürlicher Heilfaktoren wie Sonne, Luft, Sauerstoffdruck, Temperatur in See- und Hochgebirgsklima als bioklimatische Reizfaktoren. Gleichzeitige Ausschaltung heimatgebundener pathogener Faktoren wie Allergene, Luftverschmutzung, Stressfaktoren.
Indikationen: u.a. atopisches Ekzem, Psoriasis, Allergien, Mycosis fungoides, auch als Rehabilitationsmaßnahmen.

Weitere physikalische Behandlungsmöglichkeiten

- Wärmestrahlung
- Hochfrequenztherapie: Hyperämieerzeugung
- Iontophorese: Leitungswasser-Iontophorese zur Behandlung von Hyperhidrose
- Krankengymnastik, Lymphdrainage: insbesondere bei Sklerodermie, Venenerkrankungen, Lymphödem.

5.5 Operative Therapie

Operative Maßnahmen zur Diagnose und Therapie von Hautkrankheiten haben große und zunehmende Bedeutung, u.a. bedingt durch die Häufigkeitszunahme von Hauttumoren. Eine sachgerechte und individuell optimale Therapie ist grundsätzlich nur dann möglich, wenn einerseits eine sachgerechte Indikationsentscheidung hinsichtlich einer konservativen oder operativen Therapie getroffen werden kann und dabei gleichermaßen die verschiedenen Therapiemöglichkeiten wie medikamentöse Behandlung, Strahlentherapie, operative Therapie einschließlich Kryotherapie und Laser berücksichtigt werden können.

Diagnostische Verfahren

- **Probeexzision:** Entnahme von Hautproben in Lokalanästhesie mittels Stanze oder Skalpell als Inzisions-/Exzisionsbiopsien.
  Indikation: u.a. unklare Dermatosen, Tumordiagnostik, andrologische Diagnostik (Hodenbiopsie).
- **Mikroskopisch kontrollierte Chirurgie:** spezielles Verfahren zur Aufarbeitung und histologischen Beurteilung von Hautexzisaten. Ziel: Erkennung und Erfassung subklinischer Anteile von Hauttumoren zur Vermeidung postoperativer Tumorreste und nachfolgender Rezidive.

Anästhesieverfahren

Lokalanästhesie, Tumeszenzlokalanästhesie (subkutane Infiltrationsanästhesie), Regionalanästhesie.

Operative Verfahren

- **Exkochleation:** Entfernung kleiner Hautherde mittels Kürette oder scharfem Löffel.
- **Exzision:** Exzision von Hautherden meist mittels Skalpell und anschließender primärer Wundverschluss oder Defektdeckung mit Lappenplastik oder freiem Transplantat.
- **Dermabrasion:** Entfernung oberflächlicher Hautveränderungen mittels hochtouriger Fräse oder Bürste in Lokalanästhesie.
  Indikationen: u.a. Narben (z.B. Akne), epidermale Nävi, ausgedehnte melanozytäre Nävi, auch Schmutz-/Pulvereinsprengungen.
- **Plastisch-ästhetische Operationen.**
- **Weitere Eingriffe:** phlebologische, proktologische Operationen, diagnostische Lymphknotenexzisionen.
- **Kryotherapie:** Zerstörung krankhafter Hautherde durch Einfrieren mit flüssigem Stickstoff, insbesondere als Al-

ternative zu operativen Eingriffen. Verfahren: geschlossenes Kontaktverfahren mit Kryoapplikatoren oder offenes Sprayverfahren.
Indikationen: Warzen, Papillome, Keloide, Präkanzerosen, Hämangiome.
- **Laser:** Eine Reihe von Lasern steht für verschiedene Indikationen zur Verfügung. Generelle Zielstrukturen sind oberflächliche Hautherde, pigmentierte Hautveränderungen und Gefäßherde.
  - **CO_2-Laser:** mögliche Indikationen sind oberflächliche Hautherde wie z. B. gutartige Neubildungen, Narben, Keloide, epidermale Nävi.
  - **Farbstoff-Laser, Argon-Laser:** vaskuläre Hautveränderungen wie z. B. Naevus flammeus.
  - **Rubin-Laser:** Epilation (dunkle Haare), Tätowierungen, gutartige Pigmentherde.

5.6 Weitere Behandlungsmodalitäten

Diäten

Dermatologische Diäten können aus verschiedenen Gründen indiziert sein.
- **Allergologisch-diagnostische Diäten:** Karenzdiäten wie Fasten bzw. hypoallergene Diäten (z. B. Kartoffel-Reis-Diät) zur Erkennung von Nahrungsmittelallergien/-intoleranzen. Expositionsdiäten und Provokationsdiäten zur Abklärung einer speziellen Allergie/Intoleranz (nicht bei Schockgefahr!).
- **Allergologisch-therapeutische Diäten:** Karenzdiät bei gefundener Allergie/Intoleranz. Beispiele: Fischallergie, Glutenunverträglichkeit bei Dermatitis herpetiformis Duhring.
- **Stoffwechseldiäten:** Karenzdiäten bei z. B. Lipidosen, Diabetes mellitus, Substitutionsdiäten bei z. B. Zinkmangel, Vitaminmangel.
- **Umstrittene Diäten:** Aknediät, Psoriasisdiät, Neurodermitisdiät, Krebsdiät.

Psychotherapie

Viele Hautkrankheiten haben eine mehr oder minder starke psychische Komponente. Bei organischen Hauterkrankungen können Probleme der Krankheitsverarbeitung sowie soziale Probleme auftreten, im Rahmen einer multifaktoriellen Krankheitsentstehung können psychische Faktoren auslösend oder modulierend wirken, z. B. bei atopischem Ekzem, Psoriasis vulgaris.
Schließlich können psychische Störungen und psychiatrische Erkrankungen zu Hautveränderungen führen, z. B. bei Wahnsyndrom, Artefakten.
Psychotherapeutische Therapieansätze sind u. a. Entspannungstraining, verhaltensmedizinische Verfahren und psychotherapeutische Maßnahmen.

5.7 Verbände und Verbandstechniken

Bedingt durch die oberflächliche Lage des Hautorgans spielen verschiedene Arten von Verbänden und Verbandstechniken bei der Behandlung von Hautkrankheiten eine wichtige Rolle.

- **Wirkstoffhaltige Verbände:** Wirkstoffe zur lokalen Therapie (s. Kap. 5.2) können in Form von wirkstoffhaltigen Pflastern (Kortikoide, Keratolytika) oder Kompressen (antiseptische Umschläge, Salbenverbände) angewendet werden.
- **Wundverbände** (akute Wunden): Die Vielzahl möglicher Wundverbände reicht vom einfachen Wundpflaster (kleine Hautwunden) bis zu Verbandstüchern wie z. B. aluminiumbedampfte Wundauflagen bei großflächigen Hautläsionen, toxisch-epidermaler Nekrolyse (s. Kap. 7.6.3) oder Pemphigus vulgaris (s. Kap. 7.7.1).
- **Wundauflagen** (chronische Wunden): Für die moderne Feuchtbehandlung stehen eine Reihe von Wundauflagen zur Verfügung mit wundheilungsfördernden Eigenschaften wie Wundschutz, Feuchtigkeitserhalt, Exsudatabsorption, Sauerstoffdurchlässigkeit. Beispiele sind Hydrokolloide, Hydrogele, Alginate.
- Sonstige Verbände:
  - **Folienverbände** aus selbstklebenden Polyurethan-Folien. Einsatzmöglichkeiten bei oberflächlichen, nichtinfizierten, trockenen Wunden, Wundschutz von OP-Wunden (wasserdicht); nicht-klebende Folien (Heftpflaster-fixiert) als Okklusivverband zur Penetrationserhöhung von Kortikoidexterna.
  - **Schutz- und Halteverbände:** Mullbinden und Schlauchbinden können Hautarealen bzw. umschriebenen Wunden Schutz und Halt geben. Kunstharz- bzw. Gipsbinden dienen der Ruhigstellung nach operativen Eingriffen.
  - **Kompressionsbinden:** Kompressionsbinden und Kompressionsstrümpfe werden insbesondere eingesetzt bei chronischer Veneninsuffizienz und Lymphödem.

5.8 Prävention, Nachsorge und Rehabilitation

Prävention

Die Prävention spielt in der Dermatologie eine besonders wichtige und erfolgreiche Rolle, bedingt durch die beiden Charakteristika von Hautkrankheiten: die häufige exogene Verursachung zahlreicher Dermatosen sowie ihre Sichtbarkeit.
Primärprävention: Verhinderung der Krankheitsentstehung durch Vermeidung/Ausschaltung von Krankheitsursachen.
Beispiele: Vermeidung übermäßiger Sonnenexposition bzw. Anwendung von Lichtschutzmaßnahmen zur Vermeidung von Lichtkrebs und Lichtalterung der Haut. Vermeidung bestimmter Allergene bei z. B. allergischem Kontaktekzem, Nahrungsmittelallergie, Medikamentenallergie.
Sekundärprävention: Verhinderung der Entwicklung des vollen Krankheitsbildes durch Früherkennung und Frühtherapie. Durch ihre Sichtbarkeit sind Hautkrankheiten bereits im Frühstadium einfach erkennbar und behandelbar. Bei chronisch-progredienten Erkrankungen können irreversible Spätschäden vermieden werden.
Beispiele: Früherkennung und Frühbehandlung von Borreliose, Plattenepithelkarzinom (Präkanzerosen) und malignem Melanom.
Methoden der Prävention: Aufklärung der Bevölkerung,

Fortbildung von Ärzten, Screening- Aktionen z. B. zur Erfassung von Hautkrebs-Risikopersonen. Ziele der Prävention sind Senkung der Morbidität und Mortalität. Die notwendigen Voraussetzungen wie frühzeitige Erkennbarkeit und erfolgreiche Behandelbarkeit sind bei Hautkrebs und generell bei Hautkrankheiten meist gegeben.

Nachsorge

Nachsorge bedeutet die Nachbetreuung oder -behandlung nach einer akuten, therapeutischen Intervention, in der Regel im onkologischen Bereich. Hauptziel ist die Früherkennung und damit Frühtherapie eines Rezidivs. Außerdem die Erkennung von Zweittumoren, Weiterführung ambulanter bzw. adjuvanter Therapiemaßnahmen, individuelle seelisch-menschlich-soziale Betreuung der Patienten, Prüfung und Einleitung gesetzlicher Hilfsmaßnahmen.
Methoden: standardisierte Nachsorgeprogramme, z. B. koordiniert zwischen Klinik und Praxis. Wichtig ist auch die Datenerfassung und Dokumentation.

Rehabilitation

Rehabilitation (rehabilitatio = Wiederherstellung, -eingliederung) bedeutet die medizinische, berufliche und soziale Wiedereingliederung von Behinderten und chronisch Kranken. Maßnahmen: stationäre und ambulante Rehabilitationsmaßnahmen. In der Dermatologie sind Rehabilitationsmaßnahmen wichtig insbesondere bei chronisch Kranken mit Neurodermitis, Psoriasis, Berufserkrankungen, Sklerodermie, onkologischen Erkrankungen und anderen hochchronischen Erkrankungen.

5.9 Alternativ- und Komplementärmedizin

Neben der „Schulmedizin" existieren „paramedizinische" Behandlungskonzepte der Alternativmedizin (Ersatz der Schulmedizin) bzw. Komplementärmedizin (Ergänzung der Schulmedizin). **Paramedizinische Heilverfahren** sind u. a. Naturheilkunde, Homöopathie, anthroposophische Medizin, traditionelle chinesische und indische Medizin, aber auch Bioresonanzverfahren und Bach-Blütentherapie. Naturheilkunde ist als Phyto- und Klimatherapie zum Teil auch Bestandteil der Schulmedizin.
Die **Schulmedizin** ist naturwissenschaftlich-experimentell geprägt, behandelt werden Krankheitsursachen bzw. Pathogenesefaktoren (Antibiotika, Antihistaminika, Antiphlogistika). Gefordert werden Evidenz, Nachweis von Wirksamkeit und Erfassung von Nebenwirkungen.
Paramedizinische Heilkonzepte sehen die eigentlichen Krankheitsursachen in Störungen der natürlichen Selbstheilungs- und Regulationskräfte des Organismus. Sie versuchen mit den verschiedensten Methoden, zum Teil auf der Basis spekulativer naturphilosophischer Konzepte, die natürlichen Heilkräfte des Organismus zu stärken und wiederherzustellen. So einleuchtend solche Überlegungen sind („medicus curat, natura sanat"), so schwierig bzw. erfolglos ist der Wirksamkeitsnachweis paramedizinischer Methoden. Ergänzend können sie zum Teil sinnvoll bzw. vertretbar sein (Komplementärmedizin). Die Ablehnung oder sogar Absetzung notwendiger schulmedizinischer Maßnahmen (Alternativmedizin) kann eine ernsthafte Gefährdung des Patienten bedeuten. In der **Dermatologie** sind es meist Patienten mit chronischen Erkrankungen wie Neurodermitis, Psoriasis, Allergien und Hautkrebs, die sich parallel paramedizinischen Methoden zuwenden, häufig ohne Wissen des schulmedizinisch behandelnden Arztes.

 004 IMPP-Fragen

6 Einteilung von Hautkrankheiten

Dem folgenden speziellen Teil liegt eine feste, einheitliche Gliederung in Kapitel, Unterkapitel und Krankheiten bzw. Krankheitsgruppen zu Grunde.

Kapitel

Gliederungsprinzip ist die **anatomische Struktur**. Das Hautorgan besteht aus verschiedenen Komponenten, die auf Schädigungen mit jeweils typischen Reaktionsmustern bzw. Symptomen reagieren. Die Gliederung erfolgt nach anatomisch-topographischen Gesichtspunkten in 13 Kapitel (Kapitel 7–20): Erkrankungen der Kutis, des Pigmentsystems, der Nägel etc.

Unterkapitel

Gliederungsprinzip ist der **Zeitpunkt der Schädigung**. Hieraus ergibt sich folgende weitere Unterteilung der einzelnen Kapitel.

Angeborene Hauterkrankungen: Erbkrankheiten und Fehlbildungen

Sie sind keine Krankheiten im strengen Sinn, sondern mehr oder minder gleich bleibende Defektzustände, häufig ohne wesentliche Reaktionen der Haut bzw. des Organismus (Ausnahme: erbliche Dispositionskrankheiten). Sie besitzen folgende Charakteristika:

- Krankheitssymptome sind bei Geburt vorhanden bzw. werden bald manifest.
- Bei Erbkrankheiten besteht häufig Familiarität.
- Da eine Heilung meist nicht möglich ist, beschränkt sich die Therapie häufig auf symptomatische Maßnahmen und Verhinderung von Komplikationen.

Erworbene nicht-neoplastische Hauterkrankungen

Hier treffen exogene, endogene oder noch unbekannte Schädlichkeiten ein primär gesundes Hautorgan und führen zu Schädigungen biologischer Strukturen mit Reaktionen der Haut bzw. des Organismus. Die entsprechenden Erkrankungen besitzen infolgedessen folgende Charakteristika:

- Bei Geburt gesundes Hautorgan.
- Kein Anhalt für erblich bedingte Familiarität.
- Körperfremde (exogene) oder körpereigene (endogene) Krankheitsursachen meist erfragbar bzw. durch Untersuchungen feststellbar.
- Kein primär stationärer Zustand, sondern Verlaufsdynamik, z. B. akut, intermittierend, chronisch.
- Heilungsprognose günstig, wenn die Ursachen bekannt und behandelbar sind. Bei erworbenen Erkrankungen mit unbekannter Ursache bleibt lediglich die Möglichkeit einer symptomatischen Behandlung.

Neubildungen (gutartig, bösartig)

Sie sind zwar ebenfalls erworben, müssen aber als besondere Schädigungsfolge und aus praktischen Gründen gesondert dargestellt werden. Entsprechende Erkrankungen besitzen folgende Charakteristika:

- Kein Anhalt für das Vorliegen einer angeborenen Erkrankung oder einer erworbenen nicht-neoplastischen Erkrankung.
- Autonomes Wachstum.
- Keine spontane Heilung.
- Da in der Regel weder die Ausschaltung bekannter Ursachen (u. a. Karzinogene) noch körpereigene Abwehrreaktionen (u. a. Immunreaktionen) eine Heilung bewirken, kann diese zur Zeit lediglich durch Entfernung bzw. Zerstörung der Neubildung erreicht werden.

Krankheiten bzw. Krankheitsgruppen

Der Gliederung liegt folgendes Einteilungsprinzip zu Grunde:
Kurzprofil, Krankheitsbild, Diagnose und Differentialdiagnose, Ätiopathogenese, Therapie.
Ätiologie und Pathogenese werden bewusst vor der Therapie besprochen, da sie die Basis für ein rationales Therapiekonzept, d. h. für kurative oder zumindest pathogenetische Therapiemaßnahmen liefern. Die Erforschung der Ätiologie und Pathogenese von Hautkrankheiten hat bereits Ansatzpunkte für effektive Behandlungsmaßnahmen geliefert und wird dies auch in Zukunft tun. Die erfolgreiche Behandlung kranker und leidender Menschen ist aber das Endziel ärztlicher Bemühungen.

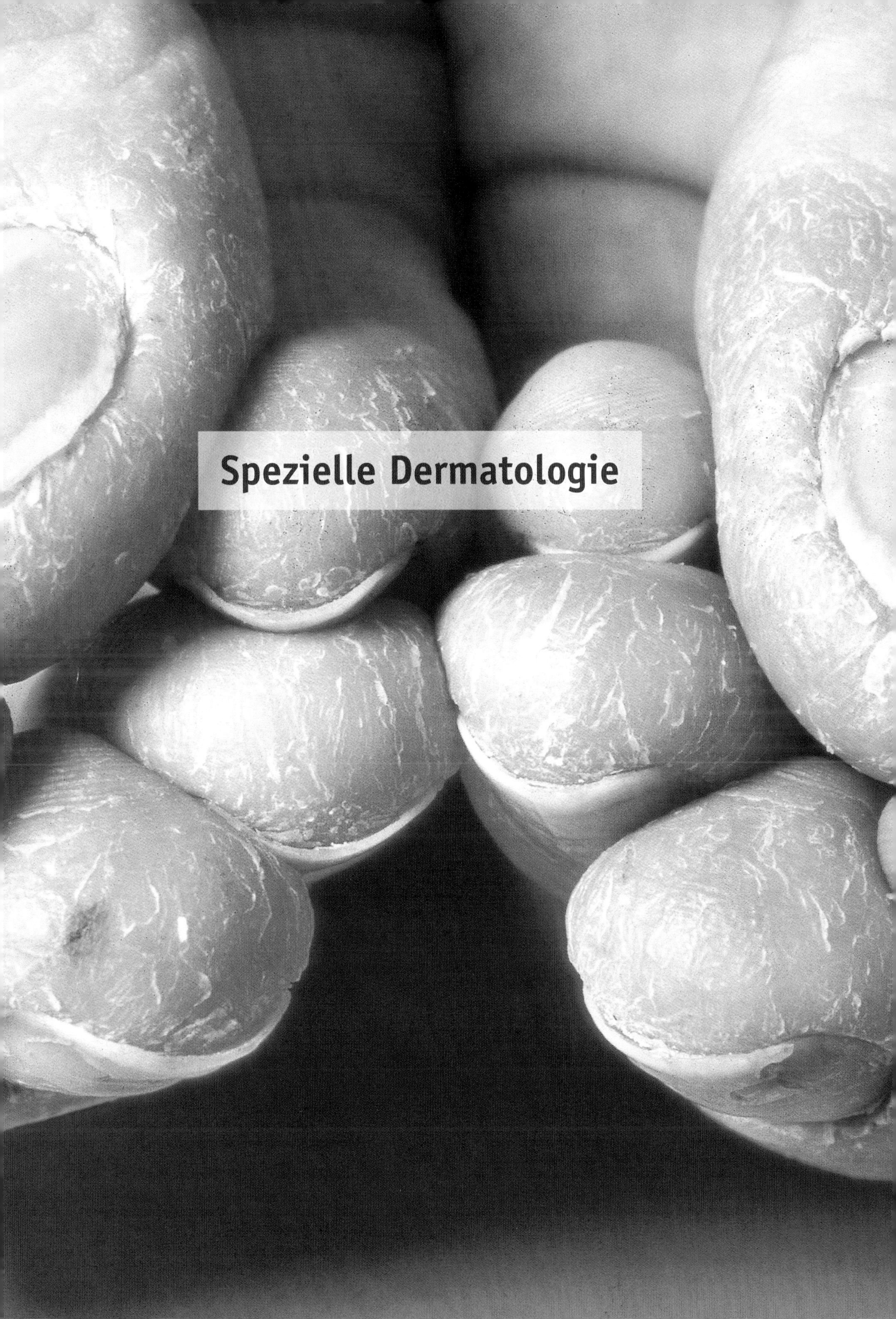

Spezielle Dermatologie

7 Erkrankungen der Kutis

7.1 Grundlagen

Die Kutis besteht aus **Epidermis, Dermis** (Korium) und Basalmembranzone. Sie hat eine Oberfläche von maximal 1,5–2 m^2 (Erwachsene), ihre Dicke beträgt je nach Hautregion und Alter 1–4 mm. Unter der Kutis liegt die Subkutis, das subkutane Fettgewebe.

7.1.1 Epidermis

Die Epidermis als Oberflächenepithel ist ein mehrschichtiges, **verhornendes Plattenepithel** mit vier Schichten, die – mit Ausnahme der Basalzellschicht – wiederum aus mehreren Zell-Lagen bestehen (Abb. 7.1). Die Anordnung der Schichten (von innen nach außen):

- **Basalschicht** (Stratum basale, germinativum): kubische Basalzellen mit Mitosen
- **Stachelschicht** (Stratum spinosum): Stachelzellen mit stachelartig ausgezogenen interzellulären Verbindungsstellen (Desmosomen)
- **Körnerschicht** (Stratum granulosum): Körnerzellen mit intrazellulären Keratohyalingranula
- **Hornschicht** (Stratum corneum): kernlose kompakte Hornzellen (Korneozyten) mit interzellulärer Lipidschicht: Backstein-Mörtel-Prinzip.

Die Dicke der Epidermis einschließlich Hornschicht liegt je nach Hautregion zwischen 0,04–0,4 mm.

Die Epidermis besteht zu ca. 90% aus den eigentlichen Epidermiszellen, den **Keratinozyten.** Sie enthält außerdem dendritische **Langerhans-Zellen** (Immunsystem), **Melanozyten** (Pigmentsystem) und **Merkel-Zellen** (Nervensystem).

Funktionell gesehen ist die Epidermis ein Gewebe mit drei **Funktionszonen,** das sich von der Basis aus ständig erneuert:

1. **Proliferationszone** (Stratum basale): Zellneubildung, die Epidermopoese
2. **Differenzierungszone** (Stratum spinosum, Stratum granulosum): Differenzierung und Zellreifung
3. **Funktionszone** (Stratum corneum): Bildung der protektiven Hornschicht, Zellabstoßung.

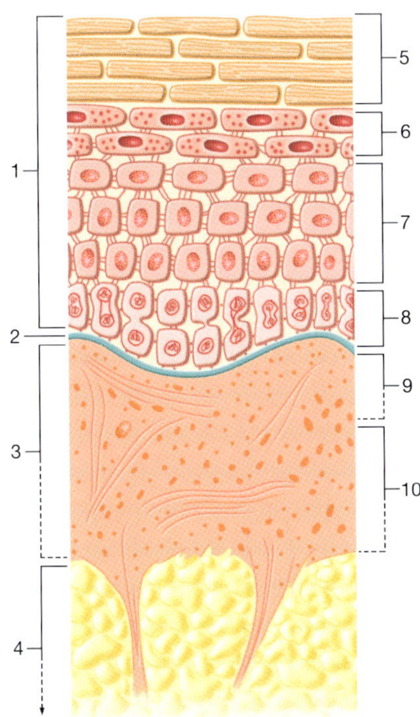

Abb. 7.1 Aufbau der Kutis (Schema).
1 Epidermis
2 Basalmembranzone
3 Dermis
4 Subkutis
5 Stratum corneum
6 Stratum granulosum
7 Stratum spinosum
8 Stratum basale
9 Stratum papillare
10 Stratum reticulare

Zellproliferation und Zellverbund

Die Epidermis ist ein **Mausergewebe**, es findet eine ständige, genau regulierte Neubildung von Keratinozyten (Proliferationszone) und Zellabstoßung (Funktionszone, Hornschicht) statt. Ausgangspunkt der Zellerneuerung sind adulte **Stammzellen,** die sich in sog. Nischen befinden. Eine Nische multipotenter epithelialer Stammzellen ist ein Wulst am Haarfollikel, unterhalb der Talgdrüseneinmündung. Hier werden teilungsfähige Zellen für die Epidermis und auch das Epithel der Hautadnexe gebildet. Die Dynamik der Epidermopoese wird funktionsabhängig gesteuert.

Proliferationszone (Basalzellen, auch suprabasale Zellen): Pool der proliferationsfähigen adulten Abkömmlinge von **Stammzellen.** Normalerweise ist mit ca. 60% nur ein Teil der Zellen aktuell proliferativ aktiv. Der Rest hat eine Reservefunktion und wird z. B. bei der Wundheilung oder bei hyperproliferativen Hauterkrankungen aktiviert. Pro Tag und Quadratmillimeter werden ca. 1200 neue Zellen gebildet. Postmitotische, sich differenzierende Zellen wandern zur Hautoberfläche. Die Transitzeit (Neubildung bis Abstoßung) beträgt ca. 4 Wochen, davon Stratum spinosum und Stratum granulosum ca. 2 Wochen, Stratum corneum ca. 2 Wochen.

Die **Proliferationskinetik** wird reguliert durch **Wachstumsfaktoren** mit proliferationsfördernden (u. a. TGF-α) und -hemmenden (u. a. TGF-β) Wirkungen. Wachstumsregulierende Faktoren stammen teilweise von den Epidermiszellen selbst (Freisetzung bei Verletzung), teilweise von Zellen der Dermis.

Stabilität: Trotz der kontinuierlichen Zellwanderung an die Epidermisoberfläche muss die Epidermis in sich stabil und außerdem auf der Dermis fixiert sein. Dies wird durch **Desmosomen** (flexible Haftstellen zwischen Keratinozyten) sowie **Halbdesmosomen** (Verbindung Basalzellen/Junktionszone) erreicht. Da die desmosomale Bindung jeweils nur temporär ist, wird gleichermaßen Stabilität wie auch Dynamik des Keratinozyten-Zellverbundes gesichert. Im histologischen Schnitt sehen Desmosomen stachelähnlich aus („Stachelzellschicht").

Die **Epidermisunterseite** ist nicht glatt, sondern zeigt zahlreiche kleine Einstülpungen mit randständigen Leisten, die ein Netzwerk bilden (Reteleisten).

Verhornung

Der **Schichtenaufbau** der Epidermis (Abb. 7.2) ist morphologischer Ausdruck der schrittweise ablaufenden Differenzierungs- und Reifungsprozesse mit dem Ziel der Zellverhornung.

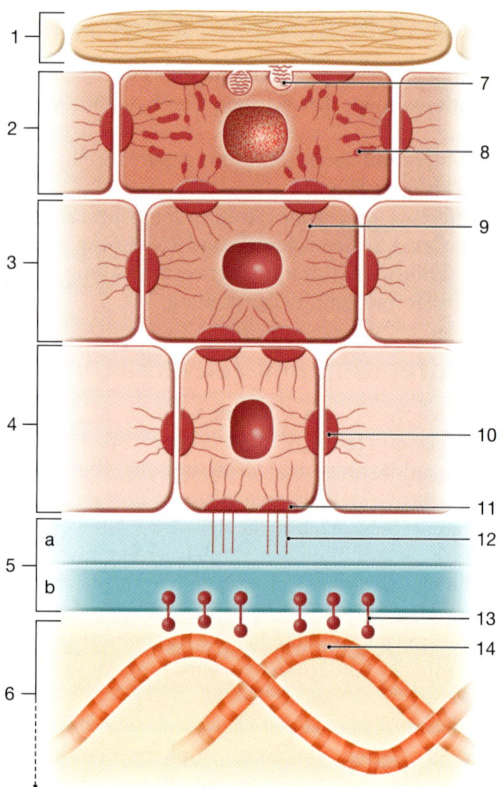

Abb. 7.2 Epidermiszellverhornung und Basalmembranzone (Schema).

1	Hornzelle	**7**	Lamellenkörperchen
2	Körnerzelle	**8**	Keratohyalin
3	Stachelzelle	**9**	Keratinfibrillen
4	Basalzelle	**10**	Desmosom
5	Basalmembranzone mit	**11**	Halbdesmosom
	a Lamina lucida	**12**	Ankerfilamente
	b Lamina densa	**13**	Ankerfibrillen
6	Dermis	**14**	Kollagenfibrillen

Im Stratum spinosum und Stratum granulosum (**Differenzierungszone**) laufen intrazellulär die Prozesse ab, die zum Aufbau des Stratum corneum (**Funktionszone**) führen. Dazu werden hauptsächlich vier Bauelemente benötigt.

- **Zytokeratine:** Epidermale Zytokeratine durchziehen als dünne Keratin-(Tono-)filamente bzw. dickere Tonofibrillen den Zellinnenraum. Sie strahlen in die Desmosomen/Halbdesmosomen ein und bilden so das fest-elastische dreidimensionale Zytoskelett.
- **Keratohyalin:** Die im Stratum granulosum (Name!) mikroskopisch sichtbar werdenden Keratohyalingranula bestehen aus Filamenten und einer amorphen Kittsubstanz. Sie enthalten die Vorstufe eines filamentaggregierenden Proteins (Profilaggrin).
- **Membranverstärkende Proteine** (Involucrin): Sie sammeln sich an der Innenseite der Zellmembran an und werden enzymatisch durch Transglutaminasen zu dem sog. „cornified envelope" vernetzt.
- **Lamellenkörperchen:** Sie enthalten lamellenartig Lipide als Vorstufe der späteren Interzellularsubstanz des Stratum corneum sowie Enzyme.

Der geradezu dramatische Umbau der **Körnerzelle** wird durch Aktivierung umbauender und abbauender Enzymsysteme eingeleitet.
Durch aktiviertes Filaggrin werden Keratohyalin und Tonofibrillen aggregiert und kondensiert (Hauptinhalt der Hornzellen). Membranverstärkende Proteine verfestigen sich zu einer inneren Zellmembranschicht und versteifen die Zellwand. Lamellenkörperchen entleeren ihre Lipide in den Interzellularraum zur Bildung einer mörtelartigen Interzellularsubstanz (Enzym: Steroidsulfatase). Durch abbauende intrazelluläre Enzyme werden in einer Art Suizid (**Apoptose**) Zellkern und Zellorganellen aufgelöst. Endresultat sind die toten, fest-flexiblen **Hornzellen**, die durch die spezielle Interzellularsubstanz und Korneodesmosomen zur Funktionsschicht „Hornschicht" zusammengekittet werden. Von ihrer Oberfläche lösen sich wiederum unter Wahrung des Gleichgewichts Zellneubildung-Zellabstoßung Hornzellen ab („desquamatio insensibilis"). Unter krankhaften Bedingungen entstehen größere Hornzellkomplexe, sog. Schuppen.
Die Hornschicht ist funktionell von großer Bedeutung. Sie bildet eine **Permeabilitätsbarriere**, die „das Schlechte draußen und das Gute drinnen hält". Eine Barrieredysfunktion kann genetisch bedingt (Filaggrindefekte bei Ichthyosis und atopischem Ekzem) oder erworben sein (Kontaktekzeme). Eine Dysfunktion erleichtert einerseits das Eindringen von Noxen und Allergenen (→ Entzündung), andererseits den Verlust von Wasser und wasserlöslichen Substanzen (→ Austrocknung).

7.1.2 Dermis

Die bindegewebige Dermis besteht aus zwei Schichten.

- **Stratum papillare:** Oberflächliche, dünne, gefäß- und zellreiche Bindegewebsschicht. Sie enthält zahlreiche **Kapillaren.** Ihre Oberfläche zeigt ein Papillenrelief. Diese Koriumpapillen fügen sich passgenau in die entsprechenden Einstülpungen der Epidermisunterseite. Diese **Verzapfung** dient der mechanischen Verbindung von Epidermis und Dermis, die damit verbundenen **Kontaktflächenvergrößerung** aber auch der Ver- und Entsorgung der gefäßlosen Epidermis.
- **Stratum reticulare:** Die tiefere, dickere Schicht ist faserreich, gibt dem Hautbindegewebe Festigkeit (Lederhaut) und geht zur Tiefe hin in die Subkutis über. Sie enthält **Hautadnexe**, **Blutgefäße**, **Lymphgefäße** und **Hautnerven.**

Die Dermis enthält wie jedes Bindegewebe grundsätzlich Zellen, Fasern und Grundsubstanz (= extrazelluläre Matrix).

- **Zellen:** Eigentliche Bindegewebszellen sind die *ortsständigen* **Fibroblasten.** Sie synthetisieren Fasern und Grundsubstanz. Die Nische der entsprechenden Stammzellen ist noch unbekannt. *Mobile Zellen* mit besonderen Eigenschaften und Funktionen im Rahmen der Abwehrvorgänge sind **Mastzellen,** als Blutbasophile in die Haut eingewanderte sekretorische Zellen, die zahlreiche Entzündungsmediatoren wie Histamin, Heparin, Serotonin enthalten. Weiterhin **Histiozyten/Makrophagen,** als Blutmonozyten in die Haut eingewandert, die sich durch Phagozytose auszeichnen.
  Schließlich dermale **dendritische Zellen** (Phagozytose,

Antigenpräsentation) sowie vereinzelt **Lymphozyten** (Immunreaktionen).

- **Fasern: Kollagenfasern** bedingen als Hauptbestandteil (75%) der Dermis deren mechanische Festigkeit. Die Kollagensynthese erfolgt **intrazellulär** (Fibroblasten), die Kollagenorganisation (Fibrillen, Fasern) und der Kollagenabbau (Kollagenasen, Proteasen) **extrazellulär**. Als interstitielle Kollagene kommen in der Haut Typ I, III, V und VI vor, als Basalmembrankollagene Typ IV und VII. **Elastische Fasern** bestehen aus mikrofibrillären Proteinen mit Elastinmatrix. Sie bilden in der Dermis ein Netzwerk und bedingen deren Elastizität.
  Weitere **Strukturproteine** außer Fasern sind Fibronektin (Zell-Matrix-Verbindung) und Laminin (Basalmembranbestandteil).
- **Grundsubstanz:** Amorph-gelartige Substanz zwischen Zellen und Strukturproteinen. Hauptbestandteil sind Proteoglykane aus Protein sowie Polysaccharidketten wie z.B. Hyaluronsäure. Durch Wasserbindung ist sie Substrat des Hautturgors.

7.1.3 Basalmembranzone

Die Basalmembranzone (dermoepidermale Junktionszone) stellt eine komplex aufgebaute Verbundschicht zwischen Epidermis und Dermis dar. Ihre Konstruktion gewährleistet Festigkeit und Durchlässigkeit.
Sie ist aus zwei Schichten und speziellen Fasern aufgebaut.

- **Lamina lucida:** elektronenmikroskopisch helle Schicht. **Epidermiszugewandt**, hauptsächlich Glykoproteine, u.a. Laminin, Fibronektin.
- **Lamina densa:** elektronenmikroskopisch kontrastreiche Schicht. **Dermiszugewandt**, u.a. Typ-IV-Kollagen.

Die Basalzellen der Epidermis sind in der Basalmembran durch **Halbdesmosomen** sowie feine **Ankerfilamente** (Abb. 7.2) verankert, auf der dermiszugewandten Seite ist die Basalmembran durch **Ankerfibrillen** (Typ-VII-Kollagen) in der extrazellulären Matrix der Dermis befestigt.

7.1.4 Dermoepidermale Kooperation

Epidermis und Dermis einschließlich Gefäß-/Nervensystem sind nicht nur morphologisch, sondern auch funktionell eng verbunden. Sie haben die Aufgabe, sowohl die Struktur und die Gewebshomöostase unter physiologischen Bedingungen zu erhalten, als auch diese nach Schädigung wiederherzustellen. Dies erfolgt durch Abwehrmaßnahmen, Wundheilung sowie Regeneration und erfordert von den zum Teil räumlich getrennt liegenden Zellen sowohl Informations- und Kooperationsstrategien als auch spezielle Effektorfunktionen. Extrakutane Systeme können einbezogen werden. Beispiele: Auslösung einer Fieberreaktion, Aktivierung des Immunsystems.
Aufgrund der Außenlage und Großflächigkeit der Kutis sowie ihrer zahlreichen Aufgaben sind pathologische Vorgänge häufig, auffällig und wichtig.

7.1.5 Pathologie der Kutis

Ätiologie

Zahlreiche **Genodermatosen** der Kutis sind inzwischen aufgeklärt, defekte Gene kartiert und pathologische Genprodukte analysiert. Mögliche Erbgänge sind monogen autosomal-dominant (meist Strukturproteindefekte), autosomal-rezessiv (meist Enzymdefekte) und auch geschlechtsgebunden x-chromosomal.
Erbliche Dispositionskrankheiten sind polygener Natur und multifaktoriell von zahlreichen nicht-genetischen Faktoren mit bestimmt. Die Ätiologie von kutanen **Fehlbildungen** (z.B. Nävi) ist noch weitgehend unklar.
Die Kutis bietet eine große Angriffsfläche für belebte und unbelebte, **exogene Noxen**. Durch ihre Innenbeziehungen (Blutgefäßsystem, Nervensystem, Stoffwechsel) können gleichermaßen **endogene Noxen** die Kutis treffen.
Zum Teil sind aber auch die Ursachen von Kutiserkrankungen noch unklar: **idiopathische Erkrankungen**.

Pathogenese

Bei erworbenen Hauterkrankungen finden sich grundsätzlich die gleichen pathogenetischen Reaktionen auf Schädigungen wie auch bei anderen Organen. Es sind dies vor allem:

- **Zell- und Gewebsschäden:** Sie finden sich besonders an der **Epidermis**. Adaptative Veränderungen sind Hypertrophie und Atrophie. Zellschädigung bzw. Zelltod kann sich in Kontinuitätsstörungen (z.B. Blasen) und Gewebsdefekten äußern (Erosionen, tiefer reichende Wunden und Ulzera). Die Heilung kann ohne oder mit Defekt (Narbe) erfolgen. Eine besondere Form von Zelltod ist die genetisch gesteuerte **Apoptose** (p53-Gen). Sie dient der Eliminierung kranker Zellen (z.B. Sonnenbrandzellen). Apoptosedefekte können zur Zellvermehrung führen (Neubildungen).
- **Entzündungen:** Diese laufen besonders im **oberen Korium** (Stratum papillare) ab. Hier finden sich nicht nur Gefäße und Entzündungszellen, sondern es erfolgt auch die Freisetzung zahlreicher Mediatoren. Die Kutis bietet das gesamte Spektrum akuter und chronischer Entzündungsformen. Die Zahl entzündlicher Erkrankungen ist entsprechend groß. **Beispiele:** Erysipel (Abb. 7.35), Hauttuberkulose (Abb. 7.42), atopisches Ekzem (Abb. 7.88).
- **Fibrose-Sklerose:** Die Fibroblastenvermehrung (Fibrose) und gesteigerte Faserneubildung (Sklerose) spielt sich meist in der tieferen Dermis des Stratum reticulare ab. **Beispiel:** Sklerodermie (Abb. 7.117).
- **Ablagerungen:** Die Speicherungsfähigkeit dermaler Zellen (u.a. Makrophagen) äußert sich in einer Vielzahl möglicher pathologischer Ablagerungen. **Beispiel:** Xanthome (Abb. 7.127).
- **Degenerative Veränderungen:** Nicht-entzündliche, häufig langfristig persistierende degenerative Veränderungen finden sich z.B. an Epidermis und Bindegewebsfasern. **Beispiel:** chronischer Lichtschaden (Abb. 7.72).
- **Wachstumsstörungen:** Wachstumsstörungen in Form gutartiger und bösartiger Neubildungen betreffen hauptsächlich das exponiert liegende „Mausergewebe" Epidermis, können aber auch von den Zellen des Hautbindegewebes ausgehen. Die Zellvermehrung kann

durch erhöhte Proliferation oder auch verlängerte Lebensdauer der Zellen (z. B. Apoptosedefekte) bedingt sein. **Beispiele:** Basalzellkarzinom (Abb. **7.161**), Fibrosarkom (Abb. **7.179**).

Molekulare Aspekte

Die Vielfalt und Komplexität pathogenetischer Reaktionen ist nur möglich durch Zusammenwirken der einzelnen Hautbestandteile.

- **Mediatoren:** molekulare Interaktionen erfolgen durch Mediatoren wie **Zytokine** (Gewebshormone), die von aktivierten Zellen des Hautorgans in den Interzellularraum abgegeben werden, um ihren Zielzellen Signale zu übermitteln. Keratinozyten, Langerhans-Zellen, Fibroblasten, Makrophagen, Lymphozyten, Leukozyten und mikrovaskuläre Endothelzellen bilden eine Vielzahl von Mediatoren.
- **Zell-Zell-Kontakte:** direkte Zell-Zell-Kontakte, wie z. B. Keratinozyten – Lymphozyten, Endothelzellen – Leukozyten, werden ermöglicht durch Bildung von **Adhäsionsmolekülen** und entsprechenden **Liganden.**
- **Signaltransduktionsketten:** intrazelluläre Signalübermittlung zur Steuerung von Zellfunktionen.

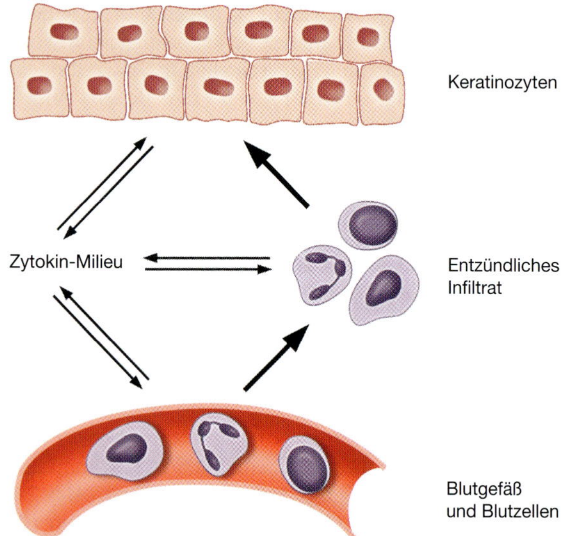

Abb. 7.3 Modell molekular-zellulärer Kooperation.
Stark vereinfachtes Schema der Psoriasispathogenese. Hauptreaktionspartner sind Keratinozyten, entzündliches Infiltrat, Blutgefäße und zirkulierende Blutzellen sowie das „Zytokin-Milieu".
Molekulare Kooperation (dünne Pfeile): Von aktivierten zellulären Reaktionspartnern werden Zytokine sezerniert, die ihrerseits wiederum andere Partner aktivieren und zur Sekretion weiterer Zytokine anregen. So entwickelt sich ein Zytokin-Milieu mit molekularer Vernetzung und Kooperation der Reaktionspartner. Ein zentrales Zytokin ist TNF-α.
Zelluläre Kooperation (dicke Pfeile): Zelluläre Reaktionspartner werden auch zur Bildung von Adhäsionsmolekülen für Zell-Zell-Kontakte und zur Migration angeregt. Zirkulierende Blutzellen werden zunächst durch Adhäsionsmoleküle gefäßwandadhärent und dann durch Chemokine zur Migration in die Dermis angeregt (Bildung eines entzündlichen Infiltrats). Lymphozyten und neutrophile Granulozyten migrieren weiter in die Epidermis und kooperieren dort mit Epidermiszellen.

Zytokine, wie Interleukine, Interferone und Wachstumsfaktoren, aktivieren andere Hautzellen (Abb. **7.3**). Diese werden dann durch Exprimierung von Adhäsionsmolekülen bzw. Liganden kooperationsbereit und starten ihrerseits spezielle Zellfunktionen bzw. sezernieren weitere Mediatoren. Bedingt durch die Vielzahl von Mediatoren und Zellen können jeweils unterschiedliche molekular-zellulär vernetzte lokale **Aktionsmuster** entstehen, die ihrerseits zu entsprechenden **Pathogenesemustern** führen (Zellschäden, Entzündung, Proliferation). Diese wiederum bilden die Basis für **Symptommuster** (Effloreszenzen) und Krankheitsbilder.
Werden Zytokine in großer Menge freigesetzt, können **Fernwirkungen** auftreten. Beispiel: Fieber, Übelkeit und Erbrechen bei schwerem Sonnenbrand durch Il-6-Freisetzung aus geschädigten Keratinozyten.
Chemokine (z. B. Il-8) können chemotaktisch neutrophile Granulozyten aus Blutgefäßen in die Kutis locken.
Entzündungsmediatoren (z. B. Lipidmediatoren: Leukotriene) induzieren Entzündungsvorgänge, in die auch Neuropeptide eingreifen, die von freien Nervenendigungen in der Haut sezerniert werden.
Weitere Entzündungsmediatoren sind **Histamin** (Mastzellen) sowie **Komplementfaktoren** (Blut). Die Komplementsystemaktivierung kann entweder „alternativ" (mikrobielle Erreger, Tumorzellen) im Rahmen angeborener, *unspezifischer* Abwehrreaktionen oder aber „klassisch" (Antigen-Antikörper-Komplexe) im Rahmen der erworbenen, *spezifischen* Abwehrreaktionen erfolgen.

7.1.6 Klinische Grundlagen

Symptomatik

Die vielfältige **Symptomatik** kutaner Erkrankungen wird bestimmt von *Epidermissymptomen* (Keratose, Atrophie, Bläschen, Blasen, Erosionen, Exsudation, Schuppung), *dermalen Symptomen* (Entzündungssymptome, Sklerose, Ablagerungen, Narben), am häufigsten aber von *Symptomkombinationen* verschiedenster Art (Abb. **7.6**, **7.33**, **7.100**).
Das **Befallsmuster** ist geprägt von dem Flächen-Schichten-Charakter der Kutis. Krankheitsprozesse sind deshalb meist flächenhaft und dehnen sich flächenhaft-horizontal aus, wobei Einzelherde zusammenfließen (konfluieren) können (Abb. **7.8**, **7.17**). Eine Ausdehnung in die Tiefe ist selten, z. B. bei Tumoren. Bestimmte Erkrankungen zeigen einen typischen Befall bestimmter Hautregionen: **Prädilektionsstellen** (Abb. **7.88**).
Mit der klinischen Symptomatik als Zeichen eingetretener Hautschädigungen können **Funktionsstörungen** der Schutz-, Abwehr- und Grenzfunktion, aber auch der Durchblutung, der Kommunikations- und Ausdrucksfunktion sowie der Sinnesfunktion (subjektives Symptom: Juckreiz) verbunden sein (s. Kap. 2.2).

Diagnostik und Therapie

Kutane Krankheitsprozesse sind durch ihre oberflächliche Lage der klinischen Diagnostik wie Inspektion und Palpation gut zugänglich. Auch die Durchführung technischer Untersuchungen ist in der Regel einfach und wenig eingreifend. Beispiele:

- Hautabstrich: mikrobielle Diagnostik
- Parasitennachweis
- Hautfunktionsproben, z. B. Dermographismus, physikalische Urtikariadiagnostik (Abb. **7.88**, **7.89**),
- allergologische Diagnostik: Hauttestungen (Abb. **7.74**, **7.75**)
- Dermatoskopie (Auflichtmikroskopie)
- Gewebsentnahme für histologische Untersuchungen.

Bei primär **endogenen Krankheitsprozessen** sind ergänzende diagnostische Maßnahmen wie z. B. klinisch-chemische Untersuchungen, bildgebende Verfahren und entsprechende Therapiemaßnahmen erforderlich.
Erkrankungen der Kutis sind aus den o. g. Gründen auch für **therapeutische Maßnahmen** gut zugänglich. Beispiele: operative Eingriffe, medikamentöse Lokaltherapie, physikalische Therapiemaßnahmen.

Zusammenfassung

Anatomie, Physiologie und Pathologie der Kutis sowie die entsprechenden klinischen Grundlagen bilden die Basis für das Verständnis kutaner Erkrankungen. Die Kutis besteht aus Epidermis, Dermis und Basalmembranzone. Als Schutz-, Grenz- und Funktionsorgan sorgt sie für die Aufrechterhaltung der Integrität des Organismus („Integument").

Aufbau und Physiologie

- **Epidermis: mehrschichtiges, verhornendes Plattenepithel.**
  Zellen: überwiegend Keratinozyten (Verhornung, Zytokine), Langerhans-Zellen (Immunsystem), Melanozyten (Pigmentsystem), Merkel-Zellen (Nervensystem).
  Funktion: Schutz vor biologischen, physikalischen und chemischen Noxen. Auslösung lokaler (z. B. unspezifische Entzündung) und allgemeiner Abwehrreaktionen (z. B. spezifische Immunreaktionen). Mausergewebe mit Fähigkeit der reparativen Regeneration.
- **Dermis:** bindegewebige Schicht aus **Zellen** (ortsständige Fibroblasten, mobile Mastzellen, Histiozyten/Makrophagen, dendritische Zellen, Lymphozyten), **Fasern** (kollagene und elastische Fasern) und **Grundsubstanz.** Zahlreiche **Funktionen:** mechanische Schutzfunktion („Lederhaut"), Mikrozirkulation (Nutrition, Temperaturregulation), Elemente des Nervensystems (Hautsinne), Ort lokaler und systemisch-immunologischer Abwehrreaktionen. Fähigkeit zur reparativen Regeneration (Wundheilung, Narbenbildung).
- **Basalmembranzone (Junktionszone):** Zweischichtige, dermo-epidermale Verbundzone (Lamina lucida, Lamina densa) mit Strukturproteinen und Kollagenfasern.

Pathologie

Angeborene Erkrankungen sind Genodermatosen, erbliche Dispositionskrankheiten, Fehlbildungen. Als Außenorgan ist die Kutis in besonderem Maße **Umweltnoxen** (biologischen, physikalischen, chemischen) ausgesetzt. Als Grenzorgan wird sie aber auch in **innere Krankheitsprozesse** und Abwehrreaktionen einbezogen.
Allgemeine **pathologische Grundreaktionen** sind adaptative Veränderungen sowie exogen bzw. endogen ausgelöste Schädigungen auf molekularer, zellulärer und Gewebs- bzw. Organebene mit Entzündungen, Fibrose/Sklerose, degenerativen Veränderungen, Ablagerungen, Neubildungen.

Klinische Grundlagen

- **Symptomatik:** Die klinische Symptomatik wird mit dem Vokabular der Effloreszenzenlehre beschrieben. Häufiges subjektives Symptom ist Juckreiz. Zu beachten sind psychosoziale Folgen bei sichtbaren, ausgedehnten Hautveränderungen. Allgemeinsymptome und Symptome innerer Organe können bei primär inneren oder systemischen Krankheitsprozessen auftreten.
- **Diagnostik und Therapie:** Durch die oberflächliche Lage der Haut besteht eine günstige Ausgangsbasis für diagnostische Prozeduren (z. B. Abstriche, Probeexzisionen) und Therapiemodalitäten (z. B. Lokaltherapie).

7.2 Erbkrankheiten und Fehlbildungen der Kutis

Bei angeborenen Erkrankungen ist aus praktischen Gründen zu unterscheiden zwischen
- **Erbkrankheiten** (Genodermatosen, erbliche Dispositionskrankheiten) und
- **Fehlbildungen.**

Erbkrankheiten

Sie sind erkennbar durch Familiarität, Zwillingsforschung, genetische Marker und Genidentifizierung. Der **Erbgang** kann **monogen** dominant (meist Strukturproteindefekt) oder monogen rezessiv (meist Enzymdefekt) sein, außerdem aber auch **polygen** mit Kombination mehrerer Gendefekte. Keimbahnrelevante **Neumutationen** sind möglich. Erbkrankheiten sind ein Familienschicksal mit Wiederholungsrisiko für Kinder! Es ist zu unterscheiden zwischen Genodermatosen, d. h. direkt vererbten Krankheiten wie Ichthyosis, und erblichen Dispositionskrankheiten wie Psoriasis.
Genodermatosen sind meist genetisch monogen aber heterogen durch Subtypen. Je nach Art der morphologisch oder funktionell betroffenen Hautkomponenten kann die Krankheitssymptomatik ausschließlich die Haut (Verhornungsstörungen), Haut-Schleimhaut (Epidermolysen) oder auch zusätzlich andere Organsysteme des Körpers betreffen (Faserbildungsstörungen). Notwendig sind Erbgangsanalysen und Erbberatung, zum Teil besteht bereits die Möglichkeit einer pränatalen Diagnostik.
Erbliche Dispositionskrankheiten haben durch Zusammenwirken genetischer und nicht-genetischer Fakto-

ren eine komplexere Ätiopathogenese. Sie sind deshalb therapeutisch besser beeinflussbar. Erblichkeit und Familiarität prägen aber auch hier den Krankheitscharakter.
Genetische Schwachstellen sind:

- Bildung der Hornschicht: hereditäre Verhornungsstörungen
- Junktionszone zwischen Epidermis und Dermis: hereditäre bullöse Krankheiten
- Synthese von Bindegewebsfasern: hereditäre Faserbildungsstörungen.

Phänokopien: Das klinische Bild von Erbkrankheiten kann durch erworbene Krankheiten kopiert bzw. imitiert werden. Beispiele sind: erworbene Ichthyosen, Palmarkeratosen und Epidermolysen. Aus differentialdiagnostischen Gründen werden diese Phänokopien in diesem Kapitel erwähnt.

Fehlbildungen

Fehlbildungen der Kutis sind morphologisch sichtbare Hautveränderungen durch Störungen der Hautbildung während der Embryogenese. Es handelt sich um angeborene bzw. im Rahmen der postnatalen Hautentwicklung manifest werdende, umschriebene Fehlbildungsherde, die keine besondere Krankheitsdynamik aufweisen. Ein sporadisches oder erbliches Auftreten ist möglich.
Häufigste Fehlbildungen der Kutis sind sog. **„Nävi"** (Naevus = Mal). Nävusherde innerhalb gesunder Haut sind **„Mosaikbildungen"**, d.h. ein Nebeneinander von genetisch unterschiedlichen Zelllinien eines Zelltyps. Beispiel: Das Bild eines Naevus verrucosus (Abb. **7.23**) entsteht durch Herde von nävoiden Keratinozyten inmitten normaler Keratinozyten, d.h. in normaler Haut. Nävi treten meist als **Einzelfehlbildungen** auf, seltener im Rahmen komplexer Fehlbildungssyndrome.
Die häufig auffällige **Nävusform** mit Streifen, Bögen, Plaques reflektiert die Ausbreitungswege von Nävuszellen während der Embryogenese („Trittspuren der Embryogenese"). Häufige Ausbreitungswege werden markiert durch sog. **„Blaschko-Linien"**, die am Rücken springbogenartig angeordnet sind (nicht identisch mit Dermatomen, s. Kap. 2.1).

Hinweis

Es gibt nicht nur Nävi der Kutis wie Naevus verrucosus, Bindegewebsnävus. Es gibt auch Nävi von Hautadnexen (Talgdrüsen-Nävus), der Subkutis (Naevus lipomatodes), des Pigmentsystems (Pigment-Nävi), des Blutgefäßsystems (z.B. Naevus flammeus). Sie werden in den entsprechenden Kapiteln behandelt.

7.2.1 Erbliche Verhornungsstörungen

Gruppe der Ichthyosen

Unter hereditären Ichthyosen (heres = Erbe, ichthys = Fisch) versteht man eine Gruppe genetisch und klinisch heterogener Typen von **diffus-generalisierten Verhornungsstörungen** der Haut. Sie äußern sich in einer Akkumulation von Hornzellen (Hyperkeratose) mit schuppenartiger Umgestaltung der Hautoberfläche. Der Name „Fischhaut" ist nicht zutreffend, da die Schuppen nicht überlappend, sondern pflastersteinartig nebeneinander liegen (Reptilienhaut). Es handelt sich um **monogene Erbgänge.** Die Häufigkeit ist je nach Typ unterschiedlich.
Bedeutung: Ichthyose-Erkrankungen zeigen exemplarisch **Krankheitsbedeutung** und **Lebensschicksal** von Menschen mit schweren Hautkrankheiten. Lebenslang besteht eine, je nach Typ und Schweregrad unterschiedlich starke Krankheitsbelastung. Bei schweren Ichthyosen **Aussehensstörung** durch Rötung, Schuppung, eventuelle Blasenbildung. Wachstumsstörungen von Haaren und Nägeln. **Körperliche Behinderung** durch Trockenheit und Rigidität der Haut, schmerzhafte Rhagadenbildung, Vernarbungen. Hitzekollapsgefahr bei Anstrengungen. Bei einigen Ichthyoseformen auch reduzierte Lebenserwartung. Lebenslange medizinisch-ärztliche **Behandlung,** auch psychosoziale Betreuung erforderlich. Belastung durch ständig notwendige Therapie mit Salben und Bädern sowie mechanische Schuppenentfernung. **Lebenseinschränkungen** im privaten und beruflichen Bereich, psychosoziale Probleme. Belastung der Eltern bei Ichthyose-Kindern, **Vererbungsrisiko.** Zur gegenseitigen Information und Unterstützung hat sich eine **Selbsthilfegruppe** gebildet (Selbsthilfe Ichthyose e.V.).
Klassifizierung: Die derzeitigen Ichthyose-Klassifizierungen sind vorläufiger Natur und berücksichtigen Erbgang, Klinik, funktionelle Morphologie und Biochemie (Tab. **7.1**).
Der **Erbgang** kann autosomal-dominant, autosomal-rezessiv oder geschlechtsgebunden sein. Ichthyosis-Symptome können verzögert im Lauf der **ersten Lebensmonate** (Ichthyosis vulgaris) oder **kongenital** bei bzw. kurz nach Geburt (Ichthyosis congenita) auftreten. Der komplexe Prozess der Verhornung kann an verschiedenen Stellen durch **genetische Defekte** gestört sein. Grundsätzlich entweder Retention der Hornzellen im Stratum corneum, z.B. durch festere Verkittung mit verzögerter Abschilferung (**Retentionshyperkeratose**), oder vermehrte Bildung von Hornzellen durch Steigerung der Zellproliferation (**Proliferationshyperkeratose**). Die Verhornungsstörung kann auch die Haarfollikel einbeziehen. **Assoziierte Störungen** anderer Organe finden sich vor allem bei Ichthyosis congenita. Als **Phänokopien** können Ichthyose-Symptome auch auf nicht-erblicher Grundlage entstehen: erworbene Ichthyosen.

Tab. 7.1 Klassifizierung der Ichthyosen

Ichthyosis vulgaris ▪ autosomal-dominante Ichthyosis vulgaris ▪ X-chromosomal-rezessive Ichthyosis vulgaris
Ichthyosis congenita ▪ lamelläre Ichthyosis congenita ▪ epidermolytische Ichthyosis congenita
Seltene Ichthyosissyndrome
Erworbene Ichthyosen

Autosomal-dominante Ichthyosis vulgaris (Abb. 7.4)

Häufigste (Prävalenz 1:300 bis 1:1000) und leichteste Ichthyose-Form, autosomal-dominant, große Variabilität des klinischen Bildes. Nicht-entzündliche, postpartale Form.

Krankheitsbild

- **Haut:** trockene Hautoberfläche, fest haftende Schuppen unterschiedlicher Größe und Farbe, kleieförmig-weiß bis lamellär-hellbraun, keine Rötung. Verteilung diffus-generalisiert mit Prädilektionsstellen an den Extremitätenstreckseiten. Geringer befallen bzw. frei sind Handteller und Fußsohlen, Beugeseiten großer Gelenke, Gesicht und Schleimhäute.
- **Assoziierte Hautsymptome** (fakultativ): follikuläre Keratosen, vergröbertes Handlinienmuster („Ichthyosehand"), atopische Diathese.
- **Verlauf:** Haut bei Geburt unauffällig, Symptommanifestation meist erst nach einigen Monaten bis zum 2. Lebensjahr.

Diagnostik

- **Anamnese:** postnatale Manifestation, Erbgang. Klinisches Bild mit Befallsmuster.
- **Histologie:** Hyperkeratose, fehlendes Stratum granulosum, keine Entzündung.
- **Elektronenmikroskopische Untersuchung.**

Bei schweren Ichthyosen ist eine pränatale Diagnostik möglich.

Differentialdiagnose: andere hereditäre Ichthyosistypen, erworbene Ichthyosis.

Ätiopathogenese Mutationen von Filaggrin-Genen mit nachfolgender Verhornungsstörung, verzögerter Abstoßung von Hornzellen und deren Aggregation zu Schuppen (Retentionshyperkeratose). Durch Barriere-Dysfunktion erhöhter Wasserverlust und trockene, raue Schuppung. Mitoserate und Transitzeit sind normal.

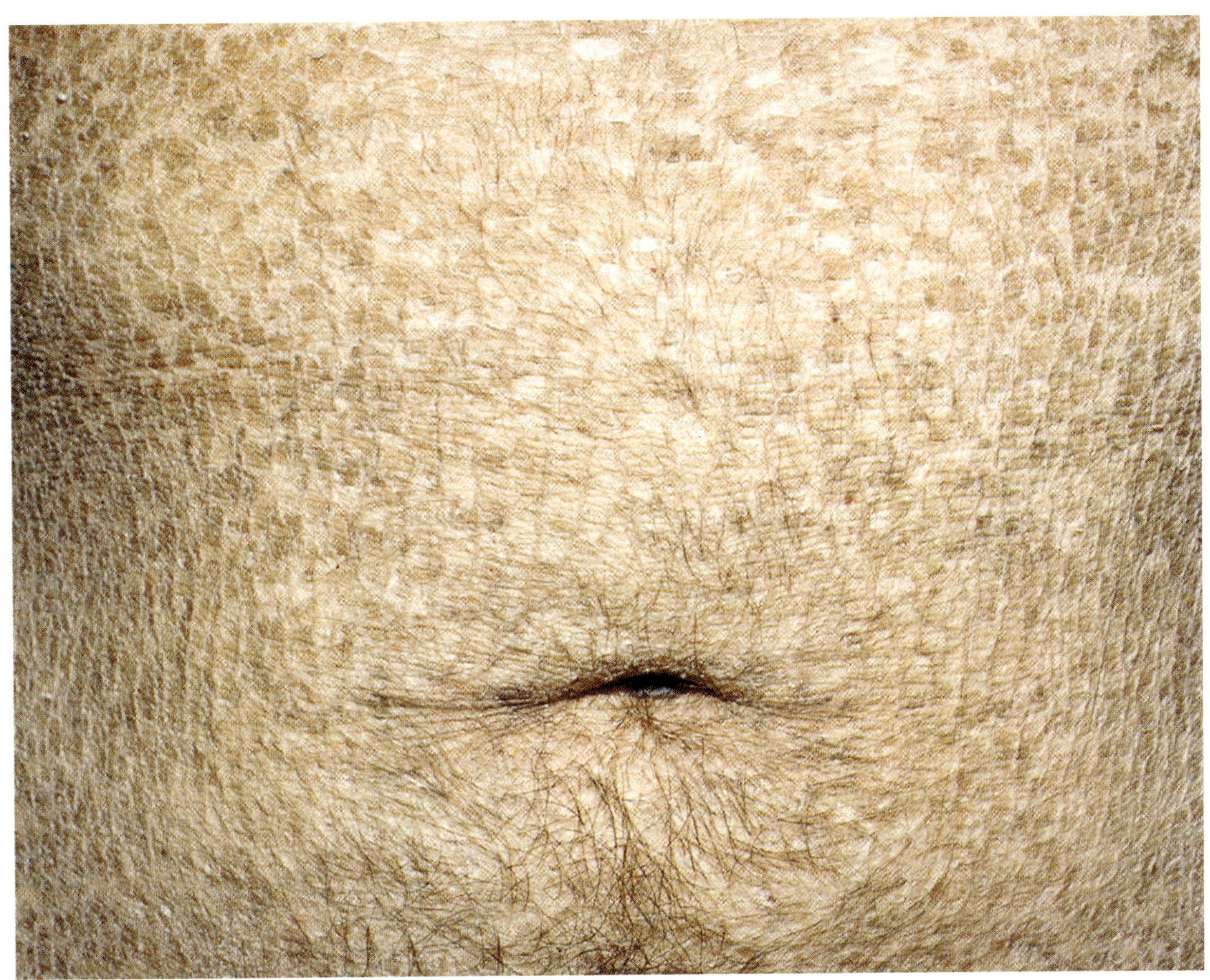

Abb. 7.4 Ichthyosis vulgaris.
Anamnese: 37-jähriger Mann. Zunehmende Trockenheit und Schuppenbildung seit dem 10. Lebensmonat.
Befund: grau-bräunliche, zentral fest haftende, schildförmige Schuppen mit abgehobenem Schuppenrand. Flächenhafter Befall des gesamten Hautorgans mit Ausnahme von Gesicht, Gelenkbeugen, Handflächen und Fußsohlen.

Therapie Keine kausale, sondern nur symptomatische Therapie möglich.

- **Lokale Therapie:** mit hydratisierenden und/oder keratolytischen lokalen Maßnahmen.
  - Hydratisierung: Bad und anschließendes Einfetten, wasserbindende Wirkstoffe wie z.B. Harnstoff ca. 12% in Salben- und Cremegrundlagen.
  - Keratolyse: Salizylsäure-Vaseline 5(–10)%, Milchsäure ca. 5%, auch Lokalretinoid Vitamin-A-Säure. Kombinationspräparate verfügbar. Mechanische Abschuppung.
- **Physikalische Therapie:** Bäderbehandlung mit verschiedenen Zusätzen. Auch Balneoklimatherapie durch Meerwasser und Seeklima.
- **Systemische Behandlung:** mit Retinoid Acitretin nur bei schwersten Formen bzw. schwerer Beeinträchtigung. Nicht bei gebärfähigen Frauen, weitere Kontraindikationen und Nebenwirkungen beachten, Probleme der Langzeittherapie.

Lebenslange Patientenbetreuung, Erbberatung.

X-chromosomal-rezessive Ichthyosis vulgaris

X-chromosomal-rezessive, d.h. geschlechtsgebundene, zweithäufigste Ichthyoseform (1:4000 männliche Bevölkerung). Frauen sind Konduktorinnen.

Krankheitsbild Ichthyosiforme **Hautveränderungen** in Form rhomboider, bräunlicher Schuppen, stärker ausgeprägt als bei autosomal-dominanter Form. Gelenkbeugen können befallen sein, assoziierte Hautsymptome wie Handlinienmuster, follikuläre Keratosen oder atopische Diathese fehlen. Da **extrakutane Symptome** auftreten können, z.B. Hornhautveränderungen oder Kryptorchismus, ist auch eine Zurechnung zu Ichthyosesyndromen möglich. Bei Frauen (Konduktorinnen) können Plazentastörungen zu Aborten führen.
Verlauf: Manifestation bereits in ersten Lebensmonaten, früher als bei autosomal-dominanter Ichthyosis vulgaris, lebenslanger Bestand.

Diagnostik Anamnese, Erbgang, klinisches Bild, biochemische Diagnostik (Enzymdefekt, in Haut und Leukozyten nachweisbar).

Ätiopathogenese Genetisch bedingter Enzymdefekt auf dem X-Chromosom: **Steroidsulfatasemangel** mit resultierender Störung der lipidhaltigen Interzellularschicht des Stratum corneum und verzögerter Abstoßung der Hornzellen (Retentionshyperkeratose).

Therapie Siehe autosomal-dominante Ichthyosis vulgaris.

Lamelläre Ichthyosis congenita (Abb. 7.5)

Von Geburt an vorhandene bzw. kurz danach auftretende Ichthyosis.

Krankheitsbild Generalisierter Hautbefall einschließlich Gelenkbeugen, Handflächen und Fußsohlen. Bei Geburt kollodiumartige Hauthülle, die sich abstößt. Zentral fest haftende, grobe, „schmutzig"-braune, mosaikartige, lamelläre Schuppen mit Rhagadenbildung. Ausgeprägte Desquamation. Wachstumsstörungen an Nägeln und Haaren, vernarbende Alopezie. Möglicher Übergang in nichtbullöse Erythrodermie.
Typischer zusätzlicher Befund: Ektropium.

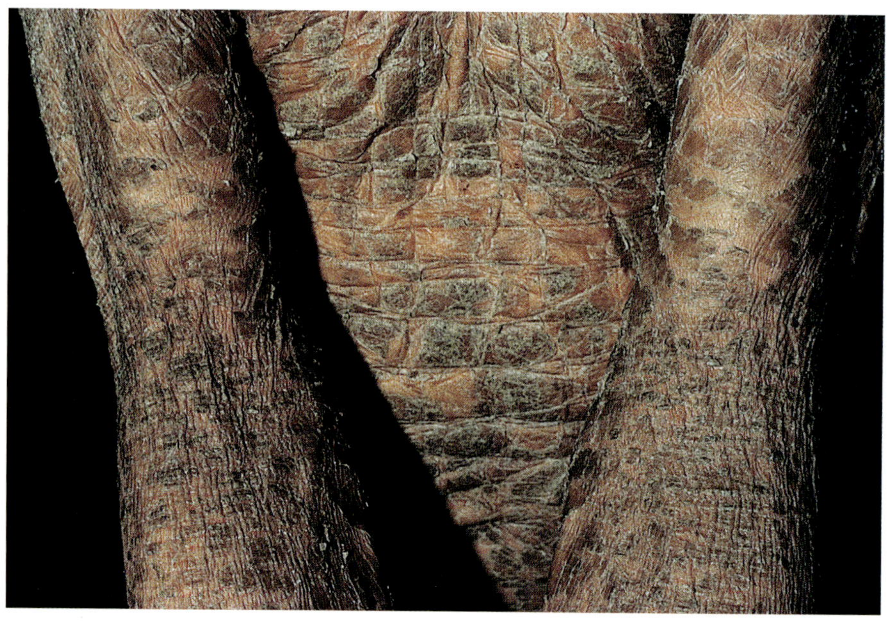

Abb. 7.5 Lamelläre Ichthyosis congenita.
Anamnese: 31-jähriger Patient. Die Hautveränderungen bestehen seit Geburt.
Befund: generalisierte bräunliche bis graue Hyperkeratosen. An den Armen striär und lamellär. Am Rumpf pflastersteinartig, zum Teil oberflächlich abgeschilfert. Keine entzündliche Rötung. Befall der gesamten Haut einschließlich Gelenkbeugen, Handinnenflächen, Fußsohlen. Zusätzlich Alopezie, Nageldystrophie, Ektropium, Hitzeunverträglichkeit.

Komplikationen Bakterielle Hautinfektionen, häufig Geruchsprobleme. Schwitzstörung mit möglicher Hyperpyrexie durch Verlegung der Schweißdrüsenausführungsgänge. Eiweiß- und Wasserverlust durch Schuppung.

Ätiopathogenese Mutationen im Transglutaminase-Gen mit Verhornungsstörung im „cornified envelope“ und Proliferationshyperkeratose.

Therapie Lokalbehandlung siehe Ichthyosis vulgaris, zusätzlich innerlich Retinoide. Bei Sekundärinfektionen lokale antimikrobielle bzw. systemische antibiotische Behandlung. Möglichen Eiweiß- und Wasserverlust beachten.

Epidermolytische Ichthyosis congenita

Von Geburt an vorhandene bzw. kurz danach auftretende autosomal-dominante Ichthyoseform.

Krankheitsbild Generalisierter Hautbefall, beginnt häufig mit Blasenbildung (Bild des „verbrühten Kindes“ bei Neugeborenen), dann allmählich Übergang in eine hyperkeratotisch-verruköse, „dunkel- braune Ichthyosesymptomatik, gelegentliche Blasenbildung noch möglich. Bei gleichzeitig vorliegender Hautrötung spricht man von „bullöser, kongenitaler ichthyosiformer Erythrodermie“ Typ Brocq.

Komplikationen Bakterielle Infektionen besonders im Blasenstadium, Sepsis.

Ätiopathogenese Mutation im Keratin-1- oder -10-Gen. Synthesestörung von Keratinfilamenten mit instabilem Keratinozyten-Zytoskelett. Dadurch bedingte Zelllabilität, intraepidermale Blasenbildung/Epidermolyse sowie Hyperkeratose.

Therapie

- **Lokalbehandlung:** abhängig von Hautzustand. Bei Blasen antiseptische Wundbehandlung, bei Hyperkeratose keratolytische Behandlung.
- **Systhemische Behandlung:** Retinoide niedrig dosiert, sonst verstärkte Blasenbildung.
- **Prophylaxe:** Hautschonung und Druckentlastung zur Vermeidung von Blasen.

Ichthyosesyndrome

Ursache sind autosomal-rezessive Enzymdefekte mit kutanen und extrakutanen Folgeschäden.
Netherton-Syndrom: Gynäkotropie, Serinproteaseninhibitor-Mutation.

- **Haut:** Bild der kongenitalen ichthyosiformen Erythrodermie mit späteren ring-, bogen-, linienförmigen, geröteten Hautherden und typischem doppelten Schuppenrand-Saum: Ichthyosis linearis cicumflexa.
- **Assoziierte Symptome:** Trichorrhexis invaginata mit kurzen, brüchigen Haaren, Atopie und IgE-Erhöhung, Infektneigung durch Immundefizienz, Gedeihstörung.

Sjögren-Larsson-Syndrom: Ichthyose und extrakutane Symptomatik mit Spastik, Retinaveränderungen, Entwicklungsstörung.

Erworbene Ichthyosen

Ichthyoseähnliche Verhornungsstörungen können im Lauf des Lebens auftreten. **Paraneoplastisch** bei Lymphomen, Karzinomen. **Stoffwechselbedingt** bei Dialysepatienten, Mangelernährung, Hypovitaminosen oder Lipidsenkern. Regelmäßig bei Altershaut mit Trockenheit und Juckreiz.

Gruppe der Palmoplantarkeratosen

Die palmoplantare Haut mit ihren speziellen Funktionen unterscheidet sich von der anderer Körperregionen hinsichtlich Oberflächenstruktur, Fehlen der Haare und Schweißdrüsendichte. Die palmoplantare Hornschicht ist dicker und anders aufgebaut (Keratin IX). Die Verhornung wird durch eigene Gene gesteuert.

- **Isolierte Palmoplantarkeratosen:** Gruppe klinisch-genetisch heterogener Typen von lokalisierten Verhornungsstörungen mit Befall von Handinnenflächen und Fußsohlen.
  Bedeutung: Manifestation meist in den ersten Lebensjahren, dann lebenslang bestehend, Funktionsstörung der Hände und Füße. Aussehensstörung mit möglichen psychosozialen Folgen.
- **Palmoplantarkeratose-Syndrome:** fakultativ assoziierte Erkrankungen innerer Organe.
- **Erworbene Palmoplantarkeratosen:** nicht-erbliche Phänokopien.

Keratosis palmoplantaris diffusa circumscripta (Abb. 7.6)

Synonym: Keratoderma palmoplantare

Häufigster Typ der hereditären Palmoplantarkeratosen.

Krankheitsbild Diffus-flächenhafte gelbliche Verdickung der Hornschicht mit rötlichem Randsaum, Rhagadenbildung. Umschriebener Befall von Handinnenflächen und Fußsohlen. Hyperkeratose.
Verlauf: Manifestation während der ersten Lebensjahre, dann Persistenz.

Diagnostik

- Klinisches Bild, Familiarität und Erbgang.
- **Histologie:** Hyperorthokeratose.

Differentialdiagnose: Ausschluss anderer Formen hereditärer und erworbener Palmoplantarkeratosen.

Ätiopathogenese Autosomal-dominant. Störung der Keratinsynthese (Keratin-9-Gen).

Therapie Nur symptomatische Therapie möglich. Lokal keratolytisch mit z. B. 5–10% Salizylsäure-Vaseline, mechanische Abtragung der Hornschicht. Rhagadenbehandlung. Versuch mit lokaler PUVA-Therapie. In schwersten Fällen innerlich Retinoide.

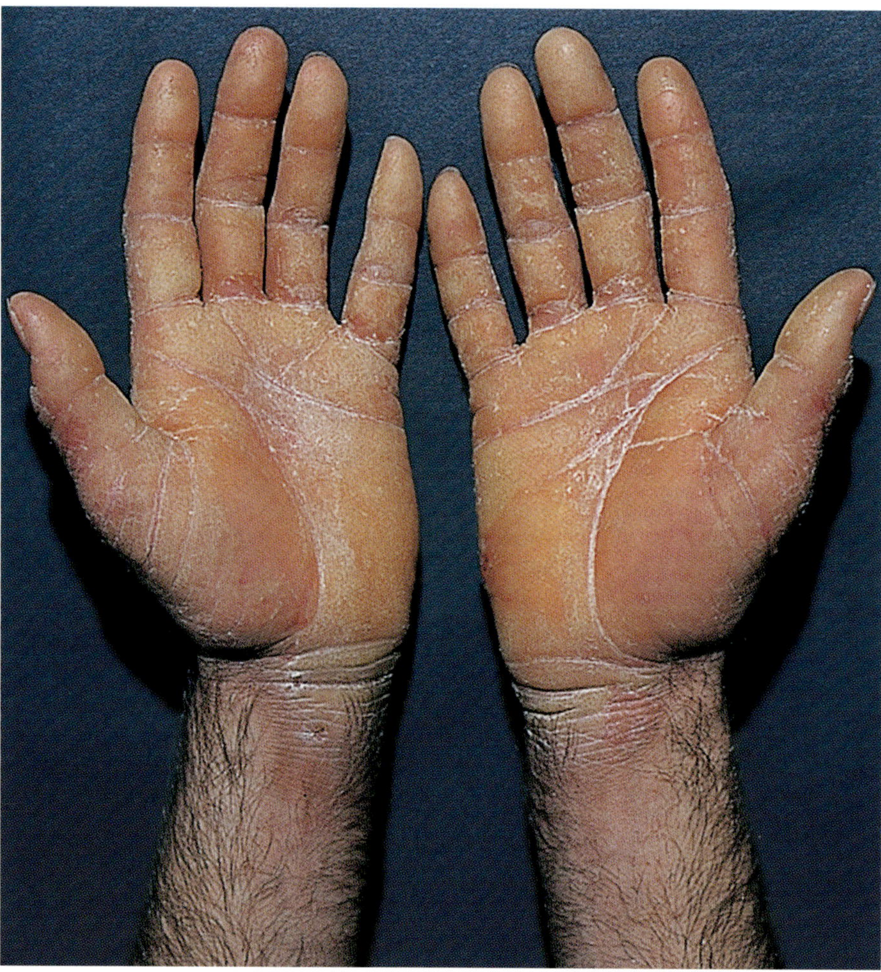

Abb. 7.6 Keratosis palmoplantaris diffusa.
Anamnese: 47-jähriger Patient. Seit dem 3. Lebensmonat zunehmende Verhornung der Handflächen, später der Fußsohlen.
Befund: flächenhaft-diffuse, gelbliche Hyperkeratose mit rötlichem Randsaum sowie Schuppung und Rhagadenbildung, besonders in den Beugefalten. Umschrieben-symmetrischer Befall der Handflächen, etwas übergreifend auf Unterarme, und der Fußsohlen.
Therapie: Nur leichte Besserung trotz ständigem Einfetten, Behandlung mit keratolytischen Salben und mechanischer Hornhautentfernung mit Bimstein.
Besonderheiten: Beginn mit zunächst Rötung und dann Verdickung der Haut. Die permanent verdickte Hornhaut der Hände und Füße und die immer wieder zwischenzeitlich auftretenden schmerzhaften Rhagaden schränken die Bewegungs- und Belastungsfähigkeit bei Handarbeiten bzw. beim Gehen erheblich ein.

Sonstige Formen erblicher Palmoplantarkeratosen

Weitere klinisch-genetische Typen mit Änderungen des klinischen Bildes in zweierlei Hinsicht:

1. Herdförmige palmoplantare Verhornungsstörungen statt diffuser Keratosen, Beispiel: Keratosis palmoplantaris papulosa.
2. Überschreiten der palmoplantaren Lokalisation, Beispiel: Keratosis palmoplantaris transgrediens bzw. progrediens.

Keratosis-palmoplantaris-Syndrome

Keratosis palmoplantaris kann assoziiert sein mit einer Reihe extrakutaner Störungen und Erkrankungen wie Zahnschäden/-anomalien, Hornhautdystrophie, Oligophrenie, Minderwuchs, Neoplasien (z. B. Ösophaguskarzinom).
Palmoplantarkeratosen gehören auch zum Krankheitsbild der Pityriasis rubra pilaris (Abb. 7.15) und der Pachyonychia congenita (Abb. 9.2).

Erworbene Palmoplantarkeratosen

Mehrere Dermatosen können eine ausschließlich palmoplantare Lokalisation zeigen und müssen differentialdiagnostisch abgegrenzt werden. Ein gleichmäßiger, symmetrischer Befall von Handflächen und Fußsohlen ist hierbei selten. Beispiele: Schwielen, Psoriasis vulgaris, Handmykosen, Handekzeme, Lichen ruber, Syphilis II.

Psoriasisgruppe

Psoriasis (Psora: schuppige Flechte, Schuppenflechte).
Erbliche Dispositionskrankheit mit meist hochchronischem Verlauf, typischen Haut- und Gelenkveränderungen, genetischer Prädisposition und multifaktorieller Modulation. Weltweit verbreitet mit unterschiedlicher Prävalenz, in Europa mit 2–3% eine der häufigsten Hautkrankheiten.
Klassifikation: Psoriasis tritt in drei relativ stabilen Formen auf als **Psoriasis vulgaris**, **Psoriasis pustulosa** und **Psoriasisarthritis**; auch in Kombination. Insgesamt aber große Variabilität möglich.
Bedeutung: Psoriasis ist erblich, nicht ansteckend, einmal ausgebrochen meist lebensbegleitend, behandelbar aber nicht heilbar, selten tödlich. Insbesondere bei schweren

Formen erhebliche körperliche, psychische und soziale Belastung mit Einschränkung der Lebensqualität.

Psoriasis vulgaris (Abb. **7.7** – **7.11**)

Häufigster Psoriasistyp mit ca. 95%. Große Variabilität hinsichtlich des Schweregrades der Hautsymptomatik: von wenigen kleinen Psoriasisherden bis zum Befall des gesamten Integuments. Große Variabilität auch hinsichtlich des Verlaufs mit Schüben, stationären und latenten Phasen. Die Erkrankung ist in jedem Lebensalter möglich mit zwei Erkrankungsgipfeln in der Adoleszenz und im hohen Erwachsenenalter. Keine Geschlechtsdisposition.

Krankheitsbild

- **Haut:** Leitsymptom sind krankheitstypische, primär runde, scharf begrenzte Herde mit leicht erhabenem Erythem, bedeckt von grob-lamellöser, geschichteter weißer Schuppung. Herdzahl und Herdform sind unterschiedlich und wechselnd. **Prädilektionsstellen:** Ellenbogen, Knie, Kapillitium, Lumbosakralregion. Gesicht meist frei.
- **Herddynamik:** stets Beginn als punktförmiger Herd (**Psoriasis punctata**). Durch Herdwachstum Vergrößerung (**Psoriasis guttata, nummularis**). Durch Konfluieren von Einzelherden entwickeln sich großflächige, zum Teil polyzyklische Herde (**Psoriasis geographica**). Durch partielle Rückbildung im Herdzentrum bzw. unvollständige Manifestation entstehen figurierte Herde (**Psoriasis anularis, gyrata**).
- **Spezielle Verlaufsformen:**
  - **akute Psoriasis:** exanthematisch-generalisierte Psoriasis punctata, guttata
  - **chronische Psoriasis:** chronisch-stationäre Psoriasisplaques, häufig an Prädilektionsstellen

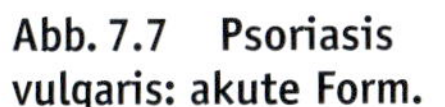

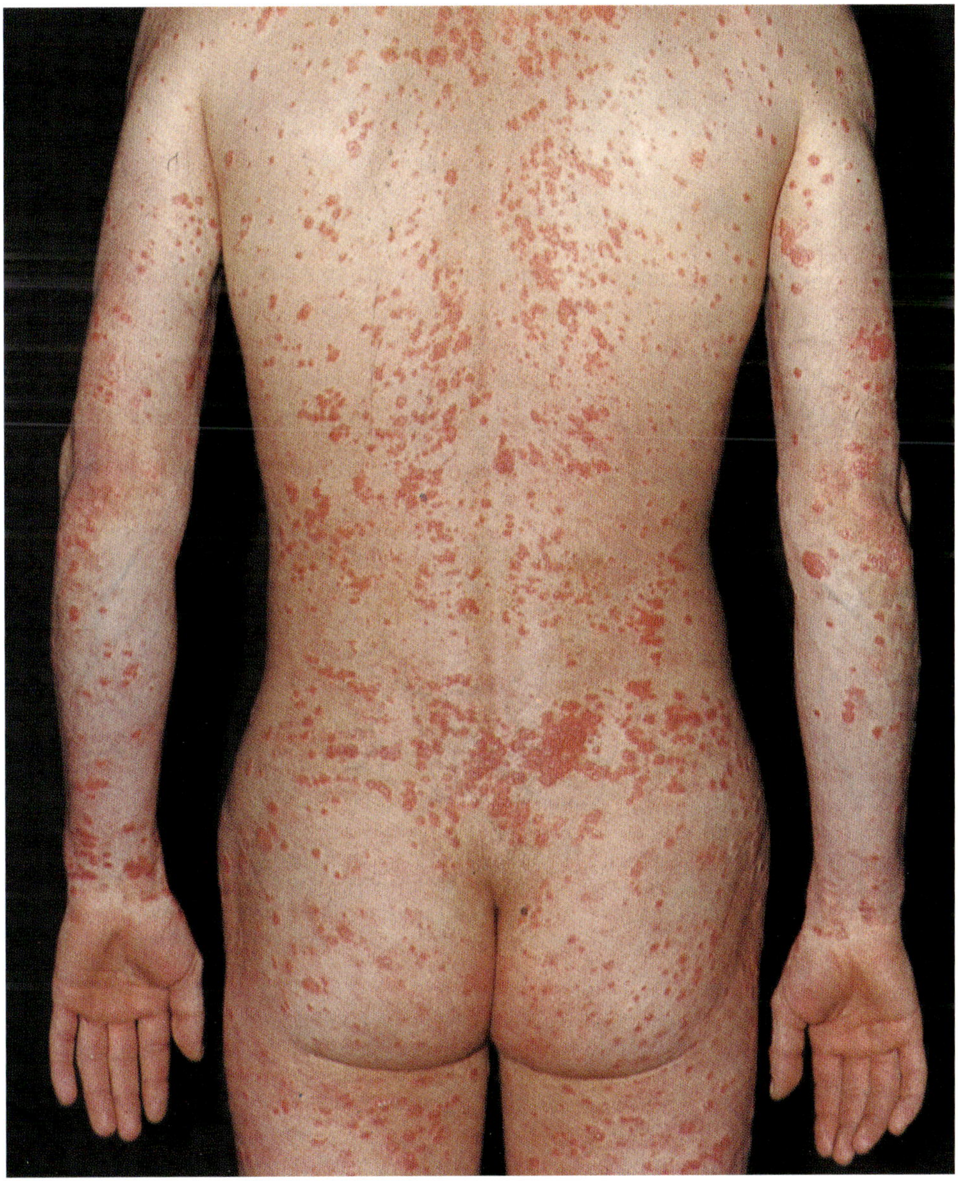

Abb. 7.7 Psoriasis vulgaris: akute Form.
Anamnese: 21-jähriger Patient. Die Hautsymptome traten ca. 14 Tage nach einer akuten Angina tonsillaris auf. Familienanamnese positiv, Vater ist Psoriatiker.
Befund: an Stamm und Extremitäten zahlreiche, disseminiert-exanthematisch angeordnete erythematosquamöse Herde mit einem Durchmesser bis ca. 5 mm, stellenweise konfluierend. – AST (Antistreptolysin-Titer): 800 I.E.
Differentialdiagnose: Arzneiexanthem nach antibiotischer Behandlung der Angina (Abb. **7.92**), Pityriasis rosea (Abb. **7.128**), sekundäres Syphilid (Abb. **19.17**).
Anmerkung: Bei vorhandener familiärer genetischer Prädisposition ist die Psoriasis durch den Provokationsfaktor Angina tonsillaris bzw. die auslösenden Streptokokken manifest geworden.

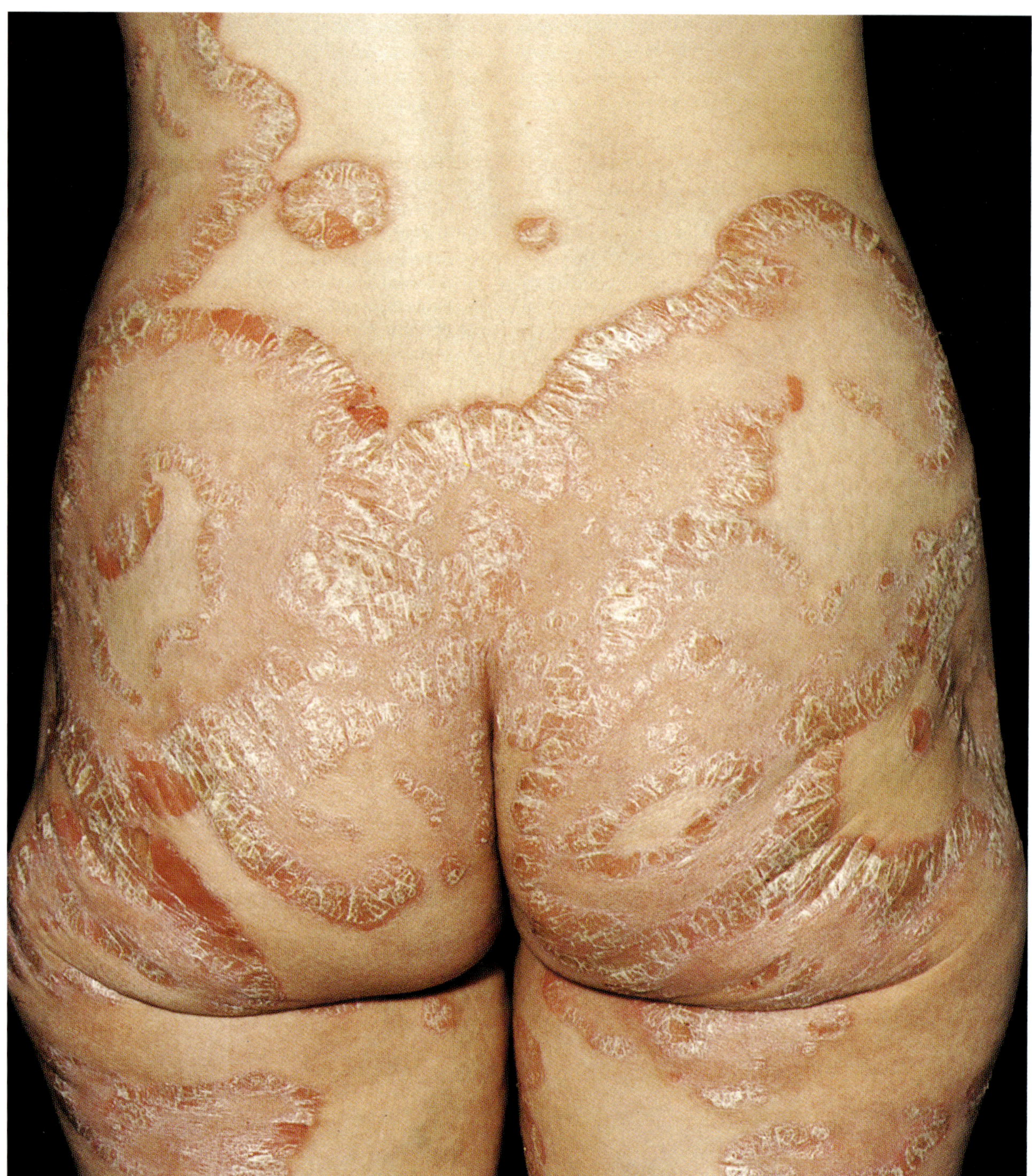

Abb. 7.8 Psoriasis vulgaris: chronisch-rezidivierende Form.

Anamnese: 36-jährige Patientin. Die Erkrankung begann im 12. Lebensjahr und besteht seitdem in wechselnder Stärke, jetzt insgesamt 24 Jahre. Der Vater leidet ebenfalls an Schuppenflechte.

Befund: in hinterer Rumpf- und Oberschenkelregion erythematosquamöse Herde unterschiedlicher Größe und Form mit scharfer, unregelmäßiger und zum Teil bogiger Begrenzung, bedingt durch Zusammenfließen von Einzelherden. – Harnsäure: 6,8 mg%, Laborwerte sonst normal.

Differentialdiagnose: Tinea corporis (Abb. **7.52**).

Anmerkung: Die großflächigen Psoriasisplaques zeigen eine allmähliche Rückbildungstendenz mit zentraler Remission. So entstanden ringförmige und bogige Muster, die geographisch an Landteile im Meer erinnern. Zusätzlich bestehen aber einzelne kleine nummuläre Herde als Zeichen von Rezidiven bei anhaltender Krankheitsaktivität. Trotz aller Unterschiede in Form und Größe zeigen die Herde aber stets die gleiche Leitsymptomatik der Psoriasis vulgaris: von Schuppen bedeckte Erytheme.

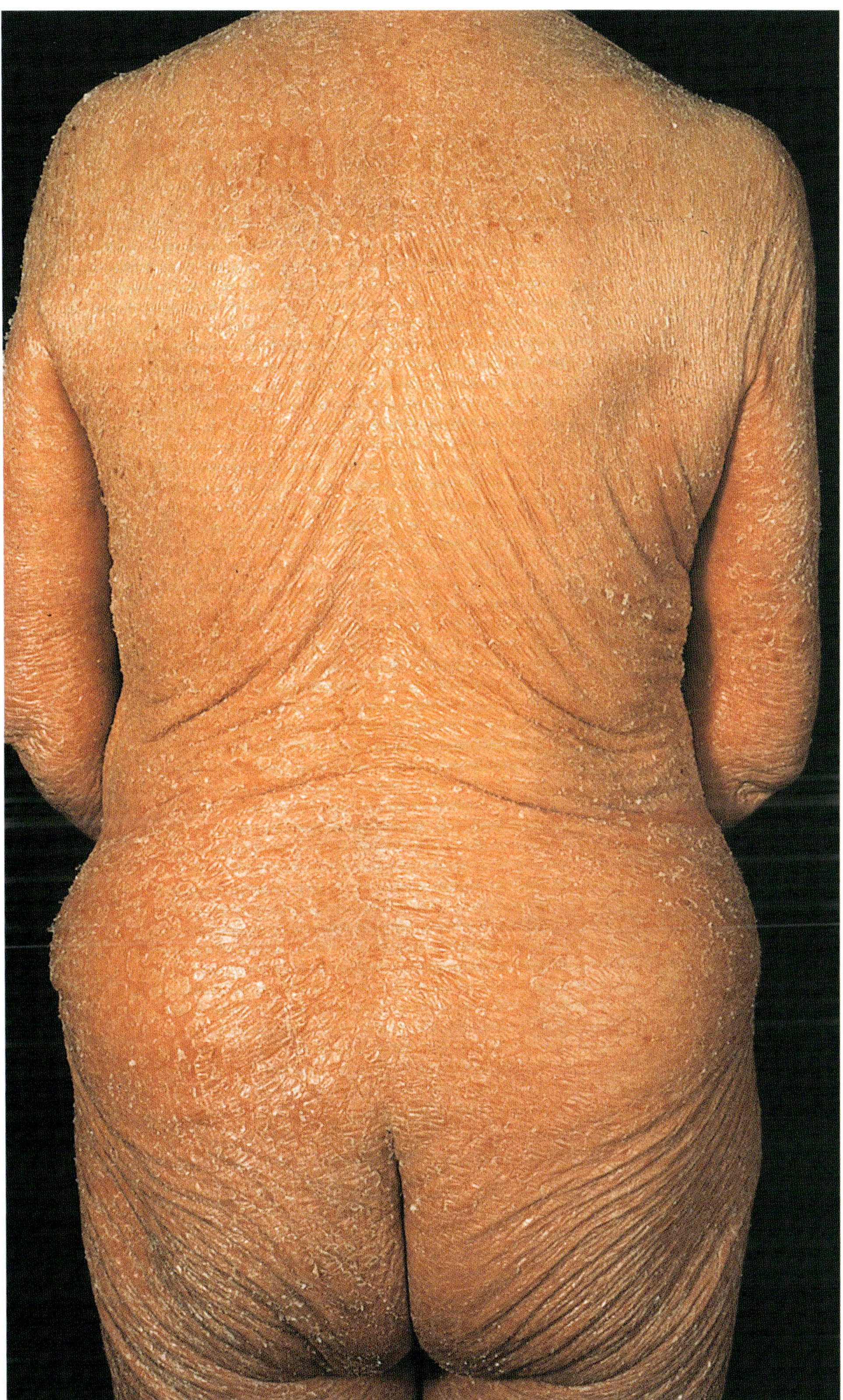

Abb. 7.9 Psoriasis vulgaris: Erythrodermie.

Anamnese: 66-jähriger Patient. Seit dem 27. Lebensjahr Psoriasis vulgaris wechselnder Stärke, auch mit freien Intervallen. Seit sechs Jahren zunehmende Ausbreitung, seit zwei Jahren Befall des gesamten Hautorgans.

Befund: Rötung und feinlamellöse Schuppung der gesamten Haut. Weitere Befunde: Vergrößerung regionärer Lymphknoten, asymmetrische Deformierung einzelner Finger. Allgemeinbefinden: Kälteempfindlichkeit, Abgeschlagenheit. Juckreiz, gelegentliche Schmerzen der Fingergelenke.

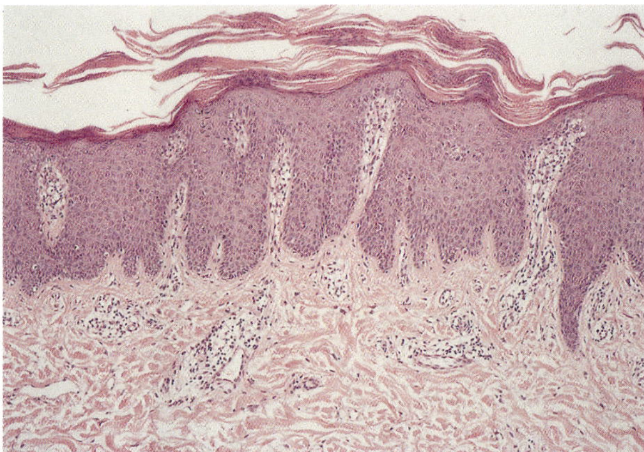

Abb. 7.10 Psoriasis vulgaris: Histologie.
Die Epidermis ist verbreitert, die Reteleisten sind regelmäßig verlängert (Akanthose und Papillomatose). Die epidermalen Deckplatten über den bindegewebigen Papillenspitzen sind ausgedünnt. Eine laminierte Ortho- und Parahyperkeratose ist aufgelagert. Im Korium liegen lymphozytäre Infiltrate.

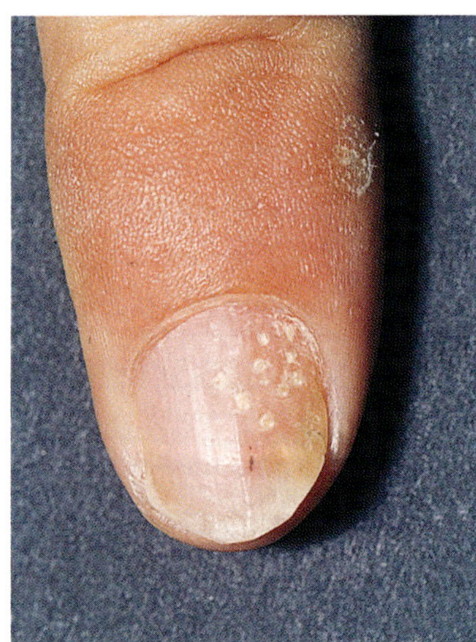

Abb. 7.11 Nagelpsoriasis.
Anamnese: 35-jähriger Patient. Seit dem 18. Lebensjahr chronisch-rezidivierende Psoriasis mit akuten Schüben. Seit ca. vier Monaten Veränderungen an mehreren Fingernägeln.
Befund: 1. Grübchenförmige, mit Schuppen gefüllte Vertiefungen der Nageloberfläche. 2. Partielle Ablösung des distalen Nagelrandes. 3. Zarte, gelbliche Verfärbung zwischen Onycholyse und Tüpfeln. 4. Kleiner, bräunlich-schwarzer Längsstreifen.
Anmerkung: Dieses Bild einer Nagelpsoriasis zeigt gleichzeitig mehrere Veränderungen.
1. Tüpfel- bzw. Grübchennagel: durch Nagelmatrixpsoriasis bedingte, punktuelle tüpfelartige „Webfehler" der Nagelplatte. Durch Herausfallen der Schuppen entstehen Grübchen.
2. Distale Onycholyse: durch Nagelbettpsoriasis mit Hyperkeratose Abhebung des lateralen Nagelrandes.
3. Ölfleck: gelblich-bräunliches Durchschimmern einer Nagelbettpsoriasis durch die Nagelplatte.
4. Splitterblutung: bei Psoriasis, aber auch Verletzungen, Vaskulitis oder Sepsis.
Die hier kombinierten diskreten Veränderungen können auch isoliert und stärker ausgeprägt auftreten.

  - **Chronisch-rezidivierende Psoriasis:** chronische Psoriasis mit zwischenzeitlichen akuten Schüben und einem entsprechenden Symptommischbild.
- **Spezielle Lokalisationen:**
  - **Kopfhautpsoriasis:** Einzelherde bis flächenhaftem Befall der gesamten Kopfhaut, die Stirnhaargrenze leicht überschreitend. Sekundärer Haarausfall möglich.
  - **Inverse Psoriasis:** Im Kontrast zu Prädilektionsstellen hier Befall von Gelenkbeugen und intertriginösen Hautregionen wie Achselhöhlen, Leistenbeugen, Submammär- und Perianalregion. Bei intertriginöser Psoriasis fehlt die typische psoriatische Schuppung infolge Mazeration und Abrieb.
  - **Nagelpsoriasis:** siehe auch Kapitel 9.2.2
    1. Nagelmatrixpsoriasis mit Entwicklung von Tüpfel- bzw. Grübchennägeln
    2. Nagelplattenpsoriasis mit Ölfleck, distaler Onycholyse
    3. gemischte schwere Form: komplette Dystrophie bzw. Zerfall der gesamten Nagelplatte.
- **Maximalform: Psoriasis-Erythrodermie.** Schwerste Form der Psoriasis vulgaris mit Befall der gesamten Haut und der Nägel. Allgemeinsymptome, letaler Ausgang möglich.
- **Beschwerden:** Bis zu 50% der Patienten leiden an Juckreiz, insbesondere bei akuten und stark entzündlichen Formen.
- **Klinischer Schweregrad:** Zur Erfassung des klinischen Schweregrades dient der **PASI-Score** (Psoriasis Area and Severity Index).
- **Verlauf:** Psoriasis kann in jedem Lebensalter auftreten. Erstmanifestation und weiterer Verlauf sind individuell unterschiedlich und stark variabel.
  - Frühmanifestation als **Typ-I-Psoriasis** (75%) in Pubertät/Adoleszenz mit akut-exanthematischer Form, 2–3 Wochen nach Angina. Spontanremission möglich, sonst Übergang in chronische Form. Beginn auch primär-chronisch mit einzelnen Plaques.
  - Seltener Spätmanifestation als **Typ-II-Psoriasis** mit 55–60 Jahren.

Der Verlauf ist insgesamt meist wechselhaft mit Schüben und Teilremissionen, selten völlig symptomfreie Intervalle. Bei Herdrückbildung bleibt klinisch normale Haut zurück bis auf gelegentliche Hyper- und Hypopigmentierungen. Der nicht vorhersagbare Verlauf ist für Patienten stark belastend.

- **Komorbidität:** gehäuftes Auftreten von Diabetes mellitus, Hypertonie, Übergewicht. Vermindertes Auftreten von atopischem Ekzem und Hautinfektionen.

Diagnostik

- **Anamnese:** Eigenanamnese, Familiarität.
- **Klinisches Bild:** Diagnosestellung häufig schon klinisch möglich.
- **Histologie:** Hyperparakeratose und Epidermishyperplasie, entzündliches lympho-/leukozytäres Infiltrat, Kapillarhyperplasie. Typisch: Neutrophilenmikroabszesse im Stratum corneum, sog. **Munro-Abszesse.**
- **Labor:** meist normal. Bei schweren bzw. stark entzündlichen Formen Erhöhung von Entzündungsparametern, auch von Harnsäure.
- **Psoriasisphänomene:**
  Beim vorsichtigen Abkratzen eines Psoriasisherdes mit

einem Instrument treten nacheinander folgende Phänomene auf:
- „**Kerzenphänomen**": talgartige Schuppenpartikel
- „**Häutchenphänomen**": Ablösung eines lamellenartigen Häutchens
- „**Phänomen des blutigen Taus**": punktförmige Blutungen.

! Merke Das vorsichtige Abkratzen eines psoriasisverdächtigen Herdes sollte keinesfalls mit dem Fingernagel erfolgen, sondern mit einem harten Gegenstand wie z. B. einer Kürette oder einer stumpfen Skalpellseite. Abgesehen von hygienisch-ästhetischen Gesichtspunkten könnte es sich ja auch um ein syphillitisches Exanthem handeln!

- **Koebner-Phänomen:** An der Stelle einer vorausgegangenen Hautverletzung kommt es zum Auftreten von Psoriasisherden, unabhängig von der Art der Noxe; deshalb auch als „isomorpher Reizeffekt" bezeichnet. Diagnostisch nur bei Vorhandensein verwertbar, da Auslösung unsicher und Manifestation erst nach ca. zwei Wochen.

Historischer Exkurs

Heinrich Koebner und das Koebner-Phänomen

Der Begriff „Koebner-Phänomen" geht auf den Breslauer Dermatologen Prof. Heinrich Koebner (1838–1904) zurück. Bei Prof. Koebner stellte sich ein Patient vor, bei dem eine Liebes-Tätowierung, ein Herz mit Jahreszahl und Initialen, zum Auftreten von Psoriasisherden entlang den Tätowierungslinien geführt hatte. Prof. Koebner reproduzierte dieses Phänomen. Er führte bei dem Patienten verschiedene Hautritzungen durch, in denen sich ebenfalls Psoriasisherde entwickelten. Die Publikation dieses Ergebnisses führte zu dem Begriff „Koebner-Phänomen".

Differentialdiagnose Abhängig von Form und Lokalisation:
- **Exanthematische Form:** allergische Exantheme, Pityriasis rosea, Syphilis II
- **Chronische Formen:** Mycosis fungoides, Pityriasis rubra pilaris
- **Kapillitium:** atopisches oder seborrhoisches Kopfekzem
- **Intertriginöse Regionen:** Ekzeme, primäre Mykosen durch Candida oder Dermatophyten
- **Nägel:** Nagelmykose
- **Erythrodermie:** andere Formen einer Erythrodermie wie z. B. Sezary-Syndrom, Arzneimittel-bedingte Erythrodermie (s. Kap. 7.9.1).

Ätiopathogenese Psoriasis ist eine erbliche Dispositionskrankheit mit systemhaften Zügen.

Genetische Basis: Krankheitsdisposition gesichert durch Familiarität, Zwillingsuntersuchungen und genetische Marker im HLA-System. Erbgang nicht monogen nach den Mendelschen Regeln, sondern **polygen-multifaktoriell**. Nachweis von Psoriasis-assoziierten Genen (PSORS 1–9) auf verschiedenen Chromosomen. Unterschiedliche genetische Basis von Psoriasis vulgaris, Psoriasis pustulosa und Psoriasisarthritis. Genwirkung auf T-Lymphozyten, Keratinozyten-Differenzierung und -proliferation.

Modulation: Das multifaktorielle Zusammenwirken von Psoriasisgenen und Umweltfaktoren führt zur Krankheitsmanifestation und beeinflusst Krankheitsbild und Verlauf.
- **Provozierte Psoriasis:** *lokale Hautschädigungen* durch physikalisch-chemische Noxen, lokal-allergische Reaktionen oder inadäquate aggressive Hauttherapie. *Systemische Provokation* durch Infektionen wie Streptokokken-Angina, Medikamente wie Betarezeptorenblocker, Lithiumpräparate, Antirheumatika, Rebound-Phänomen durch Absetzen einer systemischen Glukokortikoidbehandlung. Provokation auch durch psychische Faktoren und Konfliktsituationen, Alkoholismus.
- **Gehemmte Psoriasis:** Jahreszeit (Sommer), Klimafaktoren (Sonne, Meer), hormonelle Faktoren (Gravidität).

Pathogenese: Psoriasis wird aktuell als genetisch-disponierte, immunologisch-entzündliche Erkrankung aufgefasst. Der immunologisch-induzierten Entzündung liegen Reaktionen der angeborenen Immunität (z. B. TNF-α, antimikrobielle Peptide) und der erworbenen Immunität (TH1-Reaktion) zu Grunde. Epidermale Komponente mit Störung von Proliferation und Differenzierung. Systemhafter Entzündungsprozess mit überzufällig häufigen weiteren Manifestationen/Komorbiditäten wie metabolischem Syndrom, Übergewicht, kardiovaskulären Erkrankungen und deren Folgen.

Grundphänomene des Psoriasisherdes sind:
1. **Benigne Hyperproliferation** der Epidermis mit stark gesteigerter Produktion kurzlebiger, überstürzt und mangelhaft reifender Keratinozyten. Klinisches Äquivalent: Schuppung.
2. **Entzündung** mit Blutgefäßhyperplasie im Stratum papillare sowie entzündlichem Infiltrat aus T-Lymphozyten, Makrophagen und Neutrophilen. Klinisches Äquivalent: **Rötung** und **Infiltration.**

Alle drei Komponenten des Psoriasisherdes – Keratinozyten, Infiltratzellen, Gefäßendothelien – befinden sich in einem aktivierten Zustand und kommunizieren durch Zell-Zell-Kontakte und Sezernierung von zahlreichen Zytokinen (Abb. 7.3).

Endresultat alle dieser Vorgänge auf verschiedenen biologischen Ebenen sind: **Psoriasis-vulgaris-Herde, Psoriasis-pustulosa-Herde, Psoriasisarthritis-Herde.**

Therapie Psoriasis ist als erbliche Dispositionskrankheit **nicht heilbar,** aber behandelbar. Grundsätzlich bestehen folgende Möglichkeiten:
- Hemmung der Hyperproliferation und Beeinflussung der Differenzierung: Retinoide, Dithranol.
- Beeinflussung der Entzündung/Immunreaktionen: Kortikoide, immunsuppressive Zytostatika, Biolologika, Fumarsäureester, Lichttherapie.
- Ausschaltung von Provokationsfaktoren.

Behandlung bestehender manifester Psoriasis
- **Medikamentöse Lokaltherapie:** als Voraussetzung jeder Lokaltherapie und zur Symptomlinderung „Entschuppung". Möglichkeiten: Salizylsäure-Externa, Bäder, vorsichtige mechanische Maßnahmen.
  - **Bei leichteren Formen:** Glukokortikoid-Externa, Wir-

kungsstärke 3–4, auch okklusiv. Vitamin-D-Derivate wie Calcipotriol, Tacalcitol oder Calcitriol.
  - **Bei schwereren Formen:** Dithranol als Kurzzeittherapie, ambulant.
  - **Medikamentöse systemische Therapie:** Fumarsäureester, Retinoid Acitretin, Zytostatikum Methotrexat sowie Ciclosporin A bei schweren, therapieresistenten Formen.
  - **Neue Behandlungsmöglichkeiten** durch so genannte Biologika (biologicals). Zielstrukturen sind Elemente der immunologischen Entzündung wie T-Lymphozyten und Tumornekrosefaktor-α. Wirksubstanzen: Etanercept, Infliximab, Adalinumab, Ustekinumab. Indikationen: mittelschwere bis schwere Plaque-Psoriasis, Erwachsene, keine anderen Behandlungsmöglichkeiten.
- **Strahlentherapie:** UV-B-Phototherapie Schmalspektrum 311 nm oder kombinierte Behandlung als Balneo-(Sole-)Phototherapie oder mit dem lichtsensibilisierenden Medikament 8-Methoxypsoralen und UV-A-Bestrahlungen, sog. PUVA-Therapie. Lokale Therapie und Bestrahlungen können kombiniert werden, z.B. Calcipotriol mit SUP; ebenso innere Behandlung und Bestrahlung, wie z.B. Retinoide mit SUP.
- **Klima- und Bädertherapie:** See-/Hochgebirgsklima, sonnenreiche Klimazonen, auch Totes Meer.
- **Derzeitiger Stand:** Jede der genannten Therapiemodalitäten ist grundsätzlich wirksam, durch Nebenwirkungen oder Therapieaufwand aber begrenzt – keine ist als Langzeittherapie geeignet. Deshalb ist die Aufstellung eines Therapiekonzepts mit Therapiewechsel durch Rotation, Therapiekombinationen oder Intervalltherapie erforderlich. Möglichkeiten einer Langzeittherapie mit Biologika sind noch nicht beurteilbar.

Intervalltherapie und Rezidivprophylaxe

- Versuch der **Erhaltung des Therapieerfolges** durch Ausschaltung von lokalen, systemischen, psychischen Provokationsfaktoren. Bei chronischer Tonsillitis auch Tonsillektomie. Intervallbehandlung mit Hautpflege, Urlaubsplanung.
- Bei familiärer Psoriasis **Erbberatung.**
- **Komorbiditäten:** entsprechende Behandlung.

Psychosoziale Betreuung

Therapeutisch ist auch zu berücksichtigen, dass eine schwere Psoriasis durch Entstellung und seelisch-körperliche Behinderung die Lebensqualität reduziert und zu psychosozialen Problemen führen kann.

- Leidensdruck durch Entstellungsgefühl, Selbstwertstörungen, Angststörungen, Depressionen, Alkoholismus, sozialen Rückzug, Suizidgedanken. Förderung durch Negativreaktionen bei anderen Menschen wie Ekel oder Ansteckungsangst.
- Psychosomatische Provokation der Psoriasis durch psychosoziale Negativfaktoren.

Zur gegenseitigen Information und Hilfe besteht eine Selbsthilfegruppe: Deutscher Psoriasisbund e.V.

Psoriasis pustulosa (Abb. 7.12, 7.13)

Seltenere Form der Hautpsoriasis (ca. 5%). Entwicklung steriler Pusteln lokalisiert oder generalisiert bei Patienten mit Psoriasis vulgaris bzw. bestehender familiärer Belastung, häufiger aber sporadisch. Genetische Prädisposition, zusätzliche Provokationsfaktoren wie Infekte, Stress, Medikamente, Hautschädigungen, Nikotin, Schwangerschaft.

Krankheitsbild Die Pustel ist die Maximalform der bei Psoriasis vulgaris im Stratum corneum auftretenden Mikroabszesse. Sie bestimmt hier als Leitsymptom das klinische Bild der Psoriasis pustulosa.

- **Lokalisierte** Psoriasis pustulosa (Abb. 7.12): Nicht-follikuläre Pusteln, die bis zur Hornschicht aufsteigen, Konfluenz möglich. Randständige krausenartige Schuppung der geplatzten Pusteln. Bräunliche Flecke bei Resorption. Lokalisation meist Hände oder Füße. Zwei Formen:
  - **Palmoplantare Pustulose:** Befall von Handflächen und Fußsohlen
  - **Akrodermatitis suppurativa:** vom Nagelorgan ausgehend, Vernarbung möglich.

  Verlauf: chronisch-rezidivierend, bei Acrodermatitis suppurativa Vernarbung möglich. Infolge der Lokalisation häufig erhebliche Behinderung.
  Sonderform: pustulöse Arthroosteitis mit palmoplantarer Pustulose und Hyperostosis sternocostoclavicularis.
- **Generalisierte** Psoriasis pustulosa (Abb. 7.13): Generalisierte Pustelbildung. Zwei Formen:
  - Psoriasis pustulosa **Typ Zumbusch:** schwere, akut-generalisierte Form. Leukozytose, Fieberschübe, Störung des Allgemeinbefindens. Störungen des Wasser-/Elektrolyt- und Eiweißhaushalts, auch Kachexie, Todesfälle möglich.
  - **Anuläre Form:** mildere Verlaufsform. Anulär-zirzinäre Herde ähnlich dem Erythema anulare centrifugum (Abb. 7.127). Lokalisierter Beginn möglich. Vorwiegend bei Kindern und Jugendlichen.

Diagnostik

- Anamnese, klinisches Bild.
- **Histologie:** intraepidermale einkammerige Abszesse mit zahlreichen Neutrophilen.

Differentialdiagnose

- **Lokalisierte Form:** sekundär infizierte Mykose (Erregernachweis!), Dyshidrosis.
- **Generalisierte Form:** subkorneale Pustulose mit disseminierten sterilen, schlaffen Pusteln. Pustulosis acuta generalisata als Arzneimittelreaktion.

Therapie

- **Lokalisierte Formen:** Kortikoid-Externa als Tinktur + Creme, nachts zusätzlich Okklusivverband. PUVA.
- **Generalisierte Formen:** Ciclosporin (keine gleichzeitige Phototherapie), Methotrexat, Retinoide, PUVA, Infusionstherapie für Flüssigkeits- und Elektrolytbalance.

Abb. 7.12 Psoriasis pustulosa palmoplantaris: lokalisierter Typ.

Anamnese: seit zwei Jahren in Schüben verlaufende Hautveränderungen an beiden Fußsohlen und Fußkanten. Vereinzelt auch geringere gleiche Hautveränderungen an beiden Daumenballen.
Befund: am Außenrand des linken Fußes (gleichzeitig auch an der Fußsohle und entsprechenden Lokalisationen des rechten Fußes) zwei plaqueartige, konfluierende, erythematöse Herde. Sie zeigen wenige Millimeter große Pusteln (besonders distaler Herd), entsprechend große, bräunliche Flecken (beide Herde) oder Schuppenkrusten (besonders hinterer Herd). – Mikrobiologische Untersuchung auf Bakterien, Pilze: negativ.
Besonderheiten: Die komplexe, aber instruktive Hautsymptomatik zeigt die Dynamik eines akuten Schubs einer Psoriasis pustulosa palmoplantaris. Pusteln = primäres und diagnostisches Symptom, bräunliche Flecke = bereits resorbierte Pusteln, Schuppenkrusten = Reste nach außen entleerter Pusteln. Der Schub befindet sich also bereits im Abklingen.
Differentialdiagnose: Fußmykose.

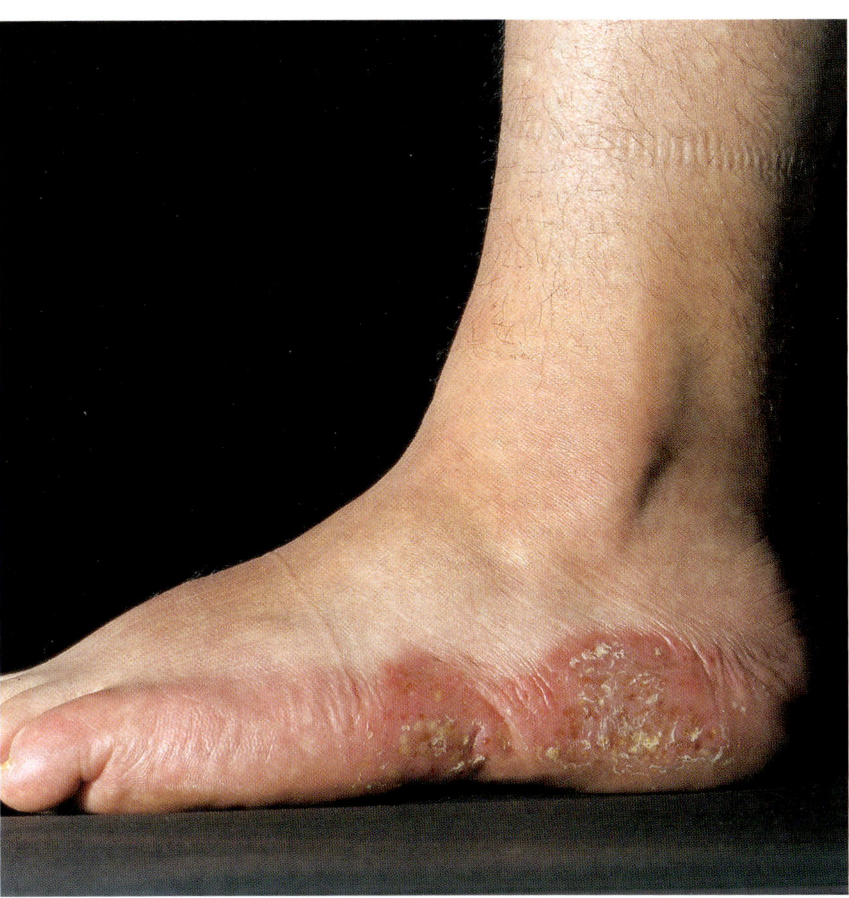

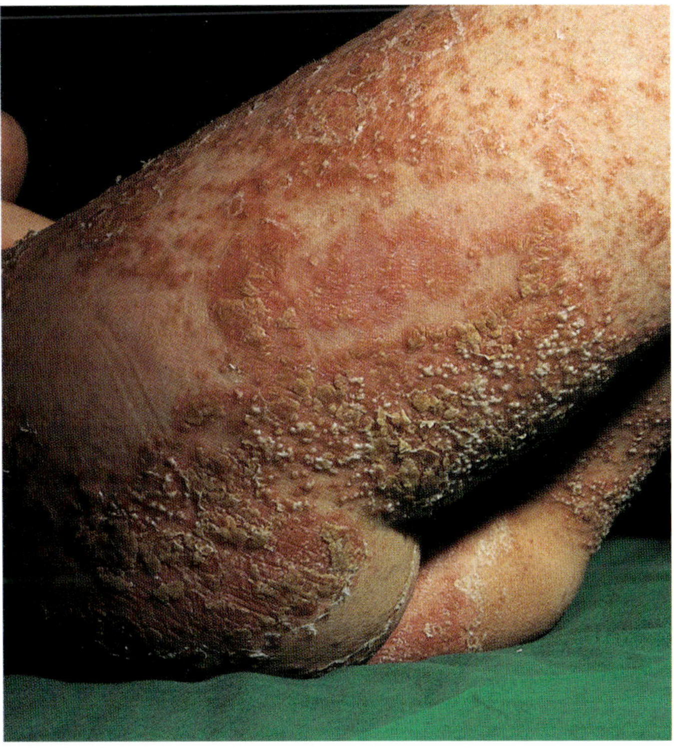

Abb. 7.13 Psoriasis pustulosa: generalisierter Typ Zumbusch.

Anamnese: 18-jährige Patientin. Die Erkrankung besteht seit mehreren Jahren mit schubhaftem Verlauf. Auslösung von Schüben wurde beobachtet nach Kinderkrankheiten, banalen Infekten und nach Einnahme von Analgetika.
Befund: am gesamten Integument teils einzeln stehende, disseminierte Pusteln, teils konfluierende, gerötete Herde mit Pusteln, gelblichen Krusten und Schuppensäumen. – Bakteriologische und mykologische Untersuchungen negativ, Leukozytose von $15\,000/mm^3$.

Arthritis psoriatica (Abb. 7.14)

Synonym: psoriatische Osteoarthropathie, Psoriasis arthropathica.

Von rheumatoider Arthritis abgrenzbare seronegative entzündliche Arthritisform bei 5–10% aller Patienten mit Hautpsoriasis. Röntgenologisch und nuklearmedizinisch sind bei einem höheren Prozentsatz asymptomatische Veränderungen fassbar. Erkrankungsgipfel 30.–50. Lebensjahr. Meist nach Hautpsoriasis auftretend, selten vor oder isoliert. Große Verlaufsvariabilität, meist chronisch-progredient mit Schüben und Remissionen.

Krankheitsbild Asymmetrische Arthritis, oligo- oder monoartikulärer Befall, schleichender Beginn.

- **Peripherer Typ:** häufigste Manifestation. Befall der Finger- bzw. Fußgelenke mit verschiedenen **Befallsformen:**
  - Häufigste Form: asymmetrische Oligoarthritis, Strahlbefall mit einzelnen Fingern als „Wurstfingern"
  - Weitere Formen: distal-transversaler Endgelenkbefall, ähnlich der Heberden-Arthrose. Grundgelenkbefall, ähnlich der rheumatoiden Arthritis
  - Schwerste Form: mutilierend, ankylosierend.
- **Wirbelsäulentyp:** Spondarthritis besonders der HWS. Bechterew-ähnliche Sacroiliitis
- **Mischtyp**
- **Sonderform:** Psoriasis pustulosa palmoplantaris mit Sternoclaviculargelenk-Hyperostose.

Diagnostik

- **Anamnese:** Gelenke, Haut.
- **Klinisches Bild** der Arthritis psoriatica, fehlende Rheumaknoten. Meist gleichzeitig bestehende Hautpsoriasis, häufig auch versteckt als isolierte Nabel-, Kopfhaut- oder inverse Psoriasis. Häufig auch Nagelpsoriasis (80%).
- Typische szintigraphische/röntgenologische Befunde mit Kombination erosiver und proliferativer asymmetrischer Veränderungen.
- **Serologie:** Rheumafaktoren negativ, HLA-B27 in 48% positiv.

Differentialdiagnose: chronische Arthritis (Abb. 7.125), Heberden-Arthrose. Seronegative Spondarthropathien: Morbus Bechterew, Morbus Reiter, Crohn-Arthritis.

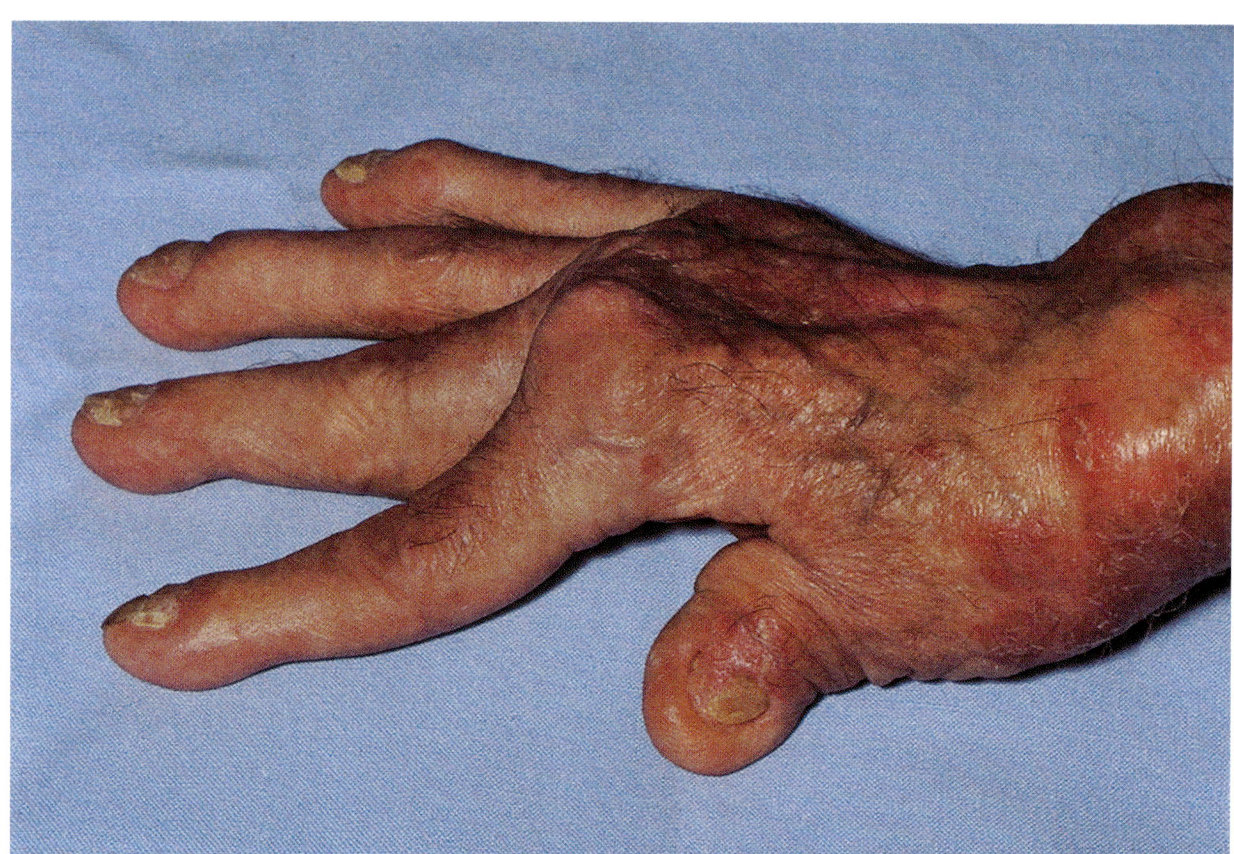

Abb. 7.14 Arthritis psoriatica: mutilierender Typ bei Psoriasis vulgaris.
Anamnese: 56-jährige Frau. Die Arthritis psoriatica trat zehn Jahre nach Beginn der Psoriasis vulgaris auf.
Befund: erythematosquamöse Herde einer Psoriasis vulgaris sowie psoriatische Nageldystrophie. Auftreibung des Handgelenkes und mehrerer Fingergelenke, Deviation von Fingern, Verkürzung des Daumens infolge Osteolyse. Ähnliche Veränderungen an der linken Hand sowie an beiden Füßen. Außerdem Sakroiliitis. – Subjektiv: Gelenkschmerzen wechselnder Stärke. – Rheumaserologie (Rheumafaktor, AST) negativ, HLA-B27 positiv.
Differentialdiagnose: chronische Polyarthritis, Arthritis urica (Abb. **7.122**).

Ätiopathogenese Ähnlich wie bei Psoriasis vulgaris.
Genetische Aspekte: genetische Prädisposition mit Familiarität, genetische Marker wie HLA-B27, Psoriasisgen PSORS 1.
Provokationsfaktoren: Gelenktraumen/-belastungen, entzündliche Foci wie z.B. Zahngranulome. T-Zell-vermittelte Immunreaktion mit Sekretion prophlogistischer Zytokine wie Tumornekrosefaktor-α. Proliferativ-destruierende Entzündung an Gelenkweichteilen, Synovia und Knochen.

Therapie

- **Medikamentöse Therapie:** nicht-steroidale Antiphlogistika, Sulfasalazin, Methotrexat, Leflunamid. Wie bei Psoriasis neuerdings auch Biologika gegen Komponenten der immunologischen Entzündung, z.B. Etanercept, Infliximab, Adalimumab.
- **Physiotherapie** und eventuell operative Therapie.
- **Strahlentherapie** mit ionisierenden Strahlen.

Obwohl die Krankheitsaktivität von Hautpsoriasis und Arthritis psoriatica grundsätzlich nicht parallel geht, kann eine Behandlung der Hautpsoriasis (Retinoide, PUVA) eine Besserung der Arthritis bewirken.

Sonstige Verhornungsstörungen

Pityriasis rubra pilaris (Abb. 7.15)

Erkrankungsgruppe mit unterschiedlichen, angeboren-erblichen oder erworbenen Formen. Herdförmige, psoriasisähnliche Verhornungsstörungen. Klein-lamellöse, kleieförmige Schuppung (Pityra [gr.] = Kleie; Pityriasis = Kleieflechte), Rötung („rubra"), flächenhafte und follikuläre Keratosen (Pilus [lat.] = Haar; pilaris = haarbezogen). Zwei Erkrankungsgipfel: erste Lebensjahre (juvenile Formen) und 40.–50. Lebensjahr (Erwachsenenformen). Es handelt sich um eine seltene, aber meist ausgedehnte Dermatose.

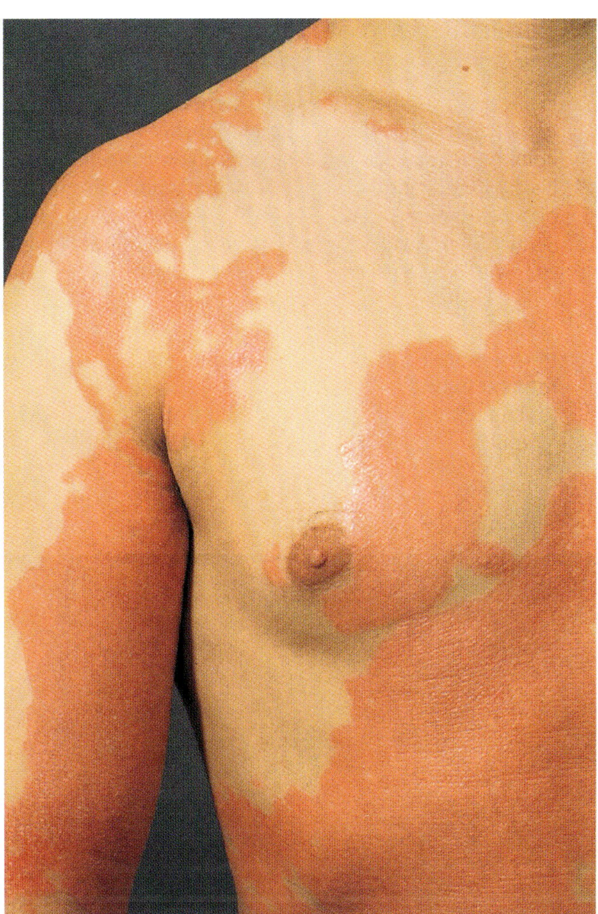

Abb. 7.15 Pityriasis rubra pilaris.
Anamnese: 52-jähriger Patient. Beginn der Hautveränderungen vor fünf Jahren, allmähliche Ausbreitung.
Befund: an Rumpf und Extremitäten scharf begrenzte, unregelmäßig konfigurierte Erytheme mit charakteristisch ausgebildeten „weißen Inseln" gesunder Haut. Angedeutete Lichenifikation am Rumpf, kleieförmige Schuppung am Oberarm. Außerdem finden sich stecknadelkopfgroße, spitze keratotische Papeln an Fingern und Handrücken.
Differentialdiagnose: Psoriasis vulgaris, Lichen pilaris, Mycosis fungoides (Plaque-Stadium).

Krankheitsbild

- **Haut:** scharf begrenzte gerötete Herde mit zum Teil feinlamellöser, kleieförmiger Schuppung am Körper und diffusen palmoplantaren Keratosen. Follikuläre Keratosen häufig an Fingerrücken, Nagelbildungsstörungen. Durch Ausdehnung der Herde großflächiger Befall mit kleinen Inseln normaler Haut bis hin zur Erythrodermie (s. Kap. 7.9.1). Kein Schleimhautbefall, keine spezifischen extrakutanen Manifestationen. Atypische Formen möglich.
- **Verlauf:** zum Teil lebenslang, besonders juvenile Formen. Zum Teil Remissionen nach einigen Jahren, besonders Erwachsenenformen.

Diagnostik Anamnese, klinisches Bild.
Histologie: Hyperkeratose, Follikelkeratose, Epidermishyperplasie und Entzündung.
Differentialdiagnose: Psoriasis vulgaris, Keratosis pilaris (follicularis).

Ätiopathogenese Weitgehend unklar, möglicherweise unterschiedlich.

- Juvenile Formen zum Teil familiär, autosomal-dominanter oder polygener Erbgang.
- Erwachsenenformen meist sporadisch.

Krankheitsmanifestation möglich durch lokale Faktoren wie Hautschädigung oder allgemeine Faktoren wie Infektionen, endokrine Störungen oder Tumoren.

Therapie Lokal-symptomatisch mit Keratolyse, Basissalben. Bei schweren Formen Retinoide. Behandlung einer eventuellen Grundkrankheit.

Morbus Darier (Abb. 7.16)

Synonym: Dyskeratosis follicularis

Erbliche autosomal-dominante Verhornungsstörung mit typischen klinischen Herden und typischer Histologie. Fakultative Assoziation mit extrakutanen Störungen.
Nach Manifestation meist in der Pubertät hochchronischer bis lebenslanger Verlauf. Die nicht seltene Erkrankung bedeutet durch Ausdehnung, Sichtbarkeit der Herde, mögliche Sekundärinfektionen und lebenslangen Verlauf eine erhebliche Belastung des Patienten.

Krankheitsbild

- **Haut:** einige Millimeter große, keratotische, bräunlich-rote Papeln, Bildung großflächiger Herde durch Konfluenz möglich. Typisches Verteilungsmuster: sog. seborrhoische Hautregionen wie Gesicht, Kapillitium, Brust und Rücken.
- **Assoziierte Haut- und Schleimhautsymptome:** Befall der Hände mit keratotischen Papeln und Unterbrechungen des Papillarleistenmusters. Neigung zu viralen (Herpes simplex) und bakteriellen Hautinfektionen. Leukoplakieartige Herde der hautnahen Schleimhäute (u.a. Mundhöhle).
- **Assoziierte fakultative Symptome:** Intelligenzminderung, Hypogonadismus, Knochenzysten.
- **Verlauf:** nach Manifestation lebenslang in wechselnder Stärke.

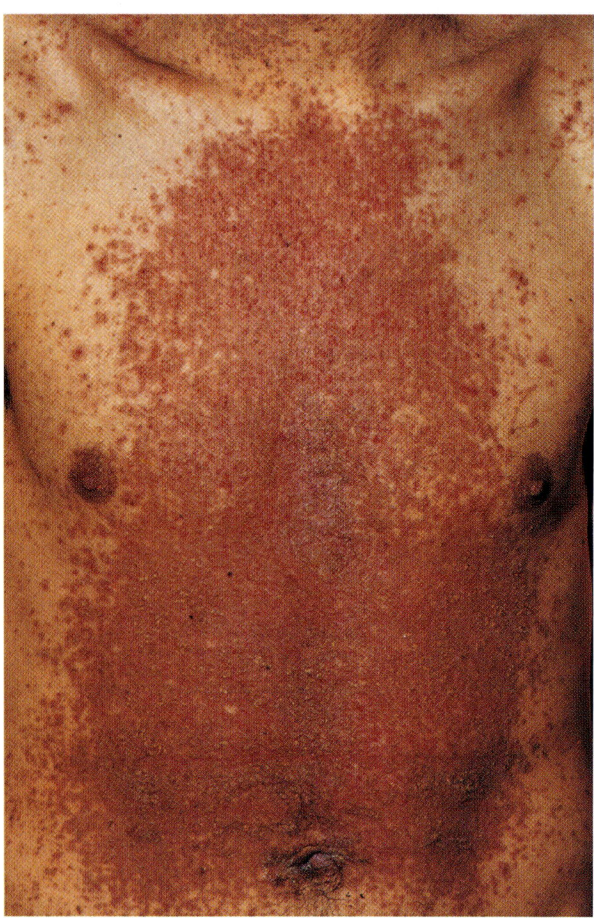

Abb. 7.16 Morbus Darier.
Anamnese: 45-jähriger Patient. Beginn im Kindesalter, seitdem 30 Jahre langer chronischer Verlauf mit Schüben und Remissionen.
Befund: in Brust- und Bauchmitte sowie am seitlichen Hals dichtaggregierte, sich randwärts in Einzelherde auflösende Erytheme mit stecknadelkopfgroßen Erosionen, bräunlichen Krusten und Hyperkeratosen. Gleichartige Veränderungen finden sich in anderen sog. seborrhoischen Lokalisationen wie hintere Schweißrinne und Nasolabialfalten. Sehr unangenehmer Geruch durch Mazeration und bakterielle Superinfektion.
Differentialdiagnose: seborrhoisches Ekzem.

Diagnostik

- Anamnese (Verlauf, Erblichkeit), klinisches Bild.
- **Histologie:** follikuläre und nicht-follikuläre Herde mit Hyperkeratose, Dyskeratose (Einzelzellverhornung) und Akantholyse (Lösung der Interzellularverbindungen).

Differentialdiagnose: seborrhoisches Ekzem.

Ätiopathogenese Autosomal-dominante Verhornungsstörung. Enzymdefekt einer Ca^{2+}-ATPase. Krankheitsverschlechterung durch Provokationsfaktoren wie Hitze oder Schwitzen.

Therapie Nur **symptomatische Behandlung** möglich. Lokalbehandlung mit Keratolyse und Lokalretinoiden. Systemische Retinoidtherapie in schweren Fällen bei Erwachsenen. Versuch mit Dermabrasion. Behandlung viraler und bakterieller Infektionen. Berufs- und Erbberatung.

Morbus Hailey-Hailey

Synonym: Pemphigus chronicus benignus familiaris

Dem Morbus Darier klinisch und genetisch ähnliche Verhornungsstörung mit **akantholytischer Blasenbildung**. Klinisch rötliche Herde mit Fissuren oder erosiv-nässende Herde, meist Achseln und Leisten. Häufig bakterielle oder mykotische Superinfektionen.
Differentialdiagnose: Intertrigo, Mykose, Ekzem.
Therapie: Dermabrasion. Regeneration durch nicht erkranktes Follikelepithel.

Porokeratose

Rundliche, rötlich-atrophische Herde mit keratotischem Randwall. Autosomal-dominante Vererbung. Beginn sehr selten im Kindesalter, meist erst bei Erwachsenen mit disseminierten Herden in chronisch-lichtexponierten Hautregionen (z.B. Extremitäten). Maligne Entartung möglich.

Keratosis pilaris (follicularis)

Hereditäre Verhornungsstörung von **Haarfollikeln** (s. Kap. 10.2.1). Teilsymptom kutaner hereditärer Verhornungsstörungen.

7.2.2 Erbliche bullöse Krankheiten

Epidermolysis-bullosa-Gruppe

Erbliche (hereditäre) Epidermolysen umfassen eine Gruppe genetisch und klinisch heterogener Krankheitstypen mit genetischer Disposition zur **Blasenbildung** an Haut und auch Schleimhäuten durch normalerweise tolerierte mechanische Belastungen.
Monogene Erbgänge, insgesamt relativ häufige Erbkrankheiten. Je nach Typ kommt es zu erheblicher Beeinträchtigung durch ständige Blasenentwicklung, zu schwerer Beeinträchtigung bei zunehmenden Vernarbungen; letale Verläufe sind möglich. Zusätzlich können assoziierte Störungen anderer Organe auftreten, sind aber selten.
Klassifizierung: Bei dem bestehenden Schichtenaufbau kann die Kontinuität der Haut in drei Ebenen gestört sein und zur Epidermolyse/Blasenbildung führen: Basalzellschicht, Basalmembran (Junktion) oder obere Dermis. So können drei Typen mit über 20 Subtypen unterschieden werden, außerdem erworbene Formen:

- **Epidermale** Epidermolysen: Epidermolysis bullosa simplex
- **Junktionale** Epidermolysen: Epidermolysis bullosa junctionalis
- **Dermale, dystrophische** Epidermolysen: Epidermolysis bullosa dystrophicans
- **Erworbene** Epidermolysen: Epidermolysis bullosa acquisita.

Epidermolysis bullosa simplex (Abb. **7.17**)

Intraepidermale „epidermolytische" Blasenbildung mit Heilung ohne Vernarbung. Häufigste Gruppe von Epidermolysen. Beginn meist nach Geburt oder in früher Kindheit, verschiedene Subtypen. Autosomal-dominanter Erbgang. Häufigkeit 1:50000 Geburten.

Krankheitsbild

- Epidermolysis bullosa **generalisata** simplex (**Koebner**): generalisierte Blasenbildung an allen mechanisch belasteten Stellen des Integuments. Hautadnexe und Schleimhaut ohne Befund. Manifestation bei Geburt oder im frühen Kindesalter.
- Epidermolysis bullosa **localisata** simplex (**Weber-Cockayne**): lokalisierte Blasenbildung an Füßen oder Händen, besonders im Sommer. Häufigste Form hereditärer Epidermolysen. Typische Anamnese: „Ich bekomme beim Wandern regelmäßig Blasen, meine Mitwanderer aber nicht."

Verlauf: allmähliche Besserung mit dem Älterwerden.

Epidermolysis bullosa junctionalis

Blasenbildung im Bereich der Basalmembran, der „dermoepidermalen Junktionszone". Seltene Epidermolyseformen. Autosomal-rezessiver Erbgang, verschiedene Subtypen.

Krankheitsbild

- Epidermolysis bullosa junctionalis **gravis** (**Herlitz**): schwere, meist letal verlaufende Form mit großflächigen Epidermolysen bereits bei Geburt. Hautatrophie, Onychodystrophie, Zahndefekte. Schleimhautbeteiligung von Mund, Magen-Darm-, Respirations- und Urogenitaltrakt möglich.
- Epidermolysis bullosa junctionalis **mitis:** mildere, nicht lebensbedrohliche Form. Hautatrophie der Herde, atrophische Alopezie, Nagelbildungsstörungen, Zahn- und Mundschleimhautveränderungen.

Verlauf: Beginn bei Geburt, schwere Verläufe mit ausgedehnter Blasenbildung, schlecht heilenden Erosionen. Keine Vernarbung, jedoch allmähliche Hautatrophie und Nagelstörungen. Letaler Ausgang möglich.

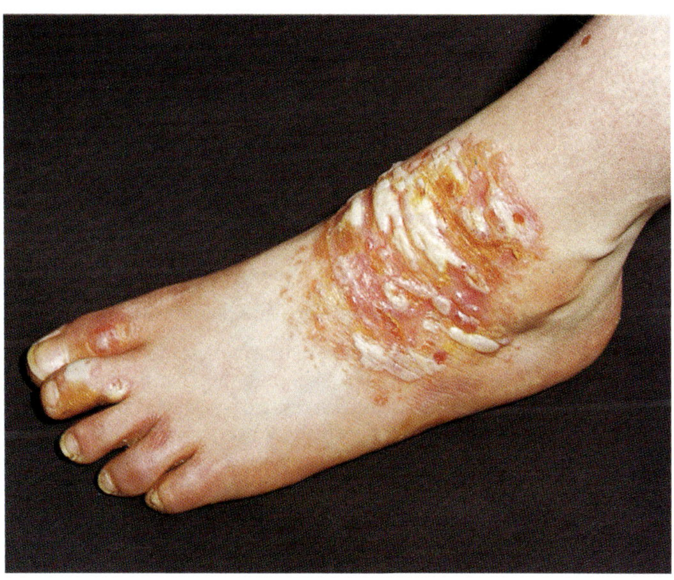

Abb. 7.17 Epidermolysis bullosa hereditaria simplex (Koebner).
Anamnese: 8-jähriges Mädchen. Die Erkrankung besteht seit Geburt. Die Umwandlung der Blasen in Pusteln ist durch eine komplizierende bakterielle Infektion mit Staphylococcus aureus bedingt. Der Vater leidet ebenfalls seit Geburt an der gleichen Erkrankung.
Befund: in mechanisch belasteten Hautregionen finden sich erythematöse Herde mit Blasen, Pusteln, Erosionen und Krusten. Teils stehen die Effloreszenzen einzeln, teils konfluieren sie zu polyzyklischen Herden.
Differentialdiagnose: andere Formen hereditärer Epidermolysis, Impetigo contagiosa (Abb. **7.34**).
Anmerkung: Trotz bequemer, besonders weicher Schuhe hat bereits der minimale Druck und Scheuerreiz Blasen hervorgerufen.

Dermale (dystrophische) Epidermolysen (Abb. 7.18)

In der oberen Dermis „dermolytische" Blasenbildung unterhalb der Junktionszone.

- **Autosomal-rezessiver Typ:** ausgeprägte anhaltende Blasenbildung und Defektheilung mit Milien und zunehmender, flächenhafter Vernarbung. Nagelbildungsstörungen und Mutilationen von Fingern und Zehen. Schleimhautbefall mit Blasen, Vernarbungen sowie Strikturen in Mundhöhle, Ösophagus und Analbereich, auch in Urogenitaltrakt und Augen. Flüssigkeits-, Eiweiß- und Elektrolytverlust bei zahlreichen Blasen und Erosionen. Besondere Gefahr von Schleimhautinfektionen und Sepsis. Essprobleme, Anämie, Wachstumsverzögerung. Gefahr von Narbenkarzinomen bis 50%.
- **Autosomal-dominanter Typ:** etwas leichterer Verlauf.

Verlauf: insgesamt progredient.

Diagnostik, Ätiopathogenese und Therapie der hereditären Epidermolysen

Diagnostik

- Anamnese, klinisches Bild. Verlaufsbeobachtung.
- Gruppendiagnose meist einfach aufgrund der bei bzw. nach Geburt einsetzenden Blasenbildung. Die Feststellung des Typs/Subtyps ist aber unbedingt erforderlich, da bei den einzelnen Epidermolyse-Typen nicht nur klinisches Bild und Therapie, sondern auch Prognose und Erbberatung unterschiedlich sind.
- Histologie, Immunhistologie/„Antigen-Mapping", Elektronenmikroskopie, biochemische Untersuchungen. Mutationsanalyse (Blut).

Diagnostische Probleme ergeben sich durch das erst allmählich entstehende Vollbild sowie Abortivformen bei Heterozygoten.

Differentialdiagnose: andere blasenbildende Dermatosen des Neugeborenen/Kindes wie Herpes simplex, bullöse Impetigo, staphylogenes Lyell-Syndrom, bullöse Autoimmunerkrankungen des Kindesalters.

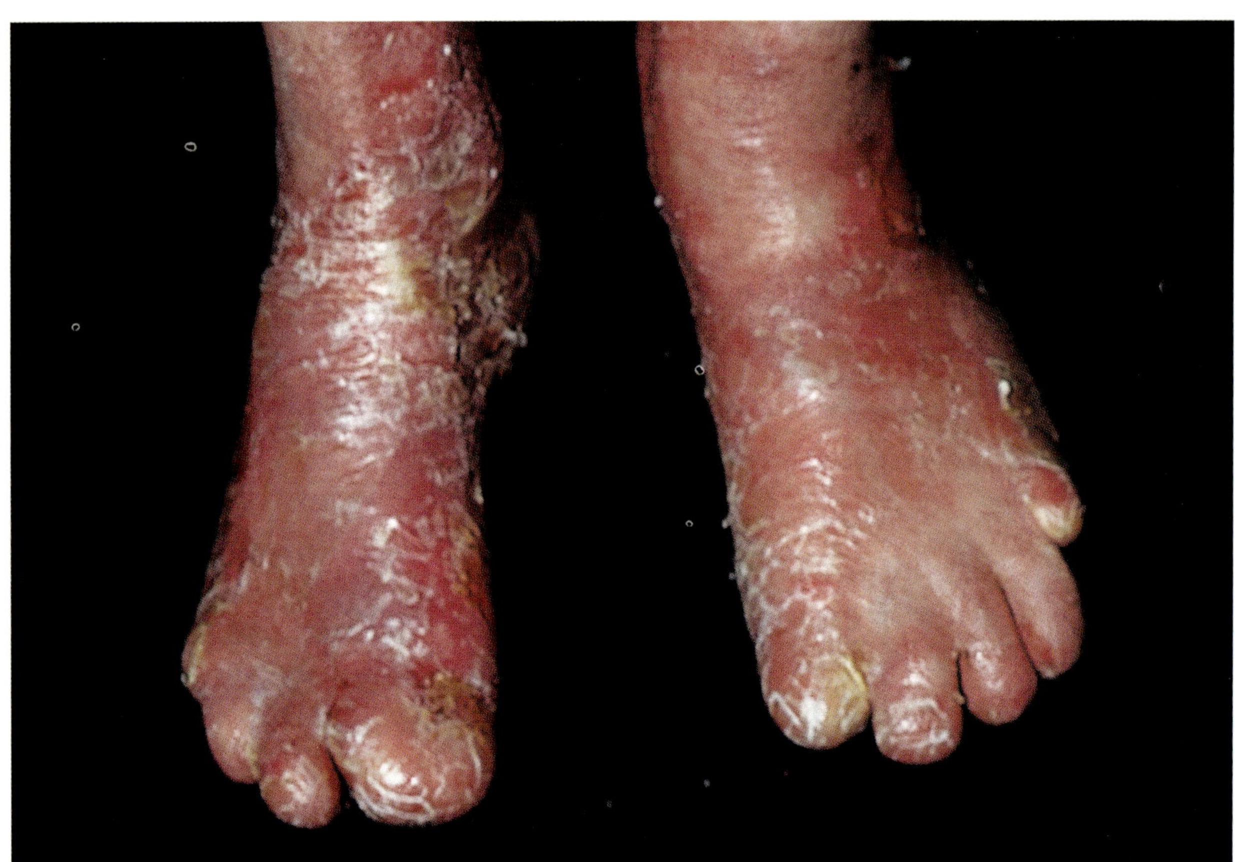

Abb. 7.18 Epidermolysis bullosa hereditaria: dystropher autosomal-rezessiver Typ.

Anamnese: 25-jährige Patientin. Beginn im 1. Lebensjahr mit Blasenbildung an exponierten Körperstellen, besonders an Händen und Füßen. Allmähliche Progression mit zunehmender Vernarbung und Mutilationen.

Befund: flächenhafte Vernarbung nahezu der gesamten Fußhaut mit Rötung, Schuppung sowie Blasen, Erosionen und Krustenbildung. Mutilationen mit Verlust der Zehen 2–5 rechts sowie mehrerer Zehennägel. Ulzera an rechter Ferse und rechtem Großzehenballen. Gleichartige Veränderungen finden sich an beiden Händen sowie anderen druckbelasteten Körperregionen, zusätzlich vernarbende Alopezie.

Besonderheiten: am Rand der beiden Ulzera wurden Probebiopsien entnommen, histologisch kein Anhalt für spinozelluläres Karzinom.

Ätiopathogenese

- **Epidermolysis bullosa simplex:** genetische Defekte der Zytokeratine 5 und 14. Druckbedingter Zerfall des Zytokeratinskeletts der Basalzellen, Zytolyse und intrabasale Spalt- und Blasenbildung.
- **Epidermolysis bullosa junctionalis:** genetische Defekte von Strukturproteinen der Hemidesmosomen bzw. der Lamina lucida mit druckinduzierter Spalt- und Blasenbildung entlang der Basalmembran.
- **Epidermolysis bullosa dystrophica:** genetische Defekte der obere Dermis und Basalmembran verbindenden Ankerfibrillen aus Kollagen VII. Druckbedingte Spalt- und Blasenbildung zwischen Epidermis mit Basalmembran und oberer Dermis. Narben und Milienbildung.

Bei allen drei Typen liegen jeweils verschiedene Gendefekte mit unterschiedlichen Subtypen und Schweregraden vor.

Therapie Keine kurative oder pathogenetische Therapie möglich, lediglich symptomatische Behandlung und Vorbeugung.
Lokaltherapie: Blasenabtragung, Behandlung von Wunden und Wundinfektionen.
Chirurgische Behandlung von Schleimhautstrikturen, rekonstruktive Eingriffe.
Von großer Bedeutung ist die **Prophylaxe**, d.h. Hautpflege, Zahnpflege, Vermeidung von mechanischen Haut-Schleimhaut-Belastungen, vor allem bei atrophisierenden bzw. vernarbenden Epidermolysen. Gefährdungsbeispiele: bei Kindern banale Verletzungen durch Kriechen und Spielen, bei Erwachsenen in Beruf und Sport. Weiterhin Vermeidung harter Nahrung und möglichst auch medizinischer Interventionen wie z.B. Intubationen, Tonsillektomie. Erbberatung je nach Erbgang, pränatale Diagnostik insbesondere bei rezessiven Formen. Epidermolysis bullosa ist häufig eine interdisziplinäre Aufgabe. Zukunftshoffnung liegt in der Gentherapie.
Psychosoziale Betreuung: Menschen mit Epidermolyse haben insbesondere bei schweren Formen ein ungewöhnlich schweres Lebens- und evtl. auch Familienschicksal. Besondere Probleme sind von Geburt/Kindesalter an bestehende starke **Einschränkungen der normalen Lebensmöglichkeiten** und **Lebensqualität** in Entwicklung, Privat- und Berufsleben. Große gesundheitliche Belastungen durch Prophylaxe, Behandlungen, Krankheitssymptomatik, Gefährdung durch Infektionen. Mögliche Schwerstbehinderung. Psychische Probleme der Krankheitsbewältigung, soziale Probleme in Kindheit, Privatleben, Beruf. Eine entsprechende Patientenbetreuung ist erforderlich. Zur gegenseitigen Unterstützung hat sich eine Selbsthilfegruppe gebildet: Interessengemeinschaft Epidermolysis bullosae e.V.

Epidermolysis bullosa acquisita

Erworbene Epidermolyse mit Autoantikörperbildung gegen Kollagen VII als Hauptbestandteil der Ankerfibrillen.
Krankheitsbild: ähnlich Epidermolysis bullosa dystrophica mitis.

Hinweis

Akute und chronische Blasenbildung ist ein häufiges Symptom bei anderen erworbenen Dermatosen.

7.2.3 Erbliche Bindegewebskrankheiten

Morbus Bourneville-Pringle (Abb. **7.19**)

Synonyme/Teilbezeichnungen: Adenoma sebaceum (Morbus Pringle), tuberöse Hirnsklerose (Morbus Bourneville), Vollbild (Morbus Bourneville-Pringle)

Hereditäre Erkrankung des Bindegewebes und der Glia mit **Knotenbildungen** in Haut, Gehirn und anderen Organen. Meist schwere Erkrankung mit erheblicher Aussehensstörung, neurologischer Symptomatik und reduzierter Lebenserwartung, Abortivfälle jedoch möglich.

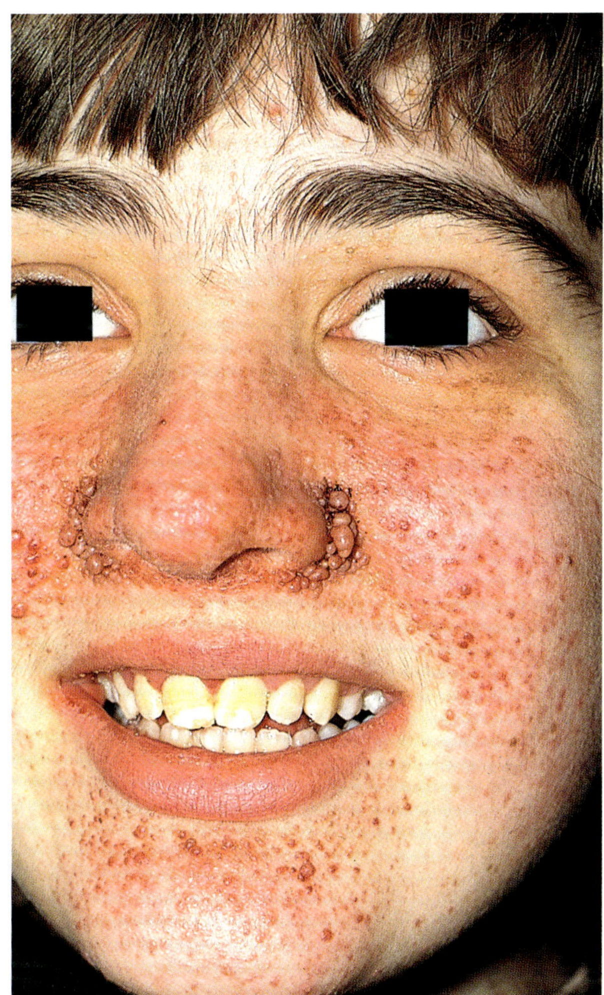

Abb. 7.19 Morbus Bourneville-Pringle.
Anamnese: 22-jährige Patientin. Beginn der Hautveränderungen im 2. Lebensjahr, später Krampfanfälle.
Befund: zahlreiche, wenige Millimeter große, derbe, gelblich-rötliche Papeln in Nasolabialfalten, Wangen- und Kinnregion.
Differentialdiagnose: Acne vulgaris (Komedonen! Abb. **11.4**), multiple Trichoepitheliome (Abb. **10.5**).

Krankheitsbild

- Haut:
  - **Fibrome:** kleinknotige, gelblich-hautfarbene Fibrome oder rötliche Angiofibrome. Der historische Name „Adenoma sebaceum“ ist nicht zutreffend.
    Lokalisation: zentrofazial, auch an Gingiva. Am Nagelbett als klinisch sehr charakteristische Koenen-Tumoren (Abb. **9.4**).
  - **Bindegewebsnävi:** Hautareale mit pflastersteinartig vergröbertem Oberflächenrelief, bedingt durch herdförmige Bindegewebsvermehrung.
    Lokalisation: meist lumbosakral.
  - **Hypomelanosen:** tropfen- bzw. blattartige herdförmige Hypopigmentierungen. Gut erkennbar bei Woodlicht-Betrachtung.
- **Extrakutane Manifestationen:** ZNS (Epilepsie, Schwachsinn), Auge (Netzhauttumoren), Niere, Lunge, Herz, Leber. Abortivformen sind möglich.

Diagnostik

- **Anamnese und klinisches Bild:** typische Trias von **Hautherden + Epilepsie + Schwachsinn**. Frühsymptom: hypomelanotische Flecke. Leitsymptom: Hautfibrome.
- **Histologie:** Fibrome mit adenomatöser oder angiomatöser Komponente.
- Spezielle Diagnostik extrakutaner Manifestationen.

Differentialdiagnose: Akne vulgaris, Trichoepitheliome.

Ätiopathogenese Autosomal-dominant mit unterschiedlicher Expressivität, sporadische Fälle möglich. Mutationen von zwei Genen mit Tumorsuppressorgenwirkung: **Hamartin**-Gen TSC-1, **Tuberin**-Gen TSC-2. Durch Ausfall der Tumorsuppressorgenwirkung: herdförmige Bindegewebs-Glia-Wucherungen in verschiedenen Organen.

Therapie Keine kausale Therapie möglich. Hautfibrome können durch Operation oder Dermabrasion gut gebessert werden, Rezidive sind jedoch wahrscheinlich. Symptomatische Therapie extrakutaner Krankheitsmanifestationen.

Ehlers-Danlos-Syndrom (Abb. **7.20**)

Synonym: Cutis hyperelastica

Gruppe hereditärer, unterschiedlicher **Störungen der Kollagenbildung** mit systemhafter klinischer Manifestation in Haut, Bewegungsapparat und bindegewebsreichen inneren Organen. Insgesamt seltene Erkrankung. Erbgang, Symptomatik und Krankheitsbedeutung abhängig vom jeweiligen Typ (I–X).

Historischer Exkurs

„Gummimenschen“

Die Erkrankung wurde bereits 1682 beschrieben: „Im Jahre 1657 sahen wir in unserem Krankenhaus … einen jungen Spanier mit dem Namen Georg Albes, welcher mit seiner linken Hand die Haut über dem Humerus und der rechten Brust ergriff und sie beinahe bis an seinen Mund heraufzog. Die Haut kehrte dann leicht in ihre natürliche Lage zurück. Es war bisher nicht möglich, den Grund (dieser Anomalie) festzustellen.“ *(Van Meekeren, J. A.: De dilatabilitate extraordinaria cutis, Amsterdam 1682)*

Ein Ehlers-Danlos-Syndrom ist Grundlage der abnormen Beweglichkeit von „Gummimenschen“ und Verrenkungskünstlern, wahrscheinlich auch der ungewöhnlichen Gelenkigkeit und Virtuosität des „Teufelsgeigers“ Niccolò Paganini.

Krankheitsbild

- **Haut:** weiche, gummiartige Haut (Cutis hyperelastica), Neigung zu Hautverletzungen mit Blutungen, schlechte Heilungstendenz und auffällige atrophe Narbenbildung.
- **Bewegungsapparat:** Überstreckbarkeit der Gelenke, Luxationen, Kyphoskoliosen.
- **Sonstige** betroffene Organe (fakultativ): Auge (Kornea- und Linsenstörungen), Blutgefäße (Rupturen, Aneurysmen), Magen-Darm (Hernien, Peforation), Lunge (Lungenrisse, Pneumothorax).
- Mögliche **Komplikationen:** Störungen in Gravidität und bei Geburt durch Zervixinsuffizienz und Uterusruptur. Risiken bei Operationen und diagnostischen Eingriffen wie z. B. Arteriographie.

Verlauf: bereits bei Geburt hinweisende Gelenksymptome wie Hüftgelenksluxation. Weitere Symptomentwicklung im Kindes- und Jugendalter.

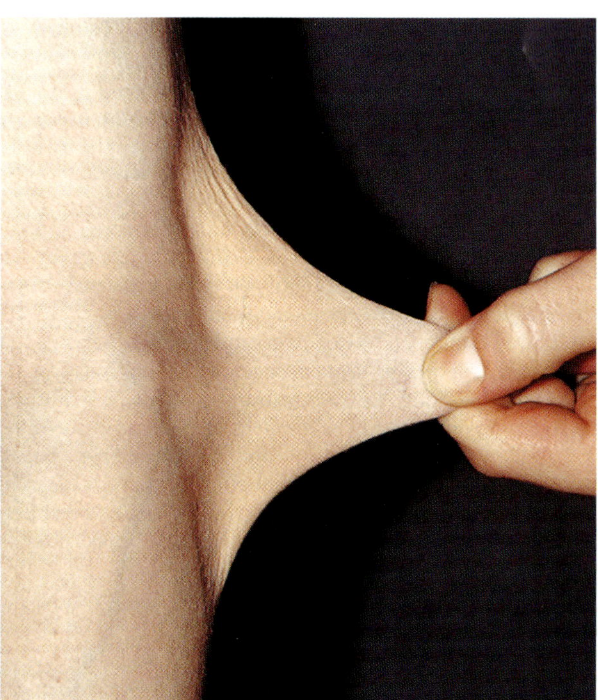

Abb. 7.20 Ehlers-Danlos-Syndrom: Cutis hyperelastica.
Anamnese: 31-jähriger Patient. Frühgeburt, seit dem Kleinkindesalter auffällige Dehnbarkeit der Haut, Überstreckbarkeit der Gelenke, schlecht heilende Hautwunden.
Befund: abnorme Dehnbarkeit der Haut und Überstreckbarkeit der Gelenke.

Diagnostik Leitsymptome sind „Gummihaut“ und „Gelenküberstreckbarkeit“. Eine Typisierung ist erforderlich wegen unterschiedlicher Symptom-Konstellationen und Prognose der einzelnen Typen.
Differentialdiagnose: Marfan-Syndrom.

Ätiopathogenese Genetisch heterogen mit verschiedenen Typ-gebundenen Erbgängen: autosomal-dominant, autosomal-rezessiv, geschlechtsgebunden.
Genetische Defekte der Kollagenstruktur, Kollagenbiosynthese und extrazellulären Kollagenorganisation. Durch Wegfall der arretierenden Wirkung der minderwertigen Kollagenfasern Überdehnbarkeit der Haut mit möglicher Zerreißung. Gummiartiges Zurückschnellen in Ausgangslage durch erhaltene Funktion der elastischen Fasern. Entsprechende biochemische Störungen und Folgeschäden auch bei anderen Organen.

Therapie Keine kausale Therapie möglich. Lokal-symptomatische Behandlung von Hautwunden. Wichtig ist die **Prophylaxe:** gelenkschonendes Verhalten. Beachtung möglicher Komorbidität gefährdeter Organe und frühzeitige Behandlung, z.B. Hypertonie. Vorsichtsmaßnahmen bei Schwangerschaft sowie operativen und diagnostischen Eingriffen. Erbberatung, auch pränatale Diagnostik möglich.

Pseudoxanthoma elasticum (Abb. 7.21)

Synonym: Grönblad-Strandberg-Syndrom

Gruppe hereditärer, unterschiedlicher **Störungen elastischer Fasern** mit systemhafter Manifestation an Haut, Auge und kardiovaskulärem System. Seltene, aber für Patienten risiko- und folgenreiche Erkrankung. Gynäkotropie.

Krankheitsbild

- **Haut:** flache, wenige Millimeter große, gelbliche Papeln („Pseudoxanthoma“) und gelbliche Streifen in faltiger Haut.
  Prädilektionsstellen: Halsseiten, Axillen, Ellenbeugen, Leistenbeugen. Schleimhautbefall möglich.
- **Auge:** Augenhintergrundveränderungen durch rissbedingte „angoid streaks“ und Blutungen. Häufig allmählicher Visusverlust.
- **Kardiovaskuläres System:** Vielzahl kardiovaskulärer Symptome:
  - Herz, Kreislauf: koronare Herzkrankheit, Hypertonie
  - Gefäße: u.a. intestinale, uterine und zerebrale Blutungen, Abschwächung/Fehlen peripherer Pulse.

Verlauf: klinische Krankheitsmanifestation meist erst ab ca. 10. Lebensjahr. Auffällig wird die Erkrankung durch progrediente Sehschwäche, gastrointestinale Blutungen und Herz-Kreislauf-Symptome.

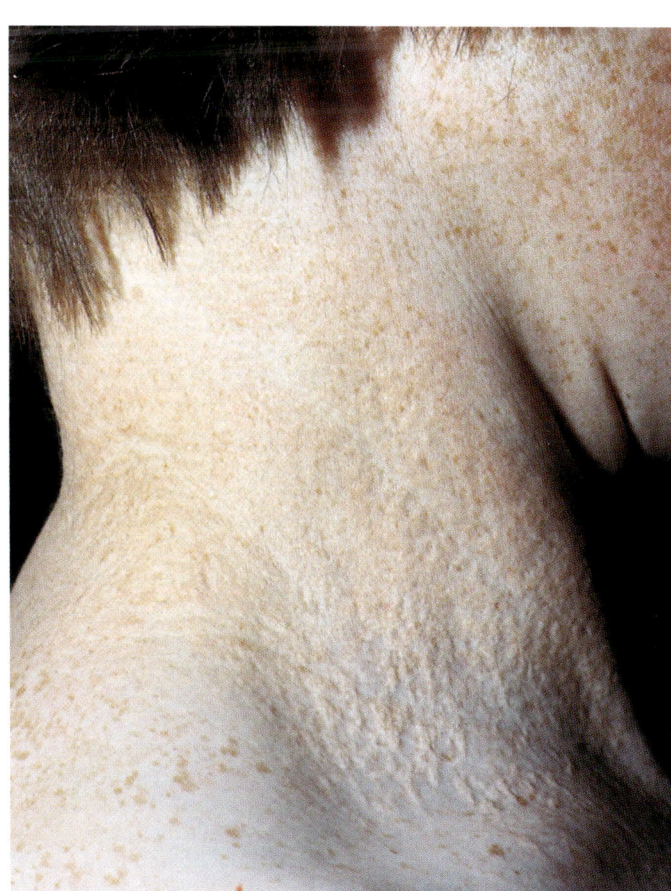

Abb. 7.21 Pseudoxanthoma elasticum.
Anamnese: 18-jähriger Patient. Ab dem 15. Lebensjahr zunehmende Sehstörungen. Die bereits vorher aufgetretenen Hautveränderungen am Hals waren ärztlicherseits als harmlos bewertet worden.
Befund: gelbliche, strickwerkartige, erhabene Streifen an Nacken, seitlichem Hals und Dekolleté.
Differentialdiagnose: aktinische Elastose (höheres Lebensalter), striäre Xanthome (Dyslipoproteinämie).

Diagnostik
- **Anamnese:** Familiarität?
- **Klinik:** Hautbefund = Leitsymptom.
- **Histologie:** pathologische elastische Fasern mit Fragmentierung in Bruchstücke, Kalkeinlagerung.

Die Diagnosestellung erfolgt allerdings häufig erst mit dem Auftreten von frühzeitigen Augen- bzw. kardiovaskulären Symptomen.

Ätiopathogenese Vier genetische Typen mit monogenen, autosomal-dominanten oder -rezessiven Erbgängen. Genetische Defekte eines Proteins der extrazellulären Matrix. Zerfall und Verkalkung der elastischen Fasern. Elastizitätsverlust der Gewebe/Organe mit Folgeschäden bei mechanischer Beanspruchung.

Therapie Keine kausale Therapie bekannt. **Prophylaxe** der Schäden durch Schonung, Beachtung von Herz-Kreislauf-Risikofaktoren, Frühtherapie z. B. einer Hypertonie. Keine blutungsfördernden Medikamente, Vorsicht bei Operationen (Blutstillung). Erbberatung.

7.2.4 Sonstige Erbkrankheiten

Xeroderma pigmentosum (Abb. 7.22)

Sehr seltene, aber exemplarisch wichtige autosomal-rezessive Erbkrankheit. Infolge verschiedener **Defekte von DNS-Reparaturmechanismen** ausbleibende Reparatur von DNS-Schäden. Kumulativ-fortschreitende Zell-, Gewebs- und Organschäden. Verkürzte Lebenserwartung. Häufigkeit In Europa 1:250 000 Lebendgeburten, in Japan 1:40 000.

Krankheitsbild
- **Lichtempfindlichkeit:** schon bei geringer Sonnenlichtexposition schwere, lang anhaltende Sonnenbrände. Frühe Entwicklung eines chronischen Lichtschadens mit trockener Haut, Pigmentstörungen (z. B. Sommersprossen, Lentigines, Hypo- und Hyperpigmentierungen), Teleangiektasien. Zunehmende Vernarbungen. Schädigung der Lider und vorderen Augenabschnitte.
- **Tumoren:** bis 1000-fach erhöhte und beschleunigte Entstehung von UV-induzierten Hauttumoren, z. B. Präkanzerosen, Basalzellkarzinome, Plattenepithelkarzinome, Lentigo-maligna-Melanom. Auch Neoplasien von Auge, Nervensystem und inneren Organen möglich.
- **Neurologische Symptome:** in 20–40% Reflexstörungen, Ataxie, Spastik, periphere Neuropathien, auch Intelligenzstörungen.

Verlauf: bereits ab dem Kleinkindesalter auffällige Sonnenbrände und beginnender chronischer Lichtschaden. Hauttumoren ab dem 8. Lebensjahr. Reduzierte Lebenserwartung um ca. 30 Jahre durch metastasierende Tumoren.

Ätiopathogenese Genetisch heterogen. Sieben verschiedene Typen und eine Variante mit unterschiedlichen Gendefekten der DNS- bzw. Nukleotid-Exzisionsreparatur auf verschiedenen Chromosomen. Anhäufung unreparierter DNS-Schäden und Mutationen durch UV-Strahlen, Medikamente oder freie Radikale. Zusätzlich induzierte Immunsuppression. Je nach Typ unterschiedliche Symptom-Konstellationen und Schweregrade.

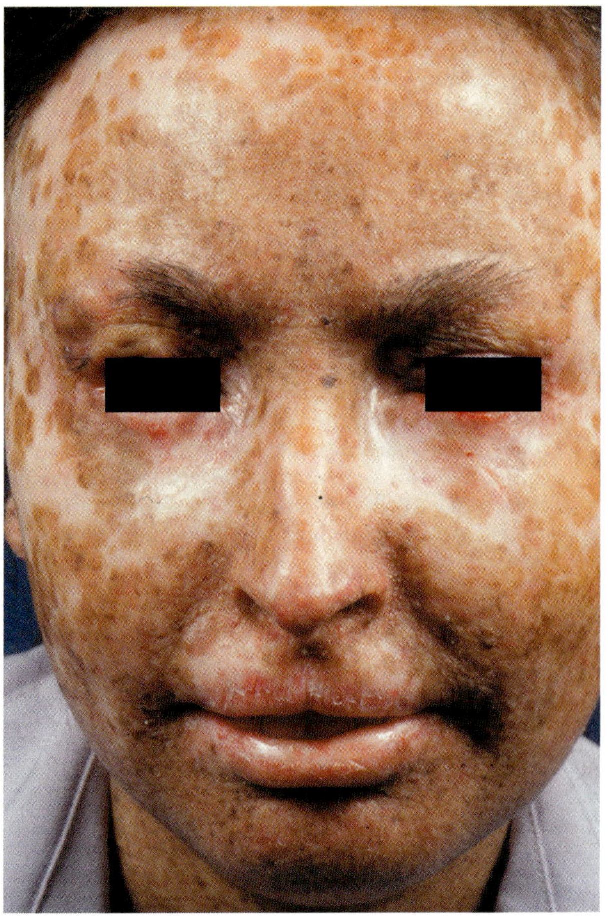

Abb. 7.22 Xeroderma pigmentosum.
Anamnese: 33-jährige Patientin. Seit Geburt starke Photosensitivität und bereits Sonnenbrand nach wenigen Minuten Sonne. Ab dem 3. Lebensjahr atypische melanozytäre Nävi. Seit dem 4. Lebensjahr immer neue Plattenepithelkarzinome und Präkanzerosen, Basalzellkarzinome, notwendige operative Eingriffe. Zunehmende Hauttrockenheit und Pigmentierungsstörungen. Im 18. Lebensjahr Plattenepithelkarzinom der Konjunktiva des linken Auges, rezidivierend. Im 27. Lebensjahr Lentigo-maligna-Melanom, Tumordicke 4,5 mm, mit Lymphknotenmetastasen. Bruder ebenfalls erkrankt und inzwischen an metastasierendem Plattenepithelkarzinom verstorben.
Befund: Im Gesicht starke Trockenheit der Haut (Xerose) und zahlreiche Hyper- und Depigmentierungen. Dazwischen zahlreiche depigmentiert-atrophische Narben der zahlreichen Tumoroperationen. Entzündungen und Vernarbung der Lippen. Weitere Befunde: ähnlicher Hautbefund an Händen und Armen.
Diagnose: Xeroderma pigmentosum Komplementierungsgruppe XP-C.
Anmerkung: Patientin lebt unter strengen Sonnenschutzmaßnahmen: Folien-verklebte Fenster, lichtdichter Kleidungsschutz, Lichtschutzpräparate mit maximalem UVB-/A-Schutz sowie Reparaturenzymen.

Therapie Keine kausale Therapie möglich.
Früherkennung und operative Frühbehandlung der Hauttumoren, Dermabrasion, Hauttransplantation.
Prävention: strikte Vermeidung jeder UV-Exposition durch veränderten Nacht-Tag-Rhythmus, Fenster-Schutzfolien, spezielle Schutzkleidung, Sonnenschutzmittel, präventiven Hautschutz.
Erbberatung, pränatale Diagnostik. Interdisziplinäre dermatologische, ophthalmologische und neurologische Betreuung. Hoffnung auf Gentherapie. In Erprobung: Lokaltherapie mit DNS-Reparaturenzymen.

! **Merke** Die erfolgreichste präventive Maßnahme ist strikter Sonnenschutz sowohl vor akuter wie auch chronisch-kumulativer Exposition. Die hierfür empfohlene Umstellung des Tag-Nacht-Rhythmus sollte schon im Kindesalter erfolgen (**Mondschein-Kinder**). Sie hat erhebliche Auswirkungen auf spätere Lebensführung und Berufswahl. Durch Schutzmaßnahmen (s. o.) inzwischen zumindest zeitweises Tagesleben möglich.

Progeriegruppe

Sehr seltene, aber exemplarisch wichtige Gruppe von autosomal-rezessiven Erbkrankheiten. Infolge von DNS-Störungen kommt es zu vorzeitig einsetzenden und beschleunigt ablaufenden Alterungs- und Degenerationsprozessen an Haut und inneren Organen („**Vergreisungssyndrome**").

Krankheitsbild

- **Akrogerie:** frühkindliche Hautatrophie und fortschreitende Hautalterung („kindlicher Greis").
- **Progerie:** zusätzlich Zwergwuchs und frühzeitige degenerative Veränderungen des Bewegungsapparates und innerer Organe, Arteriosklerose. Tod meist vor dem 20. Lebensjahr.
- **Werner-Syndrom:** nach Pubertät einsetzende vorzeitige Alterung. Vogelgesicht und Vogelbeine, Ulcus cruris, Arteriosklerose, reduzierte Lebenserwartung.

Therapie Nur symptomatische Maßnahmen möglich.

Phakomatosen

Bei **neuroektodermalen Syndromen** wird auch der Begriff „Phakomatose" (phakos [griech.] = Mal) verwendet. Zu den Phakomatosen zählen:

- Morbus Bourneville-Pringle (s. Kap. 7.2.3),
- Morbus Recklinghausen (s. Kap. 16.2.1),
- Sturge-Weber-Syndrom (s. Kap. 14.2.2),
- von-Hippel-Lindau-Syndrom (s. Kap. 14.2.2).

7.2.5 Fehlbildungen

Umschriebene Fehlbildungen der Haut werden meist als **Nävi** bezeichnet. Es handelt sich um Mosaikbildungen. Sie treten mit oder nach der Geburt in Erscheinung und „wachsen mit". Nach Abschluss des Körperwachstums persistieren sie meist, keine Spontanremission. Die häufigsten Nävi der Kutis sind der epidermale Nävus und der Bindegewebsnävus.

Epidermaler Nävus (Abb. **7.23**)

Synonym: Naevus verrucosus

Bei Geburt vorhandene bzw. später manifest werdende, nicht-erbliche Fehlbildung. Umschriebene solitäre oder multiple Herde von verdickter Epidermis mit meist auffälligen Anordnungsmustern.

Krankheitsbild

- **Harter epidermaler Nävus:** keratotische, hart-weißliche Herde.
- **Weicher epidermaler Nävus:** keratotische, papillomatöse, weich-bräunliche Herde.
- **Sonderform:** inflammatorischer linearer verruköser epidermaler Nävus (**ILVEN**).

Anordnung zum Teil striär, linienartig, wirbelartig, irgendwie „systematisiert" („Trittspuren der Embryogenese der Haut").

Therapie Behandlung soweit möglich und nötig durch Exzision oder Dermabrasion.

Bindegewebsnävus

Bei Geburt vorhandene oder in Kindheit sich manifestierende Fehlbildung extrazellulärer Komponenten des Bindegewebes wie Kollagen, Elastika oder Grundsubstanz. Meist umschriebene gruppierte, selten disseminierte Herde. Sie kommen sporadisch oder als mögliches Teilsymptom bei Erbkrankheiten vor.

Krankheitsbild

- **Kollagennävus:** meist gruppierte hautfarbene Papeln, häufig Lumbosakralregion.
- **Elastikanävus:** multiple bzw. disseminierte weißlich-gelbliche Papeln.
- **Bindegewebsnävus-Syndrome:** Vorkommen von Bindegewebsnävi im Rahmen von Erbkrankheiten wie Morbus Bourneville-Pringle, Osteopoikilie.

Therapie Operative Behandlung soweit nötig und möglich.

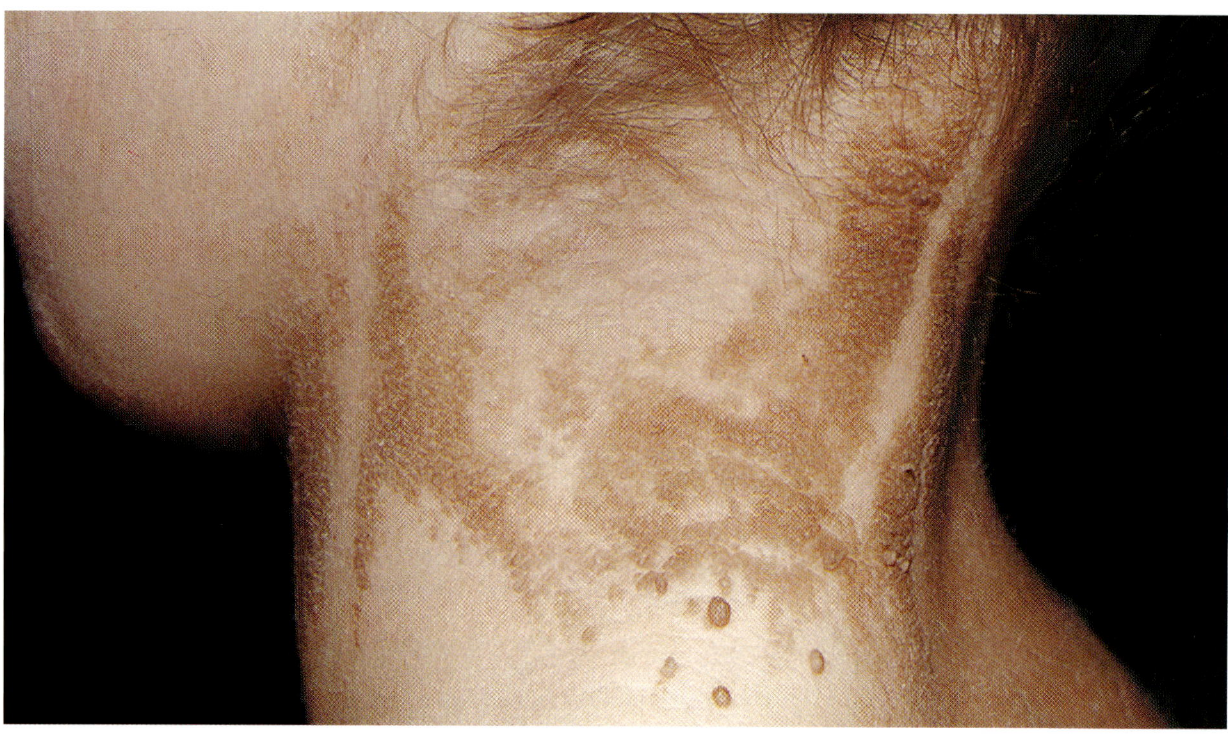

Abb. 7.23 Epidermaler Nävus.
Anamnese: 8-jährige Patientin. Die Hautveränderungen bestehen seit Geburt und haben sich im Rahmen des Körperwachstums vergrößert. Keine Familiarität.
Befund: an der linken Halsseite einige unregelmäßig, aber scharf begrenzte Herde unterschiedlicher Größe sowie einige einzeln stehende Papeln mit bräunlicher, verruziformer Oberfläche.
Anmerkung: Beispiel eines Mosaikbildes. Nebeneinander von zwei genetisch und phänotypisch unterschiedlichen Zelllinien der Keratinozyten. Die Anordnung der Nävuszellen entspricht ihrem Wanderungs- und Ausbreitungsweg während der Embryogenese.

Zusammenfassung

Zu den angeborenen Erkrankungen der Kutis zählen Genodermatosen, erbliche Dispositionskrankheiten und Fehlbildungen.

- **Genodermatosen:** monogene Erbgänge. Bei Geburt vorhandene bzw. frühzeitig manifest werdende Hautveränderungen, statischer Krankheitsverlauf, nur symptomatische Therapie möglich. Beispiel: Ichthyosis vulgaris.
- **Erbliche Dispositionskrankheiten:** polygen-multifaktorielle Vererbung. Genetische Prädisposition und Einwirkung nicht-erblicher Modulationsfaktoren bestimmen Manifestation und Verlauf. Spätere Manifestation, dynamischer Krankheitsverlauf mit möglichen klinischen Remissionen, größerer therapeutischer Spielraum. Beispiel: Psoriasis vulgaris.
- **Phänokopien:** nicht-erbliche Kopien von Erbkrankheiten. Beispiel: erworbene Palmoplantarkeratosen.
- **Fehlbildungen:** meist sporadisch, aber auch erblich bei Fehlbildungssyndromen. Bei Geburt vorhanden oder frühzeitig sich manifestierend, statischer Verlauf, mitwachsend. Klinisches Bild: sog. Nävi. Nävi sind Mosaikbildungen, d.h. Störungen der Embryogenese der Haut mit einem Nebeneinander verschiedener Zelllinien. Beispiel: epidermaler Nävus.

Ichthyosis-Gruppe

Epidermale Verhornungsstörung, verdickte Hornschicht, schuppen- bzw. reptilienartiges Hautoberflächenbild. Erhebliche Krankheitsbedeutung, insbesondere bei schweren Ichthyosen: lebenslange Behandlung, Einschränkungen der Lebensqualität, psychosoziale Probleme, auch z. T. reduzierte Lebenserwartung.
Typen: verschiedene Subtypen mit unterschiedlichem Schweregrad und unterschiedlichen Erbgängen. Beispiele: autosomal-dominante Ichthyosis vulgaris, X-chromosomal-rezessive Ichthyosis vulgaris, Ichthyosis-congenita-Formen. Selten Ichthyosis-Syndrome mit assoziierten Störungen anderer Organe, selten Phänokopien (erworbene Ichthyosen).
Therapie: symptomatische Lokalbehandlung, Keratolyse. Systemische Behandlung mit Retinoiden in schweren Fällen.

Gruppe der Palmoplantarkeratosen

Auf Hand- und Fußflächen beschränkte Verhornungsstörungen mit flächenhaft oder herdförmig-umschrieben verdickter Hornschicht. Symptomatische Lokaltherapie.

Psoriasis-Gruppe

Polygen-multifaktorielle vererbte Dispositionskrankheit. Eine der häufigsten und wichtigsten Hautkrankheiten. Prävalenz 2–3%.

Psoriasis vulgaris: häufigste Form mit 95%.

- **Krankheitsbild:** typische gerötete, schuppende Herde, unterschiedlich in Zahl und Größe. Prädilektionsstellen: Ellenbogen und Knie, behaarter Kopf, Lumbosakralregion. Spezielle Lokalisationen: inverse Psoriasis, Kopfhautpsoriasis, Nagelpsoriasis. Maximalform: psoriatische Erythrodermie. Zwei Erkrankungsgipfel: Adoleszenz und hohes Erwachsenenalter. Wechselhafter Verlauf durch Einwirkungen nicht-erblicher Provokations- bzw. Hemmfaktoren.
- **Diagnostik:** u.a. Psoriasisphänomene.
- **Ätiopathogenese:** genetische Prädisposition, Verhornungsstörung, immunologisch geprägte Entzündung.
- **Therapie:** verschiedene Therapieoptionen der Hautpsoriasis: lokal-medikamentös mit Dithranol, Lokalkortikoiden, Vitamin-D-Derivaten, Retinoiden. Systemisch-medikamentös mit Fumarsäureester, Retinoiden, Methotrexat, Ciclosporin, auch Biologika. Licht- und Klimatherapie.

Psoriasis pustulosa: seltenere Form. Lokalisierte Psoriasis pustulosa palmoplantaris oder generalisierte Psoriasis pustulosa Typ Zumbusch.

Psoriasis-Arthritis: asymmetrische, entzündliche Arthritis, besonderer Befall der Fingergelenke. Keine Rheumaknoten, keine Rheumafaktoren.

Sonstige Verhornungsstörungen

Pityriasis rubra pilaris, M. Darier, Keratosis pilaris.

Epidermolysis-bullosa-Gruppe

Hereditäre, klinisch und genetisch unterschiedliche Formen blasenbildender Erkrankungen der Haut und z.T. der Schleimhäute. Genetisch bedingte Störungen von Strukturproteinen.

- **Epidermolysis bullosa simplex:** intraepidermale Blasenbildung, narbenlose Abheilung.
- **Epidermolysis bullosa junctionalis:** Abheilung mit Atrophie, Schleimhautbefall, z.T. letal.
- **Epidermolysis bullosa dystrophica:** schwere, ausgedehnte Vernarbungen, Mutilationen, Schleimhautbefall, Karzinomrisiko.

Therapie: nur symptomatisch.

Erbliche Bindegewebskrankheiten

Umschriebene genetisch bedingte Bindegewebswucherungen bzw. -defektbildungen, grundsätzlich systemhaft. Beispiele:

- **Morbus Bourneville-Pringle:** Fibrome bzw. Gliome in Haut, Gehirn, Auge, weiteren Organen. Leitsymptome: Adenoma sebaceum im Gesicht, Koenen-Tumoren am Nagelwall.
- **Ehlers-Danlos-Syndrom:** hereditäre Störungen der Kollagenbiosynthese mit Funktionsschwäche und Folgeschäden an Haut, Bewegungsapparat, Blutgefäßen und inneren Organen. Leitsymptome: Cutis hyperelastica, überstreckbare Gelenke.
- **Pseudoxanthoma elasticum:** hereditäre Störungen der Biosynthese elastischer Fasern mit Funktionsschwäche und Folgeschäden an Haut, Augen, Blutgefäßen. Leitsymptom: charakteristische gelblich-striäre Hautherde.

Xeroderma pigmentosum

Gruppe verschiedener Defekte der DNS-Reparatur mit frühzeitig auftretenden, schweren Lichtschäden und Neubildungen der Haut und des Pigmentsystems. Schädigungen an Augen und ZNS. Reduzierte Lebenserwartung.

Progerie-Gruppe

Progerie und Werner-Syndrom. Infolge von DNS-Schäden vorzeitige Alterungs- und Degenerationsprozesse von Haut und inneren Organen, reduzierte Lebenserwartung.

Fehlbildungen

Umschriebene Fehlbildungen von Kutisbestandteilen: epidermaler Naevus verrucosus und Bindegewebsnävus als „Mosaikbildungen".

+ 005 zusätzliche Abbildungen

+ 006 IMPP-Fragen

7.3 Infektionskrankheiten der Kutis

Eine Vielzahl von belebten **Krankheitserregern** – wie Viren, Bakterien oder Pilze – kann zu lokalen Infektionskrankheiten von Haut und hautnahen Schleimhäuten oder allgemeinen, systemischen Infektionskrankheiten führen. Da die intakte Haut das Eindringen von Erregern verhindert, sind „**Eintrittspforten**" (Mauerbreschen) erforderlich. Bestimmende Faktoren für das resultierende Krankheitsbild sind zunächst Eigenschaften und Menge des jeweiligen Erregers. Im Gegensatz zu physikalisch-chemischen Noxen mit meist zeitlich und örtlich begrenzter Hautschädigung können sich **Infektionen** zeitlich und räumlich durch Erregervermehrung, Toxinausschüttung oder lympho-hämatogene Ausbreitung ausbreiten. Sie erfordern deshalb besondere **Abwehrreaktionen**. Diese sind zunächst angeborene, unspezifische Abwehrreaktionen durch z.B. Makrophagen, Leukozyten, Komplementfaktoren; dann die erworbenen, spezifischen Immunreaktionen, die auch zu Immunität führen können. Infektionen können durch **Dispositionsfaktoren** wie vorgeschädigte Haut und mangelhafte, unspezifische bzw. spezifische Abwehrreaktionen begünstigt werden.

Die **kutanen Infektionskrankheiten** können entsprechend ihrer Ausbreitung grundsätzlich in zwei Gruppen unterteilt werden:

- **Lokale Infektionskrankheiten:** lokale Ausbreitung per continuitatem in oberflächlichen oder tieferen Hautschichten, meist keine Immunität.
- **Allgemeininfektionen:** hämatogene, neurogene Ausbreitung, Immunität möglich.

7.3.1 Erkrankungen durch Viren

Viren

Epidermotrope Viren können durch Befall bzw. Mitbefall von Hautzellen, intrazelluläre Virusreplikation und zytopathische Veränderungen zu **Zell- und Gewebsschäden** mit nachfolgenden entzündlichen Reaktionen und Abwehrreaktionen führen. Zellulär vermittelte Immunreaktionen sind wichtiger als humorale. Letztere erfassen lediglich extrazelluläre Viren. Virusinfektionen können aber auch **proliferative Wachstumsstörungen** des befallenen Gewebes verursachen, z. B. Viruswarzen.
Viren gehören nicht zur physiologischen Hautflora, können aber nach Infektion im Körper **persistieren,** wie z. B. Herpes-Viren in Spinalganglien, und reaktiviert werden.

Virale Infektionskrankheiten

Für die Dermatologie besonders wichtig sind **Herpes-Viren** (Herpes simplex, Varizellen-Zoster), **Pocken-Viren** (Pocken, Molluscum contagiosum), **humane Papilloma-Viren** (verschiedene Warzenarten) sowie die Hautbeteiligung bei **allgemeinen Virusinfektionen**. Aktuelle Bedeutung hat die HIV-Infektion gewonnen (s. Kap. 19.5.8). Manifestation, Schweregrad und Rezidivneigung hängen in wesentlichem Maß von der **Abwehrlage** des Organismus ab. Schwere Verläufe bzw. Rezidive z. B. bei Immuninsuffizienz.

Diagnose Klinisches Bild und Anamnese sind von besonderer Bedeutung. Die Labordiagnostik umfasst den **Erregernachweis** (Virusisolierung, direkter Nachweis durch Kultur, DNA-Sonden, PCR, Elektronenmikroskop) und die virologische **Serodiagnostik**.

Therapie Die Therapie hat drei Zielrichtungen:
1. Kausale lokale oder systemische antivirale Chemotherapie mit Virustatika
2. Symptomatische topische Therapie
3. Berücksichtigung der Abwehrlage und gegebenenfalls lokale oder allgemeine Immunstimulation.

Prophylaxe: Immunisierung.

Erkrankungen durch humane Herpes-Viren (HHV)

Herpes simplex (Abb. 7.24, 7.25)

Durch dermatoneurotrope Herpes-simplex-Viren Typ 1 und 2 (HSV 1, HSV 2) verursachte infektiöse und kontagiöse Erkrankung mit bevorzugtem Haut-Schleimhaut-Befall (**Typ 1 orofazial**, **Typ 2 genital**) und möglichen extrakutanen Manifestationen. Rezidivneigung wegen häufiger Viruspersistenz. Hoher Durchseuchungsgrad: HSV 1 ca. 90%, HSV 2 ca. 30%. Wegen geringer Pathogenität bzw. guter Infektionsabwehr verläuft die Infektion häufig inapparent oder nur lokal.

Krankheitsbild Typisches Hautbild des Herpes simplex mit gruppiert stehenden Bläschen auf gerötetem Grund, Übergang in Erosionen, Verkrustung und Abheilung. Bei schwerem Verlauf auch Narbenbildung. Subjektiv: Brennen und Schmerzen.

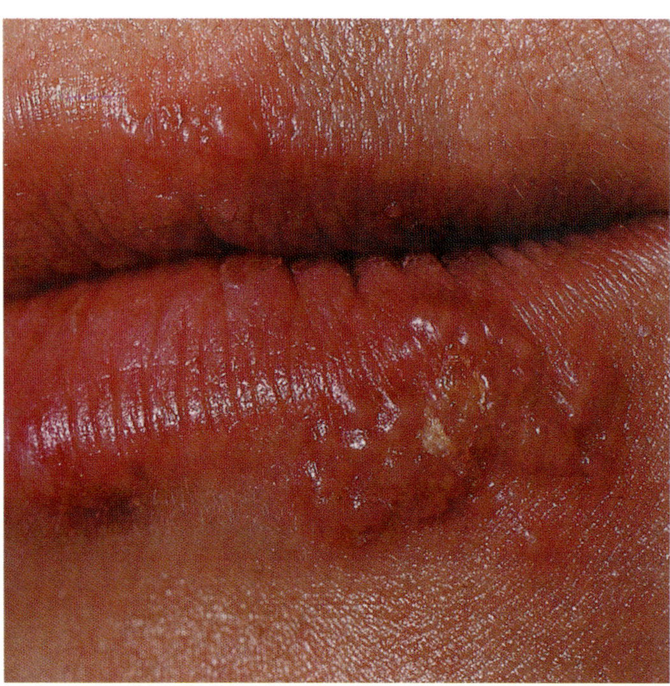

Abb. 7.24 Herpes simplex.
Anamnese: 25-jährige Frau. Nach fieberhaftem Infekt erst Brennen und dann Bläschenbildung an der Lippe.
Befund: am Unterlippensaum links findet sich ein münzgroßes, scharf begrenztes polyzyklisches Erythem mit gruppiert stehenden Bläschen und zentraler Verkrustung. In der Umgebung weitere einzelne Bläschen auf erythematösem Grund. – Subjektiv Brennen und Berührungenschmerz.
Differentialdiagnose: beginnender Zoster (Abb. **7.27**), beginnende Impetigo contagiosa (Abb. **7.34**).

Unterschiedliche Krankheitsbilder in Abhängigkeit von Primärinfektion oder Rezidiverkrankung, Erregertyp und Abwehrlage:

- **Primärinfektion:**
  - **HSV 1:** Infektion meist im Kindesalter durch Schmierinfektion. Häufig asymptomatisch oder umschrieben als Herpes simplex. **Lokalisation** meist orofazial als **Herpes labialis**. Selten (1%) schwere fieberhafte Ersterkrankung als Gingivostomatitis herpetica (s. Kap. 17.3.1), generalisierter kutaner Herpes simplex, Herpes-Enzephalitis oder Herpes-Sepsis.
  - **HSV 2:** Infektion meist in der Adoleszenz durch Geschlechtsverkehr (STD-Erkrankung). Häufig asymptomatisch oder umschrieben als Herpes simplex. **Lokalisation** meist genital als **Herpes genitalis**. Selten schwere fieberhafte Primärinfektion: Vulvovaginitis, Zervizitis, Balanoposthitis, Proktitis, Herpessepsis.
- **Rezidiverkrankungen:** häufigste Form der HSV-Infektion mit zahlreichen, meist umschrieben-kutanen Rezidiven, z.B. als Herpes labialis bzw. genitalis recidivans. Unterschiedlich lange Latenzzeiten. Rezidive manchmal stets am gleichen Ort: **Herpes recidivans in loco**.

Historischer Exkurs

Herpes labialis

Herpes labialis wurde bereits früher als lästig empfunden. Das Herpes-Virus hominis als Ursache war allerdings noch unbekannt. „Der Schönen Lippen, die vom Küssen träumen, oft plagt die böse Mab mit Bläschen diese, weil ihren Odem Näscherei verdarb." (Shakespeare, Romeo und Julia I, 4.)

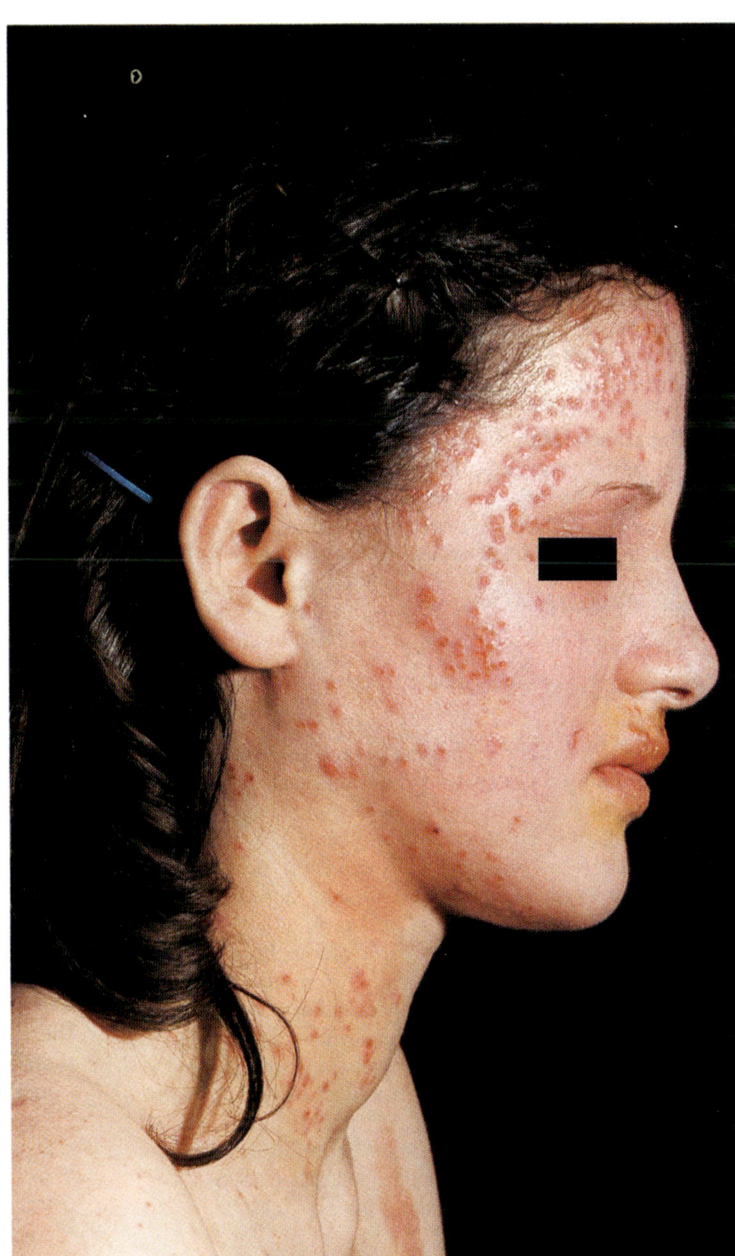

Abb. 7.25 Ekzema herpeticatum.
Anamnese: 16-jähriges Mädchen. Seit der Kindheit öfters atopisches Ekzem. Erst lokalisierter Herpes labialis, dann Ausbreitung.
Befund:
1. Im Gesicht, am Hals und Rumpf zahlreiche einzeln stehende Bläschen, zum Teil zentral gedellt, zum Teil erodiert (Ekzema herpeticatum).
2. Umschriebener, teils erodierter, teils verkrusteter Herd an der Oberlippe (Herpes simplex labialis).
3. Flächenhafte Rötung und leichte Schuppung der Augenregion (atopisches Ekzem).

Besonderheiten: Das atopische Ekzem, das langfristig mit Kortikoid-Externa behandelt worden war, begünstigte die Ausbreitung des akut aufgetretenen Herpes simplex labialis.
Differentialdiagnose: Pocken, Erythema exsudativum multiforme (Abb. **7.102**).

Sonderformen

- **Ekzema herpeticatum:** bei Patienten mit atopischem Ekzem (Eintrittspforte, immunologische Störung).
- **Herpes neonatorum:** durch floride vulvovaginale Herpes-Infektion der Mutter, unbehandelt häufig letal. Sectio erforderlich.
- **Herpes-Rezidive bei Immuninsuffizienz:** Erkrankungen des Immunsystems, immunsuppressive Therapie, bei HIV-Infektion. Rezidivierend-persistierend, ulzerierend, therapieresistent.

Komplikationen

- Bakterielle Sekundärinfektion
- Herpes genitalis: Eintrittspforte für andere sexuell übertragen Erkrankungen wie z. B. HIV-Infektion
- Postherpetisches Erythema exsudativum multiforme (siehe Kap. 7.6.2)
- Keratoconjunctivitis herpetica.

Diagnostik

- Klinisches Bild.
- **Suchtest:** im gefärbten Blasenausstrich Nachweis epidermaler mehrkerniger Riesenzellen.
- Fakultative Labordiagnostik mit Virusnachweis: u. a. Immunfluoreszenz, monoklonale Antikörper, PCR, Kultur. Bei schweren, rezidivierenden Verläufen Durchuntersuchung (Immuninsuffizienz?)

Differentialdiagnose: abortiver Zoster, Impetigo contagiosa. Bei Herpes genitalis: Reiter-Syndrom mit Balanitis circinata (Abb. **19.7**). Verschiedene erosiv-ulzerierende Genitalerkrankungen (Kap. 19).

Ätiopathogenese Meist Kontakt- oder Schmierinfektion. Vermehrung und Ausbreitung über sensible Nervenfasern oder Virämie in sensible Ganglien. Dort Persistenz und mögliche Reaktivierung durch verschiedene Reize wie UV-Exposition (Gletscherbläschen) oder allgemeine Triggerfaktoren (Fieberbläschen). Nach Rückkehr in die Haut Entfaltung zytopathischer Effekte mit Degeneration von Epidermiszellen, Bläschenbildung und Entzündung.

Therapie

- **Leichte, lokalisierte Formen:** symptomatische Lokalbehandlung, austrocknend und antimikrobiell. Lokale Virustatika wie Penciclovir, Aciclovir oder Foscarnetnatrium, möglichst frühzeitig und häufig.
- **Mittelschwere Formen** (lokal ausgedehnt, rezidivierender Herpes genitalis): Lokalbehandlung, zusätzlich Valaciclovir, Famciclovir peroral.
- **Schwere Formen** (z.B. Primärinfektion, Ekzema herpeticatum, Herpes neonatorum, Immuninsuffizienz): Aciclovir i.v. **Prophylaxe:** Ausschaltung von Provokationsfaktoren (z.B. Lippen-Lichtschutz). Bei häufigen, schweren Rezidiven evtl. Suppressionstherapie per os mit niedrig dosierten Virustatika (ca. 1 Jahr). Kein Kontakt gefährdeter Personen (Neugeborene, Ekzempatienten, immuninsuffiziente Patienten) mit floride erkrankten Personen. Schwangerenuntersuchung. Sectio bei genitalem Herpes der Mutter

Varizellen (Abb. 7.26)

Synonym: Windpocken

Durch **Varizellen-Zoster-Virus (VZV)** verursachte infektiöse und hoch kontagiöse exanthematische Erkrankung mit grundsätzlich schwererem, stärker entzündlichem Krankheitsbild als Herpes simplex. Außer Haut-Schleimhaut-Befall sind auch extrakutane Manifestationen möglich. Fast vollständige Durchseuchung der Bevölkerung. Meist lebenslange Immunität.

Varizellen-Rezidiv (Herpes zoster): Rezidiv infolge Viruspersistenz und Reaktivierung. Im Gegensatz zu den häufigen Herpes-simplex-Rezidiven meist nur einmal auftretend.

Krankheitsbild

- **Haut und Schleimhaut**
  - Haut: nach Prodromalphase typisches fieberhaftes kleinherdiges Exanthem aus Flecken, Bläschen, Pusteln und Krusten. Durch schubweise Neubildung von Herden entsteht ein buntes polymorphes Bild („Sternhimmel"). Beginn am Kapillitium, dann Ausdehnung auf Stamm und Extremitäten, Freibleiben von Handtellern und Fußsohlen.
  - Schleimhaut: Mundschleimhaut, auch Konjunktiven, Genitalschleimhaut.
  - Subjektive Symptome: starker Juckreiz.
- **Verlauf:** individuell unterschiedlich nach Abwehrlage. Exanthemdauer ca. 2–3 Wochen. Abheilung narbenlose oder auch schüsselförmige Narben. Schwereres Krankheitsbild bei Erwachsenen und in der Schwangerschaft.
- **Komplikationen:** bakterielle Superinfektion (Kratzen!), gefährliche Pneumonie oder Meningitis.
- **Sonderformen:** hämorrhagische Varizellen. Varizellen in Schwangerschaft: Keimschäden abhängig von Zeitpunkt (kongenitales Varizellen-Syndrom, Herpes neonatorum). Herpes bei Immuninsuffizienz.

Diagnostik Anamnese (Exposition?), klinisches Bild, in schweren oder unklaren Fällen PCR, Kultur, ELISA.
Differentialdiagnose: Prurigo simplex (Abb. **7.146**) bzw. Strophulus infantum, generalisierter Zoster, Ekzema herpeticatum.

Ätiopathogenese Dermatoneurotropes Varizellen-Virus, hochkontagiös, mobile Tröpfcheninfektion („Windpocken"). Über Schleimhäute, Lymphknoten und Virämie kommt es zu Organbefall und Persistenz in sensiblen Ganglien. Inkubationszeit: 10–14 Tage, Kontagiosität: 1–2 Tage vor Exanthem bis Krustenablösung.

Therapie

- **Unkomplizierte Fälle:** symptomatische antimikrobielle, juckreizstillende Lokaltherapie, z.B. gerbsäurehaltige Lotio.
- **Schwere Varizellen:** antivirale systemische Behandlung. Antibiose bei Sekundärinfektion.
- **Prävention:** Zoster-Immunglobulin z.B. nach Varizellenexposition in der Schwangerschaft. Varizellen-Schutzimpfung.

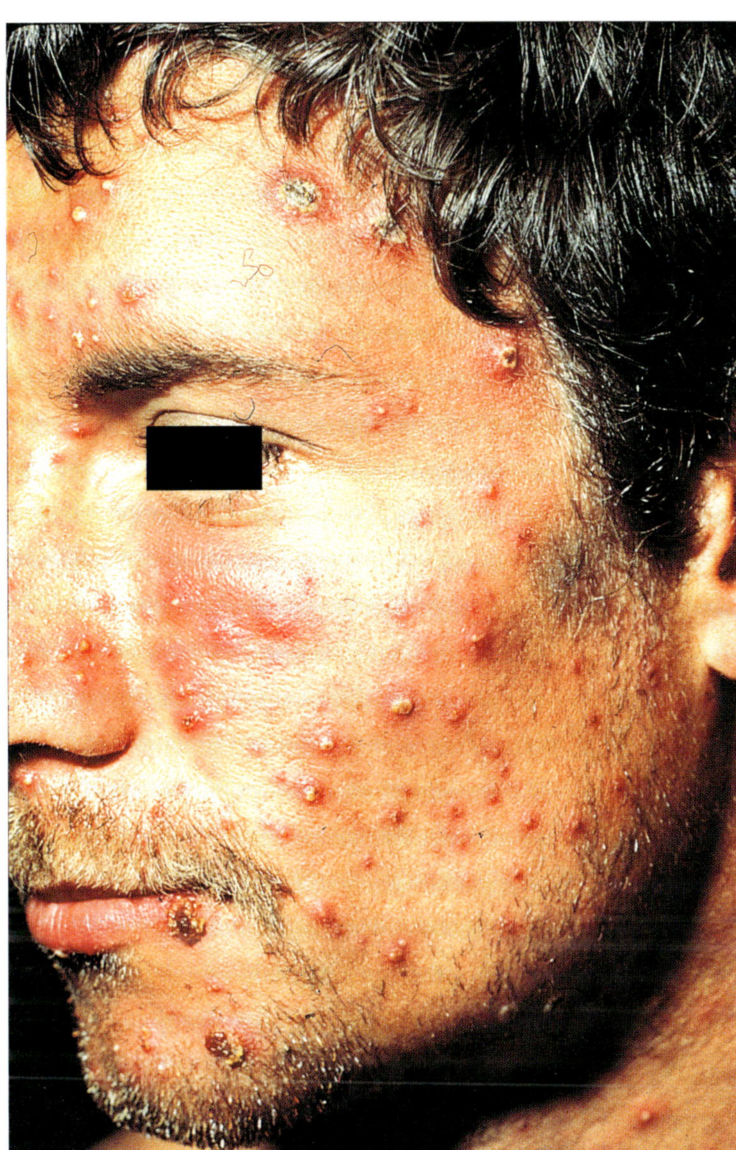

Abb. 7.26 Varizellen.
Anamnese: 41-jähriger Patient. Vor ca. drei Wochen Kontakt mit varizellenkrankem Kind. Seit einer Woche Hautveränderungen, zunächst an Kopf, dann Ausbreitung auf Stamm und Extremitäten.
Befund: An Gesicht und Hals disseminierte Effloreszenzen unterschiedlicher Morphologie: papulöse, vesikulöse, pustulöse und verkrustete Herde. Weiterhin befallen sind behaarter Kopf, Stamm und Extremitäten außer Handflächen und Fußsohlen. Vereinzelt auch Mundschleimhautherde.

Herpes zoster (Abb. **7.27**)

Synonym: Zoster, Gürtelrose

Rezidiverkrankung infolge Viruspersistenz und Reaktivierung bei seropositiven Patienten nach früheren Varizellen bzw. Varizellen-Schutzimpfung.

Krankheitsbild

- Nach Prodromalphase mit segmentalen Schmerzen (**präzosterische Neuralgie**) halbseitig-streifenförmige **dermatomgebundene Herpessymptomatik** mit gruppierten Bläschen auf Erythemen, pustulöser oder hämorrhagischer Umwandlung, Verkrustung und Narbenbildung. **Befall** meist eines Dermatoms. Überschreitung: Befall mehrerer Dermatome, aberrierende Bläschen, Zoster generalisatus als Hinweis auf Immuninsuffizienz.
- **Besonders schwere Verläufe:**
  - **Mitbeteiligung** von Augen (Zoster trigeminus I), Mundschleimhaut (Zoster trigeminus II, III), Innenohr (Zoster oticus: Hör- und Gleichgewichtsstörungen, auch Fazialisparese).
  - Herpes zoster bei **Immuninsuffizienz:** z. B. Morbus Hodgkin, HIV-Infektion, immunsuppressive Therapie oder Tumoren. Schwerer, therapieresistenter, auch chronischer Verlauf mit Gefahr der Hautgeneralisierung als Zoster generalisatus sowie extrakutanen Manifestationen.

> **!** **Merke** Der Befall von Nasenrücken und Nasenspitze kann eine Augenbeteiligung signalisieren. Der N. nasociliaris des N. trigeminus I versorgt außer der Haut von Nasenrücken und Nasenspitze auch Augenanteile, Nasenhöhle und Nebenhöhlen.

Komplikationen

- **Postzosterische Neuralgie** (chronisches Schmerzsyndrom) in 10–30%: Im Zoster-Bereich über vier Wochen anhaltende oder wieder auftretende Schmerzen. Dauer

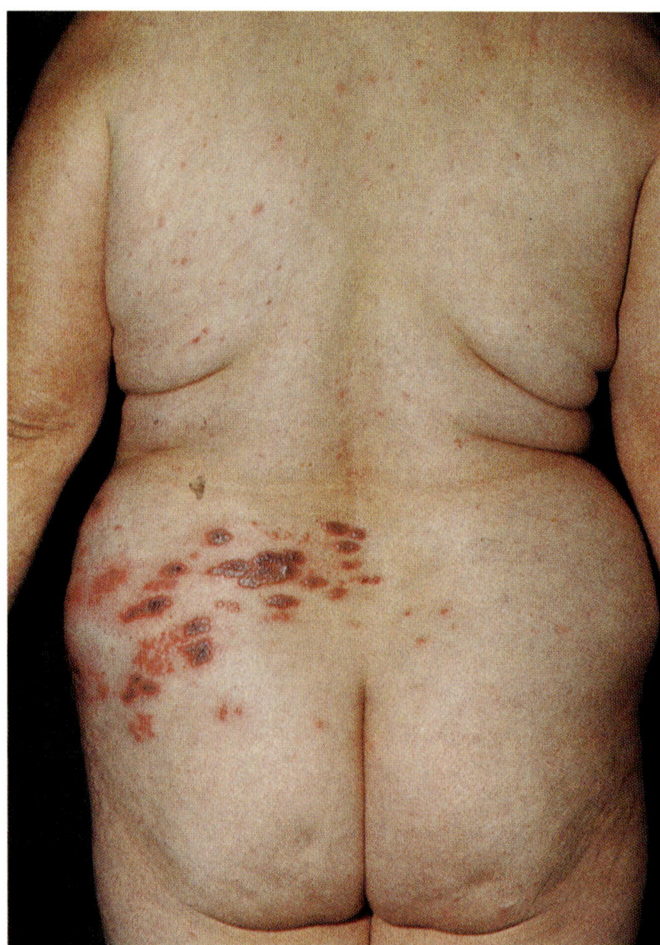

Abb. 7.27 Herpes zoster mit beginnender Generalisation.

Anamnese: 63-jährige Frau. Bei seit Monaten bestehenden leichten Oberbauchbeschwerden plötzlicher, streifenförmiger Hautschmerz mit folgender Bläschenbildung.
Befund: in der linken Gesäßregion und auch am linken Unterbauch im Bereich der Dermatome L1 und L2 mehrere erythematöse Herde mit gruppiert stehenden und konfluierenden Bläschen, zum Teil mit hämorrhagischem Inhalt. Zusätzlich über den Rücken verteilt disseminiert stehende, linsengroße Erytheme mit Bläschen. Subjektiv starke Schmerzen im Zoster-Bereich und leichte Magenbeschwerden.
Besonderheiten: röntgenologisch Verdacht auf ausgedehntes Magenneoplasma.

unbestimmt, quälend, sogar Suizidgefahr. Risikogruppen: Patienten mit schwerem, schmerzhaftem Zoster, ältere Patienten. DD: Trigeminusneuralgie.

- **Kongenitales Varizellen-Syndrom:** Embryopathie bzw. Fruchttod durch Varizellen bzw. Zoster in Schwangerschaft.

Diagnostik

- Klinisches Bild.
- **Suchtest:** mehrkernige Riesenzellen in Blasenausstrich.
- **Fakultative Labordiagnostik:** direkter Erregernachweis z. B. durch Immunfluoreszenz, DNA-Sonde, PCR oder Kultur. **Virusserologie:** Antikörperanstieg.
- Diagnostik möglicher Grundkrankheiten als Zosterursachen.

Differentialdiagnose: ausgedehnter Herpes simplex, Ekzema herpeticatum.

! Merke Zoster-Bläschen außerhalb des befallenen Segments („**aberrierende Bläschen**") erfordern genaue Beachtung. In kleiner Zahl und segmentnah können sie ein **lokales Streuphänomen** darstellen. In größerer Zahl und segmentfern sind sie Zeichen einer **Virämie** mit der Gefahr des generalisierten Zosters.

Ätiopathogenese Rezidiv der Primärinfektion mit Varizellen-Virus. Zum Teil idiopathisch, zum Teil durch Schwankungen oder Absinken der Varizellen-Immunität infolge Alter, Immunsuppression (Transplantatpatienten), Immuninsuffizienz (Neoplasien, HIV-Infektion).

Therapie

- **Symptomatische Lokaltherapie:** bei unkompliziertem Zoster.
- **Systemische kausale Therapie:** bei Zoster im Kopfbereich, Patienten mit starken Schmerzen, Alter über 50 Jahre. Medikamente: Brivudin, Valaciclovir, Famciclovir peroral. Bei schwerem, komplizierten Zoster: Aciclovir i. v.
- **Zusätzliche Behandlung:** Grundkrankheit, Schmerztherapie.
- **Postzosterische Neuralgie:** analgetische Antidepressiva und Antikonvulsiva. Prävention der postzosterischen Neuralgie: Frühtherapie des Zoster und konsequente Schmerztherapie (WHO-Schema).
- **Zosterprophylaxe:** Varizellen-Schutzimpfung, Zoster-Schutzimpfung (ab 60. Lj.).

Andere Herpes-Virus-Erkrankungen

- **Exanthema subitum (Dreitagefieber):** humane Herpes-Viren (HHV 6, 7). 1. Lebensjahr, mit Entfieberung erscheint ein makulopapulöses Exanthem ohne Gesichtsbefall.
- **Kaposi-Sarkom:** HHV 8. Alle Arten des Kaposi-Sarkoms.
- **Zytomegalie:** Zytomegalie-Virus (CMV). Grippeähnliches Bild und mögliche Hautsymptome wie bei infektiöser Mononukleose. Besondere Bedeutung bei Immuninsuffizienz (Transplantation, HIV-Infektion).
- **Infektiöse Mononukleose:** Ebstein-Barr-Virus (EBV). Exanthem und Lymphknotenschwellungen. Bei Behandlung mit Ampicillin häufig Arzneiexanthem.

Nicht-herpetische Virusexantheme

Zu den nichtherpetischen Virusexanthemen gehören Masern, Röteln, Erythema infectiosum, Gianotti-Crosti-Syndrom und Hand-Fuß-Mund-Erkrankung. Wichtige Differentialdiagnose aller Virusexantheme sind Arzneimittelexantheme.

- **Masern:** Paramyxo-Virus. Konfluierendes makulopapulöses Exanthem, Koplik-Flecken an Mundschleimhaut.
- **Röteln:** Toga-Virus. Kleinherdiges makulopapulöses Exanthem, deutliche Lymphknotenschwellungen. Besonderes Risiko: Gravidität (Röteln-Embryoparthie).
- **Erythema infectiosum (Ringelröteln):** Parvo-Virus B19. Elevierte Erytheme mit ring- bzw. girlandenartiger Konfiguration. Besonderes Risiko: Anämie (aplastische Krise).
- **Gianotti-Crosti-Syndrom** (**Abb. 7.28**): verschiedene Viren wie z.B. EBV, Hepatitis-Viren, HHV-6, Influenzaviren, Impfungen. Meist 2.–6. Lebensjahr. Typisches papulo-lichenoides, akral lokalisiertes Exanthem an Wangen, Gesäß, Extremitäten. Dauer: Wochen, auch Monate. Hepatitisserologie! Symptomatische Behandlung.

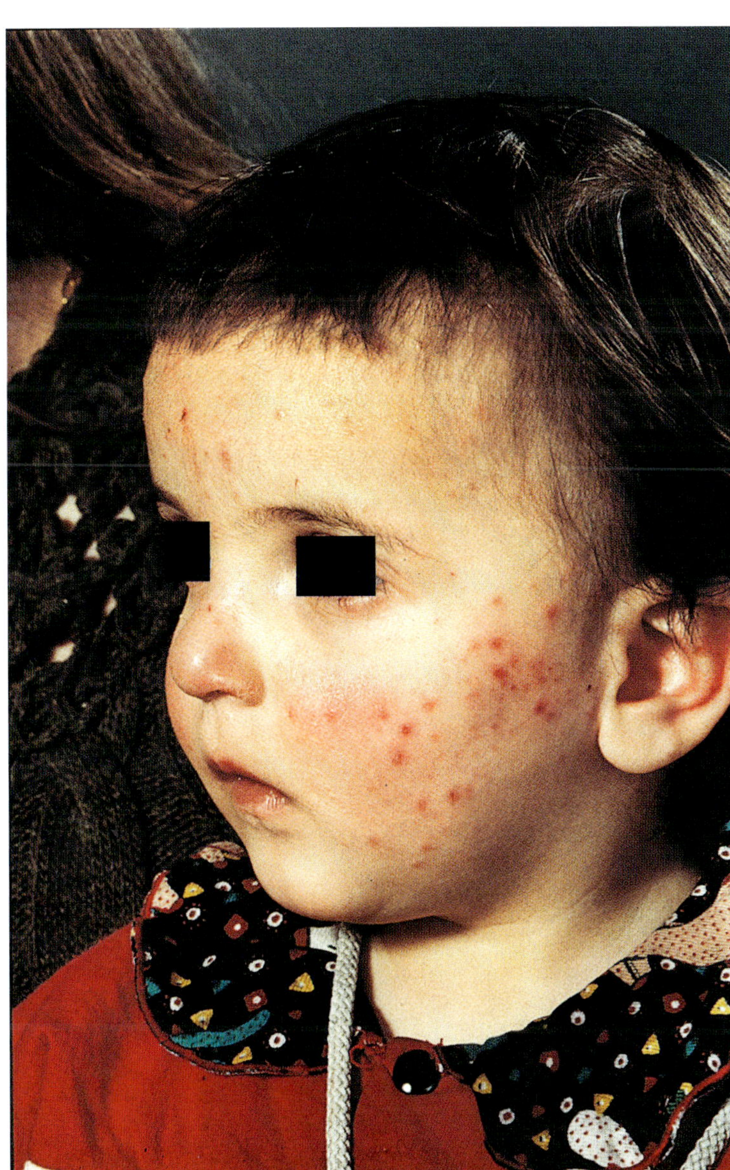

Abb. 7.28 Gianotti-Crosti-Syndrom.
Anamnese: 4-jähriges Mädchen. Vor vier Wochen grippaler Infekt. Vor einer Woche innerhalb weniger Tage Ausschlag im Gesicht, an Gesäß und Extremitäten.
Befund: An der linken Wange schwache, diffuse Erytheme mit disseminiert stehenden geröteten Papeln. Weitere Befunde: gleichartige Veränderungen an rechter Wange, Gesäß und Beinen. Retroaurikuläre Lymphknoten leicht vergrößert und druckschmerzhaft. Hepatitisserologie negativ.

- **Hand-Fuß-Mund-Exanthem:** meist Coxsackie-Viren, Kleinkinder. Typisches vesikulös-erythematöses Exanthem an Händen, Füßen, Lippen, Wangen und Mundschleimhaut. Symptomatische Behandlung.

Erkrankungen durch Pocken-Viren

Die Gruppe der Pocken-Viren umfasst **Orthopox-Viren** (Pocken-Virus, Vaccinia-Virus, Kuhpocken-Virus), **Parapox-Viren** (Schafpocken-Virus, Melkerknoten-Virus) und das **Molluscum-contagiosum-Virus**. Man unterscheidet folgende Pockenerkrankungen:

Pocken (Variola vera)

Akute, kontagiöse, durch Poxvirus variola verursachte Erkrankung, bei fehlendem Impfschutz häufig letal verlaufend. Durch weltweite Impfkampagne der WHO praktisch keine Pockenerkrankungen mehr, von der WHO als ausgerottet erklärt.
Krankheitsbild mit fieberhaftem Prodromalstadium, Initialexanthem und 2. Fiebergipfel mit Pockenexanthem.

Vakzinale Erkrankungen

Durch Vaccinia-Virus (Impf-Virus) verursachte Impfkomplikationen: Vaccinia inoculata, translata, Ekzema vaccinatum bei Ekzematikern.

Melker- und Schafpocken

Durch Parapox-Viren verursachte Kontaktinfektion, papulös-knotig, meist an Händen lokalisiert. **Melkerknoten:** ausgehend von infizierten Kühen. **Schafpocken (Orf):** ausgehend von infizierten Schafen.

Molluscum contagiosum (Abb. **7.29**)

Durch Molluscum-contagiosum-Virus verursachte lokale Virusinfektion, meist Kontakt-/Schmierinfektion. Klinisch typisches Bild mit mehreren bis zahlreichen glasig-glänzenden, wenige Millimeter großen Papeln, später zentrale Eindellung („**Dellwarzen**“), Entzündung. Bevorzugte Lokalisationen: Extremitäten, Rumpf und Genitoanalregion. Gehäuft bei Kindern, insbesondere bei gleichzeitig bestehendem atopischem Ekzem. Bei Erwachsenen durch Immuninsuffizienz (z. B. HIV).

Therapie Lokale Zerstörung bzw. Abtragung durch Kryotherapie oder Kürettage in Oberflächenanästhesie. Spontanheilung möglich.

Erkrankungen durch Papilloma-Viren (Warzen)

Bei den **humanen Papilloma-Viren** (HPV) werden ca. 100 Typen unterschieden, die aber nur z. T. humanpathogen sind. Die Übertragung erfolgt durch Kontakt- bzw. Eigeninokulation durch Kratzen. Befall des Epithels von

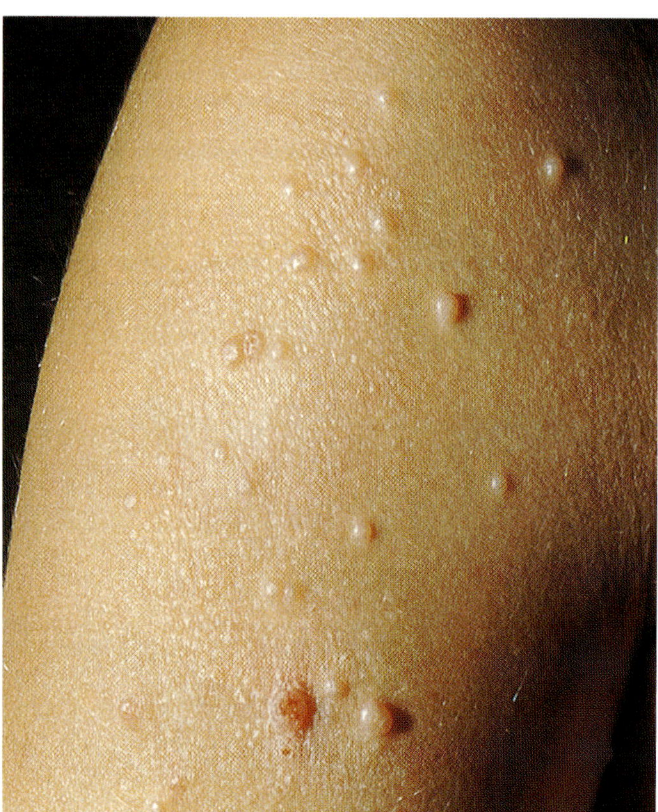

Abb. 7.29 Mollusca contagiosa.
Anamnese: Der 8-jährige Patient leidet an einem atopischen Beugenekzem, trockener Haut und Juckreiz. Jetzige Herde bestehen seit einem halben Jahr, allmähliche Zunahme.
Befund: am Oberarm mehrere einzeln stehende, perlmuttartig glänzende, glasstecknadelkopf- bis linsengroße, derbe Papeln. Einige Papeln zeigen eine beginnende zentrale Dellenbildung, ein Herd ist entzündet.

Haut und Schleimhaut. Statt zytopathogen-degenerativer Zellschädigung mit sekundärer Entzündung steht bei humanen Papilloma-Viren die **Proliferationsinduktion** im Vordergrund. Induktion verschiedener Arten von grundsätzlich gutartigen Viruspapillomen der Haut und Schleimhaut. Einige Typen besitzen aber onkogene Eigenschaften wie z. B. High-Risk-HVP 16, 18, 31.
Insgesamt starke Durchseuchung, auch häufige Krankheitsmanifestation.
Verlauf: meist **Immunisierung** im Kindes- bzw. Jugendalter und Heilung. Chronisch-rezidivierender Verlauf bzw. Wiederauftreten im Erwachsenen- und Greisenalter möglich bei Dispositionsfaktoren (z. B. peripheren Durchblutungsstörungen) und Abwehrschwäche (z. B. Immuninsuffizienz).

Hautwarzen (Abb. **7.30–7.32**)

- **Vulgäre Warzen** (HPV-Typ u.a. 2, 4, 7, 57): häufiger Warzentyp, exophytisch wachsend mit typischen hyperkeratotischen Papeln, zum Teil konfluierend. Meist an Händen lokalisiert. Dispositionsfaktor: periphere Durchblutungsstörungen und Hyperhidrose. Sonderform (Kopf): filiforme Warzen.
- **Fußsohlenwarzen** (HPV-Typ u. a. 1, 2, 4, 60, 63): durch äußeren Druck nicht exophytisch, sondern flach-konfluierend (Mosaikwarzen) oder tief endophytisch wachsend (Dornwarzen, schmerzhaft).
- **Plane juvenile Warzen** (HPV-Typ 3, 10): wenige Millimeter große, leicht rötliche, polygonale, flache Papeln mit stumpfer Oberfläche. Häufige Lokalisation: Hände und Gesicht.
- **Sonderformen:**
  - **Verrucosis generalisata** bei Immuninsuffizienz
  - **Epidermodysplasia verruciformis** (vorwiegend HPV-Typ u. a. 3, 5, 8, 10): generalisierte Hautverrukose mit Entartungsrisiko. Ca. 30 % Plattenepithelkarzinome in lichtexponierten Regionen. Häufig familiärer Immundefekt.

Hinweis

Weitere HPV-verursachte Haut-Schleimhaut-Infektionen:
- **Mundschleimhaut:** Kondylome, disseminierte orale Papillomatose (s. Kap. 18)
- **Genitalschleimhaut:** Condylomata acuminata, Condylomata plana, bowenoide Papulose (s. Kap. 19, Abb. **19.3**, **19.12**).

Diagnostik Klinisches Bild, Histologie, direkte Immunfluoreszenz, DNA-Hybridisierung, PCR.
Differentialdiagnose planer juveniler Warzen: Lichen ruber planus.

Therapie Es gibt bis jetzt noch keine Standardtherapie. Stets hohe Spontanremissionsrate berücksichtigen.
Zur Verfügung stehen folgende Therapiemöglichkeiten:
- Aufweichende **keratolytische Therapie** mit z. B. Salizylsäure-Pflaster
- **Virustatika:** 5-Fluorouracil-haltige Externa
- Lokale **zytotoxische Externa:** säurehaltige Ätzmittel, Podophyllin-Lösung
- **Operative Therapie:** Kürettage, Kryotherapie, Exzision, Laser
- **Adjuvante Therapie:** Behandlung von Dispositionsfaktoren (z. B. periphere Durchblutungsstörung), Behandlung von Grundkrankheiten, Versuche mit Interferon und Retinoiden.

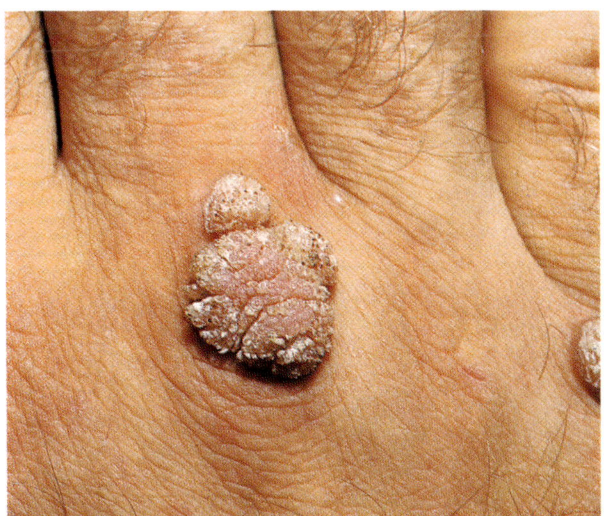

Abb. 7.30a Verruca vulgaris.
Anamnese: Auftreten vor ca. einem Jahr, allmähliche Vergrößerung, in der Nachbarschaft weitere Herde.
Befund: über dem Grundgelenk des rechten Mittelfingers ein ca. 1 × 1,5 cm großer, derber, keratotischer Tumor mit verruköser Oberfläche und punktförmigen Hämorrhagien. Weiterer Herd am Bildrand.

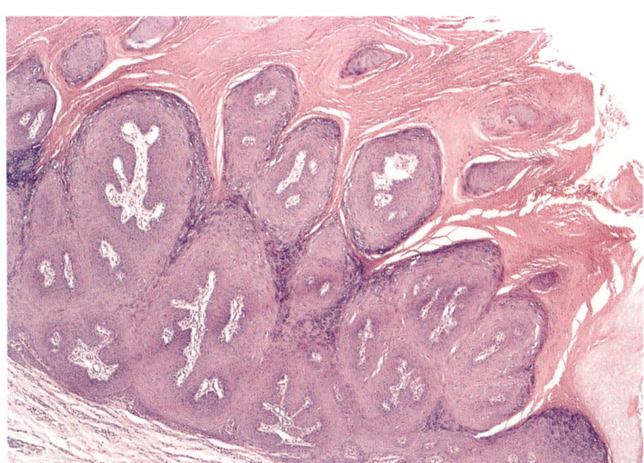

Abb. 7.30b Verruca vulgaris (Histologie).
Exophytische papillomatöse Hyperplasie der Epidermis. Die Keratinozyten des Stratum granulosum sind vakuolisiert. Eine mächtige Parahyperkeratose ist aufgelagert.

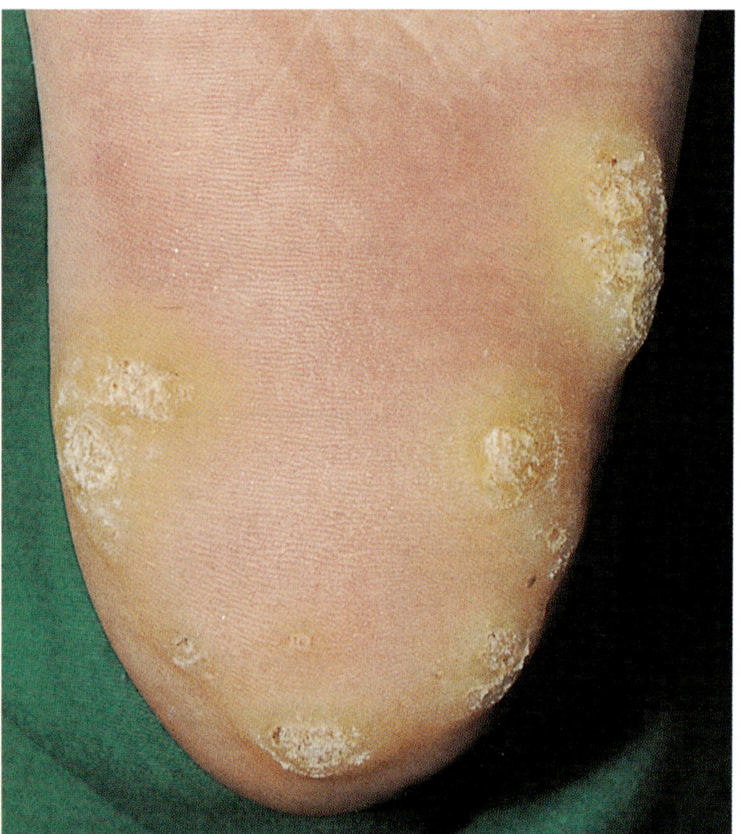

Abb. 7.31 Plantarwarzen.
Anamnese: 15-jähriger Junge. Beschwerden bestehen seit ca. drei Jahren, bisherige Behandlung mit Pflastern und operativem Abtragen erfolglos (Rezidive).
Befund: an der Ferse und den Fußsohlenrändern mehrere linsen- bis zweieurostückgroße, derbe, keratotische verruköse Papeln mit vereinzelten punktförmigen Hämorrhagien. – Stechende Schmerzen beim Gehen, daher auch der volkstümliche Name „Dornwarzen".
Nebenbefund: Akrozyanose, Hyperhidrose.
Besonderheiten: Plantarwarzen sind häufig eine Crux für Arzt und Patienten. Auch bei diesem Patienten traten trotz mehrfacher operativer Entfernung immer wieder Rezidive auf.

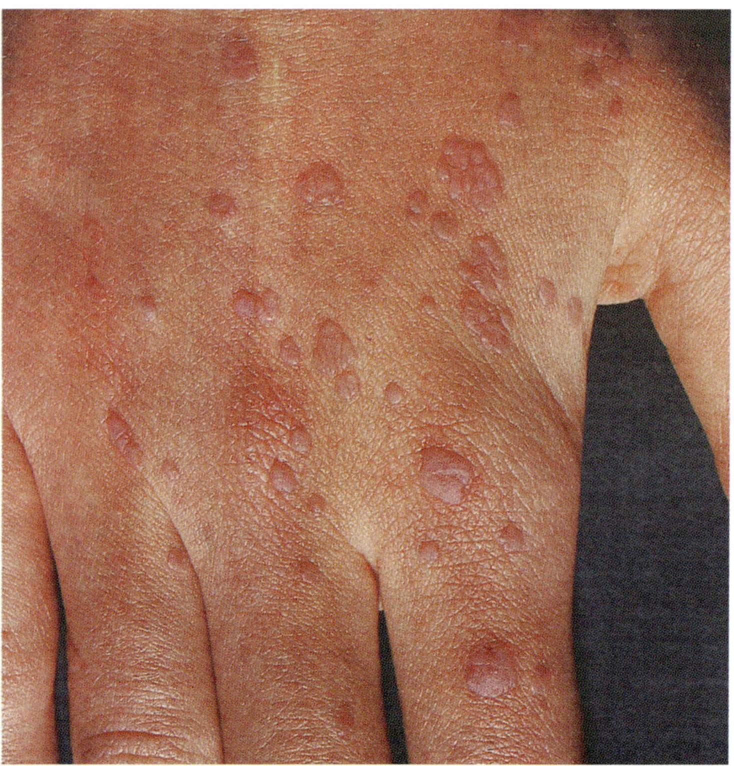

Abb. 7.32 Verrucae planae juveniles.
Anamnese: 16-jähriges Mädchen. Seit der Pubertät kalte, feuchte Hände.
Befund: am rechten Handrücken zahlreiche, zum Teil einzeln stehende, zum Teil konfluierende, scharf begrenzte, rosafarbene, plane Papeln mit stumpfer Oberfläche.
Differentialdiagnose: initiale seborrhoische Warzen (Abb. **7.157**).

Historischer Exkurs

Warzenzauber
In der Volksmedizin gab es zahlreiche magische Formeln und Rituale, um Warzen zu übertragen oder durch „Analogiezauber" zu vertreiben:

- Man gebe seine Warzenhand einem anderen Menschen und denke: „Eins, zwei, drei, vier, Warze, Warze, marschier."
- Man reibe beim Beerdigungsläuten seine Warzen und sage:
  „Sie läuten einer Leiche,
  meinen Warzen zugleiche,
  sie läuten ins Grab,
  meine Warze, geh' ab."

(Aus: R.-E. Bader: Magie der Warzenvertreibung. Med.-Histor. Journal, Heft 1/2, 1989.)

7.3.2 Erkrankungen durch Bakterien

Bakterien

Epidermotrope Bakterien können zum Befall bzw. Mitbefall der Haut führen. Normalerweise ist die Haut postpartal bereits von zahlreichen Bakterien besiedelt: **Standortflora** mit residenten und transienten Bakterien. **Residente** Keime sind ständig vorhanden (u.a. Staphylococcus epidermidis, Korynebakterien, Propioni-Bakterien in Haarfollikeln). **Transiente** Standortflora ist nur vorübergehend vorhanden (Anflugkeime oder aus Körperöffnungen wie Staphylokokken, Streptokokken, Darmbakterien).

Pathogene Bakterien (z.B. Mykobakterien) sind kein Bestandteil der Standortflora, sie führen zu Erkrankungen. Chronische Hautveränderungen, z.B. Ekzeme oder Ulzera, können allerdings auch nur kolonisiert werden, z.B. durch Staphylokokken, Streptokokken, gramnegative Stäbchen. Kolonisierte Hautherde stellen jedoch ein mögliches Risiko für bestimmte Operationen dar wie z.B. Gelenkoperationen.

Unterschiede zu Virusinfektionen: meist extrazelluläre Vermehrung und Toxinbildung, toxisch-entzündlich bedingte lokale Zell- und Gewebsschädigung (Lokalinfektion), extrakutane Schäden durch Toxinausschwemmung (Toxikose) oder durch Bakterien selbst (Allgemeininfektion).

Bakterielle Infektionen

Im Vergleich zur Gesamtzahl pathogener Keime ist die Zahl **hautpathogener Erreger** und entsprechender Erkrankungen überschaubar (Tab. 7.2). Besondere Bedeutung besitzen **grampositive Kokken** (Staphylokokken, Streptokokken), aber auch gramnegative Stäbchen (z.B. E. coli, Proteus), Mykobakterien und Spirochäten. Häufige Erreger sog. STD-Erkrankungen („sexually transmitted diseases") sind Mykoplasmen und Chlamydien.

Die Haut besitzt grundsätzlich eine geringe **Empfänglichkeit** durch wirksame Schutz- und Abwehrmechanismen, wie z.B. Stratum corneum, Hautoberflächenfilm, pH-Wert, antimikrobielle Peptide und unspezifische/spezifische Abwehrreaktionen. Deshalb sind **Dispositionsfaktoren** erforderlich wie Eintrittspforten (Verletzungen, Katheter), lokale Störungen von Schutzmechanismen (z.B. Intertrigo, entzündliche Dermatosen) und Abwehrstörungen (z.B. Atopie, Diabetes mellitus, Immunsuppression, HIV-Infektion).

Art der Infektionen:

- **Lokalinfektionen:** lokale Gewebsschädigung durch Enzyme oder Toxine.
- **Toxikosen:** Multisystemerkrankungen durch Toxine mit Superantigenwirkung.
- **Allgemeininfektionen:** Multisystemerkrankungen durch Erregerausbreitung im Körper.

Diagnostik Besonders wichtig sind auch hier Anamnese, klinisches Bild und mikroskopischer Erregernachweis in Nativpräparat, gefärbtem Präparat oder Dunkelfeld.

Tab. 7.2 Bakterielle Infektionserkrankungen

Bakteriengruppe	Bakterienart	Erkrankung
Kokken		
gram+	Staphylokokken, Streptokokken	Pyodermie, Erysipel, Phlegmone
gram–	Gonokokken Meningokokken	Gonorrhö Sepsis
Stäbchen		
gram+	Propionibakterien Erysipelothrix	Teilfaktor der Aknepathogenese Erysipeloid
gram–	Escherichia coli, Klebsiellen, Proteus, Pseudomonas	Wundinfektionen (zum Teil nosokomial)
Sporen bildende Bakterien		
aerob	Bacillus anthracis	Hautmilzbrand
anaerob	Clostridien	Gasbrand
Mykobakterien und Aktinomyzeten		
Mykobakterien	Mycobacterium tuberculosis Mycobacterium leprae	Tbc Lepra
Aktinomyzeten	Actinomyces israelii	Aktinomykose
Spirochäten		
Borrelien	Borrelia burgdorferi	Lyme-Borreliose
Spirochäten	Treponema pallidum	Syphilis
Weitere		
Mykoplasmen und Chlamydien		Genitalinfektionen

Labordiagnostik: Kulturverfahren mit Erregeridentifizierung und Antibiogramm, Infektionsserologie mit Antikörpernachweis, evtl. Tierversuch.
Neuere Methoden: PCR, Antigennachweis, DNA-Sonden.

Therapie Die Möglichkeiten der antimikrobiellen Chemotherapie mit **Antiinfektiosa** (u.a. Antibiotika, Sulfonamide) sind weit entwickelt. Die Applikation kann zum Teil lokal mit Antiseptika, sonst systemisch mit Antibiotika erfolgen. Probleme stellen **Resistenzen** und mögliche unerwünschte Arzneimittelwirkungen dar, wie z.B. irritativ-toxische Dermatitis, Kontaktekzem, Anaphylaxie, Arzneiexanthem, Magen-Darm-Störungen.
Spezielles Problem: Methizillin-resistente Staphylococcus-aureus-Stämme (**MRSA**).

Akut-oberflächliche Lokalinfektionen

Impetigo contagiosa (Abb. 7.33, 7.34)

Durch Staphylokokken oder/und Streptokokken verursachte kontagiöse, oberflächliche eitrige Lokalinfektion (**Pyodermie**), v.a. bei Kindern. Extrakutane Komplikationen möglich, aber selten. Übertragung meist durch Kontakt als Schmierinfektion. Weltweit verbreitet und häufig.

Krankheitsbild
- **Kleinblasige Form:** kurzlebige, dünnwandige, subkorneale Bläschen auf Erythemen. Übergang in Pusteln, Erosionen mit honiggelben Krusten. Durch Konfluenz größere Herde.
- **Großblasige Form:** stabilere, intradermale, bis wenige Zentimeter große Blasen, Schuppenkrusten nach Platzen.

Verlauf: Spontanheilung, aber auch wochenlanger Verlauf mit Ausbreitung, z.B. durch Selbstinokulation.

Komplikation Selten streptogene akute Glomerulonephritis (Immunkomplexnephritis) durch nephritogene β-hämolysierende A-Streptokokken. Sehr selten rheumatisches Fieber.

Diagnostik
- Anamnese, klinisches Bild
- **Erregernachweis:** Gramfärbung, Kultur
- **Serologie:** fakultative Antistreptolysin-, Anti-DNAse-Titer.

Ätiopathogenese **Erreger** sind meist Staphylococcus-aureus-Typen, seltener Streptococcus pyogenes oder Mischinfektionen. Hautschädigung durch verschiedene extrazelluläre Produkte bzw. Exotoxine der Staphylokokken (hauttoxische Exfoliatine) oder Streptokokken (Streptolysine, Streptokinase). **Dispositionsfaktoren** sind

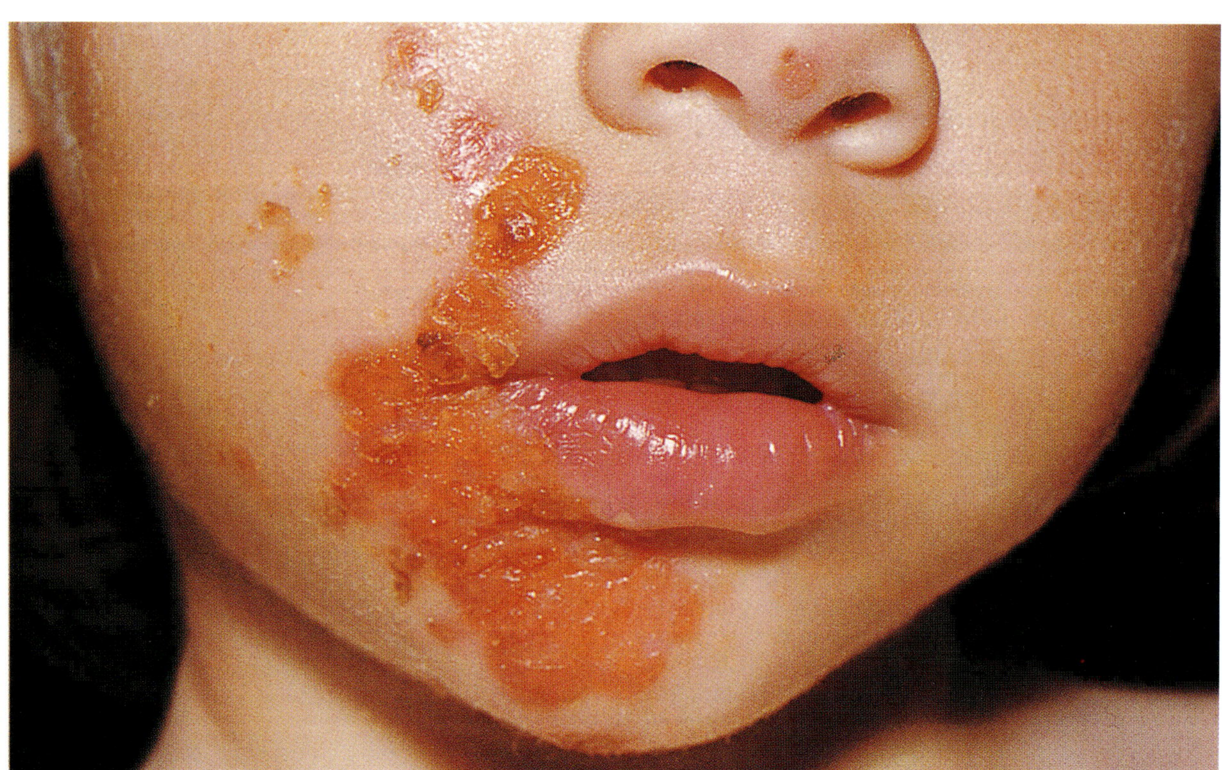

Abb. 7.33 Impetigo contagiosa: kleinblasige Form.
Anamnese: 4-jähriger Junge. Im Kindergarten gleiche Erkrankung bei anderen Kindern.
Befund: in der rechten Kinn- und Wangenregion zum Teil einzeln stehende, überwiegend aber konfluierende Erosionen mit honiggelben Krusten, im Randbereich vereinzelt Bläschen sichtbar. Bakteriologische Untersuchung: Staphylococcus aureus und Streptococcus pyogenes (β-hämolysierend, Gruppe A). – Urinbefund und Kontrolle: normal.

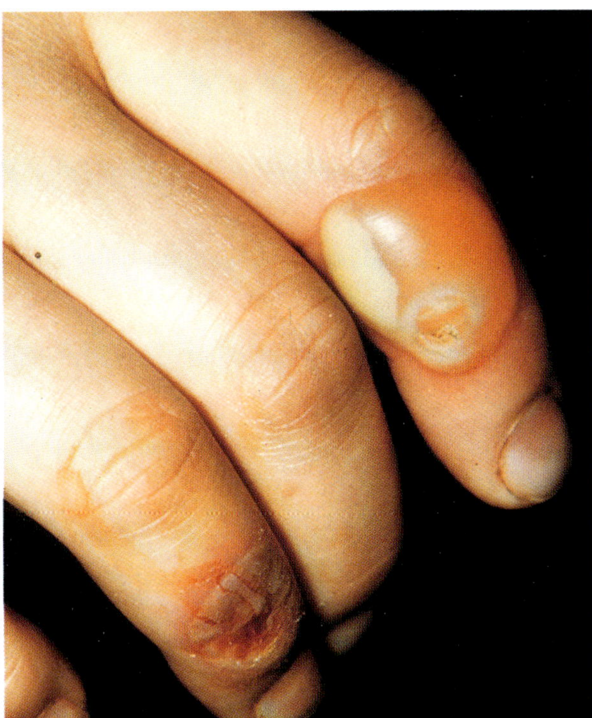

Abb. 7.34 Impetigo contagiosa: großblasige Form.
Anamnese: nach Verletzung aufgetreten.
Befund: über der Mittelphalanx des rechten Zeigefingers pralle Blase mit serösem bis gelblich-trübem Inhalt. Über dem distalen Interphalangealgelenk des Ringfingers rundliche Erosion mit teilweise noch aufliegender schlaffer Blasendecke. Bakteriologische Untersuchung: Staphylococcus aureus.
Differentialdiagnose: Verbrennung II. Grades (Abb. **7.68**).
Anmerkung: Eine großblasige Impetigo contagiosa an Fingern kann das Bild der sog. **Bullae repens** (Umlauf) entwickeln.

Mikroläsionen und lokale Abwehrschwäche wie z. B. Gesichtsekzem, Schnupfen. Außerdem Hygienemängel und feuchtheißes Klima.

Therapie

- **Lokalbehandlung** bei leichteren Fällen: Entfernung der Krusten/Blasen, antimikrobielle Externa, Fusidinsäure.
- **Orale Antibiose** bei schwereren Verläufen mit z. B. Flucloxacillin, Cephalosporin. Clindamycin bei Penicillin-Allergie. Urinkontrollen!

Erysipel (Abb. 7.35, 7.36)

Synonym: Wundrose

Durch Streptokokken, seltener Staphylokokken oder gramnegative Keime verursachte akute, stark entzündliche, tiefere dermale Lokalinfektion mit Allgemeinsymptomen. Weltweit verbreitet und häufig.

Krankheitsbild

- **Haut:** flächenhafter, scharf begrenzter einseitiger asymmetrischer Herd mit zungenförmigen Ausläufern. Klassische Entzündungssymptome: Rötung, Schwellung, Überwärmung, Schmerz. Bei zunehmendem Schweregrad Blasenbildung, Hämorrhagien, Gangrän und Phlegmone. Schwellung regionärer Lymphknoten. Häufige Lokalisation: Unterschenkel, Gesicht auch bilateral.
- **Allgemein:** Schüttelfrost und hohes Fieber (bis 40 °C), gestörtes Allgemeinbefinden.
- **Labor:** stark erhöhte Entzündungsparameter wie CRP, BSG und Leukozytose.
- **Verlauf:** meist Progression, selten Spontanheilung. In Vorantibiotika-Ära ist das Erysipel zum Teil tödlich verlaufen. Rezidive sind unter abgeschwächter Symptomatik möglich.
- **Besondere Formen:**
  - **Gesichtserysipel:** Progressionsgefahr in Orbita, auch septische Sinusthrombose mit Kopfschmerzen, Herdsymptomen
  - **Genitalerysipel:** Nekrosegefahr
  - **Schweres Erysipel:** hämorrhagisches, gangränöses oder phlegmonöses Erysipel, nekrotisierende Fasziitis
  - **Chronisch-rezidivierendes Erysipel:** abgeschwächte lokale und allgemeine Symptome. Ursachen: unzureichende Primärtherapie, weiter bestehende Eintrittspforten, lokale Dispositionsfaktoren (Lymphödem) oder allgemeine Abwehrschwäche.

Komplikationen

- Sekundäres Lymphödem: meist an Beinen, auch Lippen
- Tiefe Beinvenenthrombose
- Herz- und Nierenbeteiligung, Pneumonie (selten)
- Sepsis.

Diagnostik Anamnese, klinisches Bild und Laborbefunde, Erregernachweis schwierig.

> **!** **Merke** Die Diagnose eines Erysipels ist eine klinische Diagnose.

Differentialdiagnose

- Toxische Kontaktdermatitis (Allgemeinbefinden und Laborwerte o. B.). Angioödeme (geringe Rötung, kein Fieber, Abb. 7.98).
- **Erysipeloid:** Lokalinfektion durch Erysipelothrix rhusiopathiae (Abb. 7.37). Nach Kontakt mit infiziertem Fleisch lokal erysipelähnliche Hautveränderungen, in der Regel ohne Allgemeinsymptome.

Ätiopathogenese Häufig Eintrittspforten durch **präexistente Hautveränderungen** wie Gesichts-, Ohrekzeme, Schleimhautfissuren, Interdigitalmykosen oder Hautwunden („Wundrose"). Ausbreitung per continuitatem in **Lymphspalten** der Haut. Lokale Schädigung, Fernwirkungen durch **Exotoxine**. Erreger meist **Streptokokken** (betahämolysierend, Gruppe A), selten Staphylokokken oder gramnegative Erreger.

Therapie Kausale systemische Antibiose und symptomatische Lokalbehandlung.

- **Antibiotische Standardtherapie** mit Penizillin: systemisch mit Benzypenizillin (G.) i. v. oder auch i. m., Oral-Penizillin nur in Ausnahmefällen. Dauer 14 Tage (Erstbehandlung) bzw. 21 Tage (Rezidiv).

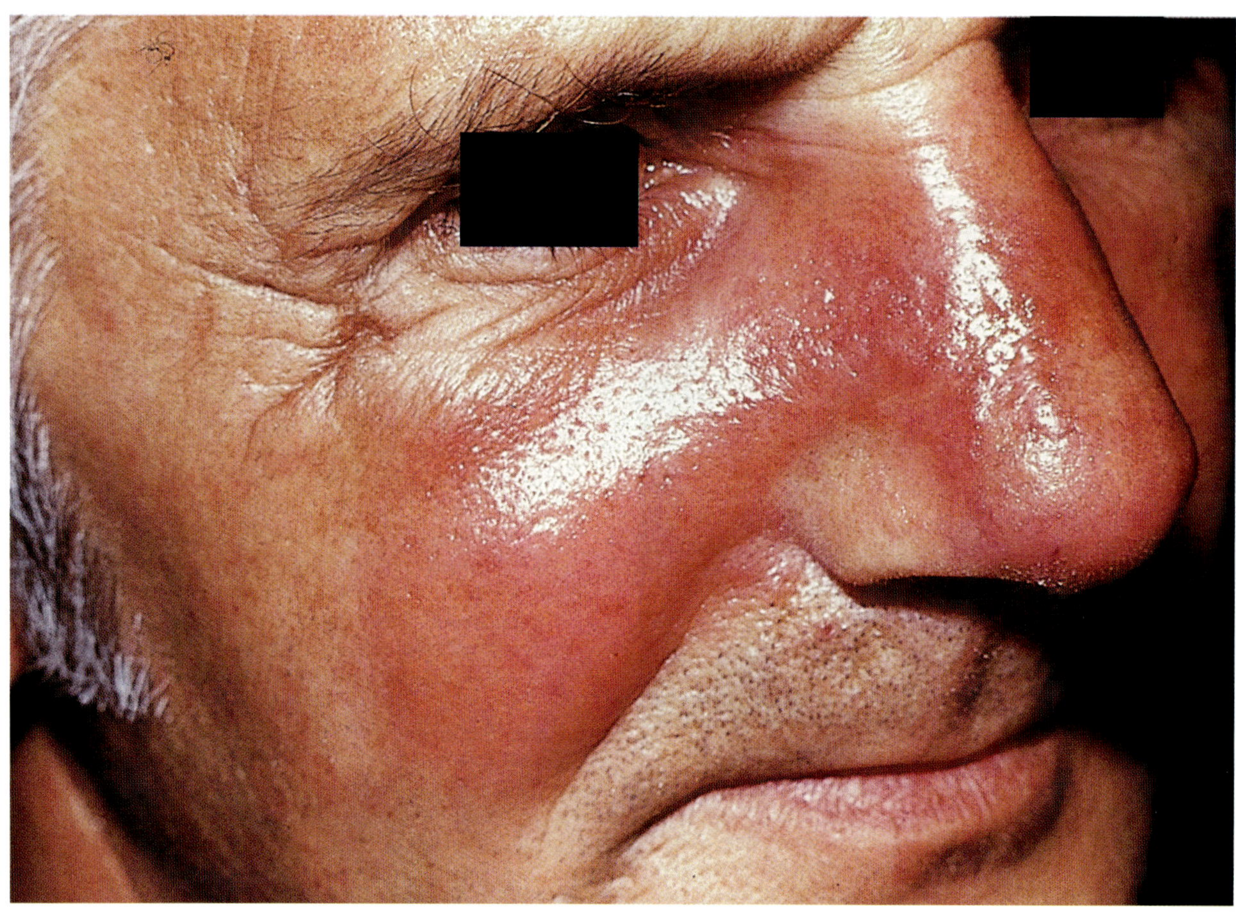

Abb. 7.35 Akutes Erysipel: Initialstadium.
Anamnese: 55-jähriger Mann. Nach Erkältung mit Schnupfen plötzlich Schüttelfrost und Gesichtsrötung.
Befund: in Nasen- und Wangenregion bilaterale, schmetterlingsförmig angeordnete Rötung und Schwellung der Haut mit teils scharfer, teils unscharfer Begrenzung. – Allgemeinbefinden gestört, Brechreiz, Schüttelfrost, akuter Temperaturanstieg auf 40 °C. BKS 100/120 mm n. W., Leukozytose von 14 000/mm^3.
Differentialdiagnose: akute Kontaktdermatitis (kein Fieber), akuter systemischer Lupus erythematodes (Systemkrankheit), initialer Zoster (Einseitigkeit).
Anmerkung: bei medialer Eintrittspforte kann das Gesichtserysipel auch beidseitig sein.

- **Schweres Erysipel:** bullös, nekrotisierend, Gesicht, Genitale, Begleitkrankheiten (Diabetes mellitus, PAVK usw.), rezidivierendes Erysipel → Penicillin-G-Infusionsbehandlung.
- **Atypisches/therapieresistentes Erysipel:** Flucloxacillin i.v., Gyrasehemmer, kombinierte antibiotische Therapie. Clindamycin bei Penicillin-Allergie. Langzeitbehandlung bei rezidivierendem Erysipel mit Depot-Penicillin, Oral-Penicillin, Erythromycin.

- **Lokalbehandlung:** anfangs feuchte, antiseptische Umschläge, dann Cremebehandlung. Behandlung möglicher Eintrittspforten wie z. B. Fußmykose.
- **Allgemein:** Bettruhe, Hoch- bzw. Ruhiglagerung bei Extremitätenlokalisation, Thromboseprophylaxe, Behandlung von Grundkrankheiten.

Bei nicht ausreichender Behandlung und/oder persistierenden Dispositionsfaktoren Gefahr des chronisch-rezidivierenden Erysipels mit sekundärer Lymphödementwicklung.

Gramnegativer Fußinfekt (Abb. 7.38)

Gramnegative Stäbchen (Proteus, Pseudomonas, Klebsiella, Escherichia coli) können vorübergehend an der Haut als transiente Standortflora auftreten. Bei Wachstumsbegünstigung durch Dispositionsfaktoren aber auch manifeste Erkrankung als gramnegativer Fußinfekt möglich.

Krankheitsbild Klinisch chronische Mazeration und Entzündung bis zu Erosionen der Zehenzwischenräume. Häufige Fehldiagnose und Fehlbehandlung als Fußmykose. Mischinfektion mit anderen Bakterien und Pilzen aber möglich.
Obligate **Dispositionsfaktoren:** Mazeration der Zehenzwischenräume durch Hyperhidrose oder Mykose. Störung der Standortflora z. B. durch antibakterielle Seifen, Sprays oder antimykotische Vorbehandlung. Lokale Abwehrschwäche bei atopischem Ekzem.
Verlauf: häufig chronisch-rezidivierend und therapieresistent.

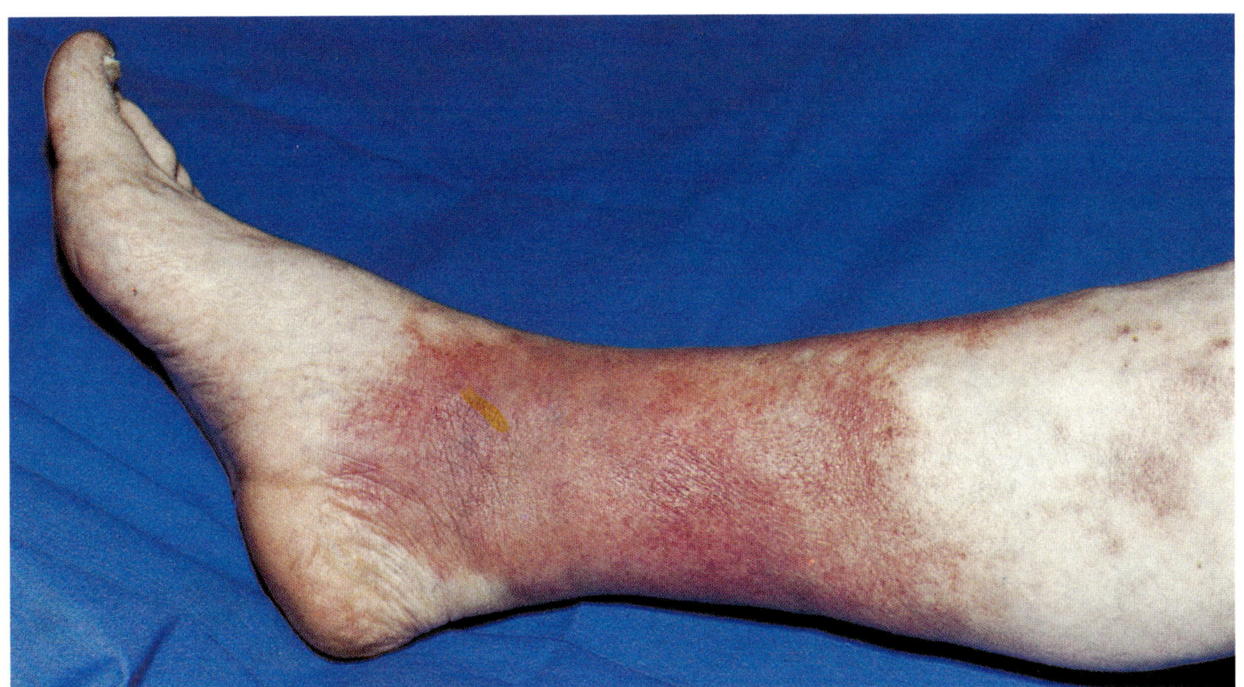

Abb. 7.36 Akutes Erysipel: spätes Stadium.
Anamnese: 58-jährige Frau. Beginn mit Schüttelfrost und Hautrötung. Vom Hausarzt zunächst erfolglos mit Oral-Penicillin behandelt.
Befund: an der rechten Unterschenkelinnenseite teils scharf, teils unscharf begrenzter, flächenhafter, dunkelroter Herd mit zahlreichen Hämorrhagien. – BKS 58/80 mm n. W., Leukozyten 16000/mm^3.
Nebenbefund: Onychomykose und Interdigitalmykose. Chronische venöse Insuffizienz mit venöser Stauung.
Anmerkung: Erfolglosigkeit der oralen Therapie wahrscheinlich pharmakokinetisch bedingt durch mangelnde Bioverfügbarkeit (venöse Stauung).

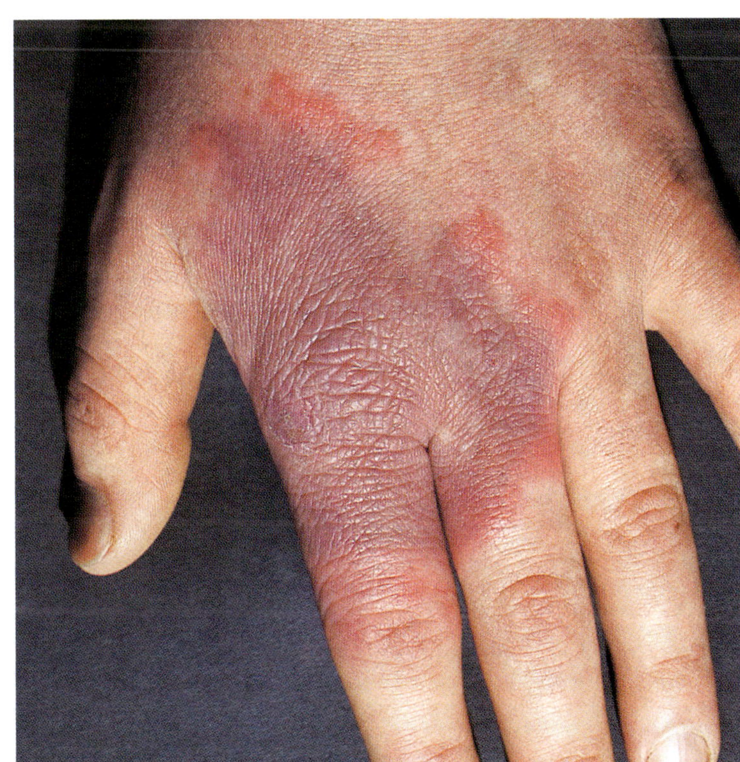

Abb. 7.37 Erysipeloid (Schweinerotlauf).
Anamnese: 28-jähriger Patient, der als Metzger arbeitet.
Befund: an der Radialseite des linken Handrückens ca. 10 × 6 cm großer, unregelmäßiger, scharf begrenzter Herd mit livid-rotem Zentrum und hellrotem, etwas infiltriertem Rand. – Keine Störung des Allgemeinbefindens, keine Temperaturerhöhung.
Differentialdiagnose: Erysipel (Abb. **7.36**). Erythema migrans (Abb. **7.47**).

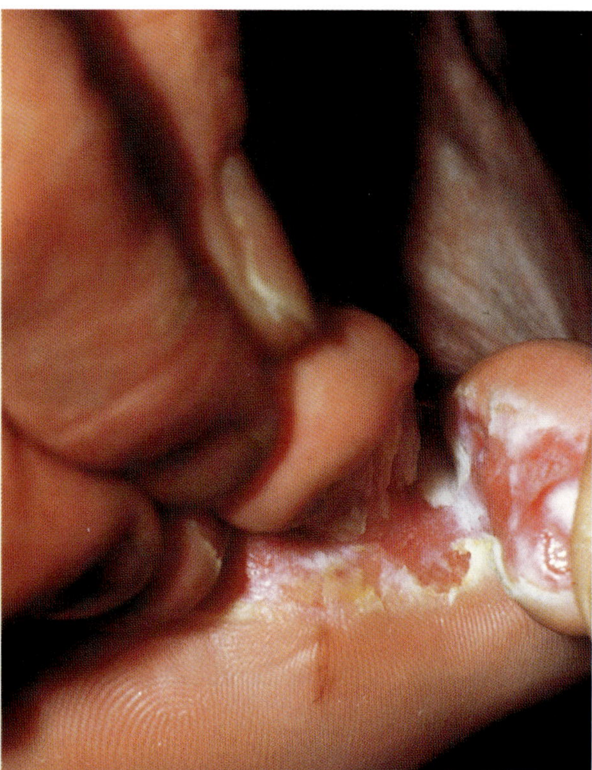

Abb. 7.38 Gramnegativer Fußinfekt.
Anamnese: 57-jähriger Mann. Über Monate erfolglose Behandlung als Pilzinfektion.
Befund: in den Zehenzwischenräumen und an den Lateralseiten der Zehen 2–4 rechts flächenhafte, bizarr begrenzte Erosion mit randständig mazerierter Hornschicht. Glänzende, linsengroße Ulzeration an der Lateralseite der 2. Zehe. Nicht sichtbar Rötung und Schwellung der Zehenrücken. Mikrobiologischer Befund: Pseudomonas aeruginosa, keine Pilze nachweisbar.
Differentialdiagnose: Tinea pedis, akutes allergisches Kontaktekzem.

Therapie
- **Lokaltherapie:** austrocknend-antimikrobiell, z.B. mit Silbernitrat- oder Farbstofflösungen, Streifen einlegen.
- **Systemische Behandlung:** Gyrasehemmer (Resistenzen!) bzw. nach Antibiogramm.

Hinweis

Eine weitere gramnegative Entzündung ist die „gramnegative Follikulitis" (s. Kap. 10.3.1).

Erythrasma (Abb. 7.39)

Der Erreger des Erythrasmas, Corynebacterium minutissimum, gehört zur Gruppe der koryneformen Bakterien. Auffällige, aber harmlose, meist beschwerdefreie mykoseähnliche Lokalinfektion der Haut in disponierten Hautregionen.

Krankheitsbild Bis ca. handflächengroße, bogig-scharf begrenzte bräunlich-rote Flecke, gelegentlich leichte Schuppung, selten Juckreiz
Dispositionsfaktoren: feucht-warmes Hautmilieu, deshalb meist Lokalisation in intertriginösen Bereichen (genitokrural, perianal, axillär).

Diagnostik Bei Bestrahlung mit UV-A (Wood-Licht) Rotfluoreszenz durch Porphyrinbildung der Bakterien.

Therapie Bakterienwirksame Antimykotika wie z.B. Azole. Bei Therapieresistenz Erythromycin per os für 5 Tage. Beseitigung disponierender Faktoren.

Weitere Hauterkrankungen durch koryneforme Bakterien

- **Hautdiphtherie** (Corynebacterium diphtheriae): Bakterieninokulation in Hauteintrittspforten. Ausgestanzt-bogige Hautulzerationen. Selten. Therapie: Penicillin
- **Keratoma sulcatum** (Korynebakterien, Streptokokken): brennende Hornschichterosionen an Fußsohlen unter disponierenden Bedingungen wie Hyperhidrose, fehlende Abdunstung. Lokaltherapie: Azole, Erythromycin.

Hinweis

Bakterielle Infektionen der Hautanhangsgebilde
Eitererreger wie Staphylokokken, Streptokokken können außer der Kutis auch Hautadnexe befallen.
- **Nagelorgan:** Paronychie (s. Kap. 9)
- **Haare:** Follikulitisformen, Furunkel, Karbunkel (s. Kap. 10)
- **Schweißdrüsen:** Schweißdrüsenabszesse (s. Kap. 12)

Invasive Lokalinfektionen

Außer oberflächlich-lokalen Hautinfektionen können Bakterien auch invasive Infektionen unter Befall mehrerer Hautschichten verursachen.

Ekthyma

Krankheitsbild Zunächst oberflächlich lokalisierte Infektion, dann Entwicklung eines wie ausgestanzt wirkenden tiefen Ulkus. Lokalisation meist am Unterschenkel. Übergang in chronischen Verlauf möglich.
Erreger: A-Streptokokken.
Obligat exogen-endogene **Dispositionsfaktoren:** feucht-heißes Klima, entsprechendes Mikroklima der Haut (Stiefel, Feuchtigkeit, Hygienemängel), Ekzeme, Durchblutungsstörungen, Immuninsuffizienz, Mangelernährung.
Ähnlich in klinischem Bild und Ätiopathogenese, allerdings meist als Mischinfektion, ist das **Tropengeschwür** (Abb. **7.40**).
Diagnostik: klinisches Bild und mikrobiologische Diagnostik mit Erregernachweis.

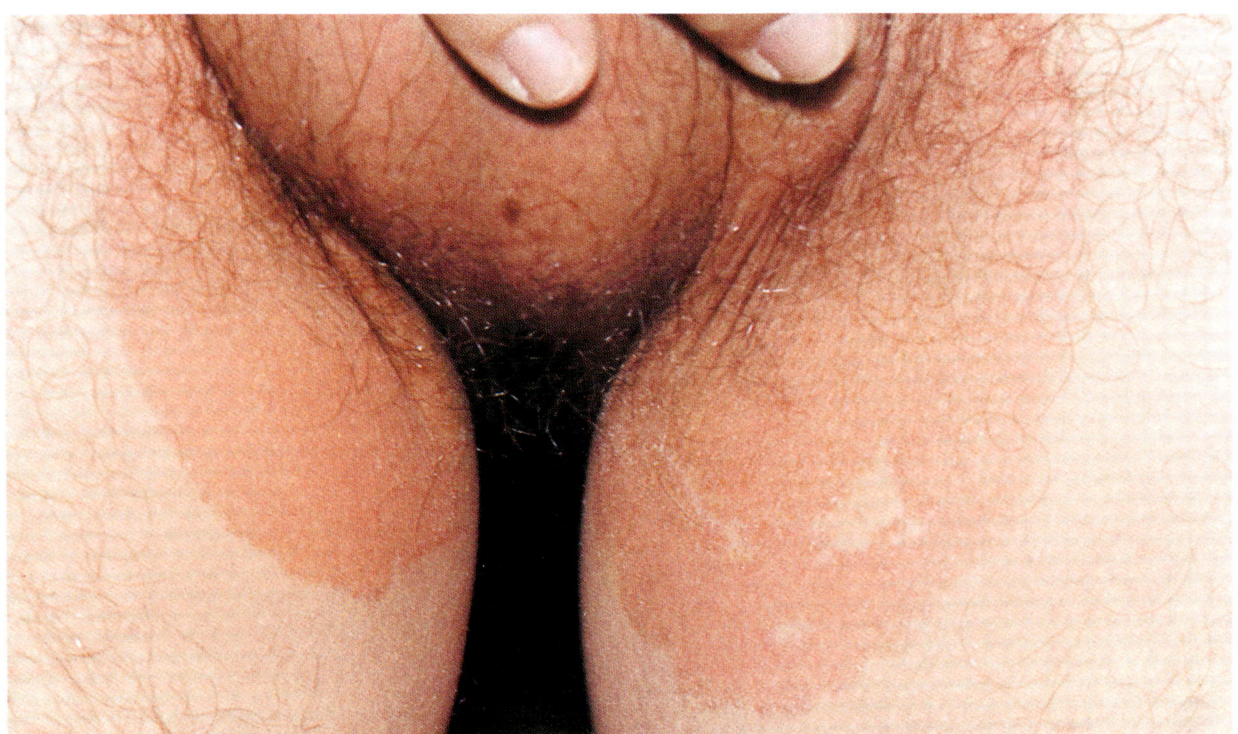

Abb. 7.39a Erythrasma.
Anamnese: 58-jähriger, adipöser, stark schwitzender Patient.
Befund: an den beiden Oberschenkelinnenseiten großflächige, scharf begrenzte, rot-braune Verfärbung mit feinlamellöser Schuppung.
Differentialdiagnose: im Gegensatz zur Tinea corporis (Abb. **7.52**) fehlt beim Erythrasma die Randbetonung.

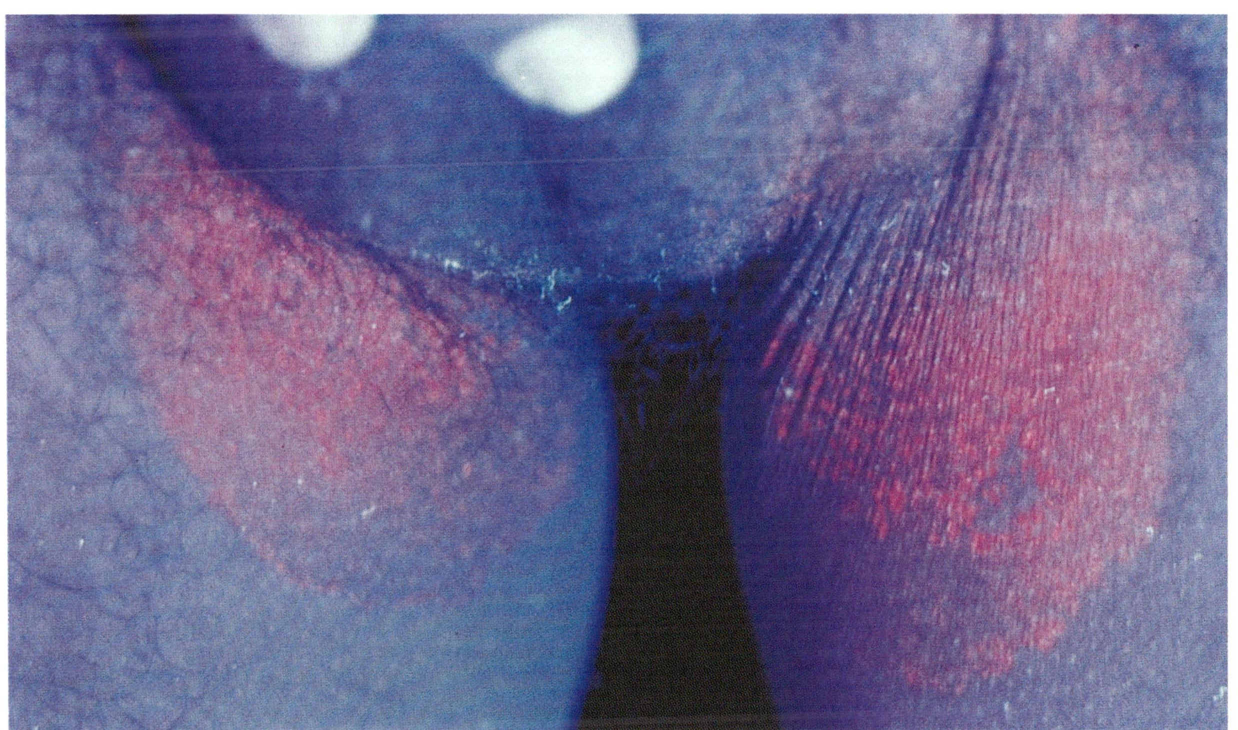

Abb. 7.39b Erythrasma (Herdfluoreszenz).
Anamnese: gleicher Patient wie auf Abb. **7.39a**.
Befund: Bei der Untersuchung mit Wood-Licht zeigen die Herde eine ziegelrote Fluoreszenz, bedingt durch die Porphyrinbildung des Erregers Corynebacterium minutissimum.

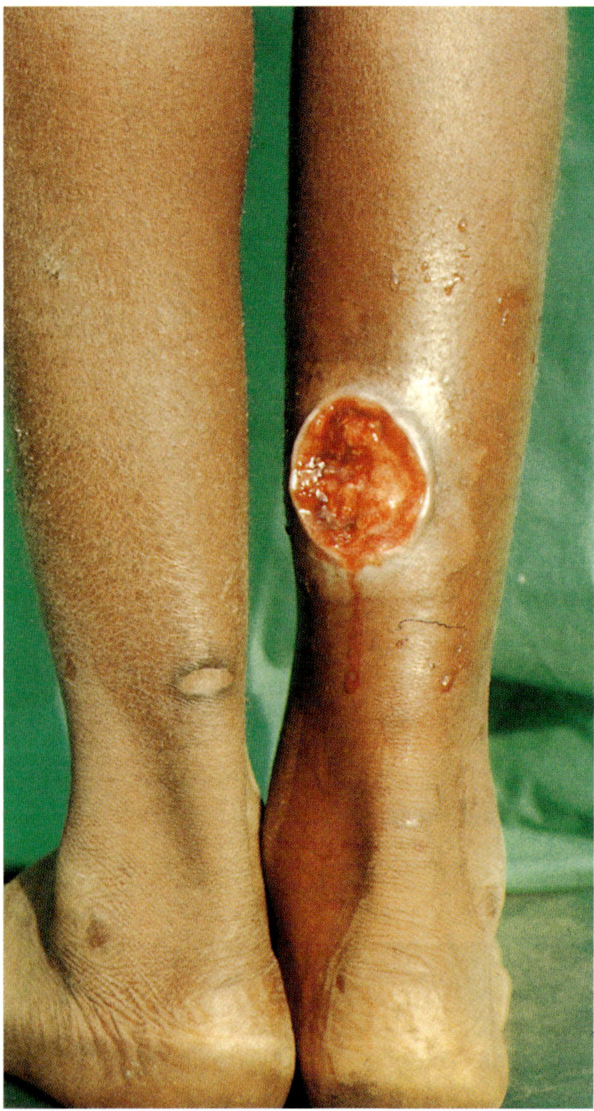

Abb. 7.40 Ulcus tropicum.
Anamnese: nach Verletzung bei Feldarbeit aufgetreten.
Befund: am rechten Unterschenkel ca. 6 × 6 cm großes Ulkus mit scharf begrenztem, infiltriertem Rand und schmierig-blutig belegtem Grund. Die bakteriologische Untersuchung ergab eine Mischflora mit Spirochäten und fusiformen Stäbchen.

Therapie: Lokaltherapie durch Ulkusreinigung und Antiseptika. Systemische Antibiose. Beseitigung der Dispositionsfaktoren.
Sonderform: Ekthyma gangraenosum durch Pseudomonas-Sepsis bei Neugeborenen/Kindern oder Immuninsuffizienz (lebensbedrohlich!).

Milzbrand

Krankheitsbild

- Häufigste Form (95%): **Hautmilzbrand** (Pustula maligna, Anthrax). Innerhalb einer Woche bildet sich am Infektionsort zunächst ein papulovesikulöser, dann karbunkelartiger Herd mit zentralem, schwarzem Schorf (Anthrax = Kohle) und peripheren Bläschen, Ödem. Leichte Allgemeinsymptome. Letalität 5–20%.
- Seltenere Formen (5%): **Lungenmilzbrand** durch aerogene Infektion oder **Darmmilzbrand** durch kontaminierte Nahrungsmittel. Letalität jeweils bis 100%.

Erreger: Bacillus anthracis, grampositiver, aerober Sporenbildner. Übertragung durch extrem umweltresistente Sporen. Erreger-/Sporenreservoir sind Tiere und tierische Produkte. Keine Übertragung von Mensch zu Mensch.
Diagnostik: klinisches Bild. Erregernachweis: grampositive Stäbchen, Kultur.
Therapie: Penicillin G i.v., Ciprofloxacin, Doxycyclin. Meldepflicht.
Aktuelles Risiko: Bioterrorismus durch Sporenverbreitung.

Phlegmone

Durch Staph. aureus oder Streptokokken verursachte **tiefe Lokalinfektion** der unteren Dermis und Subkutis mit diffus-horizontaler Progressions- und Einschmelzungstendenz. Tiefe Erregerinokulation durch Hautverletzungen, infizierte Wunden, Erysipel, Paronychie, Spritzenabszesse, unsterile Injektionen, infizierte Katheter.

Krankheitsbild

- Diffuse, unscharf begrenzte, kissenartige Schwellung, intakte lividrote Oberhaut, sehr schmerzhaft
- Allgemeinsymptome mit hohem Fieber
- Komplikationen: Einschmelzung, Tiefenprogression, Sepsis.

Diagnostik

Klinisches Bild. Erregernachweis.
Differentialdiagnose: Erysipel (stärkere Rötung, scharfe Begrenzung), Gasbrand (Knistern!).

Therapie Operativ, hoch dosierte gezielte Antibiose.

Sonderform

Nekrotisierende Fasziitis
Schwerste lebensbedrohliche Form einer Phlegmone mit foudroyant-progressiver Fasziennekrose einschließlich Kutis, Subkutis und Nerven.

- Verschiedene **Erreger** wie Streptokokken und/oder Staphylokokken, Anaerobier, Mischinfektionen.
- **Dispositionsfaktoren:** z.B. Diabetes mellitus, Alkohol- und Drogenabusus, Immuninsuffizienz.
- **Komplikationen:** toxisches Schocksyndrom, Multiorganversagen.
- **Therapie:** sofortiges Debridement und Nekrosektomie, hoch dosierte Antibiose, evtl. intensivmedizinische Betreuung wegen Gefahr des Multiorganversagens.

Toxikosen und Sepsis

Staphylokokken- und Streptokokkenstämme können durch Toxine lokale Gewebsschäden verursachen, z. B. Lokalinfektionen wie Impetigo contagiosa. **Exotoxine** können aber auch ins Blut abgegeben werden und Fernwirkungen entfalten (**Toxikosen**). Schließlich können sich Bakterien von einem Herd ausgehend selbst auf den Weg machen (**Sepsis**).

Staphylogenes Lyell-Syndrom (Abb. 7.41)

Synonyme: Dermatitis exfoliativa Ritter von Rittershain (1878), Pemphigus neonatorum, Syndrom der verbrühten Haut, SSSS („staphylococcal scalded skin syndrome")

Staphylokokkentoxin-bedingte Hauttoxikose, meist bei Säuglingen und Kleinkindern. Selten bei Erwachsenen mit Grundkrankheiten von Niere oder Immunsystem; hier hohe Mortalität. Ausgangsherd z. T. klinisch unauffällige Staphylokokken-Nischen, z. T. manifeste Staphylokokkeninfektionen der Konjunktiven oder oberen Luftwege. Toxinbedingte Desmosomenschädigung und subkorneale Blasenbildung.

Historischer Exkurs

A. Lyell und das Lyell-Syndrom
Das in Europa bereits bekannte Krankheitsbild wurde in Australien von dem Arzt A. Lyell beobachtet, zunächst für bewusst verschwiegene Verbrühungen gehalten, dann aber als eigenständiges Krankheitsbild beschrieben (1956). Später erfolgte eine Trennung in das staphylogene Lyell-Syndrom und das toxische Lyell-Syndrom, heute meist als toxische epidermale Nekrolyse bezeichnet (Abb. **7.105a**).

Krankheitsbild Generalisiertes bullöses bzw. skarlatiniformes (scharlachähnliches) Exanthem. Dann großflächige Epidermolyse, kein Schleimhautbefall.

Diagnostik
- Klinisches Bild.
- **Histologie:** Blasendecke nur obere Epidermisschicht.
- **Erregernachweis:** Blutkulturen, Abstriche des Nasen-Rachen-Raums.

Differentialdiagnose: toxische epidermale Nekrolyse (Kap. 7.6), Verbrühung.

Therapie Hoch dosierte **Antibiose** mit Staphylokokken-wirksamen Antibiotika, symptomatische Lokaltherapie wie bei Verbrühungen, Intensivpflege.

Merke Die Frühdiagnose ist lebensrettend! Das staphylogene Lyell-Syndrom hat bei Kindern bei Frühdiagnose und antibiotischer Frühtherapie eine gute Prognose (Letalität ca. 3 %). Frühe Diagnosestellung: 1. daran denken, 2. Histologie.

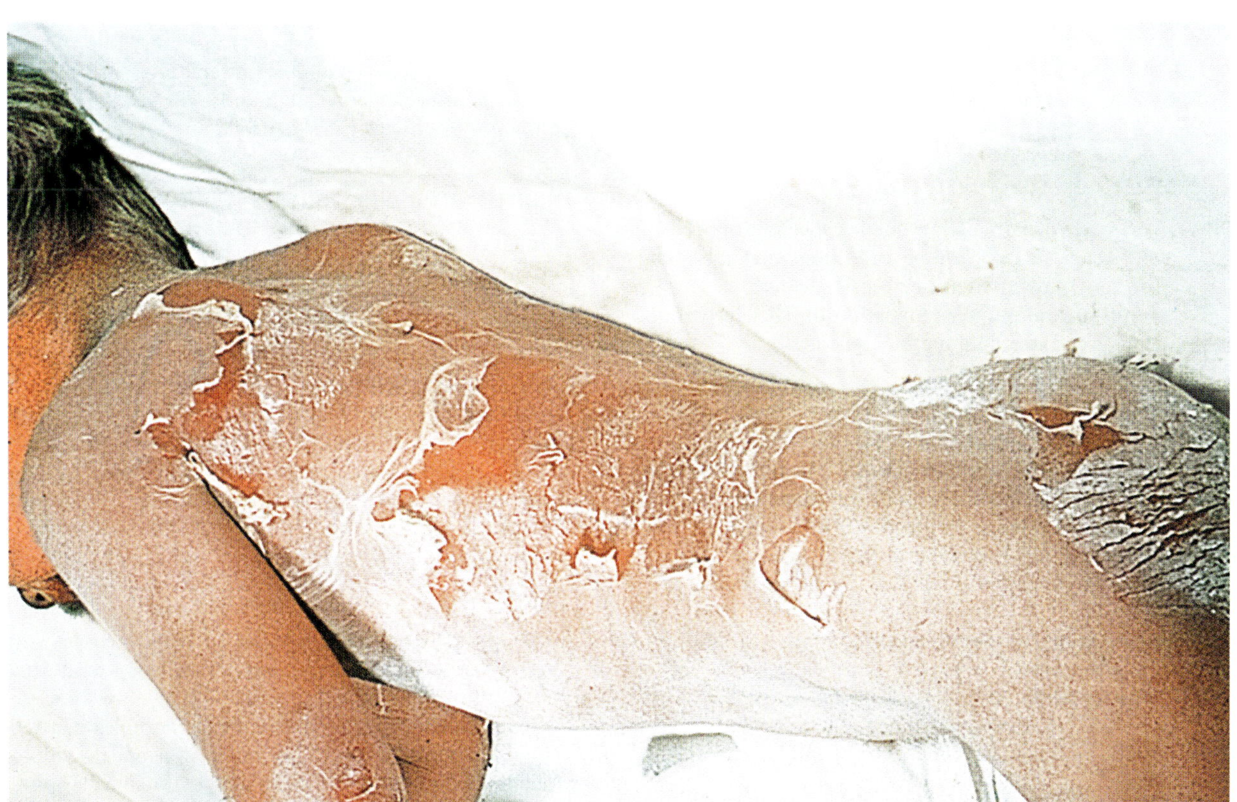

Abb. 7.41 Staphylogenes Lyell-Syndrom.
Anamnese: 5-jähriger Junge. Nach einer eitrigen Rhinitis rotfleckiges Exanthem, später fetzenartige Hautabschilferung.
Befund: großflächige Ablösung der weißlich-nekrotischen Epidermis (Spätstadium).

Toxisches Schocksyndrom

Bakterientoxin-bedingte systemische Toxikose mit Schocksymptomatik und Gefahr des Multiorganversagens. Staphylokokken-/Streptokokken-Toxine mit Superantigenwirkung und massiver Zytokinfreisetzung.

- **Menstrueller Typ:** Menstruations- und Tampon-bedingtes Bakterienwachstum.
- **Nichtmenstrueller Typ:** Lokale Infektionen der Haut, Wundinfektionen.

Krankheitsbild Hohes Fieber, makulöses Hautexanthem → Erythrodermie → Desquamation. Schleimhautbeteiligung vaginal, konjunktival und oropharyngeal. Hypotension und Schocksymptome, Gefahr des Multiorganversagens.

Therapie Hochdosierte Antibiose, Schocktherapie.

Scharlach

Streptokokken-Pharyngitis (A-Streptokokken) mit Bildung erythrogener Toxine A, B, C.

Krankheitsbild Kleinfleckiges follikulär-kleinpapulöses Hautexanthem, typische groblamellöse Abschuppung an Händen und Füßen. Enanthem (**Himbeerzunge**), Fieber. In seltenen, schweren Fällen ähnliches Bild wie toxisches Schocksyndrom.

Therapie Oral-Penizillin.

Clostridien-Toxikose

- **Gasbrand:** Wundinfektion durch **Clostridium-perfringens**-Arten, Hautverfärbung und Ödem mit Gasbildung (Knistern), Toxinfreisetzung, Sepsis, Schock.
- **Wundstarrkrampf:** Wundinfektion durch **Clostridium tetani**, Neurotoxinbildung, Neurotoxikose.

Sepsis

Hämatogene Aussaat vitaler Erreger wie Bakterien oder Pilze. Septische Temperaturen und **systemisches inflammatorisches Response-Syndrom (SIRS)**. Schnelle Diagnosestellung und Therapie erforderlich.
Gefahr: schwere Sepsis, septischer Schock, Multiorganversagen.
Die Haut kann sowohl Ausgangspunkt als auch Manifestationsorgan sein:

- **Ausgangspunkt:** mögliche Sepsisherde sind genitale Gonorrhö, Katheterinfektionen durch Bakterien und Candida albicans, bakterielle Haut- und Weichteilinfektionen.
- **Manifestationsorgan:** Hautbefall im Rahmen einer Bakteriämie durch Mikrothromben bei septischen Vaskulitiden, bei disseminierter intravasaler Gerinnung. **Leitsymptom:** hämorrhagisch-vaskulitisches Exanthem.

Je nach Sepsisart etwas unterschiedliches Bild, häufig akraler Befall, zusätzlich allgemeine Sepsissymptomatik.

Sepsisarten

Folgende Sepsisarten können Ausgangspunkt für Hautmanifestationen sein:

- **Gonokokken-Sepsis:** disseminierte Gonokokkeninfektion mit hämorrhagischen Flecken, Papeln und Pusteln. Arthralgien, Fieberschübe. Lokalisation: Hände und Füße
- **Katheter-Sepsis** (intravaskuläre oder implantierte Katheter):
  - Staphylogene septische Endokarditis: Petechien, Splitterblutungen (Nagelbett), schmerzhafte Osler-Knötchen an Finger-/Zehenkuppen
  - Infizierte Katheterthrombose mit Lungenembolie
- **Meningokokken-Sepsis:** petechiale und flächenhafte Haut-Schleimhaut-Blutungen, Hautnekrosen, Nebennierenrindeninsuffizienz, disseminierte intravasale Gerinnung (Waterhouse-Friderichsen-Syndrom).
- **Pseudomonas-Sepsis:** hämorrhagische Nekrosen und Ulzerationen (Ekthyma gangraenosum).

Chronische Allgemeininfektionen

Chronische Allgemeininfektionen der Haut sind **Tuberkulose**, **Lepra**, **Lyme-Borreliose** und **Syphilis** (Syphilis s. Kap. 19.5). Es handelt sich um **Multisystemerkrankungen** mit Hautbeteiligung. Während bei der Tuberkulose (Tbc) der Hautbefall eher selten ist, stellt er bei **Lepra** und **Lyme-Borreliose** einen festen Bestandteil und Leitsymptom dar und ermöglicht eine Frühdiagnose und Frühtherapie. Bei allen genannten Erkrankungen bestimmen nicht nur Erregereigenschaften und -zahl sondern v. a. die jeweilige Abwehrlage Krankheitsbild und Verlauf.

Hauttuberkulose (Abb. **7.42**)

Die Tuberkulose ist eine chronisch verlaufende, kontagiöse allgemeine Infektionskrankheit durch **Mycobacterium tuberculosis** mit möglichem Hautbefall und typischem histologischen Bild (**tuberkulöse Granulome**).
Weltweit häufige Erkrankung (Armutserkrankung, Dritte-Welt-Länder, HIV-Infizierte). In Mitteleuropa zunächst kontinuierlicher Rückgang von Durchseuchung und Erkrankungen, einschließlich Hauttuberkulose. Dann Wiederzunahme durch multiresistente Erreger, Bevölkerungsmobilität sowie durch HIV-Infektionen. Die **Haut-Tuberkulose** tritt nur bei bis zu 3% aller Tuberkuloseformen auf. Es besteht Meldepflicht.

Krankheitsbild Klinisches Bild komplex, geprägt von Abwehrlage des Organismus sowie Infektions- und Ausbreitungsweg.

1. **Primärinfektion:** tuberkulöser Primärkomplex sehr selten kutan lokalisiert (Ulkus mit nachfolgender Lymphknotenschwellung), meist **pulmonal.** Allmähliche Spontanheilung, relative Immunität. Erregerpersistenz und Reaktivierung sowie Superinfektion aber möglich.
2. **Postprimäre Tuberkulose:** Reaktivierung nach jahrelanger Latenz. Dispositionsfaktoren bedeutsam, z. B.

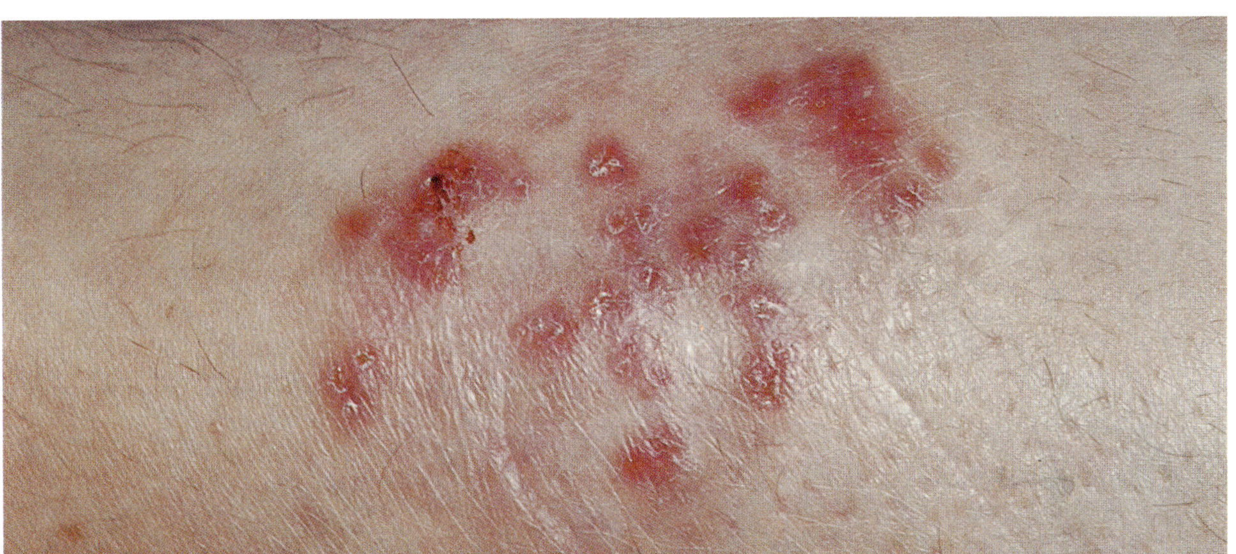

Abb. 7.42a Tuberculosis cutis luposa: Lupus vulgaris.

Anamnese: seit einigen Jahren zunehmende Bildung rötlicher Knötchen. Anamnese sonst unauffällig, im Röntgenbild aber Anhalt für eine früher abgelaufene Lungentuberkulose.

Befund: an der Wade in einem handtellergroßen Areal zum Teil einzeln stehende, zum Teil konfluierte, linsengroße, rot-bräunliche Knötchen mit fein-lamellöser Schuppung.

Besonderheiten: Dieses Bild zeigt exemplarisch den granulomatösen Typ einer Entzündung. Die sichtbaren Lupusknötchen bestehen aus mehreren, ca. 1 mm großen, nebeneinander liegenden Granulomen (Tuberkeln). Entstehung hier wahrscheinlich durch postprimäre Streuung der Lungen-Tbc.

Differentialdiagnose: andere Erkrankungen mit granulomatöser Entzündung, wie z. B. Sarkoidose (Abb. **7.150**), Syphilis (Abb. **19.20**), Lepra (Abb. **7.43**–**7.45**), Fremdkörperreaktionen, lupoide Rosazea (Abb. **7.148**).

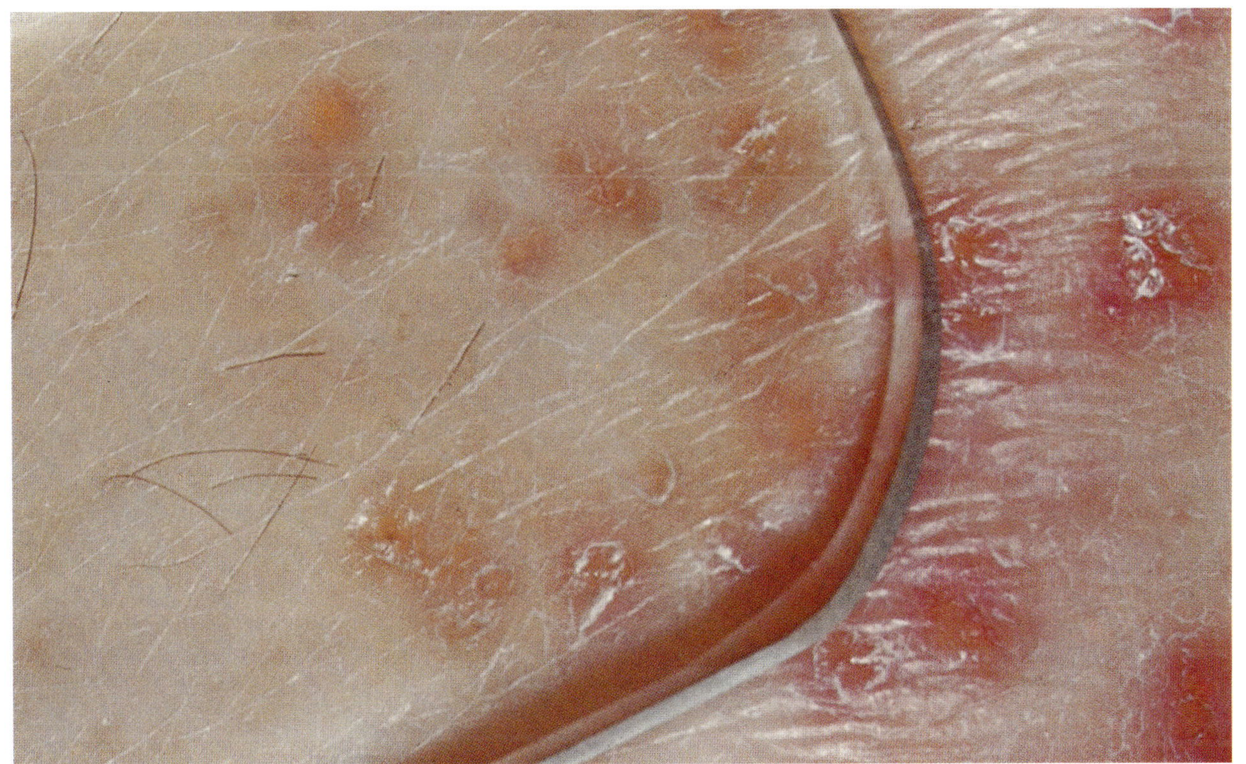

Abb. 7.42b Tuberculosis cutis luposa: Lupus vulgaris (Detailaufnahme).

Anamnese: gleicher Patient wie auf Abb. **7.42a**.

Befund: Bei Anämisierung durch Glasspateldruck erhalten die Knötchen einen apfelgeleeartigen, gelb-bräunlichen Eigenfarbton = lupoides Infiltrat.

Grundkrankheiten, Immundefizienz, immunsuppressive Therapie, lokale Faktoren. Auch Superinfektion möglich.

Die **Hautmanifestationen** sind abhängig von der Abwehrlage:

- **Normergie:** gute bis mittelgute Abwehrlage, Herde erregerarm, kaum kontagiös.
  - **Tuberculosis cutis luposa** (Lupus vulgaris): häufigste Form der Hauttuberkulose. Meist ein oder wenige Herde. Zunächst rötlich-bräunliche, wenige Millimeter große Knötchen, flächenhafte Herde durch Wachstum und Konfluenz, Rückbildung unter Vernarbung, zum Teil auch Gewebsdestruktion („Lupus“).
    Lokalisation: häufig Gesicht, Extremitäten. Komplikation: Lupus-Karzinom.
  - **Tuberculosis cutis colliquativa** (Skrofuloderm): lokalprogrediente Tuberkulose, ausgehend von subkutanen, eingeschmolzenen Lymphknoten.
    Lokalisation: häufig Hals.
  - **Tuberculosis cutis verrucosa:** Reinfektion durch Kontakt mit infektiösem Material in Tier-oder Medizinberufen.
    Lokalisation: meist an Händen lokalisierter verrukösentzündlicher Herd.
- **Anergie:** schlechte Abwehrlage mit florider Innenorgantuberkulose. Herde erregerreich, kontagiös.
  - **Tuberculosis ulcerosa cutis et mucosae:** ausgehend von jeweiliger Organtuberkulose mit intrakanalikulärem Transport von infektiösem Material nach außen wie Sputum, Urin oder Stuhl. Oral/periorale, anal/perianale, genital/perigenitale ulzerierende Haut-Schleimhaut-Herde.
- **Hyperergie:** hypererge Reaktionslage, keine vitalen Erreger, nicht kontagiös, in Herden mit PCR aber Erreger-DNA nachweisbar. Umschriebene immunologische Gewebsreaktionen der Haut. Exanthemartige Streuherde, zusammenfassende Bezeichnung: **Tuberkulide.**
  - **Lichen scrofulosorum:** kleinpapulöses Exanthem
  - **Papulonekrotisches Tuberkulid:** papulonekrotische Herde
  - **Erythema induratum (Bazin):** subkutane, zum Teil fistulierende Beinknoten. Meist jedoch nicht-tuberkulöse, tiefe Vaskulitis anderer Genese (s. Kap. 13.3).

Diagnostik

- **Klinisches Bild.** Diaskopie mit Glasspatel (Abb. 7.37). Sonden-Phänomen: Sonde bricht bei leichtem Druck in Lupusherd ein.
- **Hauthistologie:** tuberkuloide Granulome, Nachweis säurefester Stäbchen mit Ziehl-Neelsen-Färbung.
- **Erregernachweis:** Färbung, Kultur, molekularbiologische Methoden wie z. B. PCR.
- **Tuberkulintest** (Mendel-Mantoux-/Tine-Test): Prüfung der Reaktionslage Normergie, Anergie, Hyperergie.

Differentialdiagnose

s. Tabelle 7.3

Ätiopathogenese

Erreger: obligat pathogenes Mykobakterium tuberculosis. Übertragung meist aerogen (Tröpfcheninfektion), durch bakterienhaltige Milch (M. bovis) oder Inokulation (Haut, selten).
Tuberkulosebakterien (nicht Toxin bildend) werden von Makrophagen phagozytiert. Die Bildung von **Granulomen** ist der Versuch, die Erreger durch zelluläre Abwehrreaktionen einzugrenzen. Erregerzahl und Abwehrlage bestimmen den Verlauf der Tuberkulose.

Tab. 7.3 Differentialdiagnose der Hauttuberkulose

Lupus vulgaris	Syphilis III, Sarkoidose
Skrofuloderm	Syphilis III, Lymphogranuloma venereum, Sporotrichose, Aktinomykose
Papulöses Tuberkulid im Gesicht	Rosazea
Erythema induratum	noduläre Vaskulitis, Erythema nodosum (nicht ulzerierend)

Therapie Kausale, kombinierte **antituberkulöse Chemotherapie**, auch bei Tuberkuliden. Meist Vierer-Kombination mit Isoniazid, Rifampicin, Ethambutol und Pyrizinamid. Konsequente, überwachte Behandlung erforderlich, sonst Gefahr des Therapieversagens und der Resistenzentwicklung.

Lepra (Abb. 7.43 – 7.45)

Synonym: Aussatz, M.Hansen

Lepra ist eine chronisch verlaufende, gering kontagiöse allgemeine Infektionskrankheit durch **Mycobacterium leprae** mit vorwiegendem Befall von Haut, Schleimhaut und peripheren Nerven.
Weltweit verbreitete Erkrankung, besonders in Tropen und Subtropen (Indien, Zentralafrika, Brasilien, Süd- und Ostasien). In Mitteleuropa sehr selten geworden. Historisch interessante, wichtige und folgenreiche Erkrankung („Aussatz“). Auch heute noch eine medizinisch und sozial schwer wiegende Erkrankung.

Krankheitsbild Das klinische Bild ist komplex, geprägt von Abwehrlage des Organismus und resultierender Erregerzahl, ähnlich wie bei Tuberkulose. Nach zum Teil **jahrelanger Inkubationszeit** erste relativ uncharakteristische, Krankheitssymptome (indeterminierte Lepra), dann Entwicklung stabiler **Lepraformen** (tuberkuloide bzw. lepromatöse Lepra) mit instabilen Zwischenformen (Borderline-Lepra), zusätzlich sog. Leprareaktionen. Insgesamt meist chronisch-progredienter Verlauf trotz möglicher Remissionen.

1. **Indeterminierte Lepra:** einzelne oder einige wenige hypopigmentierte oder gerötete Hautflecke, zum Teil mit Hypästhesie. Keine oder nur wenige Erreger nachweisbar. Spontanheilung oder Übergang in andere Lepraformen, meist in lepromatöse Lepra.

2. **Tuberkuloide Lepra** (gute Abwehrlage, Herde erregerarm): meist wenige, asymmetrisch verteilte Hautherde mit leichter Infiltration, Hypopigmentierung, Sensibilitätsstörungen, auch Haarverlust und Hypohidrose. Histologisch tuberkuloide Granulome. Befall peripherer Nerven möglich (s. Abb. **7.43**).
3. **Lepromatöse Lepra** (schlechte Abwehrlage, Herde erregerreich): Hautbefall mit meist zahlreichen, symmetrisch verteilten makulösen, knotigen (Leprome) oder diffus infiltrierten Herden. Bei Gesichtsbefall charakteristischer Ausfall der Augenbrauen, Befall der Ohrläppchen. Häufiger Befall hautnaher Schleimhäute (besonders Nase), auch der Augen und peripheren Nerven. Befall innerer Organe möglich, aber selten (s. Abb. **7.44**).
4. **Borderline Lepra:** Zwischenformen mit jeweils unterschiedlich starken Anteilen von tuberkuloider oder lepromatöser Lepra (s. Abb. **7.45**).
5. **Leprareaktionen:** spontane oder therapieinduzierte Exazerbationen bei veränderter Immunitätslage.
   - **Typ 1:** Schwellung bestehender Herde, auch Neubildung.
   - **Typ 2:** Erythema nodosum leprosum an Unterschenkel, Rumpf oder Gesicht.

Folgeschäden der Lepra: unterschiedliche schwere Schäden an Händen, Füßen und Augen. Neurologische Ausfälle, Sensibilitätsstörungen und nachfolgende Ulzerationen, Mutilationen und Deformierungen. Erblindung, Entstellung.

Diagnostik

- Anamnese (Exposition?), klinisches Bild.
- **Histologie:** u.a. Granulome, von Krankheitsform abhängig. Nachweis säurefester Stäbchen, z.B. mit Ziehl-Neelsen-Färbung.
- **Erregernachweis,** v.a. bei erregerreichen Läsionen: z.B. in Nasenabstrich, Wundsekret, Hautreizsekret. Nachweis mikroskopisch oder mit PCR.

Ätiopathogenese

Erreger: obligat pathogenes Mycobacterium leprae. Übertragung durch Tröpfcheninfektion („von Nase zu Nase") oder auch Schmierinfektion. Inkubationszeit 1–5 Jahre. Meist schützende Immunität. Weiterer Verlauf von Abwehrlage (zelluläre Immunität) und Erregerzahl abhängig.

Therapie Medikamentöse, kombinierte **Chemotherapie** nach Lepraklassifikation der WHO.

- **Erregerarme** (paucibazilläre) Lepraformen: Dapson und Rifampicin für ca. 6 Monate.
- **Erregerreiche** (multibazilläre), Lepraformen: zusätzlich Clofazimine über ca. 2 Jahre.

Rehabilitation: medizinisch, sozial, beruflich. Versuch der Verbesserung der Lebensbedingungen.
Ziel der WHO ist die Eliminierung der Lepra.

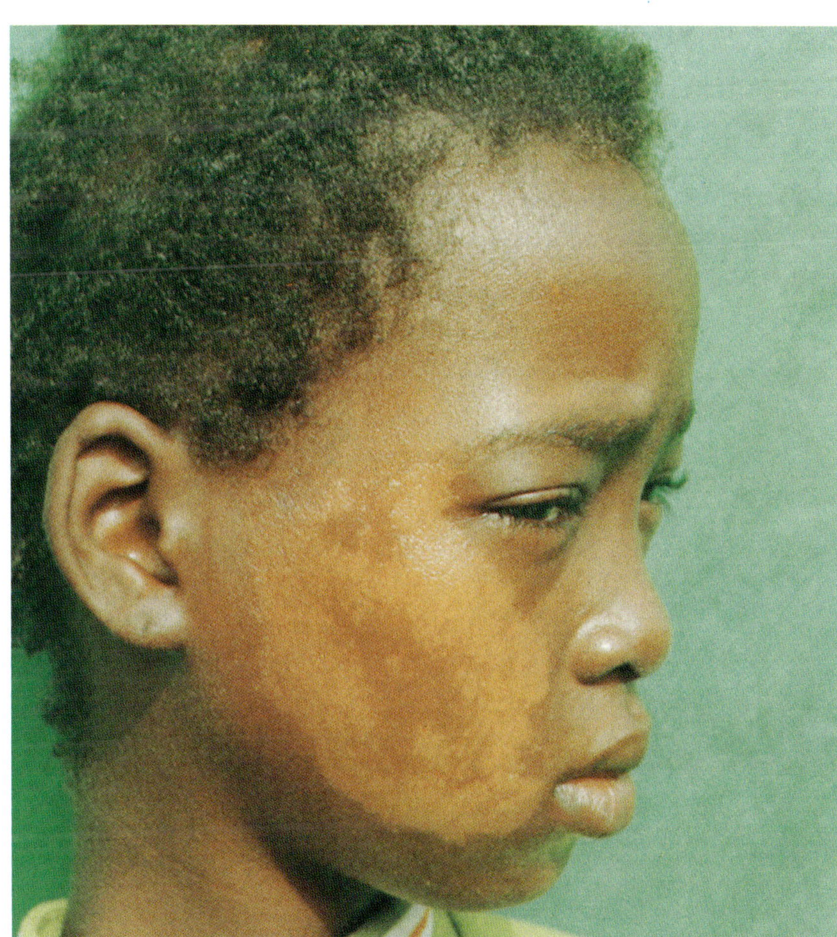

Abb. 7.43 Tuberkuloide Lepra.
Anamnese: nicht bekannt.
Befund: an der rechten Wange flächenhafter, scharf, aber unregelmäßig begrenzter, infiltrierter und peripher hypopigmentierter Herd. Zentrale Repigmentierung (Selbstheilung). Hypästhesie des Herdes. – Bakteriologische Untersuchung: negativ.
Differentialdiagnose: Vitiligo (keine Hypästhesie).

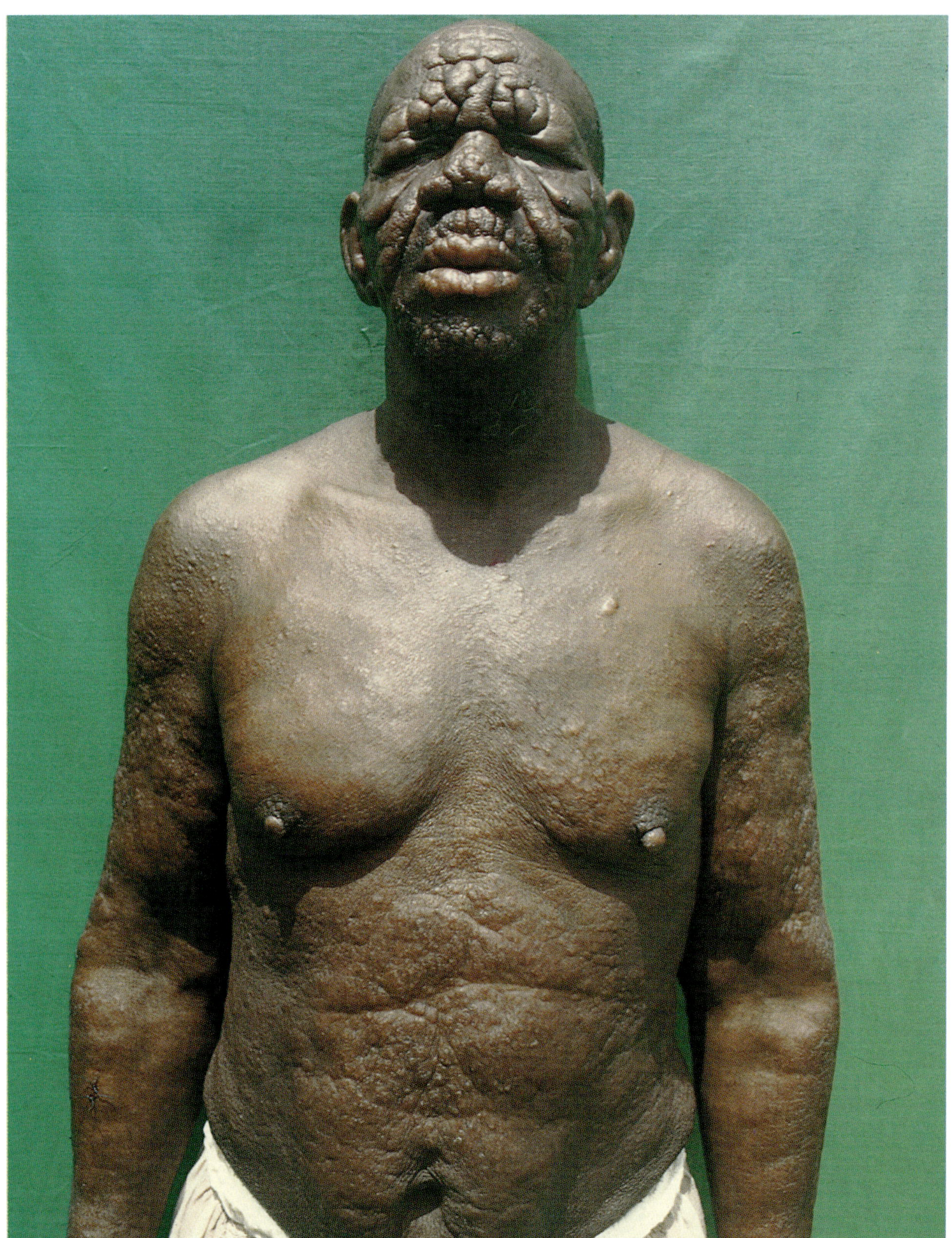

Abb. 7.44 Lepromatöse Lepra.
Anamnese: nicht bekannt.
Befund: Befallen sind Gesicht, Ohren, Rumpf und Extremitäten. Es findet sich eine massive, diffuse Infiltration der Haut mit stellenweiser Knotenbildung (Leprome). Es besteht ein Verlust der Augenbrauen. – Bisher kein tastbarer Befall der peripheren Nerven. Bakteriologische Untersuchung (Haut, Nasenschleimhaut): reichlich Mycobacterium leprae. Gesicht = „facies leonina".
Differentialdiagnose: Hautinfiltrate bei chronisch-lymphatischer Leukämie oder malignen Lymphomen.

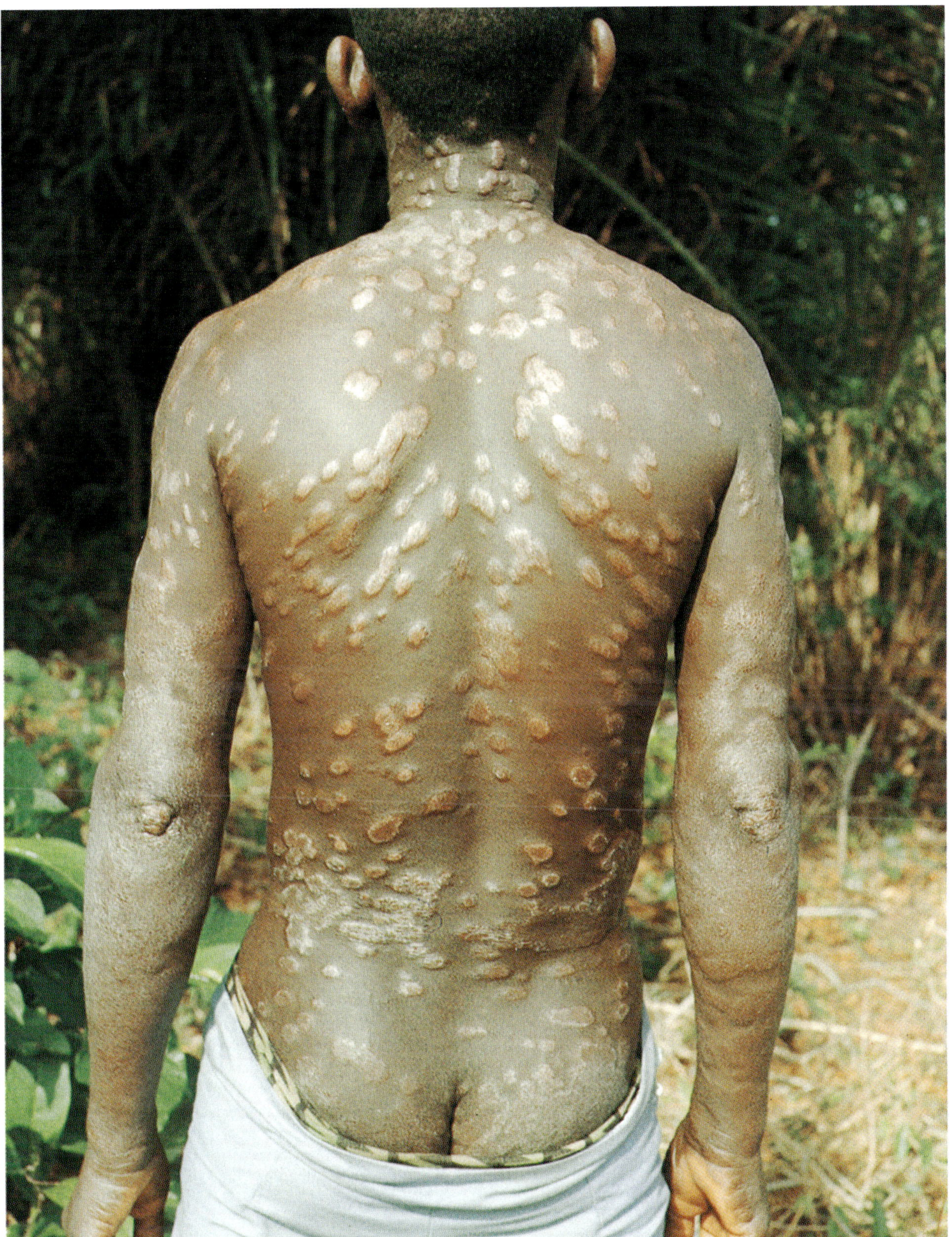

Abb. 7.45 Borderline-Lepra.
Anamnese: nicht bekannt.
Befund: am Rücken und übergreifend auf die Oberarme zahlreiche münzförmige, leicht erhabene und oberflächlich schuppende Herde, die weitgehend einzeln stehen, teilweise aber auch konfluieren. – Weitere Befunde: Lähmung des Nervus ulnaris und Nervus peroneus. Bakteriologische Untersuchung: Mycobacterium leprae.
Differentialdiagnose: Psoriasis vulgaris.

Historischer Exkurs

Der Aussatz
Im Altertum und Mittelalter war Lepra eine der großen seuchenhaften Erkrankungen. Die Städte richteten vor den Toren „Leprosorien" ein, in denen die „Aussätzigen" isoliert wurden. Durch eine Lepraklapper oder „Lazarusklapper" musste der Lepröse die Menschen warnen, sich ihm zu nähern. Die Aussätzigenpflege in den Leprosorien erfolgte durch den St.-Lazarus-Orden (Ursprung des Namens „Lazarett"). Mit dem Rückgang der Lepra trat die Syphilis auf den Plan.

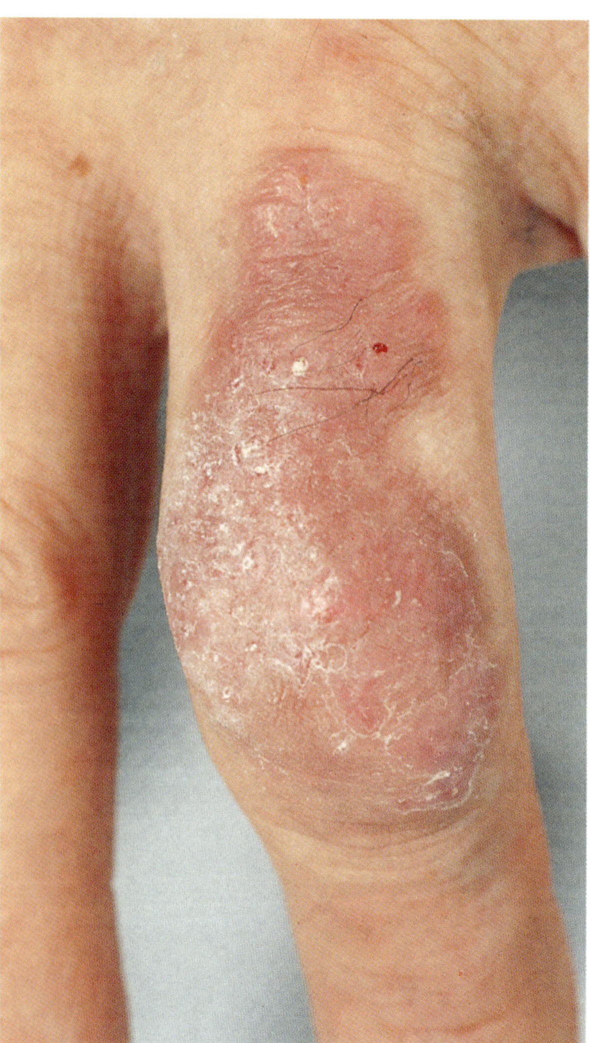

Abb. 7.46 Aquariumgranulom.
Anamnese: Der 52-jährige Patient besaß seit drei Jahren ein Süßwasseraquarium, das er selbst reinigte. Die Hautveränderung war vor einem Jahr nach einer vorangehenden Verletzung am Mittelfinger aufgetreten
Befund: über Grundphalanx und proximalem Interphalangealgelenk des 3. Fingers rechts unregelmäßig, aber scharf begrenzter livid-roter Knoten mit höckriger, keratotischer Oberfläche und Schuppung. – Mykologische Kulturen steril. Kulturell Wachstum von Mycobacterium marinum. Histologisch epitheloidzellige Granulome.
Differentialdiagnose: Tuberculosis cutis verrucosa.

Atypische Mykobakteriosen

Außer den „typischen" Mykobakterien (Mycobacterium tuberculosis, Mycobacterium leprae) gibt es „atypische", nicht-tuberkulöse Mykobakterien, die in natürlichen Gewässern, Schwimmbädern und Aquarien vorkommen können und fakultativ hautpathogen sind. Befall innerer Organe und Dissemination sind aber möglich, z. B. bei AIDS.

- **Aquarium- bzw. Schwimmbadgranulom** (Abb. 7.46)
  Durch **Mycobacterium marinum** verursachte, nicht kontagiöse chronische Lokalinfektion der Haut. Inokulation durch Eintrittspforte, z. B. bei Aquariumreinigung, kranke Fische oder Hautabschürfungen im Schwimmbad.
  - **Krankheitsbild:** bis mehrere Zentimeter großer hyperkeratotischer oder knotig-ulzeröser Hautherd, meist an Händen (**Aquariumgranulom**) oder zusätzlich an Knien, Ellenbogen (**Schwimmbadgranulom**). Spontanheilung möglich (2–3 Jahre).
  - **Diagnostik:** Histologie, Kultur, PCR.
  - **Therapie:** schlechtes Ansprechen auf klassische Tuberkulostatika. Stattdessen möglichst nach Resistenzprüfung Clarithromycin, Minocyclin, Doxycyclin oder Co-trimoxazol über 2 Monate, Versuch der operativen Sanierung und Kryotherapie. Aquarium- bzw. Schwimmbadsanierung.

- **Weitere atypische Mykobakteriosen**
  - Mycobacterium avis: disseminierte Infektion, auch Hautbefall, bei AIDS
  - Mycobacterium ulcerans: Skrofuloderm-ähnliche Hautulzerationen (Buruli-Ulkus) in Tropen.

Lyme-Borreliose (Abb. 7.47–7.49)

Häufige chronische **Multiorganerkrankung** durch **Borrelien** (Spirochätenart) mit schwerpunktmäßigem Befall von Haut, Bewegungsapparat und Nervensystem.
Erreger sind **Borrelia burgdorferi** und weitere Spezies. Hauptsächliches **Erregerreservoir** sind Wildmäuse, Reh- und Rotwild in Buchen- /Eichenwäldern. Die Übertragung auf den Menschen erfolgt durch Insekten, meist **Zeckenarten** als Vektor. Hautinokulation durch Zeckenstich, meist von Ixodes ricinus (Holzbock). Zecken (adulte Tiere, Nymphen, Larven) sitzen an Blättern von Farnen, Unterholz, Sträuchern, Hecken und warten. Keine Übertragung von Mensch zu Mensch.
In Mitteleuropa liegt die Zeckendurchseuchung mit Borrelien bei ca. 20%, die Bevölkerungsdurchseuchung (Antikörper) bei ca. 10–15%. Infektionen sind nicht selten, meist bei Aufenthalt in waldreichen Endemiegebieten (Waldarbeiter, Wanderer, Jogger). Die geschätzte Zahl von Borrelieninfektionen in Deutschland umfasst ca. 50 000/Jahr. Infolge der Umweltererwärmung ist mit einer Zunahme von Zecken und Borreliose zu rechnen. Erkrankungszeit: Frühjahr bis Herbst.
Zecken als Vektor: Weitere von Zecken übertragene Infektionskrankheiten in Europa sind: virale Frühsommer-Meningoenzephalitis (FMSE, Flaviviren), auch Ehrlichiose (Ehrlichien), Zeckenbissfieber (Rickettsien). Vektor-Aktivitäten von Zecken aber auch in außereuropäischen Ländern wie USA, Afrika, zum Teil mit weiteren Erregern.

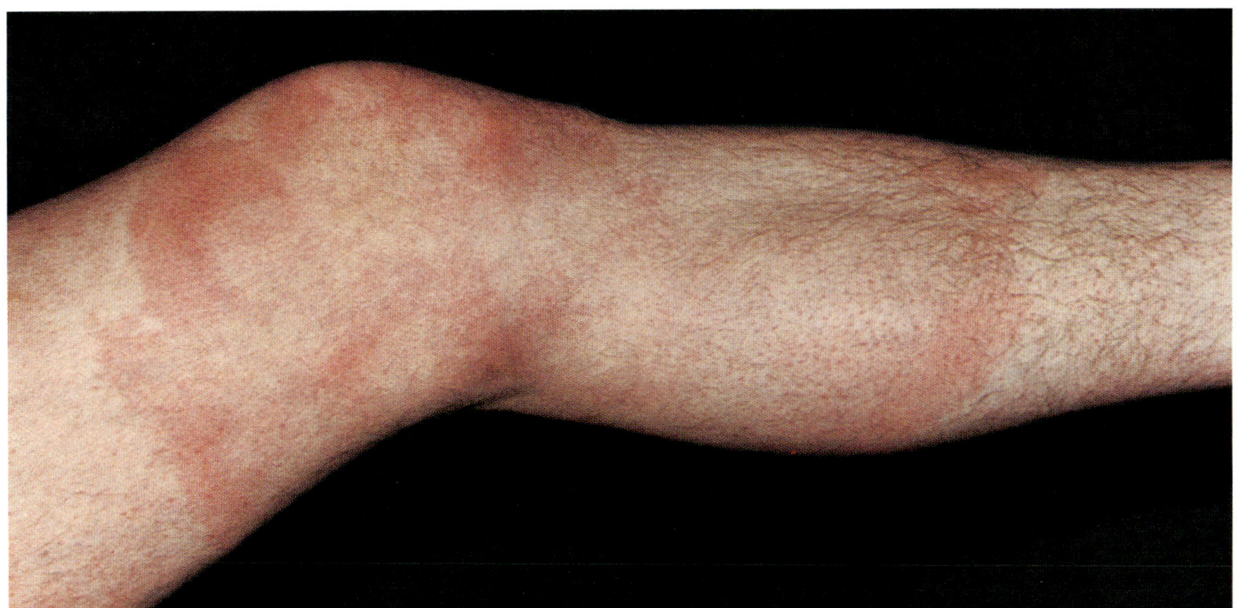

Abb. 7.47 Erythema migrans: „Wanderröte".
Anamnese: 8-jähriger Junge. Eine Woche nach Zeckenstich beim Brombeerpflücken trat in der Kniekehle ein roter Fleck auf, der sich innerhalb mehrerer Wochen auf die jetzige Größe ausdehnte.
Befund: an der Innenseite des linken Knies mit Übergang auf den Ober- und Unterschenkel flächenhaftes Erythem mit deutlicher Randbetonung bei scharfer, stellenweise unregelmäßiger Begrenzung. Borrelienserologie positiv.
Differentialdiagnose: Erysipel (Abb. **7.35** und **7.36**).

Krankheitsbild Hautsymptome sind Leitsymptome der Lyme-Borreliose. Wie bei der anderen dermatologisch wichtigen Spirochätose Syphilis ist auch hier ein stadienhafter, chronischer Verlauf möglich:

Stadium I: lokalisierte Frühinfektion

- **Erythema migrans** (Abb. 7.47):
  um Zeckenstichstelle nach Tagen bis mehreren Wochen auftretendes, ovales randbetontes Erythem mit peripherer Ausbreitungstendenz. Nach wenigen Wochen Spontanrückbildung. Aber auch chronischer Verlauf als Erythema chronicum migrans. Fakultativ grippeähnliche Beschwerden wie Kopfschmerzen, Abgeschlagenheit, Arthralgien, Fieber. Möglich: Atypisches oder fehlendes Erythema migrans.
- **Zecken-Lymphozytom** (Abb. 7.48):
  seltene Hautmanifestation nach Zeckenstich im späten Stadium I oder Stadium II. Klinisch blau-rotes, weiches, umschriebenes Hautinfiltrat, häufig Ohrmuschel, Mamille.

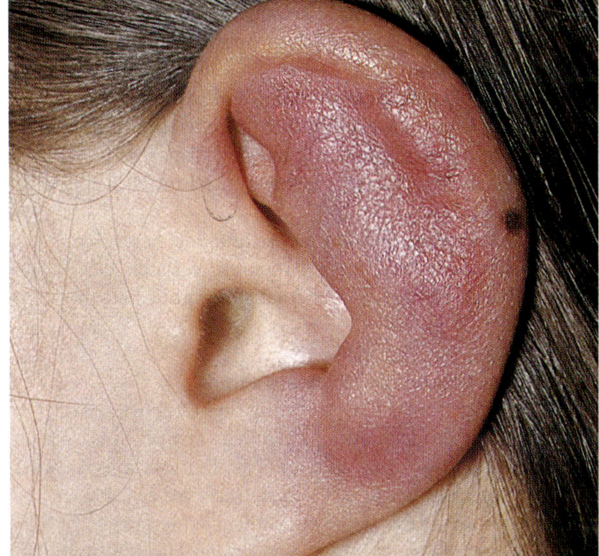

Abb. 7.48 Zecken-Lymphozytom
Anamnese: 25-jährige Frau. Allmähliche Entwicklung ca. drei Monate nach einem Zeckenstich. Abheilung nach interner Penicillinbehandlung.
Befund: flächenhafte Rötung und Schwellung der linken Ohrmuschel. Subjektiv beschwerdefrei. Nebenbefund: Lentigo simplex (Abb. **8.14**). Borrelienserologie positiv mit IgM- und IgG-Titer.
Differentialdiagnose: Lymphadenosis cutis benigna, akute Dermatitis, Erysipel (Abb. **7.35** und **7.36**), Erysipeloid (Abb. **7.37**).
Anmerkung: Das Zeckenlymphozytom ist Teil des polyätiologischen Krankheitsbildes der Lymphadenosis cutis benigna (s. Kap. 7.10.3).

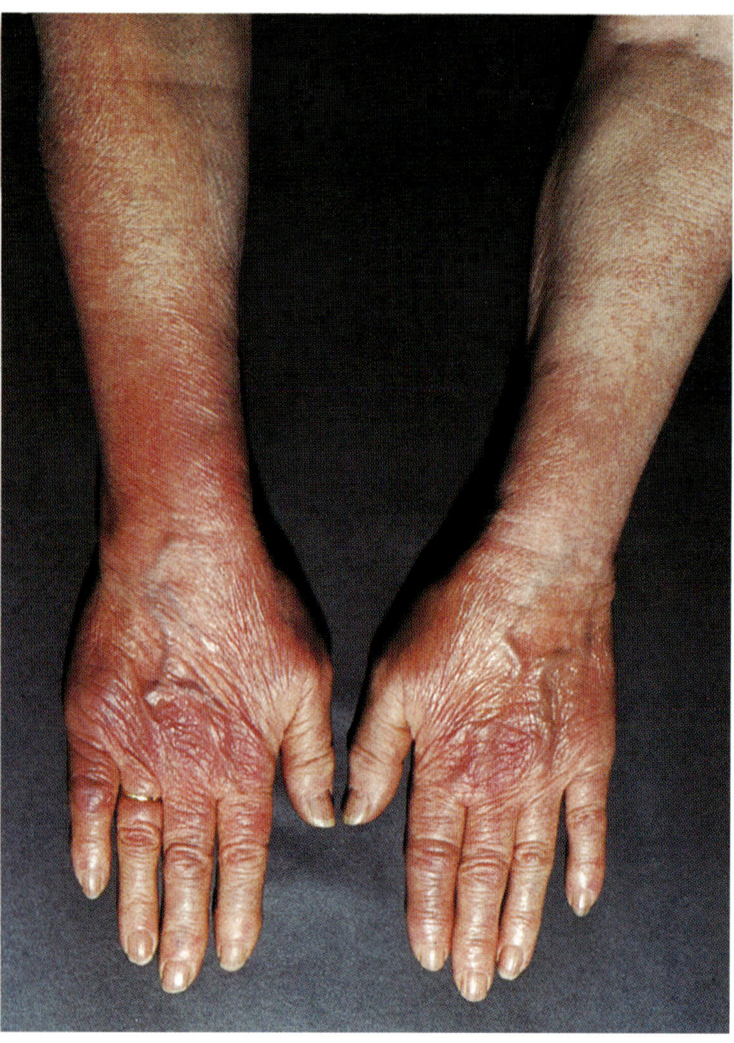

Abb. 7.49 Acrodermatitis chronica atrophicans.
Anamnese: 56-jährige Frau. Die Patientin erinnert sich an frühere Zeckenstiche.
Befund: an beiden Handrücken mit Übergang auf die Unterarme livid-rote Verfärbung und ödematöse Schwellung der Haut bei gleichzeitiger zigarettenpapierartiger Epidermisatrophie. Im Bild nicht sichtbar walnussgroßer, druckschmerzhafter Knoten am rechten Ellenbogen. – Konsiliarische internistische und neurologische Untersuchung: keine pathologischen Befunde. Borrelienserologie positiv mit IgG-Titer.

Stadium II: disseminierte Frühinfektion
Nach Abklingen des Erythema migrans mögliche Krankheitsprogression:

- **Neurologische Symptome:** Meningopolyradikuloneuritis, heftige Schmerzen, dann motorische und sensible Ausfälle. Auch isoliert wie z. B. Fazialisparese.
- **Kardiale Symptome:** meist Herzrhythmusstörungen bei Myokarditis.
- **Rheumatische Symptome:** Arthralgien, Myalgien.
- **Hautsymptome** (selten): mehrere rötliche Flecke (sekundäre multiple Erythemata migrantia), Lymphozytom.

Stadium III: chronisches Spätstadium
Nach Monaten bis Jahren chronisches Organstadium:

- Haut: **Acrodermatitis chronica atrophicans.** Hautmanifestation mit akraler Lokalisation an Händen, Füßen, auch beidseitig-symmetrisch (Abb. **7.49**). Chronische Dermatitis mit rötlich-livider, zunächst ödematöser, dann atrophisch verdünnter Haut. Allmähliche proximale Ausbreitung, zunächst streifenförmig als Ulnar-/Tibiastreifen mit Sklerosierung und Knotenbildung, häufig am Ellenbogen.
- Gelenke: chronische Mon- bzw. Oligoarthritis großer Gelenke: **Lyme-Arthritis** z. B. am Kniegelenk.
- Neurologische Symptomatik: **chronische Neuroborreliose** mit peripherer Neuropathie, progressiver Enzephalomyelitis mit zentralnervösen Ausfällen, auch chronischem Erschöpfungssyndrom.

Allgemeinsymptome: Müdigkeit, Schweißausbrüche usw.

Verlauf: insgesamt variabel. Stadienverlauf nicht obligat, Einzelstadien können übersprungen werden. Nicht alle Stadiensymptome müssen auftreten. Spontanheilung sowie klinische Latenzphasen sind möglich.
Komplikation: im chronischen Stadium Auftreten eines kutanen B-Zell-Lymphoms.
Konnatale Infektionen und Reinfektionen sind möglich, keine Immunität.

Diagnostik

- **Anamnese:** Zeckenstich in Endemiegebiet
- **Klinisches Bild:** mit dermatologischen Leitsymptomen. **Erythema migrans und Akrodermatitis sind Leitsymptome der Gesamterkrankung!**

- **Erregernachweis:** Kultur aus Hautproben, auch Synovia, PCR.
- **Antikörpernachweis** durch Borrelien-Serologie aus Blut oder Liquor: ELISA bzw. Immunfluoreszenz-Suchtest, Westernblot-Bestätigungstest, Nachweis spezifischer IgG-/IgM-Banden.
  Seronegative Verläufe sind möglich insbesondere im Stadium I und II. Syphilisreaktionen können falsch positiv werden (Kriterium: Treponema-pallidum-Agglutinationstest). Positive Seroreaktionen ohne aktive Erkrankung in Endemiegebieten (Durchseuchung).
- Spezielle Organdiagnostik.

Ätiopathogenese **Erreger** sind Species von Borrelia burgdorferi (B. burgdorferi sensu strictu, afzelii, garinii, valaisiniana).
Vektor meist Ixodes ricinus (Holzbock).
Erst Stunden nach dem **Stich** der adulten Zecke oder wenig auffälligen Nymphe treten die Borrelien in den Fehlwirt Mensch über. Inokulierte Borrelien werden durch unspezifische Immunreaktion meist abgetötet, deshalb nur ca. 5% angehende Infektionen. Stadienhafter, immunologisch geprägter Krankheitsverlauf.

Therapie Kausale **antibiotische Therapie:**
- Lokalisierte Frühinfektion: Doxycyclin 2 × 100 mg/ 2–3 Wochen p.o. Alternativ: Amoxicillin, Azithromycin
- Disseminierte Frühinfektion: ohne neurologische Symptomatik orale Behandlung über 30 Tage, sonst i.v.-Therapie
- Chronisches Spätstadium, Akrodermatitis: Infusionsbehandlung mit Penizillin G, Ceftriaxon, Cefotaxim
- Möglichkeit einer Herxheimer-Reaktion!

Serologische Nachkontrollen: nach 6 Wochen und 6 Monaten, bei anhaltend hohen Titern unter Einbeziehung des klinischen Bildes. Frage einer Zweitbehandlung prüfen.
Prävention: Schutz vor Zeckenstichen durch Kleidung, auch Repellents. Körperinspektion nach möglicher Exposition. Frühzeitige Zeckenentfernung. Impfstoff gegen Borrelien noch nicht verfügbar, wohl aber gegen FSME.

7.3.3 Erkrankungen durch Pilze: Dermatomykosen

Pilze

Pilze bilden neben Pflanzen und Tieren ein eigenes Reich. Sie sind kernhaltige, pflanzenähnliche Mikroorganismen, aber ohne Photosynthese. Deshalb sind sie auf organisches Material angewiesen und in der Natur als Saprophyten weit verbreitet. Von ca. 100 000 Pilzen sind nur ca. 100 humanpathogen.
Einige Pilze können Bestandteil der **Normalflora** des Menschen sein, z.B. Candida albicans in Mundhöhle und Magen-Darm-Trakt.
Die meisten Mykosen werden durch **Ansteckung** von Menschen, Tieren oder Pflanzen erworben. Chronische Hautveränderungen können durch Pilze besiedelt werden, ohne dass zusätzliche Krankheitserscheinungen auftreten. Beispiele: Candida albicans auf Ulzera, Dermatophyten in wachstumsgestörten Nägeln.
Wachstum und **Vermehrung:** *Fadenpilze* wie z.B. Dermatophyten wachsen als Pilzfäden (Hyphen), die ein Geflecht bilden (Myzel). Die asexuelle Vermehrung erfolgt durch Sporen (Konidien). *Sprosspilze wie* z.B. Hefen sind Einzelzellen, die durch Aussprossung neue Zellen bilden.
Gewebsschädigungen erfolgen lokal durch Abbau organischer Substanzen mittels entsprechender Pilzenzyme. Seltener sind allergische Reaktionen: **Mykide** und **Mykoallergosen**. Sehr selten erfolgen Schädigungen durch Mykotoxine: **Mykotoxikosen**.

Mykotische Infektionen

Hautpathogene Pilze sind Dermatophyten, Hefepilze und Schimmelpilze („D-H-S-Gruppe"):
- **Dermatophyten** (D): Trichophyton-, Microsporum-Arten und Epidermophyton
- **Hefepilze** (H): Candida albicans und Candida-Spezies, Malassezia furfur
- **Schimmelpilze** (S): z.B. Cladosporium, Aspergillus.

Hinzu kommen Erreger der seltenen subkutanen Mykosen und Systemmykosen.
Dermatomykosen können sich an unterschiedlichen **Hautbestandteilen** abspielen:
- **oberflächliche Mykosen:** Kutis, Nägel, Haare, Mukosa
- **subkutane Hautmykosen:** invasive, tiefe Hautmykosen der Kutis und Subkutis
- **Systemmykosen:** möglicher Mitbefall der Haut.

Die **Pathogenität** dieser Pilze bzw. die Empfänglichkeit der Haut ist meist gering, sodass zusätzliche exogene oder endogene **Dispositionsfaktoren** für Infektion erforderlich sind. Umgekehrt können Dermatomykosen das Vorhandensein von Dispositionsfaktoren bzw. Grundkrankheiten signalisieren. Beispiele: Diabetes mellitus, HIV-Infektion.

Diagnostik Anamnese, klinisches Bild. Einfacher Erregernachweis im Nativpräparat. Zur Differenzierung Pilzkultur (morphologische und biochemische Kriterien). Seltener Histologie (PAS-Färbung). Serologischer Antikörpernachweis bei spezieller Indikation wie z.B. Candida-albicans-Sepsis.

Therapie Kausale Therapie meist möglich. Wirksame Chemotherapeutika sind verschiedene **Antimykotika** mit unterschiedlichen Wirkungsspektren, die lokal und/oder systemisch eingesetzt werden können. Im Therapieplan sind stets die vorhandenen Dispositionsfaktoren zu berücksichtigen.

Oberflächliche Mykosen

Oberflächliche Dermatomykosen werden hauptsächlich durch **Dermatophyten** und **Hefepilze**, seltener durch Schimmelpilze ausgelöst. Befallen werden Haut, Hautadnexe und hautnahe Schleimhäute. Dermatophyten-Infektionen werden zusammenfassend als **Tinea** (lt. Raupe) bezeichnet.

Tinea cutis (Abb. 7.50–7.52)

Dermatophyten sind keratinophil und können deshalb außer Epidermiskeratin auch Nagel- und Haarkeratin befallen. Nagel- und Haarmykosen werden in den Kapiteln Nagelerkrankungen bzw. Haarerkrankungen besprochen.

Bei der **Tinea cutis** handelt es sich um eine hautbeschränkte Dermatophyteninfektion mit häufig nur geringer entzündlicher Komponente. Meist übertragen von Mensch zu Mensch, auch indirekt durch Kontakt mit erregerhaltigen, meist feuchten Gegenständen, auch Erde. Seltener Übertragung von Tier zu Mensch, z.B. von Rind, Katze, Meerschweinchen. Auch Autoinokulation, z.B. von Fuß auf Hand.

Häufige **Erreger** sind: Trichophyton rubrum, Trichophyton mentagrophytes, Epidermophyton floccosum, Microsporum canis.

Tinea cutis ist eine häufige Erkrankung, v.a. bei vorhandenen **Dispositionsfaktoren** wie feucht-warmes Makro- und Mikroklima, Abwehrschwäche, gehäufte Exposition in Beruf und Sport.

Krankheitsbild Je nach Lokalisation und Entzündungsgrad unterschiedliche Bilder.

- **Tinea manus**
  Tritt in zwei Typen auf:
  - **Trockener Typ:** unscharf begrenzte flächenhafte Schuppung oder Keratose mit Betonung der Hautlinien, häufig asymmetrisch-einseitig (Abb. 7.50).
  - **Dyshidrosiformer Typ:** Bläschen- oder Blasenbildung, Juckreiz.
- **Tinea pedis**
  Häufigste Form der Tinea. Erreger meist Trichophyton rubrum, Tr. mentagrophytes. Tritt in drei Typen auf:
  - **Interdigitaler Typ:** Zehenzwischenräume mit weißlich-mazerierter, sich teilweise ablösender Haut.
  - **Squamös-hyperkeratotischer Typ:** Fußsohlen.
  - **Vesikulös-dyshidrotischer Typ:** Fußgewölbe, Fuß-Seitenkanten; akuter Beginn (Abb. 7.51).
- **Tinea inguinalis**
  Inguinalregion mit Oberschenkelinnenseiten, Anliegefläche Skrotum, Übergreifen auf die Genital- und Analregion möglich.
  Dispositionsfaktor: Häufiges Sitzen, Schwitzen, enge Kleidung.
  Scharf begrenzte, randbetonte gerötete Herde.
  Rand: erhaben mit Schuppung, auch Papeln, Bläschen, Pusteln.
  Zentrum: Rötung, Schuppung (Abb. 7.52).
- **Tinea corporis**
  Scharf, aber unregelmäßig begrenzte, unterschiedlich große nummuläre bis großflächige Herde. Rötung, Schuppung, randständige Papeln und Pusteln.
  Meist am Rumpf lokalisiert mit asymmetrischer Verteilung.
  Peripheres Wachstum, durch zentrale Rückbildung auch Ringbildung. Gesichtsbefall möglich: **Tinea faciei.** Gehäuft bei Kindern durch Tierkontakte mit Katzen, Meerschweinchen. Auch bei Gärtnern (geophile Dermatophyten) und Ringern (enge Körperkontakte).

Andere Tineaformen sind **Tinea capitis** (s. Kap. 10) und **Tinea unguium** (s. Kap. 11).
Mykide („Id-Reaktionen"): allergische Streuphänomene durch resorbierte Pilzantigene. Lokalisation an Stamm (lichenoid-kleinpapulös), Hände und Füße (vesikulös), auch Beine (knotig).
Verlauf: insgesamt meist chronisch.
Komplikationen: nicht selten bakterielle Sekundärinfektionen, z.B. Erysipel (Mykose als Eintrittspforte).

Diagnostik Klinisches Bild

- **Erregernachweis** durch Nativpräparat. Untersuchungsmaterial (z.B. Schuppen) mit KOH 15% versetzen, mikroskopische Untersuchung.
- **Pilzkultur:** Anzüchtung, Erregernachweis und Differenzierung auf Nährböden.
- **Woodlicht:** Fluoreszenz einzelner Dermatophytenarten.

Differentialdiagnose

- **Chronisches Ekzem, Psoriasis:** bei Tinea corporis, Tinea pedis,manus
- **Subakutes Ekzem, Dyshidrosis:** bei dyshidrotischer Tinea
- **Gramnegativer Fußinfekt:** bei Tinea pedis interdigitalis.

> **!** **Merke** Unter langfristiger, lokaler Kortisonbehandlung, z.B. eines atopischen Ekzems, kann sich eine ausgedehnte, **maskierte Tinea corporis** entwickeln!

Ätiopathogenese Dermatophyten-Infektion durch **Fremdübertragung** von Menschen, Gegenständen, Tieren, Erde oder durch **Autoinokulation** von Eigenreservoiren wie infizierte Nägel, Zehenzwischenräume.

- **Exogene Dispositionsfaktoren:** feucht-warmes Klima, entsprechende Arbeitsbedingungen. Feucht-warmes Hautmilieu durch körperliche Aktivitäten, Schwimmen. Dadurch Mazeration und günstige Wachstumsbedingungen.
- **Allgemeine Dispositionsfaktoren:** z.B. Adipositas, Hyperhidrose, Diabetes mellitus. Durchblutungsstörungen (funktionell, venös, arteriell), Immuninsuffizienz (Immunopathien, HIV-Infektion, immunsuppressive Therapie).

Therapie Kausale Chemotherapie mit Antimykotika.

- **Lokalbehandlung:** sog. Breitspektrumantimykotika wie Terbinafin, verschiedene Azol-Präparate (Clotrimazol, Miconazol, Bifonazol), Ciclopiroxolamin. Naftifin mit Dermatophytenwirkung!
- **Orale Antimykotika** (Griseofulvin, Itraconazol, Terbinafin): in schweren und therapieresistenten Fällen.
- **Unterstützende Maßnahmen:** Desinfektion von Strümpfen und Schuhen. Beachtung/Beseitigung von Dispositionsfaktoren.

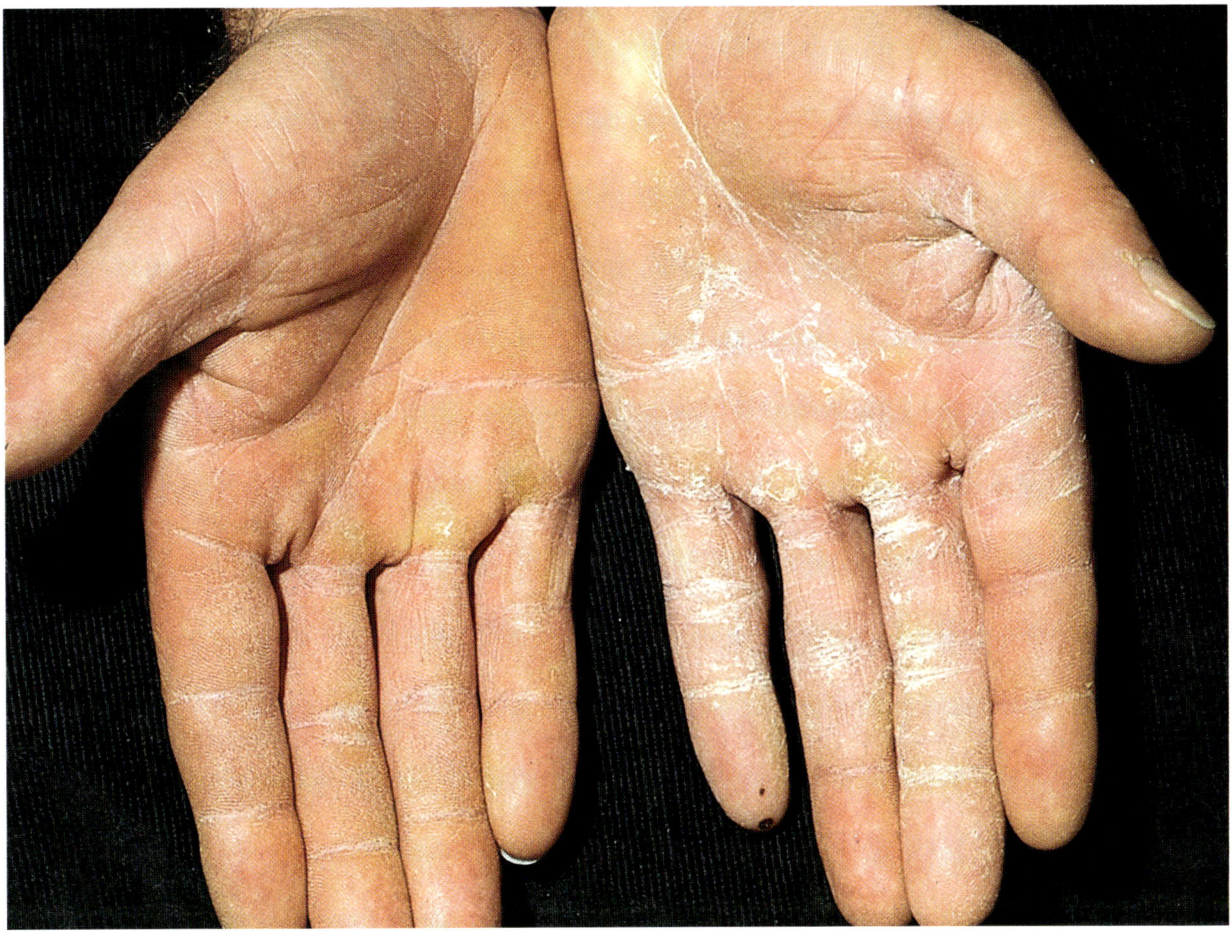

Abb. 7.50 Tinea manus: trockener Typ.

Anamnese: 47-jähriger Patient ist Linkshänder und hat seit Jahren eine Fußmykose.

Befund: unter vorwiegendem Befall der linken Handinnenfläche flächenhafte Keratose mit fein-lamellöser Schuppung unter Betonung der Beugefalten.

Mykologische Untersuchung mittels Nativpräparat: Hyphen.

Kultur: Trichophyton rubrum.

Besonderheiten: Der asymmetrische Befall ist typisch. Infektion wahrscheinlich durch Autoinokulation von der bestehenden Fußmykose.

Differentialdiagnose: andere angeborene oder erworbene, meist beidseitige Palmoplantarkeratosen (Abb. **7.6, 7.78**) einschließlich Psoriasis vulgaris.

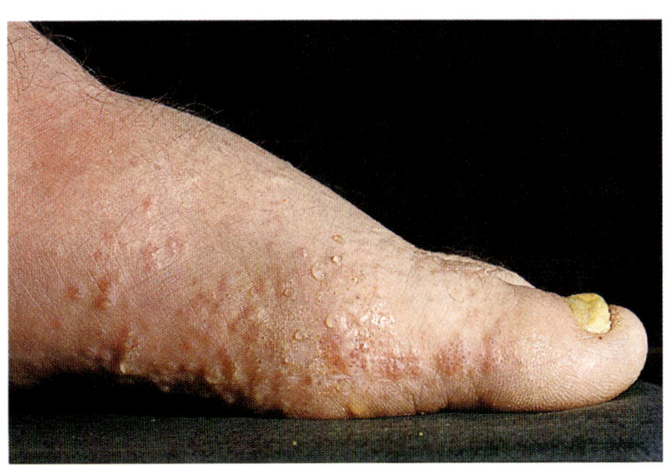

Abb. 7.51 Tinea pedis: dyshidrotischer entzündlicher Typ mit Onychomykose und rezidivierendem Erysipel.

Anamnese: Patient ist Jogger.

Befund: an der Innenseite des linken Fußes dicht stehende, glasstecknadelkopfgroße Bläschen, vereinzelt auch Pusteln. Dystrophie und Dyschromasie des Großzehennagels. Diffuse Rötung und Schwellung des Fußrückens. – Mykologische Untersuchung mittels Nativpräparat: Hyphen. Kultur: Trichophyton rubrum. Temperatur 38 °C, BKS 25/45 mm, Leukozyten 8600 mm^3, AST 8000 I.E. Beginnendes oder chronisch-rezidivierendes Erysipel?

Differentialdiagnose: dyshidrotisches Ekzem mit Superinfektion.

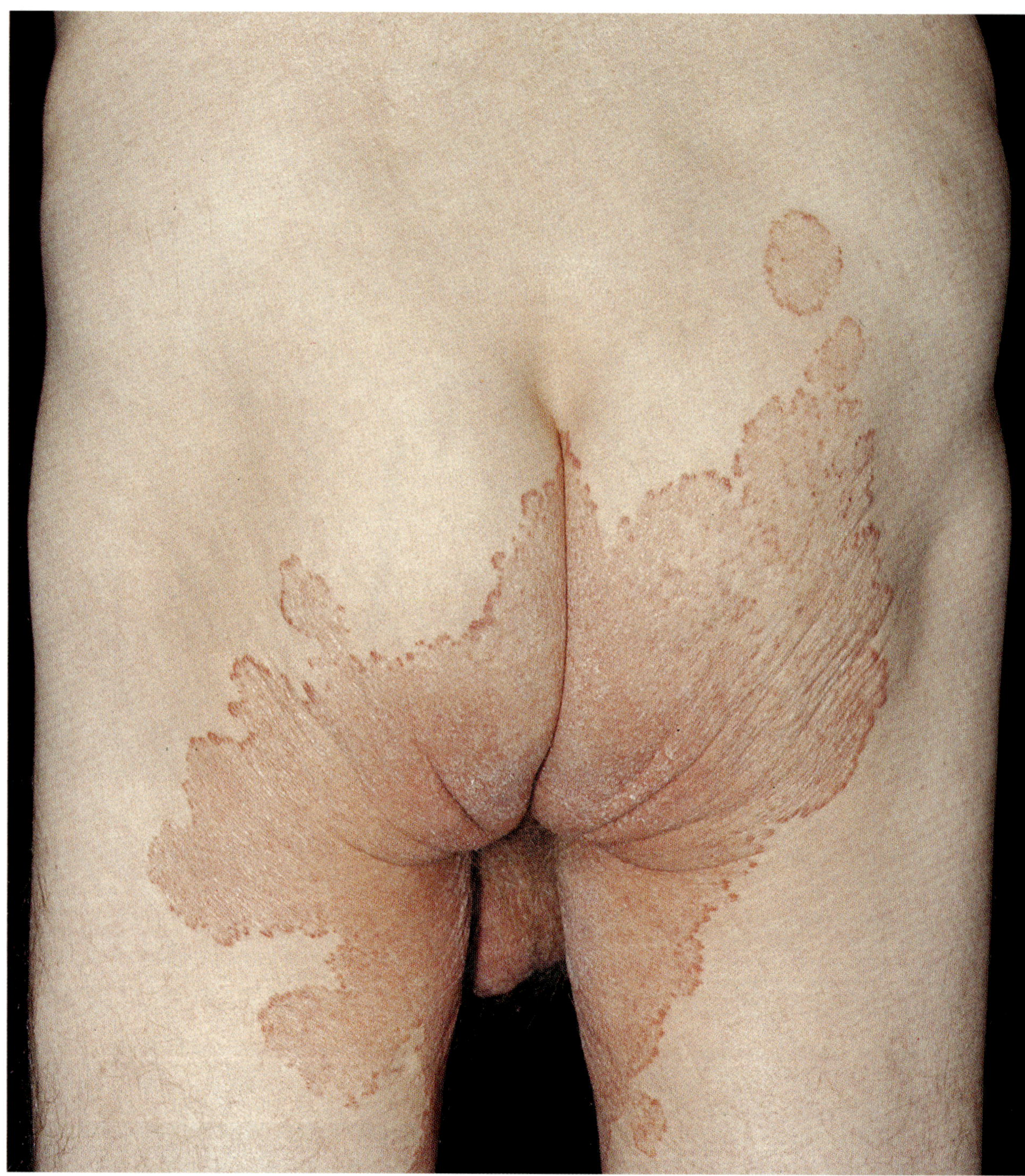

Abb. 7.52 Tinea inguinalis.

Anamnese: 52-jähriger Mann, sitzende Bürotätigkeit. Beginn an Oberschenkelinnenseiten, langsame Ausbreitung.
Befund: An Oberschenkelinnenseiten und Glutealregion flächenhafte erythematöse Herde mit scharfer, unregelmäßiger Begrenzung, papulösem Rand und feinlamellöser Schuppung.
Mykologische Untersuchung mittels Nativpräparat: Hyphen.
Kultur: Trichophyton rubrum.
Differentialdiagnose: Psoriasis vulgaris (Abb. **7.7**), Ekzem (Abb. **18.9**). Unter diesen Diagnosen erfolgt nicht selten eine Kortikoidbehandlung, welche Entzündung und Juckreiz zwar bessert, die weitere Ausbreitung der Herde aber nicht verhindert.

Candidose (Abb. 7.53)

Die kutane Candida-Mykose (Candidose) ist die wichtigste Hefepilzmykose der Haut. Der häufigste, fakultativ hautpathogene Hefepilz ist **Candida albicans**, selten andere Candida-Arten wie C. tropicalis, parapsilosis etc. Candida albicans kann sowohl oberflächlich-kutane Infektionen als auch Nagel-, Schleimhaut- und Systemmykosen verursachen. Nagelmykosen bzw. Mykosen der Mund- und Genitalschleimhaut werden hier nur kurz erwähnt und in den entsprechenden Kapiteln besprochen.

Die **kutane Candidose** ist eine oberflächliche Mykose mit meist entzündlicher Komponente. Infektionen können ausgehen von Candida albicans als **normaler Standortflora** (in ca. 30–50% in Mundhöhle oder Darm nachweisbar), von **kolonisierten Hautregionen** (intertriginöse Bereiche) oder durch **direkten Kontakt** von Mensch zu Mensch sowie durch **indirekte Übertragung** (Hygieneartikel, Nahrungsmittel).

Candida albicans ist nur fakultativ pathogen! Für den Übergang vom saprophytären in den parasitären, pathogenen Zustand und Vermehrung sind Dispositionsfaktoren obligat. Eine kutane Candidose kann deshalb Signal einer Grunderkrankung sein, z. B. eines Diabetes mellitus.

Krankheitsbild Je nach Lokalisation bzw. Dispositionsfaktoren unterschiedliche Bilder.

- **Intertriginöse Candidose**
  In großen Körperfalten flächenhafte, scharf begrenzte, gerötete Herde, zentral erosiv-nässend, randständig Schuppenkrause und Pusteln. Juckreiz. Häufiges Vorkommen bei adipösen und/oder diabetischen Patienten (Abb. 7.53).
- **Interdigitale Candidose**
  In Finger- und Zehenzwischenraum (meist D 3–4) mazerativ-erosive Veränderungen, auch Rhagaden. Gehäuftes Auftreten durch Arbeiten in feuchtem Milieu.
- **Windelcandidose**
  Dermatitis mit Rötung, Schuppung, Erosionen im Windelbereich. Verursacht durch Candida-haltigen Stuhl sowie feucht-warmes Milieu und Hautmazeration (Abb. **18.8**).

Andere Haut-Schleimhaut-Candidosen:

- **Candida-Paronychie:** Entzündlich-eitrige Infektion des Nagelwalls, Mitbefall der Nagelplatte möglich (Candida-Onychomykose), (s. Kap. 9)
- **Orale Candidose (Soor):** Mundschleimhautbefall (s. Kap. 17)
- **Genitale Candidose:** Balanitis bzw. Vulvovaginitis (s. Kap. 19).

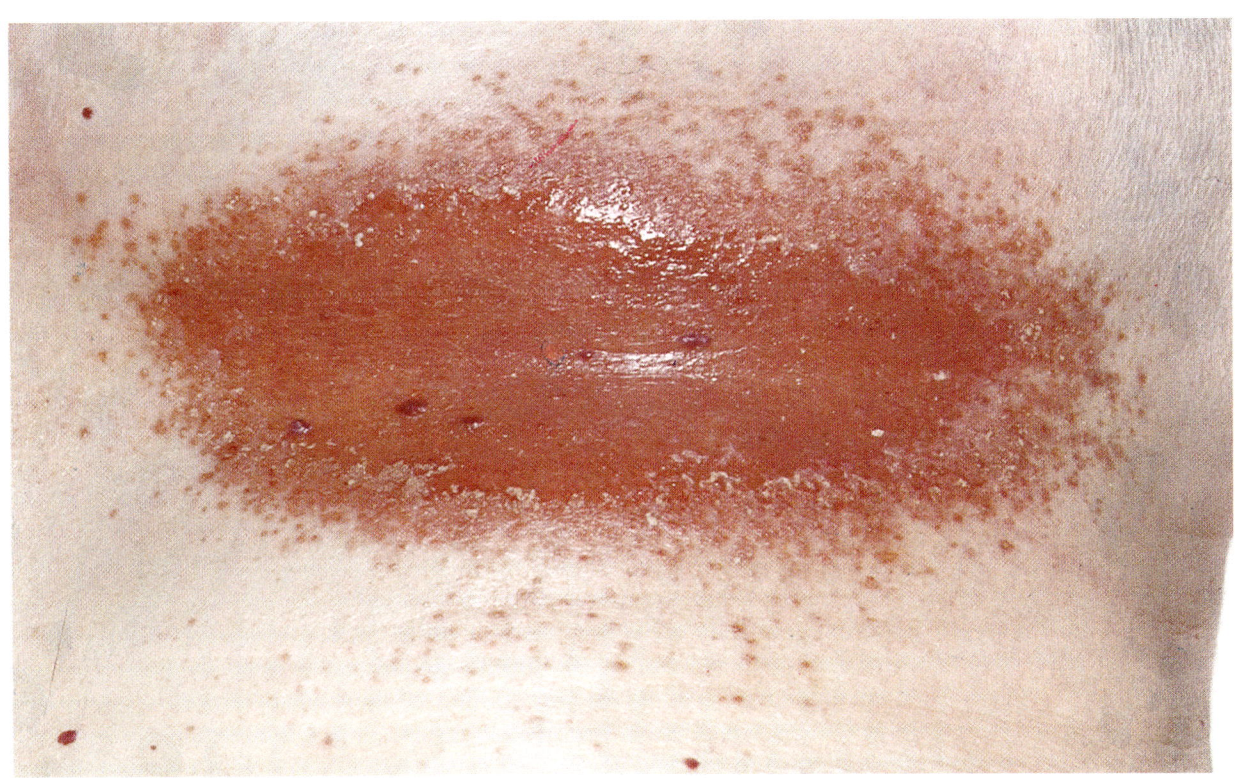

Abb. 7.53 Candidose: intertriginöser Typ.
Anamnese: Die 60-jährige Patientin ist Diabetikerin.
Befund: submammär unscharf begrenzter, geröteter, ovaler Herd mit zentraler Erosion, die von einer nach innen gerichteten Epithelkrause umsäumt wird, und randständigen Papeln und Papulopusteln. Gleichartige Veränderungen unter der anderen Brust sowie in den Bauchfalten. Labor: Blutzucker 250 mg, HbA1 = 12,0.
Differentialdiagnose: intertriginöses Ekzem.
Nebenbefund: senile Angiome (s. Kap. 14.6).

Sonderformen:

- **Chronische mukokutane Candidose** Ausgedehnter Haut-Schleimhaut-Befall bei angeborenen oder erworbenen Immundefekten, immunsuppressiver Therapie. Auch akute Verläufe möglich. Gefahr des Übergangs in eine Systemmykose oder Sepsis.
- **Candida-Sepsis** (Abwehrschwäche, Venenkatheter) Antibiotikaresistentes Fieber, polytoper Befall innerer Organe, Hautherde.

Diagnostik
Klinisches Bild. Erregernachweis in Nativpräparat und Kultur. Candida-Serologie bei V.a. Candida-Sepsis.
Differentialdiagnose: Intertrigo, Ekzem, Tinea.

Ätiopathogenese Candida-Infektion meist **endogen**, selten exogen. Stets lokale und/oder allgemeine **Dispositionsfaktoren** nachweisbar: Veränderungen des lokalen Hautmilieus wie Hautmazeration durch häufigen Kontakt mit Wasser oder Reinigungsmitteln; Hyperhidrose, fehlende Abdunstung. Allgemeine Faktoren sind z.B. Alter (Säuglinge, Greise), Schwangerschaft, Diabetes mellitus, Antibiose, Immunsuppression (z.B. bei Transplantationen), Immuninsuffizienz (z.B. HIV-Infektion).

! **Merke** Eine kutane, orale oder genitale Candida-Infektion ist stets ein Signal vorliegender Dispositionsfaktoren oder Grundkrankheiten, nach denen gesucht werden muss. Sie kann z.B. bei einem Diabetes mellitus Erstsymptom der Erkrankung oder Zeichen einer verschlechterten Stoffwechselsituation sein.

Therapie Drei Aspekte sind zu berücksichtigen:

1. **Kausale antimykotische Behandlung,** in der Regel lokal mit Nystatin, Amphotericin B, Imidazolen in Creme- bzw. Pastengrundlage. Bei Therapieresistenz Oralantimykotika wie z.B. Fluconazol, bei Sonderformen i.v. Therapie u.a. mit Amphotericin B.
2. **Mitbehandlung vorhandener** relevanter **Erregerreservoire** in Darm oder Mundhöhle: Amphotericin B Suspension, Tabletten.
3. **Behandlung** lokaler und allgemeiner **Dispositionsfaktoren.**

Pityriasis versicolor (Abb. 7.54)

Weltweit häufige, oberflächliche Hefepilzinfektion der Haut durch **Malassezia furfur** (= **Pityrosporum ovale**). Häufig Bestandteil der normalen Hautflora. Gesteigertes Pilzwachstum und Krankheitssymptome nur bei **Hyper-**

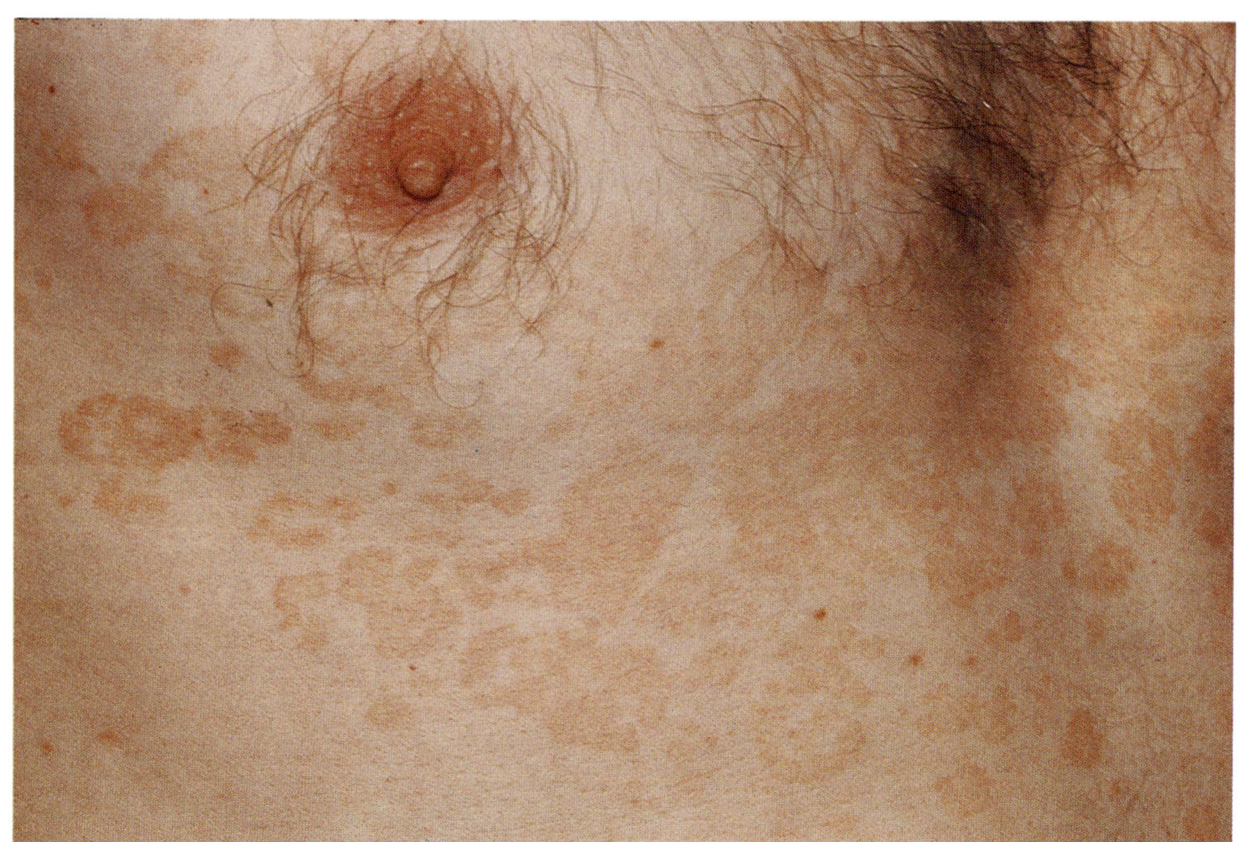

Abb. 7.54a Pityriasis versicolor.
Anamnese: 35-jähriger Patient betreibt intensiv Sport und ist häufig durchgeschwitzt.
Befund: in Brust- und oberer Rückenregion scharf begrenzte, zum Teil einzeln stehende, zum Teil konfluierende gelbbraune Flecke mit zarter fein-lamellöser Schuppung. Im Nativpräparat mit Tesafilmabriss traubenförmige Sporenhäufchen und kurze Hyphen.

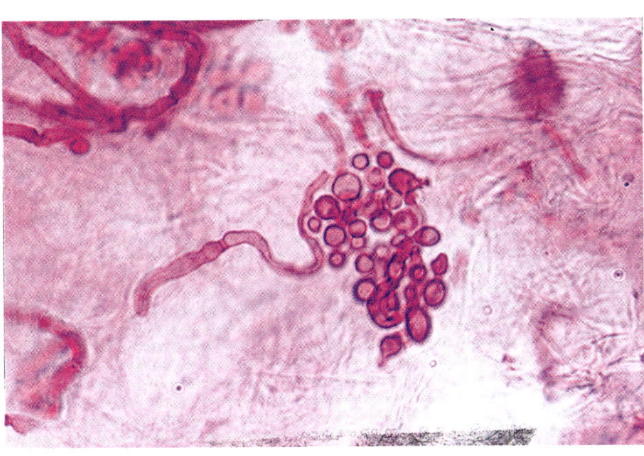

Abb. 7.54b Pityriasis versicolor: Pilzpräparat. Angefärbtes Tesafilm-Präparat. Mikroskopisch typische traubenförmige Sporenhäufchen sowie kurze Pilzfäden (Hyphen).

hidrose als Dispositionsfaktor: Tropen, feucht-heißes Arbeitsklima, Sport, mangelnde Abdunstung. Auch bei endogener Hyperhidrose.
Lokale, oberflächliche, auf die Epidermis beschränkte, nicht-entzündliche Mykose.

Krankheitsbild Kleine, gelb-bräunliche, kleieförmig-schuppende Herde (Pityriasis [gr.] = Kleieflechte), die durch Wachstum und Konfluenz großflächig werden können. Lokalisation meist Brust und Rückenmitte, von dort aus Ausdehnung. Sehr charakteristisch: Im Sommer zeigt sich durch mangelhafte Bräunung der Herde ein relativer Farbumschlag von braun nach weiß („versicolor").

Diagnostik

- Klinisches Bild
- **Hobelspanphänomen:** weißlich schuppende Kratzspur durch Holzspatelstrich
- **Nativpräparat:** Hornschichtabriss mit Tesafilm, mikroskopischer Nachweis von Sporen und Hyphen.

Differentialdiagnose: Vitiligo, seborrhoisches Ekzem.

Therapie **Lokal-antimykotisch** (Lösungen, Cremes) einschließlich Standortflora am behaarten Kopf (antimykotisches Shampoo). Berücksichtigung von Dispositionsfaktoren, großes Rezidivrisiko. Bei Therapieresistenz: Itraconazol 2 × 100 mg für 1 Woche.

Hinweis

Andere Pityrosporum-ovale-assoziierte Erkrankungen:

- **Pityrosporum-Follikulitis:** juckende, follikuläre Papeln und Pusteln am Oberkörper. Auch bei HIV-Infektion (Abb. **19.26**)
- mögliche pathogenetische Rolle bei **seborrhoischem Ekzem,** auch **atopischem Ekzem.**

Kutane Schimmelpilz-Mykosen

Schimmelpilze können als transiente Anflugkeime vorübergehend Bestandteil der Standortflora der Haut sein. Hauterkrankungen durch parasitäres Wachstum sind aber selten.
Eine oberflächliche Dermatomykose ist die „**Tinea nigra**" mit bräunlichen Flecken an Füßen oder Händen, meist in tropischen Regionen. Wichtige **Differentialdiagnose:** akrolentiginöses malignes Melanom.
Möglich ist der Befall von Zehennägeln (Onychomykose) und Gehörgängen (Otomykose). Schimmelpilze können tiefe Hautmykosen verursachen.

Subkutane Mykosen, Systemmykosen, Mykotoxikosen

Im Gegensatz zu den oberflächlichen Dermatomykosen können andere Hautmykosen auch die Subkutis einbeziehen. Sie werden deshalb als **subkutane Mykosen** oder auch tiefe Hautmykosen bezeichnet. **Systemmykosen** spielen sich an zahlreichen Organen, so auch der Haut, ab. Subkutane Mykosen und Systemmykosen sind in Europa selten, häufiger in Amerika, Afrika und generell in tropischen Regionen. Erreger können Spross- und Schimmelpilze sein. **Mykotoxikosen** sind sehr selten.

Subkutane Mykosen

Erreger sind Pilze, die in der Erde und an Pflanzen leben. Infektion deshalb meist durch **Kontakt** und **Hautinokulation** (Eintrittspforten!). Lokalisation infolgedessen meist Hände bzw. Arme und Füße bzw. Beine. Grundsätzlich Lokalinfektionen, aber invasiv mit der Potenz zu erheblichen Gewebszerstörungen.

Krankheitsbild Flächenhafte papulo-pustulöse, knotig-ulzerierende oder abszedierend-fistulierende entzündliche subkutan-kutane Herde.
Krankheitsbeispiele:

- **Sporotrichose** (Sporothrix schenckii): lokale Ausbreitung knotiger Herde entlang den Hautlymphbahnen.
- **Chromomykose** (verschiedene pigmentbildende Schimmelpilze): flächenhafte verrukös-tumoröse Herde, meist am Fuß.
- **Myzetom** (Schimmelpilze und Bakterien): vegetierend-fistulierende Hautherde mit Tiefenausdehnung in Weichteile und Knochen. Lokalisation meist Fuß (Madurafuß,).

Diagnostik
Erregernachweis.

Therapie Operative Sanierung. Systemische antimykotische Therapie sofern möglich.

Systemmykosen

Erreger sind primär-pathogene Pilze, die in Erdreich, Pflanzen und Tieren leben. Infektion meist durch **Inhalation** von Sporen bei Kontakt mit Pflanzen (z.B. Erntearbeiter) oder Tieren bzw. tierischen Produkten wie Kot. Primärlokalisation deshalb meist in der **Lunge** mit pulmonalen, grippeähnlichen oder auch tuberkuloseähnlichen Symptomen, von dort **Generalisation** mit Befall verschiedener Organe einschließlich Haut und Schleimhaut. Häufig lebensbedrohliche, außereuropäische Erkrankungen.

Krankheitsbild Meist knotig-ulzerierende bzw. abszedierend-fistulierende Hautherde, Lymphadenitis.
Krankheitsbeispiele:
- **Kryptokokkose** (Cryptococcus neoformans): Häufig durch Vogelkot, Befall von Lunge, ZNS, Haut.
- **Nordamerikanische Blastomykose** (Blastomyces dermatitidis): Befall von Lunge, Haut (häufig), Skelettsystem.
- **Histoplasmose** (Histoplasma capsulatum): Häufig durch Fledermauskot (Höhlenforscher!). Befall von Lunge, Viszeralorganen, ZNS, mukokutane Manifestation in Mund-/Nasenschleimhaut.
- **Paracoccidioidomykose** (Paracoccidioides brasiliensis). Befall von Lunge, Knochen, ZNS, mukokutane Manifestation (Gesichtshaut, Mundhöhle), Lymphknotenschwellung.
- **Coccidioidomykose** (Coccidioides immitis): Befall von Lunge, Haut, Knochen, Gelenken, Meningen.

Diagnostik Erregernachweis, serologische Reaktionen, Hauttests.

Therapie Systemische Antimykotika, soweit wirksam und toleriert.

Mykotoxikosen

Mykotoxikosen werden meist durch Großpilze (z.B. Knollenblätterpilze) verursacht. Seltene Mykotoxikosen durch „Kleinpilze" sind:
Aflatoxinvergiftung: Aspergillus flavus. Verpilzte Erdnüsse und andere Kernfrüchte. Toxischer Leberschaden und Leberzellkarzinom.
Mutterkornvergiftung (Ergotismus): Claviceps purpurea mit Alkaloiden, Ergotamin. Verpilztes Getreide, z.B. im allzu biologischen Müsli. Extrem schmerzhafte, akrale, arterielle Spasmen, Gangrän von Extremitäten und inneren Organen, Verkrüppelung, Tod. Auch durch Überdosierung Ergotamin-haltiger Medikamente bei Migräne.

Historischer Exkurs

Der Isenheimer Altar
Zu den endemischen Seuchen von Altertum und Mittelalter gehörte die **Mutterkornvergiftung** durch verpilztes Getreide (Claviceps purpurea). Sie betraf vorwiegend die ärmere Bevölkerung in Hunger- und Notzeiten. Die Patientenpflege hatte der Antoniterorden übernommen. Die gangränöse Form führte unter schrecklichen Schmerzen als „St.-Antonius-Feuer" zur Extremitätengangrän, zu Verkrüppelung und Tod. Darstellungen finden sich im Mittelalter u.a. von Matthias Grünewald mit dem Isenheimer Altar für das Antoniterkloster in Isenheim, heute im Museum Unterlinden in Colmar.

Zusammenfassung

Infektionskrankheiten der Kutis sind häufig. Die Haut als Oberflächenorgan ist in besonderem Maße der äußeren Einwirkung von Viren, Bakterien und Pilzen ausgesetzt. Im Körper persistierende Erreger (z.B. Herpes-Viren) können auch reaktiviert werden. Die Haut kann betroffen sein durch Lokalinfektion, extrakutan gebildete Toxine (Toxikose), Erregerstreuung (Sepsis) und im Rahmen von chronischen Allgemeinerkrankungen. Eine ganz wesentliche Rolle spielen lokale Faktoren als Eintrittspforten und der Zustand des Immunsystems.

Erkrankungen durch Herpes-simplex-Viren

Typisches Hautsymptom: Gruppiert stehende Bläschen auf gerötetem Grund. Primärinfektion meist asymptomatisch oder umschrieben an der Haut lokalisiert, selten Schleimhautbefall als Gingivostomatitis, Vulvovaginitis. Häufig orofaziale (HSV 1) oder genitale (HSV2) Rezidive infolge Viruspersistenz. Gefährlich: **Ekzema herpeticatum** als ausgedehnte Herpesinfektion bei atopischem Ekzem, **Herpes neonatorum** bei Herpes genitalis der Gebärenden, schwere Herpes-simplex-Infektion bei Immuninsuffizienz/AIDS.
Therapie: Herpes-wirksame Virustatika: Aciclovir-Derivate.

Erkrankungen durch Varizellen-Zoster-Viren

- **Varizellen:** Primärinfektion mit Varizellen-Zoster-Virus. Polymorphes Hautexanthem, schwerer Verlauf bei Erwachsenen.
  Therapie: Lokalbehandlung, antivirale Chemotherapie.
- **Herpes Zoster:** Varizellen-Lokalrezidiv infolge Virusreaktivierung bei Absinken der Varizellenimmunität bzw. passagerer oder anhaltender Immuninsuffizienz. Dermatomgebundene Herpessymptomatik. Weitere Ausbreitung möglich: Mehrsegmentbefall und **Zoster generalisatus.**
  Möglich auch: Mitbeteiligung von Augen, Mundschleimhaut, Innenohr.
  Komplikation: **postzosterische Neuralgie.**
  Therapie: symptomatische Lokaltherapie bei leichtem Zoster. Sonst frühzeitige antivirale Chemotherapie, auch zur Vermeidung einer postzosterische Neuralgie.

Andere Herpes-Virus-Infektionen

Exanthema subitum, Kaposi-Sarkom, Zytomegalie, infektiöse Mononukleose.

Nicht-herpetische Virusexantheme

Hautexantheme infolge Einschaltung des Immunsystems der Haut finden sich u. a. bei Masern, Röteln, Ringelröteln und Gianotti-Crosti-Syndrom.

Molluscum contagiosum

Oberflächliche, auf die Haut beschränkte Virusinfektion durch Molluscum-contagiosum-Virus. Gehäuft bei vorbestehender Hautschädigung durch atopisches Ekzem oder Schädigung des Immunsystems durch HIV-Infektion. Klinisch kleinpapulöse gedellte Herde („**Dellwarzen**").

Erkrankungen durch humane Papillomviren (HPV)

Verschiedene Formen von Viruspapillomen der Haut (Hautwarzen) oder der Genitalregion (Genitalwarzen) durch unterschiedliche HPV-Typen, z. T. mit onkogener Potenz.
Formen der Hautwarzen: **vulgäre** Warzen, **filiforme** Warzen, **Fußsohlenwarzen** (Mosaikwarzen, Dornwarzen), **plane juvenile** Warzen.
Therapie: keine sicher wirksame antivirale Chemotherapie. Medikamentös-operative ablative Behandlung. Rezidivrisiko, aber auch Spontanremissionen.

Impetigo contagiosa

Akut-oberflächliche Hautinfektion durch Staph. aureus oder/und Streptokokken.
Kleinblasig-krustöse oder großblasige Form. Selten: streptogene akute Glomerulonephritis.
Therapie: lokale/systemische Antibiose.

Erysipel

Akut-fieberhafte tiefere Lokalinfektion mit flächenhafter, intensiver Rötung und peripherer Ausbreitung, Lymphknotenschwellung, erhöhten Entzündungsparametern. Meist Streptokokken, Ausbreitung in dermalen Lymphgefäßen, Toxinbildung, Allgemeinsymptome. Rezidive möglich.
Komplikation: sekundäres Lymphödem.
Therapie: systemische Antibiose mit Penizillin.

Ekthyma und Phlegmone

Invasive Infektionen tieferer Hautschichten.

- **Ekthyma:** meist Streptokokken, ausgestanzte Ulkusbildung.
- **Phlegmone:** meist Streptokokken, flächenhafte, auf Weichteile übergreifende, einschmelzende Form. Sonderform: **nekrotisierende Fasziitis.**

Milzbrand

Hautmilzbrand (Pustula maligna) oder **Lungenmilzbrand.** Erreger Bacillus anthracis. Hochinfektiöse Sporen. Gefahr des Bioterrorismus.

Toxikosen und Sepsis

- **Toxikosen:** von meist extrakutanen bakteriellen Herden ausgehende Hautschädigung durch Freisetzung dermatotroper Toxine. Beispiele: staphylogenes Lyell-Syndrom, toxisches Schocksyndrom.
- **Sepsis:** septische Temperaturen und Hautsymptome z. B. bei Gonokokken-Sepsis.

Hauttuberkulose

Selten gewordene, chronische Hautinfektion durch Mycobacterium tuberculosis. Meist postprimär bei Normergie als **Tuberculosis cutis luposa** (Lupus vulgaris), auch Tuberculosis cutis colliquativa oder verrucosa. Bei Anergie **Tuberculosis ulcerosa.** Bei Hyperergie **Tuberkulide.** Feststellung der Reaktionslage mit Tuberkulin-Test.
Therapie: antituberkulöse kombinierte Chemotherapie.

Lepra

Chronische Infektionskrankheit durch Mycobacterium leprae. Schwerpunktbefall von Haut, Schleimhaut und Nervensystem. Verschiedene Lepraformen, je nach Erregerzahl und Abwehrlage: **indeterminierte**, **tuberkuloide**, **lepromatöse** oder **Borderline**-Lepra sowie allergische Lepra-Reaktionen. Mögliche schwere Folgeschäden.
Therapie: Chemotherapie nach WHO-Schema.
Auf die Haut beschränkte **„atypische Mykobakteriosen"** sind Schwimmbad- und Aquarium-Granulom. Systemische Formen bei AIDS.

Lyme-Borreliose

Chronische, stadienhaft verlaufende Multisystemerkrankung durch Borrelienarten mit typischer Hautsymptomatik.

- Lokalisierte Frühinfektion: **Erythema migrans**, Lymphozytom.
- Disseminierte Frühinfektion: neurologisch-internistische Symptomatik.
- Chronisches Spätstadium: **Acrodermatitis chronica atrophicans**, auch **Lyme-Arthritis, chronische Neuroborreliose.**

Erreger: Borrelia burgdorferi. Vektor: Schildzecken (Ixodes ricinus).
Therapie: frühzeitige Antibiose u. a. mit Doxycyclin. Spätstadium: Penizilline, Cephalosporine.

Tinea cutis

Durch Dermatophyten (an Keratin gebunden) verursachte, hautbeschränkte, oberflächliche Dermatomykose unter dem Bild der **Tinea pedis, manus, inguinalis, corporis.**
Erregernachweis: Nativpräparat, Kultur.
Therapie: lokale/orale Antimykotika.

Candidose

Meist durch Hefepilz **Candida albicans** ausgelöste, oberflächliche Haut- und Schleimhautinfektion. Stets lokale oder innere Dispositionsfaktoren vorhanden wie Feuchtmilieu, Kortikoide, Adipositas, Diabetes mellitus.
Häufige Lokalisationen: intertriginös, interdigital, Windelbereich.
Sonderformen: chronisch-mukokutane Candidose, Candida-Sepsis.
Therapie: lokale/orale Chemotherapie mit Hefe-Antimykotika.

007 zusätzliche Abbildungen
008 IMPP-Fragen

Pityriasis versicolor

Häufige, hartnäckige, oberflächliche Hautinfektion durch Malassezia furfur/Pityrosporum ovale bei Hyperhidrose.

Subkutane Hautmykosen, Systemmykosen und Mykotoxikosen

- **Subkutane Mykosen:** mit flächenhaft-invasiver Hautsymptomatik, meist Kontaktinfektionen wie z. B. Sporotrichose.
- **Systemmykosen:** mit knotig-fistulierenden Hautveränderungen nach meist aerogener Infektion wie z. B. Kryptokokkose. Schwere Verläufe bei AIDS.
- **Mykotoxikosen:** selten, aber gefährlich: Aflatoxinvergiftung, Ergotismus.

7.4 Zooparasitäre Erkrankungen der Kutis

Außer Viren, Bakterien und Pilzen können auch **Tiere** wie Protozoen, Arthropoden und Würmer Hautkrankheiten verursachen:

- **Protozoen** (Urtiere, z. B. Leishmanien) können durch Insektenstiche in Haut und Organismus inokuliert werden und teils intrazellulär, teils extrazellulär parasitieren.
- **Arthropoden** (Gliederfüßler) wie z. B. Spinnentiere (Milben, Zecken) und Insekten sind wegen Größe und Sauerstoffabhängigkeit nicht-invasive Ektoparasiten, die dauerhaft (stationär) oder vorübergehend (temporär) an der Haut schmarotzen.
- **Würmer** (z. B. Nematoden) können einen alleinigen Hautbefall oder Mitbefall der Haut verursachen.

Erkrankungen

Protozoonosen sind Erkrankungen durch Protozoen. **Epizoonosen** sind Erkrankungen durch Tiere, die an der Hautoberfläche leben.
Hautkrankheiten können auf verschiedene Weise entstehen:

- **Parasitäre Lebensweise:** Wirtsschädigung durch mechanische Noxen, Sekrete, Stoffwechselprodukte, Auslösung von Abwehrreaktionen
- **Giftwirkung:** Gifttiere
- **Allergische Reaktionen** (s. Kap. 7.6)
- **Vektorfunktion:** Übertragung pathogener Viren, Bakterien, Protozoen (s. Kap. 7.3.1, 7.3.2 und 7.4.1).

Häufiges **Hautsymptom** ist **Juckreiz**.
Statt Infektion wird von **„Infestation"** gesprochen, wenn keine Erregervermehrung in der Haut stattfindet.

Diagnostik Diagnosestellung nach Möglichkeit durch **Erregernachweis:** direkter Nachweis visuell oder mikroskopisch in Abstrichen und Gewebsmaterial, Kultur, Tierversuch, PCR. Weiterhin serologische Reaktionen, vereinzelt auch Hauttestungen. Mit global erhöhter menschlicher Mobilität ist auch mit „ungewöhnlichen" zooparasitären Erkrankungen zu rechnen.
Differentialdiagnose: u. a. Zoophobie (s. Kap. 16).

Therapie Kausale antiparasitäre Chemotherapie mit lokal oder systemisch angewendeten Medikamenten. Behandlung der Folgereaktionen.

7.4.1 Protozoonosen

Beispiel einer durch Protozoen verursachten Hauterkrankung ist die kutane Leishmaniase. Hautsymptome können aber auch bei anderen Protozoonosen auftreten.

Kutane Leishmaniase (Abb. 7.55)

Synonyme: Orientbeule, Aleppobeule

Durch **Leishmania tropica** (bzw. verwandte Arten) verursachte infektiöse, nicht-kontagiöse Lokalinfektion der Haut mit chronisch-ulzerierender Entzündung und häufiger Defektheilung. Endemisch im Mittelmeergebiet, Afrika, Orient und Asien. Mögliche Touristeninfektion.

Krankheitsbild Zwei klinische Formen, die sich aus der papulösen Stichreaktion entwickeln können:

- **Rurale** (feuchte) **Form:** flacher, früh ulzeröser, nässend-krustöser Herd
- **Urbane** (trockene) **Form:** papulös-tumoröser, spät ulzerierender Herd (Abb. 7.55).

Lokalisation: meist freie, nicht-bekleidete Hautregionen. Defektheilung nach Monaten mit Immunität.
Sonderformen: disseminiert-kutane Form, chronisch-rezidivierende Form.

Diagnostik

- **Anamnese:** Aufenthalt in Endemiegebiet. Klinisches Bild.
- **Erregernachweis:** Randbiopsie bzw. Ausstrich und Färbung, Leishmanien extra- und intrazellulär in Histiozyten. PCR, Kultur.
- **Histologie:** granulomatöse Entzündung, Nachweis von Leishman-Körpern.

Differentialdiagnose: bakterielle Hautinfektion (feuchte Form), ulzerierender Hauttumor (trockene Form).

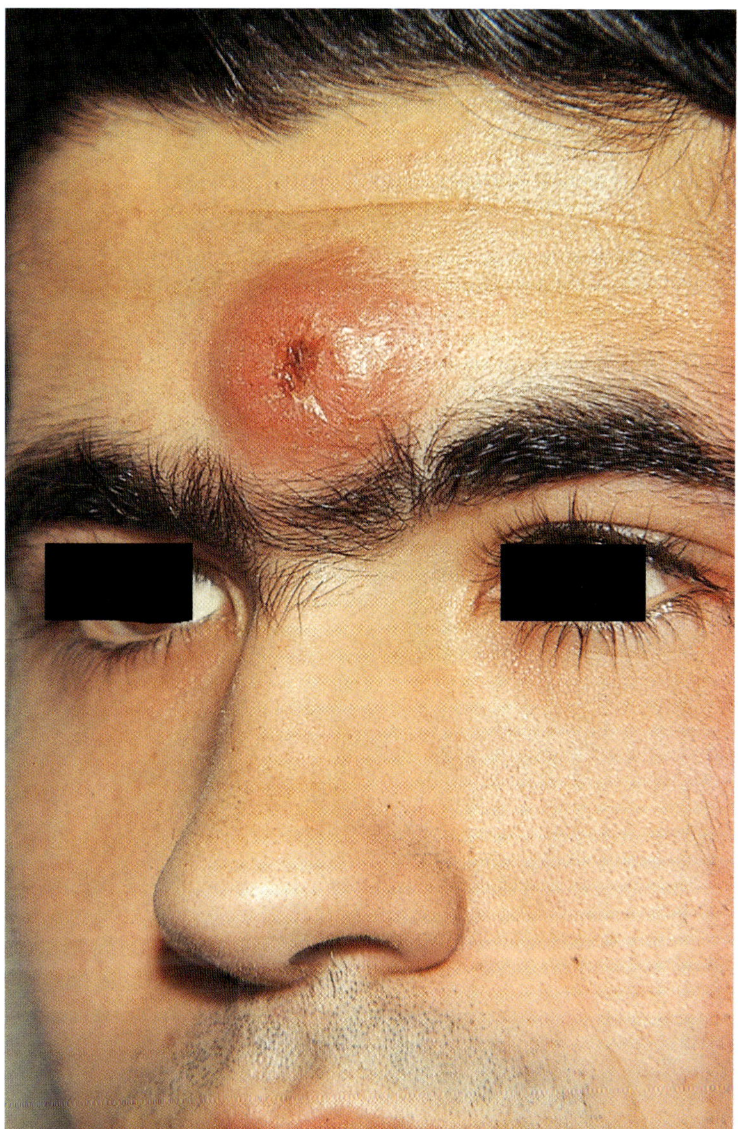

Abb. 7.55 Kutane Leishmaniase: urbane Form.
Anamnese: 22-jähriger Mann. Seit ca. 2–3 Monaten zunehmend größer werdender Herd an der Stirn. Beginn etwa 4 Wochen nach Urlaub im Nahen Osten.
Befund: in der mittleren Stirnregion kirschgroßer, leicht geröteter, derber Tumor mit zentraler, flacher Ulzeration. Diagnosesicherung durch Leishmaniennachweis im Ulkusrandabstrich.
Therapie: Kryotherapie und Abheilung.
Anmerkung: Anamnestischer Hinweis auf Urlaub im Nahen Osten erfolgte erst auf mehrfache Nachfrage, da für den Patienten wegen der Latenzzeit kein Zusammenhang erkennbar war. Ein Repellent wurde nicht benutzt. Ein Moskitonetz wäre kein sicherer Schutz gewesen, weil die kleinen Stechmücken nachts durchkriechen können.

Ätiopathogenese

Erreger: Leishmania infantum, tropica und major. Größe geißellose Form 2–4 µm, begeißelte Form 10–20 µm.
Erregerreservoir: Tiere wie Hunde, Nagetiere. Überträger bzw. Zwischenwirt und **Vektor** sind Sandfliegen, Blut saugende, nachtaktive Kurzstreckenflieger, meist in Erdbodennähe. Hautinokulation durch Fliegenstich.
Inkubationszeit: Wochen bis Monate. Lokale intrazelluläre Vermehrung in Makrophagen.
Abwehrreaktion der Haut mit **Granulombildung**, allmählicher Rückgang der Erregerzahl.

Therapie

- **Lokale Herdbehandlung:** Kryotherapie, Paromomycinsalbe (15%) oder intraläsionale Chemotherapie, z. B. mit Antimonpräparaten.
- **Systemische Chemotherapie:** schwere Formen mit Antimonen, Amphotericin B, Miltefosin.
- **Prophylaxe:** Hotelzimmer im Erdgeschoss meiden.

Weitere Leishmanien-Infektionen

- **Südamerikanische Leishmaniasen:** Leishmania-brasiliensis- und -mexicana-Arten:
  - **Kutane Form:** progredient, geringe Heilungstendenz.
  - **Mukokutane Form** (Espundia): zusätzliche Schleimhautulzerationen und Mutilationen in Mundhöhle, Nase, Rachen etc.
    Diagnostik: Erregernachweis, Kultur, Tierversuch, Serologie.
    Therapie: meist systemische Behandlung erforderlich.
- **Viszerale Leishmaniase (Kala-Azar):** Leishmania donovani. Befall innerer Organe (RES), später dunkle Hautverfärbung (Kala-Azar = schwarze Krankheit).

Sonstige Protozoonosen

Hautsymptome können bei weiteren Protozoonosen auftreten und diagnostische Bedeutung besitzen. Beispiele:

- Afrikanische Trypanosomiasis (**Schlafkrankheit**) und südamerikanische Trypanosomiasis (**Chagas-Krank-**

heit): klinisch Primärläsionen an Stichstelle. In späteren Stadien Lymphknotenschwellungen und Exantheme.

- **Toxoplasmose** (erworben): Lymphknotenschwellungen.
- **Trichomoniasis:** Genitalinfektion (s. Kap. 19.3).

7.4.2 Erkrankungen durch Spinnentiere

Zu den Spinnentieren (Arachnida) gehören die Familien der **Krätzmilben** und **Zecken**. Vertreter beider Familien können als **Ektoparasiten** zu Hauterkrankungen führen.

Humane Skabies (Abb. 7.56–7.58)

Synonym: Krätze

Skabies ist eine durch **Krätzmilben** als permanente Ektoparasiten verursachte infektiöse und kontagiöse Erkrankung der Haut mit starkem Juckreiz. Die früher weit verbreitete Dermatose ist heute durch effektive Behandlungsmöglichkeiten bei gutem Lebensstandard selten geworden, scheint aber wieder zuzunehmen.

Historischer Exkurs

Zurückgetriebene Krätze

Medizinhistorisch interessante und wichtige Erkrankung! Milben waren schon lange bekannt, humoralpathologisch aber nicht als Ursache, sondern Folgeerscheinung einer schlechten Säftemischung gedeutet. Deshalb galt es früher als schwer wiegender Kunstfehler, durch eine inadäquate Lokaltherapie den Selbstreinigungsprozess zu unterdrücken und die Krätze „nach innen zu treiben".

„Wenn man die Krätze in unbehutsamer Weise zurücktreibet oder wegen gebrauchten zusammenziehenden Mitteln zurücktritt, so entstehen viele und sehr oft hartnäckige Krankheiten daraus; z.B. hartnäckige Kopfschmerzen, Schwindel, Melancholie, Raserey, Fallsucht, Anfälle vom Schlage, Gichten, Taubheit ... Schmerzen im Magen und in den Därmen, die Wassersucht ... große widerspenstige Geschwüre ... und noch mehrere andere Krankheiten. ... Man muss suchen, die Krätzenmaterie wieder an die Haut zu bringen oder aus dem Körper zu treiben".

(Joseph Jakob Plenk: Lehre von den Hautkrankheiten. Wien, bey Rudolph Gräffer, 1777.)

Frage: Wie mögen spätere Ärzte über unsere heutigen Krankheitskonzepte denken?

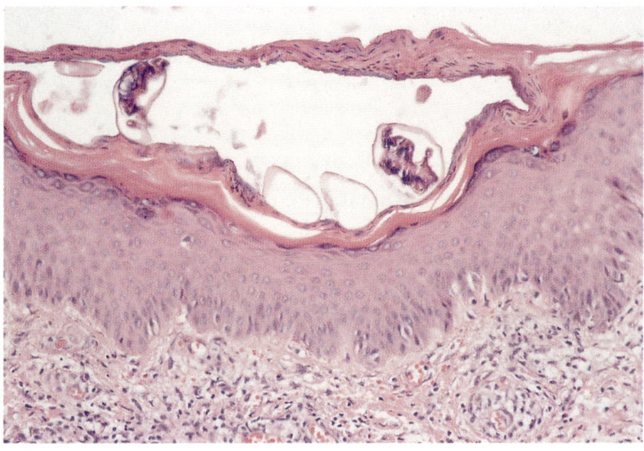

Abb. 7.56b Skabies (Histologie).
Im Stratum corneum liegen zwei Milbenkörper und zwei Eihüllen inmitten eines Hohlraums.

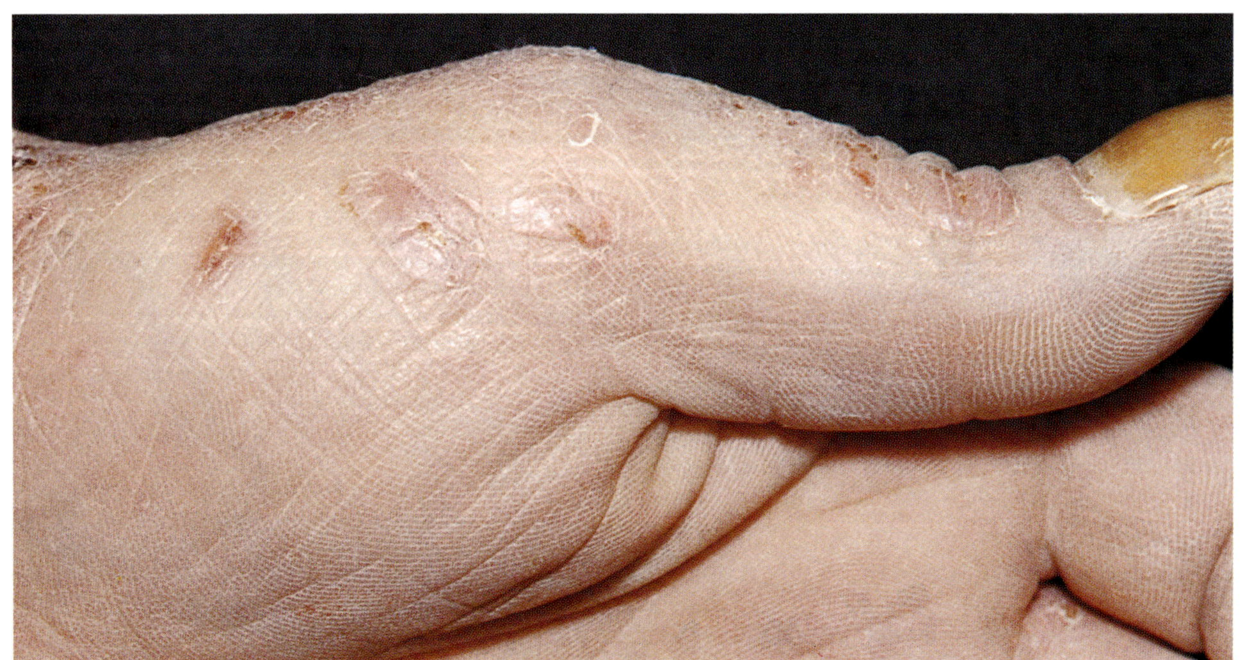

Abb. 7.56a Skabies.
Anamnese: 42-jähriger Mann. Angeblich nach Hotelübernachtung durch unsaubere Bettwäsche aufgetreten.
Befund: an Mittelfinger, Daumen und Handrücken entzündete Gänge und entzündliche Papeln, zum Teil zerkratzt. Papulöse Körperherde. Subjektiv starker generalisierter Juckreiz. Mikroskopischer Milbennachweis positiv.

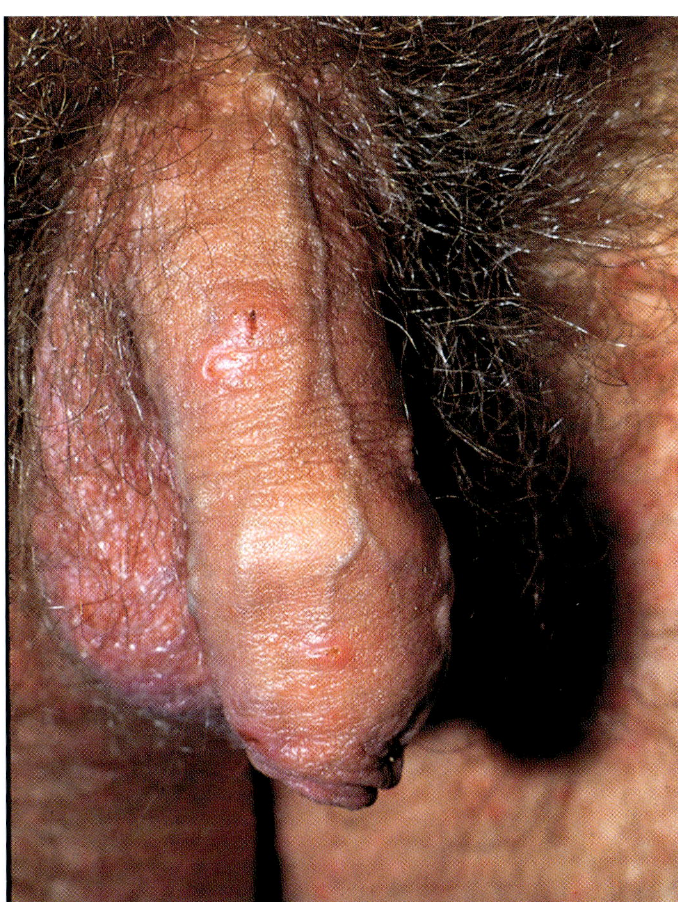

Abb. 7.57 Skabies.
Anamnese: 67-jähriger Patient lebt in einem Wohnheim, dort weitere Erkrankungen.
Befund: am Penisschaft entzündete Gänge und Papeln, zum Teil zerkratzt. Gleichartige Veränderungen an Oberschenkelinnenseiten sowie – im Bild nicht erkennbar – in Fingerzwischenräumen, am Rumpf und über den Ellenbogen. Subjektiv starker Juckreiz. – Mikroskopischer Milbennachweis positiv.
Besonderheiten: Es besteht ein starker Juckreiz. Durch Kratzen (scabies: von scabere = schaben, kratzen) und dadurch verursachte Sekundärinfektionen kann es zu ekzem- und pyodermieähnlichen Bildern kommen.
Differentialdiagnose: Ekzeme, Pyodermien wie Impetigo contagiosa, follikuläre Pyodermien.

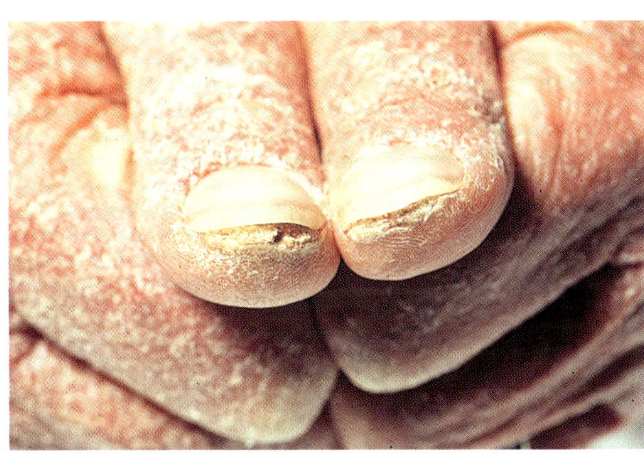

Abb. 7.58 Skabies crustosa.
Anamnese: 79-jährige Patientin. Seit über einem halben Jahr starker Juckreiz am ganzen Körper. Vorbehandlung als generalisiertes Ekzem. Eine zwischenzeitlich versuchte Skabiesbehandlung wurde wegen Unverträglichkeit wieder abgebrochen. Jetzt Klinikeinweisung.
Befund: flächenhafte, kleinlamellöse Schuppung der Fingerhaut, subunguale Hyperkeratosen. Keine Rötung, keine Milbengänge, keine Kratzspuren. Übriger Befund: Die gesamte Körperhaut einschließlich Gesicht ist großflächig gleichermaßen befallen.
Anmerkung: Dieses Bild wurde bewusst gewählt. Die subungualen Hyperkeratosen müssen bei lokaler Skabiestherapie extrem sorgfältig behandelt werden, da sie sonst Ausgangspunkt für Rezidive sind.

Krankheitsbild Weibliche Milben graben Gänge in die Hornschicht, sekundär entstehen entzündliche Reaktionen und Folgeerscheinungen.

- **Milbengänge:** ca. 5 mm lange, fadenförmig-bogige Hauterhebungen, am Ende der „Milbenhügel" mit vitaler weiblicher Milbe.
- **Kleinpapulöses Sekundärexanthem** mit häufigen Kratzeffekten, nicht milbenhaltig, immunologische Reaktion auf Milbenantigene.
- Häufig bakterielle Sekundärinfektion mit Krusten.

Prädilektionsstellen: Hände, Achsel-Brust-Region, Genitalregion, Fußsohlen.
Subjektiv starker **Juckreiz**.
Verlauf: chronisch.

Sonderformen

- **Scabies discreta:** wenige Herde bei guter Körperhygiene. Trotzdem starker Juckreiz.
- **Scabies nodosa:** knotige, immunologische Reaktion.
- **Scabies crustosa** („norwegica"): erregerreiche squamös-hyperkeratotische, auch krustöse Hautherde. Großflächiges generalisiertes Befallsmuster. Tritt auf bei Immuninsuffizienz, Verwahrlosung, fehlendem Juckreiz bei Sensibilitätsstörungen, auch bei geistiger Behinderung.

Diagnostik

- **Anamnese:** Infektionszeitpunkt und -umstände, Kontaktpersonen („gemeinsamer Juckreiz").

- **Klinisches Bild, Juckreiz.**
- **Erregernachweis:** Gewinnung der Milbe aus intaktem Gang mit Kanüle, mikroskopischer Nachweis. Hilfreich: Auflichtmikroskop. Bei Scabies crustosa Erregernachweis in Krusten.
- **Untersuchung von Kontaktpersonen**, Umgebungsuntersuchungen.

! Merke Wann juckt Skabies? Starker Juckreiz ist ein typisches Symptom von Skabies. Er ist immunologisch bedingt und tritt bei einer Erstinfektion erst nach einer Sensibilisierungsphase von bis zu 4 Wochen auf, bei einer Reinfektion bereits nach einem Tag.

Differentialdiagnose: Ekzeme, Pyodermie, andere Milbenerkrankungen. Anfängliche Fehldiagnosen und Fehltherapie nicht selten!

Ätiopathogenese

Erreger: Sarcoptes scabiei var. hominis, auf den Menschen als alleinigen Wirt spezialisierter permanenter Ektoparasit, ca. 0,3–0,5 mm groß. Weltweit verbreitet.
Kopulation von Männchen und Weibchen auf der Hautoberfläche, das Männchen stirbt anschließend, das Weibchen gräbt einen Gang in die Hornschicht zur Eiablage.
Durch Sekrete und Kot **Hautschädigung** und entzündliche Reaktion, durch Milben-Antigen **Sensibilisierung** mit Sekundär-Exanthem und Juckreiz. Über Larven-Nymphen-Stadien nach 3 Wochen adulte Milben. Die Zahl weiblicher Milben beträgt bei einer Skabiesinfektion insgesamt durchschnittlich 10–20 Stück/Haut, bei Scabies crustosa bis 200 Stück/cm^2!
Übertragung durch befruchtete Weibchen fast ausschließlich bei engem Körperkontakt wie bei Geschlechtspartnern, Kind-Kind- und Mutter-Kind-Kontakten, schlechten Wohn-/Lebensverhältnissen.
Scabies crustosa: hochkontagiös, Übertragung auch durch Gegenstände. Epidemieartige Ausbreitung in Heimen und auch Kliniken möglich.

Therapie Kausale Behandlung mit Skabiziden.

1. **Abtötung der Milben** durch sorgfältige Lokalbehandlung mit **Skabiziden**, z. B. Permethrin-Creme. Andere **Antiskabiosa:** Benzylbenzoat, Bioallethrin, Crotamiton. Beachtung von besonderen Behandlungsrichtlinien bei Kindern, insbesondere Säuglingen, Schwangeren und Stillenden. Innere Behandlung: Ivermectin p. o. bei Problemfällen (in Deutschland nicht zugelassen!)
2. **Behandlung der Überträger** und infizierten Kontaktpersonen. Lüften von Kleidern/Wäsche für 5 Tage oder auch Kochen.
   Behandelt werden grundsätzlich nur Infizierte! Insbesondere in Heimen, Kliniken etc. entwickeln sich selbst bei Einzelfällen gruppendynamische Reaktionen und ein sich explosionsartig ausbreitender Juckreiz mit dringender Behandlungsforderung. Ausnahme Skabies crustosa: Hier auch Behandlung von Kontaktpersonen ohne Milbennachweis möglich.
3. **Behandlung der entzündlichen Folgereaktionen** und der Sekundärinfektion: „Postskabiöses Ekzem".

Weitere Milbenerkrankungen

Skabiesähnliche Dermatosen können beim Menschen durch **Infestation anderer Milbenarten** entstehen. Da der Mensch ein Fehlwirt ist und keine Milbenvermehrung stattfindet (Fehlen von Milbengängen!), ist die Erkrankung selbstlimitiert. Ausnahme: ständige Reexposition z. B. bei kranken Tieren.
Beispiele:

- Tierisch bedingte Krätze durch infizierte „räudige" Hunde, Kaninchen, Hühner, Vögel.
- Erntekrätze durch Milben auf Gräsern, Sträuchern, Getreide etc. Meist im Herbst. Synonym: Trombidiose, Herbstbeiß, Heubeiß. DD: Raupendermatitis.

Krankheitsbild Kleinpapulöse bzw. papulovesikulöse, stark juckende Herde. Dauer: 1–2 Wochen.

Therapie Symptomatische Behandlung der entzündlichen Hautreaktionen ausreichend, Sanierung eines Erregerreservoirs.

Zecken

Zecken sind weit verbreitete Blut saugende Ektoparasiten bei Mensch und Tier. Ihre Sinneswelt ist aus menschlicher Sicht ärmlich: blind, taub und ohne Geschmackssinn. Sie ist aber gezielt ausgerichtet auf ihre Säugetierwirte, die sie durch ihren Geruchs- und Wärmesinn orten und aufsuchen. Säugetiere riechen nach Buttersäure und strahlen Wärme ab. Zecken (Larven, Nymphen, Adulte) leben in Boden, Gesträuch, Bäumen, Hundehütten und befallen Mensch und Tier. Nach Aufsuchen einer günstigen Hautregion durchstößt die Zecke mit ihrem am Kopf sitzenden Stech-Saug-Apparat unter Lokalanästhesie die Haut und beginnt zu saugen („Blutmahlzeit"). Keine Übertragung von Mensch zu Mensch.

Krankheitsbild Lokalreaktion nach Abfall der satten Zecke oder ihrer Entfernung. Durch den Stich → juckendes Erythem bzw. gerötete Papel.

Komplikationen

- **Zeckengranulom:** durch Zeckenreste (Kopf, Mundwerkzeuge) nach unvollständiger Entfernung.
- **Übertragung** von pathogenen Viren und Bakterien mit entsprechenden Folgekrankheiten: Frühsommer-Meningoenzephalitis, Borreliose (s. Kap. 7.3.2), aber auch Ehrlichiose, Rickettsiosen (Rocky-Mountain-Fleckfieber).

Therapie Die **Entfernung** einer Blut saugenden Zecke erfolgt baldmöglichst durch Abschneiden oder vorsichtiges Herausziehen.
Da das **Infektionsrisiko** bezüglich Borreliose relativ gering ist (ca. 1 %), keine prophylaktische Antibiose, jedoch **Nachbeobachtung** bezüglich Erythema migrans oder Grippesymptomatik. **FSME-Impfung** bei gefährdeten Personen (z. B. Waldarbeiter) in Endemiegebieten.

Merke Entfernung von Zecken:
- Wann: **Möglichst frühzeitig!** Borrelien gelangen erst mehrere Stunden nach dem Stich in die Haut. Gilt leider nicht für die im Speicheldrüsensekret evtl. schon vorhandenen FSME-Viren (schneller Übertritt).
- Wie: **Möglichst schonend** mit einer Pinzette (Zeckenpinzette) oder einer Schere. Keinesfalls mit Methoden welche die Borrelieninokulation begünstigen wie z.B. Quetschen, Drehen, Ersticken durch Öle, Klebstoff, Nagellack. Desinfektion der Stichstelle. Ein evtl. zurück bleibender Kopf kann später entfernt werden.

7.4.3 Erkrankungen durch Insekten

Zu den dermatologisch interessanten Insekten gehören Läuse, Flöhe, Wanzen, aber auch andere stechende Insekten. Sie sind nicht nur als **Parasiten**, sondern auch als mögliche **Krankheitsüberträger** von Bedeutung. **Hautschädigung** durch Stiche, Immunreaktionen gegen Speichelantigene und Sekundärinfektionen.

Läuseerkrankung (Abb. 7.59)

Synonym: Pediculosis

Humane Läuse sind hämatophage permanente Ektoparasiten des Menschen mit hoher Wirtsspezifität. Morphologisch lassen sich Kopfläuse (Pediculi capitis), Kleiderläuse (Pediculi vestimentorum) und Filzläuse (Pediculi pubis) unterscheiden. Kopf- und Kleiderläuse sind ca. 2–4 mm groß, Filzläuse sind etwas kleiner.
Mit ihrem Stech-Saug-Rüssel wird die Haut für eine Blutmahlzeit durchstoßen und gleichzeitig ein lokal-toxisches Sekret eingebracht. Die Eier (**Nissen**) werden an die Kopfhaare (Kopfläuse) bzw. Schamhaare (Filzläuse) geklebt oder in Kleider abgelegt (Kleiderläuse). Über Larvenstadien entwickeln sich die adulten Tiere. Diese Entwicklung dauert etwa 2–3 Wochen, die Lebensdauer adulter Tiere ca. 4 Wochen.
Die **Übertragung** erfolgt durch enge körperliche Kontakte, aber auch durch läusehaltige Gegenstände wie Kleider, Wäsche, Betten etc. Läuse können nicht nur Dermatosen verursachen, sondern auch als **Vektoren** andere Erreger übertragen, z.B. Rickettsien.

Merke Nissen sind abgelegte Läuseeier, krugartige Gebilde mit einem zarten Deckel. Die Läuselarven verlassen die Nissen auf aparte Weise. Sie sammeln Luft in ihrem Darm, stoßen diese mit einem kräftigen Wind aus und katapultieren sich auf diese Weise raketenartig aus den Nissen heraus.
(Nach G. Niebauer, H.G. Bardach: Urlaubsdermatosen. G. Thieme Verlag 1982).

Krankheitsbild
- **Kopfläuse-Dermatose** (Pediculosis capitis)
  - Läuse an Haaren und Kopfhaut, Nissen an Kopfhaaren.
  - Stark juckende Stichstellen mit Kratzeffekten.
  - Häufige **Sekundärinfektion** mit pyodermie- bzw. ekzemähnlichen, flächenhaften Hautveränderungen („**Läuseekzem**"), Verklebung der Haare und Lymphknotenschwellungen.
  - Übertragung besonders in Kinderhorten, -gärten, Schulklassen und Heimen von „Kopf zu Kopf" sowie durch Kleider und Mützen.
- **Filzläuse-Dermatose** (Pediculosis pubis)
  - Filzläuse und Nissen meist an Schamhaaren, aber auch extragenital an Achselhaaren, Augenwimpern, Augenbrauen.
  - Typisch sind „**maculae coeruleae**", blaue Flecke mit zentralen punktförmigen Stichstellen. Ursache: kleine Blutungen durch gerinnungshemmende Substanzen im Läusespeichel. Weiterhin Juckreiz und Kratzeffekte.
  - Sekundärinfektionen sind möglich.
  - Übertragung vorwiegend sexuell.
- **Kleiderläuse-Dermatose** (Pediculosis vestimentorum)
  - Läuse und Nissen in Falten und Nähten der Kleider, nicht am Körper.
  - Stark juckende punktförmige Stichstellen mit späterer Papelbildung und Kratzeffekten.
  - Sekundärinfektion und flächenhafte ekzem- bzw. pyodermieartige Hautveränderungen, in schweren Fällen großflächig-generalisiert („Vagantenhaut").
  - Übertragung: Kleidung, meist schlechte Hygiene-, Wohn- und Lebensverhältnisse.
  - Möglicher Vektor von u.a. Fleckfieber.

Historischer Exkurs

Der Weichselzopf
Noch vor 150 Jahren wurde als Ursache der Läusekrankheit wie bei Krätze eine falsche Säftemischung (Humoralpathologie) angenommen, als deren Folge Läuse entstehen und in die Haut gelangen. Diese durften nach Ansicht von Ärzten nicht abgetötet werden, da sonst die Selbstreinigung des Körpers unterbrochen wurde und die Erkrankung nach innen schlug. Bei den Haaren entstand auf diese Weise der durch Läuse- und Wundsekret verklebte und verfilzte, übel riechende „ **Weichselzopf**" („plica polonica") der nicht abgeschnitten werden durfte.

Diagnostik
- **Anamnese:** Umgebungserkrankungen?
- **Klinisches Bild:** Nachweis von Läusen und/oder Nissen. Bei Kopf- und Filzläusen am Körper, bei Kleiderläusen an der Kleidung.
- **Lupen- bzw. mikroskopische Untersuchung:** Nachweis von Läusen und vitalen Nissen.

Differentialdiagnose: Ekzeme, Pyodermien.

Merke Bei Verdacht auf Kopfläuse müssen Nissen und Schuppen unterschieden werden. Nissen werden von Kopfläusen hautnah an die Haare angeklebt und gelangen durch das Haarwachstum nach außen. Im Gegensatz zu Schuppen sind sie nicht abstreifbar. Kopfläuse findet man am besten durch Scheiteln der nassen Haare, Durchkämmen und Lupenuntersuchung des Kammes.

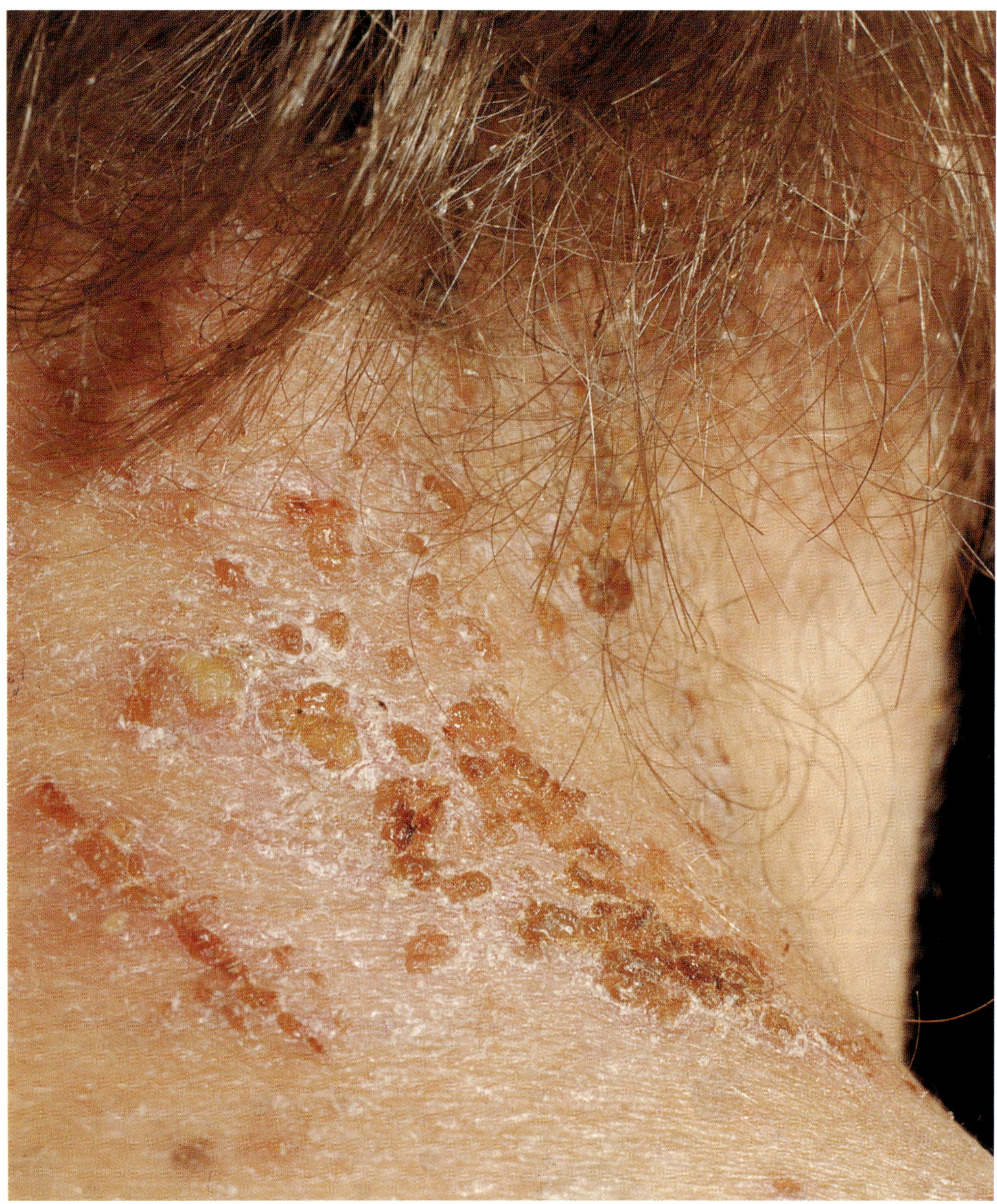

Abb. 7.59 Pediculosis capitis mit „Läuseekzem".

Anamnese: Der 25-jährige Patient lebte unter mangelhaften hygienischen Bedingungen in einer Wohngemeinschaft.
Befund: an den Haaren festhaftende weiße Nissen und Läuse, im Nacken gerötete, leicht schuppende Haut mit gelblich-bräunlichen Schuppenkrusten und streifenförmigen Exkoriationen.
Mikroskopisch: Kopfläuse und Nissen.
Komplikation: bakterielle Dermatitis durch Staph. aureus mit retroaurikulären Lymphknotenschwellungen.

Therapie Kausale Therapie mit Kontaktinsektiziden.

1. **Abtötung** der Läuse und Eier (Nissen) durch „**Pedikulozide**".
   - *Kopfläuse und Filzläuse:* pyrethrum- bzw. pyrethroidhaltige Präparate, Dimeticon. Zweitbehandlung nach 7–10 Tagen. Jeweilige Behandlungsvorschriften beachten, insbesondere bei Kindern und Schwangeren. Bei Befall von Wimpern und Brauen: Entfernen der Läuse und Nissen mit einer Pinzette, Einfetten der Haare mit Vaseline.
   - *Kleiderläuse/Nissen:* Entwesung der Kleider oder Kochen.
2. Mitbehandlung von **Überträgern** bzw. infizierten Kontaktpersonen. Reinigung bzw. Entwesung läusehaltiger Gegenstände.
3. Behandlung der **Folgereaktionen** am Hautorgan wie bakterielle Superinfektion oder irritative Dermatitis.
4. Beachtung der **gesetzlichen Bestimmungen** des Bundesseuchengesetzes. Die weltweite Ausbreitung von Kopfläusen erfolgt insbesondere durch behandlungsunwillige Familien, Hygienemängel und weitere Verbreitung über Kindergärten, Schulen etc.

Flohstiche

Synonym: Pulicosis

Der **Menschenfloh** (Pulex irritans) ist ein hämatophager temporärer Ektoparasit des Menschen mit geringer Wirtsspezifität, bis 6 mm groß. Mit stechend-saugenden Mundgliedmaßen durchstößt er die Haut zur Blutaufnahme. Stichreaktionen durch mechanische Schädigung, Sekrete und Immunreaktionen.
Eiablage, Entwicklung und verborgener Aufenthalt erfolgen außerhalb des Menschen in dunklen Ecken, Ritzen von Wohnräumen oder Transportmitteln. Mag keine Staubsauger! Befall des Wirtes durch Anspringen bis 30 cm.
Geringe Wirtsspezifität: Der Menschenfloh kann Tiere befallen, umgekehrt können Tierflöhe wie Hunde- oder Katzenflöhe den Menschen heimsuchen.

Krankheitsbild Mehrere gruppiert stehende, juckende Stichstellen mit zentraler Hämorrhagie, Rötung, Quaddelbildung, spätere Papelbildung.
Prädilektionsstellen: Beine.
Differentialdiagnose: Prurigo bzw. Strophulus (keine zentrale Hämorrhagie).

Therapie Symptomatische Lokaltherapie, Antihistaminika. Sanierung mit Insektiziden von Infestationsquellen, z. B. Wohnräume, Hunde, Katzen.

Sonderform
Tungiasis: durch tropische Sandflöhe (Tunga penetrans) verursachte chronische, papulöse, auch ulzerierend-abszedierend verlaufende Entzündungen besonders an Füßen. Therapie: mechanische Entfernung, Vorbeugung (Schuhe).

Wanzenstiche (Abb. 7.60)

Synonym: Cimicosis

Die **Bettwanze** (Cimex lectularius) ist ein hämatophager, temporärer, stinkender, lichtscheuer Ektoparasit des Menschen mit geringer Wirtsspezifität, ca. 5 mm groß. Mit Stechrüssel erfolgt nach Durchstoßung der Haut unter Lokalanästhesie und Antikoagulation durch den Speichel die Blutmahlzeit. Eiablage, Entwicklung (Eier, Larven und Nymphen) und Aufenthalt erfolgen ebenfalls in dunklen Ecken und Verstecken in Menschennähe. Wanzen kommen nachts für einige Minuten aus ihren Verstecken, häufig auch in Scharen, und befallen den Wirt durch Herankriechen oder Fallenlassen von der Raumdecke. Sie können im Gepäck auch Reisebegleiter sein. Wanzen haben keine Vektorfunktion.

Krankheitsbild Mehrere, oft juckende, urtikarielle Herde mit zentraler Hämorrhagie (Stichstelle), später papulöse Umwandlung. Anordnung gruppiert oder linear, „fußstapfenartig". Bei großer Wanzenzahl auch zahlreiche Stiche. Bei chronischer Exposition allmähliche Gewöhnung.

Diagnostik Klinisches Bild, Wanzennachweis.

Therapie Symptomatische Lokaltherapie mit **Lokalkortikoiden**, innerlich **Antihistaminika**, Raumsanierung. **Prophylaxe:** bei Licht schlafen.

Andere pathogene Insekten

- **Zweiflügler** (Diptera): **Stechfliegen/Bremsen**, **Stechmücken.** Lokale Stichreaktionen. Stechmücken sind als Vektoren bedeutsam (Leishmaniase, Malaria, Filariose). Schutz durch Repellents, Kleidung, Moskitonetze.
- **Fliegenmaden** (Myiase = Madenfall)
  - **Hautmyiase:** Larven (Maden) tropischer und subtropischer Fliegenarten können sich enzymatisch in die Haut einbohren und zu furunkelartigen Entzündungen führen. Larve in zentraler Öffnung sichtbar (Abb. **7.61**).
  - **Wundmyiase:** Einheimische Larven können chronische Wunden besiedeln.
  - **Therapie** der Myiase: Entfernung der Larven.
  - Fliegenlarven werden auch therapeutisch zur Wundreinigung eingesetzt („Biochirurgie").
- **Raupen:** Dermatitis/Bronchitis durch Eichenprozessionsspinnerraupen (fliegende Gifthaare).
- **Hautflügler** (Hymenoptera): **Bienen**, **Wespen**, **Hummeln**, **Hornissen**. Außer der Stichreaktion spielt v. a. die „**Insektengiftallergie**" eine wichtige Rolle.

7.4.4 Erkrankungen durch Würmer

Wurminfektionen betreffen meist den **Darm** und **innere Organe**. Auch die **Haut** kann jedoch allein oder schwerpunktmäßig befallen werden.

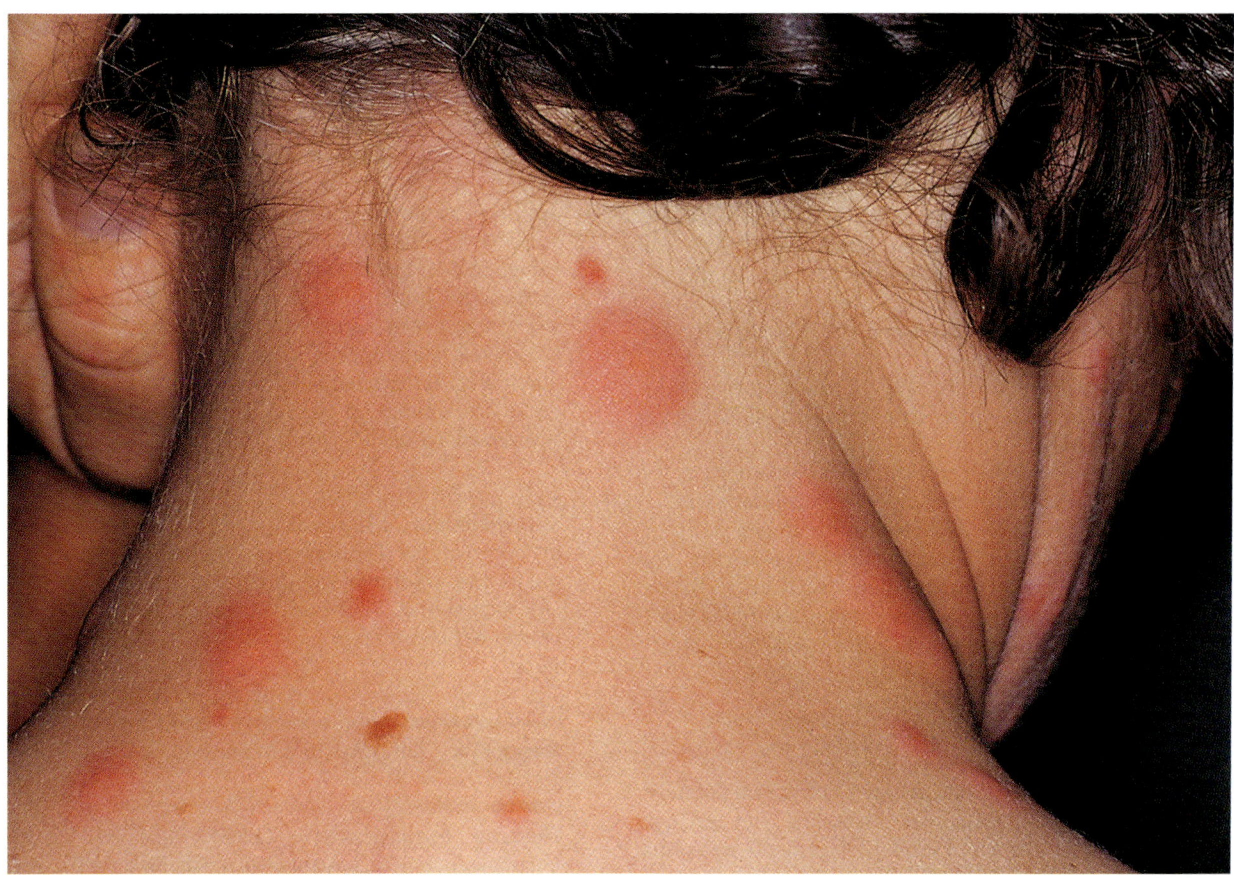

Abb. 7.60 Wanzenstiche.
Anamnese: Die 28-jährige Patientin war als Aushilfskellnerin in einer Dachkammer untergebracht.
Befund: an Wangen, seitlichem Hals und Nacken unterschiedlich große, gerötete, elevierte Herde mit zentraler Bissstelle.
Differentialdiagnose: Urticaria acuta, andere Insektenstiche (Pulicosis).

Larva migrans cutanea (Abb. 7.62)

Synonym: Hautmaulwurf, Creeping disease

Larven verschiedener Nematoden-Arten (**Fadenwürmer**) können von Tieren z.B. über Tierkot an Badestränden und Sandkästen an die Haut gelangen und invadieren. Da der Mensch ein Fehlwirt ist, graben sie in der Epidermins ziellos einen bizarren Gang und sterben nach einigen Wochen bis Monaten. Bei oraler Erregeraufnahme: Larva migrans visceralis.

Therapie **Larvenabtötung** durch Lokalbehandlung: z.B. Kryotherapie, Thiabendazol-Salbe.
Sonst systemische Behandlung: Albendazol 1–3 Tage, Ivermectin als Einzeitbehandlung.

Onchozerkose (Abb. 7.63)

In Süd- und Mittelamerika, Arabien und Afrika vorkommende **Filariose** durch Onchocerca volvulus mit Hautbefall und möglicher Erblindung. Übertragung von Mensch zu Mensch durch **Kriebelmücken** (Simulium-Arten). Durch Stiche Aufnahme bzw. Abgabe der ca. 0,3 mm großen Mikrofilarien. Nach Inokulation Bildung kugelförmiger Knoten in Hautbindegewebe und Subkutis durch adulte, bis 4 cm große Männchen und bis 70 cm große Weibchen. Weibliche Würmer produzieren zahlreiche Mikrofilarien, die in Haut, Auge und andere Organe eindringen, sich ausbreiten und allergische Entzündungsreaktionen auslösen. Die Krankheitsentwicklung ist abhängig von Erregerlast sowie Stärke der immunologischen Abwehrreaktionen.

Krankheitsbild Verschiedenartige akute und chronische Hautsymptome wie flächenhafte pruriginöse oder ichthyosisartige Dermatitis, generalisierte Urtikaria oder makulopapulöse Exantheme. Weiterhin knotige **Onchozerkome** und **Lymphknotenschwellungen** („hanging groins"). Zusätzlich Befall innerer Organe und Erblindung („river blindness").

Diagnostik

- Typische klinische Konstellation: Dermatitis und Augensymptome.
- Sicherung durch **Erregernachweis:** Mikrofilarien im Eluat von Hautproben, adulte Tiere in Knoten.

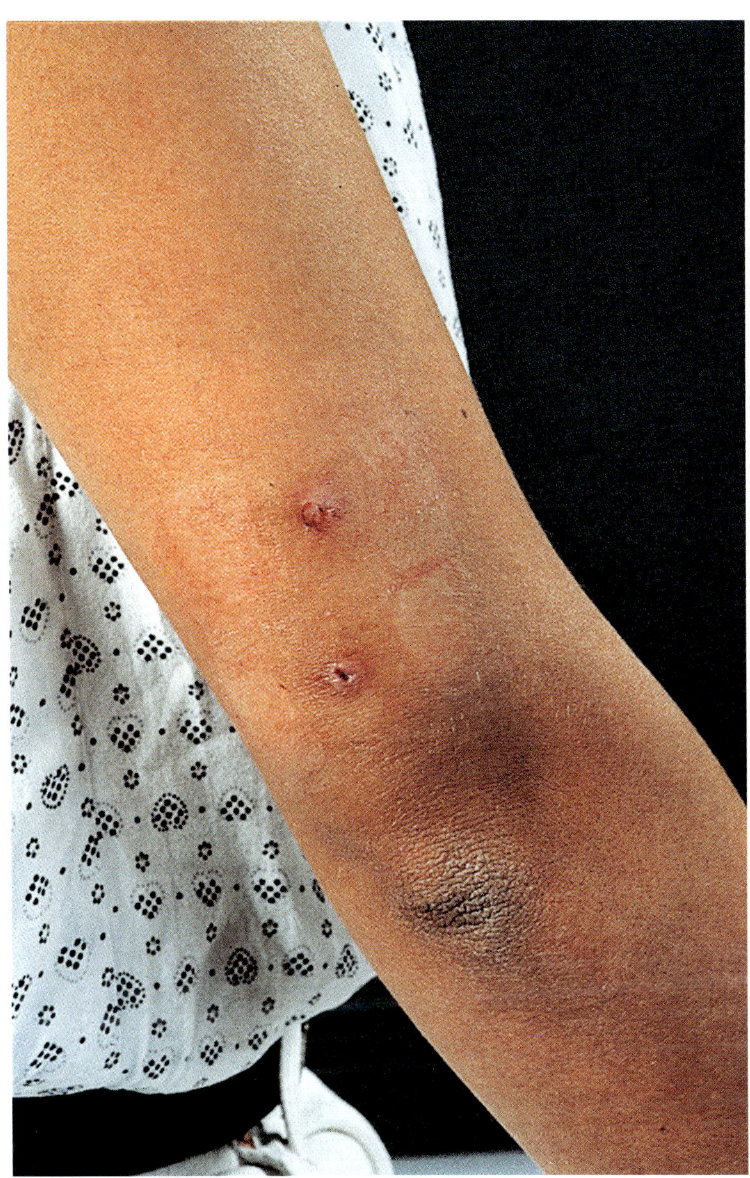

Abb. 7.61a Hautmyiase.
Anamnese: 22-jährige Patientin. Nach dreiwöchigem Aufenthalt in Mittelamerika Auftreten von zwei druckschmerzhaft Knoten am Arm.
Befund: am rechten Oberarm zwei ca. 1 cm große furunkelähnliche, aber gering gerötete papulöse Herde mit zentraler Öffnung. Am unteren Herd ist das hintere Ende einer Larve sichtbar.
Therapie: Inzision und Entfernung der Larven.

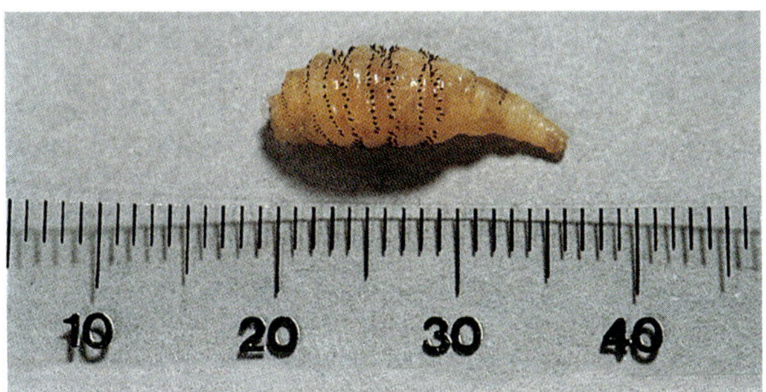

Abb. 7.61b Hautmyiase: Fliegenlarve.
Durch Inzision bei der Patientin entfernte Fliegenlarve. Identifizierung als Larve der Dasselfliege Dermatobia hominis.
Anmerkung: Touristeninfektion in Mittel- und Südamerika, Afrika. Vektor sind Blut saugende Insekten. Parasitäre Larvenentwicklung in der Haut mit Knotenbildung bis Walnussgröße. Fertige Larve verlässt nach einigen Wochen spontan die Haut. Eine frühere Entfernung ist vorzuziehen.

Therapie Operativ (Knoten) und Chemotherapie, u.a. mit Ivermectin.

Weitere Wurmerkrankungen

Es gibt eine Reihe weiterer Würmer – z.B. Nematoden, Trematoden, Zestoden –, welche die Haut befallen und schädigen können.
Beispiele:

- **Zerkarien-Dermatitis:** Zerkarien als Larven von Saugwürmern finden sich weltweit in Seen und Küstengewässern, auch in Europa. Reservoir in Wasservögeln. Zwischenwirt sind Schnecken, der Mensch ist Fehlwirt. Erstinfektion: 1–2 Wochen nach sommerlichem Bad (Sensibilisierungsphase) stark juckendes makulopapulöses Exanthem. Bei vorliegender Sensibilisierung sofortige Symptome und Beschwerden. Spontanheilung nach 1–2 Wochen.

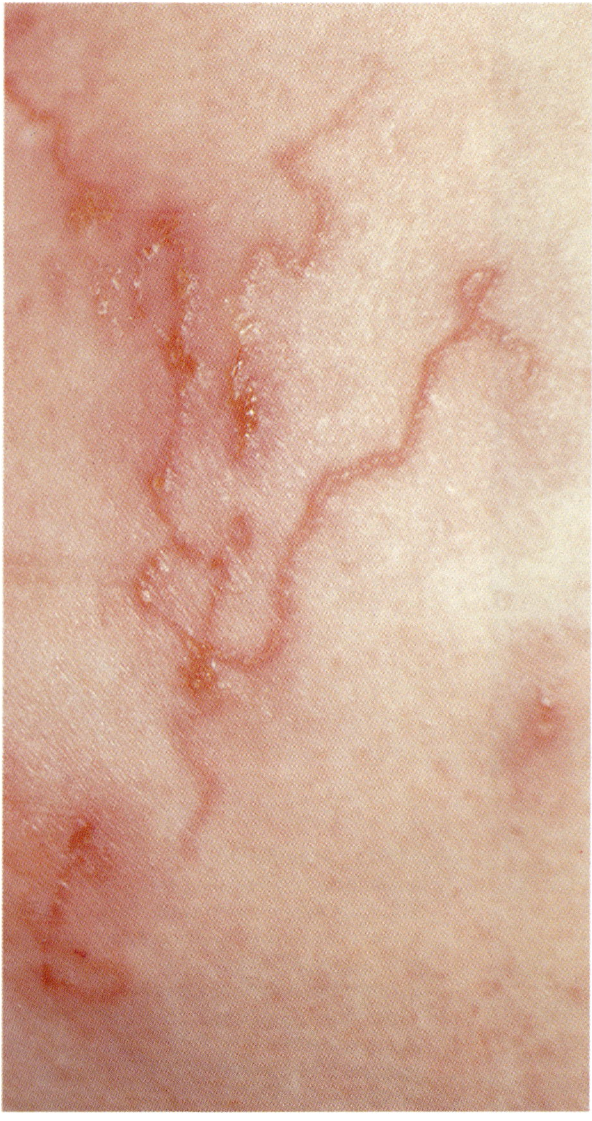

Abb. 7.62 Larva migrans cutanea.
Anamnese: 25-jährige Patientin. Nach einem Badeurlaub in Kenia, wo die Patientin im warmen Sand lag, waren multiple juckende Gänge aufgetreten.
Befund: am Rumpf fadenförmig gewundene Gänge mit zum Teil blasiger Abhebung und Verkrustung, Begleitentzündung. Subjektiv starker Juckreiz.

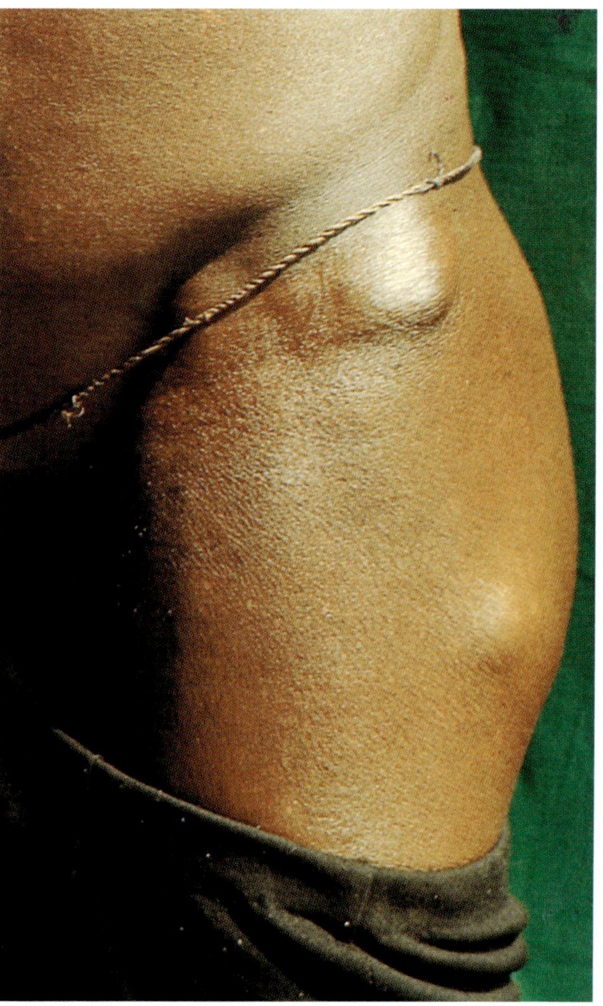

Abb. 7.63 Onchozerkose.
Anamnese: nicht bekannt.
Befund: in der linken Leistenbeuge und am Oberschenkel subkutane, derbe, gut verschiebliche Knoten (Onchozerkome). Gesamte Haut ichthyosiform verändert.

Therapie: symptomatisch. Prophylaxe: kräftiges Abtrocknen.

- **Enterobiasis** (Darm-Oxyuren): Analpruritus und Analekzem. Therapie: Debendazol.
- **Askariasis** (Nahrungsmittel): typische Befundtrias Darm, Lunge und Haut (chronische Urtikaria).
- **Trichinose** (Wildschweine): typische Befundtrias Fieber, Myalgie und Gesichtsdermatitis (DD Dermatomyositis, Abb. 7.114).
- **Tropische Filariose** (Moskitostiche): chronisches Lymphödem (Abb. 15.3).

7.4.5 Nicht-parasitär bedingte Hauterkrankungen

Außer durch parasitäre Lebensweise können Tiere auch durch andere Schädigungsmechanismen Hautsymptome und Hauterkrankungen auslösen:

- **Giftwirkung:** Verschiedene maritime (Quallen, Nesseltiere) und terrestrische Tiere (Giftspinnen, Skorpione, Schlangen) können durch Kontakt, Stich oder Biss lokale oder allgemeine Vergiftungen verursachen.
- **Zooallergosen:** Tierische Sekrete oder deren Bestandteile können allergische Reaktionen auslösen. Beispiele: Bienen-, Wespengift-Allergie, Hausstaubmilbenallergie.
- **Vektorfunktion:** Eine größere Zahl von parasitierenden Arthropoden kann durch Hautstiche pathogene Viren, Bakterien und Protozoen inokulieren und entsprechende Erkrankungen übertragen. Der Schutz der Haut vor infizierenden Stichen ist ein noch nicht befriedigend gelöstes Problem (z. B. Repellents, Moskitonetze).

Zusammenfassung

Zooparasitäre Erkrankungen der Kutis können ausgelöst werden durch **Protozoen** (z.B. Leishmanien), **Arthropoden** (z.B. Milben, Zecken) und **Würmer** (z.B. Nematoden). Findet keine Erregervermehrung in der Haut statt, wird von **Infestation** gesprochen.

Kutane Leishmaniose

Erreger: Leishmania tropica. Vektor: Sandfliegen. Vorkommen: Mittelmeergebiet, Afrika.
Flach ulzerierter oder papulös-knotiger Herd, meist Spontanheilung mit Narbe.
Therapie: Kryotherapie, lokale oder systemische Chemotherapie mit Antimonpräparaten.
Weitere Formen: südamerikanische mukokutane Form.

Skabies

Durch Krätzmilben (Sarcoptes scabiei) ausgelöste, stark juckende, kontagiöse Hauterkrankung. Polymorphes Bild mit initialen Milbengängen, papulösen Herden, Kratzerosionen, Sekundärinfektionen.
Diagnostik: Milbennachweis.
Therapie: Lokalbehandlung mit Skabiziden.
Wichtige Sonderform: hochkontagiöse Scabies crustosa.
Weitere Milbenerkrankungen: Tierkrätze, Erntekrätze.

Zecken

Blut saugende Ektoparasiten.
Mögliche Folgen eines Zeckenstichs: Zeckengranulom, Borreliose, Frühsommer-Meningoenzephalitis (FSME).
Therapie: umgehende vorsichtige mechanische Entfernung der Zecke.

Läuse, Flöhe, Wanzen

- **Läuse**
  - **Kopfläuse** (Pediculosis capitis): Läuse, Nissen, Stiche mit Sekundärinfektionen.
  - **Filzläuse** (Pediculosis pubis): Läuse, Nissen (Scham- und Achselhaare), blaufleckige Stichstellen.
  - **Kleiderläuse** (Pediculosis vestimentorum): Läuse, Nissen (Kleider), Stichstellen, Sekundärinfektionen, Ekzematisation.
  - **Übertragung** von Läusen: meist durch körperliche Kontakte. **Diagnostik:** Nachweis von Läusen, auch vitalen Nissen. **Lokaltherapie:** Pyrethrumpräparate.
- **Flöhe und Wanzen:** urtikarielle Stichherde. Temporäre Ektoparasiten. Symptomatische Lokaltherapie, Umgebungssanierung einschließlich Haustieren.

Wurminfektionen

- **Larva migrans cutanea:** oberflächliche, entzündliche Gänge von Nematodenlarven.
- **Onchozerkose:** in Afrika, Südamerika und Arabien vorkommende Filariose mit Hautbefall und möglicher Erblindung.
- **Zerkarien-Dermatitis:** nach Sommerbad in Seen und Küstengewässern. Larven von Saugwürmern. Selbstlimitierte juckende Hautinfestation. Symptomatische Lokalbehandlung.

+ 009 zusätzliche Abbildungen
+ 010 IMPP-Fragen

7.5 Physikalisch und chemisch bedingte Erkrankungen der Kutis

Die Umwelt des Menschen ist nicht nur biologischer sondern auch physikalisch-chemischer Natur. Durch menschliche Aktivitäten erfolgt eine zunehmende Umweltumschichtung mit Reduktion der biologischen und Expansion der chemisch-physikalischen Umwelt. **Physikalische Faktoren** und potenzielle Noxen, die auf die Haut einwirken können, sind mechanische Kräfte, Temperatur, Strahlung und Elektrizität. Entsprechende **chemische Faktoren** und potenzielle Noxen sind natürliche anorganische und organische Substanzen sowie zahlreiche chemische Produkte.
Zum Teil handelt es sich um Faktoren der natürlichen **Umwelt**, zum Teil um künstlich geschaffene Umweltfaktoren, insbesondere im Arbeits- und Berufsleben. Hinzu kommen **Verhaltensänderungen** der Menschen gegenüber der natürlichen Umwelt, wie z.B. die übermäßige Sonnenlichtexposition mit der Folge akuter und chronischer Lichtschäden.
Bisher noch nicht voll abschätzbar sind die Risiken von Hautschäden durch Umweltverschmutzung und Schädigung der Ozonschicht.

Medizinisch besser erfassbar sind toxische **Hautschädigungen** durch deutlich unphysiologische physikalisch-chemische Einwirkungen oder bei besonderen Zuständen von Hautempfindlichkeit.
Akute klinische Schädigungen bzw. chronische Schäden entstehen dann, wenn hauteigene, natürliche Schutzmechanismen bzw. supportive Eigenschutzmaßnahmen nicht ausreichen. Spezifische immunologische Abwehrreaktionen treten in der Regel nicht auf.
Allgemeine Charakteristika physikalisch-chemisch bedingter toxischer Hauterkrankungen sind:

1. **Obligate Schädigungen** bei jedem Exponierten.
2. **Dosis-Zeit-Regel:** Starke Noxen können bereits in kurzer Zeit zu einer akuten Hautschädigung führen, schwache Noxen erst nach langfristiger Exposition zu chronischen Schäden.
3. **Ort-Zeit-Regel:** örtlich und zeitlich passender Zusammenhang zwischen einwirkender Noxe und auftretender Hautschädigung.
4. **Anamnese:** meist anamnestische Hinweise auf entsprechende physikalisch-chemische Noxe.

Bei grundsätzlicher Gültigkeit dieser Charakteristika ist jedoch zu berücksichtigen, dass **Dispositionsfaktoren** eine unterstützende Rolle spielen können.

7.5.1 Mechanisch bedingte Erkrankungen

Verletzungen

Akute mechanische Schädigungen bzw. Verletzungen der Haut können auftreten als Wunden oder Blasen.

Wunden (Abb. **7.64**)

Offene (akute) Wunden entstehen durch vertikale Kontinuitätstrennung der Haut, zum Teil als Bagatellverletzungen, zum Teil als unterschiedlich schwere Unfallverletzungen.
Mikrobiologische Einteilung: aseptisch (z. B. Operationswunde), kontaminiert (keine Entzündungszeichen), infiziert (Entzündungszeichen).
Schlecht heilende Substanzdefekte der Haut werden als „**Ulzera**" oder „**chronische Wunden**" bezeichnet. Beispiel: venöse oder arterielle Hautulzera.

Krankheitsbild Je nach Entstehungsart gibt es eine **Vielzahl von Wunden:** Schnittwunden, Stichwunden, Schürfwunden, Riss- und Quetschwunden, Bisswunden, Explosionswunden (Abb. **7.64**), Formen absichtlicher Hautverletzungen durch Piercing oder Artefakte (s. Kap. 16.5).

Wundheilung
Phasenhaft ablaufender, biologisch komplexer Vorgang mit regulierten Interaktionen von Zellen, Mediatoren/Zytokinen und extrazellulärer Matrix.

1. **Entzündliche Phase:** Wundreinigung, Keimabtötung durch Freisetzung zahlreicher Mediatoren und Zytokine, Chemotaxis von Leukozyten, später Makrophagen.
2. **Proliferative Phase:** Wundkontraktion. Granulationsgewebsbildung durch Mediatoren, Angioblasten, Fibroblasten, Myofibroblasten. Regeneration von Basalmembranzone und Epithel.
3. **Narbenbildungsphase:** Beendigung der epithelialen bzw. bindegewebigen Proliferation. Umbau des Granulationsgewebes in frühes bzw. spätes Narbengewebe.

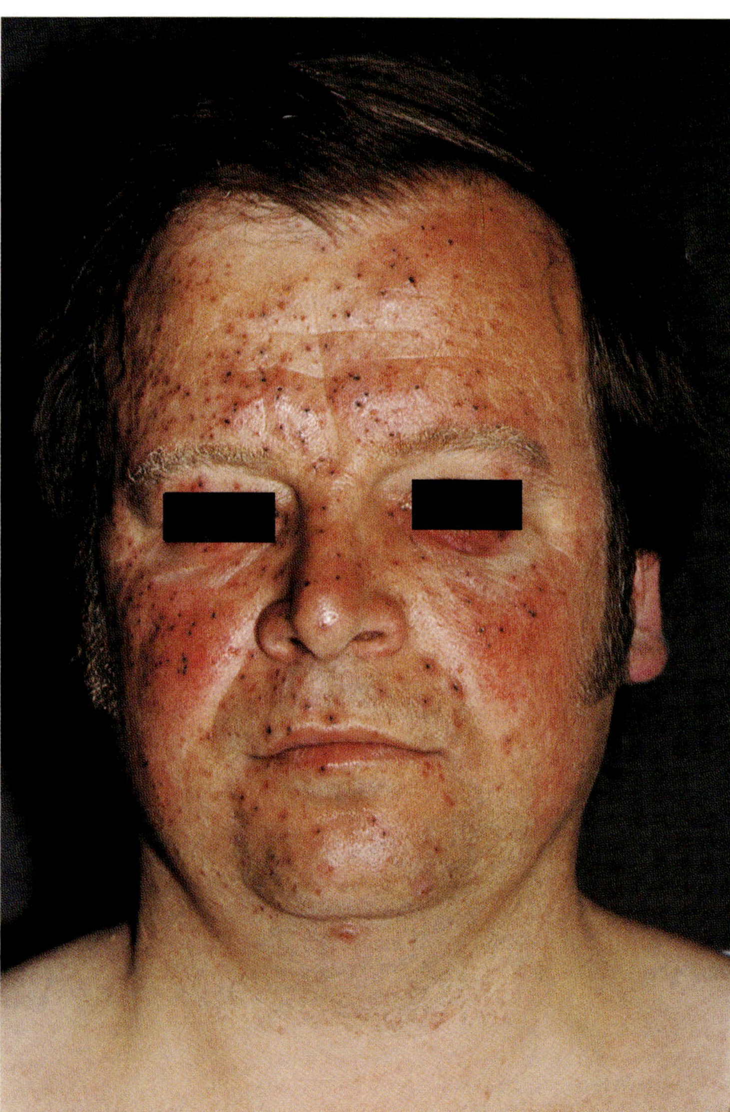

Abb. 7.64 Explosionswunden mit traumatischer Tätowierung durch Pulvereinsprengung.
Anamnese: 46-jähriger Patient. Die Einsprengungen entstanden durch eine Explosion eines Feuerwerkskörpers am Silvesterabend.
Befund: über das ganze Gesicht verteilte, zahlreiche disseminiert stehende, schwärzliche Papeln, zum Teil oberflächlich erodiert, mit entzündlichem Randsaum. Augenbrauen und Wimpern versengt, linke Konjunktiva gerötet.
Anmerkung: Eine Entfernung ist möglich, solange die Wundkanäle noch offen sind. D. h.: umgehende klinisch-dermatologische Behandlung durch Ausbürsten bzw. -stanzen in Allgemeinnarkose. Bei älteren Einsprengungen Laserbehandlung (Nd-YAG).

Komplikationen

- **Infektionen:** Wunde = Eintrittspforte für Erreger während oder nach der Verletzung. Dadurch lokale Wundinfektionen, auch Erysipel. Spezielle Wundinfektionen sind:
  - **Bissverletzungen:** hartnäckige Mischinfektionen, z.B. nach Tierbissen durch erregerreichen Tierspeichel.
  - **Tetanus (Wundstarrkrampf):** durch Clostridium tetani mit **Neurotoxin**bildung. Bei verunreinigten Wunden durch Erde, Holzsplitter. Selten aber gefährlich.
  - **Gasbrand:** durch Clostridium perfringens mit **Ektotoxin**bildung. Ausgehend von tiefen Weichteilverletzungen als lokalisierte, anaerobe Zellulitis oder progredienter Gasbrand mit Toxinämie.
- **Fremdkörpereinsprengung:** von z.B. Schwarzpulver (Abb. 7.57), Holz- und Metallsplitter.
- **Übergang in Ulkus** („chronische Wunde") bei Wundheilungsstörungen infolge
  - **Chronischer Schädigung** z.B. durch Druck. Beispiel: Dekubitalulkus.
  - **Vorgeschädigter Haut** bei arterieller Verschlusskrankheit, chronischer Veneninsuffizienz, Polyneuropathie. Beispiele: arterielles, venöses, neuropathisches Ulkus.
  - **Wundinfektionen.**
  - **Systemischer Ursachen** wie Diabetes mellitus, Eiweißmangel, Faktor-XIII-Mangel.
- **Mangelhafte Narbenbildung:** z.B. hypertrophe Narben, Keloide.

Diagnostik Anamnese und klinisches Bild.
Bei schlecht heilenden Wunden bzw. Ulzera: Suche nach Dispositionsfaktoren. Tumorausschluss!
Differentialdiagnose: Nicht mechanisch ausgelöste Blasen sind ein häufiges Symptom zahlreicher anderer Hautkrankheiten.

Therapie

- **Lokale Behandlung** akuter Wunden:
  - Kleinere Wunden: **Trockenbehandlung** zur natürlichen Schorfbildung mit Schutzpflastern bzw. Schutzverbänden.
  - Größere Wunden: operative Primärversorgung bzw. konservative **Feuchtbehandlung** mit synthetischen Wundverbänden, u.a. Folien, Hydrogele, Hydrokolloide.
  - Nekrotische Wunden: mechanisches oder enzymatisches **Debridement**.
  - Infizierte Wunden: antimikrobielle Behandlung bzw. **Antibiotika**.
  - Ggf. Entfernung eingesprengter Fremdkörper.
  - Notwendigkeit der **Tetanusprophylaxe**/Auffrischimpfung prüfen!
- **Narben:** bei entstellenden/funktionell einschränkenden Narben später Operationsmöglichkeit prüfen.

Behandlung hypertropher Narben und Keloide: s. Kap. 7.10.
Behandlung chronischer Wunden (Ulzera): s. Kap. 14.5.
Verlauf: meist günstig, grundsätzlich gute Wundheilungstendenz der Haut.

Blasen

Akute horizontale Kontinuitätstrennung der Haut mit meist subepidermaler Blasenbildung.

Krankheitsbild Blasenbildung durch **unphysiologische Druck-** oder **Zugwirkung**, meist an Händen und/oder Füßen. Blasenbildung bei „normaler Belastung" der Haut spricht für das Vorliegen von Dispositionsfaktoren oder **Dispositionskrankheiten:**

- **Genodermatosen:** Epidermolysis bullosa hereditaria.
- **Bullöse Autoimmunerkrankungen:** Pemphigus-/Pemphigoid-Gruppe.
- **Stoffwechselstörungen:** Porphyria cutanea tarda.
- **Diabetes mellitus mit Neuropathie:** Bullosis diabetica.

Therapie
Lokale Behandlung: Abpunktion der Blase, Schutzverband, sonst lokale Wundbehandlung. Behandlung von Dispositionsfaktoren bzw. Grundkrankheiten.

Chronische Druckschäden

Chronische mechanische Belastungen mit zwischenzeitlichen Erholungsphasen können zu Adaptationsreaktionen der Haut führen. Sie liefern nicht selten Hinweise auf spezielle Entstehungsbedingungen wie schwere körperliche Arbeit, spezielle Berufsstigmata, psychische Auffälligkeiten.

Hyperkeratose, Kallus, Klavus (Abb. **7.65**, **7.66**)

Krankheitsbild

- Chronische Druckschäden bei **unphysiologisch-chronischer Hautbelastung:**
  - **Hyperkeratosen, Kallus** (Schwiele) meist an Händen und Füßen lokalisiert, **Klavus** (Hühnerauge) an Zehen lokalisiert mit zentralem Hornpfropf.
  - Weitere chronische Druckschäden sind Geigermal, Brillenmal sowie **Hämorrhagien** z.B. an der Ferse bei Sportlern („black heel"), Differentialdiagnose: malignes Melanom.
- Chronische Druckschäden bei **physiologischer Belastung und Dispositionsfaktoren:**
  - Hyperkeratosen bei **Ekzem**patienten; Schwielen bzw. Klavi bei **peripherer Polyneuropathie** (Ausfall des Warnsymptoms Schmerz, Abb. 7.66) und/oder **Zehenfehlstellung** (Abb. 7.65), Kauschwielen bei Kindern (vgl. Nagelkauen) oder psychischer Abnormität.
- Chronische Druckschäden bei **Stumpfpatienten:**
  - Stumpfdermatitis, Hyperkeratosen, Schwielen und Druckulzera, Stumpfödem und irritatives bzw. allergisches Kontaktekzem durch chronischen Druck schlecht sitzender Prothesen bei Amputationsstümpfen.

Komplikationen: schmerzhafte Entzündungen, sog. Schwielenabszesse. Übergang in Nekrosen und Ulzera.

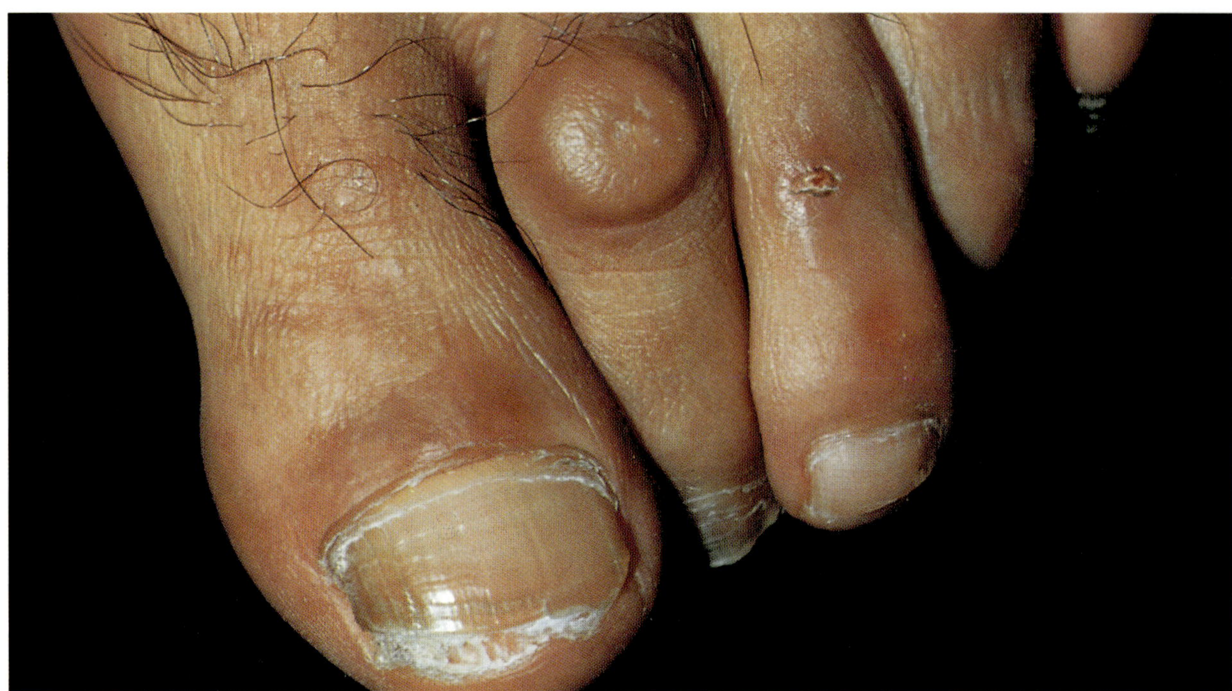

Abb. 7.65 Klavus bei Hammerzehe.
Anamnese: seit einigen Jahren allmähliche Hammerzehbildung, dann zusätzlich Entwicklung eines schmerzhaften Hühnerauges.
Befund: über dem proximalen Interphalangealgelenk der 2. Zehe links halbkugeliger, zentral verhornter Knoten. Subjektiv Druckschmerz.
Nebenbefund: erodierte Druckstelle über proximalem Interphalangealgelenk der 3. Zehe, Onychoschisis des Großzehennagels, V. a. Onychomykose D2.
Besonderheiten: Die 2. Zehe ist zur Hammerzehe deformiert mit betonter, fixierter Flexion der Endphalanx. Dadurch stärkere mechanische Belastung der proximalen Zehenanteile mit reaktiver Klavus-Bildung.

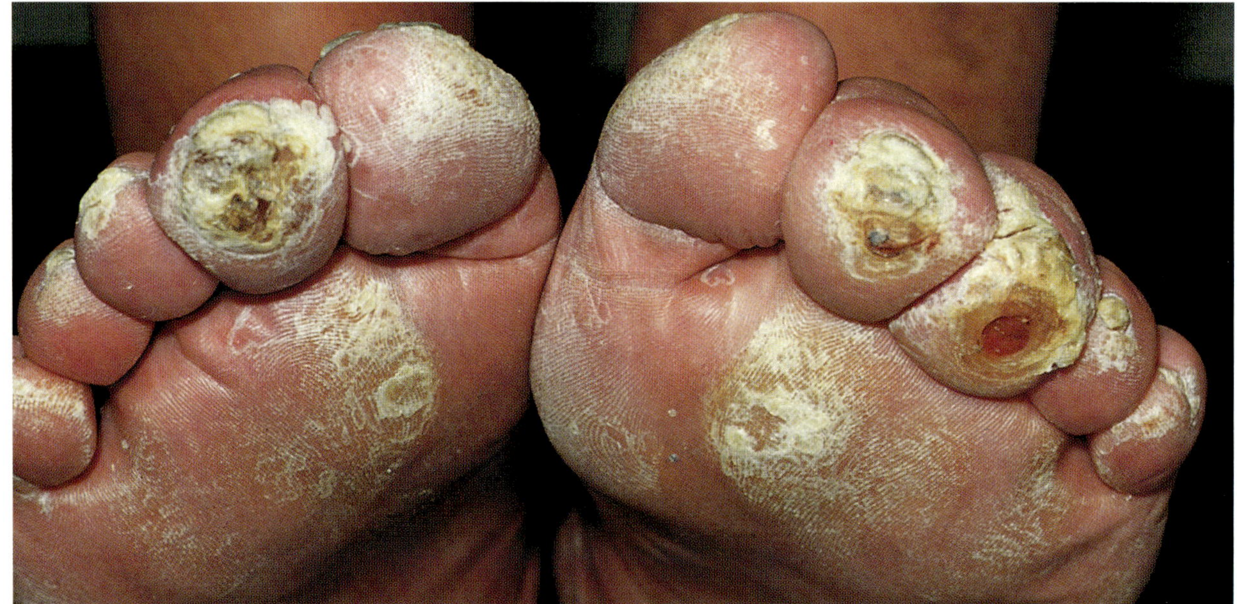

Abb. 7.66 Druckschäden bei diabetischer Polyneuropathie.
Anamnese: 66-jähriger Patient mit Altersdiabetes seit über fünf Jahren. Gefühlsstörungen in beiden Füßen, erst Kribbeln, „Ameisenlaufen", dann zunehmend Gefühllosigkeit.
Befund: an den Medialseiten der Großzehen sowie den Endphalangen aller Zehen verstärkte, trockene, weißliche Verhornung (Schwielenbildung) mit zum Teil massiver, blättriger Hyperkeratosebildung. Mechanisch induzierte Hyperkeratosen, auch über der Mittelphalanx des 2. Strahls. Druckulzeration an der Endphalanx der 3. Zehe links. Insgesamt Hammerzehbildung beidseits D2 – D5.
Besonderheiten: häufigste Ursache der Polyneuropathie: Diabetes mellitus oder Alkoholkrankheit.

Therapie Lokalbehandlung durch Keratolyse und Abtragung. Wichtiger ist die Beseitigung der Ursache.

Dekubitus (Abb. 7.67)

Synonym: Druckgeschwür

Ischämische Nekrose durch chronischen Druck auf ein Hautareal. Besonders bei älteren Menschen. Bei erhaltener Sensibilität sehr schmerzhaft.

Krankheitsbild Zunehmende Hautsymptomatik: Rötung, Zyanose, Blasen, Nekrose, Ulkus zunehmender Tiefe.

Der **Schweregrad** eines Dekubitalgeschwürs wird anhand seiner **Tiefenausdehnung** bestimmt:

- **Grad I:** Kutis
- **Grad II:** Subkutis
- **Grad III:** Faszie, Muskulatur
- **Grad IV:** Unterminierung, Taschen- und Fistelbildung (Abb. 7.67).

Wichtig für die Therapie ist der **Infektionsstatus:** keine, lokale oder systemische Infektion.

Diagnostik

- Anamnese, klinisches Bild.
- Mikrobiologische Untersuchung: Ulkusabstrich.
- Diagnostik möglicher Sekundärfaktoren und Grundkrankheiten.

Ätiopathogenese Durch **chronischen Druck** kommt es zu einer Unterbrechung der Mikrozirkulation der Haut und ischämischen Nekrose. Entwicklung bereits nach Druckwerten von 150 g/cm² innerhalb von zwei Stunden.

Besonders **disponierte Hautregionen:** Kreuzbein, Fersen, Gesäß.

Besonders **disponierte Patienten:** bettlägerige, immobile oder sensibilitätsgestörte Patienten durch Ausfall der Druckentlastung infolge fehlender Spontanbewegungen.

Zusätzliche **Risikofaktoren:** Inkontinenz, Kachexie.

Therapie

- **Lokale Druckentlastung:** Mobilisierung, Lagerung mit Superweichlagerung, regelmäßige Umlagerung, auch mit speziellen maschinell gesteuerte Matratzen und Betten.
- **Nekroseentfernung:** enzymatische Nekrolyse mit entsprechenden Externa, operatives Debridement.
- **Behandlung einer Infektion:** lokal-antimikrobielle Externa, systemische Antibiose.
- **Lokale Wundbehandlung** mit feuchten Verbänden (Ringer-Lösung), Hydrokolloidfolien. Schutz der Ulkusumgebung durch Zinkpaste.
- **Chirurgische** Behandlung bei schwerem Dekubitus.
- **Behandlung von Sekundärfaktoren:** Anämie, Herzinsuffizienz, Eiweißmangel etc.

Dekubitusprophylaxe: regelmäßige Hautreinigung und rückfettende Hautpflege. Mobilisierung, Speziallagerung, Druckentlastung, Behandlung von disponierenden Sekundärfaktoren.

7.5.2 Thermisch bedingte Erkrankungen

Der Körper ist generell empfindlicher gegenüber Temperaturerhöhungen als gegen Temperaturerniedrigungen. Die örtliche Einwirkung hoher Temperaturen führt zur Verbrennung bzw. Verbrühung, die örtliche Einwirkung niedriger Temperaturen zur Erfrierung. Von Bedeutung sind **einwirkende Temperatur, Einwirkungszeit, lokale Hautverhältnisse** und **Allgemeinfaktoren.**

Verbrennung und Verbrühung (Abb. 7.68)

Lokale Einwirkung von hohen Temperaturen über 50 °C mit entsprechender Temperaturerhöhung der Haut. Lokale Schädigung durch Hitzedenaturierung von Zellproteinen und Zirkulationsstörung. Allgemeine Schädigungsfolgen durch Verbrennungstoxine. Ursache meist Unfälle: Kinder, Haushalt, Beruf, Freizeit (Grillen).

- **Verbrennung:** meist stärkere Hautschädigung durch höhere Temperatureinwirkung, wie z.B. offene Flammen (ca. 900 °C), heiße Gegenstände, geschmolzene feste Körper.
- **Verbrühung:** relativ geringere Hautschädigung durch heißes Wasser, andere heiße Flüssigkeiten bzw. Dämpfe.

Krankheitsbild **Zwei wichtige Aspekte** zur Beurteilung des Schweregrades: lokaler Schweregrad und Flächenausdehnung.

- **Lokaler Schweregrad:** Nachbeurteilung erforderlich, da Zunahme innerhalb von drei Tagen noch möglich.
  - **Verbrennung 1. Grades:** Erythem und Ödem, Abheilung nach einigen Tagen.
  - **Verbrennung 2. Grades:** zusätzliche subepidermale Blasenbildung bei epidermal-dermaler Hautschädigung (Grad 2a) bzw. weißliche Beläge bei tief dermaler Schädigung (Grad 2b). Reepithelisierung von Follikelepithel ausgehend (Abb. 7.68)
  - **Verbrennung 3. Grades:** Nekrose bzw. Schorfbildung mit tief gehender Zerstörung von Haut, Subkutis und Hautanhangsgebilden. Analgesie. Stets Defektheilung.
  - **Verbrennung 4. Grades:** Verkohlung mit Zerstörung tieferer Gewebsstrukturen wie Muskeln, Knochen. Stets Defektheilung.
- **Flächenausdehnung** entsprechend der **Neunerregel:** Kopf 9%, Arm 9%, Bein 18%, Rumpf 36%, Handinnenflächen und Genitale je 1%. Bei Kindern gelten etwas andere Werte (z.B. Kopf 15%). Orientierungsmaß: Handinnenfläche des Patienten = 1%.

Komplikationen

- **Frühphase:** Gefahr des hypovolämischen Verbrennungsschocks mit Schädigung von Niere, Lunge, Leber. Bei Erwachsenen ab 20%, bei Kleinkindern ab 5% Hautoberflächenbefall.
- **Spätphase:** diverse Organschädigungen durch Verbrennungstoxine. Wundinfektionen durch Staphylokokken, Streptokokken, gramnegative Keime, Gefahr der Sepsis.

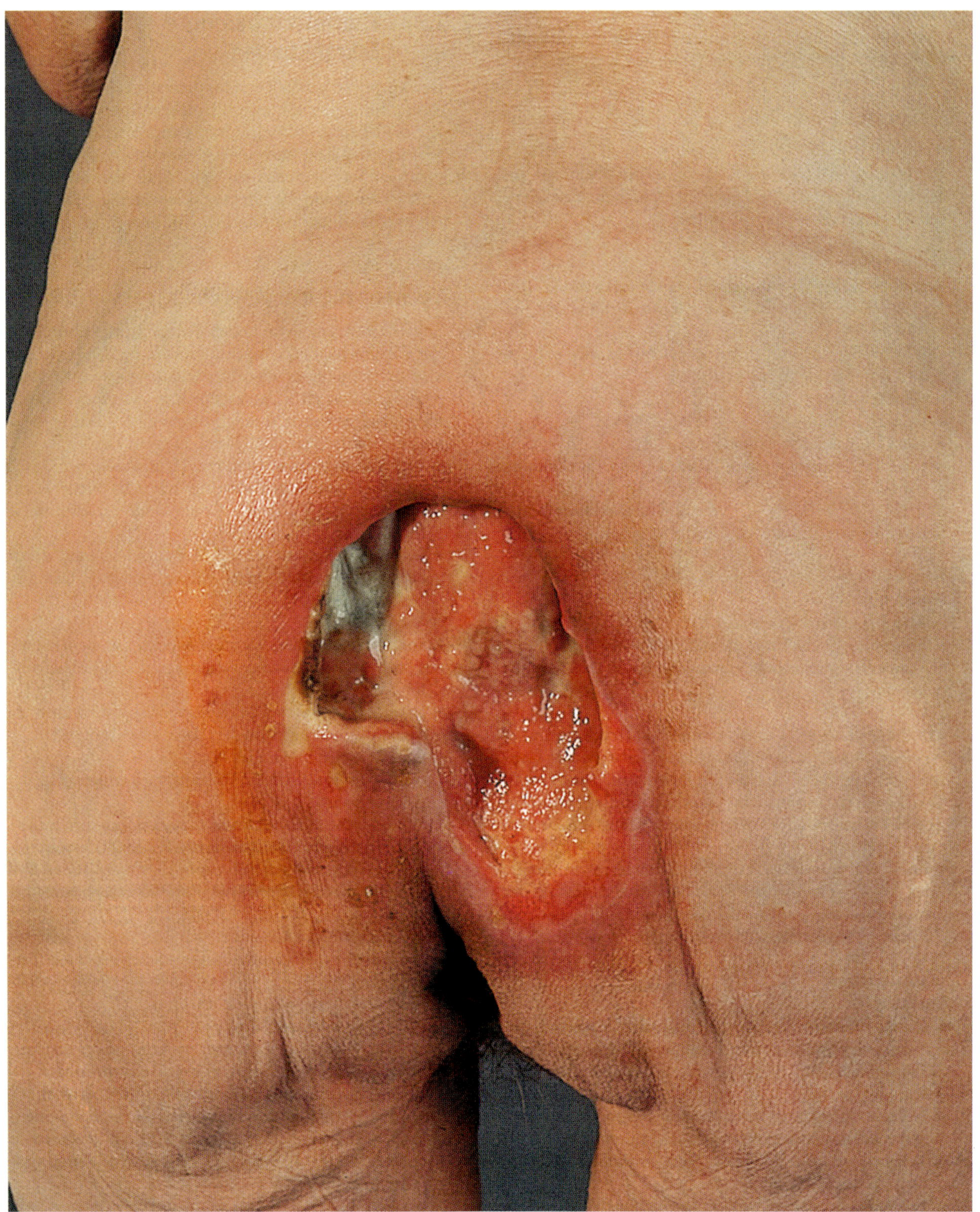

Abb. 7.67 Dekubitus Grad IV.

Anamnese: 71-jährige Patientin in reduziertem Allgemein- und Ernährungszustand. Seit ca. zehn Jahren bekannte traumatische Syringomyelie mit Sensibilitätsstörungen im Bereich der gesamten unteren Körperhälfte. Zusätzlich Dekubitalulkus der linken Ferse. Röntgen: V. a. knöcherne Arrosion im Bereich des Os sacrum. Spinale MRT: Syringomyelie.

Befund: handflächengroßes Ulkus im Sakralbereich, übergreifend auf die rechte Glutealregion, zum Teil bis in die Muskulatur, zum Teil bis in das Os sacrum reichend.

Ulkusrand: gerötet und stellenweise etwas bräunlich verfärbt durch externe Salbenbehandlung. Im oberen Teil stark unterminiert mit Taschenbildung.

Ulkusgrund: schmierig-gelblich belegte Muskulatur, arrodiertes Os sacrum.

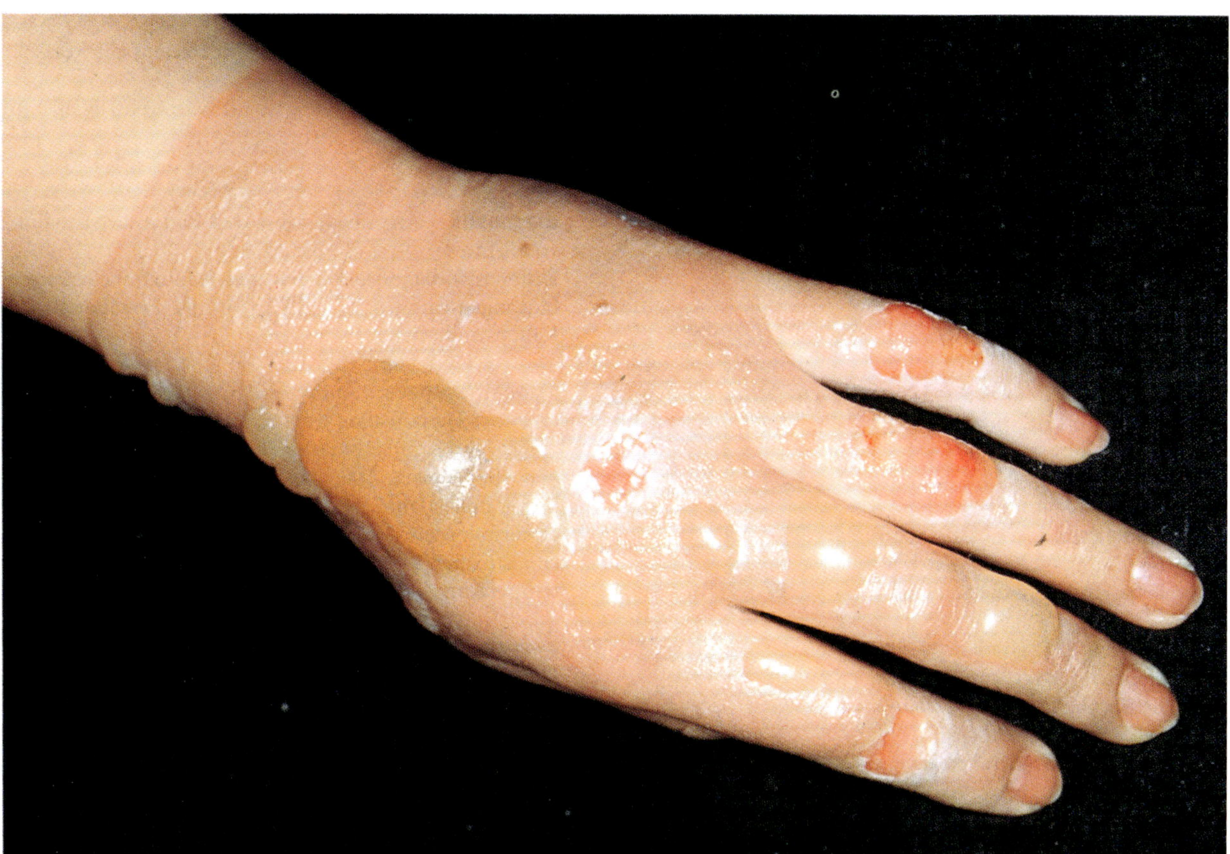

Abb. 7.68 Verbrennung 2. Grades.
Anamnese: 25-jährige Patientin hat sich beim Hantieren mit geschmolzenem, heißen Wachs beim Kerzengießen verbrüht.
Befund: über Fingerrücken, Handrücken und Handgelenk links scharf begrenzte Rötung, Schwellung und zahlreiche seröse Bläschen und Blasen. Nach Abtragen einzelner Blasendecken über den Fingerrücken zeigen sich Erosionen.
Differentialdiagnose: toxische Kontaktdermatitis.

- Lokale Spätschäden:
  - **Verbrennungsnarben:** irregulär, atrophisch-hypertrophisch, zum Teil Strangbildung und Kontrakturen.
  - **Keloide:** besonders bei Kindern und Jugendlichen, verzögerter Wundheilung und schwarzer Hautfarbe (Abb. 7.161).
  - Selten Narbenkarzinome.

Diagnostik Beurteilung des lokalen Schweregrads, der Ausdehnung sowie Abschätzung des allgemeinen Risikos für den Patienten. Mikrobiologische Diagnostik bei Blasenbildung. Schock- und Organdiagnostik bei schweren Verbrennungen.
Differentialdiagnose: Kontaktdermatitis, bei Kindern auch staphylogenes Lyell-Syndrom.

Ätiopathogenese Nur geringe, kurzfristige Resistenz der Haut durch Verdampfung von Hautflüssigkeit. Dann lokale Gewebsschädigung mit zunächst lokalen Zirkulationsstörungen, Gewebsschäden und Ödembildung. Freisetzung sog. **Verbrennungstoxine** wie kutane Zytokine, Entzündungsmediatoren, Sauerstoffradikale. Gefahr der Wundinfektion durch gramnegative Keime, Streptokokken oder Staphylokokken.

Therapie Nur bei leichten, umschriebenen Verbrühungen oder Verbrennungen ist eine Lokalbehandlung ausreichend. Stets sofortige **Kühlung** mit kaltem Wasser bis zur Schmerzlinderung, **Schmerztherapie**.

1. Grad: Lokalkortikoide
2. Grad: Blasen abpunktieren, Schutzverband bzw. synthetischer Wundverband, Paraffingaze, Silber-/Sulfadiazine-Gaze
3. und 4. Grad: operative Nekroseentfernung und Wundbehandlung, möglichst durch autologe Hauttransplantate. Nachbehandlung und Nachbetreuung erforderlich.

Bei V.a. schwere Verbrennung, z.B. 3. Grades, Schockgefahr: Wundabdeckung, Schmerztherapie, bei Schockgefahr Infusionsbehandlung. Transport ins Krankenhaus, möglichst mit Verbrennungszentrum.

Sonderform

Überhitzung

Durch heiße Temperaturen, körperliche Arbeit oder mangelhaftes Schwitzen: Überhitzung der Haut, Durchbrechung der kutanen Temperaturregelung, Weiterleitung der Wärme und Folgereaktionen.

- **Sonnenstich:** übermäßige Sonneneinwirkung an Kopf und Nacken. Gehirnüberwärmung mit Reizerscheinungen: Kopfschmerzen, Schwindel, Übelkeit, Brechreiz, Hitzekrämpfe. Therapie: Abkühlung, Ruhe.

- **Hitzekollaps:** Kreislaufkollaps durch Flüssigkeits- und Elektrolytverlust, Blutverschiebung in die Peripherie. Therapie: Schocktherapie.
- **Hitzschlag:** Maximalform mit hohem Fieber, Stopp der Schweißdrüsenfunktion, Bewusstseinsstörungen, Multiorganschäden und -versagen. Therapie: intensivmedizinische Versorgung.

Erfrierung (Abb. 7.69)

Einwirkung von niedrigen Temperaturen mit entsprechender Abkühlung der Haut. Folgen: lokale Durchblutungsstörung, Erfrierung und mögliche allgemeine Unterkühlung.

Krankheitsbild Lokale **Schweregradeinteilung** und Ausdehnung für Krankheitsbild wichtig.

- **Erfrierung 1. Grades:** Hautblässe, später reaktive Hyperämie.
- **Erfrierung 2. Grades:** zusätzliche Blasenbildung, subepidermaler Typ, zum Teil hämorrhagisch.
- **Erfrierung 3. Grades:** blau-schwarze Gewebsnekrose, Defektheilung (Abb. 7.69).

Erfrierung 4. Grades: Vereisung.
Lokalisation: unbekleidete Körperregionen, akrale Lokalisationen wie Hände, Füße, Ohren, Nase.
Flächenausdehnung: meist nicht so ausgedehnt wie bei Verbrennung und Verbrühung. Sukzessive Ausdehnung bei anhaltender Kälteeinwirkung.

Komplikationen

- Lokale Tiefenausdehnung der Erfrierung auf Muskeln, Nerven, Knochen.
- Allgemeine Unterkühlung durch Wärmeentzug über die Haut, Absinken der Kerntemperatur.

Diagnostik Anamnese, klinisches Bild mit Beurteilung von Schweregrad und Ausdehnung.
Differentialdiagnose: kälteinduzierte funktionelle Durchblutungsstörungen wie Akrozyanose, Pernionen oder Kältepannikulitis.

Ätiopathogenese Außer der Kälteeinwirkung sind auch der Hautzustand und andere Faktoren wie Ernährungs- und Kräftezustand, Alkohol und Immobilisierung von Bedeutung. Zunächst lokale kompensatorische Hyperämie, dann abschottende Vasokonstriktion unter Opferung der peripheren Hautregion. Keine „Erfrierungstoxine". Möglicher Kältetod bei Absinken der Kerntemperatur.

Therapie

- **Erfrierung:** allmähliche (!) lokale Wiedererwärmung, evtl. Schutzverband und später Wundbehandlung.
- **Erfrierung mit Unterkühlung:** Allgemeinbehandlung, zentrale Erwärmung, Infusionsbehandlung mit Glukose, stationäre Einweisung.

Lokale Erfrierungen werden auch therapeutisch erzeugt zur Behandlung von Warzen und Neubildungen, sog. Kryotherapie.

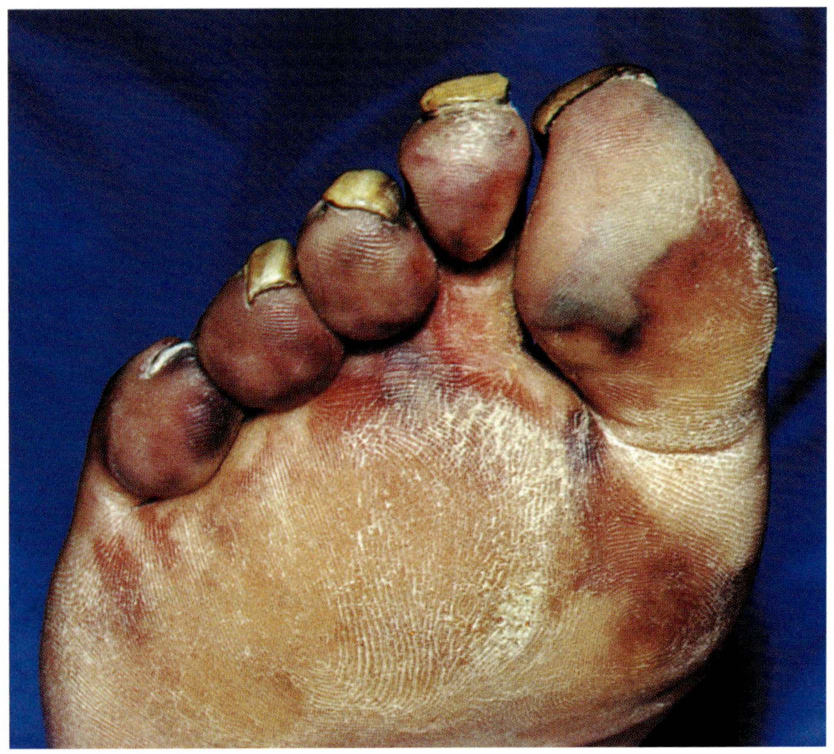

Abb. 7.69 Erfrierung 3. Grades.
Anamnese: 62-jähriger Obdachloser, im Freien bei −15 °C alkoholisiert eingeschlafen.
Befund: unscharf begrenzte, lividblaue bis schwarze Flecken, seröse und hämorrhagische Blasen sowie ein demarkierender Entzündungssaum.
Nebenbefund: Nagelmykose.
Differentialdiagnose: hämorrhagisches Erysipel (Abb. **7.29**), trophische Hautschädigung (Abb. **14.15**).

Sonderform
Unterkühlung

- **Akute, temporäre** Unterkühlung der Haut: Frieren, Gänsehaut, Kälteschauer, Kältezittern, Infektaktivierung: „Erkältung". Kerntemperatur normal.
- **Allgemeine langfristige** Unterkühlung: Zusammenbruch der Temperaturregelung der Haut, Absinken der Kerntemperatur unter 35 °C und möglicher Kältetod durch niedrige Außentemperatur. Im Meer bei Bade- oder Schiffsunglück beträgt die Überlebenszeit bei einer Wassertemperatur von 15 °C ca. 12 Stunden, bei 5 °C ca. 1,5 Stunden. Therapie: intensivmedizinische Behandlung.

Historischer Exkurs

Das kleine Mädchen mit den Schwefelhölzern
In bewegender Weise schildert der dänische Dichter H.C. Andersen in diesem Märchen den Erfrierungstod eines Kindes, der unter visionären Bildern eintritt.

Temperaturreize als Modulationsfaktoren

Durch mechanische oder thermische Reize können verschiedene Hautkrankheiten bzw. Symptome provoziert werden. Beispiele sind:

- **Kälte-/Wärme-Urtikaria:** Quaddelauslösung durch Kälte-/Wärmereize.
- **Urticaria pigmentosa:** Histaminfreisetzung durch kaltes Wasser, z. B. im Schwimmbad.
- **Kälteagglutininkrankheit, Kryoglobulinämie, Kryofibrinogenämie:** kälteinduzierte kutane Durchblutungsstörungen, z. B. Akrozyanose, Raynaud-Symptomatik, Ulzera.

7.5.3 Erkrankungen durch ionisierende Strahlen

Eine **Therapie** mit ionisierenden Strahlen kann zu lokalisierten Hautschäden führen. Die Haut kann dabei Zielorgan oder „Strahlendurchgangsfenster" sein. Früher waren Röntgenstrahlenschäden häufig, heute sind sie selten geworden. Schäden können auch durch **Unfälle** beim Umgang mit permanenten Strahlenquellen wie α-/β-/γ-Strahlern entstehen. Aktuelle Risiken sind nukleäre Strahlenunfälle und Reaktorunglücke.
Die Symptome des **kutanen Strahlensyndroms** sind zeit- und intensitätsabhängig:

- **Prodromalstadium** (nach Stunden): Früherythem.
- **Manifestationsstadium** (Tage bis 3 Wochen): je nach Intensität Rötung, Blasen oder Nekrosen. Nach Latenz oder subakutem Späterythem möglicher Übergang in chronisches Stadium.
- **Chronisches Stadium** (Monate bis Jahre): Bild des Radioderms (Abb. 7.70).

Klinisch unterscheidet man akute und chronische Radiodermatitis.

Akute Radiodermatitis

Krankheitsbild Manifestation meist 1–2 Wochen nach Überdosierung. **Schweregradeinteilung** der Hautreaktion:

- Strahlenreaktion **1. Grades:** Erythem, evtl. Haarausfall im Herd, spätere Pigmentierung.
- Strahlenreaktion **2. Grades:** zusätzliche Bläschenbildung, später Atrophie von Kutis und Hautadnexen (Alopezie).
- Strahlenreaktion **3. Grades:** Nekrose, akutes Strahlenulkus.

Diagnostik Anamnese, klinisches Bild. Bestrahlungsdaten.

Therapie Sofortige Unterbrechung der Strahleneinwirkung, Dekontamination. Lokale, konservative symptomatische Behandlung. Wundbehandlung bei Nekrosen.
Prophylaxe: Hautpflege, Vermeidung von Irritanzien.

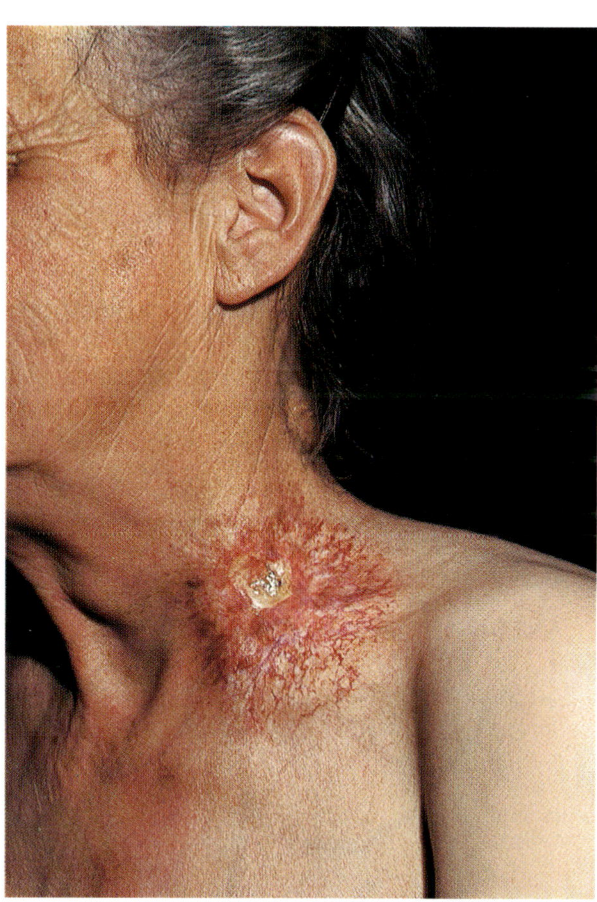

Abb. 7.70 Chronisch-ulzerierende Radiodermatitis.
Anamnese: Die 72-jährige Patientin wurde wegen Verdachts auf Lymphknotenmetastase eines Mammakarzinoms vor 20 Jahren röntgenbestrahlt. Etwa fünf Jahre später Beginn einer zunehmenden chronischen Radiodermatitis, Ulkusbildung seit etwa eineinhalb Jahren.
Befund: in der rechten Schulter- und Halsregion solitärer, handflächengroßer Herd mit zahlreichen Teleangiektasien, Hypo- und Hyperpigmentierung, Hautatrophie und einem zentralen Ulkus mit gelblich-nekrotischem Grund. Subjektiv starke Schmerzhaftigkeit.

Chronische Radiodermatitis (Abb. 7.70)

Synonym: Radioderm

Krankheitsbild Nach Monaten, meist Jahren allmählich auftretendes chronisches Stadium mit unterschiedlichem **Schweregrad:** Atrophie von Epidermis, Kutis, Subkutis, Adnexen. Hyperkeratosen, Hyper- und Hypopigmentierungen, Teleangiektasien. Chronisches **Strahlenulkus** (meist sehr schmerzhaft).
Komplikationen: Basalzellkarzinom, Plattenepithelkarzinom.

Diagnostik Anamnese, klinisches Bild. Evtl. Histologie.
Differentialdiagnose: Rezidiv der bestrahlten Grundkrankheit wie z. B. Karzinomrezidiv, Sekundärneoplasie.

Therapie Lokalbehandlung. Beim chronischen Strahlenulkus ist wegen grundsätzlicher Therapieresistenz nur eine operative Behandlung sinnvoll.

„Tschernobyl-Dermatose"

Durch Reaktorunfall Freisetzung β-strahlender Partikel mit überwiegender Hautschädigung. Bild einer flächenhaften akuten und chronischen Radiodermatitis einschließlich Neoplasien.

7.5.4 Erkrankungen durch Lichtstrahlen

Licht

Licht ist ein Ausschnitt aus dem breiten elektromagnetischen Spektrum von ionisierenden Strahlen, Ultraviolettstrahlen, sichtbarem Licht, Infrarotstrahlen, Radiowellen. Unter Licht im engeren Sinn wird sichtbares Licht, im dermatologischen Sprachgebrauch meist die Ultraviolettstrahlung verstanden (Abb. 7.71).

Lichtquellen

Die Haupt- und natürliche Lichtquelle ist die **Sonne.** Das breite Spektrum der **„extraterrestrischen" Sonnenstrahlung"** wird auf seinem 8-minütigen Weg zur Erde in der Erdatmosphäre durch die Ozonschicht abgeschwächt und partiell ausgefiltert. Sie eliminiert alle Wellenlängen unter ca. 290 nm, d. h. UV-C- und ionisierende Strahlen. Die Menge der an der Haut ankommenden **„terrestrischen Globalstrahlung"** ist wechselhaft und von verschiedenen Faktoren abhängig wie Jahreszeit, Tageszeit, Meereshöhe, Bodenbeschaffenheit (Streulicht), Wetter, geographische Lage. Sonnenlicht hat folgende durchschnittliche Zusammensetzung: UV-C 0,0%, UV-B 0,5%, UV-A 6,5%, sichtbares Licht 39,0%, Infrarot 54,0%.
Künstliche Lichtquellen sind Edelgaslampen, Leuchtstoffröhren, Halogenlampen, Quecksilberdampflampen, Laser. Sie dienen meist entweder Beleuchtungs- oder medizinischen Zwecken wie Lichttherapie oder Lichtdiagnostik. In zunehmendem Maß aber auch dem kosmetischen Wunsch der Bräunung. Werbeslogan: „Sonnenlicht aus der Steckdose". Sie können allerdings außer sichtbarem Licht auch UV-B, -C enthalten.
Die in die Haut eingestrahlte **Dosis** wird in Joule/Quadratzentimeter (J/cm^2) angegeben.

Physiologische Lichtwirkungen

Lichtstrahlen werden von der Haut teilweise reflektiert, teilweise absorbiert. Nach **Absorption** durch Zellbestandteile (z. B. DNS, Melanin) werden **photochemische Reaktionen** ausgelöst, die je nach Zellart (z. B. Keratinozyten, Bindegewebszellen, Pigmentzellen, Immunzellen) zu unterschiedlichen positiven bzw. negativen Wirkungen führen. UV-Strahlen mit UV-B – in entsprechender Dosis auch UV-A – sind biologisch besonders aktiv. Bestimmte Hautreaktionen, z. B. Sonnenbrand oder Bräunung, werden durch jeweils bestimmte Wellenlängen ausgelöst, dem **Aktionsspektrum.**
Als **physiologische Lichtwirkungen** werden bezeichnet:

- Vitamin-D-Synthese
- antimikrobielle Wirkung
- Erwärmung der Haut
- Immunstimulation (Dosisabhängigkeit)
- psychologisch positive Wirkungen.

Natürlicher Lichtschutz und Adaptationsreaktionen

Die hautschädigenden Wirkungen unphysiologisch hoher UV-Strahlen können durch Schutz- und Adap-

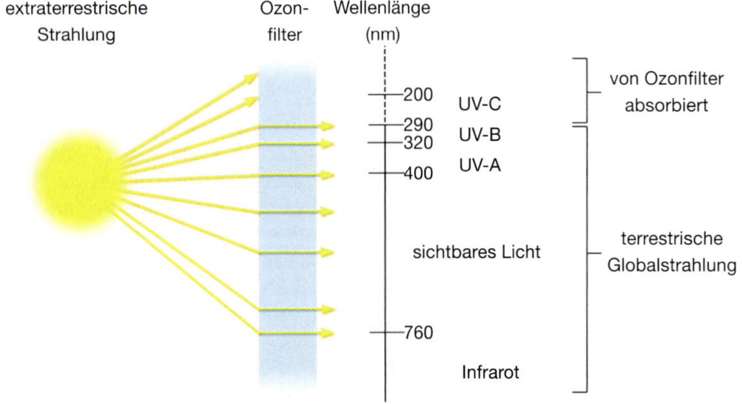

Abb. 7.71 Sonnenstrahlung (Schema). Das extraterrestrische Sonnenstrahlenspektrum umfasst kosmische Strahlen, γ-Strahlen, Röntgenstrahlen, UV-C (200–290 nm), UV-B (290–320 nm), UV-A (320–400 nm), sichtbares Licht (400–760 nm), Infrarot-/Wärmestrahlung und Radiowellen. Die atmosphärische Ozonschicht filtert die Wellenlängen < 290 nm heraus.

tationsmechanismen zumindest teilweise kompensiert werden.

Schutz bietet das konstitutionell-rassisch unterschiedlich ausgeprägte, dem Lebensraum angepasste Pigmentsystem der Haut, d.h. die **Hautfarbe**. UV-absorbierend wirkt auch die **Hornschicht** mit Inhaltsstoffen wie z.B. Urocaninsäure. Trotzdem eintretende DNS-Schäden können durch enzymatische DNS-Reparatur (Exzisionsreparatur) beseitigt werden. Störung dieser DNS-Reparaturmechanismen z.B. bei Xeroderma pigmentosum (s. Kap. 7.2.4).

Adaptationsmechanismen bei unphysiologischer Belastung sind:

- **Sofortbräunung:** passagere Aktivierung von Melaninvorstufen durch UV-A.
- **Spätbräunung:** länger anhaltende Mehrsynthese von Melanin durch UV-B.
- **Lichtschwiele:** Verdickung der Hornschicht durch UV-B.

! **Merke** Eine gebräunte Haut ist keine gesunde, sondern eine überbelastete Haut.

Lichtempfindlichkeitstypen:

Innerhalb der weißen Rasse ist eine Unterteilung der Lichtempfindlichkeit bezüglich Schädigung/Sonnenbrand und Adaptation/Bräunung gebräuchlich (Tab. **7.4**). Sie hat praktische Bedeutung für Risikoabschätzung und Lichtschutz.

Zusätzliche Lichtempfindlichkeitstypen sind:

- **Typ V:** braun-rote Haut bei Arabern, Indern und Indianern.
- **Typ VI:** schwarze Haut bei Schwarzen.

Bei Typ V und VI treten nur unter extremen Bedingungen UV-bedingte Hautschäden auf, bei Typ I und II sind sie häufig.

Pathologische Lichtwirkungen

Pathologische Lichtwirkungen entstehen meist durch **UV-B** (Warnsignal: Sonnenbrand) und/oder **UV-A** (kein Warnsignal!). Sie sind entzündlicher, degenerativer und proliferativer Art. Sie treten auf, wenn die durch Lichttyp, Reparatur- und Adaptationskapazität bedingte Lichttoleranz überschritten wird. Zu unterscheiden sind:

- **Absolut zu hohe Lichtdosen** bei normaler, dem jeweiligen Lichttyp entsprechender Empfindlichkeit → akute Lichtschädigung, chronischer Lichtschaden, Lichtkrebs.
- **Pathologische Überempfindlichkeit** (Photosensitivität) der Haut mit quantitativ oder qualitativ veränderten Lichtreaktionen → phototoxische Reaktionen, photoallergische Reaktionen, idiopathische Lichtdermatosen.

Weiterhin zu nennen sind:

- Positive oder negative **Lichtmodulation** bestehender Hauterkrankungen. Beispiele: Besserung einer Psoriasis vulgaris, Verschlechterung eines Lupus erythematodes.
- Dosisabhängige **Immunsuppression** mit negativer (Krebsentstehung) aber auch positiver Wirkung (Lichttherapie).

Diagnostik Durch **Phototestungen** mit definierten Lichtquellen und Wellenlängen sind verschiedene Untersuchungen möglich:

- Bestimmung der Schwellendosen der individuellen Lichtempfindlichkeit (**MED = minimale Erythemdosis**) und Pigmentierung.
- **Belichteter Epikutantest** (Photopatch-Test): Nachweis einer Photoallergie.
- **Provokationstest:** Nachweis einer Lichtdermatose und Bestimmung des verursachenden UV-Lichtbereichs als Basis für Schutzmaßnahmen.

Therapie Bei Lichtdermatosen bestehen grundsätzlich vier Behandlungsmöglichkeiten:

1. Lichtschutz

- **Expositionsreduzierung** (insbesondere bei Kindern): Urlaubsplanung, Vermeidung von Spitzenbelastungen (Hochsommer, Mittagszeit), allmähliche, adaptative Gewöhnung (kein Sonnenbrand).
- **Expositionsschutz:** primär durch **Kleidung**, sekundär durch **Sonnenschutzpräparate** mit chemischem Lichtschutz (UV-B-, UV-A-Filtersubstanzen), physikalischem Lichtschutz (Pigmente, z.B. Titandioxid, Zinkoxid).
  - Lichtschutzfaktor UV-B: Verlängerungsfaktor der tolerierten Expositionszeit, üblicher Bereich 6–16; höher bei Risikohaut (Lichttyp I, II; Kinder) und/oder starker Exposition.
  - Lichtschutzfaktor UV-A: Bestimmung nicht standardisiert.

Durch Lichtschutz vorwiegend *Vermeidung* von Sonnenbrand, Lichtdermatosen, Immunsuppression. Verhinderung von UV-induzierten Neubildungen unsicher, da bereits Suberythemdosen kumulativ wirksam sind.

Praktische Hinweise

- Breitspektrum-Sonnenschutzmittel verwenden. Ausreichende Menge, meist wird zu wenig aufgetragen.
- Beginn: 1/2 Stunde vor Exposition, Wiederholung nach Baden und starkem Schwitzen.
- Sonnenschutzmittel können Nebenwirkungen haben: Kontaktallergien, Photoallergie.
- Glas (Fenster, Auto) schützt vor UV-B, aber nicht vor UV-A.

Tab. 7.4 Klassifizierung der Lichtempfindlichkeit der Haut (Mitteleuropa)

Typ	Sonnenbrand	Bräunung	Häufigkeit (%)	Eigenschutz (Minuten)
I	immer	nie	2	5–10
II	häufig	schwach	12	10–20
III	selten	stark	78	20–30
IV	nie	sehr stark	8	40

2. Erhöhung der Toleranz: vorbeugende „Lichthärtung" bei idiopathischen Lichtdermatosen vor dem Urlaub durch z. B. UV-B/PUVA zur Steigerung des körpereigenen Lichtschutzes. Auch Schutzpigmente p. o. wie Betacarotin.
3. Beseitigung der Photosensitivität: Vermeidung/Ausschaltung von exogenen bzw. endogenen Photosensibilisatoren.
4. Symptomatische Behandlung der jeweiligen Lichtdermatose.

Akute Lichtschädigung und chronischer Lichtschaden

Während sensible Rezeptoren für Druck- und Temperaturreize vorhanden sind, gibt es keine Hautrezeptoren für Lichtstrahlen, deshalb auch keine Warnung vor übermäßiger Lichteinwirkung. Sie wird erst an ihren Wirkungen retrospektiv erkennbar. Durch verändertes Freizeitverhalten mit verstärkter Sonnenexposition („gesunde" Hautbräune!) ist eine deutliche Zunahme von Lichtschäden einschließlich Hautkrebs eingetreten.

Akute Lichtschädigung: Sonnenbrand

Synonym: Dermatitis solaris

Durch kurzfristige **Überdosis** von **UV-B-Strahlen** verursachte akut-entzündliche Schädigung der Kutis. Vordergründig reversibel, aber Risiko von chronischen Spätschäden.

Krankheitsbild Entsprechend der Stärke der Lichtexposition schmerzhafte entzündliche Erytheme bis Blasenbildung („**Sonnenbrand**"). Scharfe Begrenzung und Lokalisation im Bereich der Lichtexposition. Maximum nach ca. 12–24 Stunden, Rückbildung nach ca. 48–72 Stunden mit Abschuppung und Spätbräunung. Bei schwerem Sonnenbrand auch Keratokonjunktivitis, Allgemeinsymptome.
Bei gleichzeitiger starker Überwärmung der Haut **Hitzeschäden** wie Krämpfe, Kollaps, Hitzschlag.
Wiederholte Sonnenbrände, besonders bei Kindern und Jugendlichen: erhöhtes Risiko für Neubildungen des Pigmentsystems wie Pigmentnävi, malignes Melanom.

Diagnostik Anamnese und klinisches Bild.

Ätiopathogenese **DNS-Schädigung** epidermaler Zellen durch UV-B und UV-A oder UV-C (künstliche Strahler). Zelltod durch **Apoptose** („Sonnenbrandzellen"). Eliminierung apoptotischer Zellen durch Abschuppung. **Entzündung** durch Freisetzung von Mediatoren wie Prostaglandine, inflammatorische und immunsuppressive Zytokine. Reparative **Regeneration**. DNS-geschädigte überlebende Zellen führen durch **Mutationen** zu Spätschäden wie degenerativen Veränderungen, Lichtkrebs. **Allgemeinsymptome** durch Keratinozyten-Zytokine (Il-6) und Anstieg der Akutphaseproteine.

Therapie

- **Lokalbehandlung:** kühlende Cremes, leicht adstringierende Lokaltherapeutika, auch Lokalkortikoide.
- **In schweren Fällen:** Diclofenac, Indometacin, Azetylsalizylsäure.
- **Prophylaxe:** Lichtschutz bei lichtempfindlicher Haut bzw. starker Exposition. Besonders schutzbedürftig sind Kinderhaut sowie sog. Sonnenterrassen an Stirn, Ohren, Nasenrücken und Unterlippe.

Chronischer Lichtschaden (Abb. 7.72)

Chronische Lichtschäden der Haut können sich durch **akut-intermittierende Schädigung** (Sonnenbrände) ent-

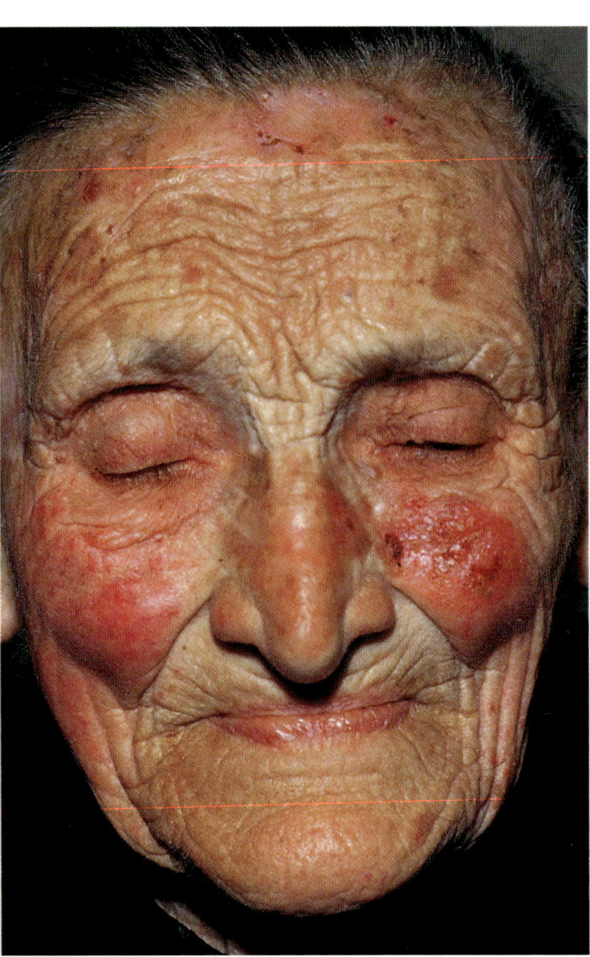

Abb. 7.72 Chronischer Lichtschaden der Haut mit solarer Elastose und multiplen Lichttumoren.
Anamnese: 75-jährige Bäuerin, über viele Jahre Arbeit im Freien in eigener Landwirtschaft.
Befund: im gesamten Gesichtsbereich vertiefte Faltenbildung mit Einlagerung gelblichen Materials (solare Elastose). An der Stirn-Haar-Grenze kreisrunder, zentral sklerotischer Herd mit knotigem Randwall (histologisch Basalzellkarzinom). Rechts frontal mehrere gerötete und hyperkeratotische Herde (histologisch solare Keratosen). Über der linken Wange infiltriertes, relativ scharf begrenztes Erythem mit zum Teil hämorrhagischen Krusten (histologisch Plattenepithelkarzinom).

wickeln, leider aber auch durch subklinische, **chronisch-kumulative Schädigung** mit Suberythemdosen. Die Vermeidung von Sonnenbränden gibt deshalb keinen sicheren Schutz vor Hautkrebs. Chronische Lichtschäden sind irreversible, chronisch-degenerative und/oder proliferative Veränderungen der Kutis. Abhängig von Exposition und Hautempfindlichkeit (s.o.). Auslösende Strahlen sind **UV-B**, **UV-A**, möglicherweise auch Infrarot.

Krankheitsbild

- **Degenerative Veränderungen** (Lichtalterung):
  - **solare/aktinische Elastose:** im Gesicht gelbliche Verfärbung der Haut, streifig, auch plaqueartig oder diffus (Zitronenhaut), starke Faltenbildung. Im Nacken gelbliche Felderhaut (Cutis rhomboidalis nuchae). Ursache: Störung der Biosynthese elastischer Fasern mit Ablagerung von pathologischem Fasermaterial in der Dermis (solare Elastose) sowie Funktionsverlust der pathologischen Fasern (Faltenbildung)
  - **Teleangiektasien:** Erythrosis interfollicularis colli
  - **Hypopigmentierungen:** sternförmige Pseudonarben, fleckförmige Hypomelanosis guttata
  - **Störung der Immunreaktivität:** Hautkrebsförderung.
- **proliferative Veränderungen** (Lichtkrebs):
  - **Präkanzerosen:** solare Keratosen, Morbus Bowen, Cheilitis praecancerosa
  - **Lichtkrebs:** Basalzellkarzinom, Plattenepithelkarzinom
  - **Neubildungen des Pigmentsystems:** Melanozytäre Nävi (Kindesalter), Lentigo solaris, Lentigo maligna, Lentigo-maligna-Melanom (s. Kap. 8).

Zwischen degenerativen und proliferativen Veränderungen besteht kein direkter Zusammenhang

Klinische Begriffe für degenerative bzw. proliferative Veränderungen: Landmanns-, Seemannshaut.

! **Merke** Im Kindesalter kann die Entwicklung von melanozytären Nävi bereits durch Suberythemdosen, also ohne Sonnenbrand, gefördert werden. Gehäufte melanozytäre Nävi sind Risikofaktoren für eine spätere Melanomentwicklung.

Diagnostik Anamnese, klinisches Bild, histologische Untersuchung.

Ätiopathogenese

- Ätiopathogenese der **Lichtalterung:** zum Teil noch unklar. Veränderungen an Strukturproteinen wie Elastin, Kollagen, Stoffwechsel der Bindegewebszellen, Enzymen und Grundsubstanz.
- Ätiopathogenese der **UV-Neubildungen:** UV-Strahlung wirkt als vollständiges Karzinogen, d.h. als Initiator und Promotor. Zusätzlich Tumorförderung durch UV-bedingte Immunsuppression.

! **Merke** Der Begriff **aktinisch** = strahlenbedingt umfasst außer der Sonnenstrahlung noch andere Strahlenarten, der Begriff **solar** ausschließlich sonnenstrahlenbedingte Veränderungen.

Therapie

- **Chronisch-degenerative Veränderungen:** Behandlungsversuch mit Vitamin-A-Säure lokal.
- **UV-Neubildungen:** regelmäßige Eigenkontrollen (Patient) und ärztliche Kontrollen zur Früherkennung und Frühtherapie (Hautkrebsvorsorge).

Prophylaxe: Besonders bei lichtempfindlichem Hauttyp und im jugendlichen Alter Vermeidung nicht nur von Sonnenbränden, sondern auch von kumulativer Sonnenexposition unterhalb der Sonnenbrandschwelle. Vermeidung zusätzlicher künstlicher Lichtexposition wie Solarien.

Phototoxizität und Photoallergie

Eine **Unverträglichkeit** von normalerweise tolerierten UV-Dosen kann dadurch entstehen, dass die Lichtempfindlichkeit der Haut (Photosensitivität) durch **Photosensibilisatoren** erhöht wird. Photosensibilisatoren sind chemische Substanzen, die durch Kontakt (z.B. Pflanzen, Salben) oder hämatogen (z.B. Medikamente) in die Haut gelangen. Die **Unverträglichkeitsreaktionen** der Haut treten dort auf, wo Licht und Photosensibilisator zusammentreffen. Sie können sich als **obligat toxische** oder **fakultativ allergische Dermatitis** äußern.

Phototoxische Dermatitis (Abb. **7.73**, **7.74**)

Phototoxizität: Die Schwelle für hauttoxische UV-Dosen wird durch phototoxisch wirkende Photosensibilisatoren herabgesetzt. Folge: Normalerweise tolerierte UV-Dosen führen obligat zu einer phototoxischen Dermatitis.

Krankheitsbild Entspricht dem Sonnenbrand und ist dosisabhängig (Lichtdosis, Dosis des Sensibilisators). Phototoxische Substanzen können die Haut durch Kontakt oder hämatogen erreichen.

- Beispiele von **Kontakt-phototoxischen Substanzen:** pflanzliche Furokumarine in Wiesen- und Riesenbärenklau, Engelwurz, pilzbefallenem Sellerie, im Mittelmeergebiet und Orient Knorpelmöhre (Ammi majus). Außerdem Duftstoffe, ätherische Öle, Teerderivate, Farbstoffe.
- Beispiele von **hämatogen-phototoxischen Substanzen:** Psoralene (z.B. PUVA-Therapie), Antibiotika (Tetrazykline, Nalidixinsäure), Phenothiazine, Furosemid, Amiodaron, nicht-steroidale Antiphlogistika. Hier auch Photoonycholyse möglich.

Auslösende Lichtstrahlen: meist UV-A oder sichtbares Licht.

Hilfreiches **diagnostisches Kriterium:** Nichtbefall der Haut in sog. „Sonnenschatten"-Regionen wie submentaler und retroaurikulärer Haut.

Sonderform einer kontaktphototoxischen Dermatitis: **Berloque-(Uhrketten-)Dermatitis** mit streifenförmiger Dermatitis und späterer Hyperpigmentierung. Ursache: Rinnspuren von Kosmetika mit ätherischen Ölen.

Therapie Ausschaltung des Photosensibilisators, symptomatische Lokaltherapie.

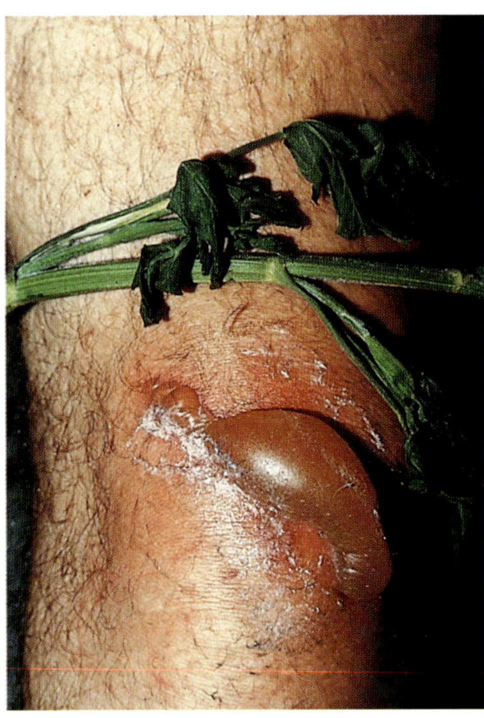

Abb. 7.73 Akute Photodermatitis, sog. Wiesengräserdermatitis: phototoxischer Typ.
Anamnese: Wanderung durch ungemähte Bergwiesen bei starker Sonne.
Befund: Blasen unterschiedlicher Größe in streifenförmiger Anordnung bei nur geringer Rötung der umgebenden Haut. Daneben abgebildet Stängel und Blätter der Herkulesstaude, welche photosensibilisierende Stoffe (Furokumarine) enthält.
Differentialdiagnose: Verbrennung 2. Grades. Toxische Kontaktdermatitis oder toxische bzw. allergische Phytodermatitis z. B. durch Giftefeu.

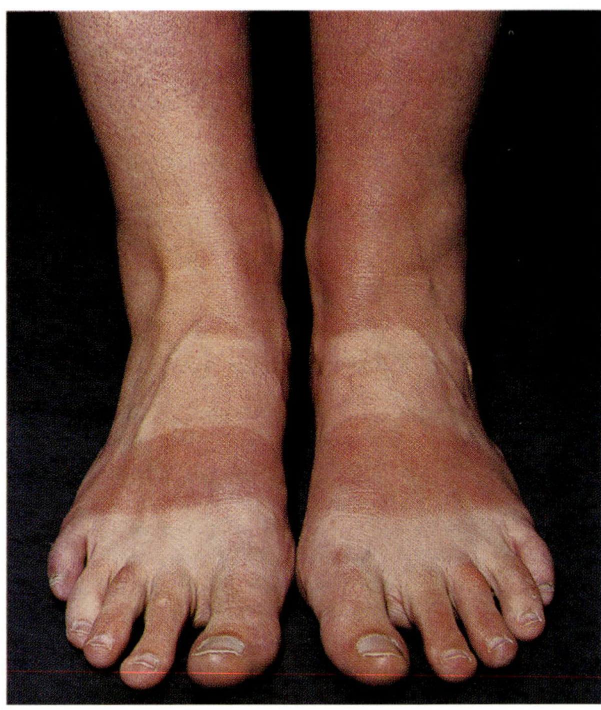

Abb. 7.74 Akute Photodermatitis nach Tetrazyklineinnahme: phototoxischer Typ.
Anamnese: Die 16-jährige Patientin wurde wegen einer Acne vulgaris mit Dimethylchlortetrazyklin (Photosensibilisator) behandelt. Plötzliches Auftreten bei normalerweise vertragener Sonnenbestrahlung.
Befund: scharf begrenzte, flächenhafte Rötung der Füße und Unterschenkel mit Aussparung nicht-belichteter Hautpartien.

! Merke Die hohlen Stengel von Bärenklau werden von Kindern gern als Blasrohr benutzt. Überraschende und unerwünschte Wirkung: Phototoxische Dermatitis an Lippen und Händen.

Photoallergische Dermatitis (Abb. 7.75)

Photoallergie: Eine primär immunologisch unauffällige, chemische Substanz kann fakultativ durch Lichteinwirkung zu einem Antigen werden. Folge: allergische Sensibilisierung und Induzierung einer Typ-IV-Ekzem-Reaktion.

Krankheitsbild Kontaktekzem mit Streuung, auch Lichen-ruber-planus-ähnlich. Keine strenge Dosisabhängigkeit. Photoallergische Substanzen können die Haut ebenfalls durch Kontakt oder hämatogen erreichen.

- Beispiele von **Kontakt-Photoallergenen**: antimikrobielle Substanzen, Duftstoffe, UV-Filter-Substanzen in Lichtschutzmitteln, Pflanzeninhaltsstoffe.
- Beispiele von **hämatogenen Photoallergenen**: Sulfonamide, Hydrochlorothiazid, nicht-steroidale Antiphlogistika, Psychopharmaka.

Auslösende Wellenlängen meist im UV-A- und sichtbaren Lichtbereich.

! Merke Eine einmal erworbene Photoallergie besteht lebenslang!

Sonderform
Persistierende Lichtreaktion: Persistenz der photoallergischen Reaktion auch nach Ausschaltung des Photoallergens allein durch geringe Lichteinwirkung. Dauer: mehrere Jahre. Innerhalb der ekzematösen Veränderungen gelegentlich plaqueartige Infiltrate und Knoten (aktinisches Retikuloid, Abb. 7.75).

Therapie Ausschaltung des Photosensibilisators nach seiner Identifizierung durch Anamnese, belichteten Epikutantest, systemische Photoprovokation. Symptomatische Lokalbehandlung.

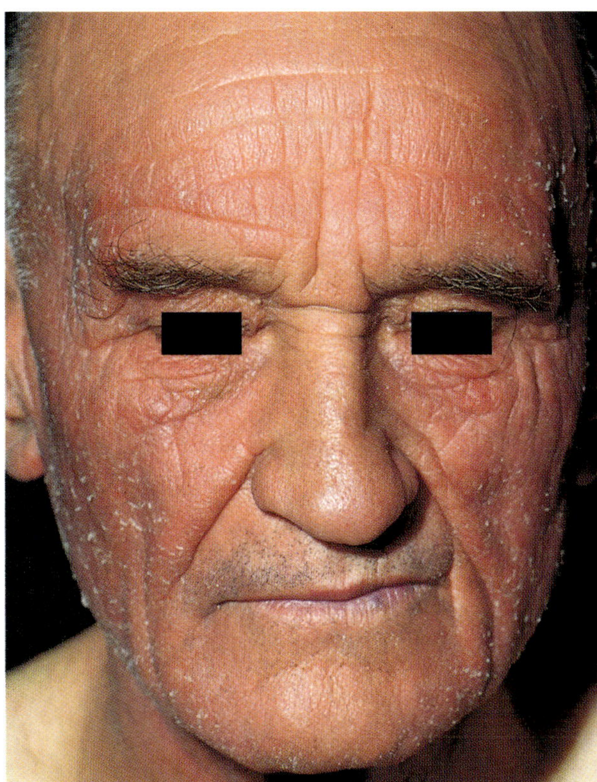

Abb. 7.75 Persistierende Lichtreaktion mit Übergang in aktinisches Retikuloid.
Anamnese: 68-jähriger Patient. In den vergangenen Jahren immer wieder Auftreten und Abheilung eines Gesichtsekzems. Patient ist Atopiker.
Befund: an lichtexponierten Arealen des Gesichts und Halses flächige, unscharf begrenzte, „indianerfarbene" Rötung, Lichenifikation, Infiltration und lamelläre Schuppung.
Nebenbefund: Angiom der Unterlippe.

Idiopathische Lichtdermatosen

Individuell auftretende, ätiologisch unklare („idiopathische") pathologische Lichtreaktionen der Haut ohne deutliche Lichtüberdosierung oder feststellbare exogene bzw. endogene Fotosensibilisierung. Von Patienten meist als **„Sonnenallergie"** bezeichnet.

Polymorphe Lichtdermatose, Lichturtikaria, chronische aktinische Dermatitis (Abb. 7.76)

Krankheitsbild

- **Polymorphe Lichtdermatose:** häufige Erkrankung. Stunden bis Tage nach erster intensiver Sonnenlichtexposition (Frühjahr, Urlaub). Hautsymptome in lichtexponierten Regionen in verschiedenen Erscheinungsformen: papulös, papulovesikulös, plaqueartig, multiform. Patientenindividuell aber stets monomorph.
  Saisonal abklingende Symptomatik („Gewöhnung"), im folgenden Jahr Rezidiv, zum Teil mit höherem Schweregrad. Wirkungsspektrum: meist im UV-A-Bereich.
- **Lichturtikaria:** seltene Erkrankung. Wenige Minuten nach Sonnenlichtexposition Quaddeln in lichtexponierten Hautregionen. Sehr selten Allgemeinreaktionen.
- **Chronische aktinische Dermatitis:** zusammenfassender Begriff für persistierende Lichtreaktion und aktinisches Retikuloid, die möglicherweise Subtypen der Erkrankung darstellen (Abb. 7.75). Wirkungsspektrum: erweitert von UV-A bis sichtbares Licht. Herabgesetzte Schwellendosis.

Therapie Generell Lichtschutz und Sonnenschutzmittel, möglichst nach Feststellung der auslösenden Wellenlänge durch Phototestungen.

- **Polymorphe Lichtdermatose:** Lokalkortikoide oder Calcineurin-Inhibitoren. Versuch mit Antihistaminika. Prophylaxe durch „Lichthärtung" mit UV-Licht-Therapie in unterschwelligen Dosen.
- **Lichturtikaria:** Versuch mit Antihistaminika oral (begrenzt wirksam). Prophylaxe durch Lichthärtung mit oraler Photochemotherapie (PUVA).
- **Chronische aktinische Dermatitis:** strikter Lichtschutz, PUVA, immunsuppressive systemische Therapie (Steroide, Zytostatika, Ciclosporin), auch kombiniert.

Licht als Modulationsfaktor

Licht (Sonnenlicht, künstliche Lichtquellen) kann als **Modulationsfaktor** Manifestation und Verlauf von Hautkrankheiten positiv oder negativ beeinflussen. Charakteristisch: Von Jahreszeit abhängige Besserung oder Verschlechterung der Hautkrankheit.

Positive Lichtmodulation

- Psoriasis vulgaris
- Atopisches Ekzem (Neurodermitis)
- Parapsoriasis, Mykosis fungoides
- Acne vulgaris.

Hier ist die **Lichtexposition Bestandteil des Therapieplans** durch Urlaubsplanung und/oder medizinische Lichttherapie mit UV-B/UV-A-Strahlern oder Photochemotherapie (PUVA).

Negative Lichtmodulation

- Morbus Darier
- Lupus erythematodes (alle Formen)
- Viruserkrankungen der Haut wie z. B. Herpes simplex
- Rosazea
- Seborrhoisches Ekzem.

Hier ist die **Lichtexposition schädlich**, deshalb Lichtschutz erforderlich.

7.5.5 Chemisch bedingte Erkrankungen

Außer infektiösen und physikalischen Noxen können auch chemische Noxen zu einer Hautschädigung führen. Chemische Noxen gelangen meist durch direkten Kontakt als **Kontaktnoxen** an die Haut. Die geschädigte Haut reagiert mit einer unspezifischen Entzündung, einer

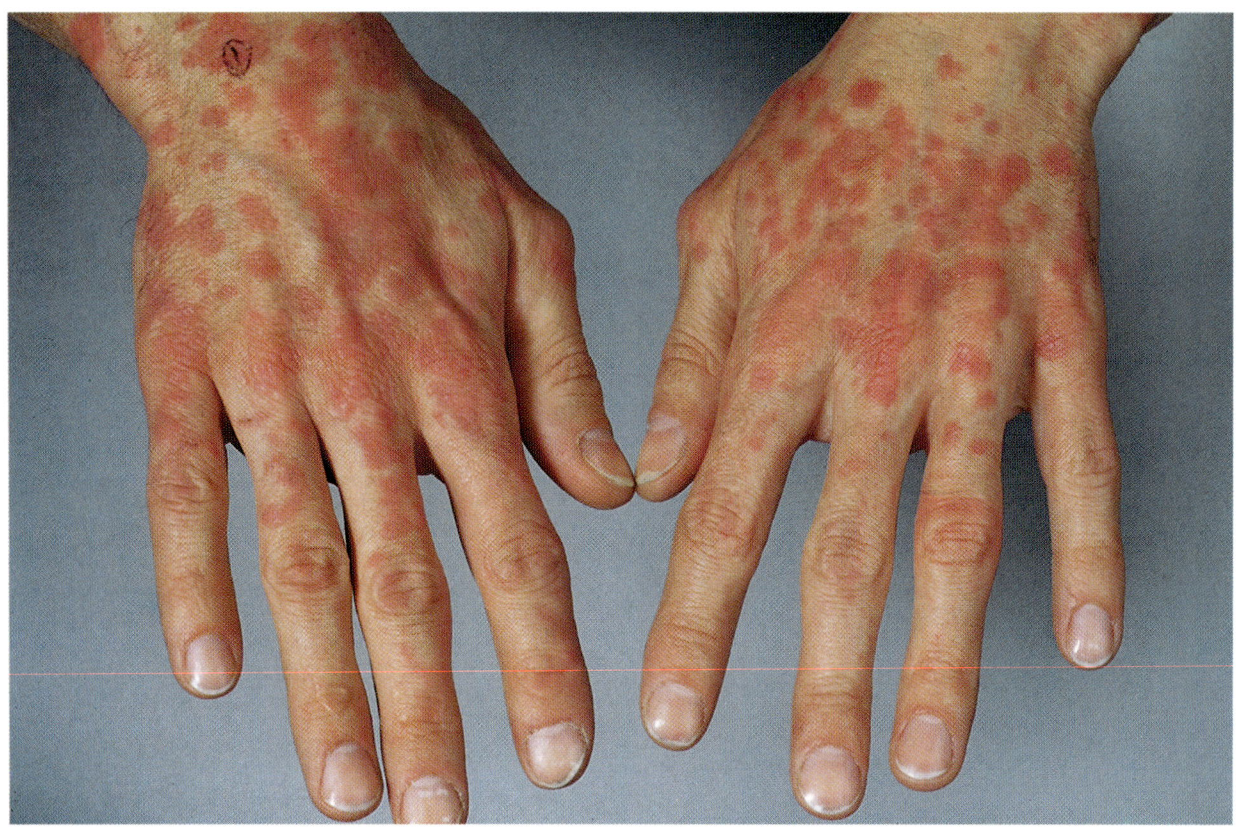

Abb. 7.76 Polymorphe Lichtdermatose.
Anamnese: Bei der 37-jährigen Patientin treten die Veränderungen jeweils bei erster Sonnenexposition im Frühjahr auf.
Befund: an beiden Handrücken und Unterarmen in lichtexponierter Haut kleinfleckige, rundliche Erytheme, zum Teil konfluierend. Über den Grundphalangen auch kokardenförmige Umwandlung.
Besonderheiten: minimale Erythemdosis (MED) im UV-A- und UV-B-Bereich normal, laborchemische Untersuchungen ebenfalls normal.
Differentialdiagnose: photoallergisches Exanthem, Lupus erythematodes, Erythema exsudativum multiforme, Porphyria cutanea tarda.

akuten oder **chronischen toxischen Kontaktdermatitis.** Toxische Hautschädigungen können auch durch überdosierte **Medikamente** sowie **Gifte** und **Kampfstoffe** entstehen.

Akut-toxische Kontaktdermatitis und Verätzungen (Abb. 7.77)

Eine große und zunehmende Zahl anorganischer und organischer, **obligat hauttoxischer Substanzen** in Industrie, Beruf, Haushalt, Hobby verursacht bei unsachgemäßer Handhabung oder Unfällen kontakttoxische Hautschäden. **Allgemeine Merkmale** einer chemisch-toxischen Hautschädigung sind:

1. **Obligates Eintreten** nach Exposition.
2. **Unspezifische Entzündung**, keine spezifischen Immunreaktionen.
3. **Ort-Zeit-Regel:** Örtlich aufgetretene Schädigung und Zeitpunkt der Einwirkung stimmen überein.
4. **Dosis-Zeit-Regel:** Dosis/Stärke der Noxe und die Einwirkungsdauer bestimmen den Schädigungsgrad.

Schweregrad:

- Bei leichter-mittelschwerer Schädigung, z. B. durch organische Lösungsmittel → Bild einer toxischen Kontaktdermatitis.
- Bei starker Schädigung, z. B. durch Säuren oder Laugen → Verätzung mit Hautnekrose.
- Schwerwiegend sind Verätzungen von Mund- und Rachenschleimhaut durch Unfall oder Suizidversuch.

Krankheitsbild

- **Akut-toxische Kontaktdermatitis**
  Noxen: organische Lösungsmittel, toxische Chemikalien, Kalk, Düngemittel.
  Schädigung der Epidermis und Freisetzung proinflammatorischer Zytokine. Auf Einwirkungsort begrenzte Dermatitis, bereits bei Erstkontakt.
  Stadienhafter Ablauf: Rötung → Bläschen/Blasen → Erosionen und Nässen → Schuppung → narbenlose Abheilung.
- **Säureverätzung**
  Noxen: starke Säuren.
  Je nach Stärke oberflächliche (zum Teil mit Rinnspuren) oder tief reichende, derb-lederartige **Koagulations-**

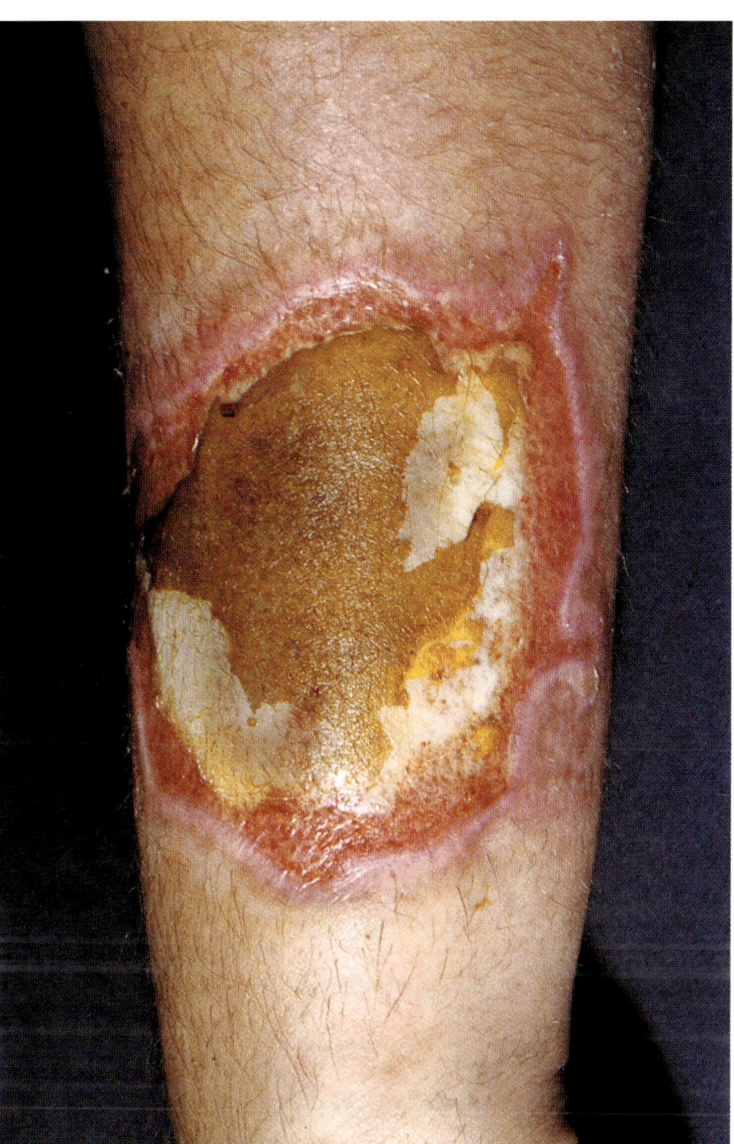

Abb. 7.77 Verätzung durch Salpetersäure.
Anamnese: 25-jähriger Student, Laborunfall.
Befund: am linken Unterarm handtellergroßes, scharf begrenztes Ulkus mit entzündlich infiltriertem Rand, anschließender Granulationszone und zentraler bräunlicher Nekrose mit aufgelagerten weiß-gelben Gewebsresten.
Besonderheiten: Das Bild zeigt exemplarisch eine Koagulationsnekrose mit einer chronisch-granulierenden Entzündung.

nekrose (Abb. 7.77). Durch Eiweißfällung und Säurebindung/-neutralisation keine Ausbreitungstendenz.
Wichtige Ausnahme: **Flusssäureverätzung** mit schwer abschätzbarer Tiefenausbreitung und der Gefahr resorptiver Vergiftungssymptome, z. B. Kammerflimmern.

- **Laugenverätzung**
  Noxen: starke Laugen.
  Je nach Stärke oberflächliche oder tief reichende, weichgallertige **Kolliquationsnekrose.** Durch Eiweißauflösung Fortschreiten der Verätzung möglich.

Verlauf: Bei Kontaktdermatitis narbenlose Abheilung. Bei Verätzungen Demarkierung und Narbenbildung. Selten resorptive Fernwirkungen.

Diagnostik Anamnese, klinisches Bild. Überprüfung der Kontaktsubstanz.
Differentialdiagnose der toxischen Kontaktdermatitis: allergisches Kontaktekzem mit Sensibilisierungsphase, Streuung, positiver Epikutantestung.

Therapie Abspülen mit Wasser.

- **Toxische Kontaktdermatitis** und **leichte Verätzungen:** konservative Lokaltherapie mit feuchten Umschlägen, Kortikoidcreme.
- **Schwere Verätzungen:** Nekroseentfernung und möglichst plastische Deckung, sonst konservative Wundbehandlung.
- **Flusssäureverätzung:** lokale Kalziuminfiltration mit 10%iger Calciumgluconatlösung, evtl. auch i. v., Klinikeinweisung.

Chronisch-irritative Kontaktdermatitis
(Abb. **7.78**)

Synonym: irritativ-toxische Dermatitis

Häufiges Krankheitsbild. **Subtoxische Noxen** – sog **Irritanzien** – führen zunächst nur zu subklinischen Schädigungen. Durch allmähliche Summation entsteht eine

chronisch-irritative Kontaktdermatitis. Häufige Lokalisation an den **Händen**.
Mögliche Irritanzien: Reinigungsmittel in Beruf und Haushalt (für Geräte, Möbel, Kleider), Körperreinigungsmittel (Seifen, Detergenzien), zahlreiche weitere Stoffe (z.B. Garten, Hobby).

Krankheitsbild Unterschiedliche Schweregrade von Vorstufen bis zum Vollbild. Stets am Ort der Schädigung und auf diesen beschränkt, keine „Streuung".

- **Abortivform:** Fingerrhagaden, trockene Schuppung am Handrücken, besonders im Winter.
- **Vollbild:** Entzündung der Haut mit gleichzeitig bestehender Rötung, Schuppung, Infiltration, auch flächenhaften Keratosen und Rhagaden. Allmähliche Degeneration von Hautschutzmechanismen möglich.

Verlauf: grundsätzlich reversibel bei Irritanzien-Karenz. Bei anhaltender Exposition möglicher Übergang in chronisches nicht-allergisches Kontaktekzem (s. Kap. 7.6).
Komplikationen: durch vorhandene Eintrittspforten Eindringen von Bakterien (Sekundärinfektion) und Kontaktallergenen (Übergang in allergisches Kontaktekzem).

Diagnostik

- Anamnese und klinisches Bild.
- **Epikutantestung:** zum Ausschluss einer Kontaktallergie.
- **Hautfunktionstests:** Natriumlaurylsulfat-Test, Alkaliresistenz. Diese Tests werden durchgeführt, sind aber problematisch hinsichtlich Standardisierung und Auswertung.

Differentialdiagnose: kontaktallergisches Ekzem (s.o.).

Ätiopathogenese **Komplex** durch Zusammenwirken verschiedener Faktoren: durch **Irritanzien** Schädigung der Hornschichtbarriere und „Öffnung" der Haut für alle möglichen zusätzlichen Kontaktstoffe aus Beruf, Haushalt, Hobby. Folgen sind Hautschädigung, Entzündung und allmähliche **Degeneration von Hautschutzmechanismen** wie Wasserbindung, Pufferkapazität, Hautoberflächenfilm und Barriere.
Gehäuftes Auftreten besonders in hautbelastenden Tätigkeiten wie Medizinberufe, Maurer („Maurerekzem"), Hausfrau („Hausfrauenekzem"). Zusätzliche Bedeutung von **endogenen Faktoren** wie „Hautempfindlichkeit" bei Atopie oder idiopathisch.

! Merke Zweifellos gibt es Menschen mit einer leicht irritierbaren, überempfindlichen Haut, auch ohne Allergie und Atopie. Leider gibt es bis jetzt keine standardisierten, zuverlässigen Testverfahren zur Messung der Überempfindlichkeit bzw. Hyperreagibilität der Haut, wie dies beim „hyperreagiblen Bronchialsystem" möglich ist.

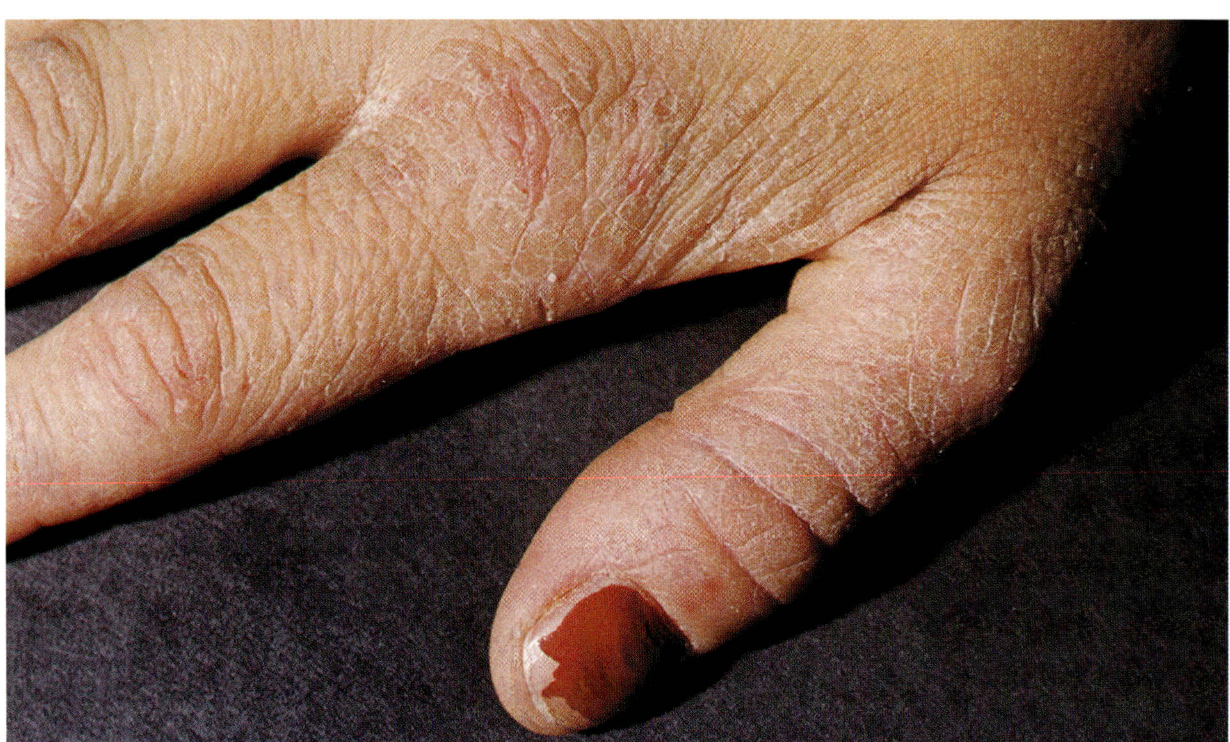

Abb. 7.78 Irritative Kontaktdermatitis.
Anamnese: Die 47-jährige Patientin hat als Raumpflegerin gearbeitet.
Befund: die Haut des rechten Daumens und Zeigefingers zeigt eine schwache, unscharf begrenzte Rötung, Schuppung und beginnende Rhagadenbildung. Sie ist insgesamt verdickt mit Vergröberung des Faltenreliefs (= Lichenifikation). Gleiche Veränderungen der übrigen rechten Hand, weniger der linken Hand. – Allergologische Untersuchung: negativ. Mykologische Untersuchung: negativ.
Differentialdiagnose: atopisches Ekzem (Abb. **7.82**), allergisches Kontaktekzem (Abb. **7.78**), Tinea manuum (Abb. **7.50**).

Therapie Irritanzien-Karenz. Hautschutz durch Schutzhandschuhe, berufsspezifische Hautschutzsalben, intensive, rückfettende Hautpflege, harnstoffhaltige Externa. Ziel: Regeneration der Barriere. Bei starker Entzündung auch Lokalkortikoide.

Sonderformen

- **„Exsikkationsekzem"**: irritative Dermatitis durch Austrocknung der Hornschicht mit netz- bzw. craqueléartigen Hornschichteinrissen, Rötung, Schuppung. Ursachen: Auswaschen wasserbindender Hornschichtsubstanzen durch häufiges Waschen, Duschen, feuchte Umschläge.
- **Windeldermatitis:** irritative Dermatitis durch Urin und Stuhl.
- **Intertrigo:** irritative Hautentzündung durch Schweiß im Bereich von Körperfalten.
- **„Parasitäre Ekzeme"**: Läuseekzem, postskabiöses Ekzem. Irritative Dermatitis durch parasitäre Entzündung mit Sekretbildung, Juckreiz (Kratzen) und hautreizender antiparasitärer Therapie. Wegen krankheitsbedingter Vorschädigung der Haut auch von länger anhaltender Dauer als „Ekzem".

Merke Im amerikanischen Sprachgebrauch wird jede Hautentzündung pauschal als Dermatitis bezeichnet. Im deutschen Sprachgebrauch ist **Dermatitis** eine akute, nicht-infektiöse Hautentzündung und ein **Ekzem** eine chronische Hautentzündung, verbunden mit einer individuellen Ekzemdisposition.

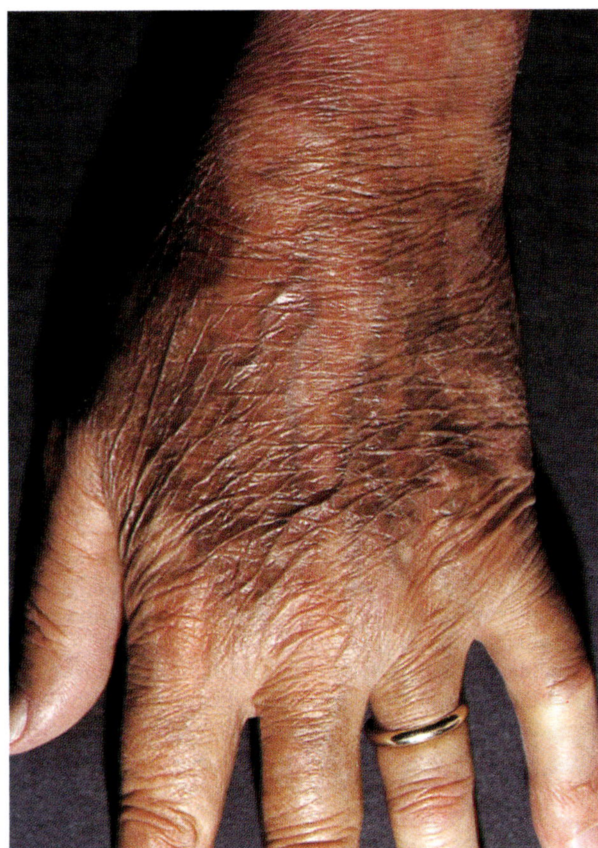

Abb. 7.79 Hautatrophie durch interne Kortikoidbehandlung.

Anamnese: Der 54-jährige Mann wurde seit 8 Jahren wegen Asthma bronchiale innerlich mit Betamethason behandelt.
Befund: am Handrücken extrem ausgeprägte Hautatrophie mit zigarettenpapierartiger Fältelung sowie hyper- und hypopigmentierten Arealen.
Besonderheiten: Die Atrophie erfasst in unterschiedlich starker Ausprägung das gesamte Hautorgan.
Differentialdiagnose: Acrodermatitis chronica atrophicans (Abb. **7.49**), Altershaut.

Arzneimittelunverträglichkeit und Arzneimitteltoxizität

Es gibt zwei Typen unerwünschter Arzneimittelwirkungen:

- **Typ A** (70–80%): überhöhte pharmakologische Wirkung durch absolute oder relative **Überdosierung**. Obligat **dosisabhängig**, voraussehbar, niedrige Letalität. Dermatologische Beispiele:
  - **Toxische bzw. irritative Kontaktdermatitis:** bei topischer Behandlung mit Dithranol/Cignolin, Kontaktinsektiziden, Ätzmitteln.
  - **Systemische hauttoxische Wirkung:** Zytostatika mit Wachstumsstörungen von Haaren und Nägeln, auch Schleimhauterosionen.
  - Andere unerwünschte Typ-A-Medikamentenwirkungen: **Steroidatrophie** der Haut durch topische/systemische Kortikoidtherapie (Abb. 7.79).
- **Typ B (selten):** bei **Normaldosierung** eintretende, individuelle Überempfindlichkeitsreaktion infolge Allergie oder Intoleranz (s. Kap. 7.6). Beispiel: Penicillin-Allergie.

Kampfstoff- und andere Intoxikationen

- Schwere toxische Hautschädigungen und andere Organschädigungen entstehen durch bestimmte **Hautkontakt-Kampfstoffe** wie Schwefellost, Lewisit. Hautsymptome: Erytheme, Blasen, Ulzera, Nekrosen.
- **Tränengaseinsatz:** toxisch-irritative Dermatitis.
- Im Rahmen akuter bzw. chronischer **Vergiftungen** (durch Unfälle, Suizid) können Haut-/Schleimhautsymptome auftreten. Beispiele:
  - **Kohlenmonoxid:** kirschrote Haut
  - **Toxische Methämoglobinämie** (Nitrobenzol, Dapsone): zyanotische Haut
  - **Quecksilber:** Speichelfluss
  - **Dioxin:** Chlor-/„Seveso"-Akne
  - **Thallium:** Hautausschläge, Haarausfall
  - **Arsen:** Pigmentierungsstörungen, Keratosen, Neoplasien
  - **Vinylchlorid, Silikate, Speiseölverunreinigungen:** toxisches Öl-Syndrom, Pseudosklerodermie.

Häufig diskutiert werden auch hautschädigende Wirkungen von Holzschutzmitteln, Pflanzenschutzmitteln oder Amalgam.

7.5.6 Umwelt, Dermatologie und Ökosyndrome

Dermatologie ist in erheblichem Maße Umweltmedizin. Die Haut ist aufgrund ihrer Lage und Fläche von allen anderen Organen am meisten Umwelteinflüssen und -noxen ausgesetzt.
Viel diskutiert werden bestimmte Beschwerdenkomplexe/-syndrome, die von den Betroffenen als „**Umweltkrankheiten**" („Ökosyndrome") aufgefasst werden. Meist setzen sie akut ein, betreffen mehrere Organsysteme und sind mit verfügbaren wissenschaftlich-schulmedizinischen Methoden **nicht objektivierbar.** Für die zunehmende Zahl der Betroffenen sind sie mit hohem Leidensdruck verbunden und führen vielfach dazu, dass die Patienten alternativ-medizinische Methoden in Anspruch nehmen. Schadstoffquellen sind nur selten nachweisbar, noch seltener Schadstoffbelastungen des Organismus.
Da die Beschwerden objektiv-diagnostisch schwer erfassbar sind, steht die **Differential-** und **Ausschlussdiagnostik** anderer Ursachen/Erkrankungen im Vordergrund. Deshalb folgende Möglichkeiten:

- **Idiopathische** Ökosyndrome, z.B. durch kumulative Effekte im Niedrigdosisbereich
- **Sekundäre** Ökosyndrome durch andere fassbare Erkrankungen
- **Psychosomatische** Erkrankungen.

Dermatologisch-allergologische Diagnostik: Erfassung von Überempfindlichkeitsreaktionen allergischer und nicht-allergischer Natur bei ca. einem Drittel der Patienten mit entsprechenden Beschwerden.

Sick-Building-Syndrom (SBS)

Synonym: Gebäudekrankheit, Idiopathic Environmental Syndrome

Symptomatik

- Müdigkeit, Kopfschmerzen, Leistungsschwäche
- Reizsymptome hautnaher Schleimhäute (Augen, Nase, Mundhöhle) und Bronchien
- Reizsymptome der Haut (Juckreiz).

Vermutete Ursachen Unverträglichkeit von **Gebäudefaktoren/Innenmilieu** moderner Bürogebäude, insbesondere mit raumlufttechnischen Anlagen. Beschwerden bestehen nur arbeitsplatzbezogen.

Dermatologische Diagnostik Abklärung der Haut-/Schleimhautüberempfindlichkeit (allergisch, nicht-allergisch).

Multiple Chemical Sensitivity (MCS)

Synonym: chemisches Empfindlichkeitssyndrom, Idiopathic Environmental Intolerances

Symptomatik

- Müdigkeit, Kopfschmerzen, Leistungsschwäche
- Reizsymptome hautnaher Schleimhäute und Bronchien
- Hautreizungen.

Vermutete Ursachen Unverträglichkeit **aerogener Umweltchemikalien** in normalerweise tolerierter Konzentration. Mögliche Quellen: Innenräume (z.B. Anstriche, Möbel, Kleidung, Parfüm, Tabakrauch), Außenluft (Abgase), Kaufhäuser (Textilabteilung).

Dermatologische Diagnostik Abklärung der Haut-/Schleimhautüberempfindlichkeitsreaktionen (allergisch, nicht-allergisch).

Chronic Fatigue Syndrome (CRS)

Synonym: chronisches Müdigkeits-/Erschöpfungssyndrom

Symptomatik Gesteigerte geistige und körperliche Müdigkeit und Leistungsminderung ohne Besserungstendenz. Auch Halsschmerzen, Lymphknotenschwellungen. Besonders wichtig ist der Ausschluss sekundärer Müdigkeitssyndrome, z.B. bei Bluterkrankungen, chronischen Infektionen, Neoplasien.

Dermatologische Diagnostik Erkennung bzw. Ausschluss von Kollagenosen mit „Leistungsknick", auch sekundären Müdigkeitssyndromen bei chronischen Infektionen wie z.B. Lyme-Borreliose.

Zusammenfassung

Außer biologischen Noxen können auch physikalische und chemische Umweltfaktoren in toxischer Dosierung zu Hauterkrankungen führen.

- **Toxische Hautschäden** durch physikalische und chemische Noxen treten dann auf, wenn natürliche Hautschutzfaktoren und Anpassungsmechanismen überfordert werden.
- **Physikalisch** und **chemisch verursachte Hautschädigungen** treten grundsätzlich obligat auf. Sie werden bestimmt von der Ort-Zeit- sowie der Dosis-Zeit-Regel. Individuelle Faktoren können eine Rolle spielen. Beispiel: Lichtempfindlichkeitstypen.

Die Hautschädigungen sind zunächst akuter Natur, können aber bei wiederholter bzw. andauernder Einwirkung in chronische Schäden übergehen.

Wunden

Verschiedene Formen je nach Entstehungsart und Infektionstatus. In der Regel gute Prognose durch natürliche Wundheilung mit **entzündlicher** Phase, **proliferativer** Phase, **Narbenbildungsphase.**
Komplikationen: Infektionen, Fremdkörper, Übergang in chronische Wunden (Ulzera).
Therapie: lokale trockene oder feuchte Wundbehandlung, Narbenbehandlung.

Blasen

Horizontale Kontinuitätstrennung der Haut durch Druck bzw. Scherkräfte bei mechanischer Überbelastung. Blasenbildung ist ein Symptom von zahlreichen anderen Hautkrankheiten, wie z.B. Epidermolysis bullosa, virale und bakterielle Infektionen, Verbrühungen, bullöse Autoimmunerkrankungen.

Chronische Druckschäden

Zunächst adaptative Veränderungen wie **Hyperkeratose**, Schwiele (**Kallus**), Hühnerauge (**Clavus**), dann Gewebsuntergang.
Beispiele: **Dekubitus** (Druckgeschwür) bei Dispositionsfaktoren. Schweregradeinteilung I–IV. Therapie: Druckentlastung, konservative oder operative Behandlung). **Diabetisches Plantarulkus.**

Verbrennung, Verbrühung, Erfrierung

- **Verbrennung** (z. B. durch Feuer) mit lokalem Verbrennungsschaden Grad I–IV, Bildung von Verbrennungstoxinen mit Organschäden, Schockgefahr, Verbrennungsnarben.
  Therapie: je nach Schädigungsgrad konservativ/operativ, Schocktherapie.
- **Verbrühung:** begrenzte Hautschädigung durch heißes Wasser, keine Toxinbildung.
- **Erfrierung:** lokaler Hautschaden Grad I–IV, bei allgemeiner Unterkühlung möglicher Erfrierungstod.
  Therapie: allmähliche lokale bzw. zentrale Wiedererwärmung, Lokaltherapie.

Akute und chronische Radiodermatitis

Heute selten geworden.
Kutanes Strahlensyndrom mit akuter und chronischer Radiodermatitis (Röntgenoderm).
Strahlenulkus bei chronischer Radiodermatitis: schmerzhaft, operative Behandlung. Gefahr: Primärtumorrezidiv bzw. Sekundärneoplasie.

Akute Lichtschädigung und chronischer Lichtschaden

Hauptlichtquelle Sonne: extraterrestrische und variable terrestrische Globalstrahlung mit u. a. UV-B und UV-A. Physiologische Wirkung u. a. Vitamin-D-Synthese. Pathologische Wirkung: zunächst Adaptation durch Bräunung, Lichtschwiele, DNS-Reparatur. Dann akute Lichtschädigung bzw. chronischer Lichtschaden. Von Bedeutung: **Lichtempfindlichkeitstypen** I–IV (VI). Allgemeine Therapie: reduzierte Lichtexposition, Lichtschutz durch Kleidung, Sonnenschutzmittel.
Akute UV-B-Überdosierung: Sonnenbrand unterschiedlichen Schweregrades.
Chronisch-kumulative UV-A-Einwirkung: degenerative Veränderungen wie Hautatrophie, Faserbildungsstörungen, Teleangiektasien.
Chronisch-kumulative UV-B- und -A-Einwirkung: proliferative Veränderungen wie Präkanzerosen, UV-Krebs.

Phototoxizität und Photoallergie

- **Phototoxische Dermatitis:** Erhöhung der Lichtsensibilität der Haut durch lokale kontakt-phototoxische Substanzen (z. B. Furokumarine bei Wiesengräserdermatitis) oder systemisch-phototoxische Substanzen (z. B. Psoralene, Tetrazykline).
- **Photoallergische Dermatitis:** Lichtsensibilisierung durch lokale oder systemische Photoallergene (z. B. Lichtschutzmittel, Diuretika). Diagnostik: Photopatch-Test.

Idiopathische Lichtdermatosen

Individuell auftretende, idiopathische Reaktionen auf bestimmte Teile des Lichtspektrums. Beispiele: polymorphe Lichtdermatose, Lichturtikaria, chronisch-aktinische Dermatitis.

Akut-toxische Kontaktdermatitis und Verätzung

Bei Einwirkung obligat toxischer Substanzen (z. B. Säuren und Laugen): lokale, toxische Kontaktdermatitis unterschiedlichen Schweregrades bis zur Nekrosebildung/Verätzung. Sonderform: Flusssäureverätzung.

Chronisch-irritative Kontaktdermatitis

Bei wiederholter Einwirkung subtoxischer Substanzen (Irritanzien) in Haushalt und Beruf: irritative Kontaktdermatitis. Risiko: Degeneration von Hautschutzmechanismen und Übergang in nicht-allergisches Kontaktekzem.

Arzneimittelunverträglichkeit und Arzneimitteltoxizität

Unerwünschte Arzneimittelwirkungen:

- **Typ A:** durch überhöhte pharmakologische Wirkung. Beispiele: Cignolin-Dermatitis, Steroidatrophie der Haut.
- **Typ B:** durch individuelle Überempfindlichkeit. Beispiele: anaphylaktischer Schock durch Penizillin.

Intoxikationen

Akute Hautschädigungen unterschiedlichen Schweregrades sowie allgemeine Intoxikationssymptome können bei Kontakt mit chemischen Kampfstoffen (z. B. Lost), giftigen Industrieprodukten (z. B. Dioxin) oder Vergiftungen auftreten.

Ökosyndrome

Zunehmend diskutiert werden auf Umwelteinflüsse zurückgeführte, schwer objektivierbare, meist mehrere Organsysteme einschließlich der Haut betreffende Beschwerdekonstellationen wie das **Sick-Building-Syndrom**, das **Multiple-Chemical-Sensitivity-Syndrom** und das **Chronic-fatigue-Syndrom**.

011 zusätzliche Abbildungen
012 IMPP-Fragen

7.6 Überempfindlichkeitsreaktionen der Kutis

7.6.1 Grundlagen

Die Haut muss durch ihre exponierte Außenlage viele Einwirkungen der Umwelt ertragen und abwehren. Dazu ist sie aufgrund ihrer robusten Konstruktion sowie von Schutz- und Abwehrmaßnahmen auch normalerweise in der Lage. Es gibt aber auch **Unverträglichkeitsreaktionen** (Abb. **7.80**). Physikalisch-chemische Umweltnoxen können zu **toxischen Hautreaktionen** führen. Diese treten obligat bei jedem Exponierten auf. **Nicht-toxische**, normalerweise tolerierte Umwelteinwirkungen können zu pathogenen **Überempfindlichkeitsreaktionen** führen. Diese treten jedoch nur dann auf, wenn eine entsprechende persönliche Überempfindlichkeit vorliegt.
Überempfindlichkeit und Überempfindlichkeitsreaktionen sind häufig durch Fehlreaktionen der Körperabwehr, insbesondere des Immunsystems, bedingt.

Immunsystem der Haut

Eine Hauptaufgabe des Immunsystems ist es, den Organismus vor körperfremden mikrobiellen Erregern zu schützen, diese zu erkennen und zu eliminieren. Zur Verfügung stehen Haut und Schleimhaut dabei die phylogenetisch älteren Reaktionen der angeborenen, natürlichen Immunität sowie die Reaktionen der erworbenen, adaptiven Immunität.
Zum Arsenal der **angeborenen Immunität** gehören:

- **Lösliche Faktoren:** Defensine der Haut, Interferone, Lysozym, Faktoren des Komplement-, Kinin- und Gerinnungssystems
- **Phagozytierende Zellen:** Monozyten, Makrophagen, neutrophile Granulozyten
- **Mediatorzellen:** Mastzellen, basophile und eosinophile Granulozyten
- **Natürliche Killerzellen** (NK-Zellen).

Zum Arsenal der **erworbenen Immunität** gehören:

- **T-Lymphozyten** mit TH-1- und TH-2-Helferzellen, regulatorische T-Zellen, T-Gedächtniszellen
- **B-Lymphozyten** mit Antikörperbildung: Immunglobuline E, G und M
- **Assoziierte Zellen:** Antigen-präsentierende Langerhans-Zellen der Haut.

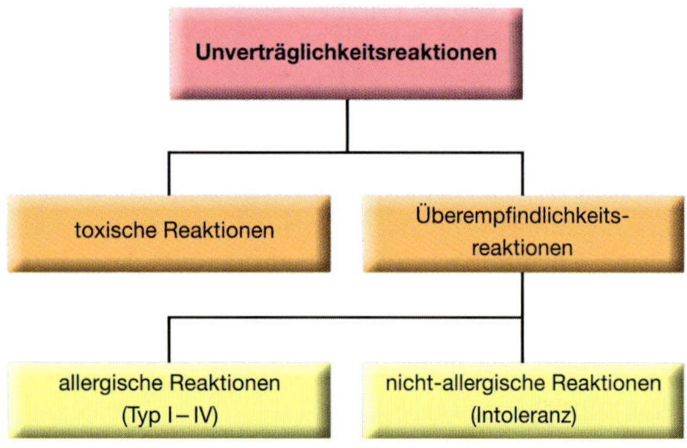

Abb. 7.80 Einteilung der Unverträglichkeitsreaktionen.

Das Immunsystem stellt der Haut eigene dermatotrope T-Lymphozyten bereit, die jedoch nicht als eigenständiges lymphatisches Gewebe organisiert sind.
Die Abwehrreaktionen **angeborenen Immunität** sind **schnell einsetzbar** und wirksam. Durch spezielle Zellrezeptoren erkennen sie mikrobielle Erreger, versuchen sie zu eliminieren, helfen aber auch bei Aufräumarbeiten. Abwehrreaktionen der angeborenen Immunität finden sich bei allen Hautinfektionen, aber auch bei anderen Hautschädigungen.
Die Abwehrreaktionen der **erworbenen Immunität** sind die zweite Verteidigungslinie und benötigen eine gewisse **Anlaufzeit**. Sie sind streng spezifisch und besitzen Erinnerungsvermögen. Für die Effektorphase bedienen sie sich der angeborenen Immunität, die sie durch Zytokinsekretion aktivieren. Abwehrreaktionen der erworbenen Immunität finden sich bei allen Hautinfektionen. Sie können zur Heilung führen, Immunität bewirken oder bei chronischen Erkrankungen den Verlauf wesentlich mitgestalten.

Allergische und nicht-allergische Überempfindlichkeitsreaktionen

Immunologische Abwehrreaktionen können heilen und schützen (Immunität, Toleranz). Sie können aber auch pathogen sein. Durch Immuninsuffizienz können Krankheiten begünstigt werden. Beispiel: opportunistische Infektionen bei HIV-Infektion. Durch Überempfindlichkeitsreaktionen können Krankheiten erzeugt werden. Beispiele: Überempfindlichkeit gegen endogene Strukturen führt zu Autoimmunerkrankungen (s. Kap. 7.7), Überempfindlichkeit gegen exogene Faktoren führt zu allergischen Erkrankungen.

Allergische Überempfindlichkeitsreaktionen

Es handelt sich um Fehlreaktionen der erworbenen spezifischen Immunität auf exogene Einwirkungen. Der Zustand der Überempfindlichkeit wird als **Allergie** bezeichnet. Normalerweise tolerierte exogene Substanzen, wie z. B. Nickel, Pollen, Nahrungsmittel, Medikamente, werden vom Immunsystem einzelner Menschen als **Antigene** registriert. Sie werden auch als **Allergene** bezeichnet. Bei allergischer Reaktionslage leitet der Allergenkontakt eine überschießende spezifische Immunreaktion mit sensibilisierten T-Lymphozyten oder Antikörpern ein, die letztendlich zu einer Gewebsschädigung führt. Vergleich: Fehlalarm der Feuerwehr und Wasserschaden durch unnötiges Löschen.
Die spezifisch-immunologischen **allergischen Überempfindlichkeitsreaktionen** werden nach Coombs und Gell in vier Typen eingeteilt:

- **Typ I: anaphylaktische Überempfindlichkeitsreaktionen.** Immunreaktionen vom Soforttyp. Antigen-Antikörper-Reaktionen (AAR) zwischen Allergenen (z. B. Pollenantigen) und IgE-tragenden Mastzellen. Zelldegranulation und Sekretion von Entzündungsmediatoren wie Histamin, Bradykinin, später auch Lipidmediatoren.
  Beispiele: allergische Rhinokonjunktivitis, allergische Urtikaria, anaphylaktischer Schock.

- **Typ II: Zytotoxische Überempfindlichkeitsreaktionen.** AAR zwischen Allergenen (z. B. Medikamenten) und IgG- oder IgM-tragenden Körperzellen. Zytotoxische Zellzerstörung durch Komplementaktivierung.
  Beispiel: immunzytopenische Purpura.
- **Typ III: Immunkomplex-vermittelte Überempfindlichkeitsreaktionen.** Ablagerung zirkulierender Immunkomplexe in den Gefäßwänden verschiedener Organe. Gewebsschädigung durch Komplementaktivierung.
  Beispiele: Vasculitis allergica der Haut, Immunkomplexnephritis, allergische Alveolitis. Zirkulierende Immunkomplexe können auch zur direkten Komplementaktivierung im Blut führen (Serumkrankheit).
- **Typ IV: Zellvermittelte Überempfindlichkeitsreaktionen.** Immunreaktionen vom verzögerten Typ zwischen Allergenen und spezifisch sensibilisierten T-Lymphozyten. Es gibt verschiedene Formen zellvermittelter Immunreaktionen, bedingt durch verschiedene T-Zell-Subpopulationen und unterschiedliche Zytokinmuster.
  Beispiele: allergisches Kontaktekzem, makulo-papulöse Exantheme, bullöse Exantheme.

Nicht-allergische Überempfindlichkeitsreaktionen

Der Zustand der nicht spezifisch-immunologischen Überempfindlichkeit wird zusammenfassend als **nicht-allergische Überempfindlichkeit** bezeichnet.
Es gibt verschiedene Formen: Beim nicht-allergischen Kontaktekzem wird die individuelle Überempfindlichkeit durch eine **Degeneration lokaler Hautschutzmechanismen** verursacht. Bei nicht-allergischen Exanthemen kann eine **Intoleranz** vorliegen.
Charakteristika einer Intoleranz sind: keine Immunphänomene nachweisbar, keine Sensibilisierungsphase, Dosisabhängigkeit, fehlende Spezifität immunologischer Reaktionen. Intoleranzreaktionen spielen bei Exanthemen eine wichtige Rolle (s. Kap. 7.6.3). Beispiel: Analgetika-Intoleranz.

Klinik Die Klinik von Überempfindlichkeitsreaktionen der Haut und Schleimhaut zeigt folgende Charakteristika:
- **fakultatives Auftreten:** Im Gegensatz zu obligat-toxischen Reaktionen treten Überempfindlichkeitsreaktionen individuell und unvorhersehbar auf.
- **Unterscheidungsproblematik:** Allergische und nicht-allergische Überempfindlichkeitsreaktionen sind klinisch nicht sicher unterscheidbar.
- **Einteilung:** Die Einteilung der Überempfindlichkeitsreaktionen von Haut und Schleimhaut erfolgt nach klinischen Gesichtspunkten unter Berücksichtigung ätiopathogenetischer Aspekte, soweit diese bekannt sind. Die häufigsten und wichtigsten Überempfindlichkeitsreaktionen der Kutis sind Ekzeme und Exantheme. Beide können allergischer und nicht-allergischer Natur sein.
  - **Ekzeme** sind klinisch obligate **epidermale** Überempfindlichkeitsreaktionen.
  - **Exantheme** sind klinisch obligate **dermal-vaskuläre** Überempfindlichkeitsreaktionen, die Epidermis kann sekundär beteiligt sein.

Diagnostik
- **Anamnese:** Sie ist besonders wichtig. Verdachtsdiagnose bereits möglich durch Angaben über individuelles Auftreten, über mögliche Unverträglichkeiten (z. B. durch neue Kosmetika oder Medikamente), über zeitlich-örtliche Zusammenhänge.
- **Krankheitsbild:** zunächst Zuordnung zur Ekzem- oder Exanthem-Gruppe. Dann weitere Einordnung nach klinischer Symptomatik.
- **Hauttestung:** lokale Allergenexposition zum Nachweis einer Sensibilisierung.
  - **Epikutantestung:** Nachweis von Kontakt-Sensibilisierungen vom Typ-IV-Ekzemtyp (Abb. **7.81**).
  - **Kutantestung:** Prick-, Scratch-, Intrakutantestung zum Nachweis von Typ-I-Sensibilisierungen vom Soforttyp (Abb. **7.82**).

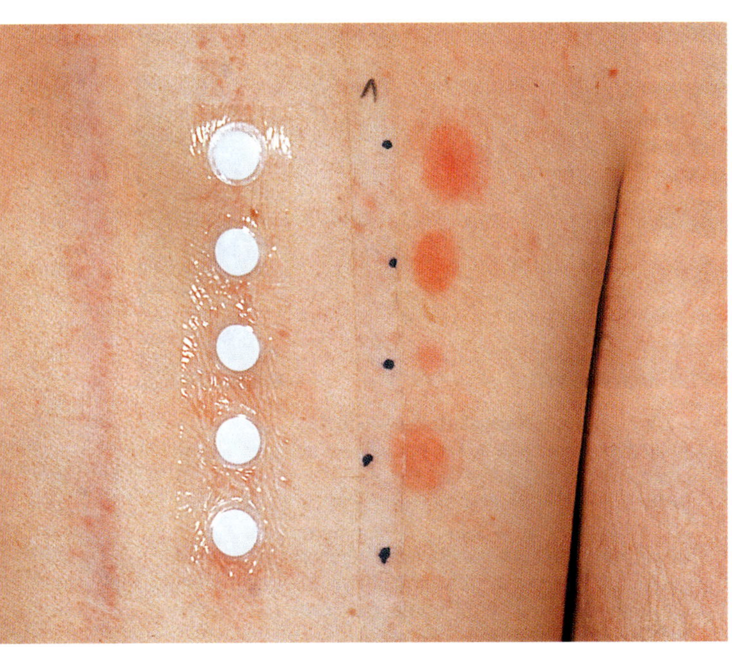

Abb. 7.81 Epikutantestung (Ausschnitt) bei allergischem Kontaktekzem
Anamnese: Bei dem 23-jährigen Patienten wurde seit etwa einem Jahr ein seborrhoisches Ekzem der Kopfhaut mit verschiedenen Externa wie Fertigpräparaten und Rezepturen behandelt. Nach akuter Verschlechterung Epikutantestung.
Befund: Testreaktionen 1, 2 und 4 eindeutig positiv, 5 negativ, 3 fraglich. Hier noch spätere Ablesung vorgesehen.
Bewertung: Typ-IV-Sensibilisierung auf Duftstoffmix, Propylenglykol, Triclosan.
Anmerkungen zur Durchführung: Die Testpflaster wurden mit den als Kontaktallergene infrage kommenden Testsubstanzen beschickt und für 24 Stunden auf den Rücken aufgeklebt. Nach Entfernung der Testpflaster links neben den Markierungsstreifen: 3 positive Reaktionen bei den gezeigten 5 Teststellen.

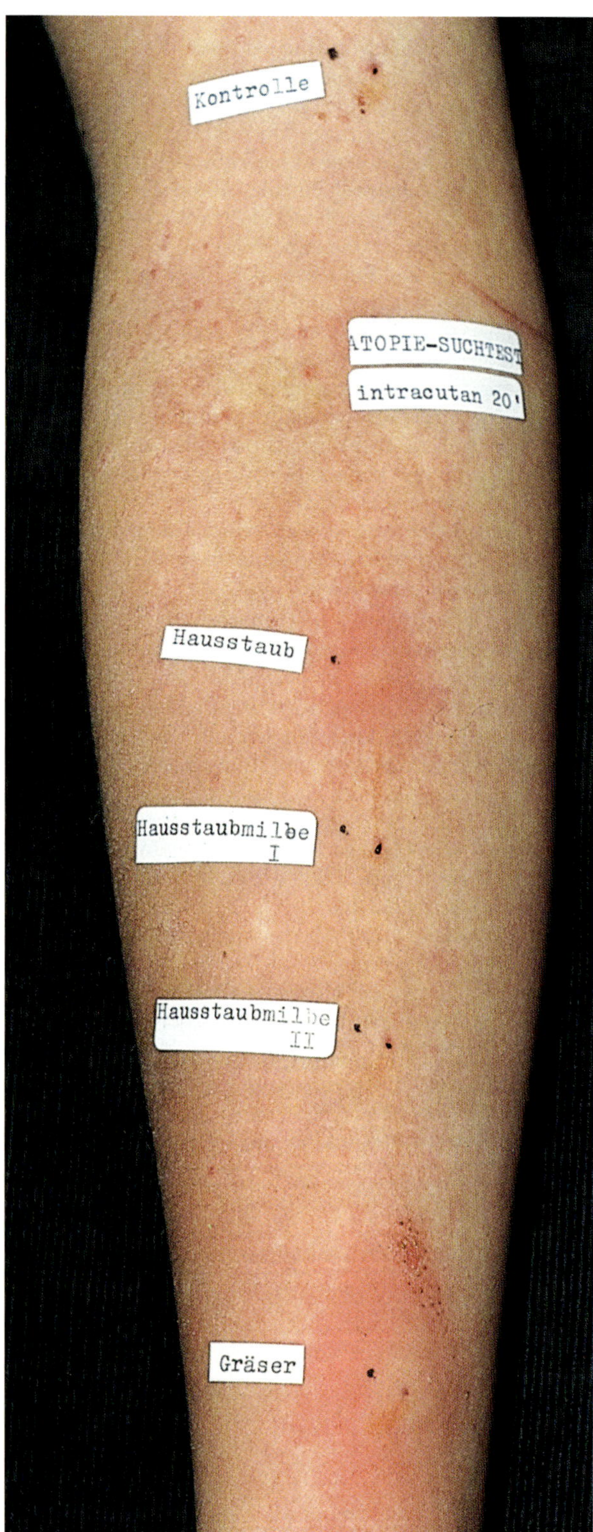

Abb. 7.82 Kutantestung: Intrakutan-Test

Anamnese: seit zwei Jahren Handekzem unklarer Genese. Epikutantestung negativ.
Befund: positive urtikarielle Testreaktionen mit Pseudopodienbildung auf Hausstaub sowie Gräserpollen.
Bewertung: Die nachgewiesene Sensibilisierung spricht für das Vorliegen einer atopischen Diathese. Gleichzeitig fand sich eine atopische Familienanamnese sowie eine Erhöhung von Gesamt-IgE im Blut.

- **Immunserologische Diagnostik:** Nachweis zirkulierender Antikörper (z. B. IgE).
- **Provokationstestung:** Krankheitsprovokation durch Zufuhr verdächtiger Allergene als nasale, konjunktivale oder bronchiale Provokation. Orale Provokation bei Verdacht auf Nahrungsmittel-Intoleranz.
- **Karenztestung:** Vermeidung verdächtiger Substanzen mit dem Ziel der Symptomfreiheit.
- **Spezielle diagnostische Methoden:** z. B. Lymphozyten-Transformationstest.
- **Bewertung von Testungen:**
  - **Allergie:** Ein positiver Hauttest bzw. der immunserologische Nachweis spezifischer Antikörper ist Zeichen einer *Sensibilisierung*. Sie kann ohne Bezug zum vorliegenden Krankheitsbild sein. Der Nachweis der *klinischen Relevanz* kann durch Karenztestung oder sicherer durch Provokationstestung erfolgen. Eine falsch-negative Allergieuntersuchung kann durch technische Fehler oder durch Nichterfassung des relevanten Allergens bzw. Antikörpers verursacht sein.
  - **Intoleranz:** Für eine Intoleranz spricht ein positiver Provokationstest bei negativer Allergiediagnostik.

! Merke Risikolos sind Anamnese, immunserologische Blutdiagnostik und Karenztestung. Mit **Risiken** verbunden sind orale Provokation (Anaphylaxie) und auch Hauttestung (Sensibilisierung). Dies sollte bei einer allergologischen Stufendiagnostik berücksichtigt werden.

Therapie Grundsätzlich bestehen folgende Möglichkeiten:
- **Vermeidung** der Dinge, gegen die Überempfindlichkeit besteht
- **Spezifische Immuntherapie (SIT):** Beseitigung der Überempfindlichkeit durch Hyposensibilisierung.

Symptomatische Therapie: Lokaltherapie mit steroidalen und nicht-steroidalen Antiphlogistika. Systemische antiallergische/antiphlogistische Therapie mit globalen Antiphlogistika/Immunsuppressiva (z. B. Kortikoide, Zytostatika) oder selektiv wirksamen Medikamenten (z. B. Antihistaminika, Cyclosporin).

Prävention und Rehabilitation.

7.6.2 Die Gruppe der Ekzeme

„Ekzem" ist ein über 2000 Jahre alter ärztlicher Begriff und stammt aus der griechischen Medizin (ekzein [gr.] = aufwallen, aufkochen). Ekzeme sind heute mit die häufigsten und wichtigsten Hauterkrankungen. Innerhalb der großen Gruppe der entzündlichen Hauterkrankungen, der Dermatitiden, stellen sie eine spezielle Gruppe von ähnlichen, aber unterschiedlichen Erkrankungen dar. Allen Ekzemen gemeinsam ist die „**Ekzemreaktion**". Sie entsteht auf dem Boden einer Überempfindlichkeit, der Ekzemdisposition, durch zusätzliche Einwirkung von Provokationsfaktoren. Ekzeme haben folgende **gemeinsame ätiopathogenetische Merkmale:**

1. **Keine Infektionskrankheiten:** Ekzeme sind keine infektiösen und kontagiösen Erkrankungen. Erreger können aber als Provokationsfaktoren eine wichtige Rolle spielen.

2. **Ekzemreaktionen:** hautbeschränkte epidermotrope Reaktionen mit obligater Epithelschädigung und entsprechender epidermaler Symptomatik wie Schuppung, Bläschen, Erosionen, Krusten, Keratosen, Rhagaden. Zusätzlich entzündliche Symptome, abhängig von Akuität, Schweregrad und Lokalisation. Kein Befall von Schleimhaut oder extrakutanen Organen.
3. **Ekzemdisposition:** Grundlage jeder Ekzemreaktion ist eine angeborene oder erworbene individuelle **Überempfindlichkeit** als Ekzemdisposition. Sie kann allergischer oder nicht-allergischer Natur sein. Im Gegensatz zur obligat toxischen Kontaktdermatitis sind Ekzeme deshalb fakultative, individuelle Erkrankungen, die nur bei vorhandener Überempfindlichkeit auftreten.
4. **Provokationsfaktoren:** Zur Auslösung einer Ekzemreaktion sind exogene Provokations- bzw. Triggerfaktoren erforderlich. Sie sind meist chemischer oder mikrobieller Natur.
5. **Verlauf:** häufig chronisch-rezidivierender Verlauf durch Ekzemdisposition und Einwirkung von Provokationsfaktoren. Bei Ausschaltung von Provokationsfaktoren jedoch Vollremissionen möglich.
6. **Vollremissionen:** keine Restdefekte wie Narben, Atrophien, sondern stets Restitutio ad integrum.

Klassifizierung

Früher wurde angenommen, dass das „Ekzem" eine einheitliche Erkrankung ist, die in verschiedenen Formen auftritt. Nach heutigem Konzept handelt es sich um ätiologisch unterschiedliche Erkrankungen aber mit klinischen und pathogenetischen Gemeinsamkeiten. Unterschieden werden:

1. Allergisches und nicht-allergisches Kontaktekzem.
2. Atopisches Ekzem.
3. Seborrhoisches und nummulär-mikrobielles Ekzem.

Ekzemähnliche Bilder können z. B. durch venöse Stauung entstehen (Stauungsekzem, Abb. **14.20**).

In der deutschsprachigen Literatur wird häufig zwischen **„Dermatitis"** als akute Entzündung und **„Ekzem"** als chronische Entzündung bei spezieller Disposition unterschieden. In der englischsprachigen Literatur wird einheitlich der Begriff „dermatitis" verwendet.

Die häufigste Ekzemkrankheit ist das **Kontaktekzem.** Es entsteht durch Kontakt chemischer Provokationsfaktoren mit einer überempfindlichen Haut. Die Überempfindlichkeit/Ekzemdisposition kann allergischer oder nicht allergischer Natur sein.

Allergisches Kontaktekzem (Abb. 7.83–7.86)

Dem allergischen Kontaktekzem liegt als Ekzemdisposition eine Überempfindlichkeit durch eine **spezifisch-immunologische Sensibilisierung** zu Grunde. Sie wird erzeugt durch Kontaktallergene.

Die Umgebung des Menschen enthält eine Vielzahl potenzieller **Kontaktallergene** überwiegend industrieller, aber auch biologischer Natur. Ihre allergene Potenz ist unterschiedlich stark. Schwache Kontaktallergene erzeugen selten und spät eine Kontaktallergie, starke häufig und schnell. Grundsätzlich besteht eine **Sensibilisierungsphase.** Die Entwicklung einer Kontaktallergie wird begünstigt durch präexistente Hautveränderungen, welche die Allergenpenetration erleichtern, z. B. ein nicht-allergisches Kontaktekzem. Das allergische Kontaktekzem ist eine Erkrankung des Erwachsenen.

Die **Bedeutung** von Kontaktallergien ist groß. Bei nicht vermeidbaren Kontaktallergenen kann ein hochchronischer Verlauf die Folge sein. Bei beruflich bedingten schweren oder wiederholt rückfälligen Kontaktekzemen kann Berufsunfähigkeit eintreten.

Krankheitsbild Das Krankheitsbild ist abhängig von Akuität, Schweregrad, Lokalisation und Verlauf.

Subjektiv: Juckreiz bei allen Ekzemformen.

Akuität

- **Akutes allergisches Kontaktekzem.**
  Etwa 24–48 Stunden nach Allergenkontakt bei bestehender Sensibilisierung auftretend. Akut-exsudative Entzündung mit stadienhaftem Ablauf:
  1. **Erythemstadium:** unscharf begrenzte Rötung.
  2. **Exsudatives Stadium:** Ödem, Bläschen bzw. Blasen, Erosionen, Nässen und Krusten.
  3. **Rückbildungsstadium:** Schuppung, Reströtung.
- **Übergangs- und Mischformen.**
  - **Übergangsform** des subakuten Ekzems: noch akut-exsudative Hautsymptome wie Rötung, Schwellung, eventuell Bläschen, aber schon Zeichen der chronischen Entzündung mit Papulovesikeln und Papeln.
  - **Mischformen:** Nebeneinander von chronisch-lichenifizierten sowie akut-exsudativen Herden bei chronischen Ekzemen mit akuten Schüben.
- **Chronisches allergisches Kontaktekzem.**
  Nach längerer Ekzemdauer allmähliche Rückbildung der akut-exsudativen Entzündung zugunsten einer chronisch-proliferativen Entzündung. Symptome:
  - **Erythem**
  - **Papulovesikel** und **Papeln** mit Tendenz zu konfluieren
  - **Lichenifikation:** flächenhafte Hautverdickung mit vergröbertem Faltenrelief und lichenoidem Glanz
  - fakultativ **Hyperkeratosen** und **Rhagadenbildung**
  - **Chronizität.**

Schweregrad: unterschiedlich, von leichter Rötung und Schuppung bis Vollbild. Mitbestimmt von Exposition und Stärke der Sensibilisierung.

Befallsmuster und Lokalisation: Befallsmuster mit unscharf begrenzten Ekzemherden und Streuherden. Lokalisation bedingt durch Kontaktstelle von Allergen und Haut.

Verlauf

Abhängig von Allergenkontakt.

- Bei einmaligem bzw. kurzfristigem Kontakt: akutes, zeitlich befristetes Kontaktekzem.
- Bei wiederholter Exposition: Übergang in chronisch-rezidivierendes Kontaktekzem.
- Bei anhaltender Einwirkung schwacher Allergene: auch primär chronisches Kontaktekzem möglich.

Meist chronisch-rezidivierend mit akuten Schüben. Bei vollständiger Allergenkarenz Abheilung unter Bestehenbleiben der Sensibilisierung.

Sonderformen

- **Lokalisation:** an Händen und Füßen – bedingt durch die übermäßig dicke Hornschicht – folgende Sonderformen:

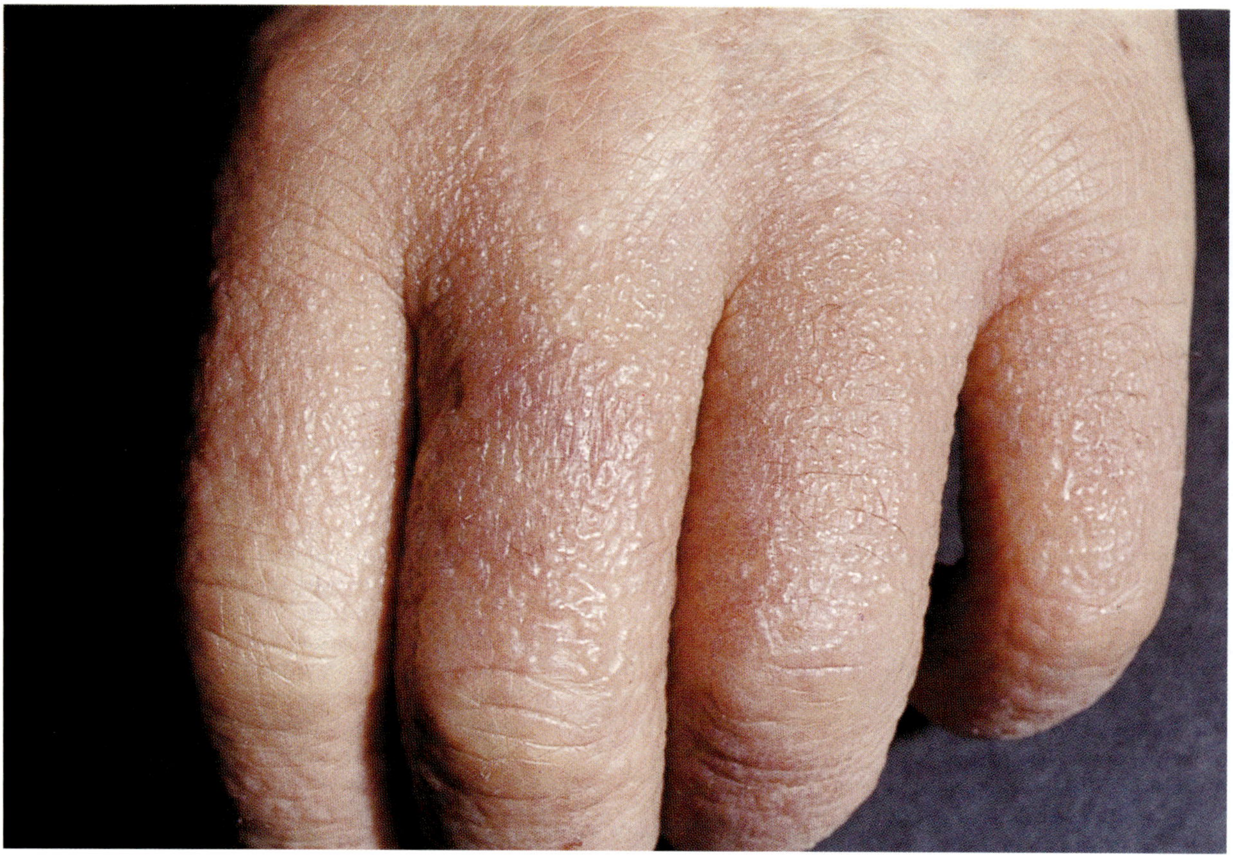

Abb. 7.83a Akutes allergisches Kontaktekzem: exsudatives Stadium.
Anamnese: Der 33-jährige Patient arbeitete in einem chemischen Betrieb, in dem Inhaltsstoffe von Selbstverteidigungssprays (Tränengas) hergestellt werden. Nach mehrmonatiger Tätigkeit plötzlich aufgetretene Hautveränderungen.
Befund: an der Streckseite der Finger und an den Handrücken unscharf begrenzte, flächenhafte Rötung mit dicht stehenden Vesikeln. – Epikutantestung: positiv auf Chloracetophenon (beruflicher Kontaktstoff). BKS und Leukozyten normal, kein Fieber.
Differentialdiagnose: Erysipel (Fieber, Entzündungsparameter), toxische Kontaktdermatitis (keine Kontaktsensibilisierung).
Anmerkung: Die Blasenbildung ist das makroskopische Äquivalent der histologischen spongiotischen Bläschenbildung.

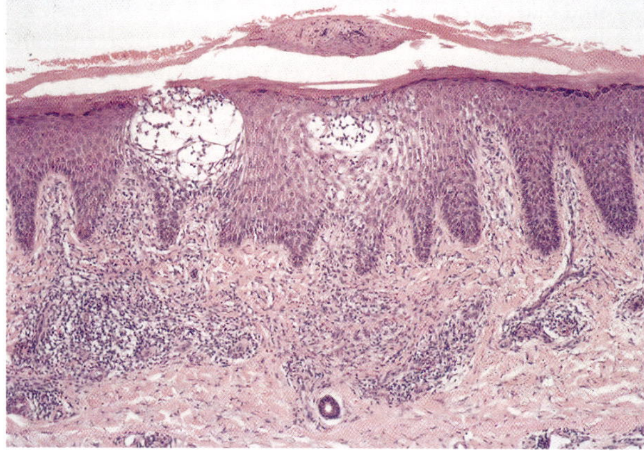

Abb. 7.83b Akutes allergisches Kontaktekzem (Histologie). Die Epidermis ist durch ein interzelluläres Ödem schwammartig aufgelockert (Spongiose). Ödematöse Zonen konfluieren zu spongiotischen Bläschen. Eine Serumkruste ist aufgelagert. Lymphozyten liegen im oberen Korium.

   - **Dyshidrotisches Ekzem:** Ekzembläschen sind wegen der dicken Hornschicht stabil, es entsteht das Bild des Dyshidrosis-Syndroms (s. Kap. 12.3.3).
   - **Hyperkeratotisch-rhagadiformes Ekzem:** stark ausgeprägte Hyperkeratose mit tiefen Rhagaden.
- **Exposition:**
   - **Hämatogenes** allergisches Kontaktekzem: z. B. durch nickelhaltige Nahrungsmittel, Osteosynthesematerial, Medikamente.
   - **Aerogenes** allergisches Kontaktekzem: z. B. durch allergenhaltigen Dunst von Zimmerpflanzen, Farbanstrichen.
   - **Photoallergisches** Kontaktekzem: z. B. durch antimikrobielle Stoffe, Lichtschutzmittel (s. Kap. 7.5.4).

Komplikationen

- **Bakterielle Infektion:** meist Staphylokokken und/oder Streptokokken. Bild des sekundär infizierten Kontaktekzems.
- **Allergieerweiterung:** Entwicklung weiterer Kontaktallergien. Gründe: erleichterte Allergenpenetration

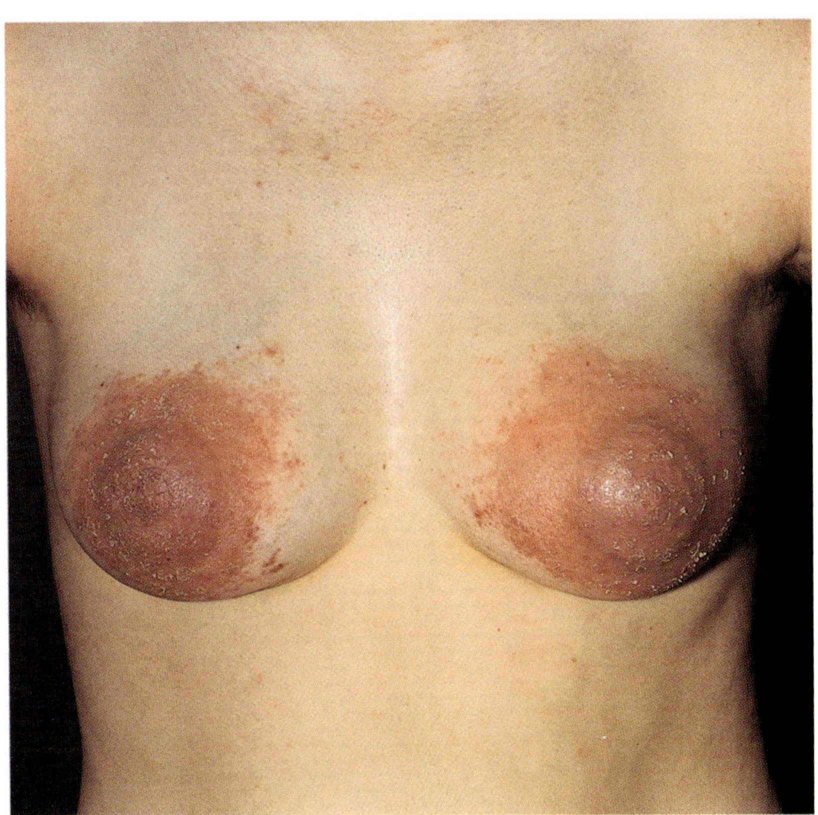

Abb. 7.84 Akutes allergisches Kontaktekzem mit Streuung.

Anamnese: 29-jährige, stillende Patientin. Nach Anwendung einer Brustwarzen-Pflegesalbe stark juckender Hautausschlag, der Abstillen notwendig machte. Trotz mehrtägiger Anwendung einer kortikoidhaltigen Creme keine Besserung.
Befund: an Mamillen, Warzenhof und Umgebung beidseitig flächenhafte, unscharf begrenzte Rötung mit Schuppung, zahlreiche Erosionen und einzelne Bläschen. In der Umgebung sowie am Dekolleté papulovesikulöse Streuherde. – Epikutantestung: positive Reaktion auf das Konservierungsmittel Para-Hydroxybenzoesäureester. Es war sowohl in der Brustwarzen-Pflegesalbe als auch in der verordneten Cortison-Creme vorhanden.
Differentialdiagnose: Morbus Paget der Mamille (einseitig, Abb. **12.7**).
Anmerkung: Der Befund zeigt die für ein allergisches Kontaktekzem so typische unscharfe Begrenzung und Streuung.

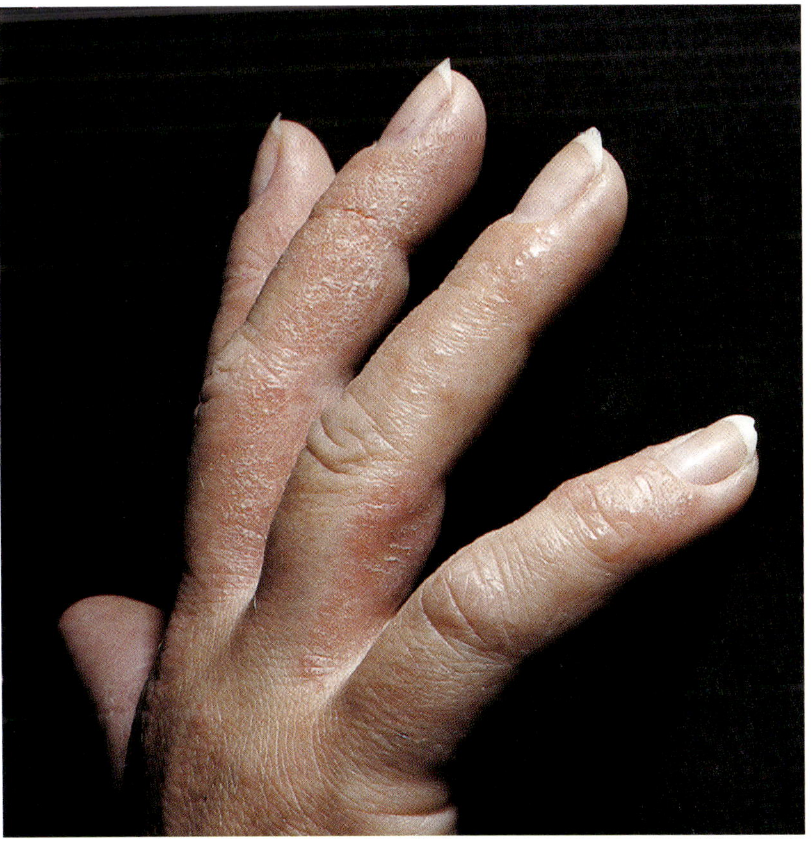

Abb. 7.85 Subakutes allergisches Kontaktekzem.

Anamnese: Ein vorbestehendes, nicht-allergisches, chronisches Kontaktekzem wurde mit wechselnden Salben über längere Zeit behandelt. Dann plötzliche Verschlechterung mit Ausbreitung und Streuherden.
Befund: An der rechten Hand zeigt die Haut der Fingerrücken und Fingerseiten unscharf begrenzte Erytheme, feinlamellöse Schuppung, stecknadelkopfgroße Bläschen und vereinzelt Rhagadenbildung. – Epikutantestung: positive Reaktion auf Perubalsam, Bestandteil zuvor angewendeter Salben. Mykologische Untersuchung: negativ.
Anmerkung: Als Komplikation eines nicht-allergischen chronischen Kontaktekzems ist im Rahmen der Salbenbehandlung eine Kontaktsensibilisierung mit nachfolgendem allergischen Kontaktekzem aufgetreten. Jetzt Mischbild von chronischen und akuten Symptomen.

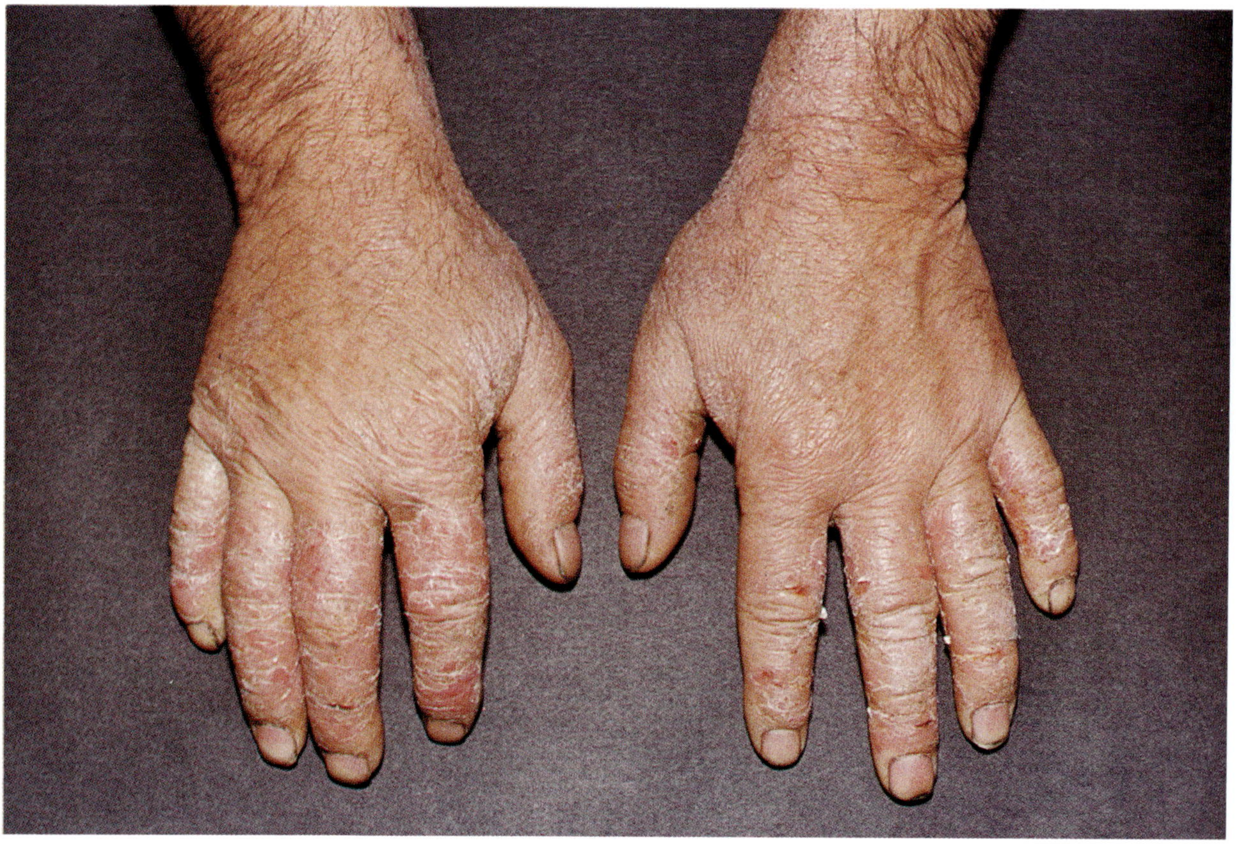

Abb. 7.86a Chronisches allergisches Kontaktekzem mit akutem Schub.

Anamnese: 53-jähriger Maurer. Die Hauterkrankung besteht seit etwa zehn Jahren in zunehmender Stärke. Während des Urlaubs jeweils deutliche Besserung. Wegen Verdachts auf eine Berufserkrankung erfolgt eine ärztliche Anzeige bei dem Versicherungsträger. Jetzt Untersuchung und Begutachtung.

Befund: An beiden Händen ist die Haut der Finger und Handrücken mit Übergang auf die Unterarme entzündlich gerötet, schuppend, verdickt und zeigt stellenweise Erosionen und Rhagaden. Unscharfe Begrenzung. – Epikutantestung: positive Reaktion auf Kaliumdichromat.

Differentialdiagnose: nicht-allergisches Handekzem (Abb. **7.78**), atopisches Handekzem (andere Atopiesymptome, negative Epikutantestung).

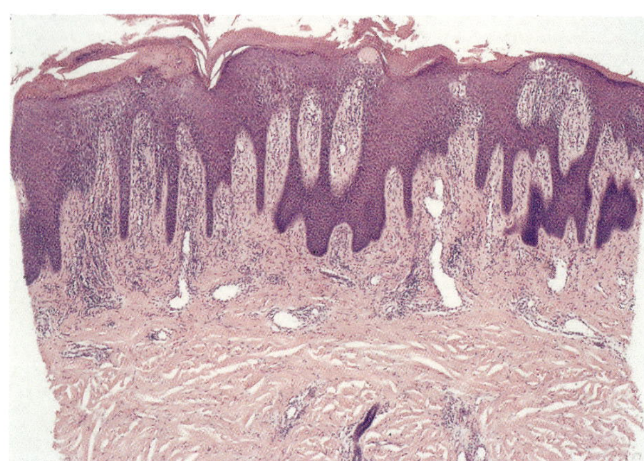

Abb. 7.86b Chronisches allergisches Kontaktekzem (Histologie).

Die Epidermis ist irregulär verbreitert (Akanthose), die Reteleisten sind verlängert. Das interzelluläre Ödem (Spongiose) ist nur noch gering vorhanden. Die Verhornung ist parakeratotisch. Das Stratum papillare ist fibrotisch verdichtet und von Lymphozyten infiltriert.

durch die entzündlich veränderte Haut, Kontakt mit potenziellen Allergenen im Rahmen der Lokalbehandlung.

- **Ausbreitung** des Ekzems und Übergang in eine sekundäre Erythrodermie (s. Kap. 7.9.1).

Diagnostik

- **Anamnese:** wichtige Angaben wie individuelle, sporadische Erkrankung, Kontakt mit möglichen Allergenen, zeitlich-örtlicher Zusammenhang.
- **Klinisches Bild:** unscharf begrenzte Ekzemherde, Streuherde.
- **Allergologische Diagnostik:** Allergenidentifizierung und damit Sicherung einer Kontaktsensibilisierung durch Epikutantestung.
  - **Epikutantestung** (Läppchentest): Aufkleben von Testpflastern mit fraglichen Allergenen. Applikation 1–2 Tage, Ablesung nach Abnahme sowie 72 oder 96 Stunden nach Testapplikation. Testreaktion von 0 bis +++. Testung in Form von Testreihen: Standardreihe mit wichtigsten, aktuellen Allergenen, spe-

zielle Testreihen anamnesebezogen nach Ekzemlokalisation oder Beruf. Voraussetzung ist eine normale, testfähige Haut.
Sonderform: **Photopatch-Test** als belichteter Epikutantest bei V.a. Photoallergie.
Wichtige Interpretation: Ist die Testreaktion positiv (Sensibilisierung), irritativ-toxisch, falsch positiv oder falsch negativ? Ist die Sensibilisierung klinisch relevant, d.h. Ursache des bestehenden Ekzems?
  - **Karenztest:** Remission nach Beendigung des Allergenkontaktes.
- **Histologischer Befund:** Die Histologie ist stadienabhängig:
  - **Akutes Ekzem:** akut-exsudative Entzündung mit Parakeratose, intraepidermalen Lymphozyten und spongiotischer Bläschenbildung sowie perivaskulärem entzündlichem Infiltrat.
  - **Chronisches Ekzem:** chronisch-infiltrative, epidermoproliferative Entzündung mit chronisch-entzündlichem Infiltrat sowie Hyperkeratose und Epithelhyperplasie.

Differentialdiagnose: akut-toxische Kontaktdermatitis, irritative Kontaktdermatitis. Nicht-allergisches Kontaktekzem (keine Streuphänomene, negative Epikutantestung). Atopisches Ekzem (Atopieanamnese, Befallsmuster). Morbus Paget der Mamille bzw. extramammär (Histologie), Mykose (Pilznachweis).

Ätiopathogenese

Induktionsphase: Fehlreaktion des Immunsystems, das normalerweise vertragene Kontaktstoffe jetzt als Antigene registriert. Ekzemantigene sind meist niedermolekulare chemische Substanzen und inkomplette Antigene, selten Proteine. Komplettierung zu Vollantigenen durch Bindung an Epidermisproteine. Phagozytose durch Langerhans-Zellen, Transport in regionäre Lymphknoten und Präsentation gegenüber T-Lymphozyten. Spezifische Sensibilisierung zu TH-1-Helferzellen, Proliferation und Zirkulation.

Auslösephase: Das Zusammentreffen von Kontaktantigen und sensibilisierten Lymphozyten in der Haut provoziert eine **Typ-IV-Überempfindlichkeitsreaktion** vom Ekzemtyp. Durch lokale Spreitung bzw. lympho-hämatogene Verschleppung des Antigens unscharfe Begrenzung der Ekzemherde und Streuherde.

Allergenzufuhr meist durch direkten Hautkontakt, selten aerogen oder hämatogen. Eine erworbene Kontaktallergie bleibt durch das immunologische Gedächtnis grundsätzlich lebenslang erhalten.

Häufige **Kontaktallergene** sind: Nickelsulfat (u.a. Modeschmuck), Kobaltchlorid (häufig zusammen mit Nickelsulfat), Duftstoffe (u.a. Kosmetika), Perubalsam (u.a. Salben, Kosmetika, Gewürze), Kaliumdichromat (u.a. Zement, Fliesenkleber), p-Phenylendiamin (schwarzer Farbstoff), Paragruppenallergie.

Besonderheiten:
- Gruppen-/Kreuzallergie chemisch verwandter Substanzen (z.B. Paragruppenallergie).
- Kopplungsallergie durch gemeinsames Vorkommen von Allergenen.
- Pfropfallergie bei bereits vorbestehender Allergie.
- Polyvalente Allergie bei 6 oder mehr gleichzeitig bestehenden Sensibilisierungen.

Therapie Die Ekzemtherapie erfordert umfangreiche Kenntnisse und Erfahrungen. Grundzüge sind:
- **Allergenkarenz:** klinische Heilung möglich durch Allergenidentifizierung und Allergenelimination. Kann schwierig bzw. eingreifend sein, bei ubiquitären Antigenen fast unmöglich.
- **Symptomatische Behandlung:** „antiekzematöse“ bzw. antiallergische Lokaltherapie unter Berücksichtigung folgender Aspekte:
  - **Akuitätsstadium:** bei akutem Kontaktekzem Lokalkortikoidcremes (je nach Schweregrad Wirkungsstärke 1–4), bei Infektionsgefahr kombiniert mit antiinfektiöser Lokaltherapie. Bei chronischem Ekzem antientzündliche/antiproliferative Lokaltherapie mit Kortikoidsalben oder nichtsteroidalen Antiphlogistika (s. Kap. 5.2).
  - **Behandlung bzw. Vermeidung von Komplikationen:** antiinfektiöse Therapie bei Sekundärinfektionen; Verhütung der Entstehung zusätzlicher Kontaktallergien durch Auswahl geeigneter Lokaltherapeutika.
  - **Generalisierung** und Gefahr der Erythrodermie: systemische Kortikosteroidbehandlung erforderlich.
- **Rehabilitation und Prophylaxe:** Nachbehandlung und protektive Hautpflege sowie Schutz der Haut vor irritativen oder potenziell allergenen Kontaktstoffen ist von besonderer Wichtigkeit. Eine individuelle Beratung des Ekzempatienten ist je nach seinen beruflich-privaten Tätigkeitsfeldern von großer Bedeutung.

Nicht-allergisches Kontaktekzem

(s. Kap. 7.5.5)

Synonyme: Abnutzungsdermatose, irritatives Kontaktekzem, degeneratives Ekzem

Dem nicht-allergischen Kontaktekzem liegt als Ekzemdisposition eine Überempfindlichkeit durch **Ausfall lokaler Hautschutzmechanismen** zu Grunde. Es entwickelt sich aus einer chronisch-irritativen Kontaktdermatitis (s. Kap. 7.5.5).

Krankheitsbild
- **Typisches klinisches Bild:** hyperkeratotisch-rhagadiformes Handekzem, auf Expositionsort begrenzt. Keine Streuherde.
- **Lokalisation:** meist Hände.

Verlauf: hochchronisch und therapieresistent.

Komplikation Entwicklung eines allergischen Kontaktekzems durch Penetration potenzieller Allergene.

Diagnose
- **Anamnese, klinisches Bild:** auf Expositionsort beschränkt, keine Streuherde.
- **Allergietestung:** negativ.

Differentialdiagnose: andere Ekzeme, Psoriasis vulgaris.

Ätiopathogenese Durch chronische Überbelastung mit Irritantien (s. Kap. 7.5.5) kommt es zu Degeneration von Hautschutzmechanismen und Barriereschädigung.

Alltagsbelastungen und **Irritanzienwirkung** können nicht mehr kompensiert werden und führen zur Freisetzung proinflammatorischer Zytokine und zur Entwicklung einer Ekzemreaktion. Liegt bereits eine andere Ekzemdisposition vor, z.B. bei gleichzeitig bestehender Atopie, wird diese Entwicklung verstärkt und beschleunigt.

Therapie

- **Karenz:** Entlastung der Haut von äußeren Einwirkungen, soweit möglich.
- **Hautschutz:** je nach Belastungsart unterschiedliche Maßnahmen wie Schutzhandschuhe, berufsbezogene Hautschutzsalben, protektive Hautpflege.
- **Symptomatische Lokalbehandlung:** keratolytisch mit Salizylsäure und Harnstoff, antiproliferativ mit Teer/Teerderivaten, auch Antipsoriatika. Bei Bedarf antientzündlich mit Lokalkortikoiden und nichtsteroidalen Antiphlogistika.

Bei **schwerem Krankheitsbild** auch lokale PUVA-Therapie, innerlich Retinoide. Röntgenweichstrahltherapie.

Atopisches Ekzem und Atopiesyndrom (Abb. **7.87–7.90**)

Das **atopische Ekzem** ist eine ganz besondere, komplexe Ekzemform. In Hautsymptomatik und Histologie ist es dem allergischen Kontaktekzem vergleichbar. Es bestehen aber folgende **Besonderheiten:**

- genetische Prädisposition mit Familiarität und Erblichkeit
- Erstmanifestation bereits im Säuglings- und Kleinkindalter, selten im Erwachsenenalter
- Assoziation mit einer Schleimhautüberempfindlichkeit von Verdauungstrakt, Auge und Atemwegen
- häufig erhöhte IgE-Werte im Serum.

Mit dem Begriff „**Atopie**" bzw. „**Atopie-Syndrom**" wird das familiäre gemeinsame Auftreten von

- atopischem Ekzem,
- Nahrungsmittelallergie,
- allergischer Rhinokonjunktivitis und
- Asthma bronchiale,

verbunden mit einer IgE-Erhöhung im Serum, zusammengefasst.

Der **atopischen Haut-Schleimhaut-Überempfindlichkeit** liegen pathogenetisch T-Zell- Sensibilisierungen und IgE-Antikörperbildung gegen normalerweise vertragene chemische und biologische Umweltstoffe zu Grunde. Andere Faktoren können nicht immunologisch adjuvant oder krankheitsprovozierend einwirken. Insofern handelt es sich bei dem atopischen Erkrankungskomplex um eine **erbliche Dispositionskrankheit**, vergleichbar der Psoriasis.

Die **Häufigkeit** atopischer Erkrankungen ist groß und weiter zunehmend. Es werden folgende kumulative Prävalenzen angegeben (BRD): atopisches Ekzem im Kindesalter 10–20%, allergische Rhinokonjunktivitis 12–15%, Asthma bronchiale 5–10%.

Die **Bedeutung** atopischer Erkrankungen ist erheblich, insbesondere bei schweren Verläufen. Sie umfasst Krankheitsbelastung mit quälendem Juckreiz, kindliche Entwicklungsstörungen in somatischer, psychischer und sozialer Hinsicht, Minderung der Leistungsfähigkeit, Probleme der Lebensgestaltung, Lebensführung und Lebensqualität, Vererbungsrisiko.

Die **Erkrankungen** des atopischen Syndroms können einzeln oder miteinander kombiniert auftreten. Patienten mit atopischem Ekzem haben in 50–80% Sensibilisierungen oder manifeste assoziierte Erkrankungen wie Nahrungsmittelallergie, allergische Rhinokonjunktivitis oder Asthma bronchiale. Ihre Manifestation ist altersabhängig. Atopisches Ekzem und Nahrungsmittelallergie treten bereits im Säuglings- und Kleinkindalter auf und bilden sich zum Teil wieder zurück. Stattdessen kann sich im Kindes- und Jugendalter eine allergische Rhinokonjunktivitis entwickeln, mit dem Risiko des Übergangs in ein allergisches Asthma bronchiale, sog. „**atopischer Marsch**".

Krankheitsbild und Diagnostik: Atopisches Ekzem

Krankheitsbild Das atopische Ekzem zeigt grundsätzlich einen lebensaltersbezogenen stadienhaften Verlauf hinsichtlich Akuität und Befallsmuster. Die Hautveränderungen sind **symmetrisch** lokalisiert.

- **Säuglingsalter:** postpartal auftretende exsudativ-entzündliche Ekzemherde. Beginn Gesicht und Kapillitium. Hier auch gelbliche-bräunliche Krustenbildung („**Milchschorf**"). Ausbreitung auf Hals, Rumpf und Extremitäten möglich.
- **Kleinkind- und Kindesalter:** mehr subakut-chronische ekzematöse Dermatitis mit papulöser und/oder pruriginöser Komponente sowie Lichenifikation. Prädilektionsstellen: typischer Befall von **Gelenkbeugen** wie Ellenbeugen, Kniekehlen, Hand- und Fußgelenke („Beugenekzem"), weiterhin Hals und häufig Hände.
- **Jugend- und Erwachsenenalter: chronisch**-lichenifiziertes Ekzem mit akuten Exazerbationen, zum Teil auch überwiegendes **Prurigobild** (s. Kap. 7.9.2). Befallsmuster: hier zusätzlicher Befall von Gesicht, Hals und Oberkörper möglich. Selten Spätmanifestation ohne vorangehende Atopiesymptomatik, auch im hohen Erwachsenenalter.

! **Merke** Der Name „**Milchschorf**" (Crusta lactea) entstand wegen der Ähnlichkeit der Hautveränderungen mit angebrannt-verkrusteter Milch. Er bedeutet **nicht**, dass Milch die Ursache ist und eine Milchallergie vorliegt.

Lokalisierte Formen und Minimalvarianten: lokalisiert-diskrete Ekzemmanifestationen, z.B. an Ohrläppchenansatz, Lidern, Finger- und Zehenkuppen als Pulpitis sicca (Abb. **7.90**). Aber auch isoliertes Handekzem, teilweise mit Dyshidrosissymptomatik, Lippenekzem, Kopfekzem, Vulvaekzem, Analekzem.

Maximalvariante: atopische Erythrodermie.

Fakultative Atopiestigmata: trockene Haut mit Sebostase bis zu einem ichthyosisähnlichen Bild, Keratosis pilaris, faltige Handinnenflächen mit verstärkter Handlinienzeichnung („Ichthyosishand"), Gesichtsblässe, doppelte Lidfalte, Reduktion der lateralen Augenbrauen (Hertoghe-Zeichen).

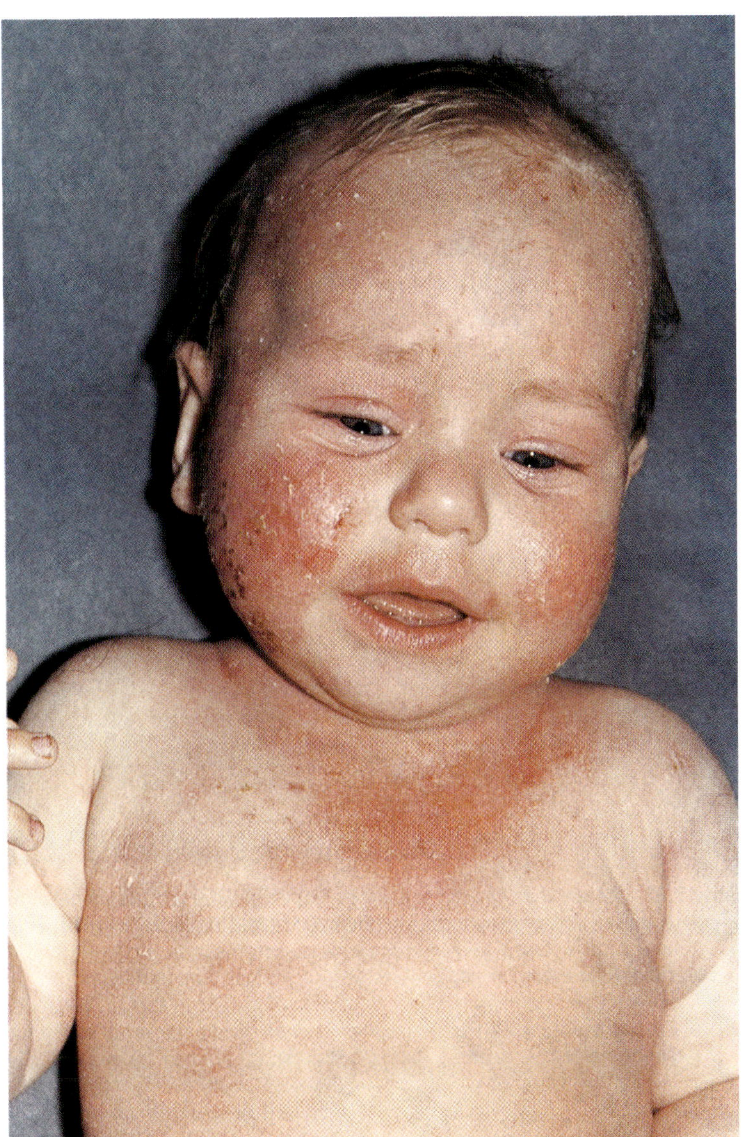

Abb. 7.87 Atopisches Ekzem.
Anamnese: 14-Monate altes Kind. Die Erkrankung begann im 3. Lebensmonat am Kopf als „Milchschorf" und breitete sich weiter aus. In der Familie gibt es weitere Fälle von atopischem Ekzem.
Befund: Das gesamte Integument zeigt in unterschiedlicher Stärke Rötung, feinlamellöse Schuppung, im Wangen- und Brustbereich auch Erosionen, zum Teil mit eitrigen Krusten belegt. – IgE im Serum erhöht.
Differentialdiagnose: seborrhoisches Ekzem (Abb. **7.91**).

Weitere Befunde:
- Neurovegetative Regulationsstörungen: u. a. **weißer Dermographismus.**
- Schleimhauterkrankungen (ca. 50%): Nahrungsmittelallergie u./o. Rhinokonjunktivitis u./o. Asthma bronchiale.
- Extrakutane Befunde: sehr selten Augenfehlbildungen Keratokonus, Katarakt.

Subjektive Beschwerden: häufig starker, quälender Juckreiz, besonders nach Schwitzen sowie nachts, blutige Kratzexkoriationen.

Verlauf Beginn meist im Säuglings- bzw. Kleinkindalter, 85% der Erstmanifestationen bis zum 5. Lebensjahr. Häufig chronisch-schubhafter Verlauf mit möglichen Spontanremissionen in jedem Krankheitsstadium. Rückbildungsrate bis Adoleszenz ca. 60–80%. Bereits ab dem Säuglingsalter Sensibilisierungen und auch klinische Manifestation gegen Umweltallergene, zunächst Nahrungsmittel, dann aerogene Allergene. Bei Nahrungsmittelallergie ebenfalls meist Rückbildung, bei Rhinokonjunktivitis Risiko der Asthma-Entwicklung.

Komplikationen
- **Superinfektionen** der Haut durch **Bakterien** (Staphylokokken, Streptokokken) und **Viren** (Molluscum-contagiosum-, Warzen-, Herpes-Viren). Eine besonders schwere Komplikation ist das sog. **Ekzema herpeticatum**, bei schwerem Verlauf lebensbedrohlich. **Ekzema vaccinatum** bei früherer Pockenschutzimpfung. Pilzinfektionen zum Teil bedingt durch Kortikoidtherapie.
- **Atopische Erythrodermie.**

Diagnostik
- **Anamnese:** atopische Eigen- und Familienanamnese, Juckreiz.
- **Klinisches Bild:** typische Hautveränderungen, chronischer Verlauf.

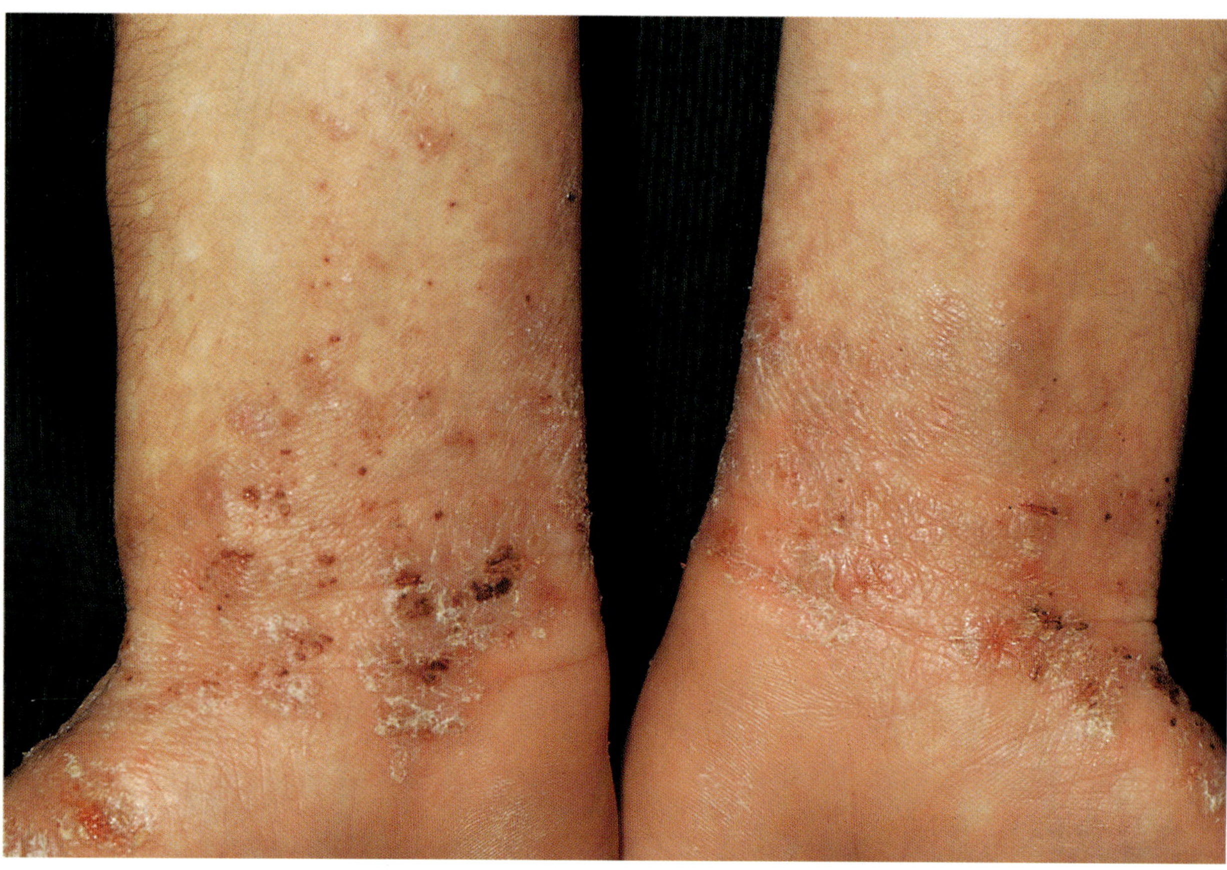

Abb. 7.88 Atopisches Ekzem: subakutes impetiginisiertes „Beugenekzem".
Anamnese: 12-jähriger Junge. Als Säugling leichtes periorales Ekzem, seit der Einschulung erneut einzelne Ekzemherde, jetzt konstant in den Gelenkbeugen. Familienanamnese negativ.
Befund: über beiden Handgelenkbeugen, rechts mit Übergreifen auf den Daumenballen, unscharf begrenzte, bräunlich tingierte Rötung mit randständig einzelnen, zentral konfluierenden Papeln, vergröberter Hautfältelung, Hautverdickung und vermehrtem Glanz (Lichenifikation). Weiterhin Exkoriationen, Schuppen sowie seröse und hämorrhagische Krusten.
Besonderheiten: Als weitere Manifestation der atopischen Diathese liegt eine Pollinose (Heuschnupfen) vor.

- **Allergologische Diagnostik:**
  - **Hauttestung:** Nachweis von Typ-I-Sensibilisierung gegen Nahrungsmittel wie Kuhmilch, Hühnerei oder Erdnüsse sowie aerogene Allergene wie Hausstaubmilben, Pollen, Tierhaare oder Pilzsporen.
    Prick-Test: Lanzett- bzw. Nadelstich bewirkt eine Eintrittspforte für aufgetropfte Allergenlösung. Auch Intrakutantest. Positive Testreaktion nach 20 min: Quaddelbildung.
    Atopie-Patch-Test: Nachweis aerogener Kontaktallergene als Ekzemursache mit Epikutantestmethode.
    Epikutantestung: Ausschluss einer Kontaktsensibilisierung.
  - **IgE-Antikörper:** bei ca. 80% aller Patienten erhöhtes Gesamt-IgE im Serum, Nachweis von spezifischem IgE gegen nutritive und/oder aerogene Allergene.
    IgE-Positivität: sog. Extrinsic-Form.
    IgE-Negativität: sog. Intrinsic-Form, kann später IgE-positiv werden.
  - **Karenz/Provokation:** Karenztest bei Aeroallergenen schwierig, bei nutritiver Allergie als Eliminationsdiät möglich. Provokationstest als lokale konjunktivale, nasale, bronchiale Provokation. Bei Nahrungsmittelallergie oraler Provokationstest, Durchführung möglichst doppelblind und Placebo-kontrolliert. Risikoabwägung erforderlich.
  - **Beurteilung:** Hauttestung und Nachweis von spezifischen IgE-Antikörpern zeigen nur eine Sensibilisierung an. Bei unklarer klinischer Relevanz entweder Karenzversuch oder besser Provokationstest. Ein positiver Provokationstest bei negativem Hauttests und negativem Antikörpernachweis spricht für das Vorliegen einer nicht-allergischen Intoleranz.
- **Histologie:** Ähnlichkeit mit dem allergischen Kontaktekzem: Parakeratose, intraepidermal Lymphozyten, Spongiose. Perivaskuläres lymphozytäres Infiltrat, auch eosinophile Granulozyten. Im chronischen Stadium Hyperkeratose und Akanthose.
- **Blutbild:** Eosinophilie.
- **Mikrobiologie:** Fast regelmäßig Kolonisierung der Haut mit Staph. aureus, im Kopf-Hals-Oberkörper-Bereich auch mit Pityrosporum ovale.

Diagnosestellung: Sie kann bei typischem klinischem Bild einfach, bei Abortivformen schwierig sein. Wichtig sind Anamnese, klinisches Bild, allergologische Befunde. **Hauptkriterien** für die Diagnose sind:

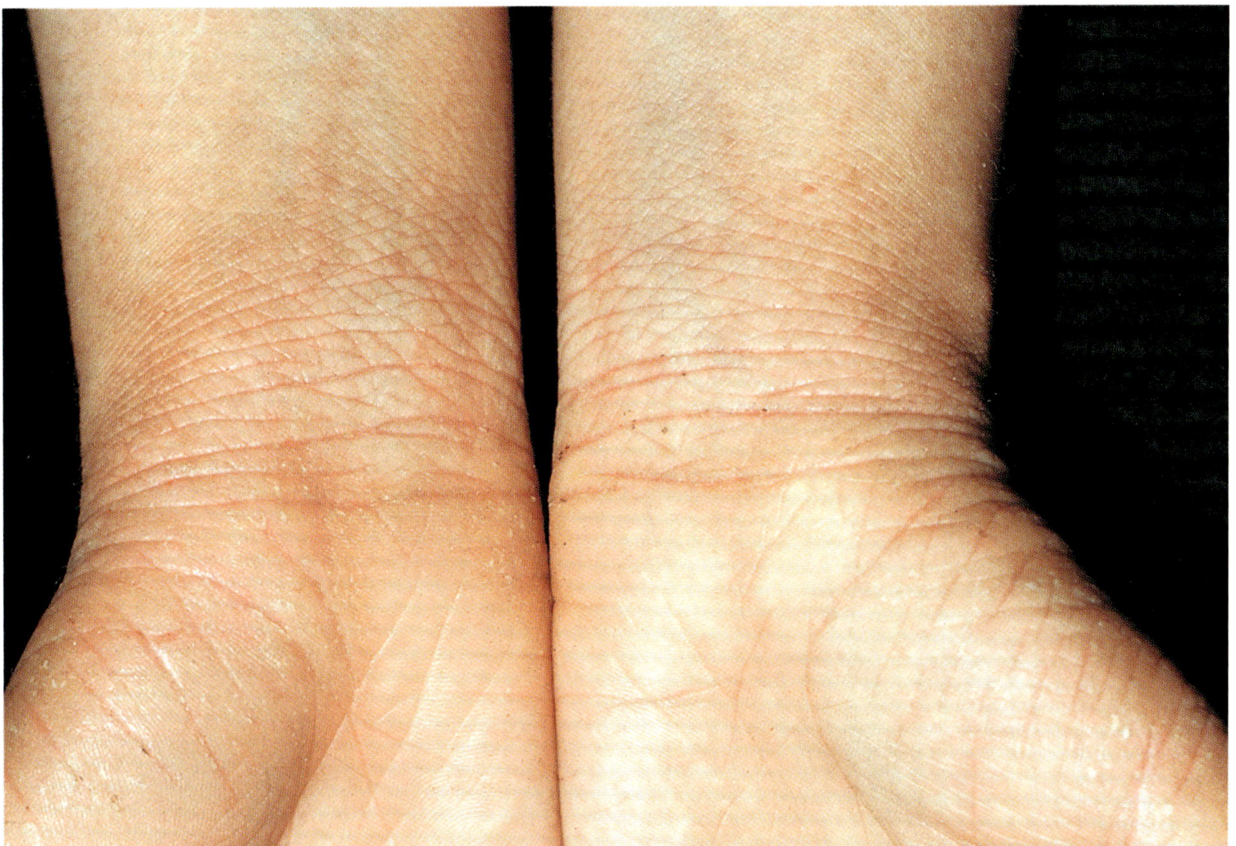

Abb. 7.89 Atopisches Ekzem: chronisch-lichenifiziertes Beugenekzem.
Anamnese: 16-jähriger Patient. Im Säuglingsalter Milchschorf. Seit der Kindheit Beugenekzeme, die sich mit der Pubertät etwas besserten. Zustand nach 3-wöchiger Behandlung mit Lokalkortikoiden.
Befund: über beiden Handgelenkbeugen und Daumenballen gerötete Furchen, vergröberte Hautfelderung und Hautverdickung.

1. Atopische Eigen- und Familienanamnese
2. Pruritus
3. Typisches klinisches Bild: Morphologie und Verteilung unter Berücksichtigung der Altersphase, Atopiestigmata
4. Chronizität
5. Nachweis von IgE-Antikörpern.

Zur **Beurteilung des Schweregrades** dient der so genannte **SCORAD-Index** (Scoring Atopic Dermatitis): Erfassung von Befundkriterien und subjektiven Kriterien.

Differentialdiagnose

- Bei Säuglingen und Kleinkindern: seborrhoische Dermatitis.
- Bei Erwachsenen: allergisches bzw. nicht-allergisches Kontaktekzem, seborrhoisches und mikrobielles Ekzem.

Krankheitsbild und Diagnostik: Nahrungsmittelallergie

Synonym: intestinal vermittelte Allergie

Bereits im Säuglings- und Kleinkindalter auftretende Überempfindlichkeit gegen natürliche Nahrungsmittel wie Kuhmilch, Hühnerei, Soja- und Weizenprodukte, auch Fisch und Erdnüsse. Manifeste Nahrungsmittelallergie bei 30% der Kleinkinder mit atopischem Ekzem. Meist Typ-I-Überempfindlichkeitsreaktion vom Soforttyp, seltener Typ-IV- Reaktion vom Ekzemtyp.

Krankheitsbild Die Überempfindlichkeitsreaktionen sind nicht nur am Darm, sondern sogar häufiger extraintestinal-peripher lokalisiert, auch ohne Darmsymptomatik.

- **Darm:** Übelkeit, Erbrechen, Durchfall, auch nur „Abneigung“ gegen bestimmte Nahrungsmittel.
- **Haut:** Urtikaria, Angioödem, Ekzemexazerbation, Juckreiz.
- **Schleimhaut:** Angioödem, selten Rhinokonjunktivitis.

Sonderform: Orales Allergiesyndrom. Beschwerden bzw. Schwellung der Mundschleimhaut nach Genuss von kreuzreagierendem Nahrungsmitteln wie z.B. Kernobst bei primär bestehender Pollenallergie gegen z.B. Birkenpollen.
Verlauf: Bereits im Kindesalter weitgehende Rückbildung der Nahrungsmittelallergie. Wiederanstieg im Jugend-/Erwachsenenalter mit dem Auftreten von Pollenallergien als sog. Pollen-assoziierte Nahrungsmittelallergie in Form des oralen Allergiesyndroms.

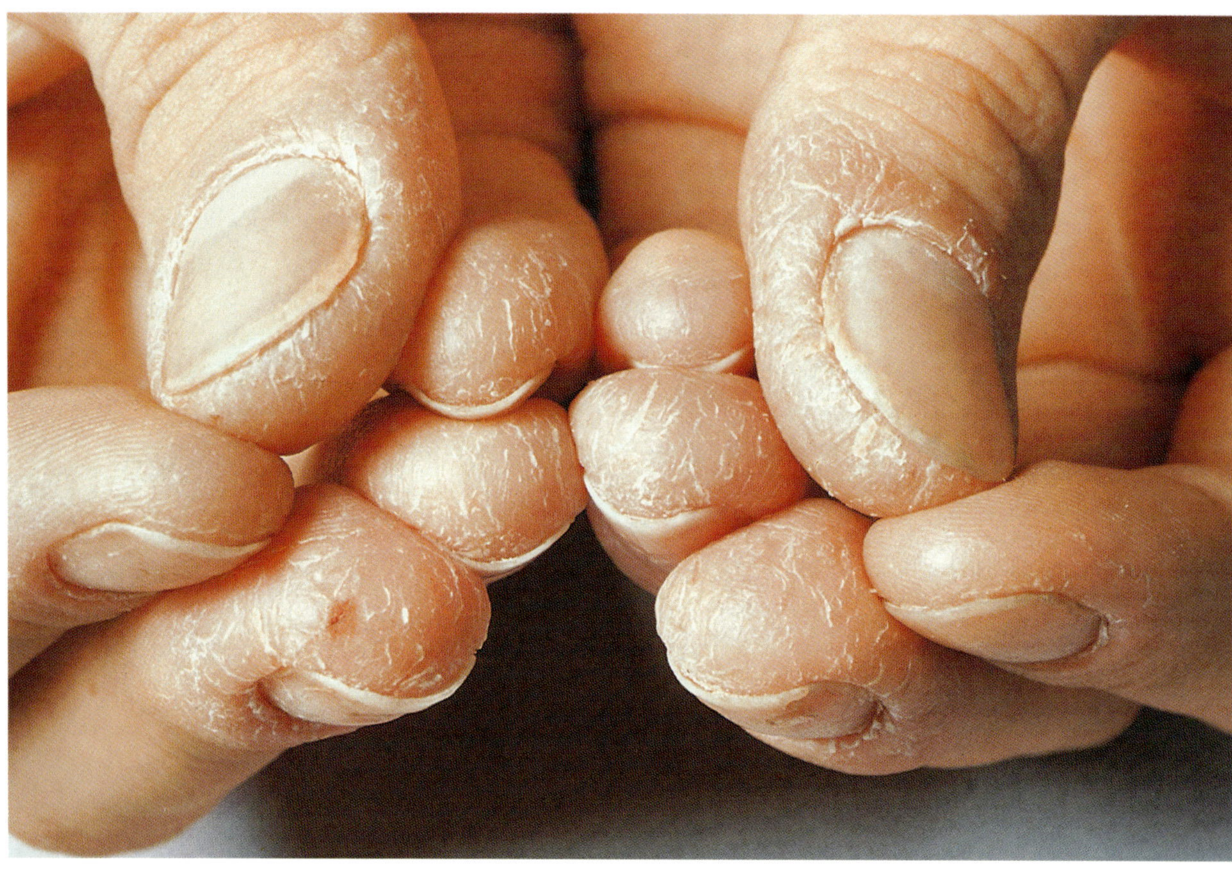

Abb. 7.90 Atopisches Ekzem: Minimalvariante in Form einer Pulpitis sicca.
Anamnese: Außer einer allergischen Rhinokonjunktivitis (Gräser- und Roggenpollen) hatte der 18-jährige Patient bisher keine Atopiesymptome. Zum jetzigen Zeitpunkt im Winter erstmals Entzündung der Finger- und Zehenkuppen.
Befund: an den Endphalangen sämtlicher Finger unscharf begrenzte Rötung und trockene, feinlamelläre Schuppung. Veränderungen einzelner Fingernägel. – IgE im Serum erhöht.
Besonderheiten: Gleichartige Veränderungen finden sich an den Zehen. Sie sollten dort nicht mit einer Mykose verwechselt werden!

Diagnostik
- **Anamnese** mit „Ernährungstagebuch".
- **Klinisches Bild:** nahrungsabhängige Symptome.
- **Testung:** Prick-Test, spez. IgE, Provokation.

Differentialdiagnose: Intoleranzreaktionen auf Nahrungsmittelzusatzstoffe. Histamin-Intoxikation durch verdorbenen Thunfisch oder Makrelen.

Krankheitsbild und Diagnostik: Allergische Rhinokonjunktivitis und Asthma bronchiale

Im Kindes- und Jugendalter auftretende Sensibilisierung gegen normalerweise vertragene aerogene Umweltstoffe. Entwicklung allergischer Überempfindlichkeitsreaktionen meist vom Typ I mit Sofortreaktion. Potenzielle **Allergene** sind:
- **Pflanzliche** Aeroallergene: z. B. Pollen, Pilzsporen.
- **Tierische** Aeroallergene: z. B. Hausstaubmilben Dermatophagoides pteronyssinus und farinae, Tierepithelien v. a. von Katzen, Hunden und Meerschweinchen.
- **Chemische** Aeroallergene: Stäube/Aerosole von z. B. Chemikalien, Holz, Medikamenten.
- Selten: nutritive Allergene.

Krankheitsbild
- **Allergische Konjunktivitis:** Juckreiz, Rötung, Tränenfluss.
- **Allergische Rhinitis:** Niesreiz, Fließschnupfen, Ödem und Obstruktion. Fakultativ polypöse Rhinosinusitis.
- **Allergisches Asthma bronchiale:** unterschiedliche Schweregrade von bronchialer Hyperreagibilität, spastischer Bronchitis bis zu schweren Asthmaanfällen; Folgeerkrankungen.

Komplikation: Pollen-assoziiertes orales Allergie-Syndrom.

! Merke Die sog. **Hausstauballergie** ist meist eine Hausstaubmilbenallergie. Die Hausstaubmilben leben bevorzugt im Bettstaub vieler Wohnungen. Im Bett ist der Milben-Mensch-Kontakt besonders eng. Typische klinische Manifestation einer Milbenallergie ist eine alleinige allergische Rhinitis ohne Konjunktivitis, denn der Mensch schläft mit geschlossenen Augen.

Verlauf Mit dem Rückgang des atopischen Ekzems und der Nahrungsmittelsensibilisierung/Allergie steigt das

Risiko für eine atopische Schleimhauterkrankung. Die akute Symptomatik ist abhängig von der zeitlichen Allergenexposition.

Saisonale Allergene: meist Pollen von Bäumen, Gräsern, Roggen, Wildkräutern sowie Schimmelpilzsporen (Blühkalender!).

Perenniale Allergene: Hausstaubmilben, Tierhaare u.a. von Katzen, Meerschweinchen, Hunden, Sporen von Innenraumpilzen.

In ca. 25% Übergang der atopischen Rhinokonjunktivitis in ein Asthma bronchiale („**Etagenwechsel**").

Bei Pollenallergikern, insbesondere bei Birken-, Beifuß-, Gräserpollenallergie, mögliche assoziierte Nahrungsmittelallergie beachten!

Diagnostik

- **Anamnese:** Allergietagbuch, Pollenflugkalender
- **Klinisches Bild**
- **Allergologische Diagnostik:**
  - Kutantestung (Prick-, Intrakutantest), RAST-Diagnostik mit Nachweis von spezifischem IgE im Serum.
  - Evtl. Relevanzsicherung durch lokale konjunktivale, nasale, bronchiale Provokation.

Differentialdiagnose: nicht-allergische Rhinitis- bzw. Asthmaformen bei unspezifisch erhöhter Irritabilität von Nasen- bzw. Bronchialschleimhaut. Auch Intoleranzen wie Aspirin-oder Sulfit-Intoleranz oder chronische Infektionen.

Ätiopathogenese atopischer Erkrankungen

Ein ätiopathogenetisches Gesamtkonzept der Atopie liegt noch nicht vor.

Genetische Basis: polygen-multifaktorieller Erbgang. Familiarität 60–70%. Erkrankungsrisiko für Kinder bei einem erkrankten Elternteil 30–40%, bei beiden erkrankten Eltern 60–80%. Prädisposition zur Entwicklung von zwei pathogenen Überempfindlichkeitsreaktionen Typ IV und Typ I. Überempfindlichkeit, Manifestation und Verlauf werden mitbestimmt von allergischen und nicht-allergischen Faktoren.

Allergische Überempfindlichkeit: Haut und Schleimhäute von Verdauungstrakt, Augen und Atemwegen.

- **Atopisches Ekzem:**
  - Ekzemdisposition durch Barrieredefekt und spezifische Sensibilisierung.
  - Überempfindlichkeitsreaktion mit T-Zell-vermittelter **Typ-IV-Reaktion** vom Ekzem-Typ bei einem Wechsel von TH-1- zu TH-2-Reaktion.
  - Potenzielle Ekzemantigene als Provokationsfaktoren: normalerweise vertragene Umweltstoffe wie Nahrungsmittel, Pollen, Milben, Tierepithelien oder Schimmelpilzsporen.
  - Weitere mögliche Antigene: mikrobielle Antigene von Staph. aureus und Pityrosporum ovale, auch Autoantigene.
  - Antigenbindung und T-Zell-Sensibilisierung erfolgen über dendritische Zellen der Haut mit Antigen-bindenden IgE-Rezeptoren.
- **Atopische Schleimhauterkrankungen:**
  - Krankheitsdisposition durch spezifisch-allergische Sensibilisierung.
  - Überempfindlichkeitsreaktion mit pathogener **Typ-I-Reaktion** vom Soforttyp mit Antigenbindung an Mastzellen und Folgereaktionen.
  - Provokation durch potenzielle Schleimhautantigene: normalerweise vertragene Nahrungsmittel und biologische Luftschwebestoffe wie Pollen etc.

Über die Phase der testmäßig erfassbaren spezifischen Sensibilisierung/Überempfindlichkeit entwickeln sich die **klinisch-pathogenen Immunreaktionen:** die Ekzemreaktion des atopischen Ekzems und die Schleimhautreaktion der atopischen Schleimhauterkrankungen.

Nicht-allergische unspezifische Faktoren: Förderung der Sensibilisierung durch unspezifische Provokationsfaktoren.

- Bei atopischem Ekzem: Hautirritation durch Wolle, enge Kleidung, Staub, Temperaturwechsel, Tabakrauch, Infekte, Zitrusfrüchte, scharfe Gewürze, Stress.
- Bei atopischen Schleimhauterkrankungen: Luftverunreinigungen wie Feinstaub, Dieselruß.

Weitere Komponente des Atopie-Syndroms: epidermale Barrierestörung, z.T. durch Filaggrin-Gen-Mutationen. Folge: erleichterte Penetration von Noxen und Allergenen → Entzündung, Verlust von Wasser → trockene Haut.

Zunahme atopischer Erkrankungen: Der deutliche Anstieg innerhalb der letzten Jahrzehnte ist nicht mit einer Änderung der genetischen Basis erklärbar. Diskutiert werden:

- Zunahme von Aeroallergenen chemischer und biologischer Natur im Außen- und Innenluftbereich, hier verstärkt durch vermehrte Abdichtung und Isolierung von Räumen.
- Auftreten neuer Allergene.
- Veränderter Lebensstil und Ernährung, Urbanisierung. Bauernkinder haben weniger Allergien.
- Fehlprogrammierung des noch unreifen Immunsystems durch mangelndes Training infolge Überhygiene („Hygienehypothese").

Zusammenfassung all dieser Punkte mit dem Begriff „westlicher Lebensstil".

Therapie atopischer Erkrankungen

Die Therapie atopischer Erkrankungen ist aufgrund der klinischen und pathogenetischen Komplexität schwierig und erfordert besondere Kenntnisse und Erfahrungen. Das Therapiekonzept muss individuell festgelegt werden, es gibt keine Standardtherapie. Eine kausale Therapie im strengen Sinne ist in Anbetracht der genetischen Prädisposition nicht möglich. Die Behandlung umfasst: 1. Symptomatische Therapie, 2. Hyposensibilisierung und 3. Prävention.

1. Symptomatische Behandlung

Ziel der symptomatischen Behandlung ist die Symptomkontrolle.

Atopisches Ekzem:

- **medikamentöse Therapie:**
  - Basistherapie: hydratisierende und fettende Externa (Barrieredefekt!).
  - Lokaltherapie: mit Kortikoiden, Immunmodulatoren (Tacrolimus, Pimecrolimus), nicht-steroidalen Antiphlogistika, lokal-antimikrobiell wirkenden Substanzen.

- Systemische Therapie: in schweren Fällen vorübergehend Kortikoide, Cyclosporin sowie Antibiose nach Antibiogramm.

- **Juckreizbehandlung:** nachts sedierende Antihistaminika.
- **Physikalische Therapie:**
  - Immunmodulatorische Phototherapie: UV-B-311-, auch UV-A-1-Bestrahlung.
  - Klimatherapie: Hochgebirgsklima, Seeklima.
- **Intervall- und Basisbehandlung:** Stabilisierung der Haut durch regelmäßige, intensive Hautpflege u.a. mit harnstoffhaltigen Externa, rückfettende Badetherapie.

Nahrungsmittelallergie: bei schweren allergischen Symptomen systemische Therapie mit Kortikoiden und Antihistaminika. Therapieschwerpunkt: Allergenvermeidung.

Allergische Rhinokonjunktivitis: Lokalbehandlung mit Cromoglicinsäure, Lokalantihistaminika (z.B. Nedocromil, Levocabastin) und Schleimhautkortikoiden. Bei stärkerer Symptomatik auch nicht-sedierende Antihistaminika.

2. Hyposensibilisierung

- **Ziele** der Hyposensibilisierung: Erzeugung einer spezifischen Toleranz durch Zufuhr hoher Allergendosen. Verhinderung neuer Allergien. Verhinderung eines Etagenwechsels.
- **Indikationen:** aerogen-allergische Schleimhauterkrankungen durch Pollen-, Milben-, Tierhaarallergie. Möglich bei Pollen-assoziierten Nahrungsmittelallergien, Versuch bei Ekzem-relevanten aerogenen Allergien.
- **Durchführung:** spezifische Immuntherapie (SIT). Subkutane Injektionen von Allergenextrakten (SCIT), verschiedene Behandlungsschemata. Auch sublinguale Immuntherapie (SLIT).

Wegen der Möglichkeit der Toleranzerzeugung wird die Hyposensibilisierung auch als kausale Therapie angesehen.

> **! Merke** Entgegen früherer Auffassung ist ein bestehendes atopisches Ekzem keine Kontraindikation für Hyposensibilisierungen. Atopie und unkompliziertes atopisches Ekzem sind auch keine Kontraindikationen für übliche Impfungen im Säuglings-/Kindesalter. Die negativen Auswirkungen ungeplanter Wildtyp-Infektionen sollten vermieden werden.

3. Prävention

- **Ziel** der Prävention: Ausschaltung von relevanten Allergenen und pathogenen nicht-immunologischen Faktoren.
- **Prophylaktische Prävention:** bereits bei familiär belasteten Risikokindern postpartal beginnen.
  - **Haut:** intensive Hautpflege und Schutz vor Irritationen durch Kleidung, Waschprozeduren, Staub etc.
  - **Umwelt:** Reduzierung potenzieller exogener Allergenen und Schadstoffe. Stillen bis sechs Monate. Milbenkontaktreduzierung durch entsprechende Bettwäsche (Encasting). In den ersten Lebensjahren keine Felltiere, insbesondere keine Katzen, Hunde. Rauchverbot. Trockene gut belüftete Räume ohne Schimmelbefall. Vermeidung potenzieller Außenluftantigene und Schadstoffe.

> **! Merke** Tabakrauch ist selbst bei Passivrauchen ein Provokationsfaktor des atopischen Ekzems und der Atemwegserkrankungen. Auch das Rauchen in Schwangerschaft und Stillzeit scheint Atopie-fördernd auf das Kind zu wirken.

- **Gezielte Prävention:** nach Krankheitsmanifestation gezielte Vermeidung krankheitsrelevanter, pathogener Faktoren.
  - **Atopisches Ekzem:** gezielte Maßnahmen der prophylaktischen Prävention. Zusätzlich Berufsberatung, Stressmanagement, evtl. psychotherapeutische Maßnahmen.
  - **Nahrungsmittelallergie:** Eliminationsdiät. Bei Kindern die Möglichkeit der Spontanrückbildung beachten und überprüfen.
  - **Atemwegserkrankungen:** gezielte Maßnahmen der prophylaktischen Prävention. Bei Pollinose Schutz- und Vermeidungsstrategien unter Berücksichtigung von Pollenflugkalender und -meldungen.

Wegen der z.T. weiten Verbreitung von Allergenen und Schadstoffen sind Präventionsmaßnahmen zwar wichtig, aber häufig nur begrenzt wirksam.

Aufgrund der komplexen Problematik atopischer Erkrankungen haben sich verschiedene **Patientenbünde und Selbsthilfegruppen** gebildet.

Der häufig chronische Verlauf atopischer Erkrankungen und ein angebliches Versagen der Schulmedizin veranlasst auch Patienten, Zuflucht bei **Alternativtherapien** zu suchen, deren medizinische Wirksamkeit in der Regel nicht nachgewiesen bzw. widerlegt ist. Sie können in Einzelfällen subjektiv helfen, zum Teil aber auch durch Provokation, Mangelernährung etc. gefährlich werden.

Seborrhoisches Ekzem (Abb. 7.91, 7.92)

Synonym: seborrhoische Dermatitis

Charakteristische Merkmale sind Seborrhö als Ekzemdisposition sowie gelbliche Schuppung und Rötung als Ekzemsymptome. Auslösefaktoren der Ekzemreaktion sind meist **Hefepilze.** Lokalisation in sog. „seborrhoischen Hautregionen" mit besonders großen Talgdrüsen. Häufig mit einer Prävalenz von ca. 6%.

Krankheitsbild

- **Säuglingsform** (Abb. 7.91):
  Beginn häufig in den ersten Lebensmonaten. Zunächst Herde mit gelblicher Schuppung, häufig am Kapillitium (Gneis). Später entzündliche Komponente mit Rötung und gelblichen Schuppen. Ausdehnung auf Rumpf und intertriginöse Bereiche, auch Windelregion. Tendenz zur Spontanrückbildung.
  Maximalform: sekundäre Erythrodermie (Erythrodermia desquamativa).
- **Erwachsenenform** (Abb. 7.92):
  Auftreten meist im 30.–40. Lebensjahr. Scharf begrenzte, gelblich-rötliche, nummuläre, initial auch follikuläre Herde mit Rötung und fettiger „seborrhoischer" Schuppung.

Prädilektionsstellen: behaarte Kopfbereiche, Ohrregion, Nasolabialfalten, Glabella, Brust (besonders prästernal), Rückenmitte.
Maximalform: sekundäre Erythrodermie (selten).
Verlauf: chronisch-rezidivierend.

Sonderformen

- Psoriasisähnliche Form oder Mischform von seborrhoischem Ekzem und Psoriasis („**Sebopsoriasis**")
- HIV-assoziiertes seborrhoisches Ekzem.

Diagnostik Klinisches Bild als Seborrhö-assoziiertes Ekzem, evtl. mykologische Diagnostik, HIV-Diagnostik.

Ätiopathogenese Ekzemdisposition durch Seborrhö im Säuglingsalter, Erwachsenenalter oder bei Morbus Parkinson. Ekzemauslösung durch lipophile Hefepilze wie Pityrosporum ovale (*Synonym: Malassezia furfur*), auch Candida albicans. Verschlechterung durch UV-Licht und lokale Irritanzien. Gehäuft, atypisch und schwer behandelbar bei HIV-Infektion.

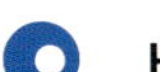

Hinweis

Andere Pityrosporum-ovale-induzierte Erkrankungen sind: Pityriasis versicolor (s. Kap. 7.3.3), Pityrosporum-Follikulitis (s. Kap. 10.3.1).

Therapie
Lokalbehandlung des Ekzemschubs: Ausschaltung von Provokationsfaktoren durch Lokalantimykotika, wie z. B. Azole als Creme, Lösung oder Shampoo. Auch kurzfristig zusätzliche antiphlogistische Therapie mit Lokalkortikoiden Stärke I–II. Auch Kombinationstherapie.
Seborrhö-Behandlung: Lokalbehandlung siehe Seborrhö (s. Kap. 11.3.1), bei starker Seborrhö und Therapieresistenz auch systemisch niedrig dosierte Retinoide.

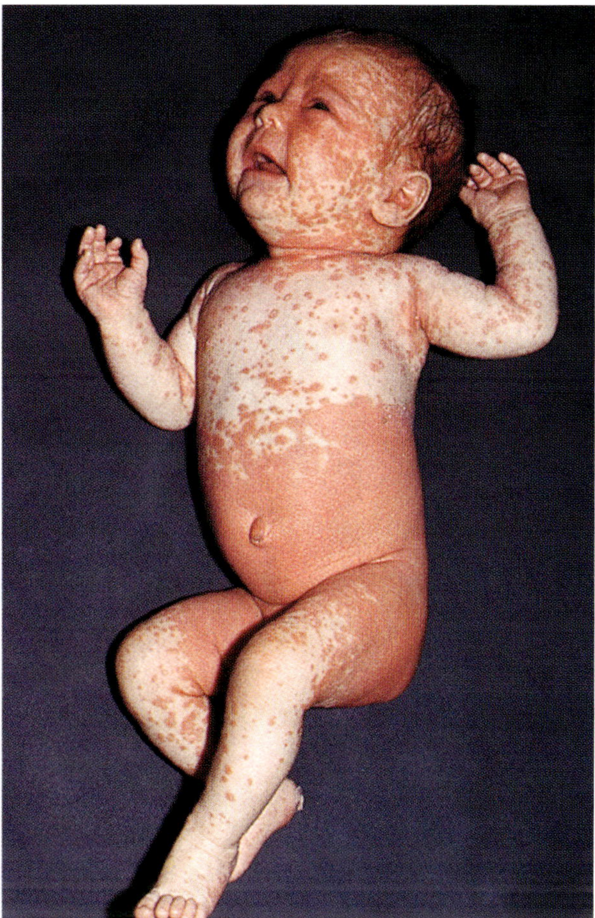

Abb. 7.91 Seborrhoisches Ekzem des Säuglings: Dermatitis seborrhoides infantum.
Anamnese: knapp drei Monate alter Säugling. Die Hauterkrankung begann in der 6. Lebenswoche am Kopf (Gneis) und breitete sich schnell aus.
Befund: Über den ganzen Körper verstreut finden sich zahlreiche Erytheme mit fettiger Schuppung, die teils einzeln stehen, teils konfluieren wie im Windelbereich.
Differentialdiagnose: Psoriasis vulgaris, Candida-Infektion, Windeldermatitis mit Streuung, atopisches Ekzem (Abb. **7.87**).

Nummulär-mikrobielles Ekzem (Abb. **7.93**)

Charakteristische Merkmale sind nummuläre rundlich-ovale Ekzemherde und eine mikrobielle Herdbesiedlung. Die Ekzemdisposition ist unklar, möglicherweise liegt eine Allergie gegen bakterielle Antigene vor. Auslösefaktoren sind hier im Gegensatz zum seborrhoischem Ekzem **Bakterien**. Sie können entweder im Herdbereich selbst lokalisiert sein oder auch in extrakutanen Bakterienherden (z. B. in Bronchiektasen). Die Eigenständigkeit dieser Ekzemform ist nicht allgemein anerkannt. Sie wird auch als Variante eines allergischen Kontaktekzems, atopischen Ekzems oder seborrhoischen Ekzems aufgefasst.

Krankheitsbild Nummuläre Herde unterschiedlicher Größe. Akut-exsudative Entzündung mit Rötung, Papulovesikeln, Bläschen und Krusten. Streuherde.
Verlauf: chronisch-rezidivierend.

Diagnostik Klinisches Bild, Bakteriennachweis.
Differentialdiagnose: bakteriell kolonisierte Herde anderer Ekzeme. Selten aber wichtig: paraneoplastisches Glukagonom-Syndrom (Abb. 7.140).

Therapie Kombinierte antiekzematös-antimikrobielle Lokaltherapie. Evtl. systemische Antibiose.

Berufsekzeme

Berufsdermatosen sind Hauterkrankungen, die durch die berufliche Tätigkeit verursacht werden. Ganz überwiegend handelt es sich um nicht-allergische und allergische Kontaktekzeme. Selten sind andere Dermatosen wie z. B. toxische Dermatosen, Infektionen oder Berufskrebs.

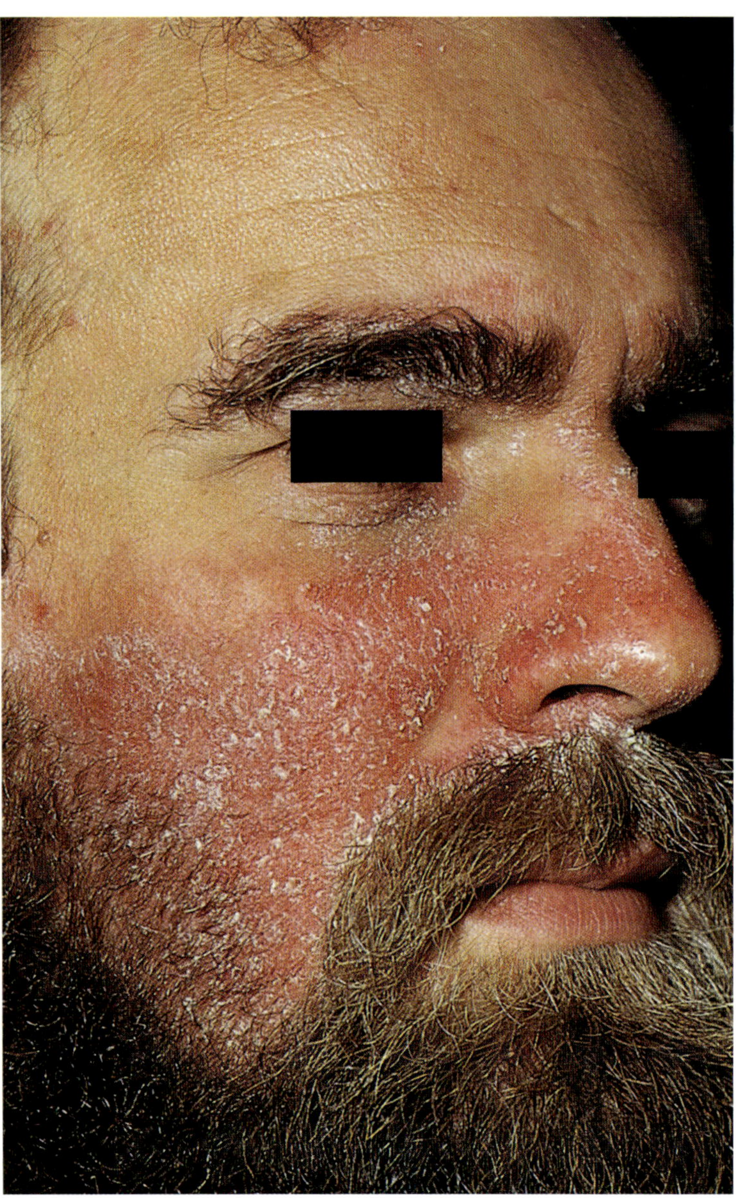

Abb. 7.92 Seborrhoisches Ekzem des Erwachsenen.
Anamnese: 42-jähriger Mann. Erstbeginn im 30. Lebensjahr, zunehmende Ausbreitung.
Befund: Im Bereich der Wangen und der Nase, des Bartes, der Augenbrauen und des behaarten Kopfes finden sich flächenhafte Erytheme mit weißlicher bzw. weißlich-gelblicher Schuppung bei symmetrischer Verteilung.
Besonderheiten: Die Hautveränderungen dieses Patienten sprechen auf eine externe Kortikoidbehandlung an, rezidivieren nach Absetzen aber regelmäßig. Der klinische Befund ist ungewöhnlich stark und psoriasisähnlich. Klinisch und serologisch aber kein Anhalt für HIV-Infektion.
Differentialdiagnose: Psoriasis vulgaris, jedoch fehlende Familiarität, atypische Lokalisation und atypisches Manifestationsalter.

Statistisch liegen Berufsdermatosen in der Spitzengruppe beruflich verursachter Erkrankungen. Wegen ihrer Bedeutung unterliegen sie deshalb besonderen gesetzlichen und versicherungsrechtlichen Regelungen, u.a. der Berufskrankheitenverordnung (BeKV).
Berufskrankheit: Sie wird definiert als schwere oder wiederholt rückfällige Erkrankung, die zur Aufgabe aller ursächlichen beruflichen Tätigkeiten gezwungen hat. *Maßnahmen:* Bei Verdacht sollten eine ärztliche Anzeige bei der zuständigen Berufsgenossenschaft und eine Begutachtung erfolgen. Bei Anerkennung wird die Minderung der Erwerbsunfähigkeit (MdE) festgelegt und über eine Rente entschieden.
Verhütung einer Berufskrankheit: Vorbeugung bei konkreter Gefahr der Entstehung einer beruflichen Hautkrankheit. *Maßnahmen*: Hautarztverfahren mit Bericht an die zuständige Berufsgenossenschaft. Einleitung von Behandlungs- und Schutzmaßnahmen.

Berufstypische Ekzeme: Bestimmte Berufe haben jeweils berufstypische Arbeitsstoffe und Arbeitsbedingungen, die zu jeweils berufstypischen Kontaktekzemen führen können. Berufliche Hautbelastungen entstehen insbesondere durch Berufe mit feuchter Arbeit, verschmutzender Tätigkeit und Notwendigkeit intensiver Hautreinigung, beruflichen Kontakten mit Irritanzien und potentiellen Allergenen. Häufige Lokalisation sind deshalb die Hände.
Hautgefährdende Berufe: u.a. Bau- und Metallberufe, Friseure, Heil- und Krankenpflegeberufe, Berufe der chemischen und pharmazeutischen Industrie, Berufe der Nahrungsmittel- und Reinigungsindustrie, Malergewerbe.

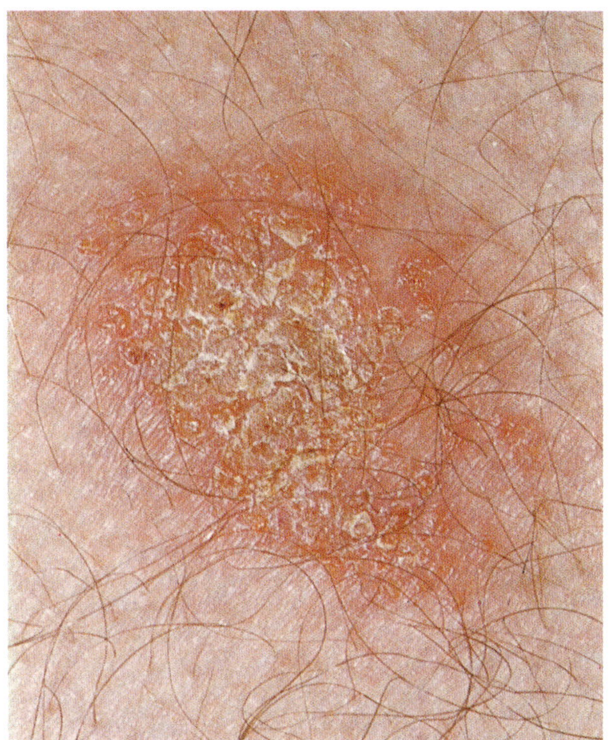

Abb. 7.93 Nummulär-mikrobielles Ekzem.
Anamnese: chronisch-rezidivierender Verlauf seit Jahren.
Befund: Einzelherd am Rumpf mit unscharfer Begrenzung. Ca. 2–3 cm großes ovales Erythem mit peripheren Papulovesikeln und zentralen Schuppenkrusten.
Anmerkung: An Rumpf und unteren Extremitäten finden sich noch mehrere gleichartige Herde.

Ekzem-ähnliche Reaktionen

Ekzem-ähnliche Reaktionen sind keiner der genannten Ekzemformen zugeordnet und ohne Einschaltung des Immunsystems durch örtliche Faktoren bedingt.

- **Intertrigo und intertriginöses Ekzem:** Entstehung durch Schweißretention in intertriginösen Hautregionen, wie z. B. submammär, axillär, inguinal, perianal. Verstärkung durch Adipositas und Hyperhidrose. Komplikationen durch bakterielle oder mykotische Superinfektionen. Zunächst irritative Dermatitis (Intertrigo), durch Hautmazeration und mikrobielle Besiedlung möglicher Übergang in intertriginöses Ekzem.
  Andere Beispiele irritativ-mazerativ-mikrobieller Ekzeme: Analekzem (Abb. **18.9**), Windeldermatitis (Abb. **18.8**).
- **Umgebungsekzem:** ekzemähnliche Reaktion bei exsudativen Entzündungen (Abb. **7.59**), Ulzera, Fisteln und Stomata.
- **Stauungsekzem:** in chronisch gestauter, ödematöser Haut. Beispiele: Stauungsekzem bei chronischer Veneninsuffizienz (Abb. **14.19**), Lymphödem (Abb. **15.2**), Stumpfekzem bei Prothesendruck.
- **Austrocknungsekzem:** Entwicklung in stark ausgetrockneter Haut durch Alter, Waschexzesse, feuchte Umschläge. Rissigwerden der Haut („ausgetrocknete Pfütze") und Entzündung (Ekzema craquelé).

7.6.3 Die Gruppe der Exantheme

Exanthem ist ebenfalls ein alter ärztlicher Begriff und stammt aus der griechischen Medizin (exantheein (gr.) = aufblühen). Exantheme sind neben den Ekzemen gleichermaßen häufige und wichtige Hauterkrankungen. Innerhalb der großen Gruppe entzündlicher Hauterkrankungen stellen sie eine spezielle Gruppe ähnlicher aber unterschiedlicher Erkrankungen dar. Allen Exanthemen gemeinsam ist eine „**Exanthemreaktion**". Sie entsteht auf dem Boden einer Überempfindlichkeit, einer **Exanthemdisposition**, durch Einwirkung von **Provokationsfaktoren**. Exantheme haben folgende gemeinsame Merkmale:

1. **Keine Infektionskrankheiten:** Exantheme sind keine infektiösen und kontagiösen Erkrankungen. Erreger können aber als Provokationsfaktoren eine Rolle spielen. Die „infektiösen Exantheme", z. B. bei Masern oder Scharlach, sind Bestandteile der Infektionskrankheiten.
2. **Exanthemreaktionen:** primär **kutan-vaskuläre Reaktionen** mit obligater Schädigung von Hautbindegewebe und Hautgefäßen und entsprechender klinischer Symptomatik: Rötung, Ödeme, Quaddeln, makulopapulöse Herde. Epidermale Beteiligung aber möglich und gelegentlich klinisch dominierend wie bei bullösen Exanthemen. Da Exantheme hämatogen ausgelöst werden, zeigen sie auch ein **generalisiertes Befallsmuster**.
   Wegen der Ubiquität des Gefäßbindegewebes besteht das Risiko der Einbeziehung von hautnahen Schleimhäuten und extrakutanen Organen.
3. **Exanthemdisposition:** Grundlage jeder Exanthemreaktion ist eine individuelle, angeborene oder erworbene Überempfindlichkeit als Exanthemdisposition. Sie kann allergischer oder nicht-allergischer Natur sein.
   - **Allergische Disposition:** Disposition zu Exanthemreaktionen der erworbenen spezifischen Immunität vom Typ I–IV. Bei Typ-I-Reaktionen ist eine Allergiediagnostik mit Hauttestung und spezifischem IgE-Nachweis sinnvoll. Bei Typ-IV-Reaktionen ist sie unzuverlässig. Möglicher Grund bei z. B. allergischem Arzneimittelexanthem: Nicht das Medikament ist das Allergen, sondern erst ein „bioaktiver" Metabolit.
   - **Nicht-allergische Disposition:** Sie wird auch als **Intoleranz** bezeichnet. Ihr fehlen die Charakteristika immunologischer Reaktionen wie Spezifität, Sensibilisierungsphase, Dosisunabhängigkeit, Nachweis von Immunphänomenen. Es gibt verschiedene Formen der Intoleranz:
     – Aktivierung von Komponenten der natürlichen Immunität wie z. B. Komplementfaktoren bzw. Entzündungsmediatoren. Beispiel: Aspirin-Intoleranz.
     – Störung des Medikamentabbaus durch Enzymdefekte und Anhäufung reaktiver Metabolite, sog. „Pharmakologische Intoleranz".
     – Die direkte Freisetzung von Faktoren allergischer Reaktionen wird auch als **Pseudoallergie** bezeichnet. Beispiel: Histaminfreisetzung durch Histaminliberatoren.
4. **Provokationsfaktoren:** Zur Auslösung einer Exanthemreaktion und ihrer klinischen Manifestation sind exogene oder endogene Provokationsfaktoren erforderlich.
   – **Exogene** Provokationsfaktoren: systemische Medikamente, Nahrungsmittel, auch physikalische Faktoren.

   - **Endogene** Provokationsfaktoren: Infektionen und entzündliche Erkrankungen.

   Mehrere Provokationsfaktoren können gleichzeitig und additiv wirken.
5. **Verlauf:** Exantheme sind grundsätzlich zeitlich befristet und vergänglich. Wie ihr Name sagt, „blühen sie auf" und bilden sich wieder zurück. Es gibt aber auch wiederholtes „Aufblühen" wie z. B. bei chronisch-rezidivierender Urtikaria. Bei Anaphylaxie und schweren bullösen Exanthemen sind letale Verläufe möglich.
6. **Vollremissionen:** Bei Remissionen bleiben in der Regel keine Restdefekte wie Narben oder Atrophien zurück. Sie sind jedoch möglich bei schweren Exanthemreaktionen wie schweren bullösen Formen.

> **!** **Merke** Die typischen Merkmale einer Exanthemreaktion sind:
> 1. Akutes, zeitlich befristetes Auftreten.
> 2. Generalisierter Hautbefall.
>
> Wegen dieses so typischen Bildes wird der Begriff „exanthematisch" auch bei akut-generalisierten Schüben völlig andersartiger Erkrankungen angewendet. Beispiele: exanthematische Psoriasis, exanthematischer Lichen ruber.

Klassifizierung

Nach der jeweils vorliegenden klinischen Symptomatik werden unterschieden:

- **Urtikarielle** Exantheme: Urtikaria, Angioödem, Anaphylaxie
- **Polymorphe** Exantheme
- **Bullöse** Exantheme.

Je nach vorliegender individueller Dispositionslage des Organismus können gleiche Provokationsfaktoren unterschiedliche Exanthemreaktionen auslösen. Beispiel: Penizillin → Urtikaria bzw. Anaphylaxie oder polymorphes Exanthem oder schwere bullöse Reaktion.

Urtikarielle Exantheme

Leitsymptom urtikarieller Überempfindlichkeitsreaktionen ist die Quaddel- bzw. Angioödembildung. **Quaddeln** sind kleinherdige flüchtige perivaskuläre Ödeme der oberen Dermis, **Angioödeme** ihr großherdiges Äquivalent in der tiefen Dermis/Subkutis bzw. Submukosa. Die Einbeziehung extrakutaner Organe wird als **Anaphylaxie** bezeichnet. Pathophysiologische Grundlage urtikarieller anaphylaktischer Reaktionen ist eine individuelle Überempfindlichkeit von **Mastzellen** und ihrer Regulationsmechanismen. Durch normalerweise vertragene, nicht pathogene Faktoren erfolgt eine Freisetzung von Mastzellmediatoren mit entsprechender Organwirkung. Hauptmediator ist **Histamin.** Die urtikarielle Überempfindlichkeitsreaktion kann allergischer oder nicht-allergischer Natur sein.

Krankheitsbilder: Urtikaria, Angioödem, Anaphylaxie und spezielle Anaphylaxieformen wie Insektengiftallergie, Nahrungsmittelunverträglichkeit, Latexallergie.

Urtikaria (Abb. 7.94–7.97)

Synonym: Quaddelsucht, Nesselsucht, Nesselfieber.

Urtikaria (Urtica [lat.]: Brennnessel) ist eine komplexe Überempfindlichkeitsreaktion der Kutis, selten der Schleimhäute und extrakutanen Organe. Die Überempfindlichkeit ist bedingt durch eine individuelle Fehlfunktion der angeborenen, unspezifischen Immunität, speziell der Mastzellfunktion. Da es mehrere Aktivierungswege der Mastzellen gibt, existieren auch verschiedene Urtikariatypen. Ihre genaue Ätiopathogenese ist aber zum Teil noch unklar. Gemeinsam ist allen das klinische Symptomduo: **Quaddeln** und **Juckreiz.**

Häufigkeit: Urtikaria gehört zu den häufigsten Hauterkrankungen. Sie ist weltweit verbreitet, kann in jedem Lebensalter auftreten. Die Lebenszeitprävalenz wird mit circa 20% angegeben. Die akute Urtikaria betrifft vorwiegend das jugendliche Erwachsenenalter, die chronische Urtikaria das mittlere Erwachsenenalter und häufiger Frauen. Aber auch Kinder können erkranken.

Bedeutung: abhängig von Schweregrad. Lästig durch Juckreiz, behindernd in Beruf und Privatleben durch Schwellungen, gefährlich durch Schleimhautbefall und Anaphylaxie.

Klassifizierung

In Anbetracht der noch lückenhaften Ätiopathogenese erfolgt die Einteilung nach möglichen Provokations- bzw. Auslösefaktoren:

- **Exogene** allergische und nicht-allergische Urtikaria
- **Physikalische** Urtikaria
- **Endogene** Urtikaria
- **Idiopathische** Urtikaria.

Krankheitsbild

- **Hautsymptome:** typisch sind Quaddeln, Angioödeme und Juckreiz.
  - **Quaddel:** Primäreffloreszenz mit scharfer Begrenzung und oberflächlicher, primär kleinherdiger, beetartiger Schwellung der oberen Dermis durch perivaskuläres Ödem. Farbe rot oder auch weiß durch Gefäßkompression, häufig mit rötlichem Hof.
    Bestandsdauer: flüchtig, bis maximal 24 Stunden.
    Zahl und Größe: Zahl variabel, häufig exanthematisch-generalisiert. Größe variabel, durch Konfluenz auch großflächige Herde (Abb. **7.94**).
  - **Angioödem:** In ca. 50% Begleitsymptom einer Urtikaria. Polsterartige Haut-Schleimhaut-Schwellung durch perivaskuläres Ödem der tiefen Dermis/Subkutis oder Submukosa (Abb. **7.98**). Risikolokalisationen: Zunge und Kehlkopf.
  - **Juckreiz:** intensiv. Quaddeln werden aber nicht aufgekratzt wie Ekzemherde, sondern gerieben und gedrückt.
- **Schleimhaut- und extrakutane Symptome:** Sie sind fakultativ und selten. Auftreten vorwiegend bei akuter Urtikaria, mögliches Warnzeichen einer beginnenden Anaphylaxie:
  - Zungenschwellung
  - Glottis-/Larynxödem
  - Asthmaanfall

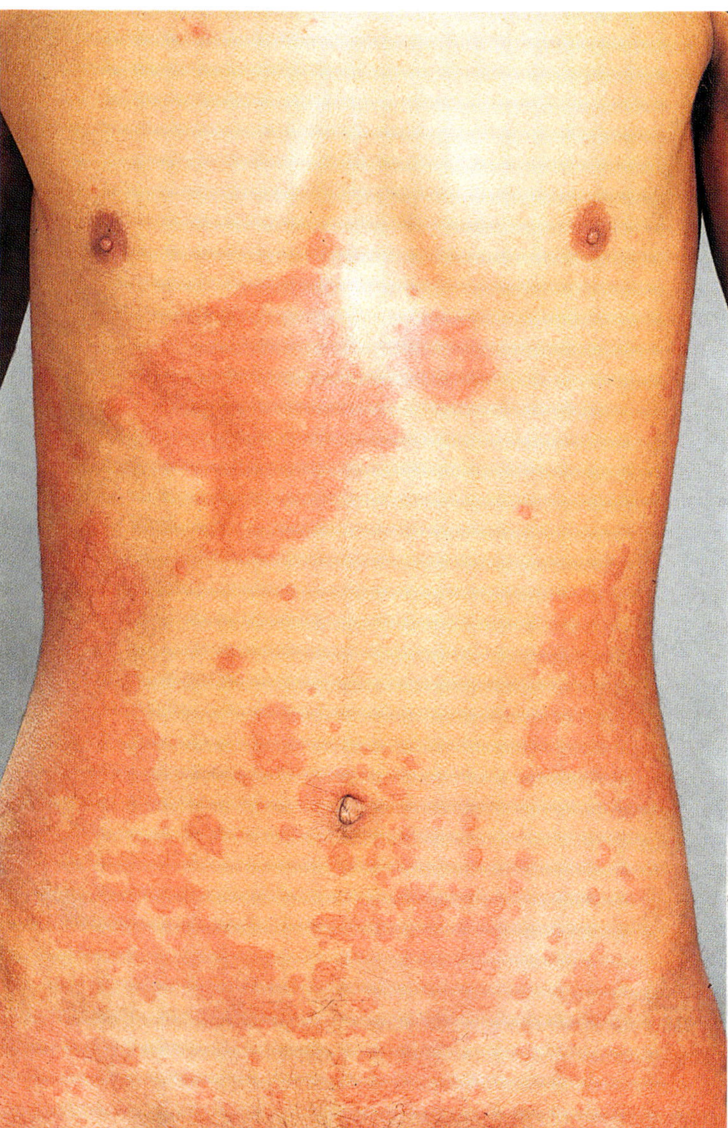

Abb. 7.94 Exogene allergische Urtikaria.
Anamnese: Der 26-jährige Patient wurde eine Woche wegen eines grippalen Infekts oral mit Penicillin behandelt.
Befund: generalisiert-exanthematischer Befall des ganzen Körpes unter Bevorzugung des Stamms. Teils einzeln stehende runde, gerötete Quaddeln, teils durch Konfluieren großflächige, figurierte, gerötete Quaddelherde. – RAST (Radio-allergo-sorbent-Test) auf Penicilloyl V positiv. Subjektiv starker Juckreiz. Leichte Arthralgien.
Anmerkung: Es bestand hier die ganz typische und häufige Situation einer Urtikaria bei einem medikamentös behandelten Infekt. Erfolgte die Urtikariaauslösung durch den Infekt oder das Medikament? Dies war nur durch die allergologische Untersuchung zu klären.

- Magen-Darm-Symptomatik (z.B. Erbrechen, Durchfälle)
- Fieber („Nesselfieber").

Schweregrad: Schweregrad des Hautbefalls wird bestimmt durch die Anzahl der Quaddeln und Juckreizstärke. Gesamtschweregrad: Hautbefall → Schleimhautbefall → extrakutane Manifestation.
Komplikationen: anaphylaktische Schockfragmente und anaphylaktischer Schock.

Verlauf

- **Akute Urtikaria:** häufigste Verlaufsform. Dauer bis zu sechs Wochen, durchschnittlich 1 Woche. Anhaltende Quaddelbildung, meist exanthematisch, Gefahr von Schleimhautbefall und Anaphylaxie. Auslösung meist durch Infekte, Medikamente, seltener Nahrungsmittel.
- **Chronisch-rezidivierende Urtikaria:** seltener. Dauer länger als sechs Wochen, durchschnittlich 3–5 Jahre. Auch langjährige Verläufe möglich. Chronisch-rezidivierende Quaddelbildung mit Schüben, Remissionen, auch freien Intervallen. Selten Anaphylaxie.

Auslösung: Dauermedikamente, chronische Infektionen, Autoimmunreaktionen.

- **Sonderform:** intermittierende Urtikaria mit längeren symptomfreien Intervallen. Möglicher Hinweis auf ebenfalls intermittierende Auslöser.

Urtikariatypen

Exogene allergische und nicht-allergische Urtikaria

Wichtige Provokationsfaktoren sind Medikamente und Nahrungsmittel.
Verlauf: meist akut, Gefahr von Schleimhautbefall und Anaphylaxie.

- **Allergische Urtikaria** (Abb. 7.94): Provokation durch Arzneimittel (u.a. Penizilline und andere Antibiotika, Blutprodukte, auch Impfstoffe), Nahrungsmittel (u.a. Obst und Früchte, Gemüse, Getreide- und Milchprodukte, Hühnerei). Allergische Reaktion meist vom

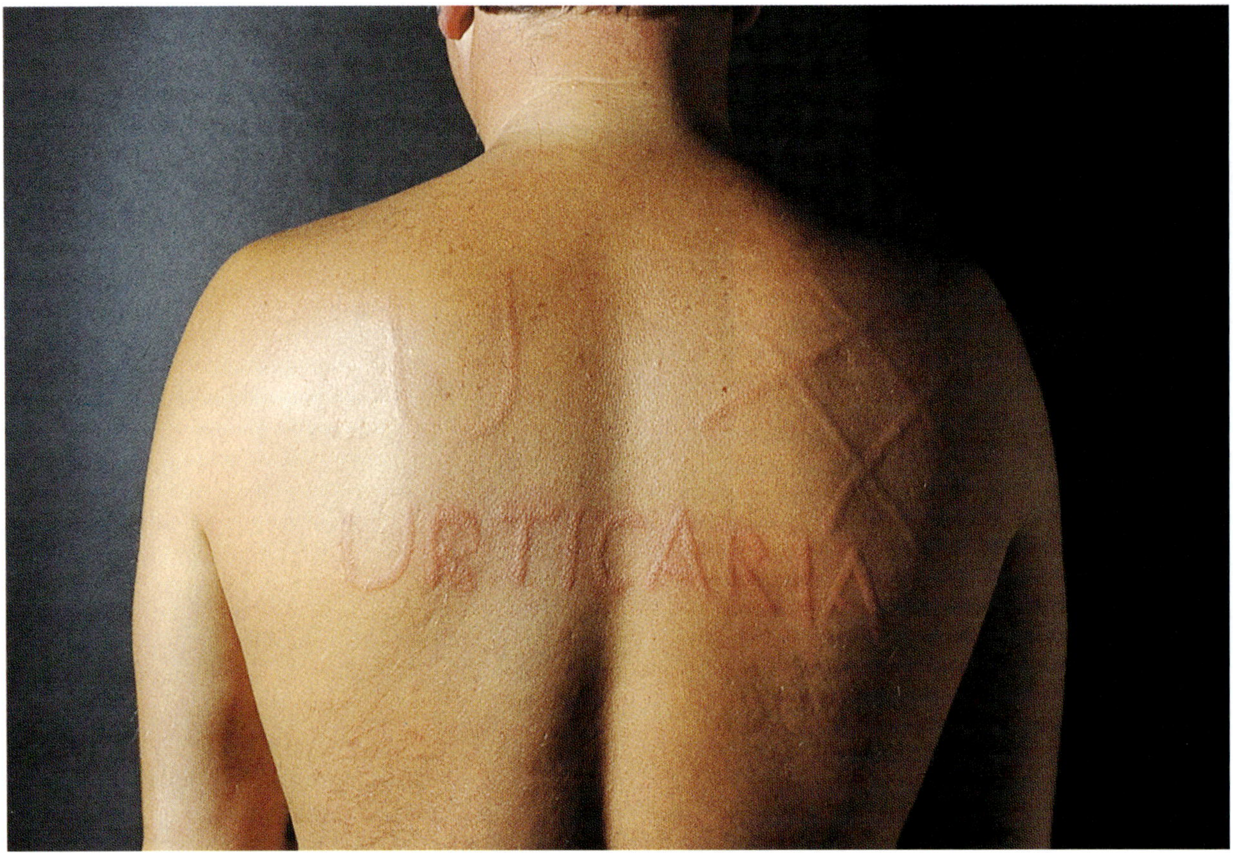

Abb. 7.95 Urticaria factitia.

Anamnese: 18-jähriger Patient. Beginn mit anfallsweise auftretendem Juckreiz, besonders nach dem Abtrocknen und an Stellen eng anliegender Kleidung.

Befund: streifige urtikarielle Schwellung und Rötung der Haut nach mechanischer Reizung mit einem Holzspatel. Subjektiv starker Juckreiz.

Hinweis: Eine entsprechende urtikarielle Hautreaktion ohne Juckreiz wird als Dermographismus bezeichnet.

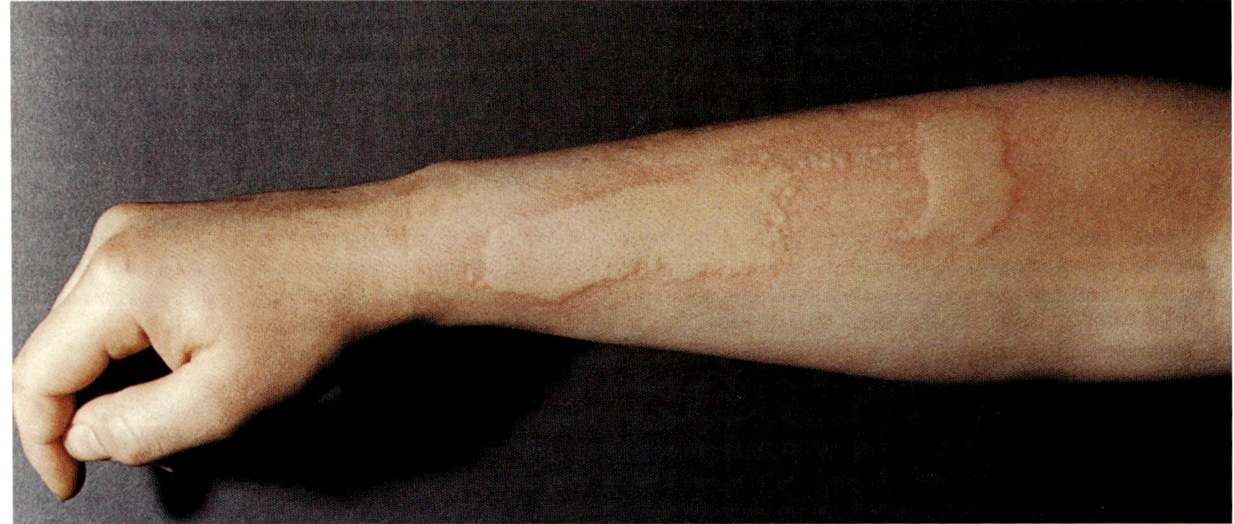

Abb. 7.96 Kältekontakturtikaria.

Anamnese: Der 22-jährige Patient bekommt seit fünf Jahren jeweils nach Kälteexposition Quaddeln mit starkem Juckreiz. Provokationstest: Auslösung der urtikariellen Reaktion durch Aufsetzen eines Metallgefäßes mit Eisfüllung.

Befund: Am rechten Unterarm finden sich in bandförmiger Anordnung scharf begrenzte urtikarielle Herde auf einem zarten Erythem.

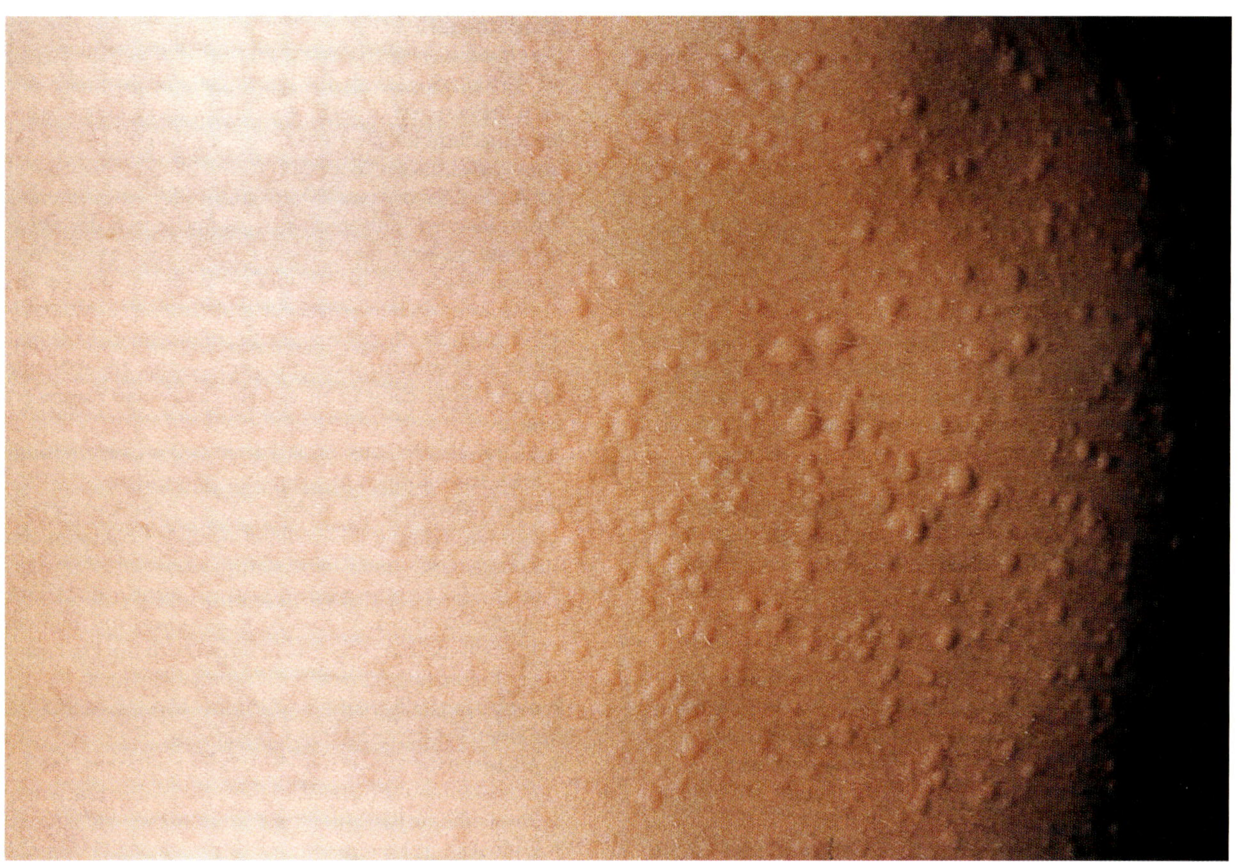

Abb. 7.97 Cholinergische Urtikaria.
Anamnese: 28-jähriger Patient. Die Erkrankung besteht seit zwei Jahren. Die Hauterscheinungen werden regelmäßig durch starke körperliche Anstrengung mit Schwitzen ausgelöst.
Befund: über das gesamte Integument verteilte, disseminiert stehende, leicht gerötete Quaddeln bis ca. Linsengröße. Subjektiv starker Juckreiz und leichtes Unwohlsein mit Schwindelgefühl. – Provokationstest: Auslösung durch intensives Treppenlaufen bis zum Schweißausbruch.

Typ I, IgE-vermittelt, Sofortreaktion; selten Typ-III-Reaktion.
Anmerkung: Insektengift- und Latexallergie werden wegen des erhöhten Anaphylaxierisikos anschließend separat besprochen.

- **Nicht-allergische Urtikaria:** Provokation u.a. durch Acetylsalicylsäure (ASS), nicht-steroidale Antiphlogistika, Volumenersatzmittel, Röntgenkontrastmittel sowie Nahrungsmittelzusatzstoffe. Pseudoallergische Reaktionen ohne Nachweis von Immunphänomenen, dosisabhängig, verzögertes Auftreten nach Stunden. Gruppenreaktionen möglich. Beispiel: Analgetika-Intoleranz. Auch direkte Mastzellaktivierung durch so genannte Histaminliberatoren (z. B. Opiate, Muskelrelaxanzien).

Physikalische Urtikaria
Auslösung durch mechanische oder thermische Reize sowie Strahlen; dosisabhängig.
Befallsmuster: lokalisierte Kontakt-Urtikaria, generalisiert-exanthematische Urtikaria.
Häufigste Formen: Urticaria factitia und cholinergische Urtikaria.
Verlauf: chronisch, aber expositionsabhängig, nicht selten über viele Jahre.

- **Urticaria factitia** (Abb. 7.95): Auslösung durch Scherkräfte wie Kratzen, Scheuern, Reiben, enge Kleidung, Gürteldruck etc. Quaddelbildung am Reizort innerhalb von Minuten. Juckreiz!
  Sonderform: **Druckurtikaria** durch senkrechten Druck, auch Vibration. Auftreten erst nach 4–8 Stunden.
- **Kälte-Urtikaria** (Abb. 7.96): Auslösung durch Kontakt mit Eis, kalten Metallen, kaltem Wasser. Je nach Hautkontakt lokalisiert oder exanthematisch-generalisiert. Anaphylaktische Reaktionen möglich. Häufig zitiertes Beispiel: Tod durch Anaphylaxie bei Sprung in den kalten Pool. Durch kalte Getränke sind Schleimhautschwellungen möglich!
- **Cholinergische Urtikaria:** Auslösung durch Erhöhung der Körperkerntemperatur bei körperlicher Anstrengung, heißem Bad, Fieber, emotionalem Stress. Klinisch kleinherdiges urtikarielles Exanthem (Abb. 7.97). Tritt selten im Bett auf.
- Seltene Form: **Licht-Urtikaria** durch UVA- oder sichtbares Licht. Es gibt noch etliche weitere, zum Teil sehr seltene Formen und Unterformen.

Endogene Urtikaria
Provokation durch akute, chronische, auch latente **Infektionen** von oberen Luftwege und Magen-Darm-Trakt, hier auch durch Heliobacter pylori. Weiterhin bei Hepatitis A und B sowie Parasitosen. Seltener bei chronischen Erkrankungen wie Sarkoidose und Tumorerkrankungen. Umstritten bei so genannten Fokalherden (Foci).
Verlauf: bei akuten Infektionen befristet, sonst chronisch.

Idiopathische Urtikaria
Kein Anhalt für exogene, physikalische oder endogene Provokationsfaktoren. Möglicherweise zum Teil so genannte **Autoimmun-Urtikaria** mit Bildung von Autoantikörpern gegen Mastzell-IgE-Rezeptoren.
Verlauf: meist chronisch, hautbeschränkt.

Kombinierte Typen
Urtikaria-Typen können auch kombiniert auftreten, z. B. Urticaria factitia mit chronisch-idiopathischer Urtikaria. Auch Auslösefaktoren können sich additiv verstärken.

Diagnostik
- **Anamnese:** Krankheitsanamnese, Expositionsanamnese bezüglich möglicher Auslösefaktoren wie Infektionen, Medikamente, Nahrungsmittel. Empfehlenswert ist ein Anamnesefragebogen oder Urtikaria-Tagebuch.
- **Klinischer Befund:** typische Konstellation von Urtikaria und Juckreiz.
- **Histologie:** unspezifische Gefäßdilatation und perivaskuläres Ödem. Ausschluss einer Urtikaria-Vaskulitis.
- **Allergologische Diagnostik:** Hauttestung mit Prick-, Intrakutan-Testung. RAST-Diagnostik zum spezifischen IgE-Nachweis. Karenz- und evtl. orale Provokationstestung unter Risikoabwägung.
- **Physikalische Diagnostik:** lokale Provokation mit Dermographismusprüfung, Druck-, Kälte-, Wärme-, Anstrengungsexposition.
- **Endogene Diagnostik:** Durchuntersuchung, möglichst symptombezogen. Auch mikrobielle und infektionsserologische Diagnostik. Bei V.a. Autoimmunurtikaria: autologer Serumtest.

Praktisches Vorgehen
- **Akute Urtikaria:** Anamnese und klinischer Befund meist ausreichend.
- **Chronisch-rezidivierende Urtikaria:** Stufendiagnostik:
  1. Anamnese und Befund
  2. Physikalische Diagnostik
  3. Allergologische Diagnostik
  4. Allgemeine Durchuntersuchung.

Differentialdiagnose
- **Histamin-Intoxikation:** Urtikaria und weitere Histamin-Symptome durch direkte Zufuhr von Histamin, z. B. durch Verzehr von verdorbenem Fisch wie Thunfisch oder Makrelen.
- **Urticaria pigmentosa:** kutane Mastozytose. Urtikarielle Reaktion auf physikalische Reize (s. Kap. 7.10.3).
- **Urtikaria-Vaskulitis:** Vaskulitisform mit länger als 24 Stunden bestehenden Quaddeln, kein Juckreiz. Häufig Übergang in systemischen Lupus erythematodes.

Ätiopathogenese Noch fehlt ein ätiopathogenetisches Gesamtkonzept aller Urtikariatypen. Allen gemeinsam ist die Urtikariareaktion mit Quaddeln und Juckreiz. Wie auch bei anderen Überempfindlichkeitsreaktionen bestehen eine individuelle Urtikariadisposition und Provokations- bzw. Auslösefaktoren.
Urtikaria-Disposition: Fehlreaktion der angeborenen, unspezifischen Immunität speziell im Bereich der Mastzellfunktion und ihrer Regulation. Normalerweise vertragene exogene und endogene Faktoren führen bei disponierten Personen zu einer übermäßigen Mastzelldegranulation und Freisetzung pathogener Mediatoren, v. a. Histamin und Lipidmediatoren. Die abnorme Mastzellaktivierung kann auf verschiedenen Wegen erfolgen:
- **Allergisch:** im Rahmen IgE-vermittelter Überempfindlichkeitsreaktionen. Beispiel: Penicillin-Allergie
- **Nicht-allergisch:** im Rahmen einer pathologisch verstärkten Bildung Mastzell-aktivierender Faktoren des Komplement- und Kininsystems sowie von Lipidmediatoren und Neuropeptiden. Beispiel: Aspirin-Intoleranz durch Störung der Prostaglandinsynthese mit Bildung Mastzell-aktivierender Mediatoren. Auch direkte Histaminfreisetzung durch sog. Histaminliberatoren.

Provokationsfaktoren: Provokations- bzw. Auslösefaktoren einer Urtikariareaktion können sein:
- **Allergene** für IgE-vermittelte Immunreaktionen, Intoleranzfaktoren für nicht-allergische Intoleranzreaktionen.
- **Physikalische Reize** als Urtikaria auslösende Kofaktoren.
- **Endogene Faktoren** wie Infektionen oder chronische Erkrankungen. Mögliche Aktivierung des erworbenen Abwehrsystems oder Bildung Mastzell-wirksamer Substanzen. Direkte Mastzellenaktivierung durch Autoantikörper gegen IgE-Rezeptoren.

Mehrere Auslösefaktoren können gleichzeitig und additiv wirken.
Urtikariareaktion: Sie ist im Wesentlichen eine Histaminreaktion. Besonders betroffen sind mastzellreiche Organe wie Haut, Atemwege und Magen-Darm-Trakt. Histaminwirkung vorwiegend über H-1-Rezeptoren, weniger H-2- oder H-3-Rezeptoren.
- Kapillardilatation und Kapillarpermeabilitätssteigerung → Quaddel.
- Kontraktur glatter Muskulatur → Spasmen von Bronchien, Magen-Darm.
- Gefäßdilatation → Hypotonie. Stimulation afferenter Neurone → Juckreiz.

Durch Erschöpfung der Histamindepots und Histaminabbau zeitliche Begrenzung von Quaddeln und Quaddelschüben.

! **Merke** Trotz verbreiteter Laienmeinung sind nicht-allergische Urtikariaformen wesentlich häufiger als allergische Formen. Eine klinische Unterscheidung ist nicht möglich.

Therapie Es bestehen drei grundsätzliche Ansatzpunkte.
1. **Vermeidung von Provokationsfaktoren:** Absetzen bzw. Wechsel von Medikamenten. Eliminationsdiät bei Nahrungsmittelunverträglichkeit. Vermeidung physikalischer Auslösefaktoren. Behandlung von Infektionen bzw. Grundkrankheiten.

2. **Mastzell-stabilisierende Behandlung:** Kortikosteroide in höherer Dosierung. Nur Kurzzeittherapie wegen Nebenwirkungen.
3. **Blockierung der Histaminwirkung:** Antihistaminika. Symptomkontrollierende Dosierung. Nicht-sedierende Antihistaminika, im Bedarfsfall auch abends sedierende.

Praktisches Vorgehen:

- **akute Urtikaria:** Ausschaltung von Auslösefaktoren, Antihistaminika, in schweren Fällen auch kurzfristig Kortikosteroide 20–50 mg Prednisolon/Äquivalent in fallender Dosierung. Schocktherapie (s. Anaphylaxie)
- **chronisch-endogene Urtikaria:** Behandlung einer Grundkrankheit, Antihistaminika.

Chronisch-idiopathische Urtikaria: Antihistaminika.

> **!** **Merke** Bei Verdacht auf Medikamenten-induzierte allergische Urtikaria muss bei Behandlungsbedürftigkeit nicht ein Medikament mit anderen Namen, sondern mit anderem Inhaltsstoff verordnet werden. Bei Medikamentenintoleranz ein Medikament aus einer völlig anderen Stoffgruppe.

Sonderform

Serumkrankheit

Komplementaktivierung mit nachfolgender Mastzellreaktion durch Immunkomplexe.

Klinik: Urtikaria, Angioödeme, Exantheme, Gelenkschwellungen, Fieber. Mögliche Herz-Nieren-Beteiligung. Auftreten nach Vakzinen, in ähnlicher Form auch nach Antibiotika und anderen Medikamenten.

Angioödem (Abb. **7.98**)

Synonyme: angioneurotisches Ödem, Quinckeödem (Heinrich Irenäus Quincke, 1842–1922, Internist)

Subkutanes bzw. submuköses Äquivalent einer Urtikariareaktion. Auftreten meist Urtikaria-assoziiert, aber auch isoliert. Insgesamt seltener als Urtikaria.

Bedeutung: In höherem Maße als bei Urtikaria ist das Angioödem mit dem Risiko extrakutaner, zum Teil lebensbedrohlicher Reaktionen verbunden.

Angioödeme sind meist erworben und Histamin-vermittelt, sehr selten hereditär durch Komplementdefekte.

Krankheitsbild

- **Haut:** umschriebene ödematöse, kissenartige, prallelastische Hautschwellung, zum Teil monströser Art. Prädilektionsstellen sind Lippen, Periorbitalregion, seltener Genitale, Hände oder Füße. Im Gegensatz zur Urtikaria nicht generalisiert, sondern Einzelherde. Auch langsamere Rückbildung als Quaddeln (bis zu 72 Stunden). Subjektiv mehr schmerzhaft-brennend als juckend.
- **Schleimhaut:** Zungen-, Glottisödem.

> **!** **Merke** Symptome eines Glottisödems sind inspiratorischer Stridor, raue, heisere Stimme und Schluckbeschwerden. Soforttherapie erforderlich!

Verlauf: akut auftretend; auch hier chronisch-rezidivierende bzw. intermittierende Verläufe möglich.

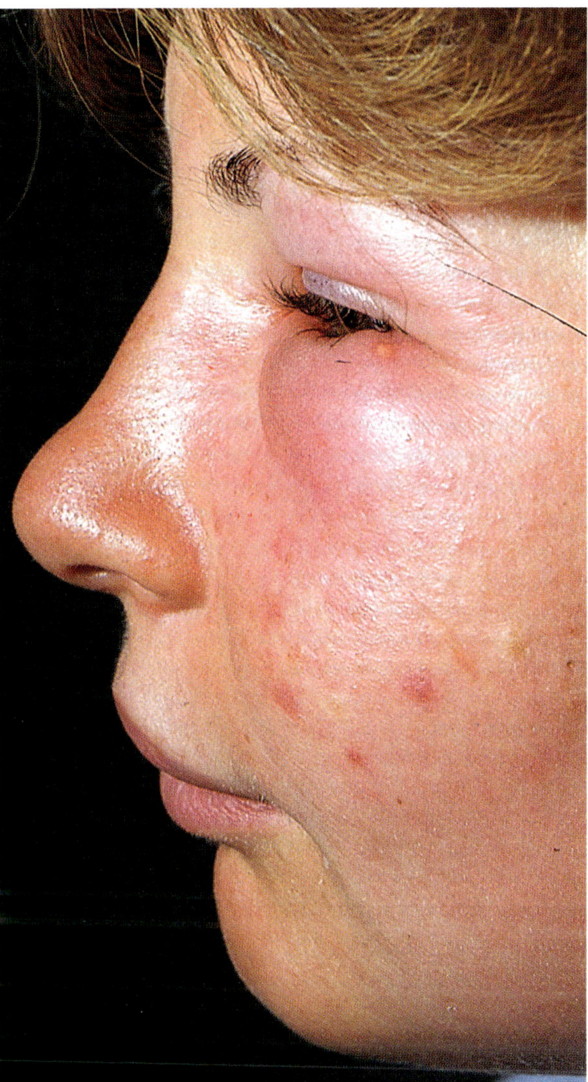

Abb. 7.98 Allergisches Angioödem.

Anamnese: Die 29-jährige Patientin wurde bereits früher öfter von Bienen gestochen. Beim letzten Stich in den Oberarm kam es zu einer übersteigerten Lokalreaktion. Jetzt Bienenstich in der Nähe der linken Oberlippe, nach 15 Minuten generalisierter Juckreiz und generalisierte Urtikaria, nach 3 Stunden zusätzlich Angioödem des Gesichts.
Befund: Schwellung und stellenweise leichte Rötung der linken Gesichtshälfte mit Lidödem, Wangenödem und Oberlippenschwellung. – Spätere Austestung nach sechs Wochen: Intrakutantest mit Bienengift: positive Sofortreaktion bei 0,1 mg/ml, keine Spätreaktion. RAST-Bienengift Klasse III: positiv.
Differentialdiagnose: hereditäres Angioödem bei C1-Esterase-Inhibitor-Mangel (Familiarität, frühes Auftreten, keine Urtikaria), Erysipel (Fieber, Leukozytose, Abb. **7.35**).

Diagnostik Anamnese, klinisches Bild. Diagnostische Maßnahmen wie bei Urtikaria.

Differentialdiagnose: renale und hypoproteinämische Ödeme (generalisiert), Erysipel (Rötung, Fieber), Melkersson-Rosenthal-Syndrom (persistierend).

Ätiopathogenese Sie entspricht der der Urtikaria. Häufigste Auslöser sind Azetylsalizylsäure (ASS) und ACE-Hemmer.

- **Allergische** Angioödeme: durch Medikamente (z. B. Penizilline), Nahrungs- und Genussmittel oder Insektengifte. **Nicht-allergische** Angioödeme als Intoleranzreaktionen durch z. B. Azetylsalizylsäure, ACE-Hemmer, Betablocker, nicht-steroidale Antiphlogistika, Analgetika, Röntgenkontrastmittel.
- **Physikalisch** ausgelöste Angioödeme: durch Druck, Vibration.
- **Endogen-erworbene** Angioödeme: akute und chronische Infektionen.
- **Idiopathische** Angioödeme: bei chronisch-rezidivierenden Angioödemen häufig keine Ursache feststellbar.

Therapie Grundsätzlich wie bei Urtikaria. Ausschaltung von Provokationsfaktoren. Glukokortikoide und Antihistaminika, auch Montelukast (Antileukotrien). Bei Glottis-/Larynxödem: Epinephrin zunächst lokal durch Inhalation, sonst parenteral s. c. oder i. m.
Prophylaxe: bei Rezidivrisiko und bedrohlichen Angioödemen Notfallset (siehe unten).

Sonderform
Hereditäres Angioödem
Angeborene Angioödemform durch Synthese- oder Funktionsstörung des Komplementfaktors C1-Esterase-Inhibitor (C1-INH) mit spontaner bzw. überschießender Komplementaktivierung und nachfolgender Mastzellreaktion. Familiarität. Angioödeme meist extrafazial (z. B. an Extremitäten), keine Urtikaria, häufig Bauchschmerz, Gefahr des Glottisödems. Letalität ca. 30%. Beginn 1.–2. Lebensjahrzehnt. Selten erworbene Form bei Autoimmunprozessen.
Therapie: Akuttherapie mit C1-Inhibitor-Konzentrat, evtl. Intubation, Koniotomie, Tracheotomie. Prophylaxe mit z. B. Danazol. Antiallergische Therapie kaum wirksam.

Anaphylaxie

Systemische Form einer urtikariellen Überempfindlichkeitsreaktion mit unterschiedlichem Schweregrad. Bei Vollbild akut lebensbedrohlich.
Häufigkeit: unterschiedliche Inzidenzangaben mit 5–30/100 000/Jahr.
Häufige Auslöser: Nahrungsmittel, Arzneimittel, Insektengifte.
Häufige Reaktionsorgane: Haut, Respirationstrakt, Verdauungstrakt, Herz-Kreislauf-System, ZNS.
Überempfindlichkeitsreaktionen: allergischer oder nicht-allergischer Natur.
Anmerkung: nicht-allergische anaphylaktische Reaktionen werden auch als **anaphylaktoide Reaktionen** bezeichnet.

Krankheitsbild Die Anaphylaxie wird nach der klinischen Symptomatik in verschiedene Stadien eingeteilt. Die Symptomatik der einzelnen Stadien ist in der Regel additiv, d. h. Hautsymptome können in allen Stadien auftreten.

- **Stadium 0:** übersteigerte Lokalreaktion.
  - Übermäßig starke, umschriebene Hautrötung und Hautschwellung, z. B. nach Insektenstich. Mögliches Vorstadium einer Allgemeinreaktion.
- **Stadium 1:** leichte Allgemeinreaktion.
  - Kutane disseminierte Reaktion mit Flush, Urtikaria und Angioödem.
  - Schleimhautreaktion von Nase und Konjunktiva.
  - Beginnende Allgemeinsymptome wie Unruhe oder Kopfschmerz.
- **Stadium 2:** ausgeprägte Allgemeinreaktion.
  - Kreislaufdysregulation, Glottisödem, Luftnot, Stuhl- bzw. Harndrang.
- **Stadium 3:** bedrohliche Allgemeinreaktion.
  - Kreislaufschock, Bronchospasmus, schwere Atemnot, Bewusstseinstrübung.
- **Stadium 4:** vitales Organversagen.
  - Herz-Kreislauf-Versagen, Atemstillstand.

Verlauf: sofortiger Beginn möglich bei parenteraler Exposition oder bestehender Sensibilisierung. Verzögertes Einsetzen bei oraler Exposition. Die anaphylaktische Reaktion kann in jedem Stadium stehen bleiben, Teilsymptome zeigen (Schockfragmente) oder das Vollbild erreichen. Ein zweiter Gipfel ist noch nach Stunden möglich.

Diagnostik Anamnese und klinisches Bild. Andere Schockformen meist ausschließbar. Allergologische Diagnostik wie bei Urtikaria. Orale Exposition aus Risikogründen nicht möglich.

Ätiopathogenese Die anaphylaktische Überempfindlichkeitsreaktion kann allergisch oder nicht-allergisch sein.

- **Allergische Anaphylaxie:** spezifische allergische Überempfindlichkeitsreaktionen meist vom Typ I. Direkte Mastzellaktivierung und Mediatorfreisetzung.
  Mögliche Auslöser sind Insektengifte, Test- und Hyposensibilisierungslösungen, Impfstoffe und Seren, Medikamente (z. B. Penizilline), Nahrungsmittel (z. B. Nüsse, Krustentiere).
  Die Reaktionen sind **spezifisch** und **dosisunabhängig**.
- **Nicht-allergische Anaphylaxie:** Intoleranzreaktionen z. B. durch Komplementaktivierung und nachfolgende Mastzellaktivierung und Mediatorfreisetzung.
  Mögliche Auslöser sind Azetylsalizylsäure, nicht-steroidale Antiphlogistika, Röntgenkontrastmittel, Muskelrelaxanzien, hyperosmolare Lösungen.
  Die Reaktionen sind **nicht-spezifisch** und **dosisabhängig**.

Hauptmediator ist **Histamin**. Andere Mastzellmediatoren können noch Stunden später freigesetzt werden (2. Gipfel der Reaktion).

Therapie Die Therapie der Anaphylaxie ist stadienabhängig. Es gibt verschiedene Therapieschemata. Grundregeln sind:

1. Stopp der Exposition, soweit noch möglich.
2. Intravenöser Zugang und Infusion mit physiologischer Kochsalzlösung.

3. Intravenös Glukokortikoide je nach Schweregrad bis 1000 mg Prednisolon-Äquivalent, Antihistaminika. Klinische Überwachung, Puls- und Blutdruckkontrollen.
4. Weiteres Vorgehen entsprechend der vorliegenden Symptomatik:
   - Atemnot: Inhalation von Adrenalin; β-Sympathomimetika, Euphyllin i. v., Sauerstoff.
   - Blutdruckabfall: Volumensubstitution mit physiologischer Kochsalzlösung oder kolloidalem Volumenersatzmittel wie Hydroxyäthylstärke.
5. Bei anhaltender Schocksymptomatik: Adrenalin (Suprarenin®) s.c. oder i.m. Falls erforderlich Reanimation nach ABC-Schema.

Da die Entwicklung des anaphylaktischen Schocks anfangs schwer abschätzbar ist, erfolgt zunächst die Durchführung der Maßnahmen 1–3, dann weiteres Vorgehen nach Bedarf.

Prophylaxe: Vermeidung einer Reexposition, bei Medikamenten Ausweichpräparate nach klinischer Exposition. Bei Wiederholungsgefahr sollte der Patient ein Notfallset mit sich führen.

Notfallset für anaphylaktische Reaktionen: Da anaphylaktische Reaktionen unvorhersehbar und ohne Arztnähe auftreten können, ist bei Wiederholungsrisiko ein Notfallset von Medikamenten erforderlich. Es muss für den Patienten praktikabel sein und der Patient muss mit der Anwendung vertraut sein. Beispiel eines Notfallsets:

- orales Glukokortikoid: z. B. Celestamine N 0,5 liquid. 30,0 ml. – Dos.: ganzer Flascheninhalt.
- Antihistaminikum: z. B. Fenistil-Tropfen 20,0 ml. Tropfaufsatz entfernen. – Dos.: 1/3 Flascheninhalt.
- Adrenalin-Aerosol: Primatene MIST 15,0 ml (internationale Apotheke), bei anamnestischer bronchialer Symptomatik. – Dos.: 2 Hübe, wenn notwendig Wiederholung.
- Adrenalin-Fertigspritze (Fastjekt): bei anamnestischer Bewusstseinstrübung, Kreislaufschock, Mastozytose.

> **!** **Merke** Risikopatienten bei anaphylaktischen Reaktionen sind:
> 1. Patienten mit **Mastozytose** oder Behandlung mit **β-Blockern** oder **ACE-Hemmern**.
> 2. Patienten mit **Organvorschädigungen** wie Asthma bronchiale oder Herz-Kreislauf-Erkrankungen.
>
> Bei β-Blocker- bzw. ACE-Hemmerbehandlung sollten diese abgesetzt oder ausgetauscht werden. Anderenfalls sind Anaphylaxie- und Herz-Kreislauf-Risiko gegeneinander abzuwägen.

Insektengiftallergie (Abb. 7.98)

Allergische Überempfindlichkeitsreaktion vom **Typ I** auf Bienen- oder Wespengift, seltener Hornissen- oder Hummelgift. Erhöhtes Risiko einer Anaphylaxie.

Häufigkeit: Sensibilisierungsrate in Deutschland ca. 25%, anaphylaktische Reaktionen bei ca. 3%.

Bedeutung: einerseits erhöhtes Anaphylaxierisiko, auch mit tödlichen Ausgang, andererseits sehr gute Behandlungsmöglichkeit durch Hyposensibilisierung.

Krankheitsbild

- **Toxische Lokalreaktion:** Quaddeln bzw. umschriebene Schwellung und Rötung, Juckreiz bzw. Brennen.
- **Allergische Überempfindlichkeitsreaktionen/Anaphylaxie:** Manifestation entsprechend den Anaphylaxiestadien. Stadium 0 mit übersteigerter Stichreaktion (> 10 cm Durchmesser) und Bestandsdauer (> 24 Stunden). Weitere Stadien s. Anaphylaxie.

> **!** **Merke** Die Konstellation „**Insektengiftallergie und Mastozytose**" ist zwar selten, aber hoch riskant: großes Anaphylaxierisiko und schwierige Hyposensibilisierung.

Diagnostik

- **Anamnese:** Stichanamnese (Stachel spricht für Biene), Schweregrad bestimmen, erste durchgeführte Maßnahmen.
- **Allergologische Diagnostik:** optimal nach Stichereignis sowie 2–3 Wochen später. Hauttestung mit Bienen-Wespen-Gift, Bestimmung der Reaktionsschwelle.
  Blut: Bestimmung von spezifischem IgE und Gesamt-IgE. Bei schwerer Anaphylaxie u./o. V. a. Mastozytose: Tryptase als Mastzellmarker. Spezialuntersuchungen möglich.

Differentialdiagnose: verstärkte toxische Reaktion bei zahlreichen Stichen. Nicht-immunologische Kreislaufdysregulation ohne Anaphylaxiesymptome.

Ätiopathogenese Stiche meist durch Honigbiene (Apis melifica) oder Wespenarten (Vespula vulgaris, germanica). Potenzielle Antigene im Insektengift sind Enzyme wie Phospholipasen, Hyaluronidase und andere. Nach vorangehender Sensibilisierung allergische Überempfindlichkeitsreaktion meist vom Typ I (IgE-vermittelt). Doppelsensibilisierungen – Biene und Wespe – sind möglich.

Therapie

- **Akuttherapie:** symptomatisch, s. Anaphylaxie.
- **Kausale Therapie:** Beseitigung bzw. Abschwächung der Überempfindlichkeitsdisposition durch **Hyposensibilisierung**, d. h. spezifische Immuntherapie (SIT).
  - **Indikationen:**
    1. Gesicherte Diagnose durch klinisch relevante Sensibilisierung. 2. Schweregrad: Allgemeinreaktion (s. Anaphylaxie). 3. Risikopatient: erhöhtes Expositionsrisiko, zusätzliche Risikofaktoren wie z. B. Mastozytose.
  - **Durchführung:** meist als sog. Schnellhyposensibilisierung in steigender Dosierung. Rush-Schema (ca. 7 Tage), Ultrarush-Schema (ca. 2 Tage). Möglichst stationär, da erhöhtes Risiko anaphylaktischer Reaktionen. Erhaltungsdosis alle 4–6 Wochen über 3–5 Jahre. Dauerbehandlung bei Risikopatienten.
  - **Erfolgsquote:** über 80%.
  - **Erfolgskontrolle:** nur beurteilbar nach ungewolltem Feldstich bzw. besser nach klinischer Stichprovokation.

Prophylaxe: Stichvermeidung. Einige Hinweise dazu: keine Anlockung durch Parfüm, bunte, blumige Kleidung,

Schwitzen, süße Getränke/Speisen im Freien. Körper möglichst bedeckt halten. Keine Stichprovokation durch Schlagen, Barfußgehen, Schlucken (Obst, Getränke), Aufsuchen von Futter- und Nestplätzen.
Notfallset: auch nach Hyposensibilisierung mitführen.

Historischer Exkurs

Atemlähmung nach Stich: Sportflieger abgestürzt!
Konstanz/Friedrichshafen: Am Sonntagmittag ist ein Konstanzer Gastwirt bei einem Rundflug über den Bodensee mit seinen Flugzeug aus etwa 1000 m Höhe abgestürzt. Der Pilot war sofort tot. Als Unfallursache gilt der Stich einer Biene, der bei dem Allergiker eine Atemlähmung bewirkte.
Südwest Presse, 27. April 1982.

Nahrungsmittelallergie und -intoleranz

Durch Nahrungsmittel bzw. deren Bestandteile ausgelöste nicht-toxische, allergische oder nicht-allergische Überempfindlichkeitsreaktionen. Allgemeine Prävalenz 2%, im Kindesalter bis 5%, bei atopischen Kindern bis 30%, aber mit spontaner Remissionstendenz. Siehe dazu: Nahrungsmittelallergie bei atopischem Ekzem.
Bedeutung: Anaphylaxie möglich.

Krankheitsbild Manifestation am Verdauungstrakt, aber auch an Haut und Schleimhaut.
- **Verdauungstrakt:** Übelkeit, Erbrechen, Durchfälle, Koliken.
- **Haut:** Urtikaria, Angioödeme, Anaphylaxie. Provokation/Verschlechterung eines atopischen Ekzems.
- **Schleimhaut:** Rhinokonjunktivitis, Asthma bronchiale. Sonderform: Pollen-assoziiertes orales Allergiesyndrom (s. Kap. 7.6.2).

Verlauf: bei Kindern Spontanremissionen.

Diagnostik
- Anamnese, klinisches Bild.
- **Allergologische Diagnostik:** Hauttestung, spezifisches IgE und Gesamt-IgE. Karenztest und oraler Provokationstest. Bei Intoleranzverdacht mit negativem allergologischem Befund: orale Provokation, auch intestinale Provokation bei Koloskopie. Risikoabwägung!

Differentialdiagnose: andere Formen von Urtikaria, Angioödem, Anaphylaxie. Andere Darmerkrankungen mit Hautsymptomen wie z. B. Dermatitis herpetiformis, chronisch-entzündliche Darmerkrankungen.

Ätiopathogenese Gefördert durch erhöhte intestinale Resorptionsbedingungen.
- **Allergie:** gegenüber potentiellen Proteinallergenen in natürlichen Nahrungsmitteln wie Milch, Ei, Nüssen, Gewürzen, Gemüse, Obst, Getreide, Fisch und Schalentieren, Fleisch.
- **Intoleranz:** Zusatzstoffe in Nahrungs- und Genussmitteln. Biogene Amine in verdorbenem Fisch, auch in Erdbeeren.

Therapie
- **Akuttherapie:** Expositionsstopp, Anaphylaxietherapie.
- **Medikamentöse Behandlung:** Natriumcromoglicat. Versuch einer Toleranzerzeugung.
- **Prävention:** Eliminationsdiät.

Latexallergie

Latex (lat. Flüssigkeit, Saft) ist der Milchsaft verschiedener Pflanzen wie z. B. Gummibäumen und als natürlicher Rohkautschuk Ausgangspunkt für zahlreiche Gummiartikel. Allergene sind verschiedene pflanzliche Proteine. Latex ist ein weit verbreitetes Material und kommt in vielen Gummiartikeln vor. Beispiele: im medizinischen und Pflegebereich v. a. in Gummihandschuhen, Kathetern und Infusionssystemen. Sonst in Kondomen, Schnullern, Luftballons, Latexmatratzen, Autoreifen etc.
Häufigkeit: unterschiedliche Angaben. Die Naturlatexallergie liegt bei beruflicher Exposition bei 5–10%. Besonders hoch ist sie bei chronischen Patienten mit häufigen Operationen bzw. bei medizinischen Eingriffen, z. B. 12–70% der Kinder mit Spina bifida.

Krankheitsbild Breites Spektrum von lokaler Kontakturtikaria bis zu anaphylaktischem Schock.

Diagnostik
- Anamnese, klinisches Bild.
- **Allergologische Diagnostik:** Prick-Testung, Nachweis spezifischer IgE-Antikörper, auch kutaner Expositionstest unter Risikoabwägung. Die allergologische Befundbewertung kann schwierig sein (unzureichende Teststandardisierung). Negativer allergologischer Befund schließt Allergie nicht aus.

Ätiopathogenese Aufnahme von Latexallergenen über **direkten** Haut-Schleimhaut-Kontakt (z. B. Sonden), **aerogen** über kontaminierte Puderpartikel gepuderter Latexhandschuhe, **parenteral** durch Operationen, Katheter etc. Naturlatexallergie: allergische Sensibilisierung, **Überempfindlichkeitsreaktion vom Typ I**, IgE-vermittelt.
Provokationsfaktoren: Naturlatexproteine. Erhöhte Sensibilisierungsrate bei Atopikern.

Therapie Akute Naturlatexallergie: s Anaphylaxie.
Prävention: strikte Allergenkarenz nicht nur bei Allergikern, sondern auch bereits bei Sensibilisierung.

Sonderform
- **Naturlatex-assoziierte Nahrungsmittelallergie**
  Mögliche Kreuzallergie zwischen Naturlatexproteinen und Früchten wie Kiwi, Avocado, Bananen, Esskastanien, auch häusliche „Ziergummibäume".
- **Latex-Kontaktallergie:** Ekzemtyp

Polymorphe Exantheme und Sonderformen

Polymorphe Exantheme einschließlich ihrer Sonderformen sind die häufigsten exanthematischen Überempfindlichkeitsreaktionen der Haut.

Polymorphe Exantheme (Abb. 7.99, 7.100)

Polymorphe Exantheme sind Überempfindlichkeitsreaktionen, die morphologisch „polymorph" d. h. vielgestaltig sind. Sie sind auf Haut und hautnahe Schleimhäute beschränkt. Die Exanthemdisposition ist nicht-allergischer oder seltener allergischer Natur, häufig auch unklar. Provokationsfaktoren sind fast stets Arzneimittel: „**Arzneimittelexantheme**".

Häufigkeit: häufige Hauterkrankungen, 5% aller Hautkrankheiten.

Bedeutung: durch ihre Begrenzung auf Haut und hautnahe Schleimhäute ohne Einbeziehung anderer Organe weniger gefährlich als urtikarielle und bullöse Exantheme. Jedoch große differentialdiagnostische Bedeutung

Krankheitsbild

- **Haut:** primär kleinherdig, durch Konfluenz auch größere Herde. Verteilung generalisiert-exanthematisch, symmetrisch. Prädilektionsstellen sind **Stamm** und **Extremitäten**. Einteilung nach klinisch-morphologischem Bild:
  - **Makulopapulöser Typ:** häufigstes klinisches Bild. Wegen der Ähnlichkeit mit infektiösen Exanthemen auch jeweils als rubeoliform, morbilliform oder skarlatiniform charakterisiert.
  - **Seltenere Typen:** makulös, papulös-lichenoid, sekundär-bullös.
- **Schleimhaut:** gerötete, auch erosive Schleimhautherde. Lokalisation: Mund- und Genitalschleimhaut.

Allgemein: selten Fieber als „Arzneimittelfieber".

Maximalform: Entwicklung einer Erythrodermie, hier auch Einbeziehung anderer Organe möglich.

Verlauf Beginn bei allergischen polymorphen Exanthemen innerhalb weniger Tage nach Behandlungsbeginn bei bereits vorliegender Sensibilisierung oder frühestens nach 1–2 Wochen in Folge Sensibilisierungsphase. Bei Intoleranz keine Sensibilisierungsphase, frühzeitiger Beginn. Nach Absetzen des Medikaments Rückbildung meist innerhalb von ca. 2 Wochen. Keine Narbenbildung.

Diagnostik

- **Anamnese:** Exposition- bzw. Arzneimittelanamnese, zeitlicher Zusammenhang.
- **Klinisches Bild**, auch Histologie.
- **Allergologische Diagnostik:** Epikutan- bzw. Kutantestung wegen komplexer Ätiopathogenese häufig negativ. Blut: kein spezifisches IgE nachweisbar. Orale Provokation unter Überwachung meist möglich. Diagnose häufig eine Ausschlussdiagnose.

Differentialdiagnose: infektiöse Exantheme bei zahlreichen Infektionskrankheiten, auch Syphilis II. Exanthematische Hautkrankheiten wie Psoriasis, Lichen ruber. Besonders wichtig ist der Ausschluss bzw. die Früherkennung eines beginnenden bullösen Exanthems.

Ätiopathogenese

- **Exanthemdisposition:** Sensibilisierung und veränderte Reaktionslage nicht-allergischer oder allergischer Natur gegenüber normalerweise vertragenen Stoffen, meist Medikamenten.
- **Provokationsfaktoren:** meist Arzneimittel bei systemischer Anwendung. Zahlreiche Medikamente wie Ampicillin, Penizillin, Cephalosporine, Sulfonamide, Co-trimoxazol, Analgetika und nichtsteroidale Antiphlogistika, Antikonvulsiva, Antimalariamittel und Goldpräparate, Allopurinol.
- **Exanthemreaktion:** Hinweise für eine zellvermittelte Immunreaktion vom Typ IV.

Therapie Das therapeutische Konzept hat zwei Aspekte zu berücksichtigen:

- **Absetzen** des verdächtigen Präparates, falls nötig → Ersatz durch ein chemisch anderes Medikament
- **symptomatische Behandlung** der entzündlichen Exanthemreaktion mit Lokalkortikoiden, in schweren Fällen auch interne Behandlung mit 30–50 mg Prednison/die.

Prophylaxe: Erhebung einer entsprechenden Allergieanamnese vor jeder medikamentösen Therapie.

Sonderformen

Fixes Arzneiexanthem (Abb. 7.101)

Im Gegensatz zu generalisiertem Arzneiexanthem lokalisiert-fixiert auf einen Herd, auch einige Herde. Im primären Herdbereich bei erneuter Exposition „in loco" rezidivierend. Klinisch scharf begrenzte gerötete, fakultativ zentral blasig-erosive Herde.

Prädilektionsstellen: Extremitäten, Genitale, Mundschleimhaut.

Diagnostik: Epikutantestung im Herdbereich.

Medikamente: u. a. Barbiturate, Sulfonamide, nicht-steroidale Antiphlogistika.

Ampicillin-Exanthem

Nahezu obligates makulopapulöses Exanthem ca. eine Woche nach Ampicillin-Behandlung einer infektiösen Mononukleose.

Pustulöses Arzneiexanthem

Sog. akute generalisierte exanthematische Pustulose. Nicht-follikuläre Pusteln auf Erythemen. Auslösende Medikamente: Antibiotika, Antimykotika.

Hypersensitivitäts-Syndrom

Schwere, systemische Arzneimittelreaktion. Makulopapulöses Exanthem mit Erythrodermierisiko, Lymphknotenschwellung, Hepatitis, Nephritis, weitere Organbeteiligung. Tödlicher Verlauf möglich. Auslösende Medikamente: u. a. Antikonvulsiva, auch Minocyclin nach mehrwöchiger Behandlung.

Bullöse Exantheme

Bullöse Exantheme sind eine Gruppe verwandter Überempfindlichkeitsreaktionen. Dazu zählen folgende Krankheiten mit zunehmendem Schweregrad:

- **Erythema exsudativum multiforme** (EEM) mit den Typen Minor und Major

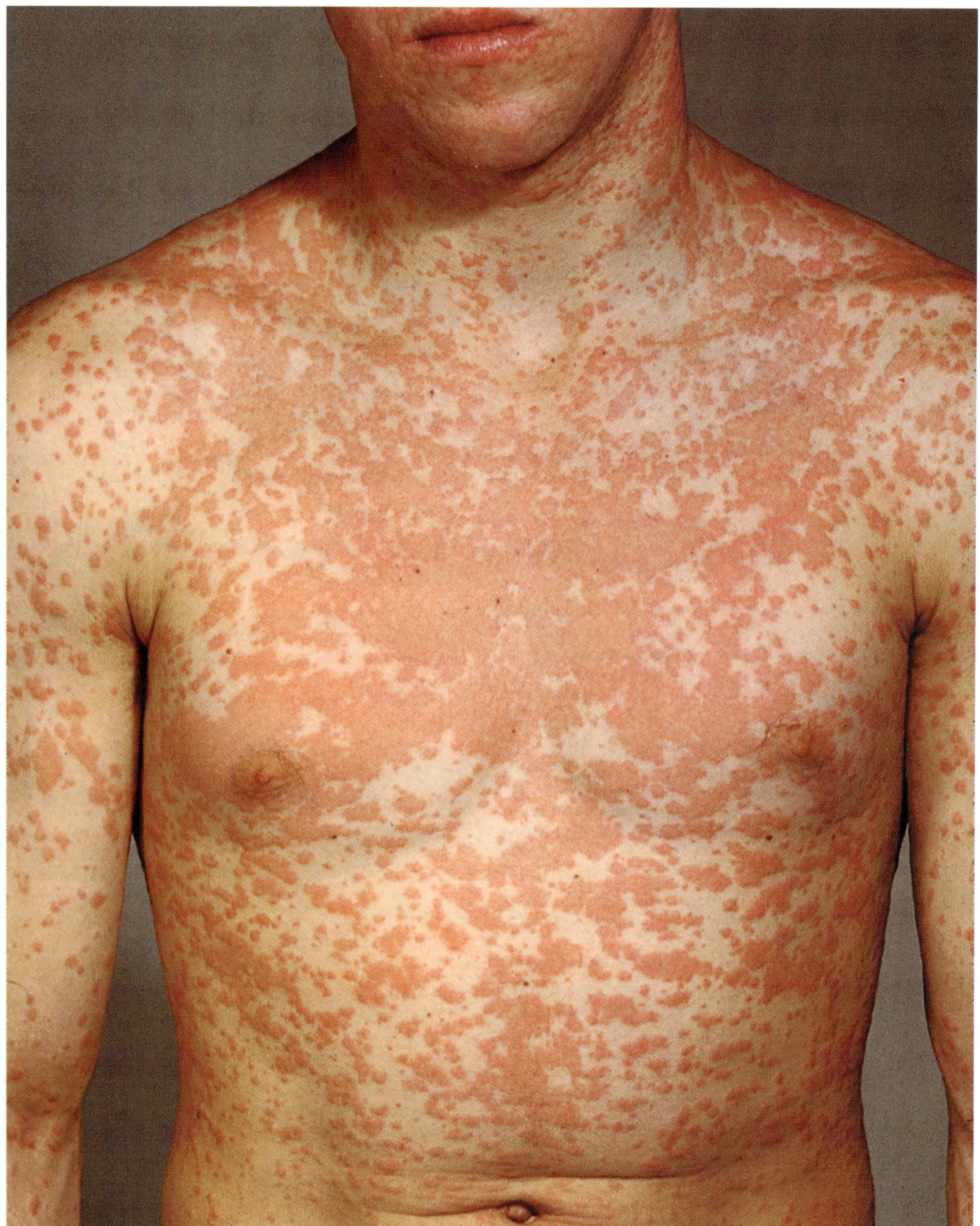

Abb. 7.99 Makulopapulöses Arzneiexanthem.

Anamnese: Der 19-jährige Patient erhielt wegen einer rezidivierenden Infektion der oberen Luftwege ein Cephalosporin-Antibiotikum. Auftreten der Hauterscheinungen am 2. Tag nach Medikamenteneinnahme.

Befund: an der gesamten Haut mit Betonung des Stammes zahlreiche gerötete, wenige Millimeter große makulopapulöse Herde, die v.a. im Brustbereich zu großflächigen Herden zusammengeflossen sind.

Differentialdiagnose: Masern, sekundäres Syphilid (Abb. **19.17**).

Anmerkung: Das frühe Auftreten des Exanthems spricht entweder für eine nicht-allergische Genese oder eine bereits bestehende Sensibilisierung durch frühere entsprechende Medikamenteneinnahme.

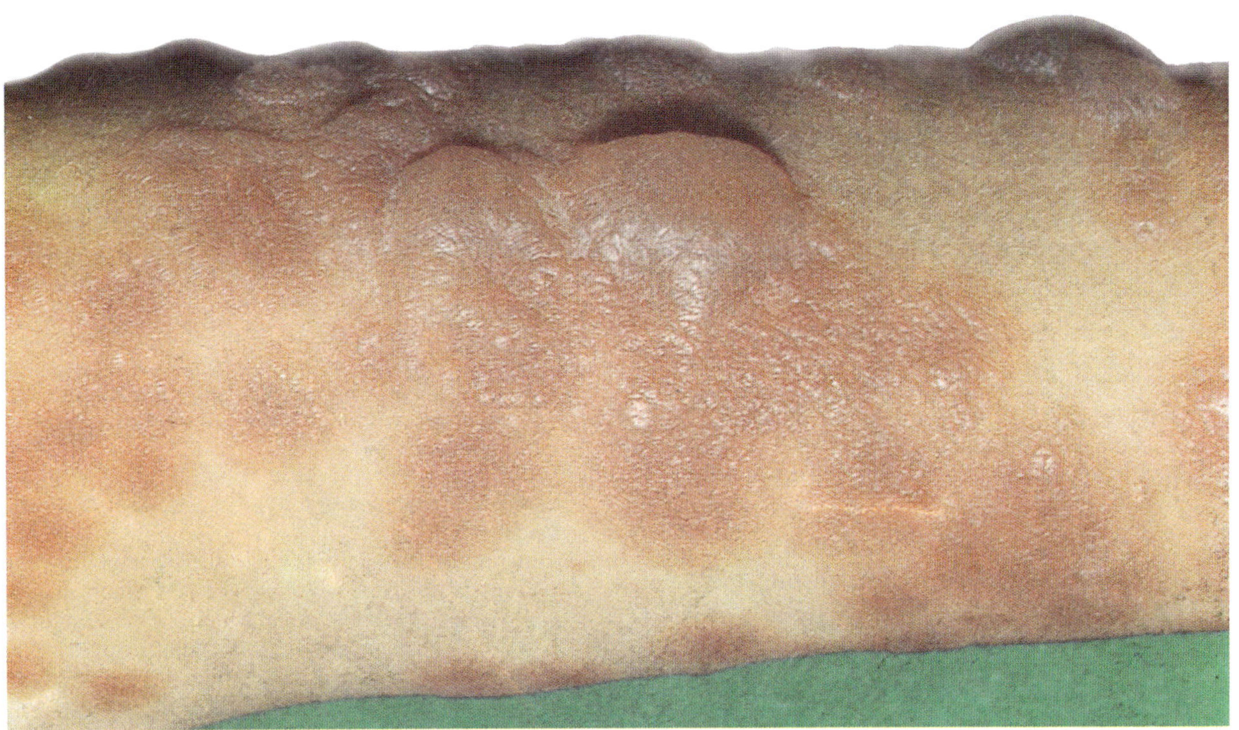

Abb. 7.100 Sekundär-bullöses Arzneiexanthem.

Anamnese: Die Hauterscheinungen traten am 8. Tag nach Einnahme von Cotrimoxazol-Tabletten wegen einer Harnwegsinfektion auf. Beginn mit roten Flecken, die später zum Teil blasig wurden.
Befund: am linken Arm teils disseminierte, überwiegend aber konfluierende, runde, scharf begrenzte erythematöse Herde mit zentraler schlaffer Blasenbildung. Entsprechende Herde auch am anderen Arm und an Rumpf. Kein Schleimhautbefall.
Differentialdiagnose: beginnende toxische epidermale Nekrolyse.

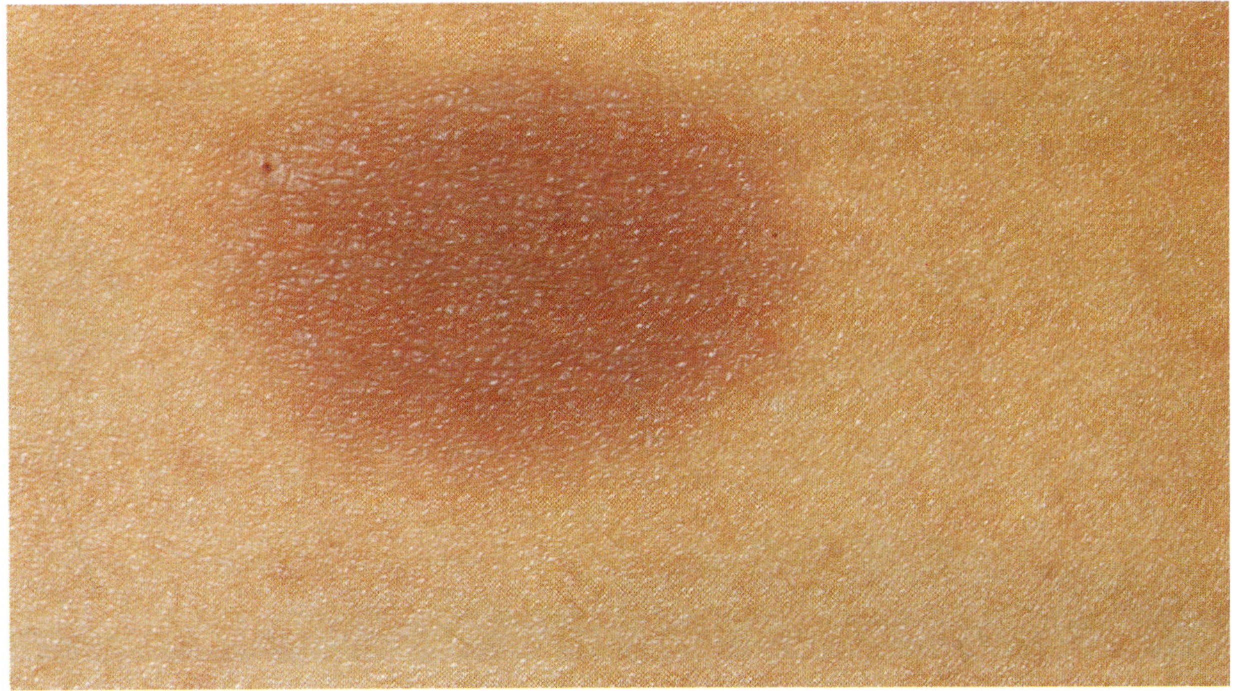

Abb. 7.101 Fixes Arzneiexanthem.

Anamnese: Bei diesem Patienten tritt regelmäßig nach Einnahme eines Phenacetin-haltigen Schmerzmittels ein solitärer Herd am Rumpf in gleicher Lokalisation auf, der eine allmählich zunehmende, persistierende bräunliche Pigmentierung zeigt.
Befund: unscharf begrenzter, ca. 2,5 cm großer ovaler Fleck mit rötlichem Rand und bräunlichem Zentrum.

- **Stevens-Johnson-Syndrom** (SJS)
- **toxische epidermale Nekrolyse** (TEN).

Klinische Ausgangseffloreszenz ist die typische **Kokarde,** es kommen Blasenbildung, Schleimhautbeteiligung und Befall innerer Organe hinzu. Jedes Krankheitsbild kann isoliert auftreten, Übergänge sind möglich.

Die Ätiopathogenese mit individueller Überempfindlichkeit ist noch weitgehend unklar. Typisch ist die folgende Konstellation: Vorkrankheit und medikamentöse Behandlung.

Häufigkeit: EEM Typ Minor ist eine häufige, rezidivierende Erkrankung besonders von Kindern und jungen Männern. EEM Typ Major, SJS und TEN werden als „schwere bullöse Hautreaktionen" zusammengefasst, Inzidenz bis 2/Mio./Jahr, vorwiegend Erwachsene über 40 Jahre.

Bedeutung: schwere bullöse Reaktionen sind schwer durch Schleimhautbefall und zunehmende Letalität bis 45%.

Erythema exsudativum multiforme
(Abb. **7.102**)

Krankheitsbild Klinisches Leitsymptom ist die typische **kreisrunde Kokarde** mit 3-Zonen-Aufbau: geröteter, erhabener Rand, livide Mitte, fakultativ zentrale Bläschenbildung. Größe 1–2 cm, einzeln stehend. Zwei Verlaufstypen:

- **Minor-Typ** (rein kutan): typische Kokarden, symmetrischer Extremitätenbefall, besonders Hände und Füße. Kein Schleimhautbefall, evtl. Lippenherpes-Reste.
- **Major-Typ** (kutan-mukös): bullöse Kokarden, zusätzlich atypische Kokarden, regionärer Extremitätenbefall. **Neu:** Schleimhautbefall von Lippen, Genitalschleimhaut, Konjunktiven mit Rötung, Erosionen, hämorrhagischen Krusten. Subjektiv: Schleimhautschmerzen, Essstörungen.

Verlauf

- Bei Minor-Typ: bis zwei Wochen, Rezidive möglich, narbenlose Abheilung.
- Bei Major-Typ: mehrere Wochen. Hier Gefahr von Schleimhautnarben und Strikturen, am Auge von Symblepharon und Erblindung.

Diagnostik

- **Anamnese** mit Vorerkrankung, Medikamente.
- **Klinisches Bild** und negatives Nikolski-Phänomen.
- **Histologie:** perivaskuläre lymphozytäre Infiltrate, Ödem, evtl. subepidermale Spaltbildung, Keratinozytennekrosen.

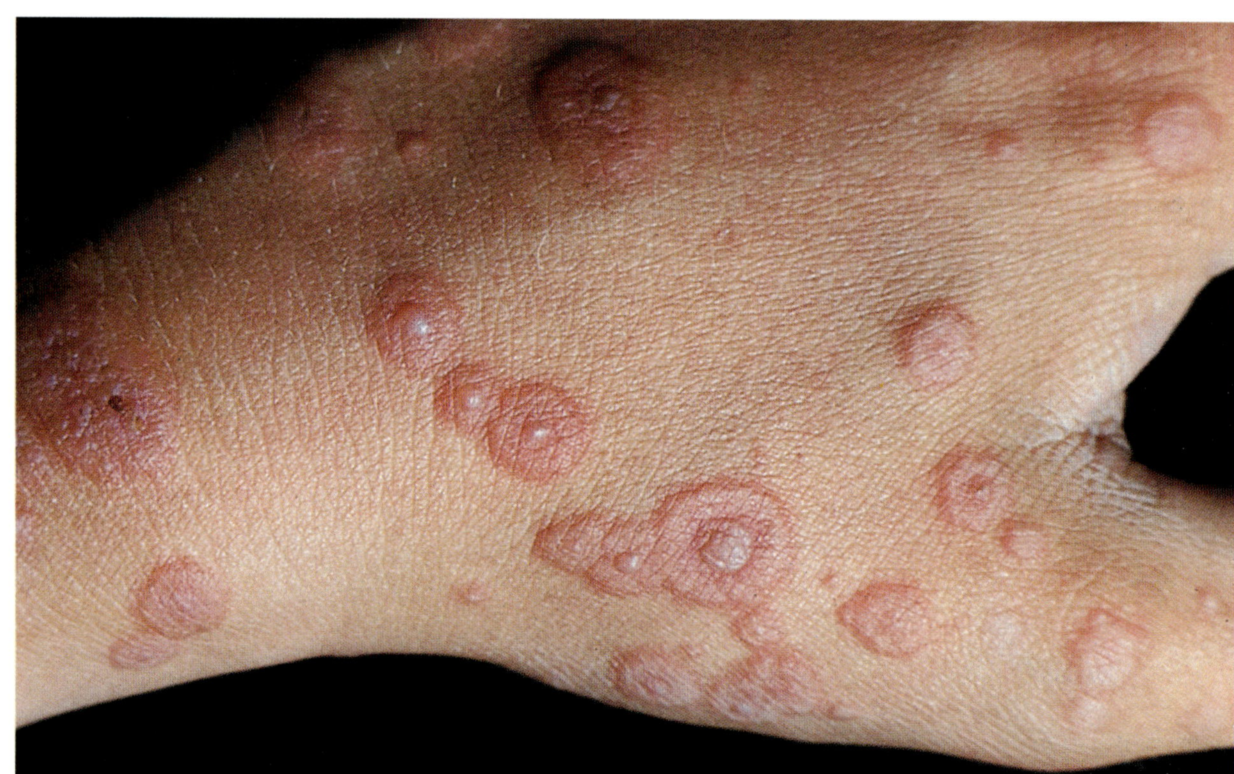

Abb. 7.102 Erythema exsudativum multiforme: Major-Typ
Anamnese: 18-jähriger Patient. Exanthem 10 Tage nach fieberhaftem Infekt mit Herpes labialis aufgetreten.
Befund: an beiden Händen und Armen scheibenförmige, bis 2 cm große, leicht gerötete, erhabene Herde mit zentraler Bläschenbildung. Das klinische Bild der Einzelherde ähnelt einer Kokarde bzw. Iris. – Gleichzeitig ausgedehnte Cheilitis mit hämorrhagischen Krusten (Abb. **7.103**).

Merke Was ist das **Nikolski-Phänomen?** Der russische Dermatologe Piotr W. Nikolski (1858–1940) beschrieb bei blasenbildenden Hauterkrankungen das klinische, zweistufige Phänomen:
I. Verschiebung der Epidermis in klinisch nicht-bullöser Haut durch tangentialen Zug.
II. Verschiebung einer bestehenden Blase durch Fingerdruck.

Ätiopathogenese

Exanthemdisposition und -reaktion: unklar, T-Zell-vermittelte Immunreaktion an Hautgefäßen?
Provokationsfaktoren bei Minor-Typ Herpes-simplex-Infektionen, bei Major-Typ zusätzliche Infektionen der oberen Luftwege, Mykoplasmen-Infektionen, Influenza oder Hepatitis.

Therapie Keine kausale Therapie möglich. Behandlung evtl. noch florider Infektionen. Symptomatische lokale antientzündliche Therapie. Evtl. Sondenernährung nötig. Bei Major-Typ auch kurzfristig Kortikoide.

Prophylaxe: niedrig dosierte antivirale Herpestherapie bei Herpes-assoziierten EEM-Rezidiven.

Stevens-Johnson-Syndrom und toxische epidermale Nekrolyse (Abb. 7.103–7.105)

Seltene, aber schwerste Hautformen von Überempfindlichkeitsreaktionen.

Krankheitsbild

- **Stevens-Johnson-Syndrom** (SJS): kutan-muköser Befall. Atypische, flache Kokarden.
  - **Neu:** makulöse Erytheme
  - **Befallsmuster:** generalisiert-exanthematisch und stammbetont. Schleimhautbefall wie bei EEM Typ Major.
- **Toxische epidermale Nekrolyse** (TEN): kutan-mukös-systemischer Befall. Noch atypische Kokarden sowie makulöse Erytheme.
  - **Neu:** schnelle Bildung schlaffer, konfluierender Blasen und Krusten (Abb. 7.104). Selten großflächige Erytheme mit schneller flächenhafter Epidermolyse (Abb. 7.105a).

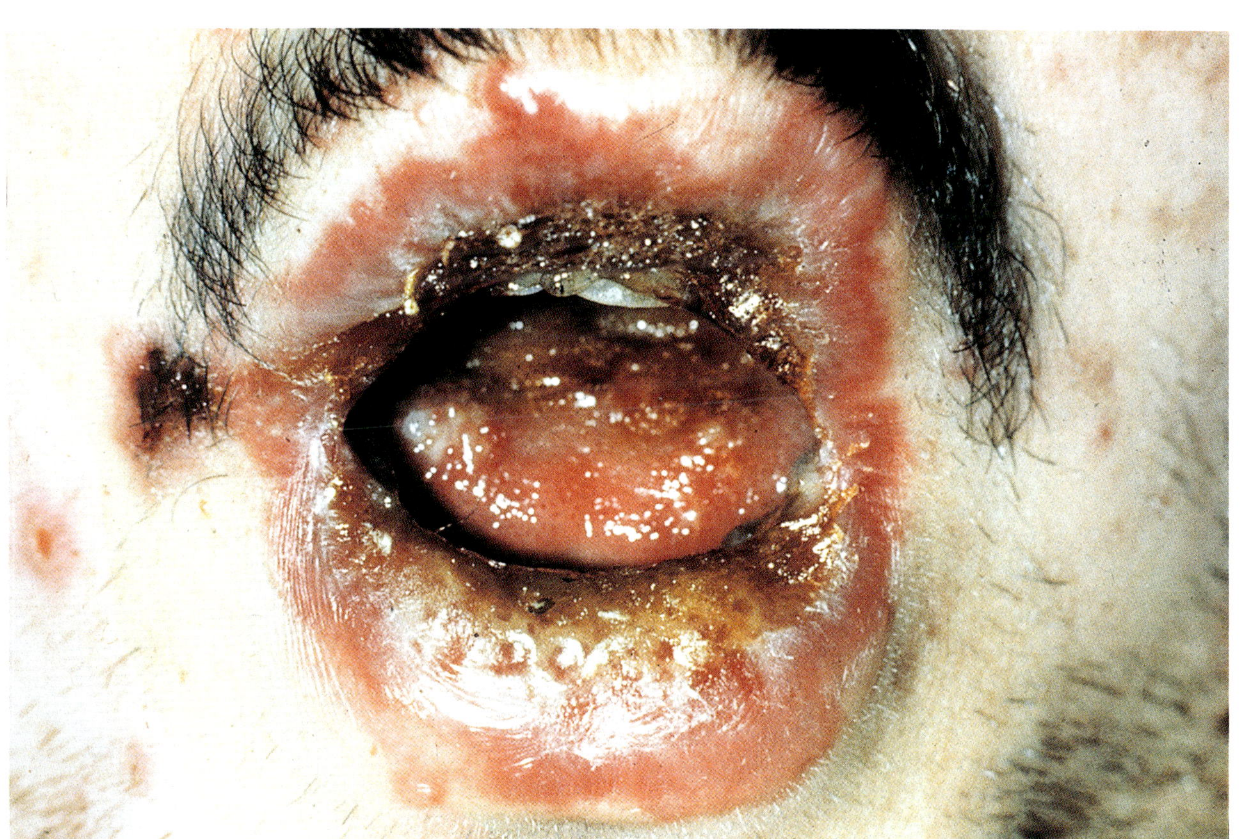

Abb. 7.103 Stevens-Johnson-Syndrom.
Anamnese: 27-jähriger Patient. Auftreten der Haut-Schleimhaut-Veränderungen nach einem fieberhaften grippalen Infekt mit Herpes labialis und Einname mehrerer „Grippemittel".
Befund: An beiden Lippeninnenseiten sowie dem Zungenrücken flächige, bräunlich-seröse Beläge und Krusten. Bläschen auf gerötetem Grund und entsprechende Erosionen an der Unterlippe. Schwellung und unscharfe Abgrenzung des Lippenrots.
Weitere Befunde: an Rumpf und Armen multiformes Exanthem mit atypischen Kokarden und makulösen Herden. Subjektiv Schmerzen, erschwerte Mundöffnung. Nur Flüssignahrung möglich.

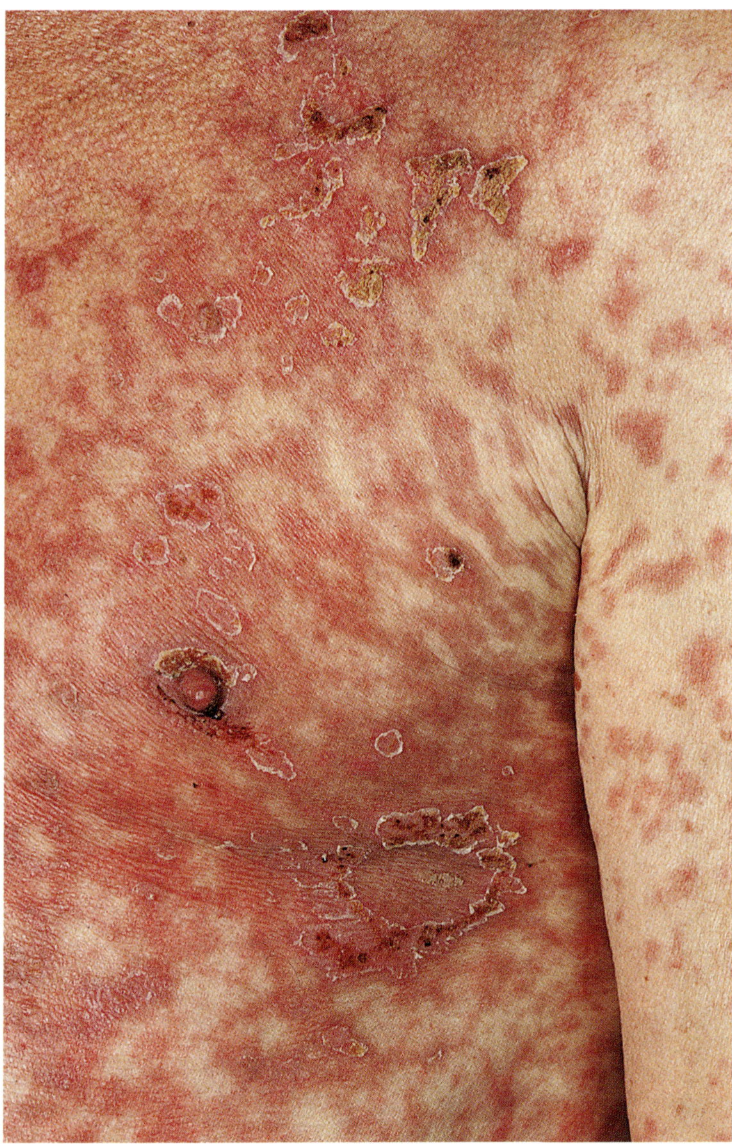

Abb. 7.104 Toxische epidermale Nekrolyse: makulöser Typ.
Anamnese: 65-jähriger Patient. Nach Halsschmerzen und Analgetika plötzlich auftretender Hautausschlag am ganzen Körper.
Befund: Am Rumpf makulöses, düsterrotes Exanthem mit einzelnen Stellen von Epidermolyse und Krustenbildung. Weitere Befunde: Befallen sind gesamter Rumpf und Extremitäten. Entzündlich-erosive Veränderungen an Mundschleimhaut und Konjunktiven.

- **Befallsmuster:** generalisierter Hautbefall einschließlich Gesicht, besonders Augenlider. Wachstumsstörung/Ausfall von Haaren und Nägeln. Schleimhautbefall wie bei EEM Typ Major.
- **Systemisch:** nekrotisierende Tracheobronchitis, Ösophagitis, Bronchopneumonie, auch Glomerulonephritis.
- **Komplikationen:** Flüssigkeits-Elektrolyt-Eiweiß-Verlust, Hautinfektionen, Sepsis, Organversagen.

- **Übergangsform SJS-TEN:** Zwischenform.
- **Subjektiv:** Haut-Schleimhaut-Schmerzen, stark gestörtes Allgemeinbefinden, Ess- und Atemstörungen.

Verlauf: Wochen.
- **Haut:** meist narbenlose Abheilung, Hyperpigmentierung.
- **Schleimhaut:** wie bei EEM Typ Major.
- **Letalität:** SJS 6%, Übergangsform 25%, TEN bis 45%.

Diagnostik
- **Anamnese** mit Vorerkrankung und Medikamenten.
- **Klinisches Bild:** Nikolski-Phänomen positiv.
- **Histologie:** hauptsächlich weitgehende bis vollständige Epidermisnekrose, geringe Entzündung.
- **Mikrobiologische Diagnostik:** Hautabstrich.
- Diagnostik von **Organ- und Stoffwechselstörungen.**

Orale Provokation zur Erfassung des auslösenden Medikaments aus Risikogründen nicht möglich.
Differentialdiagnostik: staphylogenes Lyell-Syndrom, generalisiertes fixes bullöses Arzneiexanthem, bullöse Autoimmunerkrankungen.

Ätiopathogenese
Provokationsfaktoren: Bei SJS sowohl Infektionen als auch Medikamente. Bei TEN fast ausschließlich Medikamente.
- Bei kurzfristiger Behandlung (2–3 Wochen) u.a. Cotrimoxazol, Penizilline, Chinolone, Cephalosporine.

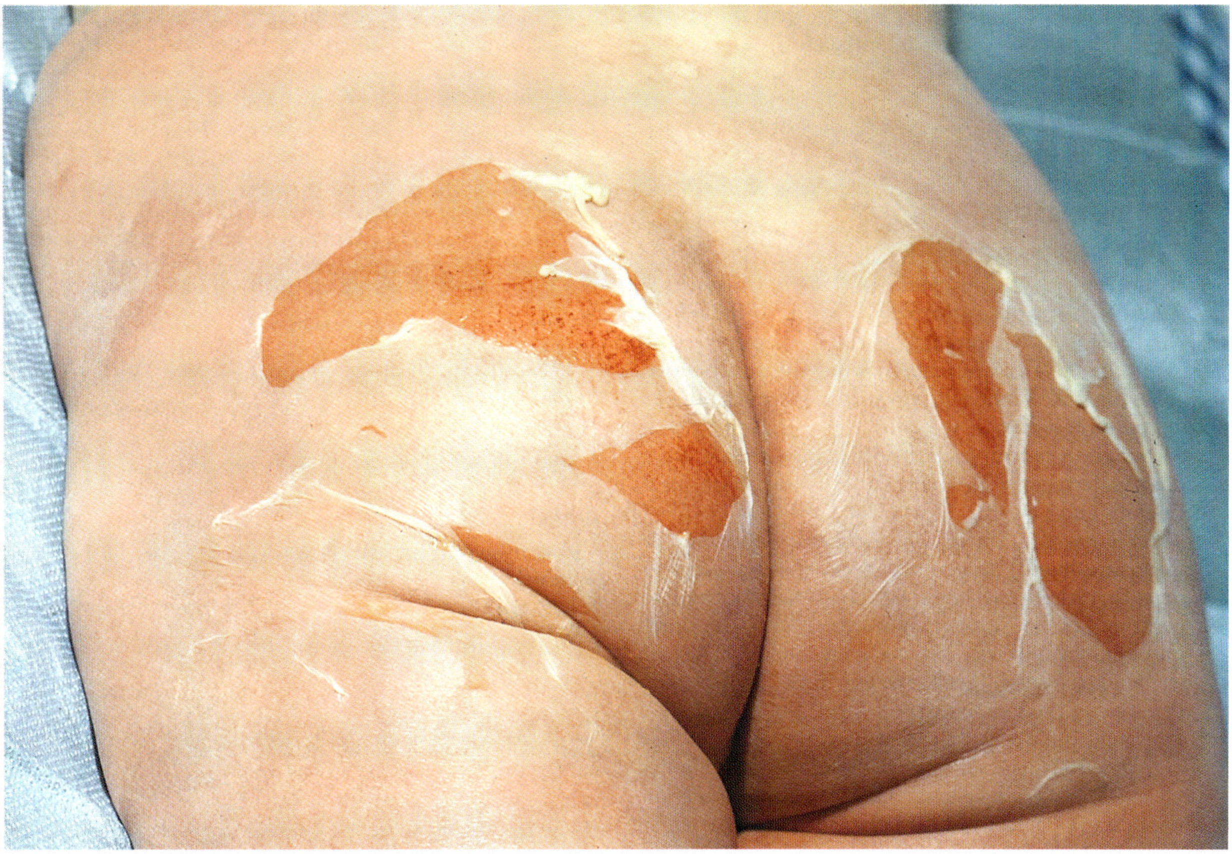

Abb. 7.105a Toxische epidermale Nekrolyse: diffuser Typ.
Anamnese: Die 47-jährige Patientin hatte wegen eines HWS-Syndroms mit Schwindel ein nicht-steroidales Antiphlogistikum und ein Antiemetikum eingenommen.
Befund: am gesamten Integument großflächige diffuse Rötung mit schlaffen Blasen und großflächiger Ablösung der Epidermis. Freiliegender Papillarkörper, erkennbar an den punktförmigen Blutungen. Die nekrotische Epidermis liegt auf der Dermis wie ein feuchtes Tuch und lässt sich leicht verschieben. Nikolski-Phänomen I und II positiv.
Besonderheiten: Wegen des hohen Risikos eines Rezidivs konnte eine Klärung der auslösenden Substanzen durch oralen Provokationstests nicht erfolgen. Beide Medikamente bzw. Wirkstoffe der Präparate müssen zukünftig gemieden werden.

- Bei längerfristige Behandlung (2–3 Monate) u. a. Carbamazepin, Phenobarbital, nicht-steroidale Antiphlogistika, Allopurinol.

Exanthemdisposition und -reaktion: noch unklar. Hinweise auf zellvermittelte zytotoxische Immunreaktion, Störungen im Medikamentenmetabolismus, Induzierung von Apoptose. **Risikofaktor:** HIV-Infektion.

Therapie Bisher nur symptomatische Therapie möglich. Stationäre Behandlung, interdisziplinäre Betreuung erforderlich. In schweren Fällen Intensivstation. Behandlungsgrundsätze:

- Sofortiges Absetzen aller infrage kommenden Medikamente
- Dermatologische **lokale Intensivtherapie** mit antimikrobiellen Substanzen und Umschlägen, Fettgaze, Silberfolien. Sorgfältige lokale Schleimhauttherapie zur Verhinderung von Narben, Strikturen, insbesondere von Symblepharon. Speziallagerung.

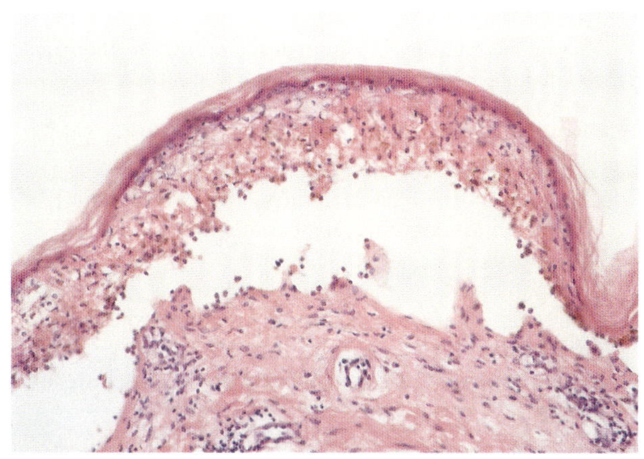

Abb. 7.105b Toxische epidermale Nekrolyse (TEN; Histologie).
Die gesamte Epidermis ist nekrotisch und blasig vom Korium abgehoben. Typischerweise sind die lymphozytären Begleitinfiltrate nur sehr spärlich.

- **Systemische Therapie:** noch kein allgemein akzeptiertes Behandlungskonzept. Glukokortikoide in Stressdosierung, Antibiotika bei Sepsisverdacht. Nutzen von Immunglobulinen fraglich.
- **Supportive Infusionstherapie:** Flüssigkeit, Elektrolyte, Eiweiß, Kalorien. Zentrale Analgetika. Thromboseprophylaxe. Evtl. Magensonde.
- **Prophylaxe:** strikte Vermeidung aller verdächtigen Medikamente, bei Reexposition Rezidivgefahr.

Zusammenfassung

Toxische chemische Substanzen führen an der Haut obligat zu einer Hautschädigung. Nicht-toxische, normalerweise vertragene chemische Substanzen können bei individuell vorbestehender Überempfindlichkeit ebenfalls zu Hautschäden führen. Der Überempfindlichkeit kann entweder eine spezifische Allergie oder eine nicht-allergische Intoleranz zugrunde liegen.

- **Allergische Überempfindlichkeitsreaktionen:** spezifisch, dosisunabhängig. Typ-I- bis Typ-IV-Reaktionen nach Coombs und Gell.
- **Nicht-allergische Überempfindlichkeitsreaktionen (Intoleranzreaktion):** unspezifisch, dosisabhängig. Verschiedene Formen: lokale Intoleranz durch Schädigung körperlicher Hautschutzmechanismen. Intoleranz durch unspezifische Aktivierung von Effektormechanismen wie Mastzellsystem, Komplementfaktoren, auch Enzymdefekte.

Unabhängig von der Pathogenese kann das klinische Bild allergischer und nicht-allergischer Reaktionen sehr ähnlich aussehen, z. B. allergische und nicht-allergische Urtikaria.
Klinisch unterschieden werden die beiden Hauptgruppen der Ekzeme und Exantheme. Bei **Ekzemen** bestimmt die obligate Epithelschädigung das Bild, bei **Exanthemen** die obligate kutan-vaskuläre Überempfindlichkeitsreaktion. Beide neigen zu chronischem Verlauf bzw. Rezidiven. Vollremissionen möglich, keine Restdefekte.

Kontaktekzeme

Allergisches Kontaktekzem

- **Akut-stadienhaft:** Rötung, Bläschen/Papulovesikel, Erosionen/Krusten, Heilung. Unscharfe Begrenzung, Streuung.
- **Chronisch:** Lichenifikation, Hyperkeratosen, Rhagaden.
- **Diagnostik:** Epikutantestung.
- **Ätiopathogenese:** Überempfindlichkeit durch spezifische Sensibilisierung. Provokation durch zahlreiche potenzielle Kontaktallergene in Beruf, Haushalt, Hobby. Typ-IV-Ekzemreaktion mit Hautschädigung.
- **Therapie:** Allergenkarenz, symptomatische Behandlung.

Nicht-allergisches Kontaktekzem

- Meist **chronisch-rezidivierendes** Handekzem, scharf begrenzt auf Kontaktstelle, keine Streuung.
- **Diagnostik:** Allergietestung negativ.
- **Ätiopathogenese:** Überempfindlichkeit durch Degeneration von Hautschutzmechanismen. Provokation durch Irritanzien. Nicht-allergische Ekzemreaktion.
- **Therapie:** symptomatische Behandlung, Hautschutz- und Pflege.

Atopisches Ekzem und Atopiesyndrom

Komplexe Ekzemform. **Besonderheiten:** genetische Prädisposition, Familiarität. Assoziation mit allergischen Schleimhauterkrankungen und IgE-Erhöhung im Serum („**Atopie-Syndrom**"). Krankheitsbeginn ab Säuglingsalter mit möglicher Spontanremission von Ekzem und Nahrungsmittelallergie, Zunahme von allergischer Rhinokonjunktivitis und Asthma bronchiale.

Atopisches Ekzem:

- Altersabhängige Manifestation: Säuglingsalter → Milchschorf, Kindesalter → Beugenekzem, Erwachsenenalter → chronisches Ekzem, Prurigoform.
- **Minimalvarianten:** umschriebene Ekzemherde, z. B. Handekzem, Lippenekzem.
- **Atopiezeichen:** z. B. Hertoghe-Zeichen, weißer Dermographismus.
- **Subjektiv:** starker Juckreiz.
- **Komplikation:** bakterielle und virale Superinfektion (Ekzema herpeticatum).

Nahrungsmittelallergie: Überempfindlichkeit gegen Kuhmilch, Hühnerei, Getreide. Darmsymptome, Urtikaria, Ekzem-Provokation.
Allergische Rhinokonjunktivitis und **Asthma bronchiale:** Überempfindlichkeit gegen Pollen, Pilzsporen, Hausstaubmilben.
Diagnostik: Hauttestung/Prick-Test. Blut: Erhöhung des Gesamt- und spezifischen IgE. Karenz- und Provokationstest.
Ätiopathogenese: Bei atopischem Ekzem Typ-IV-Ekzemreaktion. Bei Schleimhautallergie Typ-I-Sofortreaktion. Nichtimmunologische Kofaktoren der Umwelt.
Therapie:

- Ekzem: antientzündliche Lokaltherapie, Phototherapie, Klimatherapie. Ausschaltung von Provokationsfaktoren.
- Nahrungsmittelallergie: Karenz.
- Allergische Rhinokonjunktivitis/Asthma bronchiale: symptomatische Schleimhauttherapie, Hyposensibilisierung.
- Prophylaxe: Stillen, Nikotinkarenz.

Seborrhoisches Ekzem

Ekzem bei seborrhoischer Disposition und mikrobieller Provokation. Herde mit gelblicher Schuppung, keine Bläschen und Erosionen.
Säuglingsform: Kopf (Gneis) und auch Körper.
Erwachsenenform: seborrhoische Hautregionen Kopf, Brust und Rücken.
Therapie: antimikrobiell, antientzündlich, antiseborrhoisch.
Bei schwerem, therapieresistentem Verlauf: mögliche HIV-Assoziation.

Nummulär-mikrobielles Ekzem

Akut-nummuläres Ekzembild. Mögliche Ekzem-Provokation durch mikrobielle Herdbesiedlung, auch extrakutane mikrobielle Herde möglich.
Therapie: antimikrobiell, antientzündlich.

Urtikaria

Klinisch und pathogenetisch relativ monoton mit Quaddelbildung durch Freisetzung von **Histamin** aus Mastzellen. Demgegenüber breites Spektrum von Provokationsfaktoren. Meist hautbeschränkt. Mögliche Assoziation mit Angioödem.

Typen

- **Exogene allergische** Urtikaria durch u.a. Arzneimittel, Nahrungsmittel.
- **Nicht-allergische** Urtikaria durch u.a. ASS, nicht-steroidale Antiphlogistika.
- **Physikalische** Urtikaria durch physikalische Reize.
- **Endogene** Urtikaria durch Grundkrankheiten wie z.B. Infektionen der oberen Luftwege, Virushepatitis.
- **Idiopathische** Urtikaria ohne erkennbare Ursachen.

Diagnostik: Hauttestung, spezifisches IgE/Serum, Karenz- und Provokationstestungen.
Ätiopathogenese: Überempfindlichkeit des Mastzellsystems mit Freisetzung von Histamin durch Allergie oder nicht-allergische Intoleranz.
Therapie: Ausschaltung von Provokationsfaktoren, Behandlung einer Grundkrankheit, Antihistaminika.

Angioödem

Urtikariaäquivalent der tiefen Dermis, Subkutis mit kissenartiger Schwellung, Zungenödem, Glottisödem. Prädilektionsstellen: Gesicht/Lippen, Genitale. Problemlokalisationen: Zunge, Kehlkopf.
Häufige Provokationsfaktoren: ASS und ACE-Hemmer.
Diagnostik und **Therapie:** s. Urtikaria. Bei Glottisödem: Epinephrin lokal, auch systemisch. Intubation, Tracheotomie.

Anaphylaxie

Systemische Form einer urtikariellen Überempfindlichkeitsreaktion mit unterschiedlichen, additiven **Schweregraden:** 1. Haut-Schleimhaut-Reaktion. 2. Kreislaufdysregulation. 3. Kreislaufschock, Atemnot. 4. Herz-Kreislaufversagen, Atemstillstand.
Diagnostik und **Ätiopathogenese:** wie bei Urtikaria.
Therapie: stadienabhängig. Expositionsstopp, venöser Zugang, Glukokortikoide und Antihistaminika, Epinephrin, Volumenersatz, Reanimation.

Insektengiftallergie

Typ-I-Sofortreaktion, spezifische Sensibilisierung meist auf Bienen- oder Wespengift. Klinische Symptomatik entsprechend Anaphylaxiestadien.
Diagnostik: Hauttestung mit Schwellenwertbestimmung, spezifisches IgE/Serum.
Therapie: Akuttherapie der Anaphylaxie. Kausale Hyposensibilisierung für 3–5 Jahre. Erfolgskontrolle durch Reexposition.

Nahrungsmittelallergie und -intoleranz

Unverträglichkeit von Nahrungsmitteln bzw. Zusatzstoffen. Gehäuft im Kindesalter als Atopie-assoziierte Nahrungsmittelallergie. Bei Erwachsenen auch Pollenallergie-assoziiert. Außer Magen-Darm-Symptomatik auch Urtikaria, Angioödeme, Schleimhautsymptomatik, Anaphylaxie, Provokation eines atopischen Ekzems.
Diagnostik: Karenztest, orale Exposition.
Therapie: Karenz.

Latexallergie

Pflanzliche Allergene in Rohkautschuk. Ausgangsmaterial für zahlreiche Latex- und Gummiartikel. Prävalenzzunahme insbesondere durch Gummi-/Latex-Handschuhe. Anaphylaxie-Symptomatik. Typ-I-Sofortreaktion.
Diagnostik: Hauttestung, spezifischer IgE-Nachweis.
Therapie: Akuttherapie, Karenz.
Sonderform: Kreuzallergie mit bestimmten Fruchtsorten.

Polymorphe Exantheme

Klinisch vielgestaltige Überempfindlichkeitsreaktionen vom Exanthemtyp bei Allergie oder Intoleranz. Provokationsfaktoren hauptsächlich Medikamente. Auf Haut/Schleimhaut beschränkt, keine Anaphylaxie. Klinisch hauptsächlich makulopapulöse Exantheme, aber auch makulös, papulös, pustulös, sekundär bullös.
Diagnostik: Allergiediagnostik unsicher, IgE-Nachweis negativ, orale Provokation meist möglich.
Ätiopathogenese: Exanthemdisposition z.T. allergisch, z.T. nicht-allergisch, z.T. unklar. Bei Allergie wahrscheinlich Form einer zellulären Immunreaktion vom Typ IV.
Therapie: Absetzen des Medikaments bzw. Wechsel. Symptomatische lokale und auch systemische Therapie.
Sonderformen: fixes Arzneiexanthem, Ampicillin-Exanthem bei infektiöser Mononukleose.

Bullöse Exantheme

Drei verwandte Krankheitsbilder mit zunehmendem Schweregrad: **Erythema exsudativum multiforme** (EEM) Typ Minor und Major, **Stevens-Johnson-Syndrom** (SJS) und **toxische epidermale Nekrolyse** (TEN).

- EEM
  - **EEM Typ Minor:** akrale Kokardenbildung, meist postherpetisch. Lokalbehandlung.
  - **EEM Typ Major:** zusätzliche Schleimhautsymptomatik, meist Lippen, Mundschleimhaut, Genitale. Auslösung durch verschiedene Infektionen. Therapie: lokale Haut-/Schleimhautbehandlung, systemisch auch Steroide.
- **SJS:** zusätzlich makulöse Exanthemherde.
- **TEN:** zusätzlich großflächige Blasenbildung/Epidermolyse und Mitbeteiligung innerer Organe.
  - Provokationsfaktoren fast stets Medikamente bei Behandlung vorangehender Erkrankungen. Letalität bis 45%.

Diagnostik: wichtig ist die Histologie!
Therapie: grundsätzlich wie Verbrennung.

013 zusätzliche Abbildungen
014 IMPP-Fragen

7.7 Autoimmunerkrankungen

Bei den im Kapitel 7.6 besprochenen **Überempfindlichkeitsreaktionen** handelte es sich um pathogene Immunreaktionen einzelner Menschen gegen normalerweise vertragene Umweltstoffe. Bei den **Autoimmunerkrankungen** handelt es sich um pathogene Immunreaktionen einzelner Menschen gegen **körpereigene Substanzen.** Für die Integrität des Körpers und seinen Bestandschutz ist es erforderlich, dass das Immunsystem die Bestandteile des eigenen Körpers toleriert: **Autotoleranz.** Bei einzelnen Menschen kann aber die Autotoleranz gestört sein. Das Immunsystem registriert körpereigene Substanzen als fremd und versucht sie zu zerstören: **Autoaggression,** Autoimmunerkrankung.

Autotoleranz Das Repertoire des Immunsystems ist primär gegen alle möglichen körperfremden und körpereigenen Antigenstrukturen gerichtet. Die lebensnotwendige Autotoleranz entsteht auf verschiedene Weise: Zerstörung (klonale Deletion) bzw. funktionelle Inaktivierung (klonale Anergie) autoreaktiver Zellen bei Kontakt mit körpereigenen Strukturen in Thymus oder Peripherie. Gegenregulatorische Bremsung von Autoimmunreaktionen.

Autoaggression Störungen der Autotoleranz und Entwicklung von Autoaggression sind grundsätzlich auf zwei Wegen möglich:

- **Antigene:** Autoantigene können entstehen bzw. registriert werden durch Veränderung körpereigener Strukturen oder Freilegung verborgener Antigene, z. B. durch lokale Gewebsschädigung oder Entzündung. Weiterhin durch Kreuzreaktionen, z. B. von bakteriellen Fremdantigenen und körpereigenen Strukturen (molekulares Mimikry).
- **Immunsystem:** Fehlreaktionen des Immunsystems durch Aktivierung von vorhandenen, bisher anergen autoreaktiven Zellen oder gestörte Gegenregulation von Autoimmunreaktionen.

Autoimmunreaktionen Es gibt nahezu immer Anhaltspunkte für eine **genetische Prädisposition:** erhöhte Assoziation mit genetischen Markern wie HLA-Haplotypen, Familiarität. Autoimmunreaktionen sind Fehlreaktionen der erworbenen, spezifischen Immunität, Effektormechanismen der angeborenen, unspezifischen Immunität können herangezogen werden. Eine zentrale Rolle spielen Funktionsstörungen im **T-Zell-System.** Sekundär kann eine Aktivierung des B-Zell-Systems erfolgen. Endergebnis ist aber stets die **Schädigung körpereigener Strukturen.**

Charakteristika

- Nachweis relevanter Immunphänomene: Identifizierung von Autoantigenen, Nachweis von Autoantikörpern oder entsprechenden immunkompetenten Zellen, Immunkomplexen oder Autoimmunreaktionen. Nachweis von Folgereaktionen wie z. B. Komplementaktivierung im Gewebe.
- Eine immunsuppressive bzw. immunmodulierende Therapie ist wirksam.
- Überlappungsphänomene mit anderen Erkrankungen der gleichen Gruppe oder auch anderen Autoimmunerkrankungen.
- Verlauf meist chronisch-progredient, unbehandelt häufig letal. Aber auch Stillstand durch wirksame Therapie oder spontanes „Ausbrennen" möglich.
- Häufig Nachweis einer genetischen Disposition. Zusätzliche Wirkung nicht-genetischer exogener und endogener Auslöse- bzw. Provokationsfaktoren.

Wichtige Nachweismethoden/Diagnostik

- Direkter Immunfluoreszenztest (**DIF-Test**): mikroskopischer Nachweis **gewebsgebundener** Immunglobuline/Autoantikörper bzw. Komplementfaktoren im Krankheitsherd durch entsprechende Antikörper mit angekoppeltem Fluoreszenzfarbstoff.
- Indirekter Immunfluoreszenztest (**IIF-Test**): mikroskopischer Nachweis **zirkulierender** Immunglobuline/Autoantikörper durch Inkubation von Patientenserum mit geeigneten Gewebssubstraten wie z. B. Haut-/Schleimhaut-, Leber- oder Tumorzellen. Sichtbarmachung abgebundener Autoantikörper durch fluoreszenzmarkierte Antikörper
- Weitere Methoden sind: Immunzytochemie, Immundiffusion, Radio-/Enzymimmunoassays, Immunoblotting und Immunopräzipitation, Testverfahren für Effektorzellen.

Einteilung

Aus dermatologischer Sicht handelt es sich um zwei Hauptgruppen:

1. **Bullöse Autoimmunerkrankungen:** organspezifische Autoimmunerkrankungen. Reaktionsort: Haut.
2. **Kollagenosen:** systemhafte Autoimmunerkrankungen mit wesentlicher Hautbeteiligung. Reaktionsort: Gefäßbindegewebe.

7.7.1 Bullöse Autoimmunerkrankungen

Es handelt sich um erworbene schwere Erkrankungen mit chronischem, zum Teil lebensbedrohlichem Verlauf und dem **Leitsymptom „Blasenbildung"**. Während den „hereditären bullösen Dermatosen" (s. Kap. 7.2.2) genetisch bedingte Defekte von Strukturproteinen kutaner Verbundmechanismen von Epidermis, Basalmembranzone, Dermis zugrunde liegen, werden hier die gleichen Verbundmechanismen durch Autoimmunreaktionen geschädigt. Die Blasenbildung kann intraepidermal, subepidermal-junktional oder dermal erfolgen.
Bisher ist unklar, warum die entsprechenden Strukturproteine zu Autoantigenen werden.

Einteilung

Klinisch-histologisch und immunologisch lassen sich vier Gruppen unterscheiden:

1. Pemphigus-Gruppe
2. Pemphigoid-Gruppe
3. Dermatitis herpetiformis und IgA-lineäre Dermatose
4. Bullöse Dermatosen im Kindesalter.

Pemphigus-Gruppe

Gruppe erworbener Erkrankungen mit **intraepidermaler Blasenbildung** durch Antikörperbildung gegen Autoantigene **epidermaler Desmosomen**. Verschiedene Pemphigusformen durch verschiedene desmosomale Autoantigene. Häufigste Form: Pemphigus vulgaris.

Pemphigus vulgaris (Abb. **7.106**)

Nicht häufige Erkrankung mit ca. 0,6 Neuerkrankungen/100 000/Jahr. Erkrankungsgipfel 40–60 Jahre. Schwere Erkrankung wegen meist ausgedehnter schmerzhafter Erosionen von Haut und Schleimhäuten und unbehandelt tödlichem Ausgang.

Krankheitsbild

- **Haut:** auf primär nicht-geröteter Haut schlaffe Blasen mit dünner Blasendecke, überwiegend aber disseminierte, z. T. konfluierende Erosionen. In intertriginösen Bereichen vegetierend-mazerierende Herde möglich: **Pemphigus vegetans.**
- **Schleimhaut:** Erosionen mit gelblichen Schleimhautresten. Meist Mundhöhle, aber auch Ösophagus, Atemwege und genitoanale Schleimhaut.
- **Sonstiges:** reduzierter Ernährungs- und Kräftezustand durch Essstörungen.
- **Mögliche Komplikationen:** Sekundärinfektionen, Sepsis.
- **Subjektiv:** Schmerzen der Haut-Schleimhaut-Herde.

Verlauf Beginn häufig Mundschleimhaut, dann Befall des Integuments mit schubhafter Ausbreitung, Reduktion des Allgemeinzustandes, internistische Komplikationen und meist Exitus nach wenigen Jahren. Durch sachgerechte Therapie ist eine Krankheitskontrolle und auch ein Krankheitsstillstand möglich, jedoch Risiko von Therapiekomplikationen. Abheilung ohne Narbenbildung.

Diagnostik

- Anamnese und klinisches Bild.
- **Positives Nikolski-Phänomen:**
  1. Erzeugung von Blasen durch Verschieben der gesunden Haut.
  2. Verschiebung bereits bestehender Blasen.

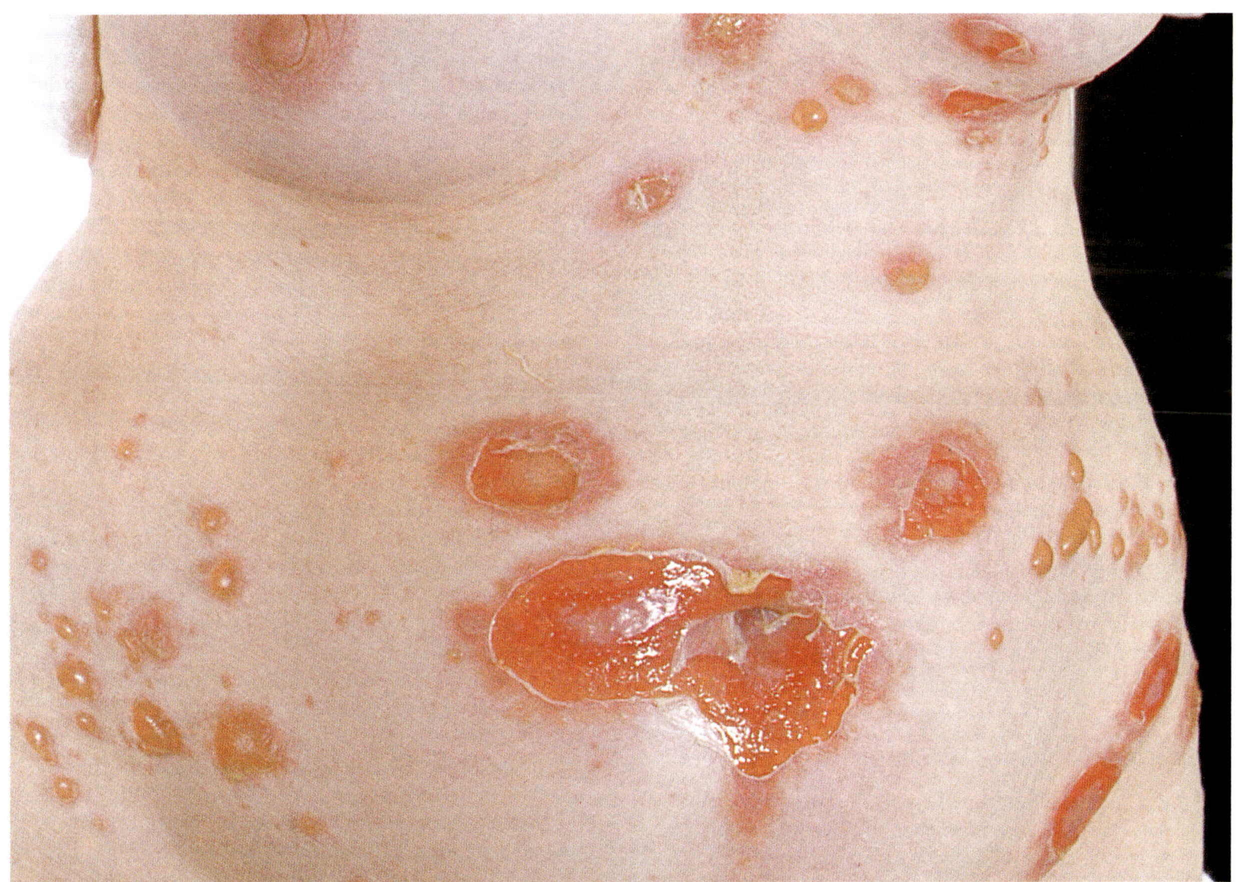

Abb. 7.106 Pemphigus vulgaris.
Anamnese: 47-jährige Patientin. Beginn mit schmerzhafte Erosionen der Mundschleimhaut, zunächst als Aphthen gedeutet. Dann zusätzliche Hautherde und Diagnosestellung.
Befund: an Brust und Unterbauch mehrere einzeln stehende Blasen auf nicht geröteter Haut. Zusätzlich Erosionen unterschiedlicher Größe, z. T. großflächig-konfluierend, mit Blasenresten und geringer Randrötung.
Differentialdiagnose: bullöses Pemphigoid (Abb. **7.107** und **7.108**), Dermatitis herpetiformis (Abb. **7.109**), bullöses Arzneiexanthem (Abb. **7.100**).

- **Tzanck-Test:** Nachweis abgelöster, abgerundeter Keratinozyten im gefärbten Blasengrundausstrich.
- **Histologie:** suprabasale Spalt-/Blasenbildung.
- **Immunologische Diagnostik: DIF-Test** mit Nachweis antiepithelialer Antikörper. Retikuläres Muster in Abbildung der Desmosomen-haltigen Interzellularräume. **IIF-Test** mit Nachweis zirkulierender antiepithelialer Autoantikörper, korreliert mit der Krankheitsaktivität.
- **Allgemeine Labordiagnostik:** keine Pemphigus-typischen Befunde, bestimmt von Komplikationen.

Differentialdiagnose:

- bei Mundschleimhautbefall Lichen ruber mucosae, Aphthen, systemischer Lupus erythematodes
- bei Hautbefall andere Formen von Pemphigus und Pemphigoid, bullöse Arzneiexantheme.

Ätiopathogenese Genetische Prädisposition. Auslösefaktoren der Autoimmunreaktion nicht bekannt. Pathogenetisch Autoantikörperbildung gegen desmosomale Strukturproteine wie z.B. Desmogleine, Autoimmunreaktion mit Desmosomenschädigung und intraepithelialer Spalt- und Blasenbildung.
Blasendecke: nur aus den oberen Epidermisschichten, deshalb schlaffe, schnell platzende Blasen mit Übergang in Erosionen.
Blasengrund: Stratum basale bzw. untere Epidermiszellschichten, deshalb klinisch keine Entzündung, keine Hämorrhagien.

Therapie

- **Lokalbehandlung:** symptomatische antiphlogistische Haut-Schleimhaut-Behandlung, bei Erosionen antiseptisch.
- **Systemische Behandlung:** systemische Immunsuppression als zentrales pathogenetisches Behandlungsprinzip.
  - **Kortikoide:** als Initialdosis 100–200 mg/die Prednison/Prednisolon, dann allmähliche Dosisreduktion entsprechend der nachlassenden Krankheitsaktivität.
  - **Kombinationstherapie** mit anderen Immunsuppressiva zur Kortikoideinsparung und Verteilung der Nebenwirkungsrisiken: Azathioprin, Cyclophosphamid, Methotrexat.
  - Auch Immunglobulin i.v., Plasmapherese.

Therapiedauer: Monate bis Jahre. Therapieende nach klinischer Vollremission sowie Negativität von DIF und IIF.
Therapierisiken: unerwünschte Wirkungen der Immunsuppression. Letalität früher 100%, krankheitsbedingt. Heute 10–20%, nebenwirkungsbedingt.

Weitere Pemphigusformen

- **Pemphigus foliaceus:** seltene Pemphigusform mit oberflächlichen Blasen, Erosionen und Krusten infolge subkornealer Blasenbildung, kein Schleimhautbefall. AAK-Bildung gegen Desmosomen-Autoantigen im Stratum granulosum. Mildere Form: **Pemphigus seborrhoicus.**
- **Paraneoplastischer Pemphigus:** sehr seltene Pemphigusform. Bildung von verschiedenen antiepithelialen Autoantikörpern bei z.B. Lymphom, Thymom.
- **Arzneimittel-induzierter Pemphigus:** durch u.a. D-Penizillamin, ACE-Hemmer. Remission nach Absetzen.

Pemphigoid-Gruppe

Gruppe erworbener Autoimmunerkrankungen mit **subepidermaler Blasenbildung** durch Autoantikörperbildung gegen Strukturproteine der **Hemidesmosomen der Basalzellen.** Häufigste Form: bullöses Pemphigoid.

Bullöses Pemphigoid (Abb. **7.107, 7.108**)

Die Inzidenz beträgt ca. 0,7–1,8 Neuerkrankungen/100000/Jahr. Erkrankungsgipfel 60–80 Jahre. Schwere Erkrankung durch schmerzhafte Erosionen, altersbedingte Komorbidität, letaler Ausgang möglich. Häufigste bullöse Autoimmunerkrankung.

> **Merke** Die durchschnittliche Inzidenz des bullösen Pemphigoids ist nicht besonders hoch. Sie steigt aber mit zunehmendem Alter deutlich an und erreicht bei sehr alten Menschen einen Wert von 15 Neuerkrankungen/100000/Jahr. Mit der Zunahme alter Menschen nimmt die Zahl der Patienten weiter zu.

Krankheitsbild

Haut: pralle Blasen mit stabiler Blasendecke auf unterschiedlich stark geröteter Haut sowie entzündete, hämorrhagisch-krustös belegte Erosionen. **Befallsmuster** meist generalisiert, selten zirkumskript-lokalisiert. Im Vorstadium auch kleinvesikulöse, kleinpapulöse bzw. Prurigo-artige Hautherde. Schleimhautbefall möglich.
Subjektiv: Juckreiz, schmerzhafte Erosionen.
Sonstiges: altersbedingte Polymorbidität mit erhöhtem Risiko von Therapienebenwirkungen.
Verlauf: schubweise über Monate bis Jahre, Abheilung ohne Narbenbildung, Reduktion des Allgemeinzustandes und erhöhtes Risiko von Komplikationen. Letalität unbehandelt ca. 30%.

Diagnostik

- **Anamnese** und **klinisches Bild.** Nikolski-Phänomen und Tzanck-Test negativ.
- **Histologie:** subepidermale Blasenbildung.
- **Immunologische Diagnostik: DIF-Test** mit Nachweis antiepithelialer Autoantikörper. Bandartiges Ablagerungsmuster entsprechend der Basalmembranzone. **IIF-Test** mit Nachweis zirkulierender Autoantikörper gegen Basalmembranantigene.
- **Allgemeine Laborbefunde:** meist Bluteosinophilie, Erhöhung des Gesamt-IgE.

Differentialdiagnose: Pemphigus sowie pemphigoidähnliche Erkrankungen (s.u.), Dermatitis herpetiformis.

Ätiopathogenese Bildung von Autoantikörpern gegen zwei Autoantigene der Hemidesmosomen der basalen Keratinozyten. Störung der hemidesmosomalen Verankerung der Basalzellen in der Basalmembranzone durch Autoimmunreaktion, Komplementaktivierung, Leukozyten-Chemotaxis und Freisetzung von Entzündungsmediatoren. Subepidermale Spalt-/Blasenbildung und Entzündung.
Blasendecke: gesamte Epidermis, deshalb pralle, stabile Blasen, weniger Erosionen.

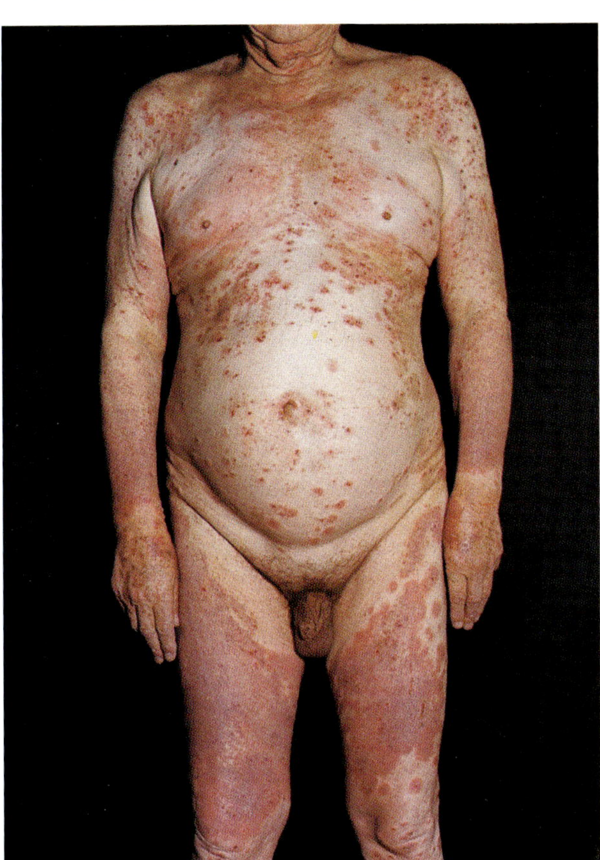

Abb. 7.107 Bullöses Pemphigoid.
Anamnese: 63-jähriger Patient. Seit ca. einem Jahr schubweises Auftreten von Hautveränderungen, zunächst als Arzneimittelexanthem aufgefasst wegen gelegentlicher Einnahme nicht-steroidaler Antirheumatika.
Befund: am gesamten Integument zum Teil kleinherdige, zum Teil großflächige Erytheme, besonders an Armen und Oberschenkeln. Auf den Erythemen Blasen und Erosionen. Internistische Untersuchung und Tumorsuche: ohne Befund.
Anmerkung: Auffällig ist die im Vergleich zu Abb. **7.106** starke und großflächige entzündliche Komponente.

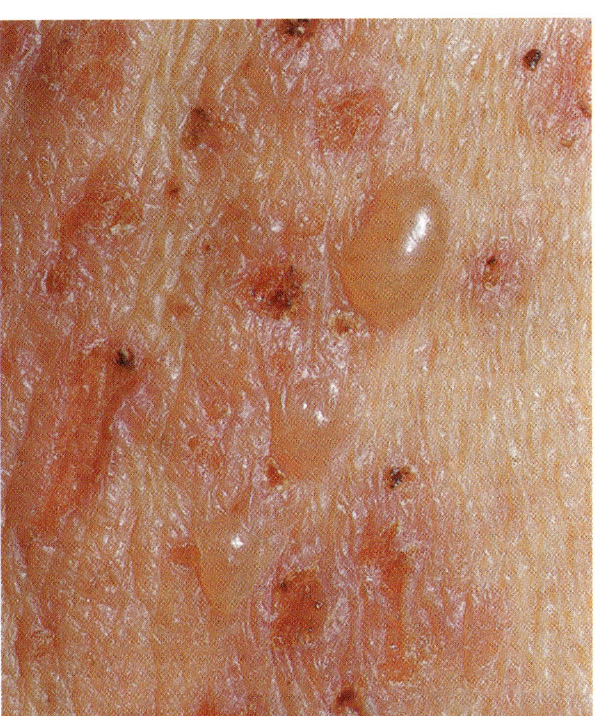

Abb. 7.108a Bullöses Pemphigoid (Detailbild).
Anamnese: s. Abb. **7.107**
Befund: Das Detailbild zeigt unscharf begrenzte Erytheme mit intakten prallen Blasen. Außerdem verkrustete Erosionen mit spritzerartigen Hämorrhagien. – Direkter und indirekter Immunfluoreszenztest (DIF, IIF): Antibasalmembran-Antikörper der Immunglobulinklasse G in Haut und Serum.
Differentialdiagnose: Pemphigus vulgaris und seine Differentialdiagnosen.

Blasengrund: durch Dermisnähe entzündliche Rötung, hämorrhagische Krusten.

Therapie

- **Lokalbehandlung:** bei leichten umschriebenen Formen symptomatische antiphlogistische Behandlung mit Lokalkortikoiden Gruppe III–IV, bei Erosionen antiseptisch.
- **Systemische Behandlung:** mittelstarke medikamentöse Immunsuppression mit Prednison/Prednisolon ca. 40–60 mg/die. **Kombinationstherapie** mit Erythromycin oder Azathioprin.

Therapierisiken durch Altersmorbidität beachten!

Weitere Pemphigoidformen

- **Schleimhautpemphigoid** *(Synonym: vernarbendes Pemphigoid):* seltene Pemphigoid-ähnliche Erkrankung mit vernarbenden Schleimhauterosionen. Lokalisation:

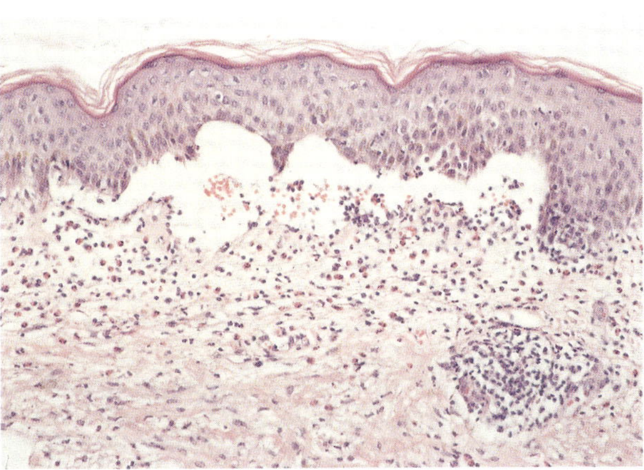

Abb. 7.108b Bullöses Pemphigoid (Histologie).
Subepidermale Spaltbildung. Eine vom Korium abgelöste Epidermis bildet das Blasendach. Im Korium liegen Infiltrate mit zahlreichen Eosinophilen.

Mundhöhle z.B. mit erosiv-desquamativer Gingivitis, Konjunktiven mit Symblepharon, obere Luft- und Speisewege. Nur selten Hautbefall. Verschiedene Autoantikörper gegen Autoantigene im Stratum lucidum der Basalmembranzone.

- **Pemphigoid gestationis** *(Synonym: Herpes gestationis)*: historisch bedingter falscher Name, keine Herpes-Infektion, sondern seltene Pemphigoid-ähnliche Erkrankung der Schwangerschaft bzw. des Wochenbetts. Blasen nicht obligat, auch ekzemähnliche bzw. urtikarielle Herde. Häufig Spontanremission nach Entbindung, Remanifestation durch neue Schwangerschaft oder entsprechende Hormontherapie. Miterkrankung bzw. Schädigung des Kindes möglich. Autoantigen im Stratum lucidum.
- **Epidermolysis bullosa acquisita:** bullöse Autoimmundermatose mit oder ohne Entzündung sowie mit Narben- und Milienbildung. Autoantigen in/unterhalb der Lamina densa der Basalmembranzone: Typ-VII-Kollagen der Ankerfibrillen (s. Kap. 7.2.2).
- **Paraneoplastisches Pemphigoid:** früher angenommene erhöhte Tumorassoziation nicht bestätigt. Hohe Tumorhäufigkeit wahrscheinlich altersbedingt.

Dermatitis herpetiformis und IgA-lineäre Dermatose

Dermatitis herpetiformis (Abb. 7.109)

Synonym: M. Duhring

Erkrankung mit polymorph-herpetiformen Hautveränderungen, assoziiert mit einer Enteropathie. Seltene Erkrankung jüngerer Männer. Erhebliche Belastung durch chronisch-rezidivierenden Verlauf über Jahrzehnte und subjektive Beschwerden.

Krankheitsbild

- **Haut:** herpetiformes Bild mit gruppiert stehenden Bläschen auf gerötetem Grund. Aber auch uncharakteristisches Bild mit papulösen, papulovesikulösen, pruriginösen Herden. Zusätzlich juckreizbedingte Kratzexkoriationen, Sekundärinfektionen, Hypo- und Hyperpigmentierungen. **Befallsmuster:** symmetrische Verteilung mit Prädilektionsstellen an Schultern und oberen Rücken, Extremitätenstreckseiten und Sakralregion.

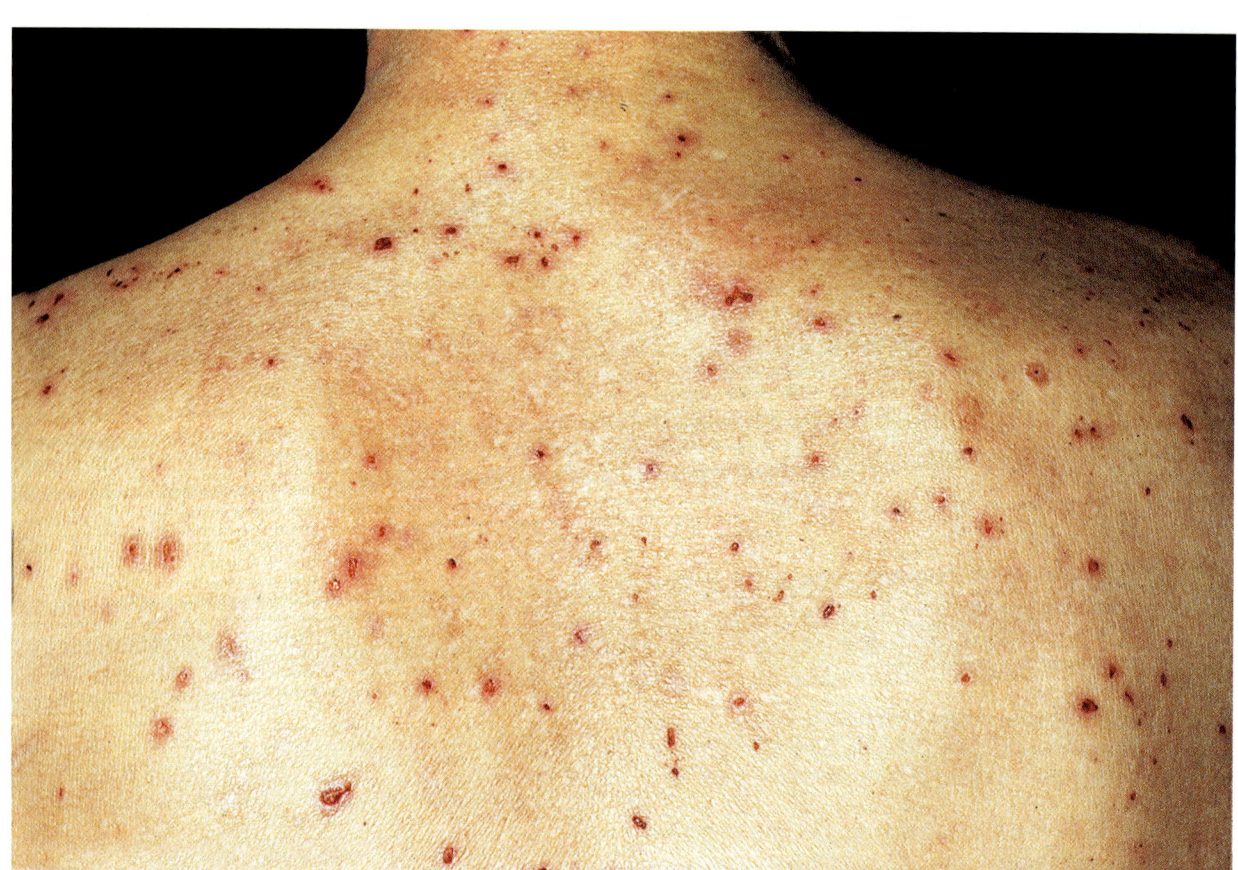

Abb. 7. 109 Dermatitis herpetiformis.

Anamnese: 41-jähriger Patient. Stark juckende Hautveränderungen wechselnder Stärke seit 3 Jahren. Zunächst an Schultern, dann auch an Armen und Beinen.

Befund: in Schulter-Rücken-Region zahlreiche kleinpapulöse, z.T. erosive, z.T. verkrustete Prurigoherde. Anordnung disseminiert, aber auch gruppiert. Zusätzlich kleine zarte Narben. Gleichartige Hautveränderungen an der Streckseite von Oberarmen und Oberschenkeln. Subjektiv: starker Juckreiz. Keine Darmbeschwerden. – Immunologie: DIF → granuläre IgA-Ablagerungen in dermalen Papillenspitzen. IIF-Test → Nachweis von Endomysium-Autoantikörpern.

Anmerkung: Krankheitsschübe jeweils mit stark juckenden kleinen Bläschen, die dann verkrusten, an erreichbaren Stellen auch aufgekratzt werden, und allmählich abheilen.

- **Mundschleimhaut:** nicht befallen.
- **Darm:** glutensensitive Enteropathie, nicht-klassische Form der Zöliakie bzw. Sprue. Symptomatik: Darmbeschwerden und Fettstühle, häufig aber klinisch asymptomatisch. Bei nahezu allen Patienten nachweisbar.
- **Subjektiv:** starker, häufig brennender Juckreiz.

Merke Pruriginöse Hautherde sind wenige mm große, stark juckende Hautherde mit typischer Entwicklungsdynamik: Urtikariell → papulös → papulovesikulös → erosiv-verkrustet bzw. aufgekratzt (der Juckreiz lässt nach) → Närbchen. Pruriginöse Hautherde können im Rahmen einer Prurigoerkrankung auftreten (s. Kap. 7.9.2), aber auch als Teilsymptom anderer Hauterkrankungen wie z. B. einer Dermatitis herpetiformis.

Verlauf

Chronisch-rezidivierend. Durch Enteropathie mögliche Resorptionsstörung mit Gewichtsabnahme und Anämie. Langfristig Risiko eines intestinalen B-Zell-Lymphoms.

Diagnostik

- Anamnese und klinisches Bild.
- **Histologie:** Mikroabszesse mit Neutrophilen und Eosinophilen in dermalen Papillenspitzen. Spalt-/Bläschenbildung entlang der Basalmembranzone. **Dünndarmbiopsie:** Zottenatrophie.
- **Immunologie: DIF-Test** mit granulären IgA-Ablagerungen in Papillenspitzen der Dermis. **IIF-Test:** kein Nachweis von Autoantikörpern gegen Autoantigene der Haut. Nachweis Zöliakie-typischer Antigliadin-Antikörper sowie Endomysium/Gewebstransglutaminnase-Antikörper.
- **Blutbild:** Leukozytose, Eosinophilie.

Differentialdiagnose: IgA-lineare Dermatose, Pemphigoid-Erkrankungen, Prurigo-Erkrankungen.

Ätiopathogenese Immungenetische Basis (HLA-Assoziation) und Familiarität. Autoantigene der Haut und hautbezogene zirkulierende Autoantikörper bisher nicht nachgewiesen. Wahrscheinlich **primäre glutensensitive Enteropathie** mit **sekundärer Einbeziehung der Haut.** Nur bei einem Teil der glutensensitiven Enteropathie entwickelt sich eine Dermatitis herpetiformis. Hautsymptome durch Komplementaktivierung, Leukozyten-Chemotaxis und Gewebsschädigung. Provokation durch Halogene.

Merke
- **Gluten** = Proteinbestandteil von Getreidekörnern wie Weizen, Gerste, Roggen.
- **Gliadin** = Bestandteil von Gluten.

Therapie

- **Lokalbehandlung:** symptomatisch antientzündlich/juckreizstillend.
- **Innere Behandlung:** Sulfone wie DADPS (Dapson®). Voraussetzung: kein Glukose-6P-Dehydrogenase-Mangel. Initialdosis 100–150 mg/die, individuelle Erhaltungsdosis. Glutenfreie Diät auf Reis-/Maisbasis.

IgA-lineare Dermatose (Abb. 7.110)

Seltenere blasenbildende Erkrankung des gesamten Erwachsenenalters. Charakteristisch sind lineare **IgA-Ablagerungen** in der **Lamina lucida** der Basalmembranzone sowie **zirkulierende Autoantikörper** vom Typ IgA, auch IgG. Keine assoziierte Darmerkrankung.

Krankheitsbild Erytheme mit prallen Blasen in ringförmiger oder gruppierter Anordnung, ähnlich bullösem Pemphigoid. Aber auch Dermatitis-herpetiformis-ähnliches Bild. Häufiger Befall von Mundschleimhaut und Konjunktiven. Vernarbung möglich.
Verlauf: chronisch-rezidivierend.

Therapie Systemische Behandlung mit Dapson, auch in Kombination mit Kortikoiden.

Bullöse Dermatosen im Kindesalter

Chronisch-bullöse Dermatosen im Kindesalter sind meist Erkrankungen der Epidermolysis-bullosa-hereditaria-Gruppe. Jedoch kann es sich auch um bullöse Autoimmunerkrankungen handeln mit Besonderheiten in Häufigkeit, klinischem Bild, Therapie und Verlauf. Beispiele: IgA-lineare Dermatose des Kindesalters. Auch neonatale Fälle durch Übertragung mütterlicher Autoantikörper.

7.7.2 Kollagenosen

Kollagenosen sind **erworbene**, meist schwere, chronisch verlaufende und zum Teil lebensbedrohliche **Autoimmunerkrankungen** mit wesentlicher Beteiligung des **Gefäßbindegewebes** („Kollagenosen", „chronisch-entzündliche Bindegewebserkrankungen"). Sie sind verursacht durch Fehlreaktionen des Immunsystems.

Symptomatik

Zunehmende Gewebsschäden bei chronisch-progredientem Verlauf. Meist systemhafter Befall verschiedener Organe, jedoch auch isolierter Organbefall möglich. Beispiel: reiner Hautbefall.

Merke Hautsymptome sind Leitsymptome der Kollagenosen!

Autoantikörper

Hauptsächlich gegen Kernbestandteile bzw. Nukleinsäuren gerichtet als **antinukleäre Antikörper** (ANA). Bildung krankheitstypischer „Profile". Mögliche diagnostische, prognostische, pathogenetische Bedeutung.

- **Nachweis gewebsgebundener Autoantikörper:**
  - **DIF:** direkter Immunfluoreszenztest zum Nachweis von Autoantikörpern, auch von Komplementfaktoren in Hautgewebsproben.
- **Nachweis zirkulierender antinukleärer Autoantikörper:**
  - **ANA-Suchtest (IIF):** indirekter Immunfluoreszenztest mit humanen, epithelialen Zellen (HEP-2-Zellen) als

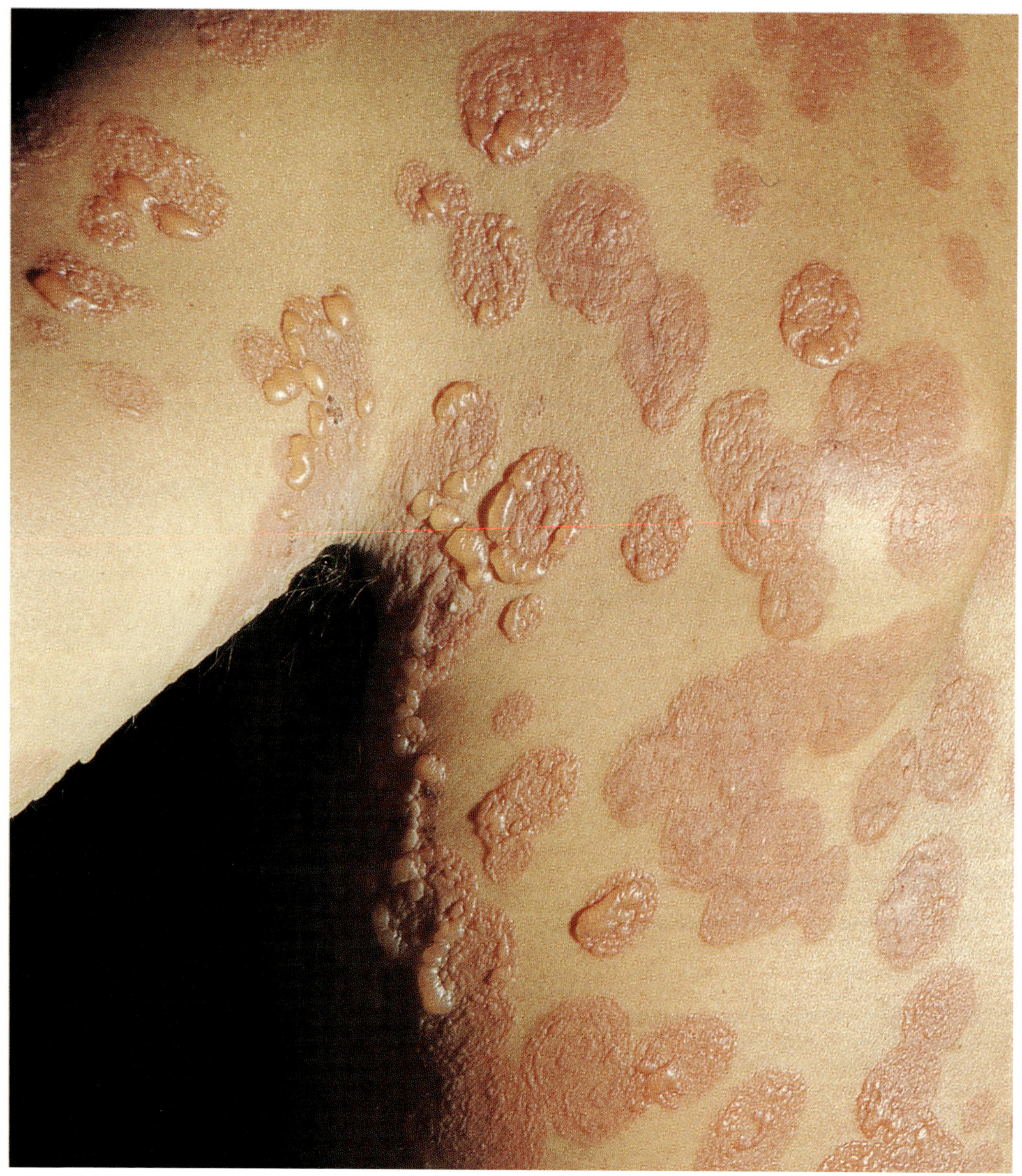

Abb. 7.110 IgA-lineare Dermatose.
Anamnese: 37-jähriger Mann. Mehrjähriger, chronisch-rezidivierender Verlauf. Jetzt akuter Schub mit zahlreichen neuen Herden.
Befund: an der linken seitlichen Thoraxregion und am linken Oberarm nummuläre, z. T. konfluierende gerötete Herde mit randbetonter Blasenbildung, vereinzelt auch Erosionen. – Direkte Immunfluoreszenz: bandförmige IgA-Ablagerungen in der Basalmembranzone.
Therapie: schnelle Besserung der Krankheitssymptome durch Sulfonbehandlung und niedrige Kortikoiddosen.
Differentialdiagnose: Dermatitis herpetiformis, Pemphigus vulgaris und dessen Differentialdiagnosen.

Zielzellen. Qualitative Auswertung durch Kernfluoreszenz der Zielzellen mit unterschiedlicher Musterbildung je nach Zielantigen, z. B. homogen, membranös, gesprenkelt/speckled, zentromerbezogen. Quantitative Auswertung durch Titerbestimmung.
  - **ANA-Bestätigungstest:** Nachweis einzelner Autoantikörper mit speziellen immunologischen Methoden gegen Zielantigene von Kernbestandteilen, z. B. Histone, Nukleolen, extrahierbare Ribonukleoprotein-Antigene (ENA), Zentromer-Antigene.
- **Weitere Antikörper:** Außer ANA aber auch Autoantikörperbildung möglich gegen zytoplasmatische Antigene wie z. B. Ribosomen, Mitochondrien, oder auch gegen Zelloberflächen-Antigene wie z. B. von Blutzellen.

Autoimmunreaktionen

Häufig genetische Prädisposition. Zwei mögliche Wege der Entstehung:

1. Entstehung von **Autoantigenen** aus körpereigenen Proteinen durch physikalische, chemische oder infektiöse Zellschädigung.
   Beispiel: Sonnenbrand bei Lupus erythematodes. Entstehung geschädigter und Abbau apoptotischer Keratinozyten → Freiwerden zytoplasmatischer sowie nukleärer Autoantigene → Registrierung durch das Immunsystem und Autoantikörperbildung.
2. **Fehlreaktionen des Immunsystems** mit Bildung von organunspezifischen Autoantikörpern oder autoreaktiven Immunzellen gegen normale Körperbestandteile durch Störung der Autotoleranz.

Zell-, Gewebs- und Organschäden entstehen durch die ablaufenden spezifischen Immunreaktionen mit nachfolgenden Anschlussreaktionen z. B. des Komplementsystems. Bei genetisch-immunologischer **Prädisposition** spielen **Auslösefaktoren** wie physikalisch-chemische Noxen, Infektionen und Dispositionsfaktoren wie z. B. Hormone eine wichtige Rolle.

Einteilung

1. Erythematodes-Gruppe
2. Dermatommyositis-Gruppe
3. Sklerodermie-Gruppe
4. Kollagenose-assoziierte Erkrankungen.

Lupus-erythematodes-Gruppe

Erkrankungen mit erythematösen Hautherden („Erythematodes"), Gewebszerstörung („Lupus" lt. = Wolf) und späterer Vernarbung. Meist handelt es sich um schwere Erkrankungen aufgrund der Aussehensstörung durch vernarbende Gesichtsherde oder aufgrund eines systemhaften, lebensbedrohlichen Verlaufs. Klinisch-immunologische Unterscheidung von drei Typen, jedoch mit Übergängen:

- **Chronischer kutaner LE:** keine Systemkomponenten
- **Subakuter kutaner LE:** partiell Systemkomponenten
- **Akuter kutaner LE:** systemischer LE (SLE).

Die Hautsymptome sind häufig krankheitstypische Leitsymptome: „**Lupus-Dermatitis**".

Chronischer kutaner Lupus erythematodes (Abb. **7.111**)

Chronisch verlaufender Erythematodestyp mit zweifach begrenzten Krankheitsreaktionen:
1. Begrenzte Einzelherde
2. Organbegrenzung auf Haut.

Häufiger bei Frauen, 20.–40. Lebensjahr.
Hauptform: chronischer kutaner diskoider LE (Abk.: CDLE, DLE) mit scheibenförmigen Hautherden. Selten Sonderformen.

Krankheitsbild

- **Haut:** scheibenförmige „diskoide" Herde mit typischer Dreiphasenentwicklung: **Rötung – Keratose – Atrophie.** Deshalb häufig entsprechender Zonenaufbau des Einzelherdes: erythematöser Rand, zentral zunächst festhaftende Schuppung, später weißliche Atrophie mit Zerstörung der Pigmentzellen und Hautadnexe. Ausbreitung durch Herdwachstum, Konfluenz und neue Herde. **Lokalisation:** meist Gesicht, Kapillitium mit atrophischem Alopezieherden, Hände.
- **Mundschleimhaut** (25%): Erytheme, Leukoplakien, Erosionen.
- **Photosensibilität** (50%): Krankheitsverschlechterung durch UV-Exposition.

Subjektiv: Hyperästhesie der Herde, Entstellungsgefühl.

Sonderformen

- **LE disseminatus:** Arme, Rücken
- **LE hypertrophicus:** diskoid-verrukös
- **LE tumidus:** infiltriert-eleviert
- **LE profundus:** subkutane bzw. LE-Pannikulitis
- **Frostbeulen-(Chilblain)-Lupus:** Frostbeulen-ähnliche LE-Herde an Nase und Händen bei Akrozyanose.

Verlauf Je nach Krankheitsaktivität unterschiedlich schnelles Auftreten neuer Herde, Konfluenz und Übergang in Vernarbung. Meist Verlauf über Jahre, selten spontanes Erlöschen der Krankheitsaktivität („Ausbrennen"). Ohne Behandlung sind erhebliche Hautzerstörungen möglich. Bis zu 5% gehen in einen systemischen LE (SLE) über.

Diagnostik

- **Anamnese** und **typisches klinisches Bild:** abgezogene Hornschuppe zeigt durch follikuläre Hyperkeratose einen nagelartigen Hornpfropfen an Unterseite, das sog. **Tapeziernagel-Phänomen.**
- **Histologie:** herdförmige perivaskuläre entzündliche Infiltrate, vorwiegend Lymphozyten. Epidermisatrophie, Basalzelldegeneration, interfollikuläre und follikuläre Hyperkeratosen.
- **Immunologische Diagnostik:** positiver DIF-Test nur im Herdbereich. Nachweis von bandförmig abgelagerten Immunglobulinen und Komplementfaktoren in der Basalmembranzone, sog. **„Lupusband".** Immunserologie (ANA-Suchtest) und allgemeine Laborwerte meist negativ, gelegentlich niedriger Titer antinukleärer Faktoren.

Differentialdiagnose: Lupus vulgaris, polymorphe Lichtdermatose (kann auch assoziiert auftreten), Rosazea, Sar-

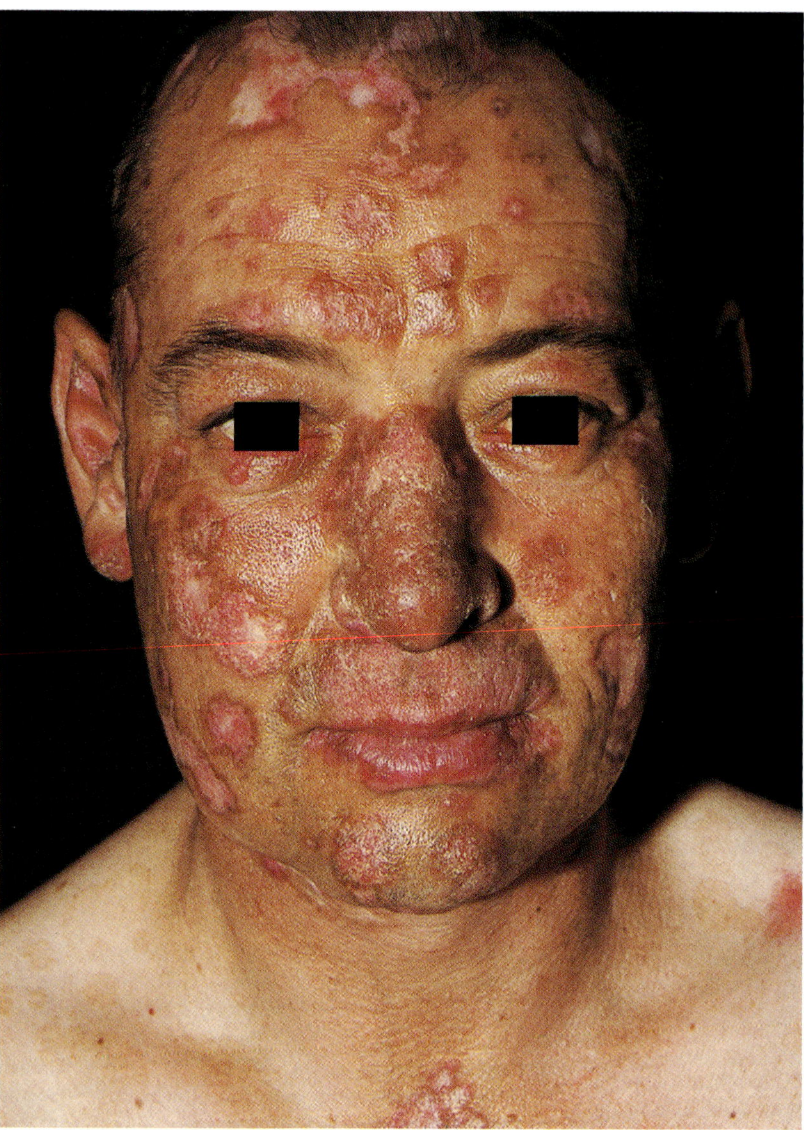

Abb. 7.111a Chronischer kutaner diskoider Lupus erythematodes.
Anamnese: 53-jähriger Patient. Seit 8 Jahren allmählich zunehmende Zahl von Hautherden, besonders im Sommer.
Befund: im Gesicht, am behaarten Kopf und über dem Jugulum zahlreiche, teils einzeln stehende, teils konfluierende, scharf begrenzte scheibenförmige Herde. Die erythematösen Herde sind zentral z.T. noch keratotisch, z.T. bereits weiß-atrophisch. Am behaarten Kopf atrophische Alopezieherde. Berührungsempfindlichkeit der Herde. – Immunologische Befunde: In DIF läsionale bandförmige Ablagerung von IgG und Komplement in der Basalmembranzone, paraläsionale Haut negativ. In IIF immunserologisch kein Nachweis von zirkulierenden ANA.

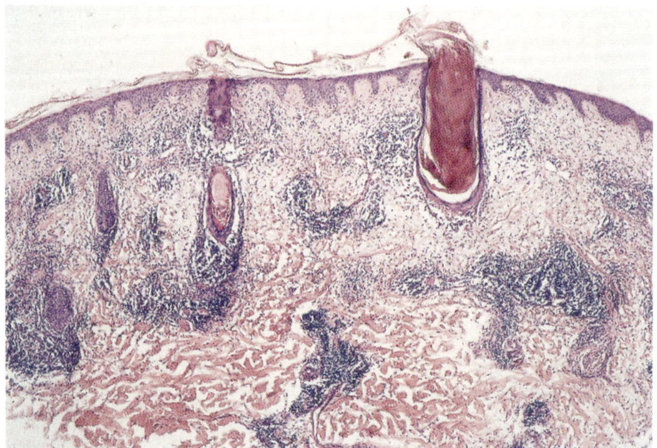

Abb. 7.111 b Chronischer kutaner diskoider Lupus erythematodes (Histologie).
Atrophe Epidermis mit follikulären Hyperkeratosen. Im Korium liegen manschettenartig verdichtet Lymphozyten perivasal und perifollikulär. Die Haarfollikel sind atrophiert. Ödematös-muzinöse Auflockerung der oberen Koriumhälfte.

koidose, Frostbeulen. Am Kapillitium: andere Formen von atrophischer Alopezie.

Ätiopathogenese Genetische Autoimmundisposition vermutet. Provokation durch Sonnenlichtexposition, meist UVB-Anteil, weiterhin Kälte oder hormonelle Faktoren. Hautschädigung durch Immunkomplexe und/oder zelluläre Immunreaktionen.

Therapie Durch die lokale und systemische Immunsuppression sollen die Krankheitsaktivität und Hautzerstörung gebremst werden:

- **Lokaltherapie:** Lokalkortikoide (Hautatrophierisiko), Calcineurin-Antagonisten.
- **Systemische Therapie:** Antimalariamittel wie Hydroxychloroquin mit geringerem Retinopathie-Risiko als Chloroquin. Augenärztliche Kontrollen! Langzeitbehandlung ca. zwei Jahre oder symptomorientierte Intervallbehandlung. Bei Therapieresistenz Kortikoide oder/und Azathioprin.

- **Prophylaxe:** UV-Expositionsminderung und UV-Schutz durch Kleidung, Breitspektrum-Sonnenschutzmittel mit hohem Lichtschutzfaktor.

Historischer Exkurs

Was heißt Lupus?
In der mittelalterlichen Medizin wurden Hautkrankheiten als **Lupus** (Wolf) bezeichnet, wenn die Krankheit gierig wie ein Wolf immerzu neue gesunde Haut wegfraß. Zahlreiche, auch geschwürige, neoplastische, syphilitische Hauterkrankungen erhielten die Bezeichnung Lupus. Erhalten haben sich die Krankheitsbegriffe Lupus vulgaris und Lupus erythematodes.

Subakuter kutaner Lupus erythematodes (Abb. **7.112**)

Seltener Typ mit leichten Systemkomponenten. Intermediärstellung zwischen chronisch-kutanem und systemischem Lupus erythematodes. Erhöhte Lichtempfindlichkeit gegen UV-B bzw. A/B. Verwendete Abkürzung: SCLE.

Krankheitsbild

- **Haut:** disseminierte, nicht-vernarbende anuläre oder psoriasiforme Hautherde, meist in lichtexponierten Hautregionen.
- **Milde extrakutane Symptome:** z. B. Arthralgien, Myalgien, selten Nierenbeteiligung.

Verlauf: chronisch, schubhaft. Spontanheilung möglich, aber auch Übergang in SLE bis zu 40%.

Diagnostik Positiver läsionaler DIF-Test, häufig ANA nachweisbar, auch gegen ENA (anti-Ro/SS-A und anti-La/SS-B).

Therapie Lokalkortikoide, Hydroxychloroquin. Prophylaxe durch Lichtschutz.

Besonderheiten

- Hereditäre Komplementdefekte können SCLE- und SLE-ähnliche Hautsymptome auslösen.
- Bei SCLE oder SLE mit anti-Ro-Autoantikörpern in der Schwangerschaft kann durch diaplazentare Übertragung bei Neugeborenen ein „neonatales LE-Syndrom" auftreten.

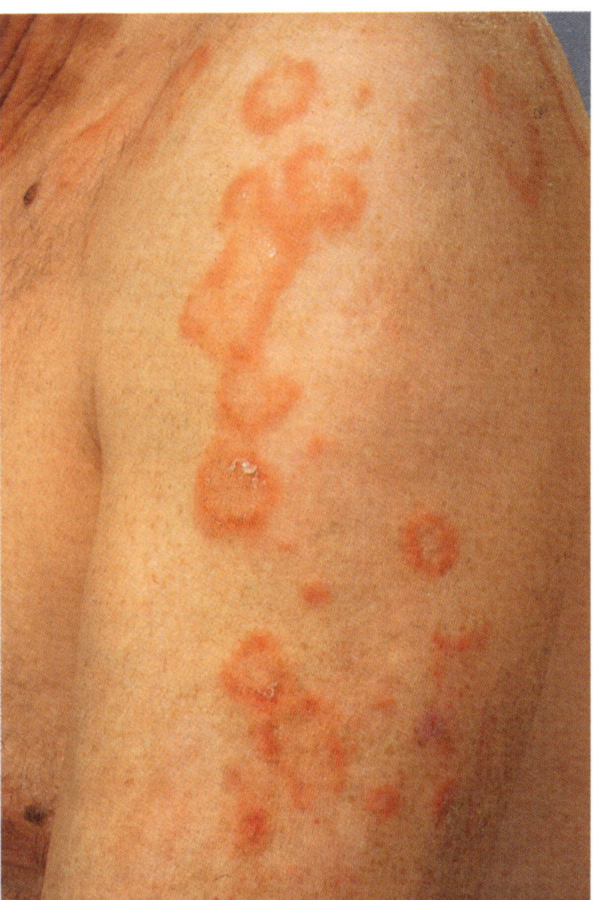

Abb. 7.112 Subakuter kutaner Lupus erythematodes (SCLE).
Anamnese: 32-jährige Frau. Nach dem Sommerurlaub Auftreten von Hautherden, zunächst im Gesicht, dann an Armen und Oberkörper.
Befund: über beiden Schultern und Oberarmen rundliche, randbetonte Erytheme, zum Teil konfluierend mit nach innen gerichteter Schuppenkrause oder feinlamellärer Schuppung. Ähnliche Herde auch im Gesicht. – Immunologische Diagnostik: positiver DIF-Test, kein Nachweis von DNS-Autoantikörpern, aber präzipitierende Autoantikörper vom Typ anti-Ro.
Besonderheiten: Die Patientin zeigt die bei SCLE häufige Lichtsensibilität mit Provokation durch Sonnenlicht.

Systemischer Lupus erythematodes (Abb. **7.113**)

Akut-schubhaft verlaufender, systemischer Erythematodestyp mit zweifacher Ausbreitungstendenz:

1. Unscharf begrenzte, flächenhaft-konfluierende, auch disseminierte Hautherde.
2. Systemhafte Krankheitsausbreitung im Organismus.

Prävalenz ca. 50/100 000. Es handelt sich um eine lebensbedrohliche Erkrankung, die gehäuft bei jüngeren Frauen auftritt. Familiarität ist möglich. Das Krankheitsbild ist vom Systembefall geprägt. Eine interdisziplinäre Patientenbetreuung ist daher erforderlich. Verwendete Abkürzung: SLE.
Hautmanifestation: **akut-kutaner LE.**

Krankheitsbild Breites Spektrum kutaner und extrakutaner Symptome geordnet nach den **ARA-Kriterien** 1–11 (1982). Typische Krankheitskonstellation: **Schmetterlingserythem + Arthritis + Fieber.**

- **Haut:** unterschiedliche und variable Symptomatik. Haut-Schleimhaut-Manifestation bei ca. 70% der Patienten.
  1. **Gesicht:** erythematös-ödematöse Hautveränderungen, häufig in Form des sog. Schmetterlingserythems. Seltener gerötete, nummuläre Herde, auch Mischbild.

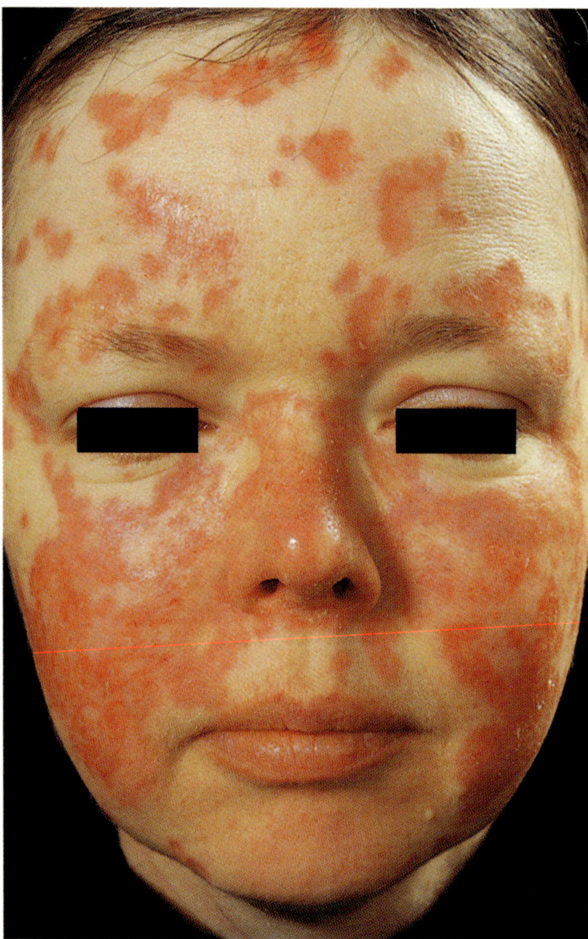

Abb. 7.113 Systemischer Lupus erythematodes (SLE).
Anamnese: 22-jährige Patientin. Auftreten der Gesichtsherde innerhalb weniger Wochen, deutlicher Leistungsknick.
Befunde: An Stirn, Nase, Wangen, Kinn und Lippenrot bizarre Erytheme mit Schuppung, die zentrofazial zu einem schmetterlingsförmigen Bild konfluieren. – Immunologische Diagnostik: DIF-Test läsional und extraläsional positiv. Immunserologisch verschiedene Autoantikörper nachweisbar, u. a. hohe ANA-Titer, auch gegen Doppelstrang-DNS.

2. **Weitere kutane Symptome:** an Händen charakteristische Nagelfalzveränderungen mit Hyperkeratose, Teleangiektasien und Blutungen. An Rumpf und Extremitäten polymorphe Herde ähnlich chronisch-kutanem LE, aber auch vaskulitische Symptome.
3. **Erhöhte Lichtempfindlichkeit** der Haut: ca. 60–70% der Patienten.
4. **Schleimhaut:** erosiv-ulzerierende Schleimhautherde, meist Mundhöhle.

- **Extrakutane Manifestationen:**

5. Nicht-erosive **Arthritis**, Arthralgien.
6. **Serositis:** Pleuritis, Perikarditis.
7. **Nephritis:** verschiedene Schweregrade.
8. **Neuropsychiatrische Symptome:** u. a. Anfallsleiden, Apoplexie, Psychosen.
9. **Hämatologische Erkrankungen:** Anämie, Leukopenie, Lymphopenie, Thrombopenie.
10. **Immunologische Befunde:** Nachweis diverser Autoantikörper.
11. Nachweis **antinukleärer Autoantikörper** (ANA).

Allgemein: Fieber, Störung des Allgemeinbefindens, Leistungsknick, Lymphknotenschwellung.
Verlauf: meist akut auftretende, passager oder auch länger bestehende Herde. Häufig schubhafter Verlauf. Auch oligosymptomatischer Beginn und Verlauf möglich. 10-Jahres-Überlebensrate bei adäquater Therapie 60–70%. Prognose abhängig von Art und Ausmaß des Organbefalls.

Sonderformen

- **Antiphospholipidsyndrom (sekundär):** Hautvaskulitis mit Livedobild, Ulzerationen, venöse und arterielle Thrombosen/Embolien, Fehlgeburten, falsch-positive Lues-Serologie.
- **Neonataler LE:** mütterliche anti-Ro-Autoantikörper, passagere lichtprovozierte Dermatitis, kongenitaler Herzblock.

Diagnostik

- Anamnese, klinisches Bild, Verlaufskontrolle.
- **Hauthistologie:** Ähnlich wie bei chronischem kutanen LE.
- **Immunologische Diagnostik:** positiver DIF-Test läsional und extraläsional, positiver IIF-Test. Qualitativ positives Fluoreszenzmuster (z. B. homogen).
  Immunserologie: hohe ANA-Titer sowie krankheitsspezifische Autoantikörper gegen native ds-DNS. Von prognostischer Bedeutung sind Anti-Sm-Autoantikörper bei Nieren- und ZNS-Befall. Die Serumkomplementaktivität ist im Schub vermindert.
- **Labor:** BKS-Erhöhung, Zytopenie (Erythrozyten, Leukozyten, Lymphozyten, Thrombozyten), Hypergammaglobulinämie. Weitere pathologische Laborwerte werden vom Organbefall bestimmt.
- **ARA-Kriterien:** Diagnosestellung möglich, wenn 4 oder mehr ARA-Kriterien erfüllt sind.

Differentialdiagnose „Haut": andere Erythematodes-Formen, Arzneimittel-induzierter Pseudo-LE (anti-Histon-Autoantikörper), Dermatomyositis, Mischkollagenose, Arzneiexantheme, Erythema exsudativum, idiopathische Lichtdermatosen. Bei ausschließlichem Gesichtsbefall auch Erysipel, Rosazea. **Allgemein:** entsprechende Organkrankheiten, chronisches Müdigkeits-Syndrom.

Ätiopathogenese Genetische Prädisposition: HLA-Marker, auch Familiarität. Durch nichtgenetische Faktoren wie UV-Strahlen, Virusinfektionen und auch Östrogene Krankheitsprovokation, Zellschädigung und Apoptose → Freisetzung nukleärer und zytoplasmatischer Proteine. Durch Störung der Autotoleranz Bildung verschiedener Autoantikörper und Autoimmunreaktionen → Ablagerung von Immunkomplexen in zahlreichen Geweben und Organen mit Komplementaktivierung, Folgereaktionen und Gewebsschädigung.

Therapie Durch die lokale/systemische Immunsuppression sollen die Krankheitsaktivität gebremst und Organschäden gemindert werden.

- **Lokaltherapie:** unterstützend Kortikoide, auch Calcineurin-Antagonisten.
- **Systemische Therapie:** zentrale Therapie, abhängig von Stadium und Krankheitsaktivität.
  - **Geringe Krankheitsaktivität,** z. B. ausschließlicher Haut-Gelenk-Befall: Hydroxychloroquin, nicht-steroidale Antiphlogistika. Wenn erforderlich zusätzlich Kortikoide.
  - **Starke Krankheitsaktivität** mit Befall viszeraler Organe: zusätzlich Immunsuppressiva wie Azathioprin.
  - **Sehr starke Krankheitsaktivität** bei akutem SLE-Beginn und schwerer viszeraler Beteiligung: hochdosiert Kortikoide, Cyclophosphamid, auch Plasmapherese.

Mit Rückgang der Krankheitsaktivität auch Therapiereduzierung.

Prophylaxe: Ausschaltung von Provokationsfaktoren, Lichtschutz.

> **! Merke** SLE-Patienten sind häufig junge Frauen und es kann damit Kinderwunsch bestehen. Eine Schwangerschaft ist nicht ausgeschlossen, sofern der SLE durch Kortikoide kontrollierbar ist. Es bestehen aber Risiken sowohl für die Mutter als auch das Kind:
> - Mutter: Krankheitsexazerbation, Schwangerschaftsgestose.
> - Kind: Abortrisiko, neonatales LE-Syndrom.
>
> Eine ungewollte Schwangerschaft ist aber keine medizinische Indikation für einen Schwangerschaftsabbruch.

Dermatomyositis-Gruppe

Chronisch-entzündliche Autoimmunerkrankung mit schwerpunktmäßigem Befall von Haut und Muskulatur. **Dermatitis + Myositis = Dermatomyositis.** Zusätzlich gibt es Sonderformen und Überlappungssyndrome.

Einteilung

1. Dermatomyositis.
2. Sonderformen und Überlappungssyndrome.

Dermatomyositis (Abb. 7.114–7.116)

Juvenile Form mit Erkrankungsbeginn vor dem 18. Lebensjahr, durchschnittliches Erkrankungsalter bei 9 Jahren. **Erwachsenenform** mit durchschnittlichem Erkrankungsalter bei 40–60 Jahren. Schwere Erkrankung aufgrund Bewegungseinschränkung, Schmerzen, Aussehensstörung. Unbehandelt schlechte Prognose, letaler Verlauf möglich.

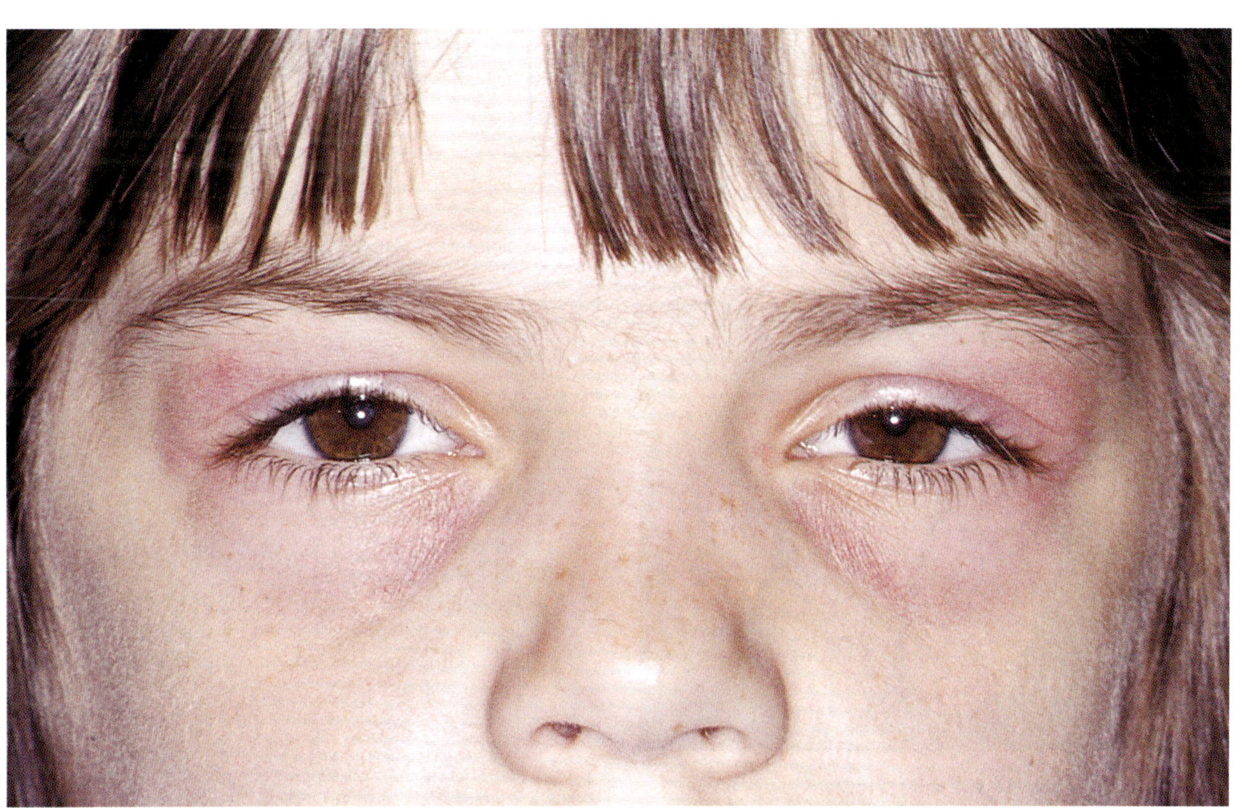

Abb. 7.114 Dermatomyositis.
Anamnese: 18-jährige Patientin. Zunächst Rötung der Augenumgebung, dann überstarker Muskelkater nach Sport, besonders in den Oberarmen.
Befund: unscharf begrenzte Rötung und ödematöse Schwellung der Periorbitalregion beidseits, dadurch verweinter Gesichtsausdruck. – Weitere Befunde: Creatinkinase (CK) grenzwertig, aber Nachweis einer Myopathie im EMG und durch Muskelbiopsie aus M. deltoides.
Differentialdiagnose: Trichinose, systemischer Lupus erythematodes.

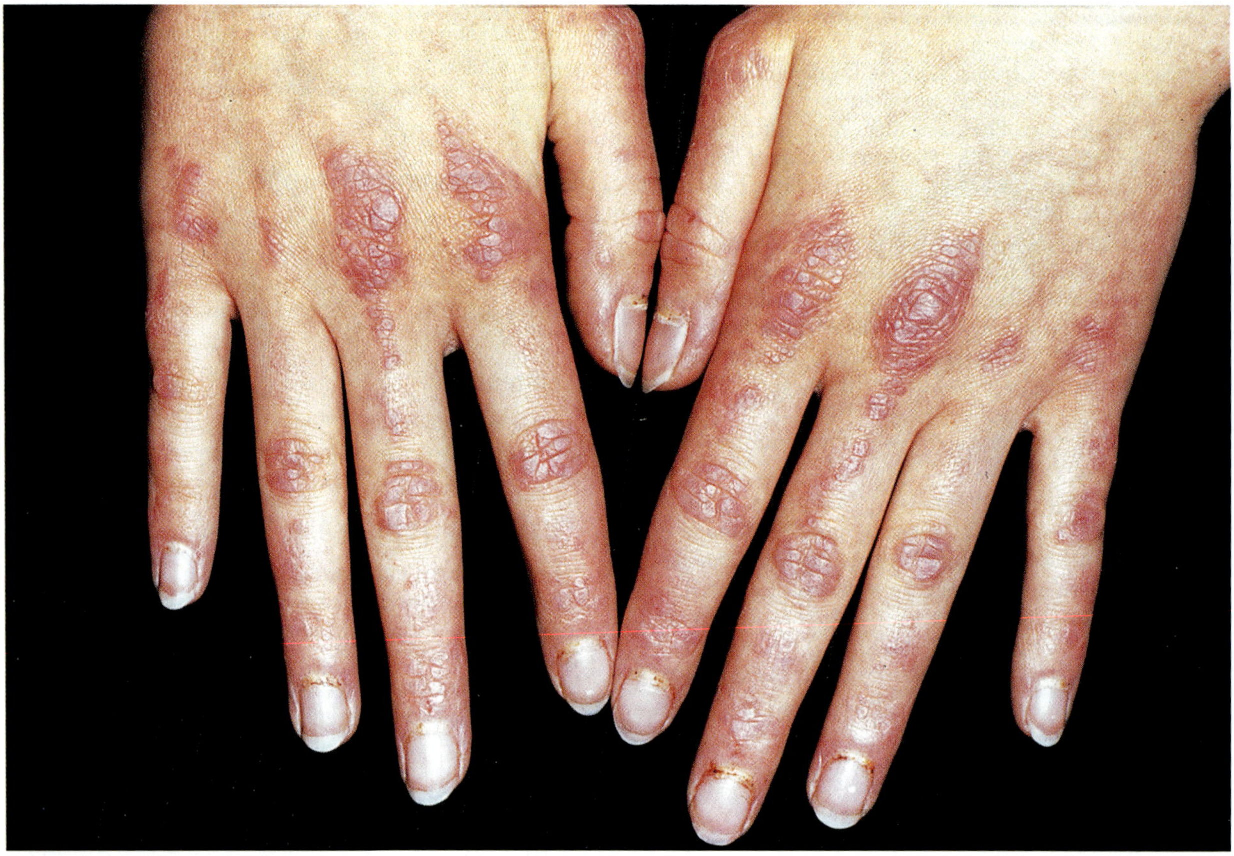

Abb. 7.115 Dermatomyositis.

Anamnese: 43-jährige Patientin. Erstsymptom waren Schwierigkeiten beim Kämmen durch Muskelschwäche der Arme, dann Hautveränderungen im Gesicht und an den Handrücken.

Befund: über den Fingergelenken unscharf begrenzte Erytheme mit Teleangiektasien, leichter Schuppung sowie flache weißlich-glänzende Papeln und beginnende Atrophie der Haut. Charakteristische Verdickung der Nagelhäutchen und Nagelfalzveränderungen. – Zusätzlich besteht eine ausgeprägte Muskelschwäche, die Arme können nicht über den Kopf gehoben werden. Tumorsuche: negativ.

Differentialdiagnose: systemischer Lupus erythematodes.

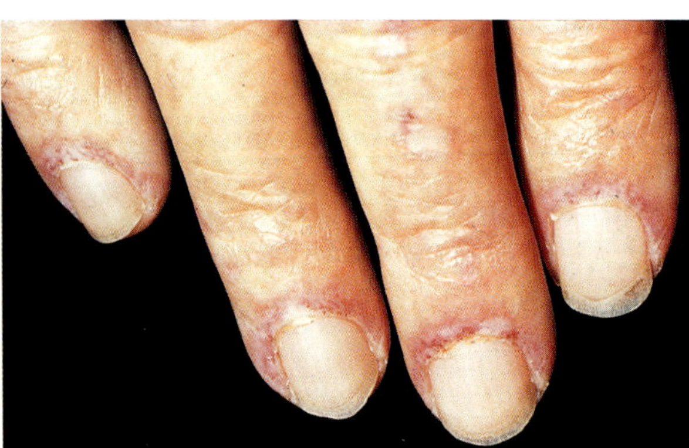

Abb. 7.116 Dermatomyositis: Nagelfalzveränderungen.
Detailaufnahme von Veränderungen des proximalen und lateralen Nagelfalzes. Rötung durch Gefäßerweiterungen, zusätzlich weißlich-atrophische avaskuläre Bezirke.

Anmerkung: Ähnliche klinische Veränderungen können auch bei SLE, seltener bei systemischer Sklerodermie auftreten. Sie sind Zeichen einer Kollagenose-typischen Mikroangiopathie, die an den Hautgefäßen des Nagelfalzes klinisch und kapillarmikroskopisch besonders gut sichtbar ist.

Krankheitsbild Leitsymptome sind symmetrische **Dermatitis** und **Myositis.**

Befundkonstellation 1–5 ist typisch:

1. **Haut:**
   - **Gesicht:** fliederfarbenes Erythem und Ödem der Periorbitalregion, aber auch Stirn und Wangen. Weinerlicher Gesichtsausdruck.
   - **Extremitäten:** typische Lokalisation über Gelenken wie Knie, Ellenbogen oder Fingergelenken. Erytheme mit Schuppung, lichenoide Papeln, Atrophie, Teleangiektasien.
   - **Nägel:** typische Nagelfalzveränderungen mit Megakapillaren, atrophisch-avaskulären Arealen und Blutungen. Hyperkeratose des Nagelhäutchens.
   - **Rumpf:** poikilodermatische Herde mit Rötung, Hyper-/Depigmentierung, Teleangiektasien, Atrophie.
   - **Sonstiges:** subkutane Kalzinose, Faszienbefall, Kontrakturen.
2. **Muskulatur:** symmetrische Schwäche, Sklerose und Atrophie von Schulter/Oberarm- und Becken-/Oberschenkel-Muskulatur mit Schwierigkeiten beim Armheben, Treppensteigen und Aufstehen. Fakultativ auch

Schwäche der Schluck-, Atem- und Herzmuskulatur mit entsprechenden Symptomen.
3. **Serumenzyme:** Erhöhung muskeltypischer Enzyme, v. a. der Creatinkinase.
4. **Elektromyogramm:** Myositis.
5. **Muskelbiopsie:** Myositis.

Allgemeinsymptome: Fieber, Abgeschlagenheit, Muskel- und Gelenkbeschwerden.

Verlauf Sowohl akute als auch chronische, jahrelange Verläufe. Dermatitis und Myositis korrelieren nicht miteinander. Die Einbeziehung der Muskulatur weiterer Organe wie Lunge, Ösophagus und Gastrointestinaltrakt sowie Herz ist möglich. Allmählicher Stillstand mit Defektheilung und Behinderung. Unbehandelt erhebliche Letalität. 10-Jahres-Überlebensrate bei Behandlung 84%.

Diagnostik

- **Anamnese, klinisches Bild:** Bewegungsschwäche, typische Hautsymptomatik.
- **Histologie:** in Hautbiopsie histologisch LE-ähnliches Bild. In Muskelbiopsie fokale Myositis.
- **Kapillarmikroskopie (Nagelfalz):** Kollagenose-typische Mikroangiopathie.
- **Immunologische Diagnostik:** DIF häufig positiv, aber nicht charakteristisch. Niedriger ANF-Titer (60%). Eher selten, aber typisch sind Myositis-assoziierte Autoantikörper wie Anti-Jo-1-Antikörper (= Anti-Synthetase-Antikörper).
- **Sonstige Diagnostik:** EMG, MRT, Organdiagnostik.

Symptomkonstellation 1–5 (s. Krankheitsbild): 3 Symptome → Diagnose wahrscheinlich, 4–5 Symptome → Diagnose sicher.

Differentialdiagnose: Sonderformen, Überlappungssyndrome, SLE, auch Trichinose, andere Myositisformen.

Ätiopathogenese Genetische Disposition (HLA-Haplotypen).

Mögliche Provokationsfaktoren bei bestehender Autoimmundisposition: Virusinfektionen, UV-Bestrahlung, Muskelbelastung oder Medikamente.

Immunvaskulitis mit Haut-Muskel-Schädigung durch Autoantikörper, Immunkomplexe und Komplementfaktoren.

Therapie

- **Lokalbehandlung:** symptomatisch Lokalkortikoide, Entfernung von Kalzinoseherden.
- **Systemische Behandlung:** zentrale Behandlung mit Kortikoiden, 40–60 mg Decortin oder auch höhere Initialdosis. Bei Therapieresistenz kombiniert mit Methotrexat, Azathioprin. Auch Immunglobuline i. v.
- **Allgemein:** Lagerung, frühzeitige Physiotherapie zur Verhinderung von Muskelatrophie und Kontrakturen.

Sonderformen und Überlappungssyndrome

- **Paraneoplastische Form:** bis 1/3 der Patienten. Überwiegend bei älteren Erwachsenen. Am häufigsten: Karzinome von Ovar, Gastrointestinaltrakt, Lunge und Mamma, Non-Hodgkin-Lymphome. Bei jüngeren Erwachsenen auch Hodenkarzinom, bei älteren Prostatakarzinom. Tumormanifestation vor, während oder auch nach Dermatomyositis, dann am häufigsten 1. (–3.) Jahr nach Diagnosestellung. Schlechte, von Tumor bestimmte Prognose.
- **Monotope Formen:**
  - Amyopathische Dermatommyositis ohne klinische Muskelsymptome, ohne Creatinkinase-Erhöhung.
  - Typische Polymyositis ohne Dermatitis.
- **Überlappungssyndrome:** Symptome verschiedener Kollagenosen.
  - **Sklerodermatommyositis:** systemische Sklerodermie und Polymyositis. Typische Autoantikörper, u. a. anti-Jo-1-Autoantikörper.
  - **Gemischte Bindegewebserkrankung** (Mischkollagenose, Sharp-Syndrom): systemische Sklerodermie, Raynaud-Phänomen, rheumatoide Arthritis, Polymyositis. Typische Autoantikörper, u. a. antinukleäre Autoantikörper gegen U1-RNP.

Bei Überlappungssyndromen ist ein späterer Übergang in eine klassische Form von systemischer Sklerodermie, systemischem LE oder rheumatoider Arthritis möglich.

Sklerodermie-Gruppe

Gruppe von Erkrankungen mit **Sklerose**, d. h. lederartiger Verhärtung und Schrumpfung des Bindegewebes. Ähnlich wie bei LE-Gruppe gibt es zwei Formen und zusätzlich Überlappungssyndrome:
1. Chronische kutane, zirkumskripte Sklerodermie.
2. Systemische Sklerodermie.
3. Überlappungssyndrome.

Hautsklerose = Leitsymptom.

Chronische kutane, zirkumskripte Sklerodermie (Abb. 7.117–7.120)

Häufigste Sklerodermieform. In zweifacher Hinsicht begrenzt:
1. Umschriebene, zirkumskripte Einzelherde.
2. Hautbegrenzung, keine systemische Manifestation.

Inzidenz ca. 2,7 Neuerkrankungen/100 000/Jahr. Häufiger bei Frauen (3 : 1), 20.–40. Lebensjahr. Belastung durch häufig mehrjährigen Verlauf und eintretende Defektheilung.

Krankheitsbild Unterscheidung von zwei Hauptformen und mehreren Sonderformen.

Hauptformen

- **Plaquetyp** (Morphaea)
  - Umschriebene, gut begrenzte, rund-ovale, bis 15 cm große Herde mit typischer Dreiphasenentwicklung: **Erythem – Sklerose – Atrophie/Pigmentierung.**
  - Vollbild Einzelherd: livid-roter Randsaum, sog. „**lilac ring**". Zentrale plattenartige, elfenbeinfarbene Sklerose.
  - Endstadium: braun pigmentierter, atrophischer, geschrumpfter Herd.
  - Lokalisation: Rumpf, meist mehrere Herde.
- **Linearer Typ**
  - Extremitäten: längs orientierter, band- bzw. streifenförmiger, sklerotisch-atrophischer Herd. Gefahr von Gelenkkontrakturen. Auch Weichteil- und Muskelatrophie möglich.

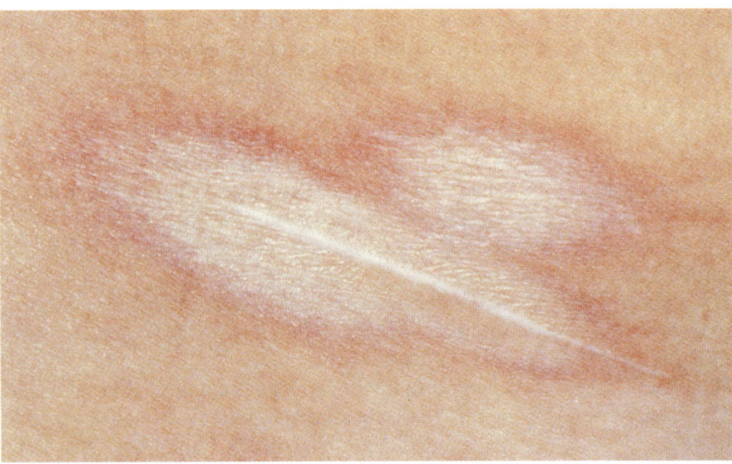

Abb. 7.117 Chronische kutane Sklerodermie: Plaquetyp.

Anamnese: 36-jährige Patientin. Seit zwei Jahren zunehmend größer werdender Herd im Narbenbereich mit zunächst rötlicher, dann zentral weißlicher Hautverfärbung. Später gleichartiger Nachbarherd.
Befund: am rechten Unterbauch im Bereich der Appendektomie-Narbe zwei rundlich-ovale Herde mit weißlichem, spiegelndem, derbem Zentrum und rötlich-lividem Randsaum.
Besonderheiten: Die livide Verfärbung des Randsaumes („lilac ring") signalisiert die bestehende Krankheitsaktivität. Als Lokalisationsfaktor hat die Appendektomienarbe gewirkt.

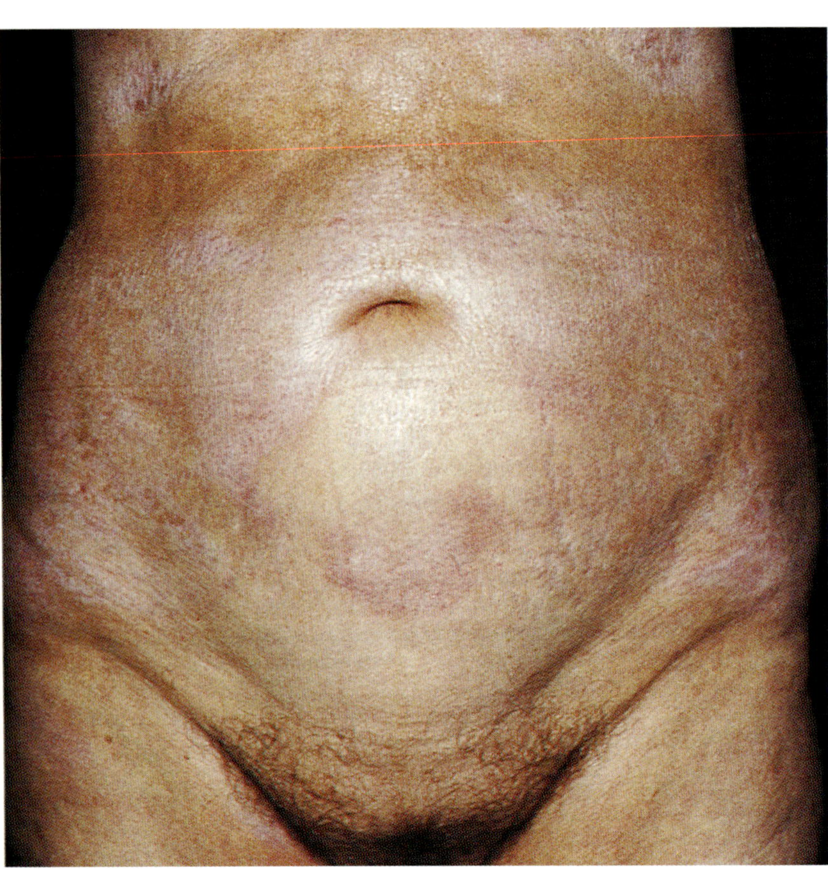

Abb. 7.118 Chronische kutane Sklerodermie: Plaquetyp.

Anamnese: 57-jährige Patientin. Beginn vor ca. acht Jahren mit einem Nabelherd, der sich langsam vergrößerte. Dann Auftreten neuer Herde.
Befund: periumbilikal größerer plaqueförmiger Herd. Sein Zentrum ist weißlich glänzend, plattenartig verhärtet. Sein Randsaum z. T. rötlich-livide als Zeichen bestehender Krankheitsaktivität, z. T. bräunlich als Zeichen erloschener Krankheitsaktivität. In der Umgebung mehrere kleine entsprechende Herde. Keine Raynaud-Symptomatik, kein Anhalt für eine Beteiligung innerer Organe.
Differentialdiagnose: systemische Sklerodermie, beginnender diffuser Typ (schnelle Progredienz!).

  - Gesicht: „säbelhiebartig" mit Einbeziehung von Weichteilen und Knochen und entsprechendem Defektzustand. Auch Hemiatrophia faciei.

Sonderformen

- Oberflächliche Sonderformen:
  - **Erythematöse Form:** Erytheme, Atrophie.
  - **Guttataform:** zahlreiche kleine Einzelherde.
- Generalisierte Form: großflächiger Hautbefall. Sehr selten ist die gesamte Haut befallen als Pansklerodermie.
- Tiefe Sonderformen:
  - **Subkutane Sklerodermie:** knotig-keloidartige Herde.
  - **Eosinophile Fasziitis (Shulman-Syndrom):** sklerotisch verhärtete Extremitätenfaszie und Subkutis unter Aussparung von Händen und Füßen. Oberhaut durch sklerotische Bindegewebszüge unverschieblich fixiert, furchenartige Einziehungen besonders im Venenverlauf. Gewebs- und Bluteosinophilie bis 40%. Akuter Beginn, chronischer Verlauf.

Merke Der **„lilac ring"** (engl.: lila- bzw. fliederfarbener Ring) ist der entzündliche Randsaum zirkumskripter Sklerodermieherde. Sein Vorhandensein ist Zeichen der lokalen Krankheitsaktivität, seine Rückbildung mit Übergang in Braunfärbung Zeichen erloschener Krankheitsaktivität.

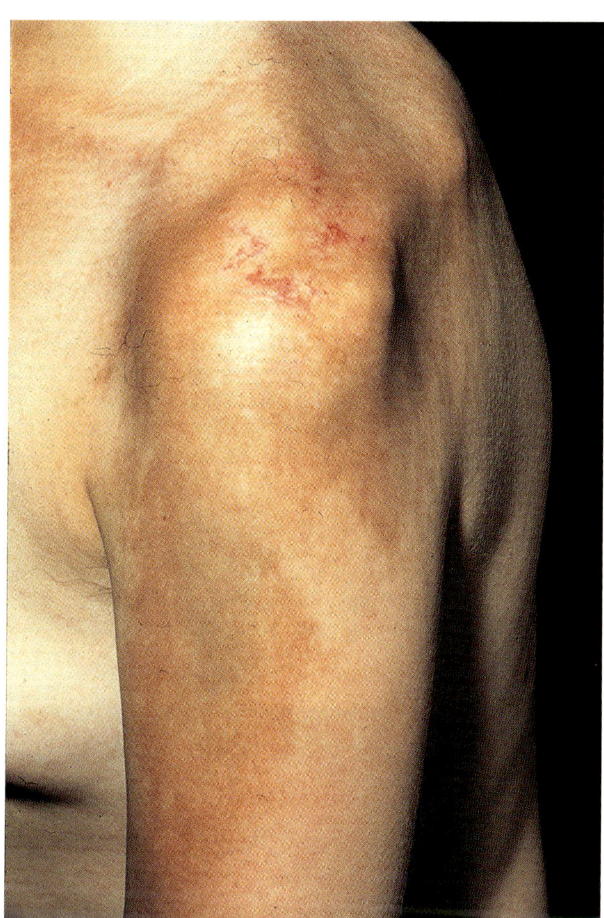

Abb. 7.119 Chronische kutane Sklerodermie: linearer Typ.
Anamnese: 22-jährige Patientin. Seit ca. zwei Jahren zunächst rötliche, später bräunliche Hautverfärbung mit „Dünnerwerden" von Schulter und Oberarm.
Befund: flächenhaft-streifiger, scharf, aber unregelmäßig begrenzter Herd an linker Schulter und Oberarm. Haut glattatrophisch, bräunlich verfärbt mit einzelnen Teleangiektasien. Herdbereich eingesunken durch Weichteilatrophie.

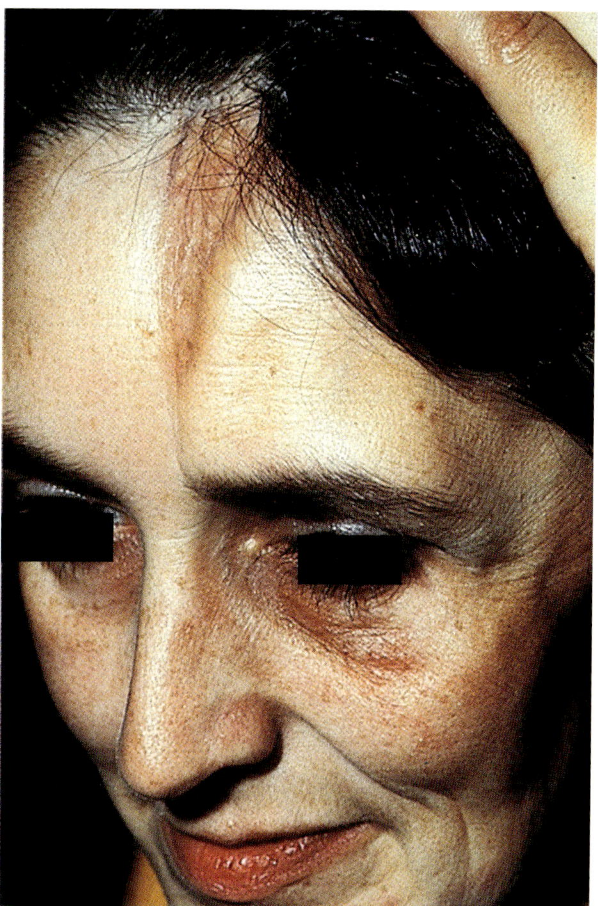

Abb. 7.120 Chronische kutane Sklerodermie: linearer Typ, Säbelhiebtyp.
Anamnese: 52-jährige Patientin. Beginn fast unmerklich mit zarter, streifenförmiger Rötung, dann ganz allmähliche Furchenbildung.
Befund: fast in Stirnmitte vom medialen Rand der linken Augenbraue ausgehender, bis in das Kapillitium ziehender keilförmiger Herd mit bräunlicher Pigmentierung und Atrophie von Kutis, Subkutis und Knochen. Die linke Gesichtshälfte ist insgesamt etwas eingefallen. **Anmerkung:** Die Braunverfärbung des Herdes ist Zeichen der erloschenen Krankheitsaktivität

Verlauf Chronisch mit Herdwachstum bzw. neuen Herden. Spontanremission nach 3–5 Jahren, besonders bei linearer Form mit Defekten. Aber auch durchaus längere Verläufe.

Diagnostik

- **Anamnese, klinisches Bild:** kein Raynaud-Phänomen, typische Hautherde mit Lilac Ring.
- **Histologie:** zunächst lymphozytäre Entzündung, dann Fibrose und Sklerose mit Vermehrung von Kollagenfasern in Dermis und Subkutis. Atrophie von Haarfollikeln und Talgdrüsen.
- **Immunologische Diagnostik:** DIF und ANA unregelmäßig positiv.
- **Allgemeines Labor:** normal.

Differentialdiagnose: beginnende systemische Sklerodermie (Raynaud-Phänomen!), Pseudosklerodermie (s. u.), Lichen sclerosus et atrophicus (Abb. **7.154a**).

Ätiopathogenese Ätiologie und Pathogenese sind noch weitgehend unklar, Dysfunktion der Hautfibroblasten mit überschießender Bildung von Kollagen und Grundsubstanz. Traumen/Verletzungen können Auslöse- bzw. Lokalisationsfaktoren sein (Abb. **7.117**). Borrelieninfektion als Ursache ist nicht bestätigt.

Therapie Keine sicher wirksame Therapie bekannt.

- **Lokaltherapie:** Lokalkortikoide, auch okklusiv oder intraläsional am Rand.
- **Systemische Therapie:** Penizillin-Infusionen (empirisch). Kortikoide bei eosinophiler Fasziitis.
- **Physikalische Therapie:** PUVA-Therapie lokal oder als Bade-PUVA.

Historischer Exkurs

Sigfrid und seine Erkrankung
Litt der Held Sigfrid des Nibelungenlieds an einer zirkumskripten Sklerodermie? Entsprechende Passagen werden so gedeutet.
„Noch eine Mär weiß ich, die ist mir wohl bekannt:
Einen Linddrachen erschlug des Helden Hand.
Dann badete er in dem Blute. So ward dem Recken wert
die Haut von solcher Härte, dass keine Waffe sie versehrt".

Systemische Sklerodermie
(Abb. **7.121–7.123**)

Chronische systemhafte Bindegewebserkrankung mit zweifacher Ausbreitungstendenz bzw. fehlender Begrenzung:

1. Diffuse, fortschreitende, unscharf begrenzte Hautsklerosierung, keine zirkumskripten Einzelherde.
2. Systemhafte Ausbreitung im Organismus, keine Hautbegrenzung.

Gemeinsamkeiten mit anderen Autoimmunerkrankungen: Autoimmunphänomene, Überlappungssyndrome. **Unterschiede:** statt Gewebezerstörung hier Bindegewebsneubildung, statt gutem Ansprechen auf immunsuppressive Therapie hier schlechtes Ansprechen auf Immunsuppression.
Frauen erkranken häufiger (5:1), mittleres Erkrankungsalter. Krankheitsbeginn mit vaskulärer Symptomatik (Raynaud-Phänomen), nachfolgende Sklerose. Meist **chronisch-progredienter Verlauf** mit unterschiedlicher Krankheitsdynamik.
Schwere Erkrankung durch zunehmende Funktionsstörungen der Haut und innerer Organe mit dann meist letalem Ausgang. Unbefriedigende Behandlungsmöglichkeiten.

Krankheitsbild

1. Haut

- **Raynaud-Phänomen:** sehr häufig Frühsymptom (Abb. 14.10). Lokalisation: Hände, aber auch andere Gefäßregionen. Auslösung durch Kälte oder Stress.

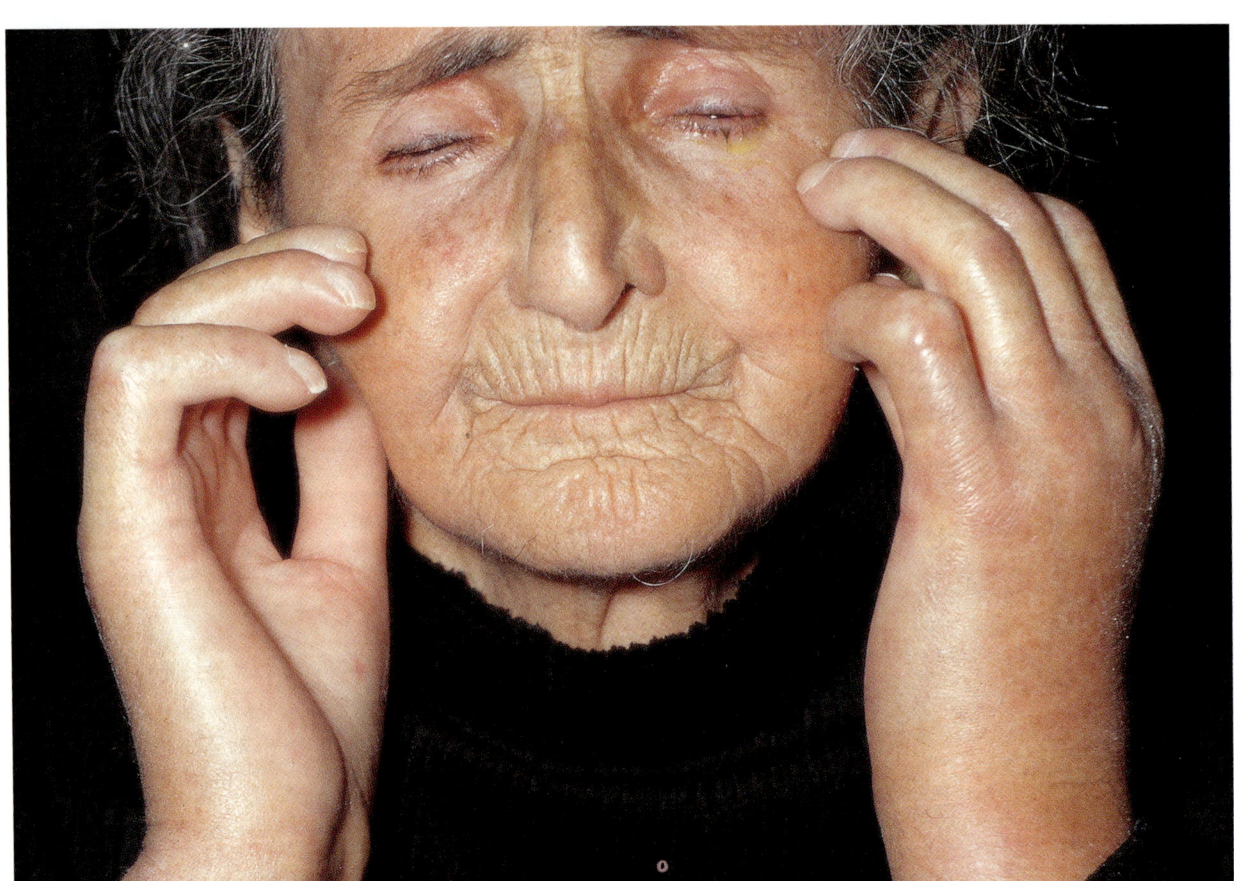

Abb. 7.121 Systemische Sklerodermie.
Anamnese: 71-jährige Patientin. Krankheitsbeginn vor ca. 8 Jahren mit Raynaud-Symptomatik der Hände, dann zunehmend pralle Schwellung der Finger mit allmählich einsetzender Hautverhärtung. Straffer werdende Gesichtshaut, auffällige Mundfalten. Beschwerden beim Schlucken fester Speisen.
Befund: deutliche Sklerose und Verhärtung der Fingerhaut mit stark eingeschränkter Beugefähigkeit. Nagelplattenverformung mit Krümmung über verkürztes Fingerendglied. Handrücken und Handgelenk ödematös geschwollen. Ausgeprägte periorale Faltenbildung. – Technische Befunde: kapillarmikroskopisch Kollagenose-typische Mikroangiopathie. Immunserologisch Nachweis von Scl-70-Antikörpern. Extrakutan: Ösophagusmotilitätsstörung, sonst o. B.

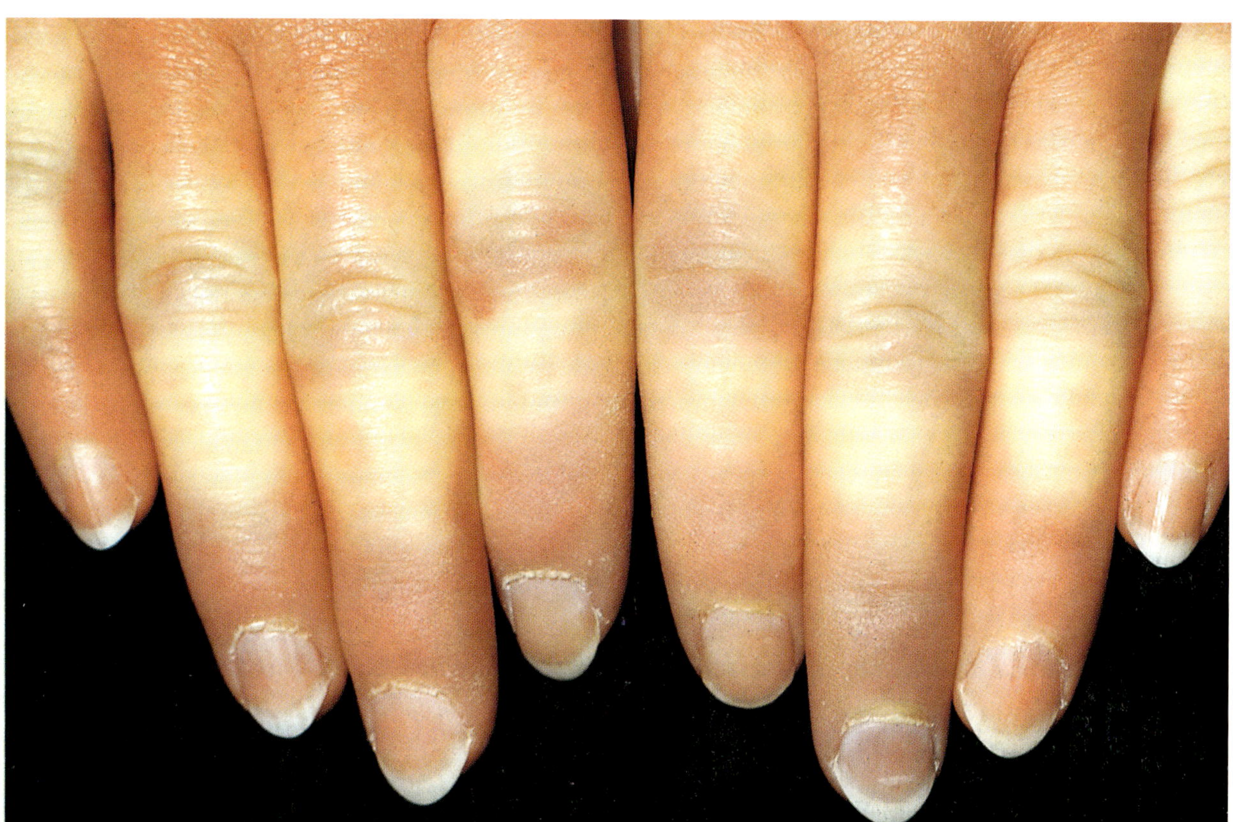

Abb. 7.122 Systemische Sklerodermie: Frühstadium.
Anamnese: Raynaud-Symptomatik seit drei Jahren. Bereits seit einem Jahr zunehmende Fingerschwellung.
Befund: an allen Fingern beider Hände teigige Schwellung mit wulstiger Faltenbildung über den mittleren Interphalangealgelenken. Fleckige Weißzeichnung durch Gefäßspasmen. Keratotische Verdickung der Nagelhäutchen. Kapillarmikroskopie (Nagelfalz): typische Sklerodermie-Mikroangiopathie. – Weitere Befunde: Motilitätsstörung des Ösophagus. Serologisch Nachweis hoher ANF-Titer sowie von anti-Scl-70-Autoantikörpern.
Differentialdiagnose: Morbus Raynaud, andere Formen des Raynaud-Syndroms, Karpaltunnelsyndrom.

- **Hautsklerose:**
  - **Gesicht:** straffe Gesichtshaut, Schwund des Fettgewebes. Durch Schrumpfung Verkleinerung der Mundöffnung und der Lidspalten, Verlust der Mimik, „**Maskengesicht**".
  - **Hände:** zunächst ödematöse Fingerschwellung, allmählich Übergang in Sklerose und Schrumpfung mit dermatogenen Kontrakturen (**Krallenhand**). Verkürzung und Zuspitzung der Fingerendglieder. Akrale Ulzerationen, sog. „**Rattenbissnekrosen**", hartnäckige periulzeröse Entzündungen.
  - **Nägel:** Wachstumsstörungen und Nagelplattendeformierung. Periunguale Nagelfalzveränderungen wie bei Dermatomyositis, hyperkeratotisches Nagelhäutchen.
  - **Extremitäten, Rumpf:** derbsklerotische, nicht verschiebliche Haut mit entsprechender Bewegungseinschränkung. Allmähliche panzerartige Einmauerung des Körpers.

2. **Weitere Haut-Schleimhaut-Symptome:**

- **Poikilodermie:** Herde mit Teleangiektasien, Atrophie, Pigmentverschiebungen.
- **Kalzinose:** subkutane Kalkablagerungen.
- **Wachstumsstörungen** bzw. **Atrophie** der Hautadnexe: Nageldystrophie, Alopezie, Sebostase.
- **Schleimhaut:** Sklerose des Zungenbändchens, weißlich-keratotische Mundschleimhautherde. Auch Genitalschleimhautbefall.

3. **Extrakutane Manifestationen:** unterschiedliches Symptombild durch möglichen Befall verschiedener Organe. Der Häufigkeit nach:

- **Ösophagus:** Motilitätsstörungen, Schluckstörungen, Refluxösophagitis. Magen-Darm-Trakt mit Sklerose, Motilitätsverlust und Resorptionsstörungen.
- **Lunge:** Alveolitis, Lungenfibrose, Ventilationsstörung, Belastungsdyspnoe, Pneumonie, pulmonale Hypertonie.
- **Herz:** Myokard-, Perikardfibrose („Panzerherz"), Rhythmusstörungen, Herzinsuffizienz.
- **Niere:** Gefäßsklerose, Proteinurie, Hypertonie, Nierenversagen als häufige Todesursache.

Befallstypen Je nach Beginn und Progression der Hautsklerose drei Formen:

1. **Akraler Typ** (I): Befall von Händen und Gesicht, sehr geringe Progredienz.
2. **Akral-progredienter Typ** (II): Beginn wie Typ I, aber Ausdehnung auf Arme und Stamm, Ösophagussklerose.
3. **Zentraler Typ** (III): Beginn an Thorax und Gesicht, schnelle Sklerosierung von Haut und inneren Organen.

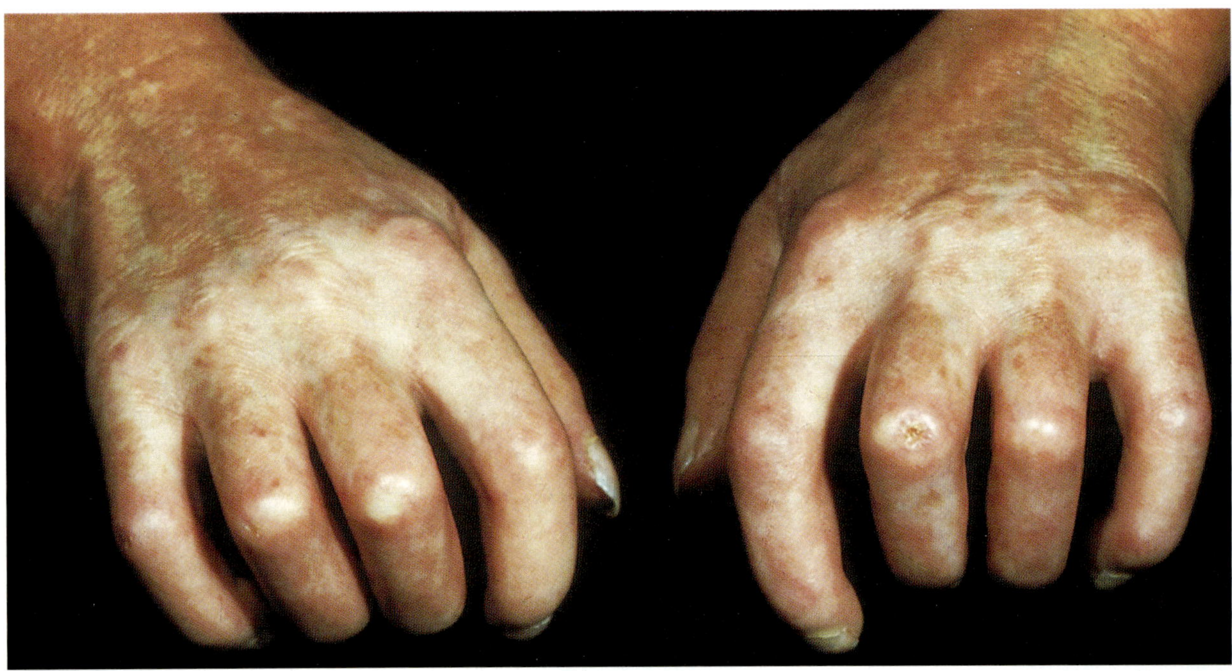

Abb. 7.123 Systemische Sklerodermie: Spätstadium.
Anamnese: 61-jährige Patientin. Die Erkrankung besteht seit 10 Jahren mit langsamer Progredienz.
Befund: an Fingern und über Grundgelenken beider Hände fleckige Depigmentierung, straffe Atrophie der Haut mit Fixierung der Fingergelenke in mittlerer Beugestellung. Über den proximalen Interphalangealgelenken Einzelnekrosen. Verschmälerung und Verkürzung der Endphalangen. – Weitere Befunde: stark reduzierte Ösophagusmotilität. Kein weiterer Innenorganbefall nachweisbar.
Anmerkung: Spätstadium einer Typ-I-Sklerodermie.

Die akralen Typen I und II werden auch als **limitierte** systemische Sklerodermie, der zentrale Typ III als **diffuse** systemische Sklerodermie bezeichnet.

Verlauf Meist über Jahre. **Prognose** relativ **gut** bei geringer Progredienz z.B. bei Hauttyp I sowie geringem Systembefall. Prognose **schlecht** bei schneller Progredienz z.B. bei Hauttyp III sowie Multisystembefall. Tod durch Nierenversagen, Herzversagen oder Lungenkomplikationen. Globale Letalität 40%/10 Jahre.

Sonderformen

- **CREST-Syndrom:** Kalzinose, Raynaud-Phänomen, Ösophagusbefall, Sklerose, Teleangiektasien. Antizentromer-Autoantikörper. Sonderform der limitierten Sklerodermie, langsame Progredienz.
- **Überlappungssyndrome:** Symptomüberlappung mit Dermatomyositis/Polymyositis, Mischkollagenose, Sjögren-Syndrom, primärer biliärer Zirrhose.

Diagnostik

- **Anamnese:** u.a. Raynaud-Phänomen
- **Klinisches Bild**
- **Histologie:** wie bei chronischer kutaner Sklerodermie.
- **Hautgefäße:** Kapillarmikroskopie → Mikroangiopathie mit Kapillarrarefizierung, Megakapillaren, Diffusionsstörung.
- **Immunologische Diagnostik: ANA** (bis 95%). **IIF-Test** meist nukleoläres bzw. bei CREST-Syndrom gesprenkeltes Muster. ANA-Titer wechselnd, nicht verlaufsbezogen. **Spezifische Autoantikörper** von prognostischer Bedeutung.
  - Anti-DNS-Topoisomerase-I-Antikörper (Scl-70-AK) und Anti-RNS-Polymerase-III-AK: ungünstig, da Progredienz mit Lungen-und Nierenbefall, bei diffusem Typ.
  - Antizentromer-AK: günstiger, bei limitiertem Typ und CREST-Syndrom.
- **Allgemeines Labor:** Entzündungsparameter, keine Sklerodermie-typischen Befunde.
- **Organdiagnostik:** internistische, bildgebende Untersuchung von Manifestationsorganen.

Differentialdiagnose

Pseudosklerodermie: Dies sind sklerodermieartige Krankheitsbilder bei

- Intoxikationen: Vinylchlorid, Toxic-Oil-Syndrom, Silikose
- Arzneimitteln: Bleomycin, L-Tryptophan
- Stoffwechselerkrankungen: Porphyria cutanea tarda, Paraproteinämie.
- Rheumatoider Arthritis
- Chronischer GvH-(Graft-versus-Host-)Krankheit.

Weitere Differentialdiagnosen: eosinophile Fasziitis mit Bluteosinophilie. Sklerödem mit postinfektiöser teigiger Hautschwellung am Oberkörper.

Ätiopathogenese Insgesamt noch weitgehend unklar. Genetische Prädisposition (HLA-Assoziationen). Einfluss von nicht-genetischen Faktoren wie Exposition mit Quarz oder organischen Lösungsmitteln. Drei Pathogenesekomplexe:

1. **Angiopathie:** Raynaud-Syndrom, auch analog an inneren Organen. Gefäßobstruktion (z. B. Lunge, Niere).
2. **Immunopathie:** aktiviertes Immunsystem mit T- und B-Zell-Stimulation. Pathologische Immunphänomene, zirkulierende Zytokine, Entzündung.
3. **Fibrose/Sklerose:** Fibroblastenaktivierung mit vermehrter Produktion von Kollagenfibrillen und extrazellulärer Matrix. Pathogenetisch ein Sekundär-/Spätphänomen, das aber krankheitsbestimmend ist.

Therapie Keine kurative Therapie bekannt. Interdisziplinäre Kooperation erforderlich.

- **Medikamentöse Behandlung:** Befund-orientiert.
  - **Gefäßsystem** (Vasospastik, Angiopathie, Hypertonie): lokale Behandlung mit nitrathaltigen Salben. Frühzeitige orale Behandlung mit Kalziumantagonisten (z. B. Nifedipin) und ACE-Hemmern. Iloprost-Infusionen, auch Bosentan (digitale Ulzerationen).
  - **Immunsystem** (Fehlregulation, Entzündung): Bei starker Entzündungssymptomatik und Alveolitis: Kortikoide nur in mittelhoher Dosierung, auch Cyclophosphamid oder andere Immunsuppressiva. Experimentell: immunoablative Therapie mit Hochdosis-Chemotherapie und autologer Stammzellentransplantation.
  - **Bindegewebe** (Fibrosklerose): Lichttherapie, Penizillin-Infusionen (empirisch). Therapeutische Wirkung von D-Penicillamin nicht bestätigt.

  Zusätzlich symptombezogene Behandlung von jeweiligen Organstörungen. Schmerztherapie.
- **Physiotherapie:** von großer Bedeutung. Einsatz von verschiedenen Methoden wie manuelle Therapie, Bewegungstherapie oder physikalische Therapie. Therapieziele sind: Hautentstauung, -erweichung, -mobilisierung, Mobilisierung und Kontrakturverhinderung der Gelenke, Atmungsverbesserung, Pneumonieprophylaxe.
- **Prophylaxe/adjuvante Maßnahmen:** intensiver Kälteschutz der Hände, aber auch des ganzen Körpers. Vermeidung von Gefäßnoxen wie Aktiv- und Passivrauchen.

Psychosoziale Problematik Leben mit einer progredienten, nicht heilbaren Erkrankung. Zunehmende Einschränkungen bei den Verrichtungen des täglichen Lebens sowie der Lebensqualität. Zunehmende Probleme in körperlicher, psychischer und sozialer Hinsicht. Schwierige Krankheitsbewältigung.
Zur gegenseitigen Information und Unterstützung besteht eine **Selbsthilfegruppe:** Sklerodermie Selbsthilfe e.V.

Historischer Exkurs

Paul Klee und seine Erkrankung.
Bei dem Schweizer Maler Paul Klee (1879–1940) wurde 1935 eine Sklerodermie diagnostiziert. Fotografische Aufnahmen zeigen die schnelle Entwicklung einer Gesichtssklerose. Ein massiver Ösophagusbefall erlaubte nur noch flüssige Nahrung. Die Erkrankung prägte seine letzten Bilder. Die schnelle Progredienz mit letalem Ausgang könnte für eine Typ-III-Sklerodermie sprechen.

Kollagenose-assoziierte Erkrankungen

Sjögren-Syndrom

Häufigste Kollagenoseform, meist bei Frauen. Leitsymptom ist die **Sicca-Symptomatik** mit Austrocknungssymptomen von Schleimhäuten und Haut.
Ein Sjögren-Syndrom kann primär oder sekundär Kollagenose-assoziiert auftreten.

Krankheitsbild

- **Sicca-Symptomatik** durch Funktionsstörung exokriner Drüsen wie Tränen-, Schleimhaut-, Hautdrüsen:
  - **Xerophthalmie** mit Keratoconjunctivitis sicca.
  - **Xerostomie** mit u. a. Parotitis, Mundschleimhautentzündungen, Karies.
  - **Rhinitis sicca.**
  - **Trockene Haut** durch Hypohidrose, Sebostase.
  - Auch Sicca-Symptomatik von Bronchial-, Magen-Darm- und Genitalschleimhaut mit entsprechenden Symptomen.
- Polyarthritis, Myalgien.
- Fakultative Hautsymptome: Urtikaria, Purpura, Vaskulitis-Symptome.
- Kollagenosesymptome bei sekundärem Sjögren-Syndrom.

Komplikationen: Entzündungen in Sicca-Bereichen, Infektanfälligkeit, Pseudolymphome, selten maligne Lymphome.
Subjektiv: Müdigkeit, Gelenkschmerzen, Trockenheitsbeschwerden seitens der befallenen Schleimhautregionen.

Ätiopathogenese Genetische Prädisposition. Mögliche Provokation durch Virusinfektionen. T- und B-Zell-vermittelte Autoimmunreaktionen mit Autoantikörperbildung, u. a. anti-Ro/La. Lymphozytäre Entzündung und Zerstörung der exokrinen Drüsen von Haut- und Schleimhaut.

Therapie

- **Lokale Behandlung:** Drüsensekretsubstitution mit künstlichen Tränen, künstlichem Speichel, Nasen-Gel etc.
- **Systemische Behandlung** von Arthritis bzw. Kollagenose-Symptomen: Kortikoide, nicht-steroidale Antiphlogistika, Antimalariamittel, Immunsuppressiva.
- **Allgemein:** reichliche Flüssigkeitszufuhr, hohe Raumfeuchtigkeit, Infektvermeidung, frühzeitige Antibiose.

Rezidivierende Polychondritis (Abb. 7.124)

Seltene, aber lebensbedrohliche, chronische Autoimmunerkrankung mit Multiorganbefall knorpelhaltiger Strukturen. Die rezidivierende Polychondritis ist keine Kollagenose im engeren Sinne, obwohl sie durch Autoantikörper gegen Typ-II-Kollagen (Knorpel) verursacht wird.

Krankheitsbild

- **Rezidivierende Chondritis:** betroffen sind Ohrmuscheln und Nasenknorpel. Aber auch lebensbedrohlicher Befall von Larynx und Trachea möglich.

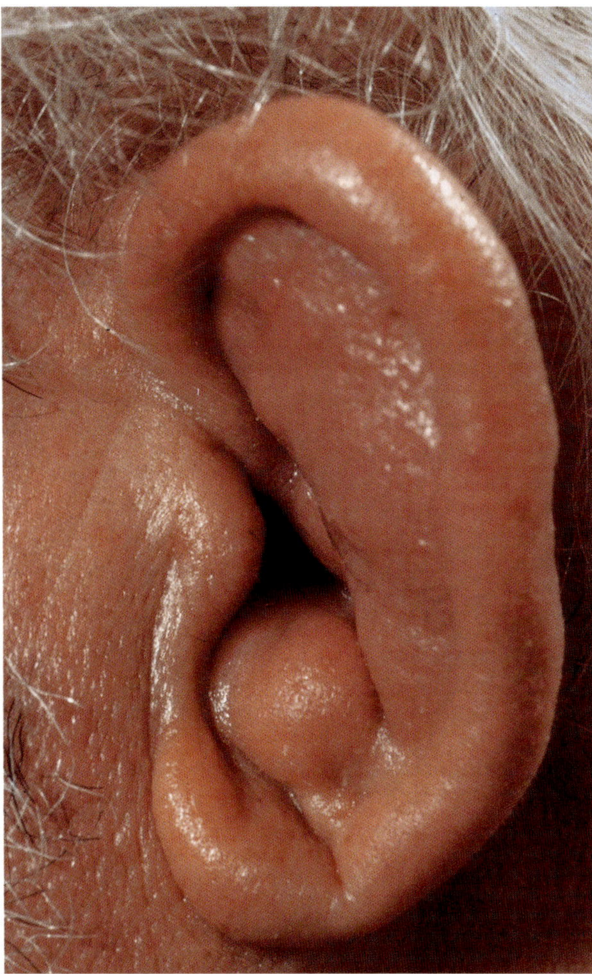

Abb. 7.124 Rezidivierende Polychondritis.
Anamnese: 57-jähriger Patient. Seit einem Jahr zunehmende Verdickung und Rötung beider Ohrmuscheln. Später Gelenkbeschwerden und Augenentzündung.
Befund: Schwellung, Rötung sowie Knotenbildung beider Ohrmuscheln. Zusätzlich Oligoarthritis und Episkleritis.
Besonderheiten: bei diesem Patienten (noch) keine Beschwerden oder Veränderungen von Nase, Luftwegen und Herz-Kreislauf-System. Deutliche Besserung unter Kombinationstherapie mit Dapson und Decortin. Die charakteristischen Ohrveränderungen werden auch als „Waschlappenohren" oder „Blumenkohlohren" bezeichnet.

- Polyarthritis, Augenbeteiligung.
- Assoziation in 30% der Fälle mit Systemvaskulitiden, Kollagenosen, Hashimoto-Thyreoiditis, primärer biliärer Zirrhose.

Therapie Immunsuppression.

7.7.3 Sonstige Immunopathien

Graft-versus-Host-Erkrankung (GvHD)

Während bei der Transplantatabstoßung der Empfängerorganismus ein als fremd empfundenes Transplantat abstößt, spielt sich bei der Graft-versus-Host-Erkrankung der umgekehrte Vorgang ab. Bei der Transplantation von allogenem Knochenmark bzw. Blutstammzellen registrieren übertragene immunkompetente Zellen den Empfängerorganismus als fremd und versuchen gegen ihn vorzugehen. Man unterscheidet: **akute** und **chronische Graft-versus-Host-Disease** (GvHD).
Häufigkeit: ca. 30–50% aller Patienten mit Knochenmark/Blutstammzell-Transplantation, lebensbedrohlich 10–20%. Hauptsächlich befallen sind Haut (80–90%), Leber und Darm.

Krankheitsbild
- **Akute GvH-D:**
  Auftreten innerhalb der ersten 100 Tage, meist innerhalb von 3 Wochen nach Transplantation.
  - **Haut:** makulopapulöse Exantheme, Erythrodermie, Epidermolyse. Hautflächenbefall unterschiedlicher Ausdehnung (Grad I–IV).
  - **Schleimhaut:** Entzündung, Erosionen von Mundschleimhaut, Konjunktiven, Genitalschleimhaut.
  - **Extrakutane Symptome:** Diarrhö, Anstieg der Leberenzyme, Ikterus, Atembeschwerden. Auch opportunistische Infektionen.
- **Chronische GvH-D:**
  Auftreten ab ca. 100 Tagen nach Transplantation. Entwicklung aus bzw. nach akuter GvH-D oder de novo.
  - **Haut:** umschriebener oder generalisierter Hautbefall.
    1. Lichenoide Haut-Schleimhaut-Veränderungen, ähnlich Lichen ruber (s. Kap. 7.92).
    2. Kollagenose-ähnliche Symptome wie bei Sklerodermie, Sjögren-Syndrom.
    3. Pigmentierungsstörung mit Hypo- und Hyperpigmentierungen.
  - **Extrakutane Symptome:** Darm, Leber, Lunge.

Therapie Möglichst frühzeitige Behandlung.
- **Lokaltherapie:** Symptom-bezogene externe Therapie.
- **Systemische Therapie:** Anpassung der immunsuppressiven Therapie.
- **Physikalische Therapie:** bei chronischer GvHD Hautbestrahlung mit UV-B oder Photochemotherapie (PUVA).

Letalität um 50%, abhängig von Schweregrad und Therapiezeitpunkt.

Organtransplantation

Bei der Transplantation solider Organe versucht das Immunsystem, das Fremdtransplantat abzustoßen: akute bzw. chronische **Abstoßungsreaktion**. Eine immunsuppressive prophylaktische Therapie ist lebenslang erforderlich, aber auch eine therapeutische Akuttherapie bei einer Abstoßungskrise. Mit der weiter zunehmenden Zahl von Organtransplantationen gewinnen auch die damit verbundenen Probleme an Bedeutung.
Eine GvHD-Reaktion durch immunkompetente Zellen des Transplantats kann zwar auftreten, verläuft aber meist subklinisch. Hauptprobleme entstehen durch die notwendige **medikamentöse Immunsuppression**, d.h. durch unerwünschte Medikamentenwirkungen. Dies sind v.a. syste-

mische Infektionen (u.a. Zytomegalie), Kortikoidnebenwirkungen und Steigerung der Tumorinzidenz.

Krankheitsbild

- Bei Transplantatempfängern beobachtete **Hauterkrankungen** sind **Infektionen:** Herpes- und Varizellen-Zoster-Virus-Infektionen, Hautsymptome bei CMV-Infektion (10–20%), HPV-Infektionen wie Warzen. Mykotische und bakterielle Infektionen durch Candida, Staphylokokken, Streptokokken.
- **Medikamentennebenwirkungen:** Kortikoide, Ciclosporin (Gingivahyperplasie, Hypertrichose).
- **Neoplasien:** Bereits ab 2. Jahr gehäuftes Auftreten von Plattenepithelkarzinomen und deren Präkanzerosen in lichtexponierten Regionen, aber auch genitoanal mit Nachweis onkogener HPV-Viren. Weiterhin Basalzellkarzinome, Kaposi-Sarkome, atypische Nävi und Melanome sowie Lymphome. Auffällig ist der häufig aggressive Verlauf von Hautneoplasien.

Therapie Dermatologische Nachsorgeuntersuchungen und Frühtherapie sind notwendig. Die Chemoprophylaxe z.B. mit Retinoiden ist bisher unbefriedigend.

Immundefizienzsyndrome

Sie können hereditär oder erworben sein.

- **Hereditäre Immundefizienzsyndrome:** charakteristisch sind schwere, therapieresistente Infektionen verschiedener Organe, Gedeihstörungen.
  Haut: therapieresistente, atypische bakterielle und mykotische Infektionen. Auftreten einer Erythrodermie. Verschiedene sehr seltene genetische Syndrome mit Funktionsstörungen von T-Lymphozyten, Antikörperbildung, Phagozyten oder Komplementsystem. Beispiele:
  - **T-/B-Zelldefekte:** Wiskott-Aldrich-Syndrom mit Infektionen, Ekzem und Thrombozytopenie.
  - **Phagozytosedefekte:** septische Granulomatose mit gehäuften bakteriellen und mykotischen Hautinfektionen.
  - **Komplementdefekte:** familiärer SLE, hereditäres Angioödem durch C1-Esterase-Inhibitor-Mangel (s. Kap. 7.6.3).
- **Erworbene Immundefizienzsyndrome:** erworbene sekundäre Defizienzsyndrome können entstehen durch medikamentöse Immunsuppression, Erkrankungen des Immunsystems oder toxische Schädigungen z.B. durch Medikamente oder Strahlen.

Zusammenfassung

Autoimmunerkrankungen entstehen durch **Fehlreaktionen des Immunsystems** gegen körpereigene Zellen, Gewebe oder Organe. Die normalerweise bestehende **Autotoleranz** durch Zerstörung (klonale Deletion) bzw. Inaktivierung (klonale Anergie) potenziell autoaggressiver Zellklone des Immunsystems wird dabei durchbrochen. Gehäufte Korrelationen mit verschiedenen genetischen Markern (HLA) sprechen für eine **genetische Prädisposition**. Umweltfaktoren können als **Provokationsfaktoren** wirken.
Autoimmunerkrankungen können auf zwei Wegen entstehen:

- Entstehung von **Autoantigenen** und konsekutiv „Normalreaktionen" des Immunsystems gegen „verfremdete" körpereigene Strukturen
- „Pathologische Reaktionen" des **Immunsystems** gegen normale Körperbestandteile.

Charakteristisch ist der Nachweis von Immunphänomenen im geschädigten Gewebe, auch im Blut. Wichtige **diagnostische Methoden** sind der direkte Immunfluoreszenz-(DIF-)Test (Gewebe) sowie der indirekte Immunfluoreszenz-(IIF-)Test (Blut).
Der **klinische Verlauf** ist chronisch progredient mit allmählich zunehmender Schädigung von Gewebe/Organen und auch letalem Ausgang. Die Autoimmunerkrankung kann sich auf ein Gewebe/Organ beschränken, kann aber auch als systemhafte Multiorganerkrankung verlaufen. Eine **immunsuppressive Therapie** ist in der Regel wirksam.
Die dermatologisch relevanten **Autoimmunerkrankungen** bilden zwei Gruppen: bullöse Autoimmunerkrankungen und Kollagenosen.

Bullöse Autoimmunerkrankungen

Kutane Autoimmunerkrankungen mit Bildung von Autoantikörpern gegen epidermale, junktionale oder dermale Autoantigene.

Pemphigus-Gruppe

Gruppe von Erkrankungen mit Bildung von Autoantikörpern gegen epidermale Desmosomenproteine. **Klinik:** intraepidermale Blasenbildung, häufig mit Befall der Mundschleimhaut. Häufigste Form: **Pemphigus vulgaris.** Ohne immunsuppressive Behandlung meist letal.

Pemphigoid-Gruppe

Gruppe von Erkrankungen mit Bildung von Autoantikörpern gegen Strukturproteine der Junktionszone. **Klinik:** junktionale, subepidermale Blasenbildung. Hautnahe Schleimhäute selten betroffen. Häufigste Form und gleichzeitig häufigste bullöse Autoimmunerkrankung: **bullöses Pemphigoid.** Letalität ohne immunsuppressive Behandlung ca. 30%.

Dermatitis herpetiformis

Bildung von Autoantikörpern gegen Bestandteile des Getreidekorns (Gluten, Gliadin) und gegen Endomysium (Darm) sowie IgA-Ablagerungen in dermalen Papillen. **Klinik:** Dermatitis unterschiedlicher Ausprägung. Herpetiforme Bläschenbildung, aber auch Prurigo-Bild. Glutensensitive Enteropathie als wahrscheinliche Primärerkrankung, häufig klinisch symptomlos. **Therapie:** Sulfone, Diät.

Kollagenosen

Chronische Bindegewebserkrankungen mit meist gleichzeitiger Bildung mehrerer organunspezifischer Autoantikörper, die diagnostische, prognostische und z. T. auch pathogenetische Bedeutung besitzen. Die jeweilige Erkrankung kann sich auf ein Organ beschränken (z. B. Haut) oder mehrere bzw. zahlreiche Organe befallen (systemische Formen).

Lupus-erythematodes-Gruppe

- **Chronischer kutaner Lupus erythematodes:** meist scheibenförmige, diskoide, vernarbende Hautherde. Positiver läsionaler DIF-Test. Keine Systemkomponente.
- **Subakuter kutaner Lupus erythematodes** (SCLE): Zwischenform. Leichte Systemkomponenten möglich.
- **Akuter systemischer LE (SLE):** Multiorganerkrankung. Typisches Hautsymptom: **Schmetterlingserythem.** Zusätzlich Arthritis, Fieber sowie multiple Innenorganbeteiligung. DIF-Test läsional und extraläsional positiv, Nachweis diverser antinukleärer Autoantikörper. Spezifisch: Autoantikörper gegen native ds-DNS.

Dermatomyositis-Gruppe

Meist Befall zweier Organe mit **Dermatitis** und **Myositis,** aber auch nur Dermatitis oder nur Polymyositis möglich. **Typischer Hautbefund:** periokuläres fliederfarbenes Erythem. **Typischer Muskelbefund:** Probleme bei Armheben, Treppensteigen. ANA häufig positiv. Unterscheidung von **juveniler Form** (bis 18. Lebensjahr) und **Erwachsenenform.** Wichtige **Sonderform:** paraneoplastische Dermatomyositis.

Sklerodermie-Gruppe

- **Chronische, kutane Sklerodermie** mit plaqueförmigen oder streifenförmigen, lederartigen Hautherden. DIF-Test und/oder antinukleäre Faktoren z. T. positiv.
- **Systemische Sklerodermie** mit typischer vaskulärer Initialsymptomatik (Raynaud-Phänomen), nachfolgender Hautsymptomatik (Sklerose) sowie fakultativem Multiorganbefall (u. a. Ösophagus, Lunge, Herz, Niere). Langsame Progredienz möglich bei limitierter akraler Verlaufsform, aber auch schnell progredienter, systemhafter Verlauf bei zentral beginnender Verlaufsform. Fast stets Nachweis von ANA. Fakultativ Nachweis spezifischer Autoantikörper von prognostischer Bedeutung wie Anti-zentromer-AK (gut), Scl-70-AK (schlecht).

Kollagenose-assoziierte Erkrankungen

- **Sjögren-Syndrom:** kann primär idiopathisch oder sekundär kollagenoseassoziiert auftreten. **Klinik:** Sicca-Symptomatik, Polyarthritis, Kollagenose-Symptome, fakultative Hautsymptome.
- **Überlappungssyndrome:** verschiedene Formen von „Mischkollagenosen" mit Komponenten von Erythematodes, Dermatomyositis, Sklerodermie, rheumatoider Polyarthritis. Beispiel: **Sharp-Syndrom** (Sklerodermie, LE, Myositis).
- **Rezidivierende Polychondritis:** lebensbedrohliche Autoimmunerkrankung mit Befall knorpelhaltiger Strukturen und Organe. Klinik: u. a. rezidivierende Chondritis (Ohren, Nase, Respirationstrakt), Polyarthritis. Assoziation mit anderen Autoimmunerkrankungen möglich.

Sonstige Immunopathien

Graft-versus-Host-Erkrankung (GvHD)

- **Akute GvHD** (< **100 Tage**): makulopapulöse Hautexantheme sowie extrakutane Symptome von Darm, Leber und Lunge.
- **Chronische GvHD** (> **100 Tage**): Lichen-ruber-ähnliche oder Sklerodermie-ähnliche Hautveränderungen, Pigmentierungsstörungen.

Organtransplantation

Durch Immunsuppression des Transplantatempfängers verursachte **Hautinfektion** durch Viren (HHV, VZV, HPV), Pilze und Bakterien. **Neoplasien:** insbesondere Plattenepithelkarzinome und Präkanzerosen in lichtexponierten bzw. HPV-infizierten Hautregionen. Aber auch Basalzellkarzinome, Lymphome, Melanome.

Immundefizienzsyndrome

- **Angeborene** Immundefizienzsyndrome: Störung der spezifischen, adaptiven Immunabwehr mit T-/B-Zell-Störungen oder der unspezifisch-angeborenen Abwehrmechanismen mit Störungen von Granulozyten, Makrophagen und Komplementsystem. Leitsymptome: gehäuft schwere Infekte von Haut und Schleimhäuten, Magen-Darm-Trakt, Luftwegen.
- **Erworbene** Immundefizienzsyndrome: medikamentöse Immunsuppression, Erkrankungen des Immunsystems.

+ 015 zusätzliche Abbildungen
+ 016 IMPP-Fragen

7.8 Endogene Erkrankungen der Kutis

Endogene Schädlichkeiten

Bei den in diesem Kapitel dargestellten erworbenen Hauterkrankungen wird das **gesunde Hautorgan** sekundär in Krankheitsprozesse einbezogen, die primär von anderen, extrakutanen Organen ausgehen: Primärerkrankungen, Grunderkrankungen. Solche extrakutanen **Grundkrankheiten** können sein:

- Ernährungsstörungen
- Stoffwechselerkrankungen
- Endokrinopathien
- Erkrankungen von Viszeralorganen (Darm, Leber, Niere)
- rheumatische Erkrankungen
- Neoplasien.

Die **Entstehungsweise** entsprechender Hautveränderungen und Hautkrankheiten ist unterschiedlich, zum Teil auch noch unbekannt. Mögliche Ursachen sind: Substratmangel, pathologische Stoffwechselprodukte, hormonelle Regulationsstörungen, Störungen spezifischer Organfunktionen wie z. B. von Leber oder Niere, unspezifische und spezifische Entzündungs- und Abwehrreaktionen bei rheumatischen Erkrankungen und Paraneoplasien.

Endogene Hauterkrankungen

Die endogene Schädlichkeit erfasst prinzipiell die **gesamte Kutis.** Zusätzliche Einflüsse wie Licht oder mechanische Noxe können jedoch als **Lokalisationsfaktoren** wirken und zum bevorzugten Befall bestimmter Hautregionen führen. Er ist aber auch dann in der Regel **bilateral-symmetrisch**.

Die auftretenden Hautschädigungen erreichen nur zum Teil das Ausmaß von primären Hautkrankheiten, können aber auch dann als **Leitsymptome** hohen diagnostischen Wert besitzen.

Diagnostik Die diagnostischen Maßnahmen müssen die zugrunde liegenden typischen **Syndrome** von kutanen Hautveränderungen und extrakutanen Grundkrankheiten berücksichtigen. Die konsiliarische Einschaltung anderer Fachgebiete ist meist erforderlich.

Therapie Auch hier muss berücksichtigt werden, dass es sich um zweistufige Krankheitsprozesse und damit auch um eine **zweistufige Therapie** handelt, die außer der Hauttherapie auch die Mitbehandlung der Grunderkrankung durch andere Fachgebiete erforderlich macht. Eine alleinige Hauttherapie ist nicht ausreichend.

7.8.1 Haut-Ernährungs-Syndrome

Eine ausreichende, vollwertige Ernährung ist für die normale Funktion des Organismus und seiner einzelnen Organe, so auch der Haut, erforderlich. Ernährungsbedingte Hauterkrankungen sind durch **Ernährungsstörungen** bedingt. Diese können **primär** durch Unterernährung bzw. Mangeldiäten oder **sekundär** durch Resorptionsstörungen oder erhöhten Bedarf bedingt sein. Hautnahe Schleimhäute und Haut sind als Mausergewebe besonders anfällig. Die Ernährungsstörung kann partiell einzelne Nahrungsbestandteile betreffen oder globaler Natur sein.

Partielle Mangelsyndrome

Partielle Mangelsyndrome durch **Mangel an Vitaminen** oder **Mineralstoffen** sind bei Völkern und Menschen mit gutem Lebensstandard selten geworden. Sie sind dann meist durch individuelle Faktoren bedingt, wie Essprobleme bei alten Menschen, psychische Störungen, einseitige Diäten oder Resorptionsstörungen durch Alkoholismus oder Darmerkrankungen.

Pellagra

Pellagra (pella agra [ital.] = raue Haut) ist eine klassische Vitaminmangeldermatose durch Defizit an **Vitamin B_3/ Niacin**, zum Teil mitverschuldet durch Mangel weiterer B-Vitamine und/oder Eiweiß.

- **Primäre Pellagra:** Mangelernährung.
- **Sekundäre Pellagra:** Resorptionsstörungen bei Alkoholismus und Magen-Darm-Erkrankungen.

Krankheitsbild „4-D-Erkrankung“: Dermatitis, Diarrhö, Demenz, Tod (Death).

- **Dermatitis:**
  - Haut: symmetrische, pigmentierende Dermatitis und Hautatrophie in lichtexponierten Regionen.
  - Schleimhaut: Glossitis, Stomatitis, Entzündungen der Urogenitalschleimhäute.
- **Darm:** Diarrhö, Erbrechen, Koliken.
- **Nervensystem:** psychische Symptome bis hin zur Demenz sowie periphere neurologische Ausfallserscheinungen durch Polyneuropathie.
- **Tod:** bei schwerer, unbehandelter Erkrankung.

Therapie Substitution, Behandlung von Grunderkrankungen. Symptomatische Haut-Schleimhaut-Behandlung.

Vitamin-B-Mangel-Dermatosen

Der Mangel an weiteren B-Vitaminen wie B_1, B_2, B_6, Biotin, Folsäure oder B_{12} tritt meist kombiniert auf. Manifestation als Entzündungen der Lippen/Mundschleimhaut sowie ekzemähnlichen Hautveränderung im Gesicht und Genitalbereich. Alleiniger Befall nur einer Region aber auch möglich.

Beispiel: **Möller-Hunter-Glossitis** bei perniziöser Anämie durch Vitamin-B_{12}-Mangel (Abb. **17.8**).

Vitamin-C-Mangel

Synonym: Skorbut

Schleimhaut: Gingivostomatitis, Zahnfleischbluten und Zahnausfall.

Haut: Purpura, follikuläre Keratosen, Haarwachstumsstörungen.

Historischer Exkurs

Skorbut der Seeleute

Skorbut war früher über Jahrhunderte eine gefürchtete „Berufserkrankung“ der Seeleute. C. W. Hufeland, der berühmte Arzt der Goethezeit, schreibt zu den Symptomen: „Mattigkeit, schwammiges, bei der geringsten Berührung blutendes Zahnfleisch, faulichter Geruch aus dem Munde, Wackeln und Ausfallen der Zähne … blaue Flecke an den Extremitäten. Die Krankheit kann tödlich werden“. Und zur Verhütung bei Seereisen: „Höchste Reinlichkeit, Bewegung und Aufheiterung der Mannschaft und den Genuss von Sauerkraut, Zitronen und Bier.“

Aus C. W. Hufeland: Enchiridion medicum oder Anleitung zur medizinischen Praxis. Berlin 1838.

Anmerkung: Ohne Kenntnis von Vitamin C und seinem Mangel hat Hufeland seine Patienten empirisch wirksam und auch „ganzheitlich“ behandelt.

Vitamin-A-Mangel

Verstärkte Verhornung der Haut mit follikulären und interfollikulären Keratosen („Krötenhaut"). Auge: Keratoconjunctivitis sicca, Nachtblindheit.

Zinkmangel

Zinkmangelzustände können erblich oder erworben sein:

- **Erbliches** Zinkmangelsyndrom: Akrodermatitis enteropathica.
  Autosomal-rezessiver Enzymdefekt, Auftreten nach dem Abstillen.
- **Erworbenes** Zinkmangelsyndrom: mögliche Ursachen sind künstliche Ernährung, Anorexie, Malabsorption bei Darmerkrankungen, Alkoholismus und Leberzirrhose.

Krankheitsbild

- **Akuter Zinkmangel:** entzündliche papulovesikulöse Dermatitis an Händen, Füßen, Gesicht und Genitoanalregion, verzögerte Wundheilung. Auch Glossitis, Diarrhöen, Störung des Allgemeinzustandes und der Psyche.
- **Chronischer Zinkmangel:** gering entzündliche, schuppende Dermatitis, Nagel- und Haarwachstumsstörungen.
- **Labor:** Serumzinkspiegel und alkalische Phosphatase (Zinkenzym) erniedrigt.

Therapie Zinksubstitution, Behandlung der Grundkrankheit. Symptomatische Haut-Schleimhaut-Behandlung.

Globale Mangelsyndrome

Unterernährung

Meist kombinierter Kalorien-Protein-Mangel, zunächst als trockene Dystrophie, sog. **Marasmus:** trocken-schuppende Haut, später Atrophie von Kutis und Subkutis, Turgorverlust und Faltenbildung, Frieren. Im weiteren Verlauf **feuchte Dystrophie** durch Eiweißmangelödeme. Ähnliche Symptome auch bei alleinigem Eiweißmangel wie z. B. Kwashiorkor.
Ursachen: unzureichende Nahrungszufuhr bzw. -aufnahme, z. B. bei Hungersnot und Unterernährung, Anorexia bzw. Bulimia nervosa oder erhöhtem Verbrauch bei konsumierenden Erkrankungen.

Partielle und globale Überernährung

Hypervitaminosen

Hypervitaminosen sind selten, sie können therapeutisch bedingt sein wie z. B. A-Hypervitaminose. **Karotinose:** durch übermäßige Zufuhr von Karotinoiden, z. B. durch Karotten, Orangen, Gelbverfärbung der Haut, nicht der Skleren (DD Ikterus!).

Globale Überernährung

Globale Überernährung führt zu Adipositas und metabolischem Syndrom. Dermatologische Folgeerscheinungen: Hyperhidrose, Intertrigo, intertriginöse Infektion durch Candida oder Bakterien, Durchblutungsstörungen der Haut.

7.8.2 Haut-Stoffwechsel-Syndrome

Hauterkrankungen können durch **Stoffwechselstörungen** der Grundbausteine des Organismus (Proteine, Kohlenhydrate, Fette, Nukleinsäuren) oder spezieller Verbindungen (z. B. Porphyrine) verursacht werden. Die bei Stoffwechselstörungen auftretende pathologische Anhäufung von Stoffwechselprodukten kann zwei Folgen haben:

1. **Hautschädigung** durch pathologische Stoffwechselprodukte.
2. **Ablagerung** von Stoffwechselprodukten in der Haut, sog. Ablagerungsdermatosen.

Hautschädigungen treten auf bei Störungen des Porphyrinstoffwechsels (Porphyrien). **Ablagerungsdermatosen** entstehen bei Ablagerung von Lipiden (Lipidosen), von Amyloidsubstanzen (Amyloidosen), Schleimsubstanzen (Muzinosen), Kalk (Kalzinosen) und Harnsäure (Gicht).

Porphyrien

Durch **Enzymdefekte** bedingte Gruppe von Störungen der Porphyrinbiosynthese mit Schädigung der Haut und/oder anderer Organe.
Metalloporphyrine mit Eisen oder Magnesium sind Bestandteile lebenswichtiger Proteine wie Hämoglobin, Myoglobin, Zytochrome. Sie werden in allen Körperzellen gebildet, hauptsächlich aber in Leber und Knochenmark. Bei den Porphyrien werden deshalb **hepatische** und **erythropoetische Porphyrien** unterschieden. Die Biosynthese umfasst zahlreiche enzymatisch katalysierte Reaktionsschritte, sodass jeweils verschiedene Formen von hepatischen und erythropoetischen Porphyrien vorkommen. Bei Porphyrien findet sich ein Anstieg normaler und pathologischer freier Porphyrine mit gesteigerter Ausscheidung im Urin (Porphyrinurie) und Stuhl. Die zum Teil in erheblichen Mengen zirkulierenden Porphyrine können zur **Gewebsakkumulation** führen. Durch Eigenschaften wie Lichtabsorption, Fluoreszenz und Phototoxizität, Bildung freier Radikale können **Organschäden** z. B. von Haut, Leber oder Nervensystem auftreten.
Diagnostik: Porphyrinnachweis durch Fluoreszenzprüfung z. B. in Erythrozyten, Urin. Qualitativ-quantitative Erfassung der Porphyrinausscheidung im Urin/Stuhl mit krankheitstypischen Profilen. Nachweis von Enzymdefekten.
Ätiopathogenese: hereditäre oder sporadische Enzymdefekte. Zusätzliche Provokationsfaktoren wie UV-Licht, Medikamente, Hormone, Alkohol sind von Bedeutung.
Einteilung: kutane und nicht kutane Porphyrien. **Kutane Porphyrien:**

- Porphyria cutanea tarda: chronische, hepatische Porphyrie
- Chronische erythropoetische Protoporphyrie
- Chronische erythropoetische Porphyrie.

Porphyria cutanea tarda (Abb. 7.125)

Synonym: chronische, hepatische Porphyrie

Häufigste Porphyrieform, Prävalenz 20–50/100 000. Hepatische Porphyrie, Manifestation meist im Erwachsenenalter, häufiger Männer (2:1). Enzymdefekt der Uroporphyrinogen-Dekarboxylase. Verwendete Abkürzung: **Pct.**

Krankheitsbild

- **Hautsymptome:** Photosensitivität, Hautsymptome deshalb in lichtexponierten Hautregionen, meist Handrücken, Gesicht.
  - **Leichte Hautverletzbarkeit:** bereits durch Minimaltraumen Blasenbildung vom subepidermaler Typ, zum Teil hämorrhagisch. Langsame Abheilung mit Narben und Milien. Lokalisation: Handrücken.
  - **Chronisch-kumulative Veränderungen:** Narben, Hyperpigmentierung, Hypertrichose, Zeichen des chronischen Lichtschadens mit solarer Elastose, Zysten und Komedonen. Lokalisation: Gesicht.
  - Selten: Pseudosklerodermie.
- **Extrakutane Symptome:** häufig Leberschaden. Fakultativ assoziierte **Hämochromatose** mit u.a. Eisenstoffwechselstörung, Diabetes mellitus, Melanose („Bronzediabetes"). Erhöhte Tumorinzidenz, u.a. **hepatozelluläres Karzinom.**

Verlauf: chronisch-rezidivierend, phasenweise auch klinisch latent.

Diagnostik

- **Anamnese** und **klinisches Bild:** Haut und Leber.
- **Porphyrinnachweis:** braun-rötliche Verfärbung des Urins, UV-Rotfluoreszenz. Bestimmung von Gesamtporphyrinen, Uro- und Heptaporphyrin im Urin.
- Sonstige Diagnostik: Leberwerte, Eisen-, Blutzuckerbestimmung.

Differentialdiagnose

- **Porphyria variegata:** Akute Porphyrie mit ähnlichen Hautsymptomen wie Porphyria cutanea tarda. Gehäuft in Südafrika und Chile.
- **Pseudoporphyrie:** keine Pct-typische Porphyrinstoffwechselstörung aber Pct-ähnliches klinisches Bild. Mögliches Auftreten bei Niereninsuffizienz, Dialyse, Medikamenten wie Antirheumatika, Antibiotika, Diuretika.

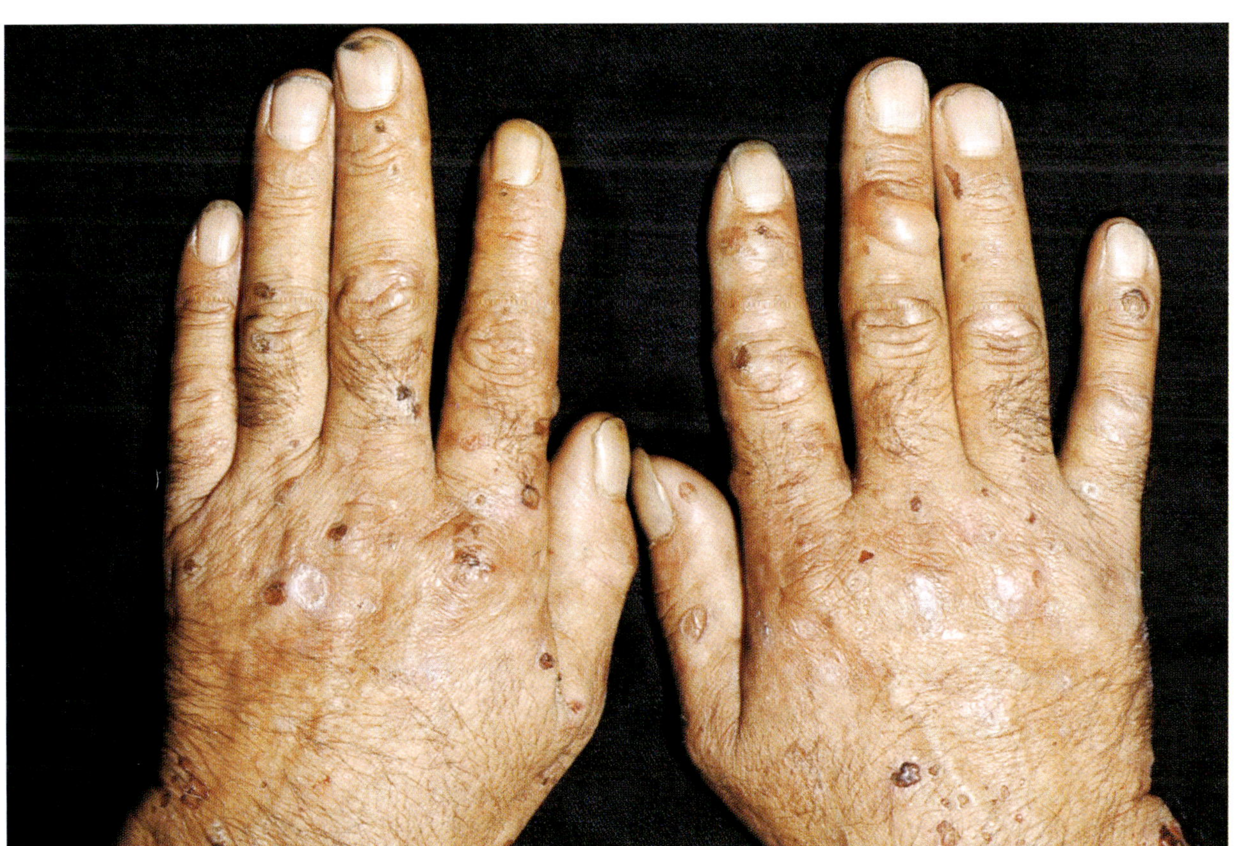

Abb. 7.125 Porphyria cutanea tarda.
Anamnese: 61-jähriger Patient. Chronischer Alkoholismus. Zunächst auffällige Braunverfärbung der Gesichtshaut, dann leichte Verletzbarkeit und Blasenbildung an den Händen.
Befund: am Mittelfinger der rechten Hand pralle Blase. An Finger- und Handrücken beider Hände zahlreiche kleine Erosionen mit hämorrhagischen Krusten sowie depigmentierte Narben. – Zusätzlicher Befund: Melanose der Gesichtshaut.

Ätiopathogenese Erworbener oder hereditärer **Enzymdefekt** der Uroporphyrinogen-Decarboxylase.

- **Typ I (80%):** erworbene Form, leberbeschränkter Enzymdefekt. Leberschädigung durch u. a. Alkohol, Östrogene, Virushepatitis, lebertoxische Medikamente und Chemikalien.
- **Typ II (20%):** hereditär-familiäre Form. Allgemeiner Enzymdefekt mit geringer Penetranz, Manifestationsfaktoren erforderlich (s. Typ I).

Hautschädigung durch hautsensibilisierende Porphyrinakkumulation, klinische Manifestation durch UV-Licht, Verletzungen.

Therapie

- **Lokaltherapie:** symptomatische Therapie der Blasen und Erosionen. Prophylaktisch Vermeidung von mechanischen Belastungen und stärkerer Sonneneinstrahlung.
- **Systemische Therapie:** Senkung bzw. Ausschleusung der akkumulierten Porphyrin- und Eisenmengen im Körper. Niedrig dosierte Behandlung mit Chloroquin 2 × 125 mg/Woche. Aderlassbehandlung ca. 500 ml jede 2. Woche, nicht bei Zirrhose! Behandlung des Leberschadens. Ausschaltung von Provokationsfaktoren wie Alkohol, Kontrazeptiva.

! **Merke** Bei einer Leberzirrhose besteht in der Regel eine Hypalbuminämie mit dadurch bedingten Ödemen. Die zur Porphyriebehandlung nötige Zahl von Aderlässen würde Hypalbuminämie und Ödeme gravierend verschlimmern.

Erythropoetische Protoporphyrie

Synonym: Protoporphyria erythropoetica

Seltenere autosomal-dominante Störung der Porphyrinbiosynthese mit erhöhter Lichtempfindlichkeit. Enzymdefekt der Ferrochelatase. Chronischer Verlauf.

Krankheitsbild

- **Hautsymptome:** Photosensitivität, sonnenbrandähnliche Dermatitis, urtikarielle, auch papulovesikulöse Herde mit späterer Narbenbildung. Subjektiv: Juckreiz. Symptomatik meist schon in der Kindheit an Hand- und Fingerrücken sowie im Gesicht nach Besonnung auftretend, Unterschiede im Schweregrad.
- **Extrakutane Symptome:** Gallensteine, Leberzirrhose (10%) mit Gefahr des akuten Leberversagens.

Diagnostik Anamnese und klinisches Bild. Porphyrinnachweis: Erythrozytenfluoreszenz.

Therapie Lichtschutz, symptomatische Lokalbehandlung. Betacaroten per os (50–300 mg), Frühjahr bis Herbst.

Kongenitale erythropoetische Porphyrie (Abb. 7.126)

Synonym: Porphyria erythropoetica congenita (Morbus Günther)

Seltene autosomal-rezessive Störung der Porphyrinbiosynthese. Von Geburt an bestehende erhöhte Lichtempfindlichkeit, Kinder schreien in der Sonne. Enzymdefekt: Uroporphyrinogen-III-Kosynthetase.

Krankheitsbild

- **Hautsymptome:** durch Sonnenlicht auftretende schwere akute phototoxische Reaktionen mit Rötung, Blasen und Ulzerationen. Chronisch-kumulierende Hautschäden wie Vernarbung, Hautatrophie, Mutilationen.
- **Extrakutane Symptome:** Augenschäden, hämolytische Anämie durch Photohämolyse, Splenomegalie, roter Urin, UV-A-Fluoreszenz von Zähnen, Erythrozyten, Urin.

Therapie Strikte Vermeidung von UV-Exposition, UV-Lichtschutz, symptomatische Lokalbehandlung.

Lipidosen

Ablagerungsdermatosen mit Lipidablagerungen in der Haut, die bei allgemeinen oder lokalen Störungen des Fettstoffwechsels auftreten können.

Lipide wie Neutralfette, Phosphatide, Sphingolipide oder Steroide sind von großer biologischer Bedeutung als Strukturelemente (Zellen), Brennstoffe (Fettsäureoxidation), Energiedepot (Subkutis) und Wirkstoffe (Hormone, Vitamine). Ihre vielfältigen Aufgaben im Organismus erfordern einen regen Transportverkehr, der über das Blut abgewickelt wird. Da Lipide wasserunlöslich sind, müssen sie im Blut in wasserlöslicher Verpackung von **Lipoproteinen** transportiert werden: Chylomikronen, VLDL, LDL, HDL. Störungen des Lipidtransports führen zu einer Dyslipoproteinämie. Sie kann zu kutanen Lipidablagerungen führen: Lipidosen mit Xanthomen und Xanthelasmen.

Dyslipoproteinämien (Abb. 7.127, 7.128)

Die Hauptbedeutung der Dyslipoproteinämien liegt in dem Risiko einer Arteriosklerose und ihrer Folgekrankheiten. Sichtbare Ablagerungen wie Xanthome, Xanthelasmen oder Arcus lipoides corneae können fakultativ auftreten und Leit- bzw. Erstsymptome sein. Sie können auch Hinweise auf bestimmte Formen von Dyslipoproteinämien geben.

Krankheitsbild

- **Xanthome:** umschriebene, gelbliche, weiche, nicht-entzündliche Herde durch Ablagerung von Cholesterin bzw. Triglyzeriden. Unterschiedliche Formen, Größe und Lokalisation:
  - **Tuberöse Xanthome:** knotig-tuberöse, verschiebliche Herde, häufig über Gelenken an Knie, Ellenbogen, Händen und Füßen.

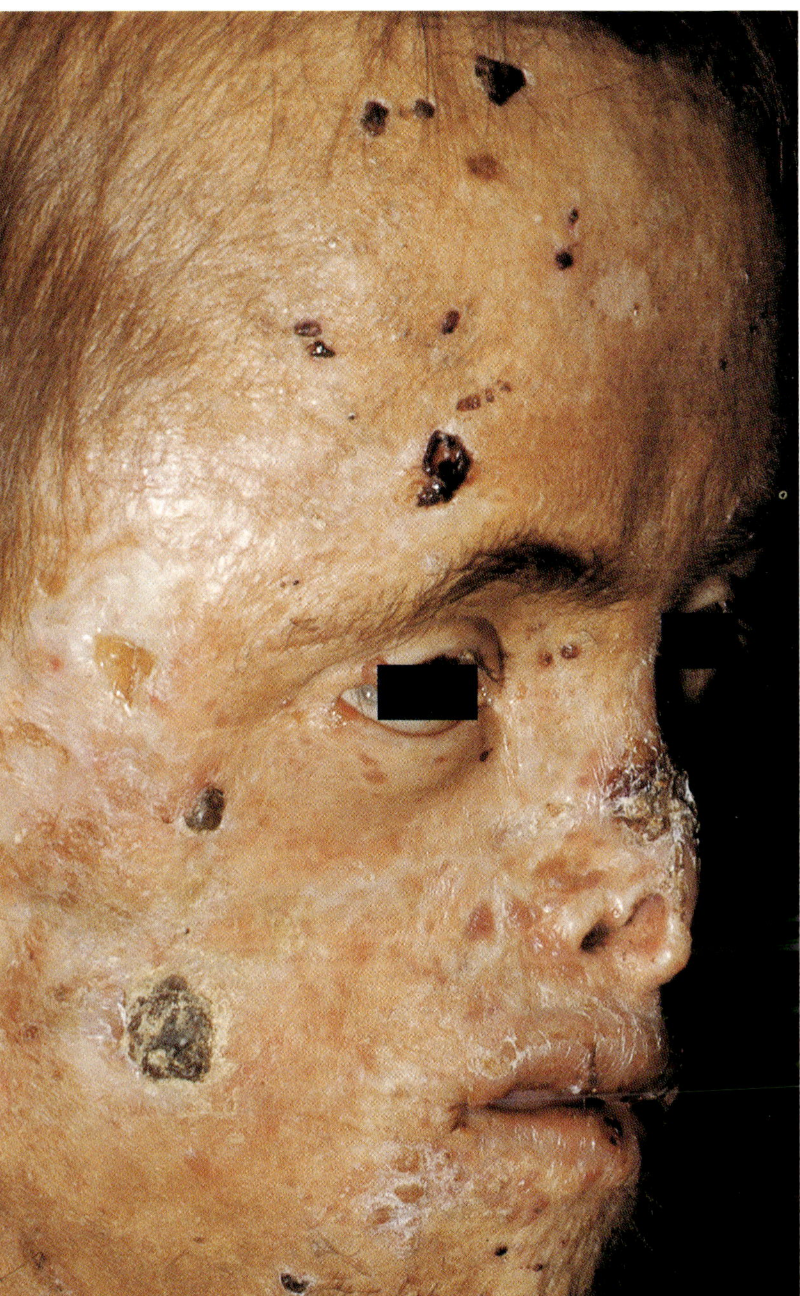

Abb. 7.126 Kongenitale erythropoetische Porphyrie.
Anamnese: von Geburt an extreme Neigung zu Sonnenbrand mit zunehmenden Restschäden.
Befund: Die gesamte Gesichtshaut zeigt flächenhafte, straff-atrophische Narben, teilweise mit Erosionen und hämorrhagischer Krustenbildung sowie Hypo- und Hyperpigmentierungen. Ein Teil des knorpeligen Nasenskelettes ist zerstört, desgleichen ein Teil der Haarfollikel im Bereich der Kopfhaut und der Lider. – Fluoreszenz von Erythrozyten und Zähnen. Urin: Rotfärbung. Vermehrung von Uroporphyrinen und Koproporphyrinen.
Anmerkung: Die Darstellung dieser seltenen Porphyrieform soll die enorme Hautzerstörung zeigen, die der Morbus Günther anrichten kann.

  - **Sehnenxanthome:** knotige, nicht verschiebliche Herde. Meist an Strecksehnen von Fingern, Ellenbogen, Knie und Ferse (Achillessehne).
  - **Eruptive Xanthome:** kleinpapulöse, eruptiv auftretende Xanthome, häufig an Gesäß und Extremitäten.
  - **Plane Xanthome:** oberflächliche, dermale Herde.
  - **Striäre Xanthome:** streifenförmige Ablagerungen im Verlauf der Handlinien.
- **Xanthelasmen:** gelblich-flache, nicht-entzündliche Herde, häufig im Lidbereich.
- **Arcus lipoides corneae juvenilis:** bei jungen Erwachsenen. Bogen- oder ringförmige Lipideinlagerungen in der Korneaperipherie. Möglicher Hinweis auf eine familiäre Hypercholesterinämie.

Diagnostik Anamnese, klinisches Bild.
- **Xanthom-Assoziationen:** bestimmte Xanthomformen sind typisch für bestimmte Formen von Dyslipoproteinämien. Beispiele: Sehnenxanthome für familiäre Hypercholesterinämie. Eruptive Xanthome für familiäre Hypertriglyzeridämie. Handlinienxanthome für Dysbetalipoproteinämie.
- **Histologie:** falls notwendig histologische Untersuchung und gegebenenfalls chemische Analyse zum Ausschluss anderer Ablagerungen wie z. B. Kalk oder Harnsäure.
- **Labor:**
  - milchig-trübes Serum, z. B. bei BKS auffällig, spricht für Hypertriglyzeridämie.

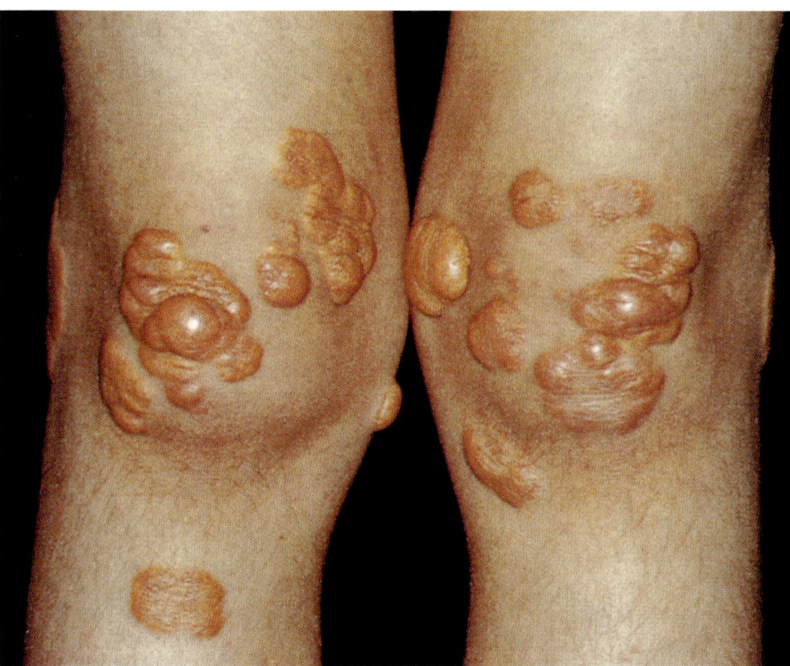

Abb. 7.127 Tuberöse Xanthome bei familiärer Dysbetalipoproteinämie.
Anamnese: 28-jähriger Patient. Seit ca. 20. Lebensjahr zunehmende gelbliche Knotenbildung an Knien und Ellenbogen.
Befund: über beiden Knien mehrere haselnuss- bis walnussgroße, zum Teil einzeln stehende, zum Teil konfluierende, derbe, gelblich-bräunliche Knoten mit glatter, spiegelnder Oberfläche. Keine entzündliche Rötung, kein Druckschmerz. Gleichartige, etwas weniger ausgeprägte Veränderungen an beiden Ellenbogen.
Differentialdiagnose: andere Formen primärer oder sekundärer Dyslipoproteinämien, juveniles Xanthogranulom (Abb. **7.180**).

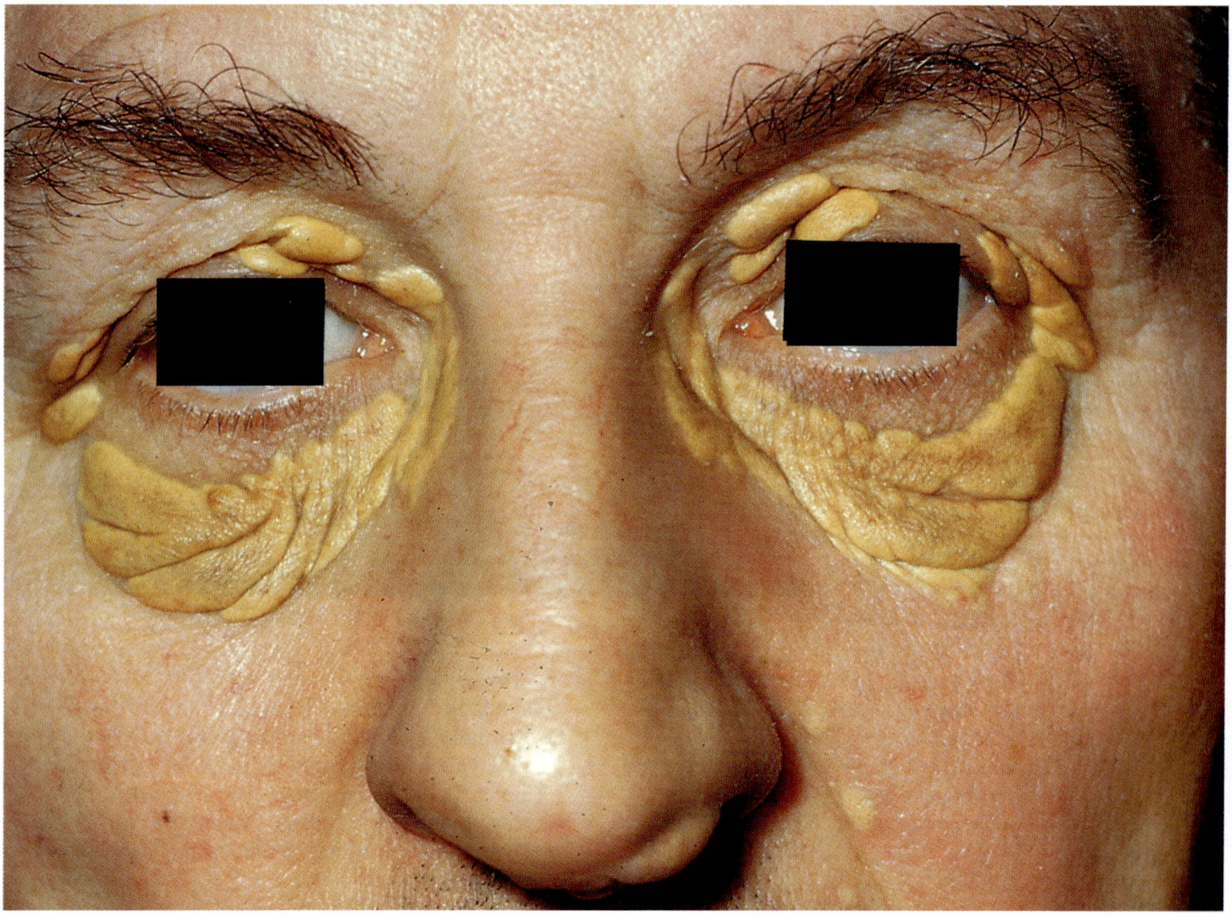

Abb. 7.128 Xanthelasmen.
Anamnese: 63-jähriger Patient. Beginn der Hautveränderungen ca. 55. lebensjahr, zunehmende Ausdehnung.
Befund: periorbital beidseits sowie über der linken Wange einzeln stehende sowie konfluierende weiche, nicht-entzündliche gelbliche Papeln und Plaques.
Besonderheiten: trotz des ausgedehnten Befundes keine Hinweise für Dypslipoproteinämie.

- Blutfettanalysen: Gesamtcholesterin, Triglyzeride, Bestimmung einzelner Lipoproteine.
- **Organdiagnostik:** Innere Medizin, Augenheilkunde.

Ätiopathogenese

- **Dyslipoproteinämien** können als Hypercholesterinämie oder Hypertriglyzeridämie mit jeweiligen Unterformen auftreten (s. Innere Medizin). Sie sind primär genetisch bedingt oder sekundär-krankheitsassoziiert, z.B. mit Adipositas, Diabetes mellitus, Alkoholismus, Hypothyreose.
- **Xanthome** und **Xanthelasmen** können fakultativ durch Speicherung von Cholesterin bzw. Glyzeriden durch Makrophagen entstehen.

Therapie

- **Lokaltherapie:** operative Entfernung von Xanthomen und Xanthelasmen, auch mit Laser.
- **Systemische Behandlung:** Behandlung von Dyslipoproteinämien mit Diät und Lipidsenkern. Behandlung von Grundkrankheiten. Rückbildung der Xanthome dabei möglich.

Lokale Lipidosen (Abb. 7.128)

- **Xanthelasmen:** Lokalisation meist an Ober- oder Unterlid: **Xanthelasma palpebrarum**. Auftreten bei Dyslipoproteinämien, in 50% aber auch bei normalen Blutfettwerten. Ausschluss einer Dyslipoproteinämie erforderlich. Therapie: operative Entfernung, Farbstofflaser.
- **Arcus lipoides corneae:** differentialdiagnostisch abzugrenzen von Arcus senilis.

Sphingolipidspeicherkrankheiten

Sehr seltene, genetisch bedingte, zelluläre Lipidstoffwechselstörungen durch Enzymdefekte mit Ablagerung von Sphingolipiden in verschiedenen viszeralen Organen, aber auch in der Haut bzw. in Hautgefäßen. Durch systemhafte Ablagerungen mit Multiorganbefall schlechte Prognose.
Krankheitsbeispiele (Haut): **Morbus Fabry** mit schwärzlich-rötlichen, zum Teil keratotischen Papeln/Angiokeratomen. **Morbus Gaucher** mit Hyperpigmentierungen im Gesicht und an Extremitäten.

Amyloidosen

Gruppe von Erkrankungen mit **extrazellulärer Ablagerung** von **Amyloiden** in verschiedenen Organen. Der Name Amyloid wurde wegen der färberischen Ähnlichkeit mit Stärke (Amylum) gewählt, d.h. der Anfärbbarkeit mit Lugolscher Lösung.
Weitere **gemeinsame Eigenschaften** der heterogenen Amyloide sind: fibrilläre Proteinkomponente, β-Faltblattkonformation der Polypeptidketten, Anfärbung mit Kongorot und Thioflavin T, Doppelbrechung in polarisiertem Licht.
Zusammensetzung: Amyloide bestehen aus Proteinen unterschiedlicher Herkunft wie Immunglobulinen, Akute-Phase-Proteinen, auch epidermalen Keratinen. Verbindung von Protein mit einer Glykoprotein-Komponente P zu unterschiedlichen Amyloidtypen.
Pathogenese: Anlagerung der Amyloide als inerte, fibrilläre Komponente **extrazellulär** an Kollagen- und Retikulinfasern sowie Basalmembranen. Folge: Funktionsstörungen befallener Organe.
Einteilung: unterschiedliche Einteilungen je nach Organbefallsmuster (organlokalisiert/systemisch), Ablagerungsmuster (perikollagen/periretikulär), Amyloidtyp und genetischen Aspekten (familiär/sporadisch). **Hautbefall** findet sich bei systemischen Amyloidosen sowie primär kutanen Amyloidosen.

Systemische Amyloidose (Abb. 7.129)

Bei systemischen Amyloidosen mit Befall innerer Organe können auch Haut- bzw. Schleimhautsymptome auftreten. Eine Klassifizierung erfolgt nach der Entstehungsweise des Amyloids bzw. des Vorläuferproteins.
Amyloid-L-Amyloidose: Leichtketten-Immunglobulin-Amyloidose. In Deutschland häufigste systemische Amyloidose. Idiopathisch oder in 10–20% assoziiert mit B-Zell-proliferativer Erkrankung wie Plasmozytom, Morbus Waldenström, malignem Lymphom.

Krankheitsbild Haut-/Schleimhautsymptome bei 30–50% aller Patienten. Haut-Schleimhaut-Symptome sind **Leitsymptome** und gestatten bereits häufig eine Prima-vista-Diagnose.

- **Haut:**
  - glasige bis braunrote Amyloidablagerungen verschiedener Form: papulös, knotig, flächenhaft. Lokalisation: Gesicht, Kapillitium (Alopezie), Hände und Füße.
  - Hämorrhagien durch Hautgefäßbefall.
- **Mund:** Makroglossie (Abb. 17.9), Schleimhautherde.
- **Sonstige Organe:** Ablagerungen u.a. in Gastrointestinaltrakt, Herz, peripheren Nerven, Nieren mit entsprechenden Symptomen.

Differentialdiagnose: Amyloid-A-Amyloidose: Auftreten von Purpura, Alopezie, Hautinfiltraten. Selten sekundäre Amyloidosen im Rahmen schwerer chronischer Hauterkrankungen wie Psoriasis, chronischen Infektionen, Kollagenosen. Auch bei chronisch-entzündlichen Erkrankungen anderer Organe und Tumoren.

Therapie Eine zuverlässig wirksame Therapie ist nicht bekannt. Versuch mit zytostatischer Therapie, Prognoseverbesserung fraglich. Gesamtprognose schlecht.

Lichen amyloidosus (Abb. 7.130)

Primär kutane, auf die Haut beschränkte, perikollagene Ablagerung eines speziellen Amyloids (Amyloid K) in der Dermis. Amyloidbestandteil: epidermales Keratin, Immunglobuline und Komponente P.

Krankheitsbild Dicht stehende, derbe, hautfarbene bis bräunliche Papeln meist an Unterschenkelvorderseiten. Starker Juckreiz. Selten makulöse oder knotige Hautveränderungen.

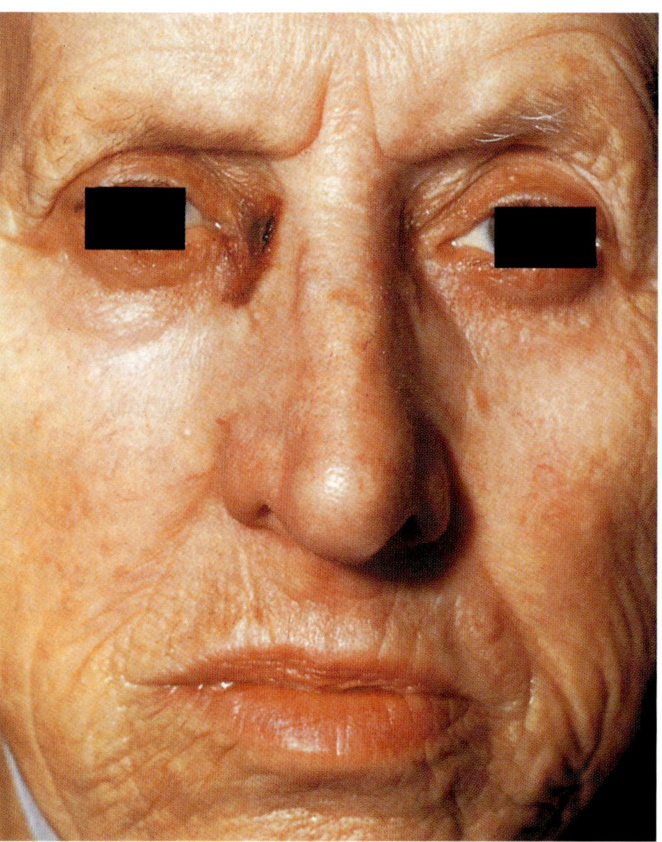

Abb. 7.129 Systemische Amyloidose.
Anamnese: 57-jährige Patientin. Erkrankung wurde auffällig durch Vergrößerung der Zunge und zunehmende Leistungsschwäche.
Befund: braunrote Verfärbung und infiltrative Verdickung der Augenlider. Links periorbital einzeln stehende, weißliche Papeln. Hämorrhagie im rechten medialen Augenwinkel. Verdickung der Unterlippe, der Mund wirkt „gefüllt" (Abb. **17.9**). – BKS 38/78 mm n.W., unauffällige Immunelektrophorese, Bence-Jones-Protein im Urin negativ. Histologische Untersuchung: positiver Nachweis von Amyloid in Zunge und Rektumschleimhaut.
Anmerkung: Die Patientin starb ca. ein Jahr nach Diagnosestellung an Herzversagen.

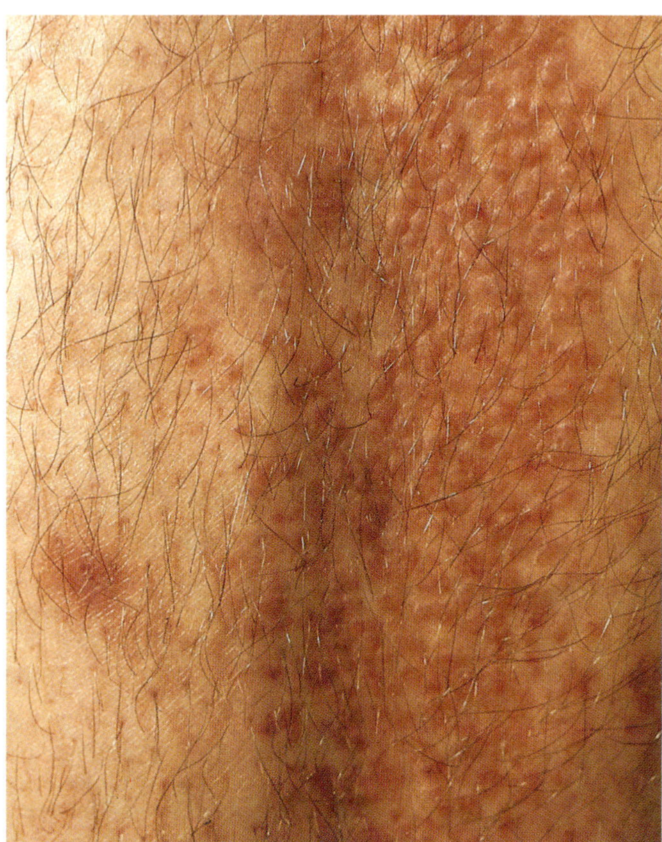

Abb. 7.130 Lichen amyloidosus.
Anamnese: zunächst anhaltender Juckreiz unklarer Genese, dann allmählich sichtbare Hautherde.
Befund: prätibial in linearer Anordnung dicht stehende, halbkugelige, zum Teil gerötete, zum Teil glasige Papeln ohne follikuläre Bindung. Subjektiv starker Juckreiz. – Histologie: typische grüne Doppelbrechung im Polarisationslicht.
Sonstiges: kein Anhalt für systemische Amyloidose oder chronische Vorerkrankungen.

Therapie Versuch mit Lokalkortikoiden oder PUVA, auch Dermabrasion, systemisch mit Retinoiden (Acitretin).

Muzinosen

Gruppe von Erkrankungen mit **kutanen Ablagerungen** von **schleimartigen Muzinen** (mucus [lat.] = Schleim). Muzine bestehen überwiegend aus Glykosaminoglykanen, d.h. Bausteinen der Grundsubstanz des Bindegewebes. Sie bedingen Form und Formstabilität der Haut. Ihre vermehrte Bildung und Ablagerung führt deshalb zur **Verdickung der Kutis** mit Papeln, Knoten, Plaques, flächenhaften Formänderungen, Orangenhaut. Die Muzinbildung ist assoziiert mit verschiedenen **Grunderkrankungen** von Schilddrüse, Immunsystem, Diabetes mellitus oder Infekten. Muzinablagerungen z.T. systemhaft, z.T. rein kutan.

Myxödem (Abb. 7.131)

Myxödem (myx [gr.] = Schleim), also „Schleimödem" der Haut. Grunderkrankung: **Schilddrüsenerkrankungen.** Diffuse und lokalisierte Form:

- **Diffuses Myxödem:** diffus-generalisierte teigige Schwellung der gesamten Haut, keine Dellenbildung durch Fingerdruck. Struppige Haare. Kälteempfindlichkeit. Teilsymptom einer Hypothyreose, meist durch Hashimoto-Thyreoiditis.
  Therapie: Hypothyreosebehandlung.
- **Prätibiales Myxödem:**
  Teilsymptomatik verschiedener Formen von Hyperthyreose, meist Morbus Basedow.
  - **Haut** (endokrine Dermatopathie): gelblich-bräunliche, papulöse bzw. plaqueartige Herde, später auch diffus-teigige Verdickung der Haut, Orangenhaut, Hypertrichose. Lokalisation: meist prätibial-symmetrisch, Ausdehnung auf Füße möglich. Weitere Hautsymptome: warme, feuchte Haut, Effluvium, Onycholyse.
  - **Auge:** endokrine Orbitopathie.

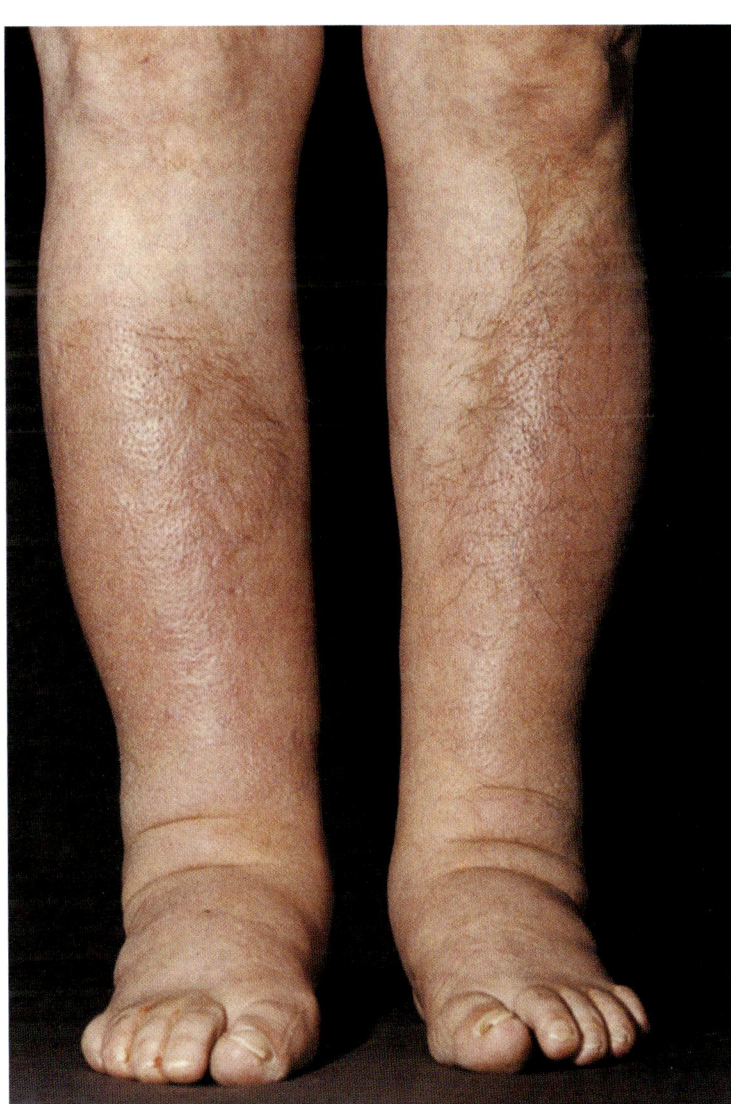

Abb. 7.131 Prätibiales Myxödem.
Anamnese: 51-jährige Patientin. Seit mehreren Jahren hyperthyreote Struma nodosa, zwischenzeitlich thyreotoxische Krise. Hautveränderungen seit ca. vier Jahren, zunächst einzelne Herde, dann großflächig.
Befund: an beiden Unterschenkelvorderseiten, auf die Fußrücken übergreifend, gelb-bräunliche Verfärbung der Haut mit flächenhafter, teigiger Schwellung und Hypertrichose. Orangenhaut. Zusätzlich beidseits Exophthalmus, Struma.
Anmerkung: Die Abbildung zeigt das Phänomen der sog. **Orangen- bzw. Apfelsinenhaut.** Wie bei Orangen/Apfelsinen ist die Hautoberfläche etwas unregelmäßig-höckerig mit porenartigen Einziehungen, den erweiterten Follikelöffnungen. Das Phänomen der Orangenhaut tritt auf bei Ablagerungsdermatosen, sog. Zellulitis der Subkutis und auch bei Mamma-Ca.

– **Labor:** Autoantikörper gegen TSH-Rezeptor (TSH-R-AK) sowie thyreoidale Peroxidase (TPO-AK).
– **Therapie:** Behandlung der Hyperthyreose. Lokalbehandlung der Dermatopathie: Versuch mit Kortikoiden, Kompression.

Skleromyxödem (Abb. 7.132)

Nicht nur kutane Muzinablagerungen, sondern auch Kollagenvermehrung und Sklerose (Name!). Mögliche Grunderkrankung: **monoklonale Paraproteinämie**, später auch Plasmozytom, Morbus Wadenström. Diffuse und lokalisierte Form:

- **Skleromyxödem:** durch Muzinablagerung diffus-generalisierte Schwellung und Verdickung der Haut mit Bildung grober Falten („Elefantenhaut"). Keine Dellenbildung durch Fingerdruck. Daneben auch kleinpapulöse Herde wie bei lokalisierter Form.
  Extrakutane Manifestationen (10%): Herz, Niere, ZNS.
  Labor: fast stets nachweisbare Paraproteinämie.
  Therapie: Versuch einer systemischen Behandlung mit Kortikoiden, Zytostatika. Schlechte Prognose.
- **Lichen myxoedematosus:** lokalisierte Form mit weißlich-hautfarbenen lichenoiden Papeln an Stamm und Extremitäten.
  Labor: gelegentlich Paraproteinämie.
  Therapie: Versuch mit Lokalkortikoiden.

Weitere Muzinosen

- **Sklerödem:** diffus-regionäre Verdickung und Verhärtung der Haut ohne Faltenbildung. Extrakutane Manifestationen möglich: u. a. Zunge, Ösophagus, Herz, Pleura.
  – Bei Kindern und Jugendlichen postinfektiös. Hautbefall von Gesicht und Hals. Spontanrückbildung möglich, sonst Antibioseversuch.
  – Bei Erwachsenen Diabetes-assoziiert. Hautbefall von Schultern und Oberkörper. Diabetesbehandlung.

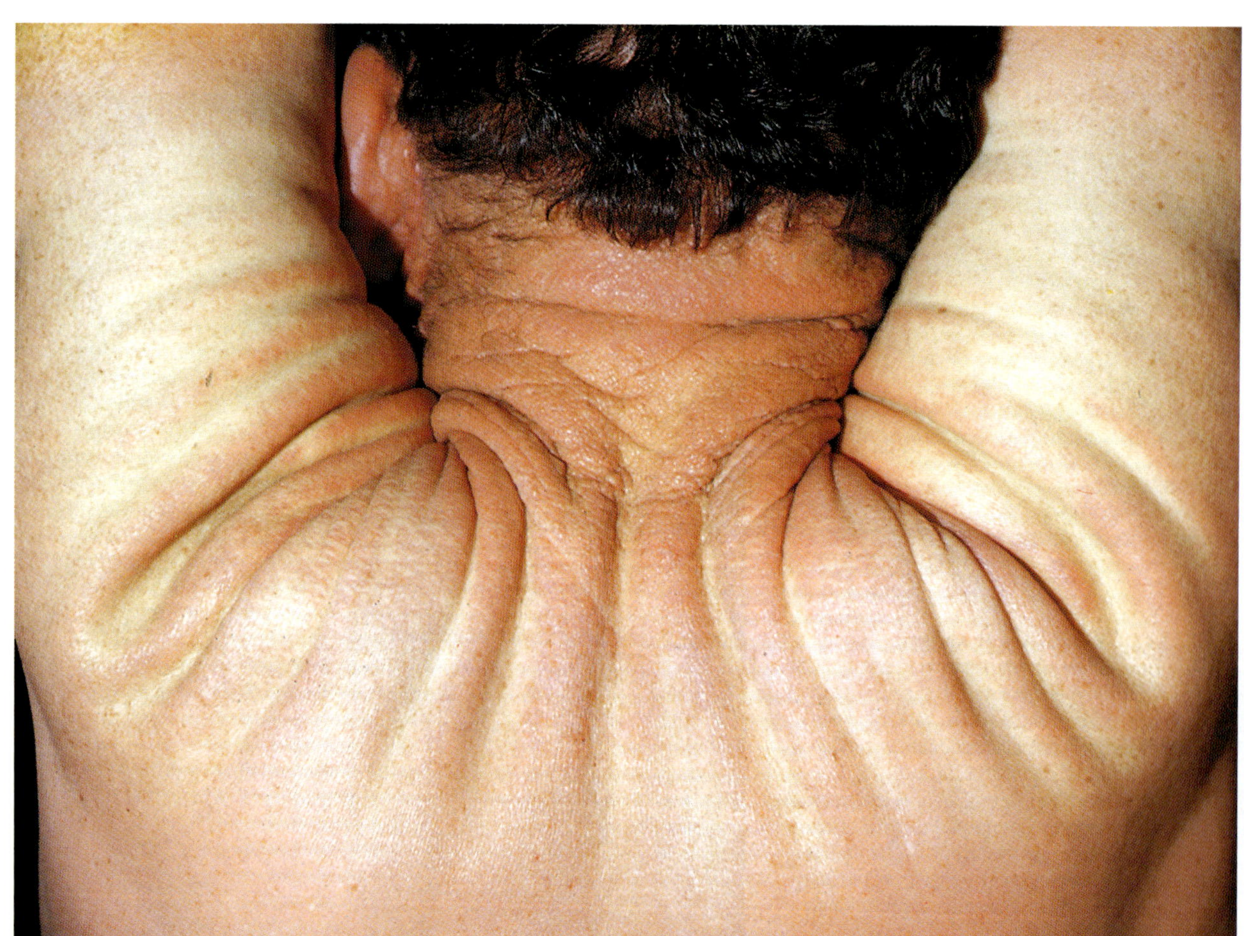

Abb. 7.132 Skleromyxödem.
Anamnese: 56-jähriger Patient. Seit Jahren zunehmende Hautverdickung, zunächst mit Einzelherden, dann flächenhaft. Zunehmende Behinderung der Bewegung.
Befund: Verdickung des gesamten Integuments einschließlich des Gesichts mit wulstigen Hautfalten („Elefantenhaut"). Diffuse Hyperpigmentierung. Retroaurikulär und im Nacken dicht stehende, weißlich glänzende, lichenoide Papeln. – Extrakutan: Ösophagusmotilitätsstörungen, Dyspnoe. Labor: monoklonale Paraproteinämie vom IgG-Typ.
Verlauf: Trotz aller Therapieversuche vollständige Dermatosklerose mit schweren Bewegungseinschränkungen einschließlich der Atmung, Ausbildung therapieresistenter Ulzera und Exitus infolge Sepsis.

- **Retikuläre erythematöse Muzinose (REM-Syndrom):** lokalisiert-kutane Muzinose. Netzartig oder streifig angeordnete gerötete Papeln oder Plaques.
  Lokalisation: Brust-Rücken-Bereich. Chronischer Verlauf. Beziehungen zu Lupus erythematodes.
  Therapie: in schweren Fällen Hydroxychloroquin.
- **Follikuläre Muzinose:** Muzinablagerungen in Haarfollikel- und Talgdrüsenepithel. Nummuläre, entzündlich-infiltrierte Herde, Muzinaustritt durch erweiterte Follikelöffnungen. Am Kapillitium Haarausfall (Alopecia mucinosa). Grunderkrankung: **follikulär lokalisiertes T-Zell-Lymphom** der Haut wie Mycosis fungoides. Zum Teil aber auch idiopathisch.

Mukopolysaccharidosen

Sehr seltene hereditäre, autosomal-rezessive Störungen des Mukopolysaccharidstoffwechsels mit **Ablagerung** in verschiedenen Organen sowie Entwicklungsstörungen von Gesichtsschädel, übrigem Knochensystem, Kleinwuchs.
Hautsymptomatik: papulöse Einlagerungen oder flächenhafte Hautverdickung, Hypertrichose. Krankheitsbeispiel: Pfaundler-Hurler-Syndrom.

Kalzinosen

Kalzinosen sind **Ablagerungen** von Kalziumsalzen in Gewebe und Organen. Bei Hautbefall: kutane Kalzinosen.
Zwei Arten von **Grunderkrankungen:**

1. Störungen des Kalzium-Phosphat-Stoffwechsels → metastatische Kalzinose.
2. Lokale Gewebsschäden → dystrophische Kalzinose.

Metastatische Kalzinose

Bei erhöhten Kalzium- u./o. Phosphatwerten im Blut kommt es zu „metastatischen" Niederschlägen von Kalziumsalzen mit Kalkherden in verschiedenen Geweben. Grundkrankheiten: Erkrankungen des kalziotropen Systems, der Nieren oder Knochen (s. Innere Medizin).

- **Haut** (fakultativ): papulöse bzw. plaqueartige Kalkherde, auch Gefäßverschlüsse mit Hautnekrose.
- **Schwerpunkt:** Befall innerer Organe, u.a. Niere, Herz, Muskulatur, Knorpel etc.
- **Therapie:** Behandlung der Grundkrankheit. Evtl. Entfernung von Hautkalkherden.

Dystrophische Kalzinose

Normaler Kalzium-Phosphat-Stoffwechsel und normale Blutwerte. Kalziumpräzipitate erfolgen in stoffwechselgestörtes, vorgeschädigtes Gewebe.

- **Haut:** kutan-subkutane, papulöse, knotige, plattenartige Kalkherde, auch disseminiert bei Systemkrankheiten.
- **Ursachen** von Gewebsschäden/Grundkrankheiten: lokale Traumen, Kälteschäden, trophische Gewebsschäden bei Durchblutungsstörungen oder Systemkrankheiten wie systemischer Sklerodermie (CREST-Syndrom), Dermatomyositis.
- **Therapie:** Behandlung einer Grundkrankheit. Entfernung der Hautkalkherde soweit nötig und möglich.

> **!** **Merke** Eine mögliche Ursache besonders therapieresistenter venöser Ulzera sind plattenartige Gewebssverkalkungen unter und neben dem Ulkus. Vorgehen: Röntgenaufnahme, operative Entfernung.

Störungen des Harnsäurestoffwechsels

Harnsäure ist das Endprodukt des Purinstoffwechsels. Bei Stoffwechselstörungen mit Hyperurikämie kann es zu kristallinen Harnsäureablagerungen in Geweben kommen. Besonderheit: nicht nur **Ablagerung**, sondern auch Entzündung.

Hyperurikämie

Erhöhung der **Blutharnsäure > 6,4 mg/dl.** Häufigste Stoffwechselstörung in Überflussgesellschaften. **Ursachen:** primär-familiäre verminderte renale Ausschaltung oder sekundär-erhöhter Anfall bei Erkrankungen mit gesteigerter Zellproliferation und -untergang (auch Psoriasis) oder zytostatischer Behandlung.

Manifeste Gicht (Abb. **7.133**, **7.134**)

Überwiegend Männer, 40–60 Jahre. Häufigste **Ursachen:** genetische Prädisposition und Auslösefaktoren wie üppiges Essen, purinreiche Kost, Alkohol.

- **Akuter Gichtanfall:** sehr schmerzhafter, meist nächtlicher akuter Arthritisanfall, häufig Großzehengrundgelenk (**Podagra**) oder Daumengrundgelenk (**Chiragra**). Gelenkschwellung und Hautrötung.
  Therapie: nicht-steroidale Antiphlogistika, auch Colchicin. Kein Allopurinol. Lokale antiphlogistische Behandlung. Ruhigstellung.
- **Tophi** (tophus [gr.] = Tuffstein, Knoten): Symptom der chronischen Gicht. Herde aus Harnsäureniederschlägen mit fibröser Entzündung.
  - Haut: dermal-subkutan kleinpapulöse bis knotige Herde. Lokalisation: Ohrmuschel, Hand-Unterarm, Druckstellen. Spontane Perforation möglich.
  - Extrakutan: Knochen, andere Organe.
- **Therapie:** operative Entfernung von Hauttophie.
- **Weitere Symptome:** chronische Arthritis urica (Kristallarthropathie), Gichtnephropathie.

Generelle Behandlung: Diät und veränderter Lebensstil. Gichttherapeutika (s. Innere Medizin).

7.8.3 Haut-Endokrinopathie-Syndrome

Endokrinopathien sind Funktionsstörungen meist einzelner Drüsen.
Hautsymptome und -krankheiten bei Endokrinopathien sind häufig. Sie erfassen nicht nur die Kutis, sondern auch alle übrigen Komponenten des Hautorgans. Sie sind bei der klinischen Patientenuntersuchung augenfällig und können diagnostische Wegweiser sein. Allerdings sind sie zum Teil mehrdeutig, wie z.B. das Symptom Haarausfall, und erfordern eine differentialdiagnostische Zuordnung.
Selten sind **komplexe Endokrinopathien:** multiple endokrine Neoplasien (MEN) mit u.a. Hautfibromen, Schleimhaut-Neurofibromen, Marfan-ähnlichem Habitus; Auto-

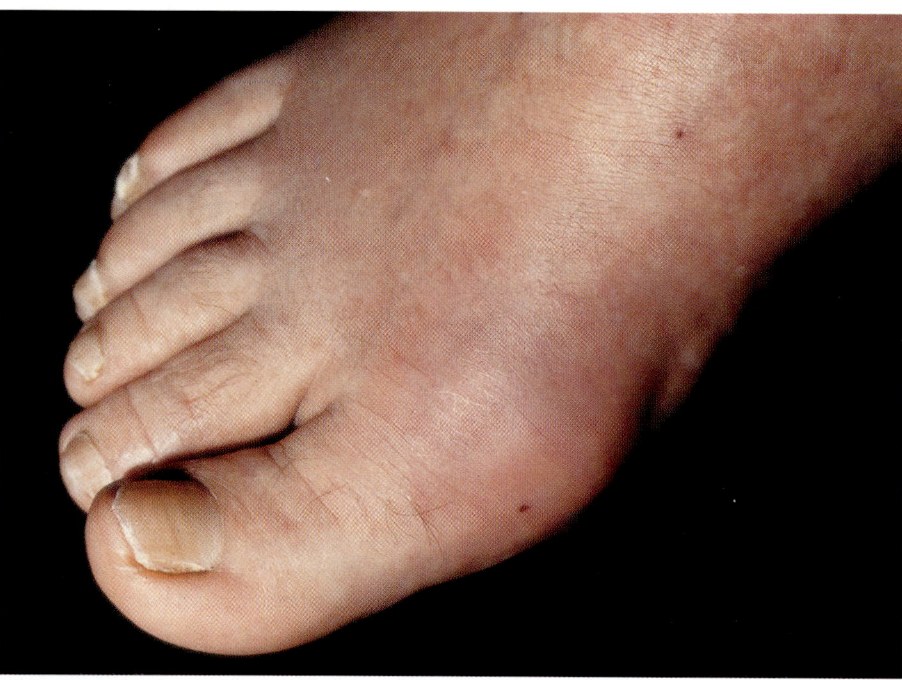

Abb. 7.133 Akuter Gichtanfall.
Anamnese: 51-jähriger Patient. Nach opulentem Abendessen nachts mit starken Schmerzen der rechten Großzehe aufgewacht. Auftreten mit dem Fuß vor Schmerzen nicht möglich.
Befund: am Großzehengrundgelenk des rechten Fußes deutliche Hautrötung und Gelenkschwellung. Bei Druck oder Bewegung sehr starker Schmerz. – Labor: Harnsäure 10 mg/dl.
Anmerkung: Harnsäure im akuten Gichtanfall oder danach kann, aber muss nicht erhöht sein.

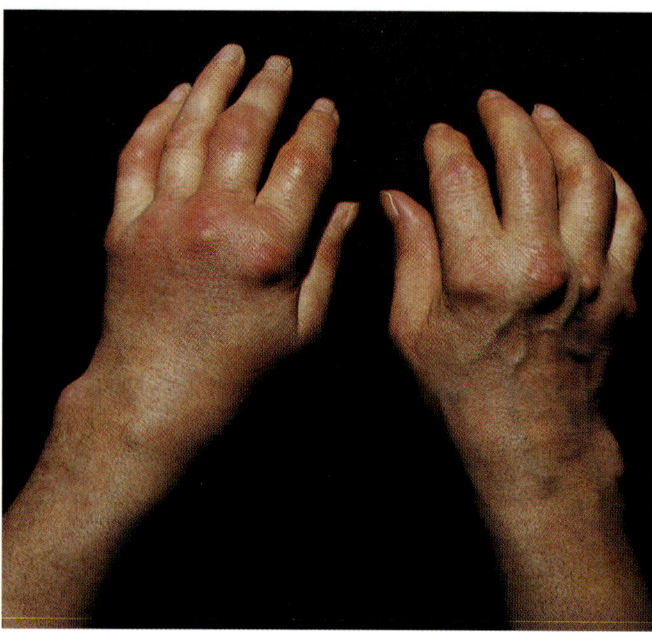

Abb. 7.134 Chronische Arthritis urica mit Tophi.
Anamnese: 68-jähriger Patient. Seit 14 Jahren unklare Gelenkbeschwerden. Stellung der Gichtdiagnose vor etwa drei Jahren.
Befund: Auftreibung sämtlicher Fingergelenke sowie derbe, entzündlich gerötete, periartikuläre Knoten. Die Finger sind weitgehend in Beugestellung fixiert. Atrophie der Handmuskulatur. – Labor: Serumharnsäure 8,2 mg%. Röntgenbefund: ossäre Veränderungen und Tophi im Sinne einer Kristallarthropathie.
Differentialdiagnose: andere Formen von Polyarthritis wie z. B. Arthritis psoriatica (Abb. **7.14**), chronische Polyarthritis mit Rheumaknoten (Abb. **7.137**).

immune polyglanduläre Symptome (APS) mit u. a. mukokutaner Kandidose, Hautsyndromen des M. Addison, Hypogonadismus.

Hauterkrankungen bei Diabetes mellitus

Entsprechend der Häufigkeit von Diabetes mellitus (Typ I, II) sind auch diabetogene Hauterkrankungen häufig. Die durch Insulinmangel oder Insulinresistenz verursachten komplexen Störungen erfassen weite Stoffwechselbereiche sowie zahlreiche Organe und Organsysteme.
Hauterkrankungen können in dreierlei Hinsicht bedeutsam sein:

- Diagnose eines bis dahin unbekannten Diabetes mellitus anhand von Hautinfektionen, Pruritus, auch Hautsymptomen von Folgeerkrankungen.
- Signal einer verschlechterten Stoffwechsellage anhand aufgetretener Hautinfektionen
- Behandlungsbedürftigkeit von diabetogenen Hauterkrankungen wie z. B. Infektionen, Plantarulzera.

Hauterkrankungen können auftreten als Akutkomplikationen oder aber als Symptome diabetischer Folgeerkrankungen bzw. Langzeitmanifestationen wie Mikroangiopathie, Makroangiopathie oder Polyneuropathie.

Krankheitsbild

1. Diabetische Akutkomplikationen

- **Infektionen** von Haut und hautnahen Schleimhäuten bei Hyperglykämie und Abwehrschwäche.
  - **Mykotische Infektionen:** Candidosen wie Balanitis, Vulvovaginitis, Mundsoor, Intertrigo. Weiterhin Tinea corporis, auch rhinozerebrale Mukormykose.
  - **Bakterielle Infektionen:** Furunkel, Erysipel, Phlegmone, Panaritium, Otitis externa maligna.
- **Pruritus:** häufig genitoanal lokalisiert, aber auch generalisiert.
- **Hautzustand bei Stoffwechselentgleisungen:**
  - Bei Coma diabeticum: Haut warm, trocken, exsikkiert, Turgorverlust. Auch weiche Bulbi.
  - Bei hypoglykämischem Schock: Haut akut kalt, feucht, Schweißausbruch.

2. Folgeerkrankungen

Sie können als Langzeitmanifestationen sekundär auftreten, aber auch einem noch nicht diagnostizierten Diabetes mellitus vorausgehen.

- **Mikroangiopathie** (s. Kap. 14.4.4): Veränderungen an kleinen Blutgefäßen wie z.B. Retinopathie, Nephropathie. Als Ausdruck einer Mikroangiopathie der Haut werden aufgefasst:
  - **Rubeosis diabetica:** diabetische Gesichtsröte.
  - **Diabetische Pigmentflecke:** multiple, 1–2 cm große bräunlich-rote, leicht atrophische Flecke, meist prätibial-bilateral.
  - **Necrobiosis lipoidica** (Abb. 7.135): meist bilateral an beiden Unterschenkeln. Solitäre, zirkumskripte, bräunlich-rote Herde. Teils infiltriert, teils atrophisch, Ulzeration möglich.
  - **Bullosis diabetica** (Abb. **14.16**): durch Minimaltraumen ausgelöste, meist hämorrhagische Blase, häufig an Füßen, seltener an Händen. Meist gleichzeitige Polyneuropathie.
- **Makroangiopathie** (s. Kap. 14.4.4, Abb. **14.15**). Gehäuft und frühzeitig auftretende sowie schwerer verlaufende Arteriosklerose mit der Symptomatik der chronisch-arteriellen Verschlusskrankheit (Stadium I–IV nach Fontaine), meist peripherer Typ.
- **Polyneuropathie** (s. Kap. 16.3.2, Abb. **16.5, 16.6, 7.66**). Dermatologisch relevante periphere, zum Teil gemischte Polyneuropathie mit sensiblen (Parästhesien, Verlust der Schmerzempfindung), motorischen (Störung der Fußstatik mit Fehlbelastung) und vegetativen Ausfallserscheinungen (Regulationsstörungen von Durchblutung und Schweißdrüsenfunktion).
- **Diabetischer Fuß** (s. Kap. 14.4.5 Abb. **16.5**). Risikoregion bei Diabetespatienten, die gleichermaßen wie andere gefährdete Organe ständig überwacht werden sollte. Durch Zusammentreffen von endogenen und exogenen Faktoren können sich hier kumulativ Komplikationen entwickeln, die schließlich in die Amputation einmünden. Leitsymptom: diabetisches Plantarulkus (Malum perforans).

Therapie Grundzüge der Therapie der diabetogenen Hautveränderungen sind:

- Strenge Diabeteseinstellung.
- Infektionen: antimykotische bzw. systemische antibiotische Therapie nach Erreger-/Resistenzbestimmung. Bei Weichteilinfektionen/diabetischem Fuß häufig gramnegative/positive Mischinfektionen.
- Mikro- und Makroangiopathie (s. Kap. 14.4.4).
- Neuropathie (s. Kap. 16.3.2).
- Diabetischer Fuß (s. Kap. 16.3.3).

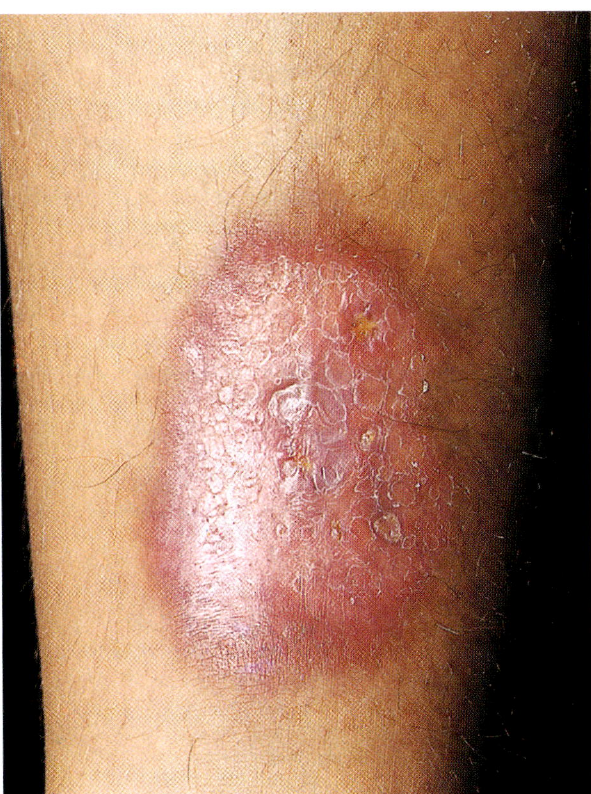

Abb. 7.135 Necrobiosis lipoidica diabeticorum.
Anamnese: 17-jährige Patientin. Allmähliche Entwicklung des Hautherdes. Außer etwas verstärktem Durstgefühl und rezidivierender Genitalcandidose keine Symptome.
Befund: an der Vorderseite des linken Unterschenkels ca. 4 × 6 cm großer bräunlich-rötlicher Herd mit entzündlich gerötetem Randsaum und atrophischem, schuppendem Zentrum sowie beginnender zentraler Ulzeration. Ein ähnlicher Herd findet sich an der linken Unterschenkelvorderseite.
Besonderheiten: Bei der Patientin wurde aufgrund der Hauterkrankung ein insulinbedürftiger Diabetes mellitus festgestellt.

Hauterkrankungen und Sexualhormone

Außer der Steuerung bzw. Beeinflussung der **Geschlechtsdifferenzierung** und der **Fortpflanzungsfunktionen** haben männliche und weibliche Sexualhormone auch extragenitale Wirkungen wie die Ausbildung der sekundären Geschlechtsmerkmale und des männlichen bzw. weiblichen Habitus. **Wirkungen an der Haut** betreffen das Behaarungsmuster, die Hautdrüsenaktivität, die Pigmentierung, Durchblutung und Hydratation der Haut.
Phasen besonderer hormoneller Aktivität bzw. Umstellungsphasen können sich deshalb auf die Haut auswirken und auch Hautkrankheiten modulieren bzw. ihr Auftreten begünstigen.

Pubertät und Adoleszenz

Physiologische Entwicklungen

Herausbildung des **männlichen Habitus** mit männlichem Behaarungsmuster, Talgdrüsenaktivierung, Zunahme von Hautdicke und Pigmentierung, männlicher Körperform sowie des **weiblichen Habitus** mit weiblichem Behaarungsmuster, Talgdrüsenaktivierung, zarterer, hellerer Haut.

Erkrankungen

Spätere Veränderungen des bestehenden Geschlechtstypus wie **Demaskulinisierung/Feminisierung** bzw. **Defeminisierung/Maskulinisierung** können auch an der Haut auffällig werden und entsprechende Hormonstörungen signalisieren.
Die klassische Dermatose des Lebensabschnittes der Pubertät/Adoleszenz ist die **Acne vulgaris** (s. Kap. 11.3.2).

Gravidität

Physiologische Veränderungen

Meist pluriglandulär bedingt mit pathologischen Folgeveränderungen:
- Hyperpigmentierung der Haut einschließlich Chloasma
- Aktivierung von melanozytären Nävi
- Modulation des Haarwachstums mit postpartalem Haarausfall
- Auflockerung des Hautbindegewebes mit Striae distensae
- Veränderung der Durchblutung und des Gefäßsystems mit Hyperämie, Entwicklung von Spinnennävi und Varikosis.

Erkrankungen

Schwangerschaftstypische Erkrankungen, sog. **Schwangerschaftsdermatosen:**
- Pruritus gravidarum: Juckreiz ohne erkennbare Hautveränderungen
- Prurigo gestationis (s. Kap. 7.9.2)
- Polymorphe Schwangerschaftsdermatose: stark juckende urtikarielle Papeln, zu größeren Herden konfluierend
- Pemphigoid gestationis: bullöse Autoimmundermatose (s. Kap. 7.7.1).

Schwangerschaftsdermatosen bilden sich meist spontan nach der Entbindung zurück, Therapie deshalb soweit als möglich nur symptomatisch. Auslösung bzw. Wiederauslösung jedoch auch durch schwangerschaftsähnliche Konstellation wie z. B. hormonelle Kontrazeptiva.
Erkrankungen der Mutter können durch eine Schwangerschaft provoziert oder verschlimmert werden: z. B. lokale/allgemeine Infektionen, u. a. Candida-, HPV-, HSV-, HIV-Infektion. Auch Kollagenosen, tiefe Beinvenenthrombose bei Varikose.
Fruchtschäden: Erkrankungen der Mutter in der Schwangerschaft können zu Fruchttod oder Fehlbildungssymptomen führen wie z. B. Röteln-, Varizellen-Embryopathie, kongenitale Syphilis, neonataler Lupus erythematodes. Genitale Erkrankungen zum Geburtszeitpunkt können Infektionen wie Herpes neonatorum, Ophthalmoblennorrhö (Gonorrhö), HPV-Infektionen verursachen.

Andere **Neugeborenendermatosen:** Milien, Miliaria, Acne neonatorum, Erythema toxicum neonatorum, Fettgewebserkrankungen (Sklerem, Nekrose) und Manifestation verschiedener Genodermatosen.

Sonstige Haut-Endokrinopathie-Syndrome

Weitere Endokrinopathien mit möglichen Hautsymptomen sind:

Hypophyse

- **Wachstumshormonüberschuss:** Akromegalie mit Hautwachstum und -verdickung, auch von Lippen und Zunge. Knochenwachstum an Gesicht, Händen und Füßen.
- **Gonatotropinmangel** (LH, FSH): sekundärer Hypogonadismus.
- **Hypophysärer Morbus Cushing** (s. u.).

Schilddrüse

- **Hypothyreose:** trocken-kalte Haut, Kälteempfindlichkeit, diffuses Myxödem, struppige Haare.
- **Hyperthyreose:** feucht-warme Haut, Wärmeintoleranz, Haarausfall, prätibiales Myxödem.

Pankreas (endokrin)

- **Diabetes mellitus** (s. Kap. 7.8.3).
- **Glukagonomsyndrom:** durch Pankreastumor ausgelöstes figuriertes, wanderndes Erythem (s. Kap. 7.9.1., Abb 7.140).

Nebenniere

- **Morbus Cushing:** meist iatrogen durch Glukokortikoidtherapie, sonst hypophysär. Stammfettsucht mit Vollmondgesicht, Stiernacken. Hautatrophie mit Striae, Hämorrhagien. Hypophysärer Morbus Cushing: bei Frauen auch Akne, Hirsutismus.
- **Morbus Addison:** bei *primären Morbus Addison* mit erhöhter ACTH-Sekretion Hyperpigmentierung der Haut in lichtexponierten Hautregionen, auch Handlinien, Narben, Genitale sowie Schleimhaut. Bei Frauen Verlust der Achsel- und Schambehaarung. Bei *sekundärer NNR-Insuffizienz* nach langfristiger Glukokortikoidbehandlung keine Hauthyperpigmentierung.
- **Hyperandrogenämie:** bei androgenproduzierenden Tumoren, adrenogenitalem Syndrom. Androgenisierungssyndrom bei Frauen mit Akne, androgenetischem Haarausfall, Hirsutismus, Virilismus.
- **Phäochromozytom:** durch Katecholaminausschüttung anfallsweise Blässe, Schweißausbruch. Weiterhin paroxysmale Tachykardie, Hypertonie.
  Differentialdiagnose: **Karzinoid-Syndrom** mit Trias: anfallsweise Gesichtsrötung (Flush), Tachykardie, abdominelle Beschwerden.

7.8.4 Haut-Viszeral-Syndrome

Assoziierte **Hauterkrankungen** und **-symptome** sind auch bei Erkrankungen viszeraler Organe wie **Darm, Leber** oder **Niere** häufig. Sie betreffen das gesamte Hautorgan und hautnahe Schleimhäute. Auch hier sind die Hautveränderungen bei der klinischen Patientenuntersuchung augenfällig und können **diagnostische Wegweiser** und **Leitsymptome** für eine Verdachtsdiagnose sein. Infolge der meist komplexen Wirkungsbeziehung zwischen Funktionsstörungen von Viszeralorganen und Haut sind die Hautveränderungen aber häufig **mehrdeutig** und erfordern eine differentialdiagnostische Zuordnung. Haut-Viszeral-Syndrome können auch bei Systemerkrankungen wie z. B. Autoimmunerkrankungen auftreten und werden jeweils dort behandelt.

Haut-Darm-Syndrome

Selten handelt es sich um akut-enteritische Erkrankungen mit Hautexsikkose und anderen Hautsymptomen. Häufiger handelt es sich um chronisch-entzündliche Darmerkrankungen mit assoziierten entzündlichen Haut-Schleimhaut-Veränderungen.

Morbus Crohn (Abb. 7.136)

Außer den abdominell-intestinalen Primärsymptomen mit rezidivierenden Bauchschmerzen und Durchfällen können als Hautsymptome auftreten:

- **Perianale-anale Herde** (über 50%): Fisteln, Abszesse, Ulzera, auch Fissuren und Marisken. Hautsymptome können Frühsymptome sein!
- **Orale Herde** (bis 20%): unspezifisch-reaktive Entzündungen, Aphthen sowie histologisch-spezifische ulzerös-ödematöse Schleimhautherde.
- **Pyoderma gangraenosum** (bis 2%): akut auftretende, entzündlich-gangränöse Hautulzeration mit Ausbreitungstendenz. Keine Pyodermie, sondern nicht infektiöse leukozytäre und vaskulitische Entzündung. Mögliche Auslösefaktoren sind Hautverletzungen.
  Klinik: Ulkus mit rötlich-lividem Randsaum und unterminiertem Rand sowie matschig-nekrotischem Ulkusgrund. Sehr schmerzhaft.
  Therapie: lokal antiphlogistisch-antiseptisch. Systemisch: Kortikoide, Ciclosporin.
  Pyoderma gangraenosum kann auch bei lymphoproliferativen Erkrankungen und Kollagenosen auftreten.
- **Weitere Hautveränderungen:** sog. kutaner Morbus Crohn mit „metastatischen" knotig-ulzerierenden Hautherden. Erythema nodosum. Komplikation: sekundäres Zinkmangelsyndrom. Komorbidität: Psoriasis.

Colitis ulcerosa

Außer den abdominell-kolorektalen Symptomen: **Pyoderma gangraenosum** (bis 10%), E. nodosum.

Weitere Haut-Darm-Syndrome

- Glutensensitive Enteropathie bei Dermatitis herpetiformis (Abb. **7.109**).
- Verschiedene Mangelsyndrome bei Malabsorption wie z. B. Zinkmangel.
- Polypose-Syndrome: z. B. Peutz-Jeghers-Syndrom (Abb. **8.2**).

Haut-Leber-Syndrome

Ursachen von Haut-Leber-Syndromen sind entweder Leberfunktionsstörungen oder portale Hypertension. Die assoziierten Hautkrankheiten und -symptome können bei akuten und chronischen Lebererkrankungen auftreten. Ikterus und Pruritus sind Leitsymptome sowohl akuter als auch chronischer Hepatopathien.

Ikterus und Pruritus

- **Ikterus:** Gelbverfärbung von Skleren, Haut und inneren Organen durch Bilirubinämie. Intra- und posthepatischer Ikterus bei akuter Virushepatitis, chronischer Hepatitis, Cholostase und Zirrhose. Differentialdiagnose: prähepatischer Ikterus durch Hämolyse.
- **Pruritus:** hepatischer Pruritus mit Kratzspuren, kann Frühsymptom von Hepatopathien sein. Auftreten bei akuter Hepatitis, besonders aber bei Cholostase und primär biliärer Zirrhose.

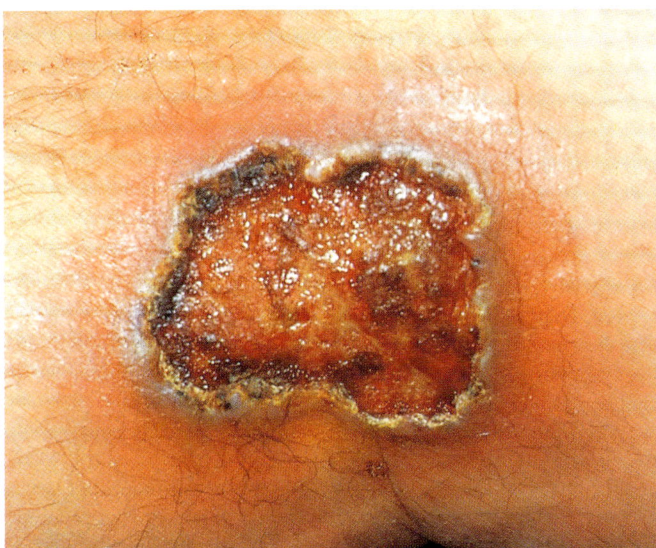

Abb. 7.136 Pyoderma gangraenosum.
Anamnese: 30-jähriger Patient. Bei bekanntem M. Crohn im Rahmen eines Krankheitsschubs aufgetreten.
Befund: an der Außenseite des rechten Kniegelenkes bizarr begrenzte, flache, gelblich-schmierig belegte Ulzeration mit zum Teil blasig abgehobenem, elevierten Rand. Unscharf begrenztes Erythem der Umgebung. – Subjektiv: sehr schmerzhaft.

Hautsymptome bei chronischen Lebererkrankungen: „Leberzeichen"

- **Haut/Schleimhaut:** Hautxerose (Trockenheit) und Hautatrophie, Nagelstörungen („Weißnägel"), Atrophie der Zungenschleimhaut („Lackzunge").
- **Pigmentsystem:** braun-graue Melanose, z.T. Mischbild mit Ikterus.
- **Gefäße:** Palmarerythem, Gefäßspinnen (Spider) am Oberkörper, Teleangiektasien, Hämorrhagien bei Gerinnungsstörungen.
- **Hormone:** durch Anstieg von Östrogen und Abfall von Testosteron bei Männern Feminisierung mit Gynäkomastie, Reduktion des männlichen Behaarungsmusters („Bauchglatze"), Hypogonadismus, Striae.
- **Portale Hypertension:** Bauchhautvarizen (Caput medusae) als Umgehungskreislauf (Abb. **14.17**).

Sonstige Hautsymptome bei Lebererkrankungen

- **Prurigo hepatica, Ödeme** bei Hypalbuminämie.
- **Xanthome** bei Cholestase und primär biliärer Zirrhose.
- **Blasen** bei hepatischer Porphyrie (Abb. **7.125**).
- **Vaskulitis** (Kryoglobulinämie) bzw. **Sicca-Symptomatik** (Sjögren-Syndrom) durch Immunphänomene bei Hepatitis C, Autoimmunhepatitis oder primär-biliärer Zirrhose.
- **Akrales Exanthem** des Gianotti-Crosti-Syndrom (Abb. **7.28**) bei akuter Virushepatitis.

Haut-Nieren-Syndrome

Akut-renale Erkrankungen wie akute Glomerulonephritis können periorbitale Ödeme verursachen. Häufiger finden sich Hautsymptome bei **chronischen Nierenerkrankungen** und **Nierentransplantation.**

Chronische Nierenerkrankungen und Nierentransplantation

- **Chronische Niereninsuffizienz:**
  - **Haut:** trocken, fahl-gelblich, leicht verletzlich. Hämorrhagien, aktinische Elastose (irreversibel), Nagelveränderungen, Prurigo urämica, Hautkalzinose.
  - **Ödeme:** generalisiert, an Beinen beginnend, lageunabhängig. Häufig bei nephrotischem Syndrom und Urämie.
  - **Urämischer Pruritus:** großes und häufiges Problem. Manifestation generalisiert oder lokalisiert, häufig quälend. Mögliche Ursachen: Hautxerose, sekundärer Hyper-parathyreoidismus.
- **Dialysepatienten:**
  - **Dialyse-Pruritus:** bei nicht ausreichender Dialyseeffizienz, unverträglichen Dialysematerialien oder Eisenmangel. Therapie: Ursachenbekämpfung. Symptomatisch Hautpflege und UV-B-Bestrahlung.
  - **Dialyse-Pseudoporphyrie:** Symptome einer Porphyria cutanea tarda.
- **Nierentransplantation:** nach Nierentransplantation bei guter Nierenfunktion eine Rückbildung der o.g. Symptome. Durch die notwendige lebenslange Immunsuppression Auftreten anderer Hautprobleme (s. Kap. 7.7.3):
  - **Haut-Schleimhaut-Infektionen:** u.a. Candidosen.
  - **Neoplasien:** starke Zunahme von insbesondere Plattenepithelkarzinom und seinen Präkanzerosen, gehäuft auch von malignen Lymphomen und Basalzellkarzinomen.

7.8.5 Haut-Rheuma-Syndrome

Bei Erkrankungen des rheumatischen Formenkreises können verschiedene Hautsymptome bzw. -erkrankungen auftreten. Sie finden sich hauptsächlich bei der Gruppe der entzündlichen Arthritiden.

Rheumatoide Arthritis (Abb. **7.137**)

Seropositive chronische Synovialitis mit typischem Befall der Fingergelenke und extraartikulären Manifestationen an verschiedenen Organen. Hautsymptomatik:

- **Rheumaknoten:** derbe, nicht-dolente subkutan-periartikuläre Knoten an Fingern, Armen, Ellenbogen und Füßen bei ca. 20% der Patienten.
- **Rheumatoide Vaskulitis:** vaskulitische Beinulzera, Fingerhautnekrosen.
- **Sonderform: Juvenile Polyarthritis** (Still-Syndrom) mit polymorphen Hautexanthemen bei ca. 30–50% der Patienten.

Seronegative Arthritiden (Abb. **7.138**)

Keine nachweisbaren Rheumafaktoren (Seronegativität), keine Rheumaknoten. HLA-Assoziationen als genetische Marker.

- **Psoriasis-Arthritis-Syndrom** (Abb. **7.14**).
  Assoziation von Hautpsoriasis (Psoriasis vulgaris, pustulosa) und seronegativer Polyarthritis mit asymmetrischem Befall peripherer Gelenke bzw. auch Befall der Wirbelsäule (spondylarthritischer Typ). HLA B-27 in ca. 48% positiv.
- **Reiter-Syndrom** (Abb. **7.138**): reaktive Arthritis mit extraartikulären Manifestationen.
  - **Typische Symptom-Trias:**
    1. Beidseitige Konjunktivitis, auch Uveitis, Iritis.
    2. Urethritis, auch Balanitis circinata (Abb. **19.7**).
    3. Asymmetrische akute Arthritis: Lokalisation an Fuß, Knöchel und Knie.
  - **Reiter-Dermatose:** pustulöse bzw. schuppende Psoriasissymptome. Lokalisation an Handinnenflächen und Fußsohlen. HLA-B27 in ca. 79% positiv.

> **! Merke** Merkspruch amerikanischer Studenten für Reiter-Trias: **Can't see, can't pee, can't climb a tree!**

- **Behçet-Syndrom:** systemhafte Vaskulitis mit Immunhyperreaktivität und Multiorganbefall. HLA-B5-Assoziation.
  - **Typische Symptom-Trias:**
    1. Haut/Schleimhaut: „bipolare" orale und genitale Aphthose (Abb. **19.8**). Auch Erythema nodosum.
    2. Augen: u.a. Hypopyoniritis, Uveitis anterior, Retinopathie, Erblindungsgefahr.
    3. Arthritis: Oligoarthritis der unteren Extremitäten.

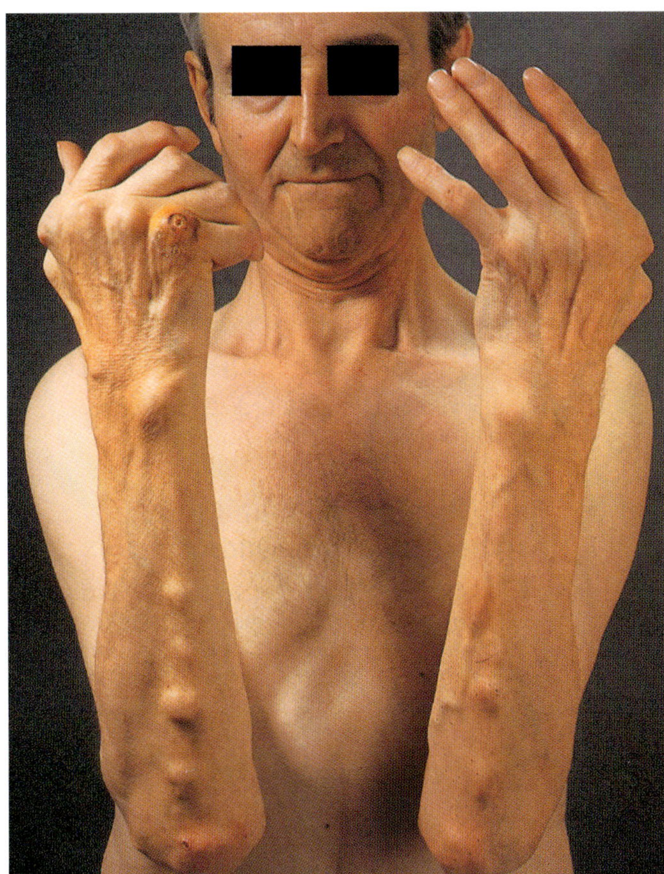

Abb. 7.137 Rheumatoide Arthritis

Anamnese: 58-jähriger Patient. Seit acht Jahren progrediente rheumatoide Arthritis, zweimalig Basistherapie mit Gold, zwischenzeitlich Magendurchbruch unter Therapie mit nicht-steroidalen Antiphlogistika. Jetzt zusätzlich Entwicklung vaskulitischer Ulzera mit Ulzerationen an exponierten Körperstellen.

Befund: an beiden Unterarmen über der Ulna multiple subkutane derbe, unverschiebliche Knoten. Über dem Grundgelenk des Kleinfingers rechts linsengroße Ulzeration, hämorrhagische Kruste über dem rechten Ellenbogen. Weiterhin ausgedehnte vaskulitische Unterschenkelgeschwüre.

Anmerkung: typische „Rheumahand" mit Atrophie der Mm. interossei, Ulnardeviation der Finger und partieller Gelenkversteifung. – BKS 99/128 mm n.W., Rheumafaktor positiv. Histologie (Hautulzera): nekrotisierende Vaskulitis.

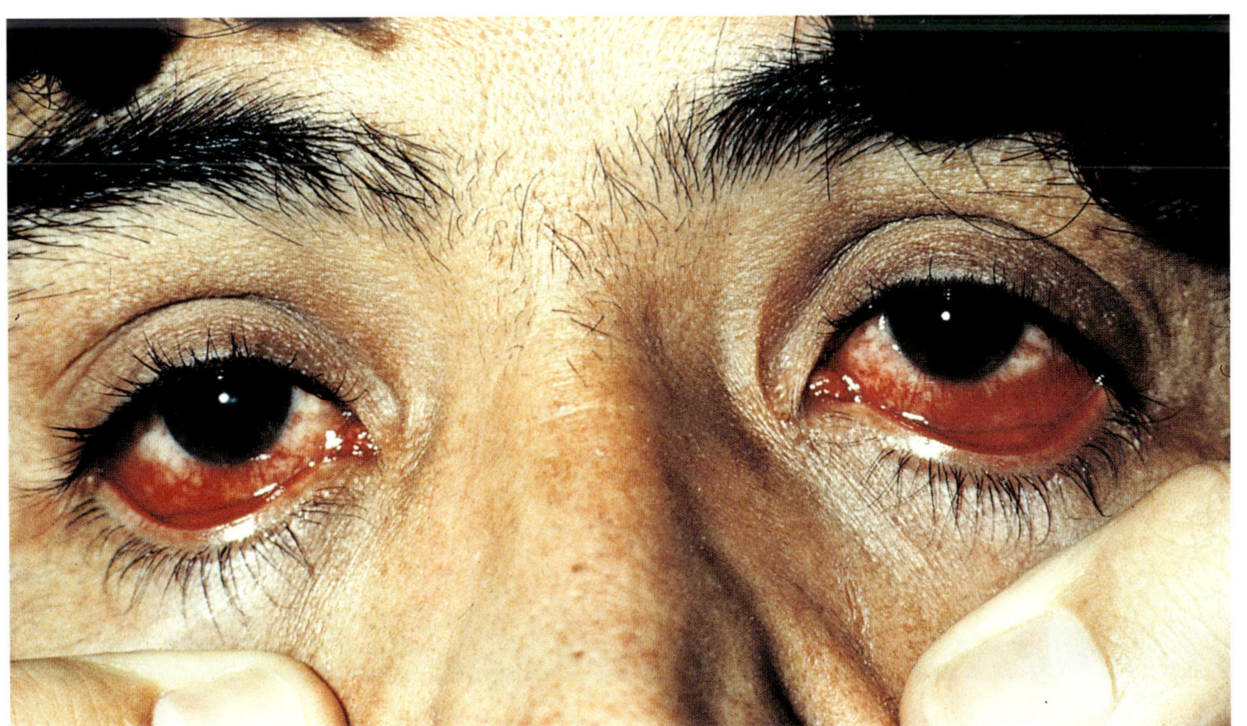

Abb. 7.138 Morbus Reiter.

Anamnese: 23-jähriger Patient. Etwa 3 Wochen nach einer Urethritis Augenbindehautentzündung sowie Gelenkbeschwerden.

Befund: beidseitige schmerzhafte Konjunktivitis. Zusätzlich stark schmerzhafte Rötung und Schwellung des rechten Kniegelenks, weniger des linken Knöchelgelenks. Noch leichter Harnröhrenausfluss. – Rheumaserologie negativ, HLA-B27 positiv.

- Weiterhin: u.a. ZNS-Befall („**Neuro-Behcet**"), vital bedrohlich. Therapie: lokale Haut-Schleimhaut-Therapie, systemische Immunsuppression, Therapieresistenz. Zweifelhafte Prognose.

Weitere mögliche Assoziation von Dermatosen und Arthritiden

- **Infektiöse Erkrankungen:** Gonokokken-Arthritis, Borrelien-(Lyme-)Arthritis.
- **Kollagenosen:** Arthritiden bei systemischem Lupus erythematodes, progressiver Systemsklerose, Sjögren-Syndrom.
- **Haut-Darm-Syndrome:** enteropathische Arthritiden bei Morbus Crohn und Colitis ulcerosa.

7.8.6 Haut-Tumor-Syndrome (kutane paraneoplastische Syndrome)

Paraneoplastische Syndrome werden verursacht durch nicht-metastatische Fernwirkungen maligner Tumoren auf andere Organe. Fernwirkungen entstehen humoral durch Hormone, Zytokine, Entzündungsmediatoren und Immunreaktionen. **Charakteristika** sind:

- Korrelation von Paraneoplasie und Tumorverlauf, d.h. Progression bei Tumorprogression, Remission bei erfolgreicher Tumorbehandlung.
- Assoziation von Tumor und Paraneoplasie kann typisch sein, ist aber nicht spezifisch.
- Therapie nur der Paraneoplasie ohne Tumorbehandlung wenig effektiv.

Bedeutung: Paraneoplasien können der Metastasierung vorausgehen und durch Diagnosestellung lebensrettend sein. Sie sind z.T. auch selbst behandlungsbedürftig wie z.B. neoplastische Dermatomyositis.

Paraneoplastische Syndrome finden sich bei ca. 5% aller malignen Tumoren des Menschen, am häufigsten sind paraneoplastische Endokrinopathien, Myopathien, Neuropathien und Dermatosen.

Kutanen paraneoplastischen Syndromen liegen teils eine Epithelproliferation durch Wachstumsfaktoren, teils immunologisch-entzündliche Hautreaktionen zugrunde. Unterschieden werden **obligate kutane Paraneoplasien** mit enger Tumorassoziation (50–100%) sowie **fakultative Paraneoplasien** (lockere Assoziation unter 50% Häufigkeit). Obligate Paraneoplasien erfordern eine intensive Tumorsuche, notfalls auch invasiv.

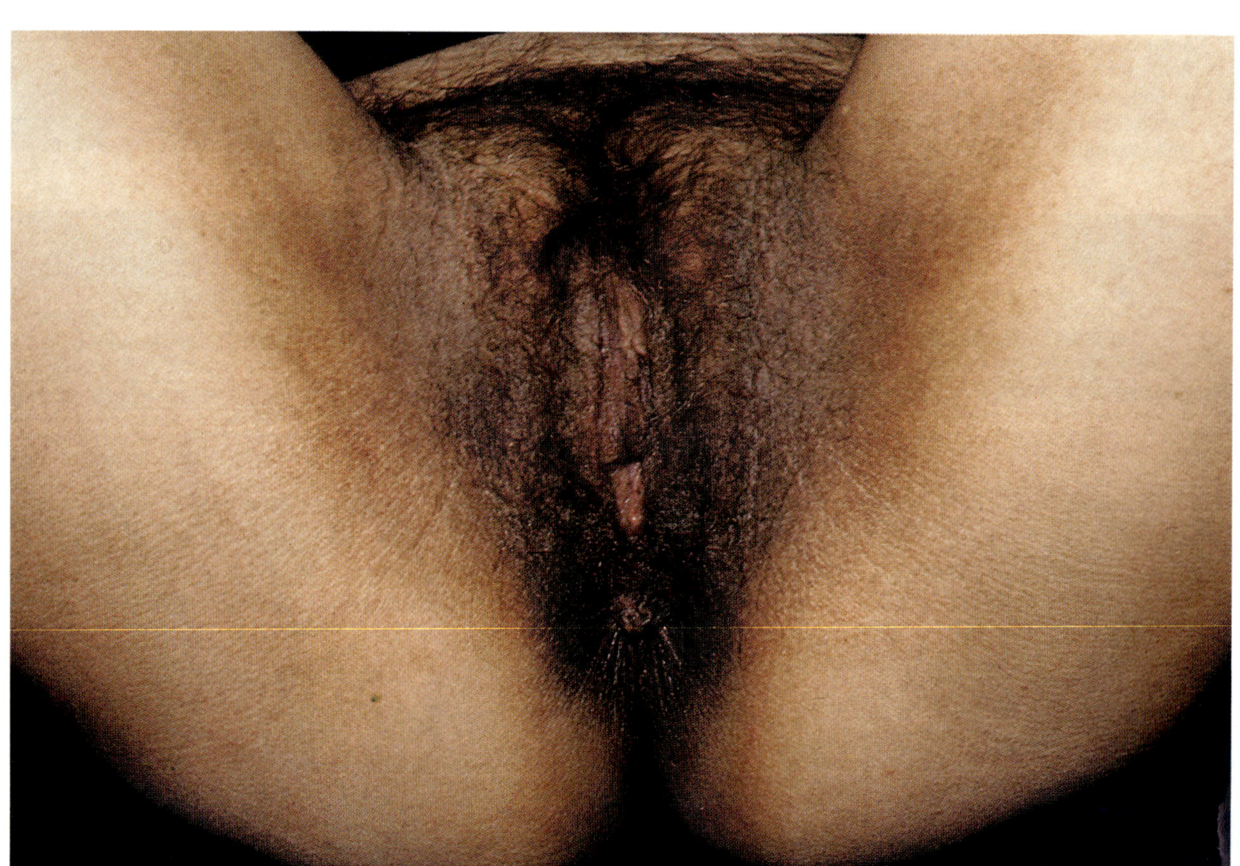

Abb. 7.139 Acanthosis nigricans maligna.
Anamnese: 38-jährige Patientin. Ein halbes Jahr nach Beginn der Hautveränderungen und Diagnosestellung intensive Durchuntersuchung unter Einschaltung verschiedener Fachgebiete, jedoch ohne Anhalt für einen malignen Tumor. Nach einem weiteren halben Jahr Auftreten gynäkologischer Symptome. Bei der Laparotomie fand sich ein inoperables adenopapilläres Ovarialkarzinom.
Befund: in der Genitoanalregion und an den Oberschenkelinnenseiten unscharf begrenzte, bräunlich-schwarze Verfärbung der Haut mit grauer, verruziformer Oberfläche. Alle intertriginösen Regionen, insbesondere die Achselhöhlen, sind ebenfalls befallen.

Acanthosis nigricans maligna (Abb. 7.139)

Beispiel einer obligaten, seltenen, mit epidermaler Hyperproliferation einhergehenden kutanen Paraneoplasie. Meist bei **Adenokarzinomen** des Bauchraums.
Hautsymptome: flächenhafte Keratosen mit Vergröberung und Pigmentierung der Haut, baumrindenartiges Bild. Lokalisation: Achselhöhlen, Genitoanalregion, Handrücken, Mundschleimhaut.
Differentialdiagnose: Pseudoacanthosis nigricans bei Adipositas (Abb. 7.177), Acanthosis nigricans benigna bei Endokrinopathien (Hypophyse, Nebennierenrinde, Ovarien) oder erblichen Syndromen.

Paraneoplastische Dermatomyositis

Beispiel einer fakultativen, häufigeren, immunologisch-entzündlich bedingten kutanen Paraneoplasie.
Tumoren: bei Frauen meist Brust- und Genitalkarzinome, bei Männern Kolon-, Pankreas- und Bronchialkarzinome.
Hautsymptome: periorbitales, heliotropes Erythem. Entzündlich-papulöse und atrophisierende Hautherde an Händen, Ellenbogen, Knie, Oberkörper (Kap. 7.7.2, Abb. 7.114, 7.116).

Weitere kutane Paraneoplasien

Insgesamt sind ca. 40 kutane paraneoplastische Syndrome bekannt.

- Syndrome mit **epidermaler Hyperproliferation:**
  - Eruptive seborrhoische Warzen (Leser-Trélat-Syndrom): bei jungen Menschen plötzlich in großer Zahl auftretende seborrhoische Warzen. Assoziation mit Magenkarzinom.
  - Erworbene, nicht-hereditäre Verhornungsstörungen: psoriasiforme Akrokeratose (Bazex-Syndrom), paraneoplastisches erworbenes Keratoma palmoplantare, paraneoplastische erworbene Ichthyosis.
- Syndrome mit **kutaner Entzündung:**
  - Figurierte wandernde Erytheme (s. Kap. 7.9.1). Beispiele: Erythema gyratum repens (u.a. Bronchialkarzinom), Erythema necroticans migrans (Glukagonom-Syndrom, Abb. **7.140**).
  - Paraneoplastischer Pemphigus, Thrombophlebitis migrans, Thrombose unklarer Ätiologie, Vasculitis allergica.

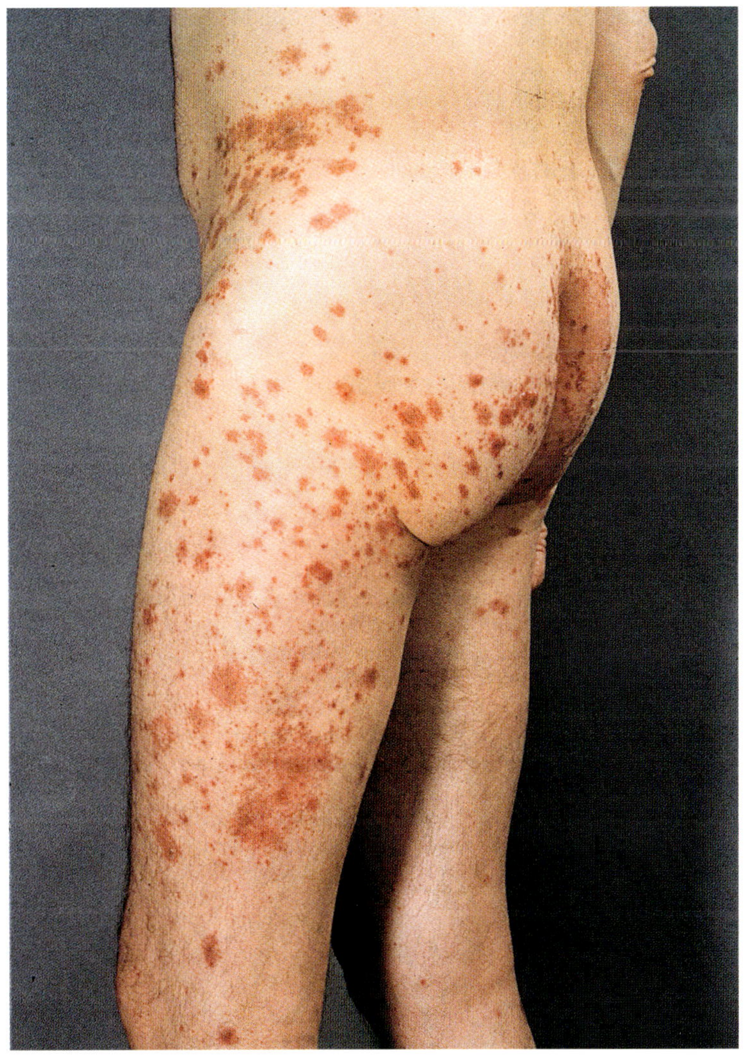

Abb. 7.140 Erythema necroticum migrans bei Glukagonom-Syndrom.
Anamnese: 57-jähriger Patient. Seit einem Jahr schubweise ekzemähnliche Hautveränderungen. Unter der Diagnose eines mikrobiellen Ekzems erfolglose äußerliche und innerliche Behandlung mit Kortikoiden. Zusätzlich gelegentliche Diarrhöen, Gewichtsverlust. Einweisung wegen ungewöhnlicher Therapieresistenz.
Befund: disseminierte Erytheme unterschiedlicher Größe und Form. Durch Wachstum z.T. konfluiert, großflächig im Gesäßbereich. Herde teils mit Schuppen, teils erosiv und mit Krusten bedeckt. – Durchuntersuchung: Diabetes mellitus, stark erhöhte Plasmaglukagon-Werte, Pankreastumor, Lebermetastasen.
Therapie: distale Pankreasresektion, systemische Somatostatinbehandlung. Danach Rückbildung der Hautveränderungen, Verkleinerung der Lebermetastasen. Nach vier Monaten Lebertransplantation. Seit fünf Jahren rezidivfrei.
Anmerkung: Die Darstellung dieses Falls einer seltenen kutanen Paraneoplasie soll auf die diagnostische Bedeutung atypischer Begleitsymptome (für Ekzem ungewöhnliche Therapieresistenz, Diarrhö und Gewichtsverlust) und auch einen noch möglichen therapeutischen Spielraum bei paraneoplastischen Syndromen hinweisen.

Zusammenfassung

Endogene Hauterkrankungen werden nicht durch exogene Noxen verursacht wie z. B. Infektionserreger, physikalisch-chemische Noxen, Allergenkontakte. Ursachen sind endogene Krankheitsprozesse, sog. Primär- oder Grunderkrankungen. Die induzierten Hauterkrankungen und Hautsymptome haben neben ihrem Krankheitswert deshalb auch eine große diagnostische Bedeutung bzw. Signalwirkung.
Endogene Primärerkrankungen können sein:

- Ernährungsstörungen
- Stoffwechselerkrankungen
- Endokrinopathien
- Erkrankungen von Viszeralorganen
- Rheumatische Erkrankungen
- Neoplasien.

Klinisch ist grundsätzlich das gesamte Hautorgan betroffen, wobei aber exogene (z. B. physikalische Einwirkungen) oder endogene Faktoren (z. B. Prädilektionsstellen) das meist symmetrische Hautbefallsmuster prägen können. Auch die hautnahen Schleimhäute können mitbeteiligt sein.
Das Therapiekonzept muss außer den (sekundären) Hauterkrankungen auch die Grunderkrankung berücksichtigen.

Haut-Ernährungs-Syndrome

Ernährungsstörungen mit Hautsymptomen sind meist bedingt durch Mangelzustände wie Vitaminmangel bei Pellagra (4 D!), Zinkmangel bei Zinkmangelsyndromen oder Überernährung mit Adipositas und ihren Folgen.

Haut-Stoffwechsel-Syndrome

Durch Stoffwechselstörungen entstehende pathologische Stoffwechselprodukte können entweder zu Hautschäden oder zu Ablagerungen in der Haut führen. Dermatologisch relevante Stoffwechselstörungen sind:

- **Porphyrien:** Porphyria cutanea tarda, chronische hepatische Porphyrie mit Hautschäden in UV-exponierten Hautregionen und gleichzeitiger Hepatopathie.
- **Lipidosen:** Lipidablagerungen mit verschiedenen Formen von disseminierten Xanthomen bei Dyslipoproteinämien oder lokal-kutanen periorbitalen Xanthelasmen bei lokalen Störungen.
- **Amyloidosen:** Ablagerungen von Amyloidsubstanzen als systemische Amyloidose mit Innenorganbefall oder lokalkutane Ablagerungen als Lichen amyloidosus.
- **Muzinosen:** Muzinablagerungen in Form eines diffusen Myxödems oder lokalisierten, prätibialen Myxödems sowie eines generalisierten Skleromyxödems oder lokalisiert-kutanen Lichen myxoedematosus.
- **Kalzinosen:** Kalksalzablagerungen als metastatische Kalzinose bei Calcium-/Phosphat-Stoffwechselstörungen oder als dystrophische Kalzinose mit Kalksalzniederschlägen in vorgeschädigter Haut.
- **Gicht:** Harnsäurestoffwechselstörung mit gewebsschädigenden Harnsäureniederschlägen. Akuter Gichtanfall (z. B. Großzehengrundgelenk, Daumengrundgelenk) oder Bildung von Tophi.

Haut-Endokrinopathie-Syndrome

Sowohl unter physiologischen als auch unter pathologischen Bedingungen ist die Haut häufig Zielorgan des endokrinen Systems.
Diabetes mellitus:

- Diabetische Akutkomplikationen: z. B. bakterielle und mykotische Haut-/Schleimhautinfektionen.
- Diabetische Mikroangiopathie: z. B. Necrobiosis lipoidica.
- Diabetische Makroangiopathie: frühzeitige pAVK, peripherer Typ.
- Diabetische Polyneuropathie: peripher, strumpfförmig. Sensorisch, motorisch, autonom.
- Diabetischer Fuß: komplexes Schädigungsmuster, Leitsymptom Plantarulkus.

Sexualhormone: physiologische Veränderungen können das Auftreten von Hauterkrankungen begünstigen wie z. B. Pubertätsakne, Schwangerschaftsdermatosen.
Sonstige Haut-Endokrinopathie-Syndrome:

- Hypophyse: Akromegalie.
- Schilddrüse: Hautsymptome der Hyperthyreose und Hypothyreose.
- Pankreas: paraneoplastisches Glukagonom-Syndrom.
- Nebenniere: M. Cushing, M. Addison, Androgenisierungssyndrome.

Haut-Viszeral-Syndrome

Hauterkrankungen können besonders bei Darm-, Leber- und Nierenerkrankungen auftreten.
Darmerkrankungen: Morbus Crohn mit Pyoderma gangraenosum, orokutanen und anokutanen Ulzerationen sowie Fisteln. Colitis ulcerosa mit Pyoderma gangraenosum.
Lebererkrankungen:

- Generelle Lebersymptome sind Ikterus und Pruritus.
- Bei chronischen Lebererkrankungen sog. Leberzeichen wie Palmarerythem, Spider, Lackzunge, Verweiblichung des männlichen Habitus.

Nierenerkrankungen: bei akuten renalen Erkrankungen periorbitale Ödeme. Bei chronischen Nierenerkrankungen/Niereninsuffizienz trockene, fahl-gelbliche Haut, urämischer Pruritus. Bei Dialyse Dialysepruritus. Bei Nierentransplantation Folgeerscheinungen der Immunsuppression wie Hautinfektionen und Hautneoplasien.

Haut-Rheuma-Syndrome

- **Rheumatoide Arthritis:** Rheumaknoten, vaskulitische Ulzera.
- **Seronegative Polyarthritisformen:** Arthritis bei Psoriasis, M. Reiter (Reiter-Trias und Dermatose), M. Behçet, Gonorrhö, Kollagenosen, chronischen Darmerkrankungen.

Haut-Tumor-Syndrome

Extrakutane Tumoren können durch Tumorprodukte (z. B. Hormone, Zytokine, Entzündungsmediatoren) oder immunologisch Hautveränderungen auslösen: Obligate und fakultative paraneoplastische Hautsyndrome. Beispiele: Acanthosis nigricans, Dermatomyositis, figurierte Erytheme wie Glukagonom-Syndrom.

017 zusätzliche Abbildungen
018 IMPP-Fragen

7.9 Polyätiologische und idiopathische Erkrankungen der Kutis

Es gibt erworbene, entzündliche Hautkrankheiten, bei denen es nicht eine, sondern mehrere auslösende Ursachen gibt, sie sind **polyätiologischer Genese**. Es scheint sich hierbei um Hautreaktionsmuster zu handeln, die präformiert sind und durch verschiedene Provokationsfaktoren wie z. B. Infekte, physikalisch-chemische Noxen, Medikamente, Antigene oder Tumoren ausgelöst werden können. Bei anderen Erkrankungen oder Verlaufsformen sind mit bisherigen diagnostischen Möglichkeiten keine Krankheitsursachen zu finden, sie sind zunächst **idiopathischer** bzw. **unklarer Genese**.

Die Einteilung dieser polyätiologischen bzw. idiopathischen Hauterkrankungen ist deshalb vorläufiger Natur und erfolgt nach ihrer klinisch-dermatologischen Symptomatik.

7.9.1 Erythematosquamöse Erkrankungen

Die klinische Symptomatik wird von Hautherden geprägt, die als Basissymptome entweder Rötung (**Erytheme**) oder Rötung und Schuppen (**Squamae**) zeigen.

Erythema anulare centrifugum (Abb. 7.141)

Das Erythema anulare centrifugum ist das Beispiel eines **„figurierten Erythems"**. Im Gegensatz zu den einfachen Erythemen (z. B. Palmarerythem) zeigen figurierte Erytheme zwei Besonderheiten:

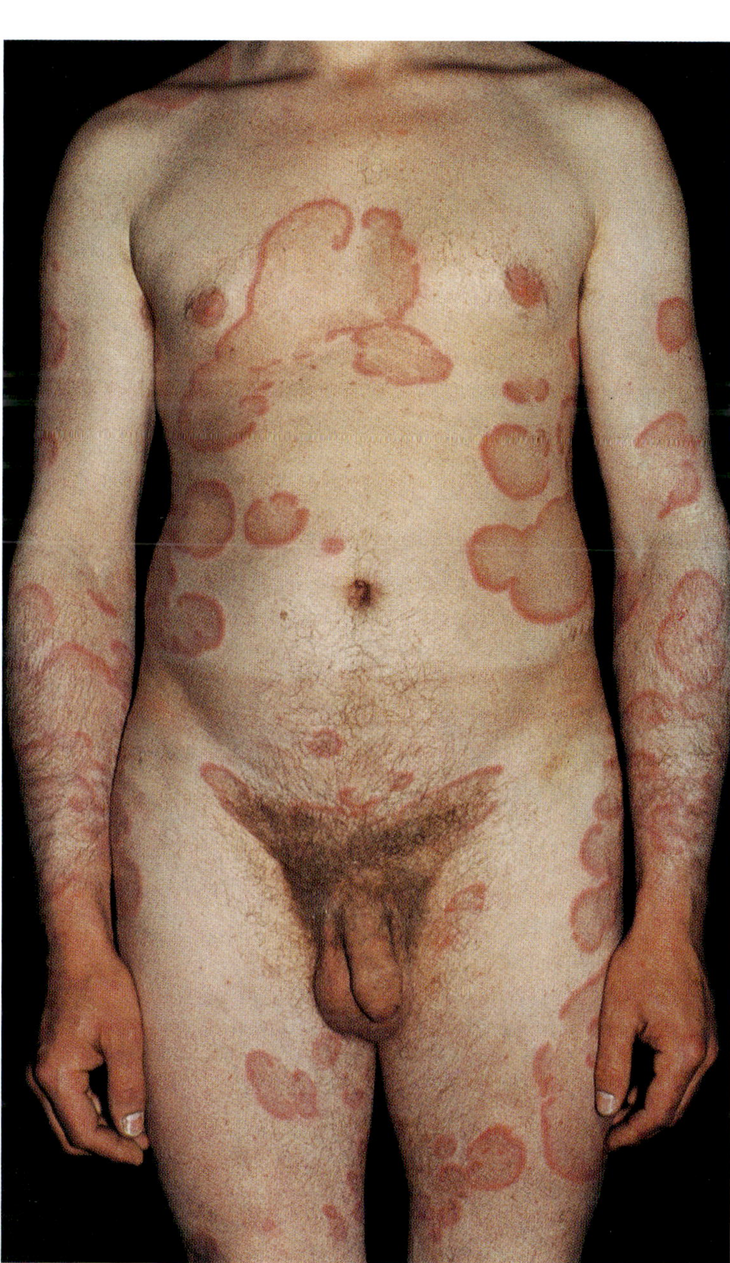

Abb. 7.141 Erythema anulare centrifugum.
Anamnese: 37-jähriger Patient. Innerhalb von fünf Jahren mehrere Schübe mit zwischenzeitlichen Remissionen.
Befund: an Rumpf und Extremitäten zahlreiche scharf, aber unregelmäßig-figuriert begrenzte Herde mit urtikariellem rotem Rand und blassrotem Zentrum. – Eine Durchuntersuchung unter konsiliarischer Einschaltung anderer Fachgebiete ergab bisher keine pathologischen Befunde.
Therapie: in Anbetracht der Ausdehnung und Rezidivneigung kurzfristig systemisch Kortikoide. Fortsetzung der Durchuntersuchung.
Anmerkung: Der Name Erythema anulare centrifugum beschreibt das klinische Bild. Kleine erythematöse, initial anuläre Herde breiten sich zentrifugal aus. Durch Zusammenfließen entstehen unterschiedliche Herdfiguren.

1. Scharf begrenzte figurierte Ränder (anulär, bogig, girlandenförmig).
2. Dynamik mit Ausbreitungs- und Wanderungstendenz.

Das Erythema anulare centrifugum ist eine polyätiologische, entzündliche Hauterkrankung, die im Rahmen anderer Erkrankungen oder auch idiopathisch auftritt. Hautsymptome sind figurierte Erytheme.

Krankheitsbild

- **Hautbefund:** flächenhafte, unregelmäßig **anulär-bogig** begrenzte Erytheme mit eleviert-urtikariellem Rand. Lokalisation: Rumpf und Extremitäten.
- **Verlauf:** Einzelherddynamik mit peripher-zentrifugalem Wachstum und zentraler Rückbildung sowie wechselhafter urtikarieller Randkomponente. Insgesamt chronisch mit Rückbildung und Neubildung von Herden.

Diagnostik Anamnese und klinisches Bild, Histologie (lymphozytäre Vaskulitis). Suche nach möglichen Krankheitsursachen einschließlich Tumoren.
Differentialdiagnose: Psoriasis pustulosa (Typ Erythema anulare centrifugum).

Ätiopathogenese Polyätiologische, wahrscheinlich immunologisch-entzündliche Reaktion.
Mögliche Auslösefaktoren: akute und chronische Infektionen einschließlich Tinea und Candidose, Parasitosen, Medikamente, Nahrungsmittel, maligne viszerale Tumoren.

Therapie Je nach Schweregrad lokale oder auch systemische **antiphlogistische Therapie**, z.B. mit Kortikoiden. Wichtig ist die Ausschaltung möglicher Ursachen.

Andere figurierte Erytheme

Andere „figurierte Erytheme" wurde zum Teil bereits in früheren Kapiteln erwähnt.

- **Erythema migrans** bei Borreliose (s. Kap. 7.3.2).
- **Paraneoplastische figurierte Erytheme:** Erythema gyratum repens bei Bronchialkarzinom, Erythema necroticans migrans bei Glukagonom (s. Kap. 7.8.6).
- **Erythema anulare rheumaticum** bei akutem rheumatischem Fieber: mit Rückgang des akuten rheumatischen Fiebers ebenfalls sehr selten geworden.

Pityriasis rosea (Abb. 7.142)

Synonym: Röschenflechte

Pityriasis rosea ist eine ätiologisch unklare, akut-entzündliche Hauterkrankung. Die Hautsymptomatik besteht aus einem Exanthem, wobei die Hautherde eine feine Schuppung (Pityriasis) und Rötung zeigen. Häufige Erkrankung in Pubertät und Adoleszenz sowie jungem Erwachsenenalter.

Krankheitsbild Typisches Zweiphasenexanthem:

- Beginn mit **„Primärherd":** medaillonartiger, mehrere Zentimeter großer Einzelherd, meist am Rumpf, mit Rötung und Schuppung, später zentral beginnende Rückbildung und periphere Schuppenkrause.
- **Sekundärexanthem** nach Tagen bis wenigen Wochen: symmetrisches Exanthem mit zahlreichen kleinen, erythematosquamösen Herden. Anordnung entlang den Hautspaltlinien, am Rücken tannenbaumartiges Muster. Haut in der Exanthemphase sehr empfindlich und leicht irritierbar.
  Lokalisation: Rumpf und proximale Extremitäten.

Allgemeinsymptome: nur gelegentlich leichte Temperaturerhöhung, Abgeschlagenheit.
Subjektiv: Juckreiz.
Verlauf in mehreren Schüben, Abheilung nach 3–6 Wochen, selten Rezidive.

Diagnostik Anamnese und klinisches Bild.
Differentialdiagnose: akute Psoriasis vulgaris (Abb. **7.7**), seborrhoisches Ekzem (Abb. **7.92**), Arzneimittelexanthem (Abb. **7.99**), sekundäre Syphilis (Abb. **19.17**).

Ätiopathogenese Unklar. Wahrscheinlich infektiöse oder infektionsallergische Erkrankung mit anschließender Immunität. HHV 6- bzw. 7-Infektion?

Therapie Wegen der leichten Irritierbarkeit und der zu erwartenden Spontanheilung nur **milde symptomatische Lokalbehandlung**, z.B. mit Hydrocortison-Creme. Bei Juckreiz **orale Antihistaminika**. Bei Therapieresistenz auch Lichttherapie.
Hautschonung durch milde Hautreinigung, lockere Kleidung.

Parapsoriasis en plaques (Abb. 7.143)

Unter **„Parapsoriasis"** wurden früher Erkrankungen mit gewissen psoriasisähnlichen Zügen zusammengefasst: Parapsoriasis en plaques, Pityriasis lichenoides (s. Kap. 7.9.2). Es handelt sich jedoch um eigenständige Erkrankungen ohne Beziehung zur Psoriasis. Sie werden deshalb getrennt besprochen.
Parapsoriasis en plaques ist eine chronische-entzündliche Hauterkrankung unklarer Ätiologie, die ohne erkennbare Ursachen idiopathisch beginnt. Symptome sind erythematosquamöse Hautherde. Auftreten meist bei erwachsenen Männern.

Krankheitsbild Zwei klinisch und prognostisch verschiedene Formen sind zu unterscheiden:

- **Kleinherdig-benigne Form:** gelblich-bräunliche, leicht schuppende Herde von länglich-gestreckter Form (fingerähnlich, digitiform), bis max. 5 cm groß. Anordnung entlang der Hautspaltlinien. Lokalisation an Rumpf und Extremitäten.
- **Großherdig-prämaligne Form:** rötlich-bräunliche, leicht schuppende, auch leicht infiltrierte Herde von plaqueartig-unregelmäßiger Form, Größenwachstum bis über 5–10 cm. Lokalisation an Rumpf und Extremitäten. Subjektiv: Juckreiz.
- Sonderform: **Poikilodermatischer Typ (Prälymphom):** großherdig-poikilodermatisches Bild mit Teleangiekta-

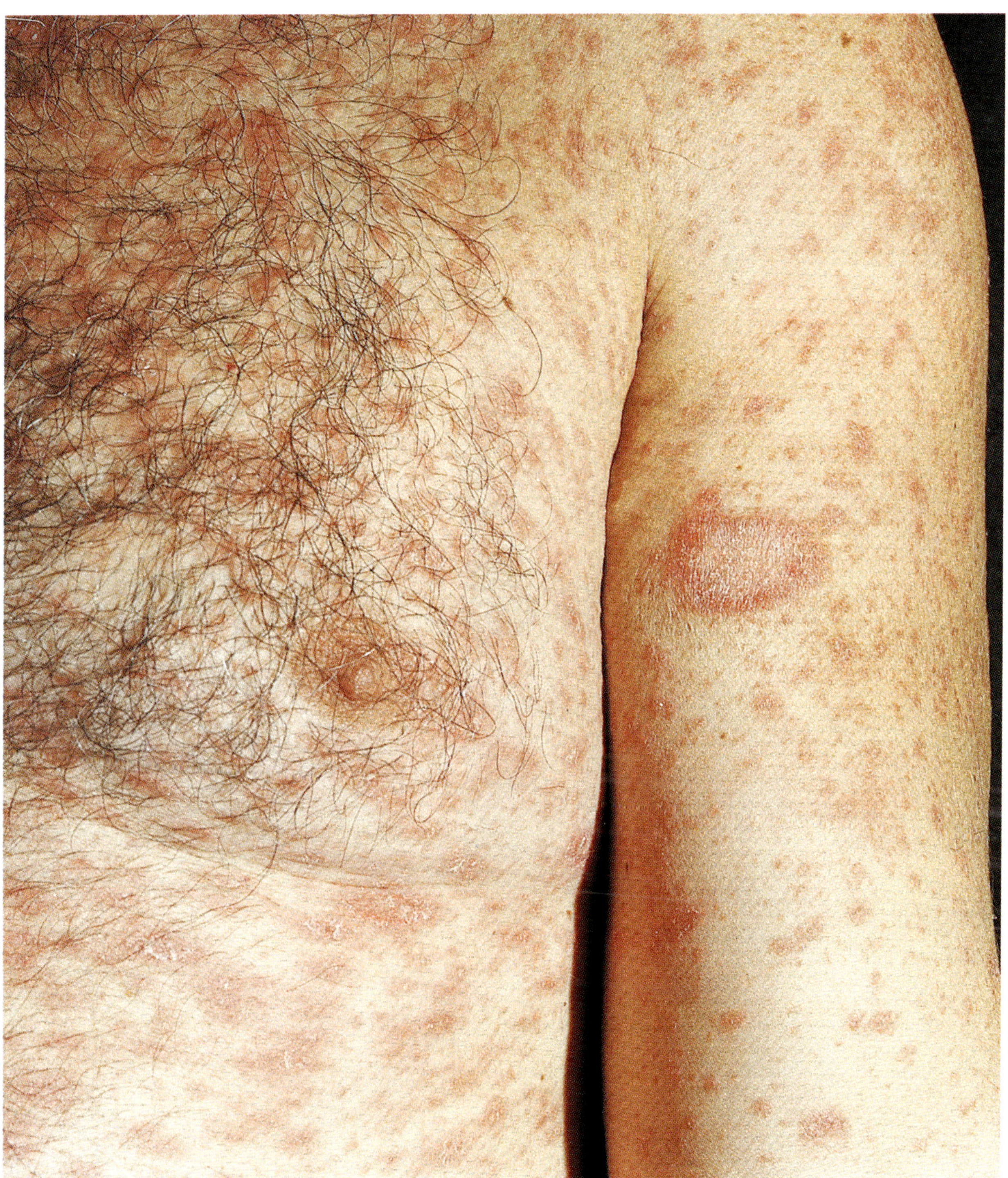

Abb. 7.142 Pityriasis rosea.

Anamnese: 23-jähriger Patient. Bei allgemeinem Wohlbefinden zunächst schuppender Herd am linken Oberarm, nach einer Woche zahlreiche neue Herde.

Befund: Neben einem zweieurostückgroßen, erythematosquamösen Herd am linken Oberarm (Primärherd) findet sich ein weitgehend generalisiertes, kleinherdiges erythematosquamöses Exanthem. Die Herde sind rund bis oval, z. T. mit nach innen gerichteter Schuppenkrause. Unterarme und Hände sowie Gesicht sind ausgespart. Die Herde sind linienförmig angeordnet und folgen dem Verlauf der Hautspaltlinien, gut sichtbar am Rumpf.

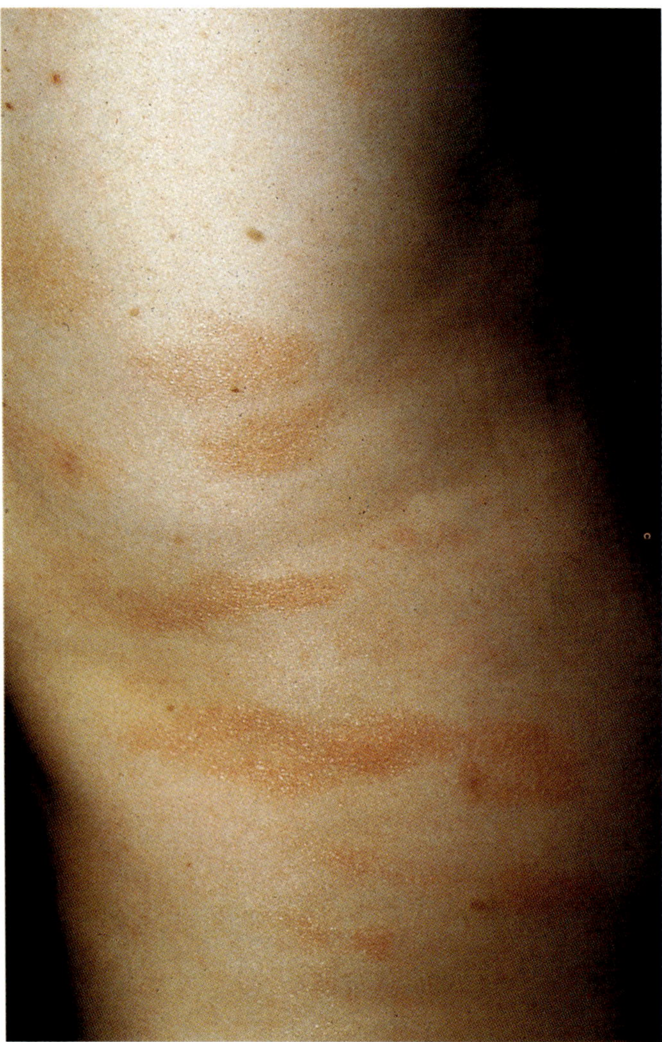

Abb. 7.143 Parapsoriasis en plaques: großherdige Form.
Anamnese: 46-jähriger Patient. Allmähliche Vergrößerung der Hautherde und Auftreten neuer Herde über mehrere Jahre. Jetzt zunehmender Juckreiz.
Befund: am seitlichen Rumpf zahlreiche, scharf begrenzte, ovaläre bis streifenförmige braun-rötliche Herde mit leichter Schuppung. Herdgröße unterschiedlich, maximal 8 cm.

sien, Atrophie, Pigmentverschiebungen. Auch retikulär angeordnete, lichenoide Papeln.

Verlauf

- **Kleinherdige Form:** hochchronischer Verlauf, Besserung im Sommer.
- **Großherdige Form:** allmählicher Übergang in malignes kutanes T-Zell-Lymphom (Mycosis fungoides) möglich. Hinweis: zunehmende Infiltration der Herde (Abb. 7.184a).

Therapie

- **Kleinherdige Form:** intensivierte Hautpflege, evtl. schwache Lokalkortikoide oder Lichttherapie (UV-B).
- **Großherdige Form:** je nach Krankheitsintensität Lichttherapie (UV-B) oder PUVA. Systemische Behandlung mit dem Retinoid Acitretin, auch kombiniert mit PUVA. Klinisch-histologische Verlaufskontrollen erforderlich.

Erythrodermien (Abb. 7.186)

Erythrodermie ist keine Krankheitsentität, sondern ein klinisch-pathologischer Zustand: Entzündung der gesamten Haut mit universeller Rötung, Schuppung und auch Infiltration.
Eine Erythrodermie ist meist polyätiologischer Genese. Sie kann sich aus einer Medikamentenunverträglichkeit, einer malignen Systemerkrankung oder präexistenten Hauterkrankung entwickeln und stellt deren kutane Maximalform dar. Sie kann aber auch idiopathischer Natur sein. Da sie mit extrakutanen Organschäden sowie dem Zusammenbruch von Hautfunktionen (Hautinsuffizienz) einhergehen kann, ist sie ein schweres, zum Teil auch lebensbedrohliches Krankheitsbild. Die Hautsymptomatik ist eintönig, typische Hautsymptome zu Grunde liegender Erkrankungen gehen in der allgemeinen Hautsymptomatik der Erythrodermie unter.

Krankheitsbild

- **Allgemeine Hautsymptomatik:** flächenhafte Rötung, Schuppung und Infiltration der gesamten Haut, kleine Areale können ausgespart sein. Fakultative Wachstums-

störungen bzw. Ausfall von Haaren und Nägeln. Ektropium der Augenlider, Schwellung regionärer Lymphknoten.
- **Hautinsuffizienz:** möglicher Zusammenbruch verschiedener Hautfunktionen, auch mit extrakutanen Folgen:
  - Schutz-Grenz-Funktion: **Wasserverlust** durch gesteigerte Abdunstung (Exsikkose), **Eiweißverlust** durch Schuppung und Exsudation (Hypalbuminämie).
  - Temperaturregulation: ständiger **Wärmeverlust** über maximal durchblutete Haut (Patient friert), Störungen bzw. Zusammenbruch der zentralen Temperaturregulation möglich.
  - Abwehrfunktion: Gefahr großflächiger **bakterieller und viraler Kolonisierung** der Haut durch Staphylokokken, Streptokokken, gramnegative Keime, Herpes-simplex-Virus. Entwicklung entsprechender Sekundärinfektionen, Sepsis.
- **Extrakutane Symptomatik:** mögliche Schädigung von Herz-Kreislauf-System, Niere und Leber. Extrakutane Folgen einer Hautinsuffizienz (s. o.).
- **Allgemeinzustand:** Störung des Allgemeinbefindens, Fieber, Gewichtsverlust bis Kachexie.

Verlauf Akuter oder chronischer Verlauf:
- **Akute Erythrodermie:** akutes Auftreten, schnelle Erythrodermieentwicklung. Häufig im Anschluss an Medikamenteneinname. Weiterentwicklung zu toxischer epidermaler Nekrolyse möglich (TEN s. Kap. 7.6.3). Meist schwerer, vital bedrohlicher Verlauf.
- **Chronische Erythrodermie:** Entwicklung im Rahmen einer chronisch verlaufenden Haut- oder Systemerkrankung, auch idiopathisch.

Diagnostik
- **Anamnese** mit Vorerkrankungen, Medikamenten, Verlauf.
- **Klinisches Bild:** führt zur Diagnose.
- **Weitere Diagnostik:** mikrobiologische Hautuntersuchung, Hautbiopsie sowie zusätzliche Diagnostik zur Erkennung einer eventuellen Grundkrankheit, Auswirkungen einer Hautinsuffizienz und extrakutaner Störungen.

Ätiopathogenese
- **Akute Erythrodermie:** meist erythrodermatische Form einer schweren Arzneimittelunverträglichkeit. Mögliche auslösende Medikamente sind Sulfonamide, orale Antidiabetika, Goldpräparate, Antimalariamittel, Carbamazepin.
- **Chronische Erythrodermie:**
  - **Primäre Erythrodermien:** mögliches primäres Erscheinungsbild maligner Lymphome, mit spezifischer Tumorzellinfiltration der Haut. Beispiele: kutane Lymphome wie Sézary-Syndrom, Abb. **7.186**) oder Mycosis fungoides, Hämoblastosen.
  - **Sekundäre Erythrodermien:** Maximalform umschriebener Hauterkrankungen. Beispiele: Psoriasis-Erythrodermie, atopische Erythrodermie.
  - **Idiopathische Erythrodermien:** z. B. sog. „Alterserythrodermie" mit Kachexie und Lymphknotenschwellungen.

Therapie Die Therapie von Erythrodermien ist komplex und in der Regel nur stationär möglich. Grundzüge sind:
- **Basistherapie:** dermatologische Intensivpflege und Behandlung mit lokal-antiphlogistischen/antimikrobiellen Externa (Cave: resorptive Wirkung!). Systemische Initialtherapie mit Kortikoiden.
- **Akute Erythrodermie:** sofortiges Absetzen des Medikaments bei Arzneimittelunverträglichkeit.
- **Chronische Erythrodermie:** nach systemischer Akuttherapie Behandlung der zugrunde liegenden Systemerkrankung bzw. Hauterkrankung.
- **Behandlung von Stoffwechsel- und Innenorganerkrankungen.**

7.9.2 Papulonodöse Erkrankungen

Die klinische Symptomatik dieser Erkrankungen wird von Hautherden geprägt, die als Basissymptom **Papeln** bzw. **Knoten** zeigen.

Lichen ruber (Abb. **7.144**, **7.145**)

Synonym: Knötchenflechte

Lichen ruber ist eine ätiologisch unklare, wahrscheinlich immunologisch-entzündlich bedingte Haut-Schleimhaut-Erkrankung. Kutanes Leitsymptom sind **lichenoide Papeln**, d. h. blaurote, oberflächlich plane, polygonale Papeln. Häufige Haut-Schleimhaut-Erkrankung, meist chronischer Verlauf. Erkrankung durch exogene Reize provozierbar (isomorpher Reizeffekt). Familiäre Häufung möglich (10%).

Krankheitsbild Häufigste Form ist der Lichen ruber planus.
- **Haut:** blaurote, wenige Millimeter große polygonale Papeln. Oberfläche flach (plan) mit weißlichem Streifenmuster (**Wickham-Phänomen**). Durch Konfluenz entwickeln sich größere Herde. Gelegentlich striäre Anordnung der Papeln (isomorpher Reizeffekt durch Kratzen bzw. Reiben). Prädilektionsstellen: Unterarme, insbesondere Handgelenkinnenseiten, Unterschenkel, Genitoanalregion. Auch exanthematisches Auftreten.
- **Schleimhaut:** weißlich-streifenförmige, nicht abwischbare Herde, zum Teil erosiv. Meist Mundschleimhaut (Abb. 17.7), aber auch Genitalschleimhaut.
- **Fakultativ:** Nagelwachstumsstörungen, Haarausfall.
- **Subjektiv:** Juckreiz, aber selten Kratzexkoriationen, sondern eher Reiben und Scheuern. Schmerzen bei erosiven Schleimhautveränderungen, Essstörungen, genitale Störungen.
- **Assoziierte Erkrankungen:** gehäuftes Auftreten von u. a. Virushepatitis (B, C), primär biliärer Zirrhose, Diabetes mellitus, Autoimmunerkrankungen oder chronischen Darmerkrankungen.

Sonderformen
- **Lichen ruber follicularis:** follikuläre Papeln. Atrophisierende Alopezie am Kapillitium möglich.
- **Lichen ruber anularis:** ringförmige Herde, besonders im Genitalbereich.

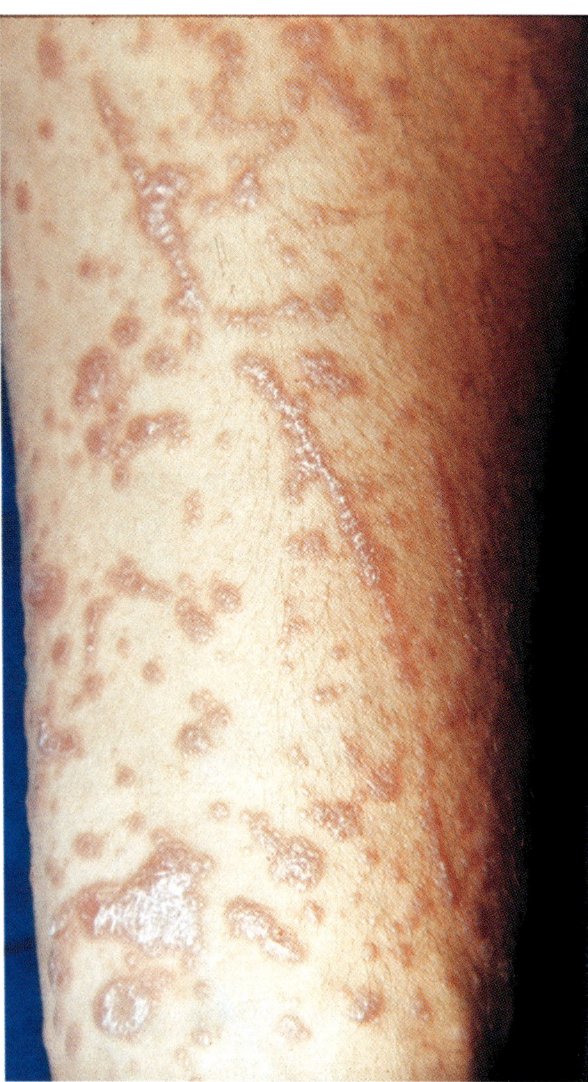

Abb. 7.144 Lichen ruber planus: akut-exanthematische Form mit isomorphem Reizeffekt.

Anamnese: 41-jährige Patientin. Beginn vor ca. zwei Monaten mit erheblichem Juckreiz.

Befund: am linken Unterarm disseminiert aggregierte, zum Teil zu Plaques konfluierende rötliche plane Papeln mit lichenoidem Glanz und weißlicher, netzartiger Oberflächenzeichnung (Wickham-Phänomen). Daneben gleichartige Veränderungen in strichförmiger Anordnung, die einer vorangehenden Reibe- bzw. Kratzspur entspricht (Koebner-Phänomen). Weitere Befunde: generalisierter Befall des übrigen Körpers, Mitbefall der Mundschleimhaut (Abb. **17.7**).

- **Lichen ruber verrucosus:** knotig-keratotische Herde, meist an Unterschenkeln.

Verlauf Beginn teils primär-chronisch mit wenigen Herden, dann allmähliche Ausbreitung. Teils akut-exanthematisch mit schneller Ausbreitung. Spontanremission nach 6–12 Monaten möglich, aber auch längerer Verlauf. Auch Rezidive möglich.

Diagnostik

- **Klinisches Bild:** charakteristisch, besonders bei gleichzeitigem Haut-Schleimhaut-Befall. **Wickham-Phänomen** mit weißlichem Netzmuster, deutlich nach Befeuchtung von Herden mit Wasser oder Öl. Vorhandensein eines isomorphen Reizeffekts.
- **Histologie:** bandförmiges entzündliches Infiltrat. Degeneration der basalen Epidermiszellen, unregelmäßige Hyperplasie der Körnerzellen (Substrat des Wickham-Phänomens).
- **Direkte Immunfluoreszenz:** Immunglobulin- und Fibrinablagerungen.

Differentialdiagnose: lichenoide Arzneiexantheme.

Ätiopathogenese Ätiologie unklar. Immunpathogenese wahrscheinlich, mögliche Autoimmunerkrankung. Ähnlichkeiten mit chronischer Graft-versus-Host-Reaktion, auch auffällige Assoziation mit anderen Autoimmunerkrankungen. Symptome durch örtliche Haut-/Schleimhautschädigung provozierbar (**isomorpher Reizeffekt**). Aber auch durch Medikamente (z.B. β-Rezeptorenblocker), Infekte oder Stress.

Therapie

- **Lokale Therapie:** Lokalkortikoide Stärke 3–4, auch okklusiv. Lichen ruber mucosae: Schleimhautkortikoide (Haftsalben), auch kortikoidgetränke Tupfer. Bei exanthematischer Form auch Lichttherapie.
- **Bei schweren generalisierten Formen:** systemisch Kortikoide, z.B. 30 mg Prednisolon für 3 Wochen, dann über 3 Wochen ausschleichen. Retinoide (Acitretin) besonders bei starkem Mundschleimhaut- und/oder Nagelbefall.

Prophylaxe: Vermeidung provozierender Haut-/Schleimhautreize. Beispiele: physikalisch-chemische Hautnoxen. Mundschleimhautnoxen wie heiße, scharfe Getränke und Speisen, harte Zahnbürsten, schlecht sitzende Prothese, sanierungsbedürftiges Gebiss.

Lichen simplex chronicus

Synonym: Neurodermitis circumscripta

Lichen simplex chronicus ist eine ätiologisch unklare, chronisch-entzündliche Hauterkrankung. Hautsymptome sind **lichenoide Papeln.** Diskutiert wird als Auslösefaktor eine chronisch-umschriebene Hauttraumatisierung durch chronisches Kratzen bei Hautjuckreiz, atopischem Ekzem, inneren Erkrankungen, seelischen Störungen mit abnormem Kratzverhalten.

Krankheitsbild

- **Ausgangseffloreszenz:** lichenoide Papeln.
- **Vollbild:** Dreizonenaufbau mit zentraler Lichenifikation, lichenoiden Papeln in der Mittelzone, bräunlicher Hyperpigmentierung der Außenzone. Meist einherdig, selten mehrherdig. Prädilektionsstellen: Extremitäten, Nacken, Genitalregion.
- **Subjektiv:** starker Juckreiz.

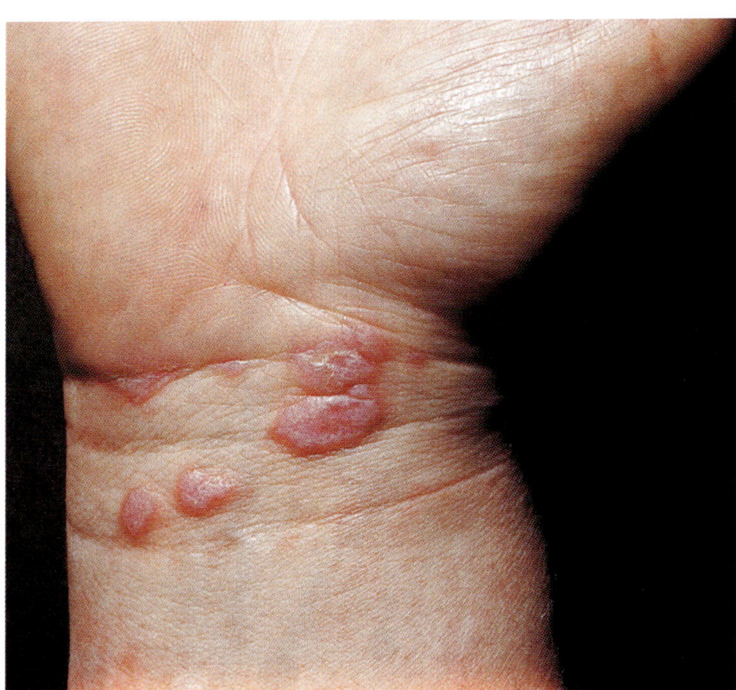

Abb. 7.145 Lichen ruber planus.
Anamnese: 38-jährige Patientin. Vor 5 Jahren schon einmal Lichen ruber mit spontaner Rückbildung. Jetzt erneut Herde an beiden Handgelenkinnenseiten.
Befund: Über der Innenseite des rechten Handgelenks finden sich teils einzeln stehende, teils konfluierende, scharf begrenzte, polygonale, blau-rote, flache Papeln, die eine weißliche streifenartige Zeichnung erkennen lassen. – Subjektiv: Juckreiz, aber keine Kratzspuren. Weiterer Befund: entsprechende Herde auch am anderen Handgelenk.

Therapie Lokal-symptomatische Behandlung mit **Kortikoiden**, auch okklusiv, intraläsional. Behandlung von Juckreizursachen und seelischen Störungen.

Pityriasis lichenoides

Pityriasis lichenoides ist eine entzündliche Hauterkrankung polyätiologischer Genese. Ausgangseffloreszenz sind leicht schuppende lichenoide Papeln. Zwei Verlaufsformen wahrscheinlich einer Erkrankung.

Krankheitsbild

- **Pityriasis lichenoides acuta:** entzündlich gerötete, leicht schuppende Papeln, auch hämorrhagische Bläschen und Nekrosen → windpockenähnliches Bild, aber kein Schleimhautbefall und keine Allgemeinsymptome. Akuter oder subakuter, schubhafter Verlauf. Abheilung oder Übergang in chronische Form.
  Histologie: Vaskulitis.
- **Pityriasis lichenoides chronica:** zunächst vorwiegend papulöse, gerötete, leicht schuppende Herde. Dann Rückbildung der papulösen Komponente und Verstärkung der Schuppung („Deckelschuppe"). Chronisch-schubhafter Verlauf.

Diagnostik Anamnese, klinisches Bild, histologischer Befund.

Ätiopathogenese Teils reaktiv auftretend nach fieberhaften Infekten, Fokalinfekten oder Medikamenten, teils auch idiopathisch.

Therapie

- **Lokaltherapie:** symptomatisch-antiphlogistisch mit Lokalkortikoiden.
- **Phototherapie** (UV-B) und **Photochemotherapie** (PUVA).
- Bei infektiöser Genese: Versuch mit Antibiotika, Sanierung von Fokalinfekten.

Sweet-Syndrom

Synonym: akute, febrile, neutrophile Dermatose

Akute fieberhafte Hauterkrankung polyätiologischer Genese. Papulöse Hautsymptomatik.

Krankheitsbild Grippeähnliche Prodromalerscheinungen. Nach Besserung plötzlicher Fieberanstieg und Auftreten typischer Hautherde.

- **Haut:** dunkelrote, ödematös-sukkulente, z. T. nummuläre, z. T. papulöse, druckempfindliche Herde. Prädilektionsstellen: Gesicht, Extremitätenstreckseiten, auch Rumpf.
- **Sonstige Befunde:** fakultativ Arthralgien, Konjunktivitis. Entzündungsparameter: BKS-Erhöhung, Blutleukozytose, Fieber 38–39 °C.
- **Verlauf:** über mehrere Wochen, Rezidive möglich.

Diagnostik

- **Anamnese, klinisches Bild.**
- **Histologie:** starkes Ödem und massives neutrophiles, später lymphozytäres Infiltrat der Dermis.
- Durchuntersuchung und Ursachendiagnostik.

Differentialdiagnose: Erythema exsudativum multiforme, Arzneiexanthem.

Ätiopathogenese Polyätiologische Hautreaktion nach Infekten, chronischen Darmerkrankungen, Medikamenten (z. B. Antibiotika). Aber auch paraneoplastisch z. B. bei Leukosen oder Hämoblastosen, die auch erst später manifest werden können.

Therapie Systemisch **Kortikoide**, Initialdosis 60–80 mg Prednison/d. Behandlung einer auslösenden Erkrankung.

Prurigoerkrankungen (Abb. **7.146**, **7.147**)

Prurigoerkrankungen sind polyätiologische, entzündliche Hauterkrankungen. Gemeinsam ist ihnen die typische Prurigosymptomatik mit dem Leitsymptom der **aufgekratzten Prurigopapel**. Häufige Erkrankungen mit verschiedenen Verlaufsformen.

Krankheitsbild Der typischen **Prurigosymptomatik** liegt eine Effloreszenzen-Sequenz zu Grunde: Beginn mit kleiner flüchtiger **Quaddel**. Durch zelluläre Infiltration Umwandlung in eine Papel mit apikalem Bläschen: „**Seropapel**". Diese wird wegen starkem Juckreiz zu einer **Exkoriation** zerkratzt, der Juckreiz hört auf. Abheilung mit zarter hypopigmentierter **Narbe**. Kein Schleimhautbefall.

- **Prurigo simplex acuta:** meist bei Kindern mit Atopiedisposition, akut auftretende Prurigo (Strophulus infantum). Häufung im Sommer und Herbst. Schubhafter Verlauf möglich. Subjektiv starker Juckreiz.
- **Prurigo simplex subacuta:** meist bei Erwachsenen (häufig Frauen), subakut bzw. chronisch-rezidivierende Prurigoform mit grundsätzlich gleicher Symptomatik. Klinisches Bild von zerkratzten Herden und Närbchen bestimmt. Prädilektionsstellen: Gesicht, Oberarme, Oberkörper, Oberschenkel.

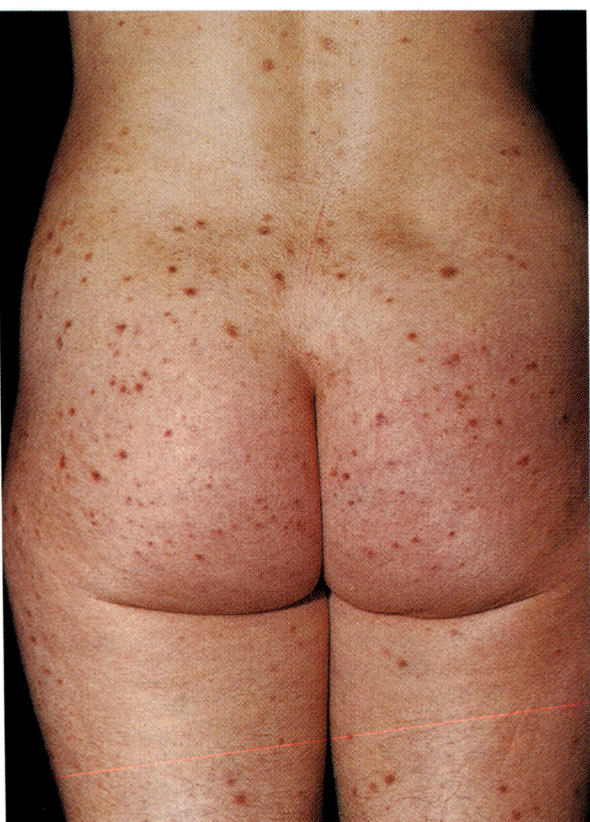

Abb. 7.146 Prurigo simplex subacuta
Anamnese: 48-jährige Patientin. Beginn vor ca. zwei Jahren, allmähliche Ausbreitung.
Befund: disseminierte, einzeln stehende, bis linsengroße Herde. Zum Teil entzündliche Papeln, zum Teil Exkoriationen. Befallsmuster: schwerpunktmäßiger Befall der Glutealregion, einzelne Herde auch an erreichbaren Stellen von Oberkörper und Extremitäten. – Subjektiv: brennender Juckreiz der Herde, der nach Aufkratzen verschwindet.
Anmerkung: trotz des auffälligen Befallsmusters anamnestisch keine konkreten Angaben über seelische Probleme oder Konfliktsituationen.

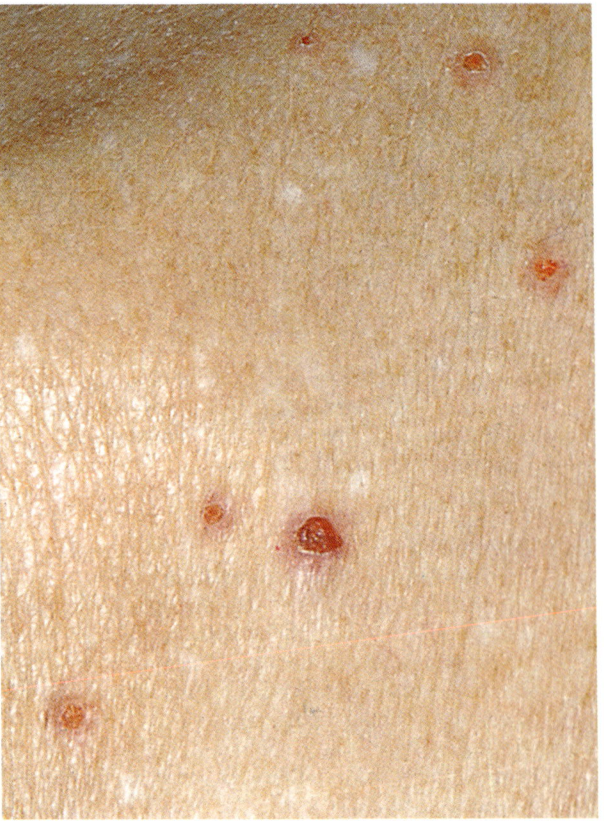

Abb. 7.147 Prurigo simplex subacuta (Detailansicht von Abb. **7.146**).
Befund: einige Prurigoherde, zum Teil oberflächlich, zum Teil vollständig exkoriiert. Außerdem zarte, depigmentierte Närbchen nach Abheilung exkoriierter Herde.

- Sonderform: **Prurigo nodularis:** klinisches Bild hier von derben, nicht mehr vollständig wegkratzbaren Knoten bestimmt. Oberflächlich z.T. exkoriiert, z.T. keratotisch. Subjektiv exzessiver Juckreiz.

Diagnostik Anamnese und typisches klinisches Bild. Histologische Untersuchung evtl. zur Ausschlussdiagnostik assoziierter Prurigoformen (s.u.).

Ätiopathogenese Wahrscheinlich kombinierte Immunreaktion vom Typ I und IV mit verschiedenen Auslösemechanismen.

- **Prurigo simplex acuta:** Auslösung vorwiegend **exogen** durch Milben, Läuse, Flöhe, Wanzen, Insektenstiche.
- **Prurigo simplex subacuta:** mögliche **Grundkrankheiten** wie Diabetes mellitus (Prurigo diabetica), Lebererkrankungen (Prurigo hepatica), Schwangerschaft (Prurigo gestationis).
  Weitere Möglichkeiten: Magen-Darm-Störungen, hormonelle Störungen, Parasitosen, Neoplasien. Nicht selten **seelische Störungen** mit depressiven Verstimmungen, Neurosen mit zwanghaftem tiefen Zerkratzen von Effloreszenzen.
- **Prurigo nodularis:** Grundkrankheiten, seelische Störungen, auch Atopie.

Therapie

- **Basisbehandlung:** Lokaltherapie mit Kortikoiden, Adstringentia, auch Antiinfektiosa (bei Sekundärinfektionen). Bei Prurigoknoten intraläsionale Kortikoidtherapie oder Kryotherapie. Systemische Behandlung mit sedierenden Antihistaminika (nachts). Auch Lichttherapie mit UV-B.
- **Ausschaltung/Behandlung von Auslösefaktoren:** bei Prurigo simplex acuta meist Abheilung nach Vermeidung von Stichen bzw. antiparasitärer Behandlung. Bei Prurigo simplex subacuta und nodularis Behandlung von Grundkrankheiten und seelischen Störungen. Insgesamt nicht selten chronischer, therapieresistenter Verlauf.

Assoziierte Prurigoformen

Im Gegensatz zur Prurigo simplex kann eine Prurigosymptomatik auch im Rahmen anderer Dermatosen auftreten: z.B. Prurigoform eines **atopischen Ekzems** oder einer **Dermatitis herpetiformis.** Prurigoähnliche Symptome können weiterhin bei **malignen Systemerkrankungen** mit spezifischer Hautinfiltration auftreten, z.B. bei Morbus Hodgkin.

Rosazea (Abb. **7.148**)

Synonym: Kupferrose, Couperose (fr.)

Rosazea (rosa [lt.] = Rose) ist eine ätiologisch unklare, chronisch-entzündliche Erkrankung von Haut und Augen. Hautsymptome sind entzündliche Papeln, die sich aus Erythemen entwickeln und in Pusteln und Knoten übergehen können.
Häufige Erkrankung des mittleren Erwachsenenalters, besonders bei hellhäutigen, lichtempfindlichen Menschen. Durch Gesichtslokalisation Aussehensstörung bis zur Entstellung.

Krankheitsbild

- **Haut:** chronisch-rezidivierende, stadienhafte Entwicklung über Jahre, zunehmende Seborrhö, keine Komedonen. Generell empfindliche, leicht irritierbare Haut.
  0. Vorstadium: flüchtige Gesichterytheme, flushartig.
  1. **Erythemstadium** (Rosazea erythematosa): persistierende Erytheme und Teleangiektasien, „rotes Gesicht".
  2. **Papulopustulöses Stadium** (Rosazea papulopustulosa): entzündliche Papeln, Pusteln, Papulopusteln.
  3. **Knotiges Stadium** (Rosazea conglobata): entzündliche Knoten, auch hämorrhagisch, konfluierend, einschmelzend.
- **Lokalisation:** Gesicht, in schweren Fällen Ausbreitung auf Ohr-, Hals- und Brustregion möglich.
- **Subjektiv:** Brennen, Schmerzen.
- **Auge:** Augenbeteiligung in ca. 3(–25)%. Blepharokonjunktivitis mit Chalazion oder Keratitis. Korreliert nicht mit dem Schweregrad der Hautrosazea.
- **Komplikationen**
  - **Rhinophym** (Knollennase): besonders bei Männern. Knotenbildungen auch an Stirn, Kinn, Ohren möglich. Deutliche Seborrhö, grobporige Haut. Korreliert nicht mit dem Schweregrad der Rosazea.
  - Persistierendes **Gesichtsödem.**

Verlauf: allmählich einsetzend mit chronisch-rezidivierendem Verlauf über Monate und Jahre. Meist Entwicklung bis zum Stadium der Rosazea papulopustulosa, seltener der Rosazea conglobata.

Sonderformen

- **Lupoide Rosazea** mit lupoiden Infiltraten durch Granulombildung.
- **Steroidrosazea:** akute Rosazeaexazerbation durch Absetzen einer lokalen Kortikoidbehandlung.
- **Rosazea fulminans:** Maximalform einer Rosazea, akut einsetzend bei jungen Frauen.

Diagnostik

- **Anamnese** und typisches **klinisches Bild.**
- **Mikrobiologische Diagnostik:** Pustelabstrich (steril), zahlreiche Demodex-Milben.
- Eventuell Histologie.

Differentialdiagnose: Acne vulgaris (Komedonen, jüngeres Erkrankungsalter). Periorale Dermatitis (keine Pusteln).

Ätiopathogenese Unklar. Teilweise familiär-genetische Disposition. Seborrhö.
Exogene und endogene **Auslösefaktoren:** UV-Exposition, durchblutungsfördernde Reize wie Hitze, heiße Getränke, Gewürze, Alkohol, Medikamente, Stressfaktoren.
Primäre **Störung der Blut- und Lymphzirkulation** der Gesichtshaut mit nachfolgender Entzündung, Ödembildung sowie Bindegewebs- und Talgdrüsenproliferation.

Therapie In Anbetracht der unklaren Ätiologie symptomatische, langfristige, wiederholte **antientzündliche**

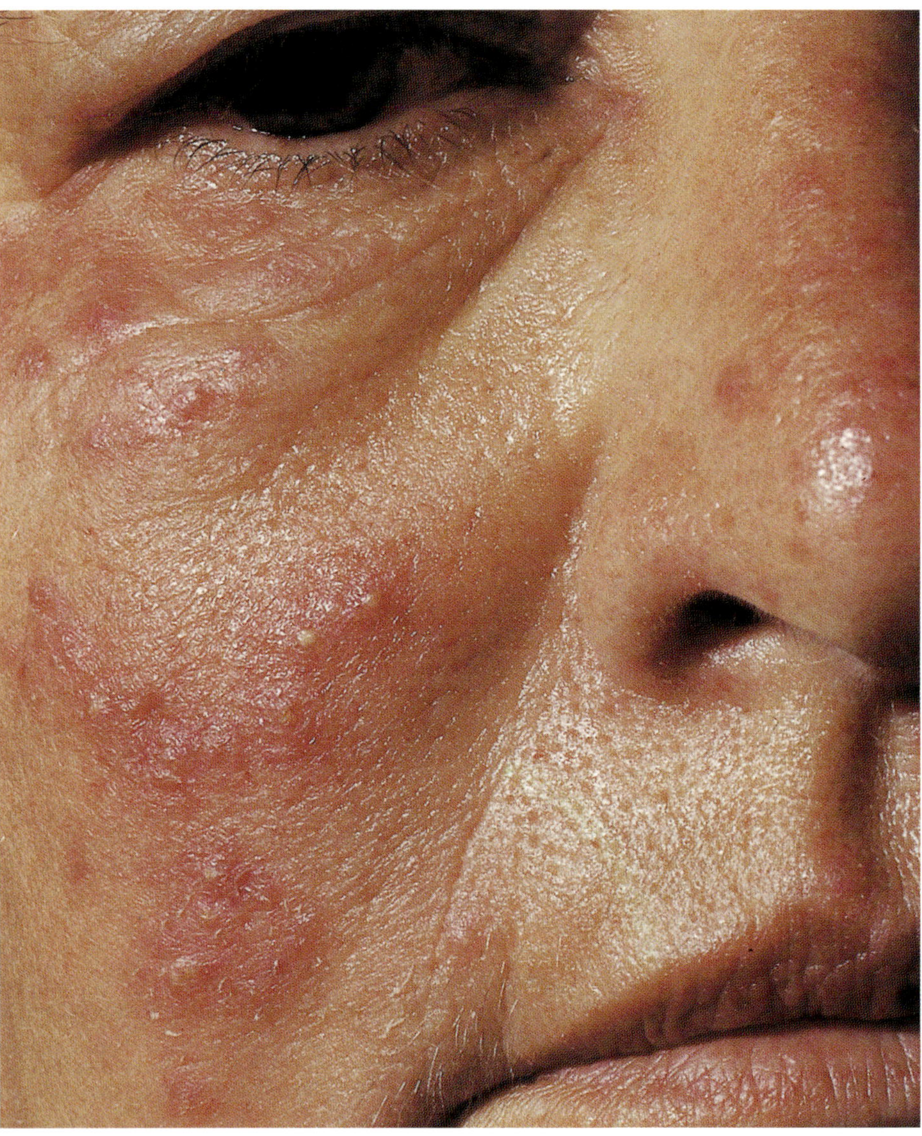

Abb. 7.148 Rosazea papulopustulosa.
Anamnese: 51-jährige Patientin. Beginn vor ca. fünf Jahren mit zunächst flüchtigen, dann bleibenden roten Flecken. Spätere Entwicklung von Papeln und Pusteln.
Befund: an Nase und beiden Wangen zahlreiche, unscharf begrenzte Erytheme, zum Teil mit nichtfollikulär gebundenen Papulopusteln. Seborrhoisch glänzende, etwas grobporige Haut, keine Komedonen. – Weitere Befunde: Leberparenchymschaden, Dyslipoproteinämie.
Differentialdiagnose: Acne vulgaris (Abb. **11.4**), periorale Dermatitis (Abb. **7.149**), Tuberculosis cutis luposa (Abb. **7.42a**), kleinknotige Sarkoidose (Abb. **7.150a**).
Anmerkung: Obwohl bei dieser Patientin internistische Befunde vorliegen, gibt es bisher keinen Beweis der Relevanz internistischer Befunde für die Rosazea-Ätiopathogenese.

(Antibiotika) und **antiseborrhoische** (Isotretinoin) Behandlung.

- **Lokalbehandlung:** Metronidazol, Antibiotika (z. B. Erythromycin, Tetrazykline), Azelainsäure. Keine Lokalkortikoide.
- **Systemische Behandlung:**
  - bei schwerer Rosazea und/oder Augenbeteiligung Oralantibiotika wie z. B. Minocyclin 1–2 × 50 mg/die
  - bei Therapieresistenz Retinoid Isotretinoin ca. 10–20 mg/die, Beachtung der Teratogenität
  - bei Rosazea fulminans Initialtherapie mit oralen Kortikoiden.
- **Weitere Behandlungsmaßnahmen:** Rhinophym (operativ), Teleangiektasien (Laser). Dermatokosmetische Behandlungsmaßnahmen.

Prophylaxe: präventiver/adjuvanter Lichtschutz, Vermeidung durchblutungsfördernder Reize, Hautpflege.

Periorale Dermatitis (Abb. 7.149)

Synonym: rosazeaartige Dermatitis

Periorale Dermatitis ist eine ätiologisch unklare, chronisch-entzündliche Erkrankung der Gesichtshaut. Hautsymptome sind entzündliche Papeln. Vorkommen meist bei Frauen in jüngeren und mittleren Lebensalter. Bei schweren Formen erhebliche Aussehensstörung und Entstellung mit möglichen psychosozialen Folgen.

Krankheitsbild Unterschiedlich zahlreiche, disseminiert stehende entzündliche Papeln. Keine Komedonen, keine Pusteln, keine Rhinophymentwicklung.
Lokalisation: Gesicht, besonders perioral und periorbital.
Verlauf: chronisch-rezidivierend.

Ätiopathogenese Unklar. Wahrscheinlich Intoleranzreaktion mit irritativer Kontaktdermatitis der Vellushaarfollikel. Auslösung durch diverse Kosmetika bei individuell-empfindlicher Gesichtshaut, z. B. atopischer Diathese.

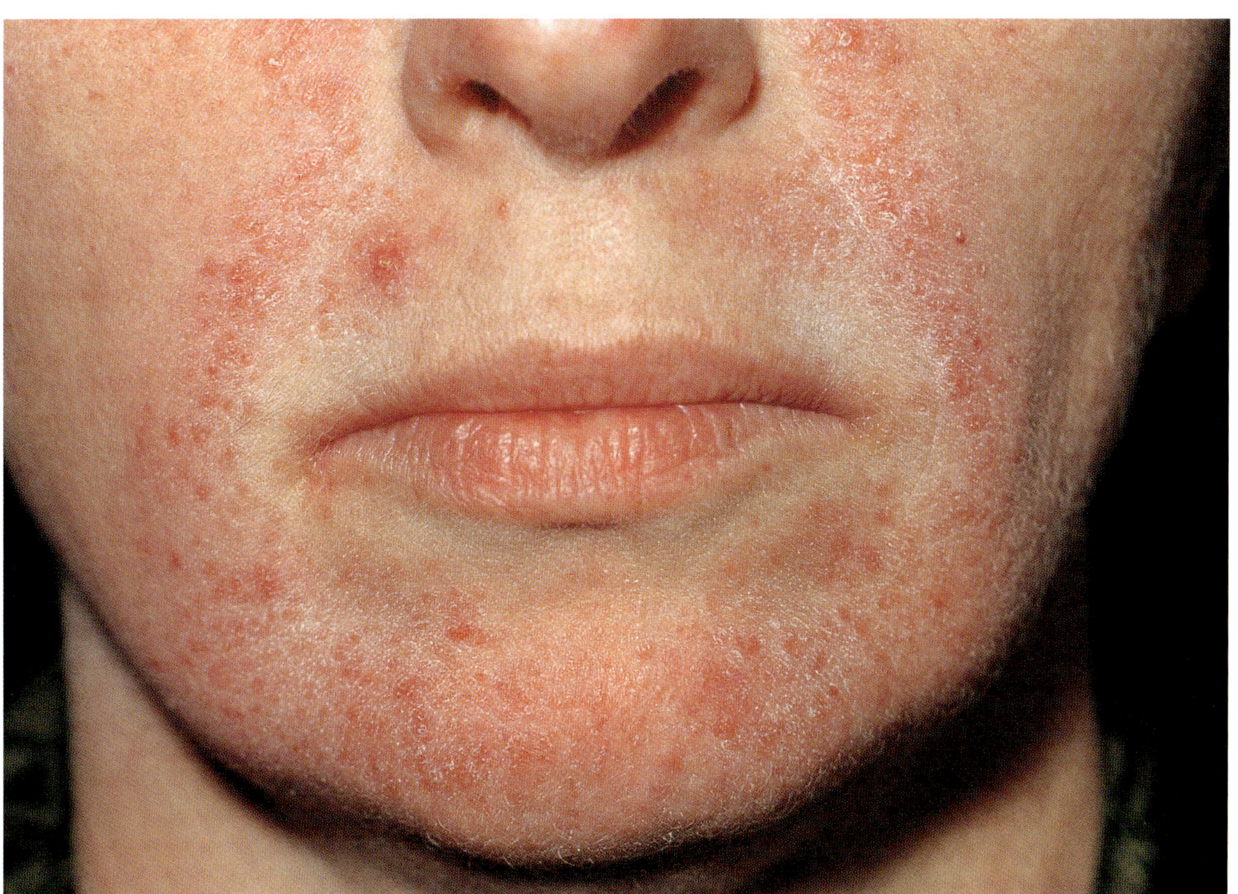

Abb. 7.149 Periorale Dermatitis.
Anamnese: 26-jährige Patientin. Nach häufig wechselnder Anwendung verschiedener Kosmetika wegen „empfindlicher Haut" Auftreten von Hautherden in der Mundumgebung.
Befund: perioral sowie in und entlang der Nasolabialfalten disseminierte, dicht stehende, gerötete, kleinpapulöse Herde. Typische Aussparung der unmittelbaren Perioralregion. Keine Pusteln, keine Komedonen.
Differentialdiagnose: Rosazea, Acne vulgaris.

Therapie Absetzen der fast regelmäßig angewendeten Lokalkortikoide, da zusätzliche Barriereschädigung! Nach anfänglichem Rebound-Effekt allmähliche Remission. **Lokalbehandlung** mit Erythromycin. **Systemische Therapie** mit Tetrazyklinen (s. Rosazea) zur Unterstützung der Remission und in schweren Fällen.

Sarkoidose (Abb. 7.150–7.152)

Synonym: Morbus. Boeck, Morbus Besnier-Boeck-Schaumann

Sarkoidose (= sarkomähnliche Erkrankung) ist eine benigne, entzündlich-granulomatöse Multiorganerkrankung unklarer Ätiologie. Kutanes Leitsymptom sind **kleinpapulöse** bis **großknotige bräunlich-rote Hautherde** mit lupoidem Infiltrat.
Inzidenz in Mitteleuropa ca. 10/100 000/Jahr. Erkrankungsgipfel 20.–40. Lebensjahr.
Intrathorakaler Krankheitsschwerpunkt: Lunge, Lymphknoten. Verschiedene extrathorakale Manifestationen, u. a. Haut und periphere Lymphknoten.
Es gibt eine akute und eine chronische Verlaufsform.

Krankheitsbild

Akute Sarkoidose

Akuter Beginn bei 60–80% der Patienten. Typisch ist die klinische Trias des **Löfgren-Syndroms:**

- **Bihiläre Lymphome** (100%)
- **Erythema nodosum** (60–80%): histologisch unspezifische, hyperergе Reaktion (s. Kap. 13.3.2)
- **Akute Arthritis:** meist Sprunggelenke.

Zusätzlich akut einsetzende grippale Symptomatik. Überwiegend allmähliche Spontanremission, Übergang in chronisches Stadium in ca. 20%.

Chronische Sarkoidose

Meist primär-chronisch entstehend, seltener sekundär-chronisch.

- **Haut** (ca. 20% der Patienten): nach Größe und Form der Hautherde unterscheidet man drei Formen sowie Sonderformen:
  - **Kleinknotige** Hautsarkoidose: wenige Millimeter große bräunlich-rote Papeln, disseminiert angeordnet. Prädilektionsstellen: Gesicht, Extremitäten. Auftreten meist im frühen Stadium der chronischen Sarkoidose.

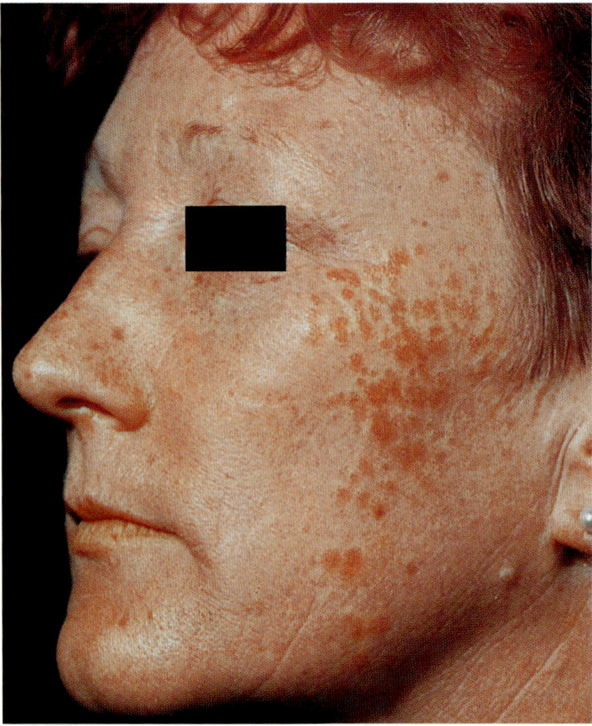

Abb. 7.150a Chronische Sarkoidose: kleinknotige Form.
Anamnese: 42-jährige Patientin. Beginn der Hautveränderungen vor ca. zwei Jahren. Jetzt zusätzlich Augenbeschwerden mit Lichtscheu und Schleierbildung.
Befund: im Bereich der linken Wange bräunlich-rote Papeln in gruppierter Anordnung. Unter Glasspateldruck lupoides Infiltrat. Entsprechende Herde auch an rechter Wange. – Augenärztliche Untersuchung: beidseitige Iritis, V. a. Morbus Boeck.
Differentialdiagnose: Rosazea (Abb. **7.148**), Tuberculosis cutis luposa (Abb. **7.42a**).

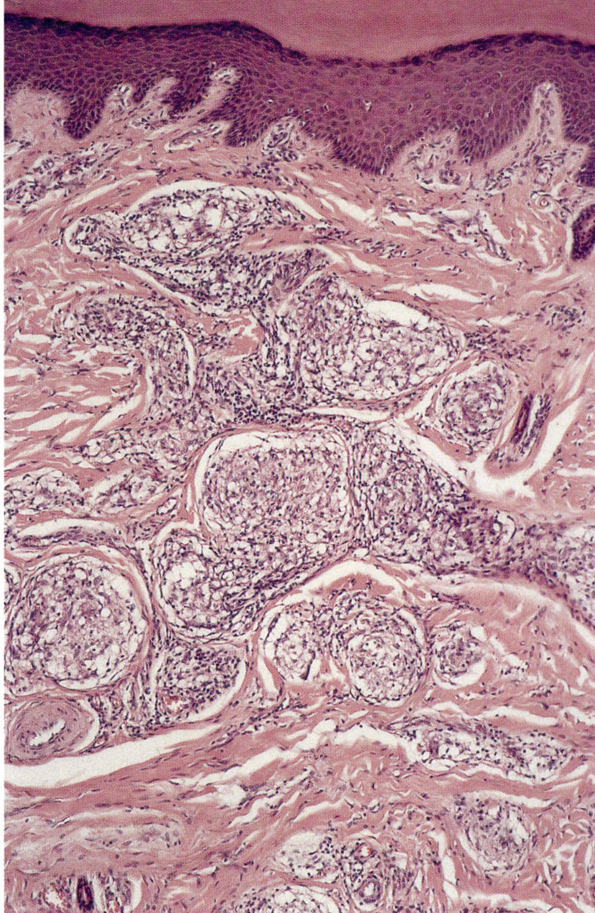

Abb. 7.150b Sarkoidose (Histologie).
Im Korium liegen Epitheloidzellen zu Granulomen aggregiert. Assoziiert sind nur schüttere lymphozytäre Infiltrate (sog. „nackte Granulome"). Eine zentrale Verkäsung fehlt.

- **Plaqueartige** Hautsarkoidose: zirkumskripte, flach infiltrierte, polyzyklisch-zirzinär begrenzte, randbetonte braunrote Herde. Zentrale Abheilungstendenz mit Pigmentierung.
- **Großknotige** Hautsarkoidose: ca. einen halben bis mehrere Zentimeter große bräunlich-rote Papeln bzw. Knoten (Sarkoid!). Auch subkutane Lokalisation. Meist späteres Stadium einer chronischen Sarkoidose.
- **Sonderformen: Lupus pernio:** akrale „frostbeulenartige" Knoten, häufig an der Nase. **Narbensarkoidose** mit Manifestation in präexistenten Narben.

- **Lymphknoten und Schleimhäute:** subkutane Lymphknoten häufig tastbar vergrößert. Knötchen und Infiltrate bei Befall hautnaher Schleimhäute (Mundhöhle, Nase).
- **Extrakutane Manifestationen:** außer dem sehr häufigen chronisch-pulmonalen Befall (90–100%, 3 bzw. 4 Stadien) mögliche Krankheitsmanifestationen in anderen Organen wie Leber, Milz, Augen, Herz, Nervensystem, Knochen, Tränen- und Speicheldrüsen. Bei dermatologischer Untersuchung kann die **Ostitis cystoides** mit Fingerauftreibungen auffallen (Abb. 7.151).
- **Allgemeinbefinden:** meist längere Zeit ungestört.

Verlauf: Bei akuter Sarkoidose meist Spontanheilung. Auch bei chronischer Sarkoidose häufig allmähliche Ausheilung mit fibrotischen Organdefekten. Aber auch chronisch-progredienter Verlauf mit tödlichem Ausgang (4%). Geringere Rückbildungstendenz bei knotiger Hautsarkoidose.

Diagnostik

- **Klinischer Hautbefund:** wie bei Hauttuberkulose lupoides Infiltrat bei Glasspateldruck, Sondenphänomen aber negativ.
- **Hauthistologie:** nicht-verkäsende Granulome (Abb. 7.150b).
- **Immunologische Diagnostik:** abgeschwächte bis negative Tuberkulinhautreaktion.
- **Blut:** Erhöhung von ACE und Kalzium.
- **Weitere Diagnostik:** Durchuntersuchung entsprechend polytopem Ausbreitungsmuster und Organschädigung.

Differentialdiagnose: andere Formen von Erythema nodosum (z.B. postinfektiös). Bei chronischer Hautsarkoidose Lupus vulgaris, Lepra oder maligne Lymphome.

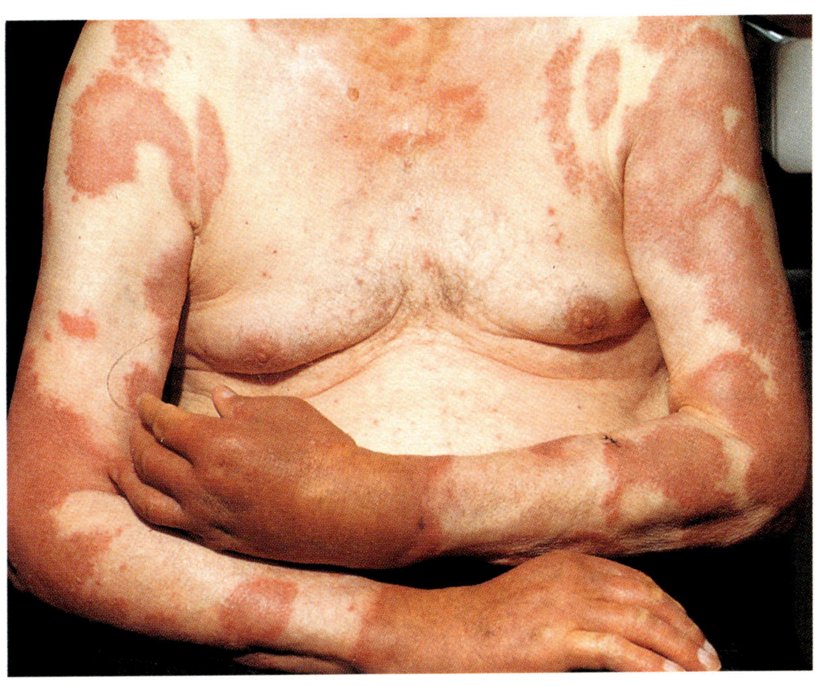

Abb. 7.151 Chronische Sarkoidose: plaqueartige Form mit Ostitis.

Anamnese: 47-jähriger, indolenter Patient. Seit Jahren bestehende, sich allmählich ausbreitende Hautveränderungen. Diagnosestellung durch Hautbiopsie.
Befund: extremitätenbetont scharf begrenzte, landkartenartig konfigurierte, braunrote infiltrierte Erytheme mit randständigen bräunlichen Papeln. Bei Glasspateluntersuchung lupoides Infiltrat. Fingerdeformierungen bei gleichzeitigem distalen Hautbefall.
Besonderheiten: röntgenologisch Beteiligung der knöchernen Strukturen der Hände mit rundlichen, scharf ausgestanzten Füllungsdefekten und Randsklerosierungen.
Therapie: systemisch Kortikoide unter Kontrolle von Angiotensin-Converting-Enzyme (ACE).

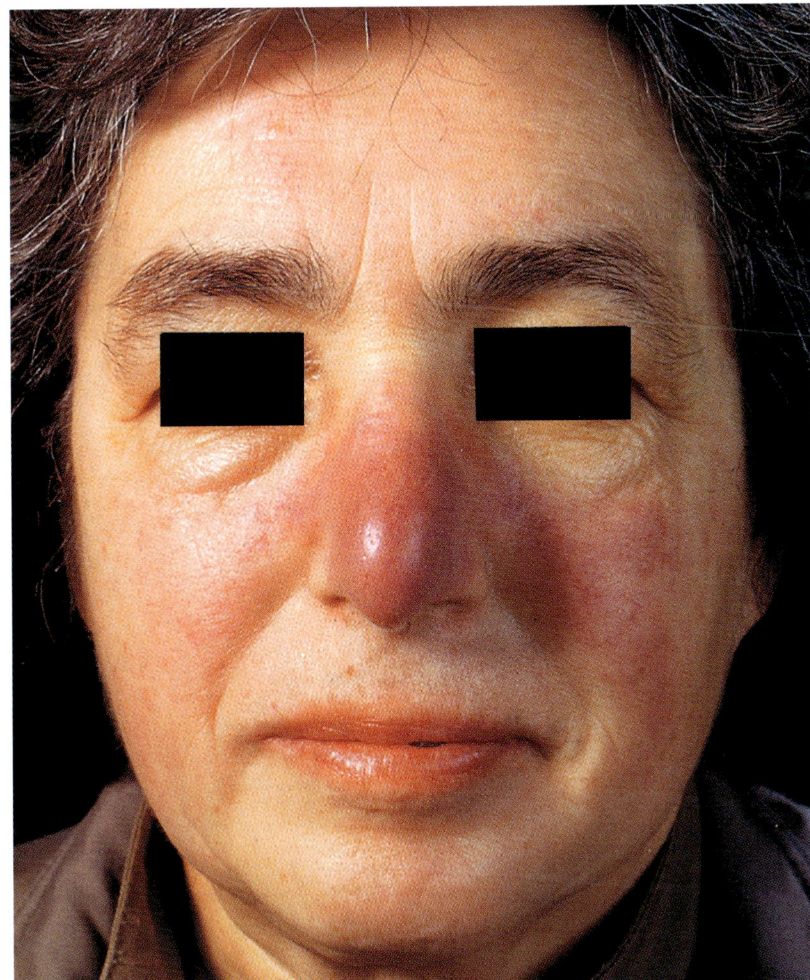

Abb. 7.152 Sarkoidose: akrale Form (Lupus pernio).

Anamnese: 53-jährige Patientin. Bekannte chronische Sarkoidose der Nasenschleimhaut. Rötung der Nase und Wangen zunächst als Rosazea aufgefasst.
Befund: im Bereich der Nase mit Übergreifen auf die linke Wange unscharf begrenztes, livid-rotes Erythem und Infiltrat; durch das Infiltrat bedingte Verdickung der Nasenspitze mit Ausbildung der „Glanzhaut". Teleangiektasien über den Wangen.
Besonderheiten: keine weiteren Manifestationen, ACE normwertig.
Differentialdiagnose: systemischer Lupus erythematodes (akutes Krankheitsbild, kein lupoides Infiltrat).

Ätiopathogenese Ätiopathogenese noch weitgehend unklar. Hinweise für immunpathologische Gewebsreaktionen auf Antigene von z. B. Mycobacterium tuberculosis und atypischen Mykobakterien. Allmählicher Übergang der zentral nicht nekrotisierenden epitheloidzelligen Granulome in Fibrosen mit entsprechenden Organfunktionsstörungen, z. B an Auge, Herz oder ZNS.

Therapie Keine kausale Therapie möglich. Therapie der ersten Wahl sind **Kortikoide.**

- **Akute Sarkoidose:** symptomatisch-lokale Behandlung eines Erythema nodosum, systemisch nicht-steroidale Antiphlogistika, bei Therapieresistenz Steroidstoß.
- **Chronische Sarkoidose der Haut:**
  - bei leichteren Fällen: lokale Kortikoidtherapie, auch okklusiv, intraläsional
  - bei schweren Fällen hinsichtlich Ausdehnung und Therapieresistenz: Photochemotherapie (PUVA). Systemische Kortikoide nur bei strenger Indikationsstellung unter Berücksichtigung des Gesamtbefallmusters, auch Chloroquin/Hydroxychloroquin.

! Merke Sarkoidose als **interdisziplinäres Problem.** Bei chronischer Hautsarkoidose ist stets von einem Befall auch anderer Organe auszugehen und eine entsprechende Durchuntersuchung zu veranlassen. Funktionsstörungen anderer Organe wie z. B. von Herz, Auge oder ZNS können folgenschwer sein. Auch eine systemische Therapie erfordert eine interdisziplinäre Abstimmung.

Granuloma anulare (Abb. 7.153)

Granuloma anulare ist eine entzündlich-granulomatöse Hauterkrankung unklarer Ätiologie. Leitsymptom sind **kleinpapulöse Herde in ringförmiger Anordnung.** Vorkommen meist bei Kindern und jungen Erwachsenen.

Krankheitsbild

- **Haut:** wenige Millimeter große derbe, hautfarbene Papeln in meist ringförmiger Anordnung. Häufig mehrere Herde, Einzelherd bis einige Zentimeter groß. Prädilektionsstellen: Hand- und Fußrücken, Finger.
- **Sonderformen:**
  - **Subkutanes** Granuloma anulare: tief liegende subkutane Knoten.
  - **Disseminiertes** Granuloma anulare: zahlreiche disseminiert stehende Hautherde, meist bei Erwachsenen.
- **Verlauf:** häufig Spontanremissionen innerhalb von 2–3 Jahren, aber auch Rezidive sowie chronischer Verlauf möglich.

Diagnostik Klinisches Bild typisch bei anulärer Form. Bei Sonderformen histologische Untersuchung: sog. **Palisadengranulome** mit zentraler Nekrobiose.

Ätiopathogenese Weitgehend unklar. Auslösung durch lokale Traumen, aber auch Abheilung durch Hautverletzungen wie Probeexzision oder Kryotherapie. Assoziation mit Diabetes mellitus oder Erkrankungen des Immunsystems möglich, aber nicht gesichert.

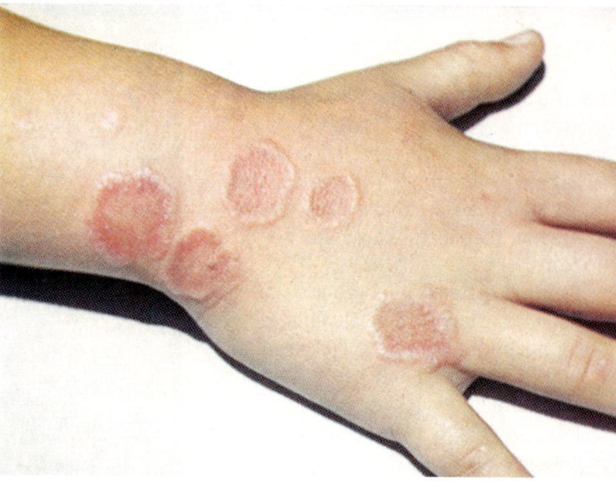

Abb. 7.153a Granuloma anulare.
Anamnese: 12-jähriger Patient. Innerhalb eines Jahres spontanes Auftreten der Hautherde.
Befund: an rechtem Handrücken und Unterarm fünf einzeln stehende, münzgroße ringförmige Herde, die aus einem derben Rand mit schnurartig angeordneten Papeln und einem leicht geröteten Zentrum bestehen. Kein Anhalt für assoziierte Erkrankungen.
Differentialdiagnose: Sarkoidose (Abb. **7.150**, **7.151**).

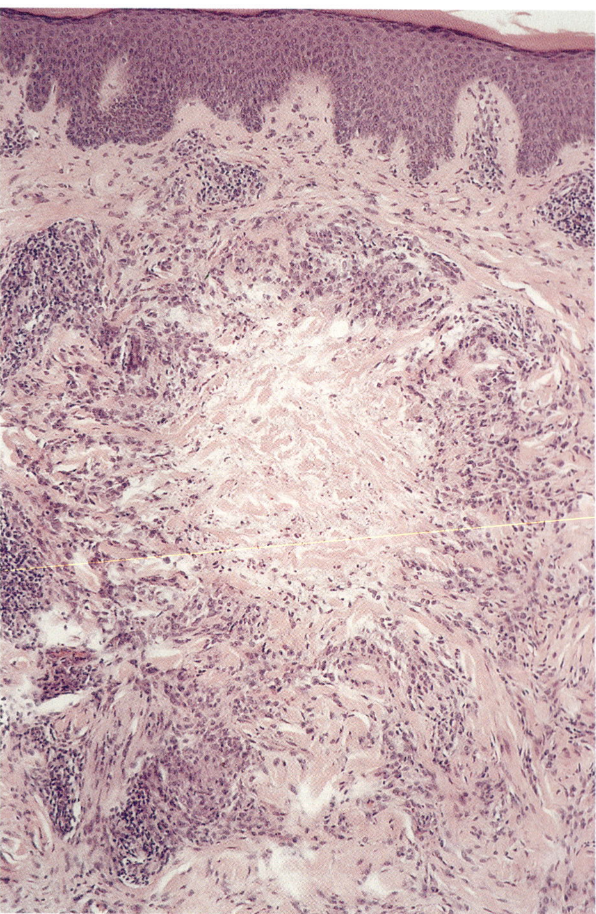

Abb. 7.153b Granuloma anulare (Histologie).
Im Zentrum liegt zellarmes, nekrobiotisches Kollagen. Es wird von einem Wall aus Histiozyten umgeben (Palisadengranulom).

Therapie In Anbetracht der Harmlosigkeit und Spontanremissionstendenz genügt eine Patienten- bzw. Elternaufklärung. Fakultativ Lokalbehandlung mit Kryotherapie und Kortikoiden, auch intraläsional. Systemische Behandlung bei disseminierter Form mit Kortikoiden oder Lichttherapie, PUVA.

7.9.3 Atrophisierende Hauterkrankungen

Während bei den bisher aufgeführten erythematosquamösen und papulonodösen Hauterkrankungen im Regelfall keine Atrophie auftrat, ist diese Gruppe durch obligat auftretende **Hautatrophie** charakterisiert.

Lichen sclerosus (Abb. 7.154)

Synonym: Lichen sclerosus et atrophicus

Lichen sclerosus ist eine atrophisierende und sklerosierende Hauterkrankung unklarer Ätiologie. Typisch sind **weißlich-atrophe Herde** mit extragenitaler bzw. genitoanaler Lokalisation. Manifestation meist bei Kindern und älteren Erwachsenen.

Krankheitsbild

- **Extragenitale Form:** Beginn mit kleinpapulösen, dann weißlich-atrophischen, glänzenden, wenige Millimeter

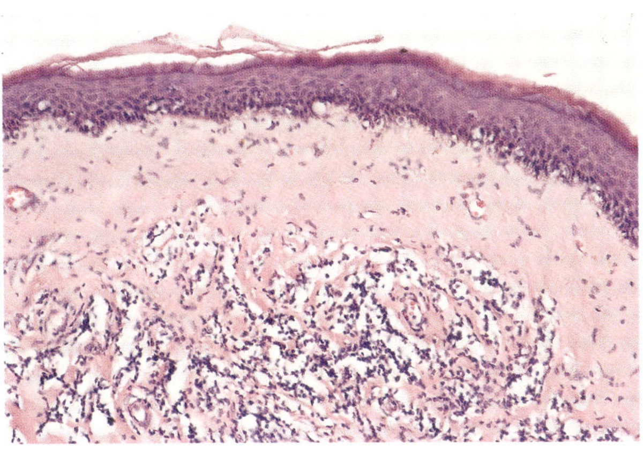

Abb. 7.154b Lichen sclerosus et atrophicus (Histologie). Atrophische Epidermis. Das Stratum papillare ist ödematös homogenisiert. Unterhalb der Ödemzone liegt ein bandartiges lymphozytäres Infiltrat.

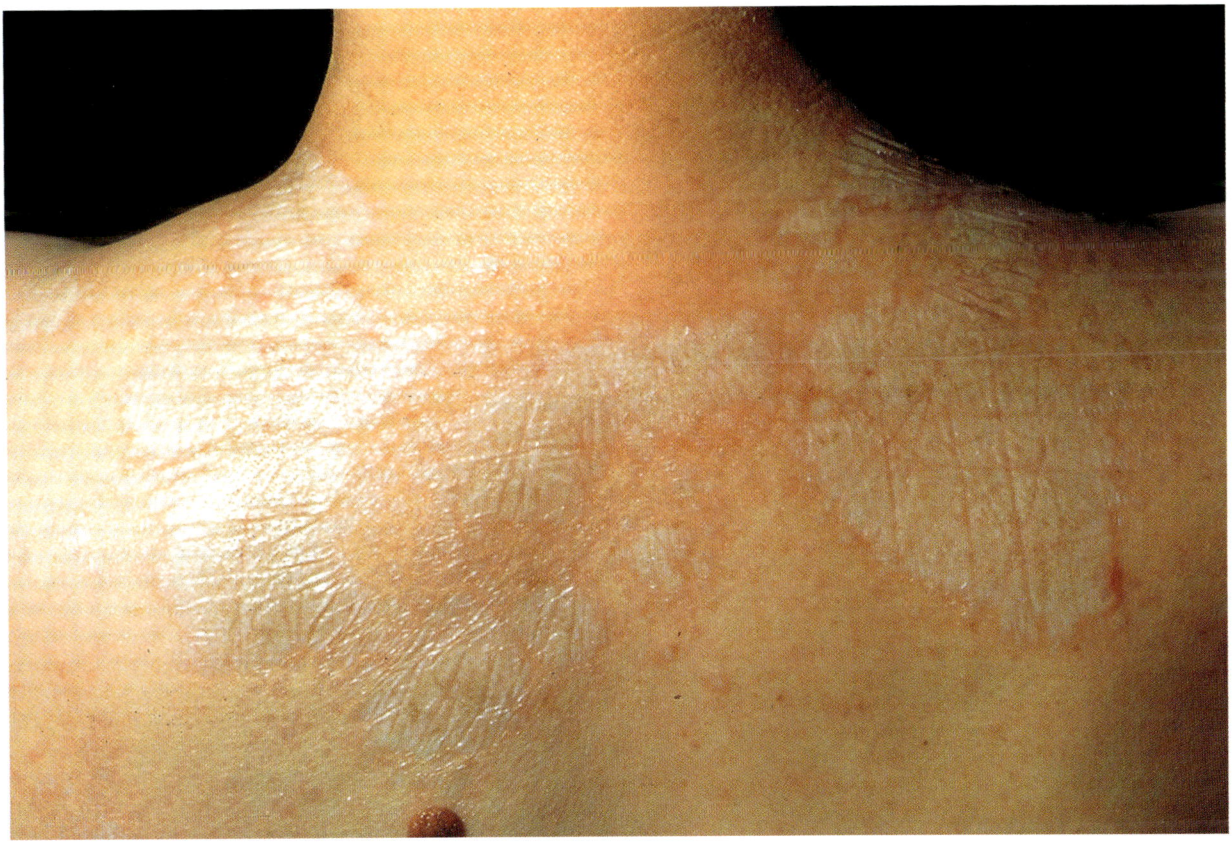

Abb. 7.154a Lichen sclerosus.
Anamnese: 34-jähriger Patient. Beginn vor ca. fünf Jahren, allmähliche Ausbreitung.
Befund: über Schultern und oberem Rücken einige initiale, wenige Millimeter große weißlich-atrophische Herde. Daneben konfluierte, blattartige Herde unterschiedlicher Größe mit (etwas schwer erkennbaren) bräunlichen Follikelkeratosen. Vermehrte Hautfältelung, angedeuteter, erythematöser Randsaum. Nebenbefund: papulöser melanozytärer Nävus am unteren Bildrand.
Besonderheiten: gleichzeitig bestehen Lichen-sclerosus-Herde im Genitalbereich.

großen Herden. Durch Konfluenz entstehen Herde unterschiedlicher Größe, besetzt mit follikulären Hyperkeratosen. Selten hämorrhagische Blasenbildung. Prädilektionsstellen: Hals und oberer Rumpf. Befall der Mundschleimhaut möglich.

- **Genitoanale Form:** entsprechende weißlich-atrophische Herde im Genitalbereich (Kraurosis vulvae, Kraurosis penis) und Analbereich (Kap.19.3.7).
- **Verlauf:** chronisch, Spontanremissionen möglich, insbesondere bei Mädchen in Pubertät.

Diagnostik Klinisches Bild, Histologie.
Differentialdiagnose: zirkumskripte Sklerodermie, atrophisierender Lichen ruber.

Ätiopathogenese Unklar. Hautnoxen können Auslösefaktoren sein (Köbner-Phänomen). Mögliche immunologische Disposition, da fakultative Assoziation mit anderen immunologisch geprägten Hauterkrankungen wie Lichen ruber, zirkumskripter Sklerodermie, Lupus erythematodes, GvH-Reaktion, Vitiligo. Auch hormonelle Modulation.

Therapie Grundsätzlich therapieresistente Erkrankung. Lokaltherapie mit Kortikoiden, auch intraläsional.

Striae distensae (Abb. 7.155)

Synonym: Hautstreifen

Polyätiologische Hauterkrankung mit Schädigung der elastischen bzw. kollagenen Hautfasern und folgender Bindegewebsdehiszenz bei intakter Epidermis.
Auftreten möglich in Pubertät (Pubertätsstriae), Gravidität (Schwangerschaftsstriae), bei Morbus Cushing oder lokaler/systemischer Kortikoidtherapie (Steroidstriae).

Krankheitsbild Zunächst bläulich-rote, später weißliche Streifen mit leicht eingesunken-atrophischer Haut.
Prädilektionsstellen und Dispositionsfaktoren:

- **Bauch-Brust-Region:** Schwangerschaft, Adipositas
- **Oberschenkel-Gesäß-Region:** Pubertät, M. Cushing
- **intertriginöse Regionen:** Kortikoide.

Ätiopathogenese Polyätiologisch durch Überdehnung und/oder hormonelle Faktoren.

Therapie Keine sicher wirksame Therapie bekannt. Prophylaxe durch Gewichtsreduktion, Behandlung hormoneller Störungen bzw. Absetzen einer Steroidtherapie.

! **Merke** Striae sind eine unerwünschte und unangenehme Nebenwirkung einer Lokaltherapie mit Kortikoiden. Sie können entstehen durch starke Lokalkortikoide oder zu lange, unkontrollierte Anwendung. Risikofaktoren sind Prädilektionsstellen bzw. Dispositionsfaktoren.

Anetodermien

Anetodermien (gr. anetos: schlaff) imponieren als disseminierte, kleine Herde atrophisch-verdünnter Haut infolge Auflösung der elastischen Fasern. Auftreten entweder idiopathisch z.T. mit urtikariellem bzw. entzündlichem Vorstadium, oder polyätiologisch im Rahmen anderer Hauterkrankungen wie z.B. Lupus erythematodes oder Acrodermatitis chronica atrophicans.

Altershaut (Abb. 7.156)

Die Haut macht auf ihre Weise Altern und Alter des Menschen sichtbar. Die Haut alter Menschen ist nur zum Teil von physiologischen, „intrinsischen" Alterungsprozessen geprägt. Hinzu kommen die Auswirkungen „extrinsischer" Umweltfaktoren und Noxen.
Intrinsische Hautveränderungen und Krankheiten:

- Atrophie von Epidermis, Dermis und Subkutis mit welker, schlaffer, faltiger Haut.
- Nachlassen der Hautdrüsenfunktion mit trockener Haut, „Hautxerose".
- Nachlassen des Haar-/Nagelwachstums mit Altersalopezie und Nageldystrophie.
- Leichte Verletzbarkeit der Haut sowie Gefäßfragilität mit Purpura senilis.
- Pruritus senilis als häufiges Problem der Altershaut.
- Spezielle umschriebene Altersveränderungen sind seborrhoische Keratosen („Alterswarzen"), senile Talgdrüsenhyperplasie, senile Angiome.
- Alterungsprozesse innerer Systeme können sich als Altersdisposition für Hautkrankheiten auswirken. Immunsystem: Zoster, bullöses Pemphigoid. Endokrinium: Abfall der Geschlechtshormone mit Änderung des geschlechtsspezifischen Habitus, andrologische Probleme.

Extrinsische Hautveränderungen und Krankheiten:
UV-bedingter chronischer Lichtschaden (Abb. 7.72) mit beschleunigter Hautalterung und „Lichtkrebs". Negative Einwirkungen von anderen Klimafaktoren, aber auch von Nikotin- und Alkoholabusus.

Therapie Differenzierte Therapieindikationen.

- **Nicht behandlungsbedürftig:** Teil der intrinsischen, physiologischen Alterssymptome.
- **Individuell-ästhetische Indikation:** z.B. starke Faltenbildung, degenerative Lichtschäden. Verschiedene Methoden: Vitamin-A-Säure, Peeling, Laser, Implantate mit verschiedenen Füllersubstanzen, Botulinum-Toxin, Lifting.
- **Behandlungsbedürftig:** Altersxerose mit Pruritus, exzessive seborrhoische Keratosen, prämaligne und maligne Neubildungen, altersdisponierte Erkrankungen wie z.B. Zoster, bullöses Pemphigoid.

Mit dem Aspekt der hautbedingten Aussehensänderungen und insbesondere der Altershaut beschäftigt sich wissenschaftlich und klinisch der Bereich der **ästhetischen Dermatologie**.

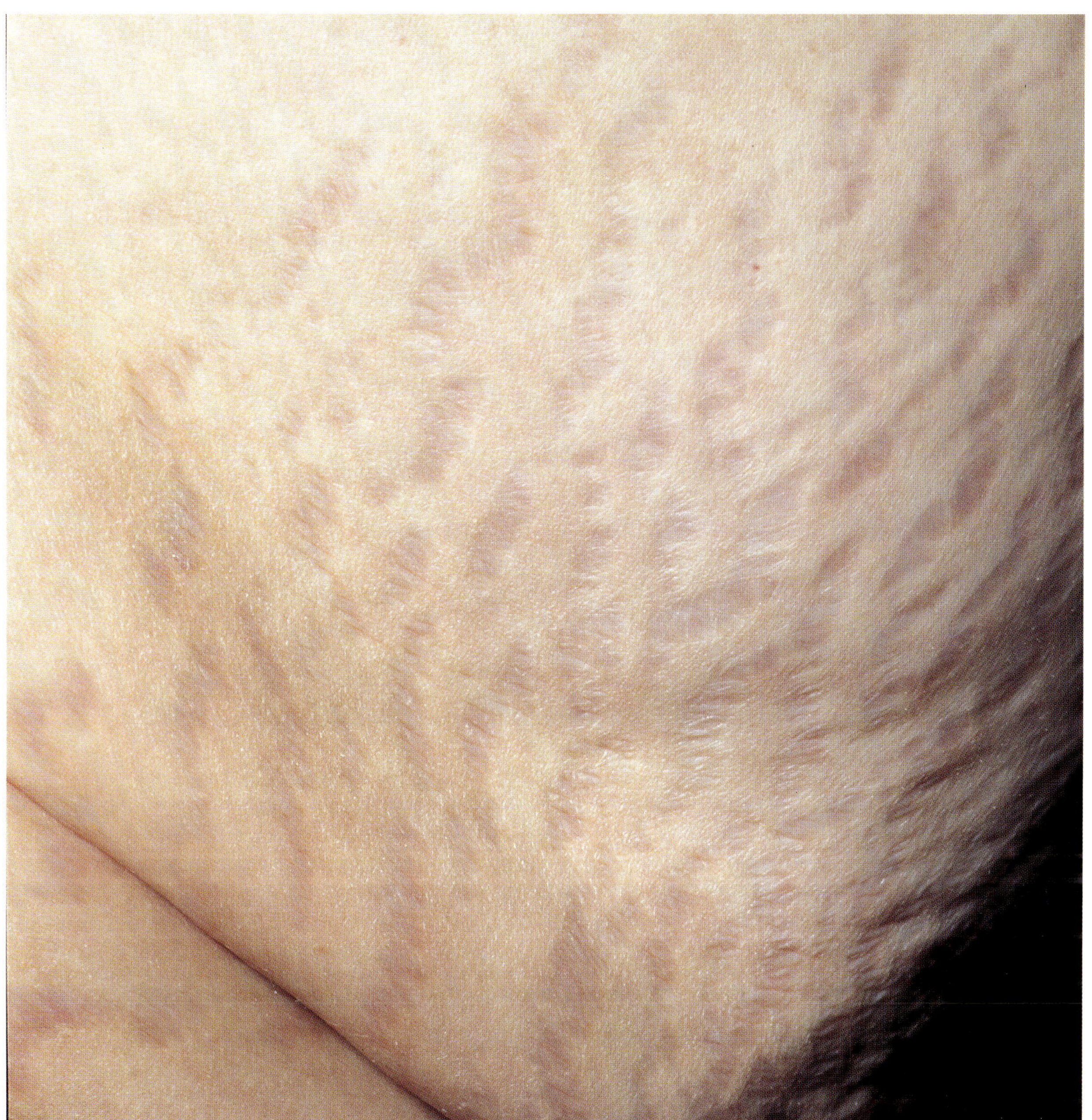

Abb. 7.155 Striae distensae gravidarum (post partum).

Anamnese: 30-jährige, etwas adipöse Patientin. Während der Gravidität ab dem 7. Monat in zunehmendem Maße Auftreten von Hautstreifen. Nach Geburt kaum Besserung.

Befund: schlaffe, überdehnte Bauchdecke. Streifenförmige, z. T. in Richtung der Hautspaltlinien angeordnete, länglich-ovale Herde mit bläulich-weißlicher, atrophischer, eingesunkener Haut.

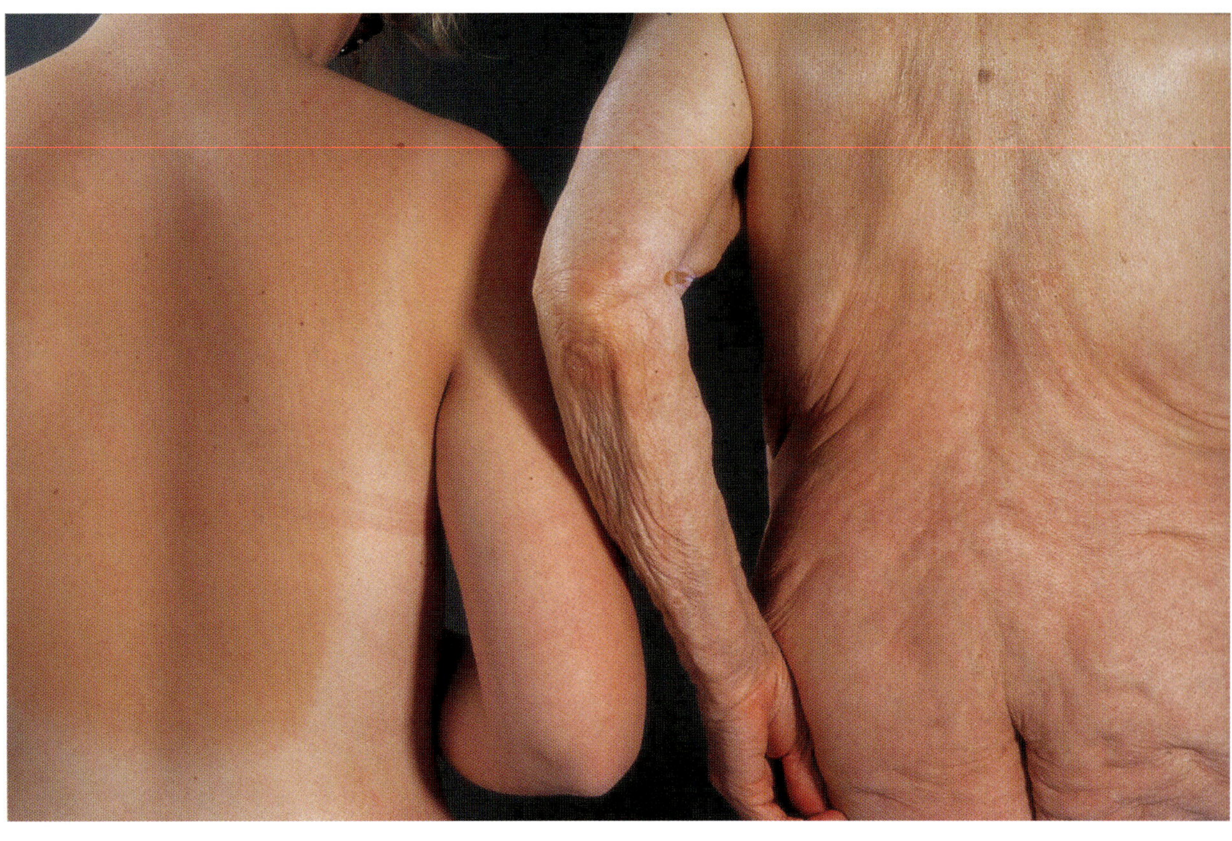

Abb. 7.156 Haut in Jugend und Alter.
Vergleichsbild der Haut eines Mädchens (16 Jahre) und einer alten Frau (75 Jahre). Die altersatrophe, schlaffe, faltige und trockene Altershaut zeigt im Vergleich zur jugendlichen Haut das Ergebnis der physiologischen senilen Hautalterung. In stark lichtexponierten Hautregionen wie z. B. im Gesicht addiert sich die zusätzliche lichtinduzierte Hautalterung im Rahmen eines chronischen Lichtschadens (Abb. **7.72**).

Zusammenfassung

Hauterkrankungen polyätiologischer Natur (vorprogrammierte Reaktionsmuster mit verschiedenen, unspezifischen Auslösefaktoren) sowie Hauterkrankungen mit noch unklarer Genese bez. idiopathische Hauterkrankungen können nach ihrem klinisch-morphologischen Erscheinungsbild geordnet werden.

Erythematosquamöse Erkrankungen

Symptome: Rötung und/oder Schuppung.
Erythema anulare centrifugum: Beispiel eines „figurierten Erythems". Polyätiologische Hautreaktion bei Infektionen, Medikamenten, Tumoren. Klinisch „figurierte", bogige, girlandenförmige Erytheme.
Pityriasis rosea: Ätiologie unklar, wahrscheinlich Infektion mit Immunität. Klinisch typisches Exanthem mit Primärherd und Sekundärexanthem, Spontanheilung.
Parapsoriasis en plaques: ätiologisch unklare Gruppe klinisch typischer, chronischer Hauterkrankungen mit bräunlich-rötlichen, leicht juckenden Herden. Kleinherdige, benigne Form und großherdige Form mit fakultativem Übergang in Mycosis fungoides.
Erythrodermie: polyätiologische Hauterkrankungen mit Rötung und Schuppung der gesamten Haut sowie möglichen extrakutanen Folgesymptomen (u. a. Stoffwechselstörungen). Bei schwerem Verlauf lebensbedrohlich. Ursachen: Medikamentenunverträglichkeit, Befall der gesamten Haut bei chronischen Dermatosen (z. B. Psoriasis), malignen Lymphomen (z. B. Sézary-Syndrom), idiopathisch.

Papulonodöse Erkrankungen

Symptome: Papeln bzw. Knoten.
Lichen ruber: Ätiologie unklar (Autoimmunreaktion?). Häufigste Form **Lichen ruber planus** mit Befall von Haut und Mundschleimhaut. Aber auch andere klinische Erscheinungsformen. Typisch: lichenoide Papeln, Wickham-Phänomen, isomorpher Reizeffekt. Verlauf chronisch,
Pityriasis lichenoides: polyätiologische Genese (Infekte, Medikamente) oder idiopathisch. Chronische papulosquamöse oder akute varizellenähnliche Form.
Prurigogruppe: polyätiologische (immunologische?) Hautreaktion. Akut z. B. bei Insektenstichen oder subakut z. B. bei Grundkrankheiten wie Diabetes mellitus, Leber- oder Nierenerkrankungen sowie seelischen Erkrankungen. Prurigokomponente auch bei anderen Dermatosen möglich, z. B. bei

atopischem Ekzem. Klinisch typische, mehrherdig-disseminierte, sequenzartige Hautreaktion: Quaddel → Papulovesikel → exkoriierte Papel → Narbe.
Rosazea: ätiologisch unklare chronisch-entzündliche Erkrankung. Scheinbar akneähnliche, erythematös-papulöspapulopustulöse Gesichtsdermatose. Erkrankung von Erwachsenen, fakultative Augenbeteiligung.
Periorale Dermatitis: Ätiologie unklar, irritative Dermatitis durch Kosmetika-Unverträglichkeit? Chronisch-entzündliche, scheinbar akne- bzw. rosazeaähnliche, papulöse Gesichtsdermatose jüngerer Frauen.
Sarkoidose: chronische Multiorganerkrankung mit vorwiegend intrathorakaler Manifestation und u.a. möglichem Hautbefall.

- **Löfgren-Syndrom:** akute Trias von bihilärer Lymphadenopathie, Erythema nodosum und Knöchelgelenkarthritis. Übergang in chronische Sarkoidose (20%).
- **Chronische Sarkoidose:** bräunlich-rötliche klein- bzw. großknotige, auch plaqueartige Hautherde, möglicher Befall hautnaher Schleimhäute, periphere Lymphadenopathie.
  Besondere Manifestationsformen: Lupus pernio (frostbeulenartige, knotige Sarkoidose der Nasen-/Gesichtshaut), Narbensarkoidose (Manifestation in vorbestehenden Narben).
  Befall innerer Organe wie Lunge, Leber, Milz, Auge, Herz usw.
  Typische Histologie der Sarkoidose: epitheloidzellige nicht-verkäsende Granulome.
  Therapie: lokal Kortikoide, Lichttherapie. Systemisch Kortikoide.

Granuloma anulare: unklare Ätiologie. Klinisch typische, meist ringförmig-papulöse Hautherde. Häufig Spontanremission.

019 IMPP-Fragen

Atrophisierende Hauterkrankungen

Symptome: obligat eintretende Hautatrophie.
Lichen sclerosus: ätiologisch unklare Haut-Schleimhaut-Erkrankung. Extragenitale, weißlich-atrophische Herde, häufiger jedoch genitale Lokalisation.
Striae distensae: streifenförmige Hautatrophie bei Adipositas in Pubertät, Gravidität, bei Morbus Cushing oder Kortisontherapie.
Altershaut:.

- Physiologische **intrinsische Hautveränderungen:** u.a. Hautatrophie, Xerose, Pruritus senilis, Purpura senilis, seborrhoische Keratosen. Durch Funktionsschwäche innerer Systeme gehäuftes Auftreten von z.B. Zoster, bullösem Pemphigoid (Immunsystem) oder Veränderung des geschlechtsspezifischen Habitus (Sexualhormone).
- Zusätzliche **extrinsische Hautveränderungen:** durch UV-Strahlen ausgelöste degenerative Hautveränderungen (Lichtalterung) sowie UV-Krebs.

7.10 Neubildungen der Kutis

Neubildungen der Kutis haben durch die Oberflächenlage des Hautorgans Besonderheiten. In besonderem Maße exponiert ist die Epidermis.

1. **Ätiologie:** Die Hauptursachen epidermaler bösartiger Hauttumoren stammen aus der Umwelt: chronische UV-Exposition, chemische Kontaktkarzinogene, auch Virusinfektionen. Der Einfluss der Immunüberwachung ist bei kutanen Karzinomen wesentlich, eine Immuninsuffizienz führt zu einem drastischen Tumoranstieg. Noch weitgehend unklar sind die Ursachen von gutartigen epidermalen Neubildungen sowie Neubildungen im geschützteren Dermisniveau liegender Zellen wie Fibrozyten, histiozytäre Zellen oder Lymphozyten.
2. **Häufigkeit:** Neubildungen der Haut stellen insgesamt die zahlenmäßig größte Gruppe der organbezogenen Neubildungen des Menschen dar. **Gutartige Neubildungen** wie Zysten, seborrhoische Keratosen oder Fibrome sind sehr häufig und treten praktisch bei allen Menschen auf. Auch **bösartige Neubildungen** der Epidermis sind sehr häufig und nehmen weiter zu. Die Inzidenz von Basalzellkarzinomen liegt in Deutschland bei 100/100 000/Jahr, die Inzidenz von Plattenepithelkarzinomen bei 30/100 000/Jahr. Präkanzerosen treten bei praktisch allen älteren Menschen auf. Seltener sind Neubildungen des Bindegewebes und spezieller Zellen wie histiozytäre Zellen, Mastzellen oder Lymphozyten.
3. **Sichtbarkeit:** Kutane Neubildungen sind für Patient und Arzt sichtbar. Früherkennung und Frühtherapie sind deshalb grundsätzlich sehr gut möglich und erfolgreich, besser als bei inneren bösartigen Tumoren. Eine weitere Verbesserung der Hautkrebsfrüherkennung ist jedoch durchaus noch erreichbar.
4. **Therapie:** Die Außenlage begünstigt auch lokaltherapeutische Maßnahmen. Die Behandlung gutartiger Neubildungen ist grundsätzlich unproblematisch. Die dermatologisch-operative Tumortherapie ist onkologisch sowie plastisch-ästhetisch hoch entwickelt und bringt zusammen mit histologischer Schnittrandkontrolle und Wächterlymphknotenbiopsie hervorragende Ergebnisse, häufig mit über 90% Heilung. Das Arsenal von Kürettage, Kryotherapie, Laser, photodynamischer Therapie und Tumorexzision ermöglicht eine angemessene Therapiewahl. Auch strahlentherapeutische Maßnahmen sind am Hautorgan gut wirksam. Die Möglichkeiten systemischer Chemotherapie sind noch begrenzt.
5. **Klassifizierung:** Krankheitsbild und Wesen der kutanen Neubildungen hängen entscheidend von ihren **Ursprungsgeweben** ab. Es wird deshalb folgende **Einteilung** zugrunde gelegt: primäre Neubildungen der Epidermis, des Bindegewebes, der Histiozyten, Langerhans-Zellen und Mastzellen sowie der Lymphozyten. Jedoch ist auch ein sekundärer Hautbefall bei extrakutanen Neubildungen möglich.

7.10.1 Neubildungen der Epidermis

Neubildungen der Epidermis gehen von den proliferationsfähigen **Keratinozyten** der Basalzellschicht aus. Verhornung und Wanderung der Zellen zur Hautoberfläche sind in den epidermalen Neubildungen grundsätzlich er-

Tab. 7.5 Neubildungen der Epidermis

gutartig	Zysten, seborrhoische Keratosen
pseudomaligne	Keratoakanthom, Papillomatosis cutis carcinoides
semimaligne	Basalzellkarzinom
prämaligne	aktinische Keratosen, Morbus Bowen, kutane Risikoerkrankungen
maligne	Plattenepithelkarzinom

halten, jedoch pathologisch modifiziert. **Charakteristisch** sind deshalb eine **keratotische Oberfläche** und eine **exophytische Wachstumsform**. Ausnahmen sind Zysten und Basalzellkarzinome. Epidermale Neubildungen sind häufig und zeigen das gesamte Dignitätsspektrum (Tab. 7.5).

Gutartige und pseudomaligne Neubildungen

Zysten

Gutartige, kleinpapulöse bis knotige, subepidermal-dermal bzw. subkutan gelegene Epithelzysten, die histologisch aus einer **Zystenwand** (Epithel) und **Zysteninhalt** (Hornschichtlamellen) bestehen. Hautzysten sind meist erworben, selten angeboren.

Krankheitsbild

- **Milien:** oberflächlich gelegene, 1–2 mm große, halbkugelige weißliche Knötchen. Inhalt: Hornlamellen. Häufige Lokalisation: Gesicht.
- **Epidermiszysten:** tiefer gelegene, ca. 1–3 cm große kugelige Herde mit zentralem Porus. Inhalt: Hornlamellen. Häufige Lokalisation: Kopf, Hals, Rumpf. Komplikation: Entzündung mit furunkelähnlichem Bild durch Infektion oder Ruptur.
- Sonderformen: **Riesenkomedo** mit zentraler schwärzlicher Öffnung. **Skrotalzysten**, meist multipel mit Verkalkungstendenz.

Diagnostik Klinisches Bild, Histologie.
Differentialdiagnose: v.a. **Trichilemmzysten** (Atherome), von Follikelepithel ausgehend, meist behaarter Kopf (Abb. 10.16). Weiterhin **Dorsalzysten** am Fingerrücken: Pseudozysten ohne Epithelwand, Inhalt schleimartig.

Ätiopathogenese

- **Milienbildung** primär-idiopathisch (meist Gesicht), durch posttraumatische Versprengung vitaler Epidermiszellen bzw. Überwachsen bei Dermatosen mit subepidermaler Blasenbildung wie Epidermolysis bullosa dystrophica, Porphyria cutanea tarda.
- **Zystenbildung** von Epidermis oder Follikelöffnung (Infundibulum) ausgehend.

Therapie

- **Milien:** anritzen und exprimieren.
- **Größere Zysten:** operative Entfernung.
- **Infizierte Zysten:** Spaltung und Antibiose.

Seborrhoische Keratosen (Abb. 7.157, 7.158)

Synonym: seborrhoische Warzen, Alterswarzen

Seborrhoische Keratosen sind gutartige, exophytisch-keratotische, pigmentierte Neubildungen mit „fettig-seborrhoischer“ Oberfläche. Häufige Neubildung der alternden Haut. Krankheitswert wird bestimmt von Aussehensstörung und differentialdiagnostischer Bedeutung. Keine maligne Entartung, aber seltene Paraneoplasie.

Krankheitsbild
Der Haut aufsitzende, exophytische hell- bis schwarzbraune Tumoren unterschiedlicher Form und Größe. Meist multipel, selten solitär.

- **Flacher Typ:** millimeter- bis zentimetergroße hell- bis dunkelbraune Herde. Anfangs fleckförmig, später flachpapulös. Oberfläche wachsartig-glatt oder unterschiedlich stark keratotisch, kleine pseudozystische Hornpfropfen (Abb. 7.157).
- **Gestielter Typ:** kleine gestielte fibromähnliche Papeln, meist Hals-Achsel-Region.
- **Knotiger Typ:** solitärer, halbkugeliger schwarzbrauner Knoten (Melanoakanthom) mit Hornpfropfen (Abb. 7.158).
- **Sonderformen:**
  - **Stukkokeratose:** wenige Millimeter große, weißlich-keratotische, plane Papeln in chronisch-lichtexponierter Extremitätenhaut.
  - **Leser-Trélat-Syndrom:** eruptiv auftretende seborrhoische Keratosen bei jüngeren Menschen als paraneoplastisches Syndrom.

Komplikation: Entzündung, sog. irritierte seborrhoische Warze.

Diagnostik Klinisches Bild, Auflichtmikroskopie.
Eventuell histologische Untersuchung: Epidermishyperplasie mit Hyperkeratose, follikulären Keratosen und Pseudohornzysten. Verschiedene histologische Typen.

Differentialdiagnosen

- **Flacher Typ:** solare Keratose, melanozytärer Nävus, Lentigo solaris, Lentigo maligna.
- **Gestielter Typ:** Hautfibrome.
- **Knotiger Typ:** malignes Melanom.
- **Entzündete seborrhoische Warze:** Plattenepithelkarzinom.

Ätiopathogenese Gutartige papillomatöse Epidermishyperplasie unklarer Genese. Durch gleichzeitige Melanozytenhyperplasie unterschiedlich starke Braunpigmentierung. Eruptives Auftreten bei jungen Menschen mit Verdacht auf Leser-Trélat-Syndrom (seltene Paraneoplasie).

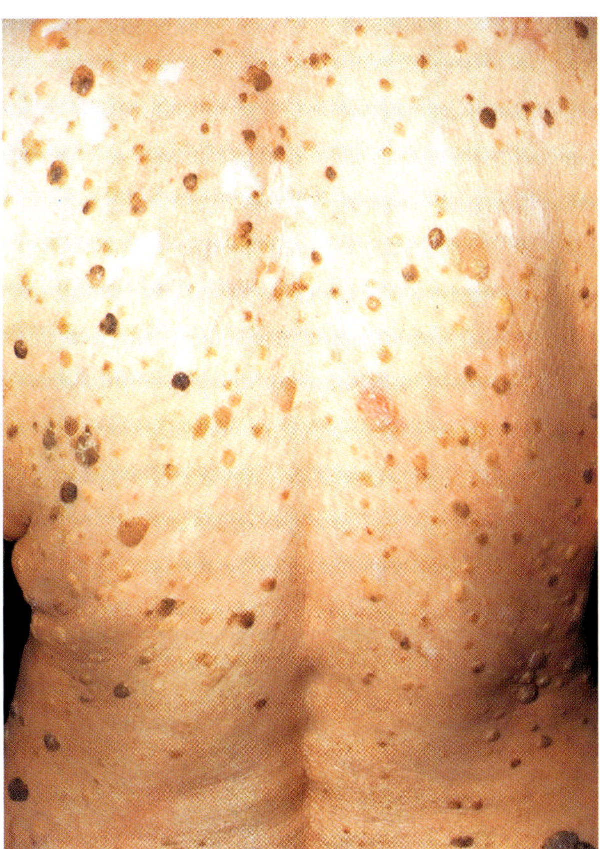

Abb. 7.157a Multiple seborrhoische Keratosen: flacher Typ.
Anamnese: Bei der 54-jährigen Patientin wurde ein metastasierendes Rektumkarzinom diagnostiziert. Die seborrhoischen Keratosen waren plötzlich in großer Anzahl aufgeschossen.
Befund: am gesamten Rumpf in dichter Aussaat scharf begrenzte, wenige Millimeter bis Zentimeter große, hellbraun bis schwarz pigmentierte keratotische Papeln mit höckriger und fettig glänzender Oberfläche. Hypopigmentierte Narben nach vorangegangener Kürettage.
Anmerkung: Das plötzliche Aufschießen der seborrhoischen Warzen bei bestehendem Rektumkarzinom spricht für das paraneoplastische Leser-Trélat-Syndrom.

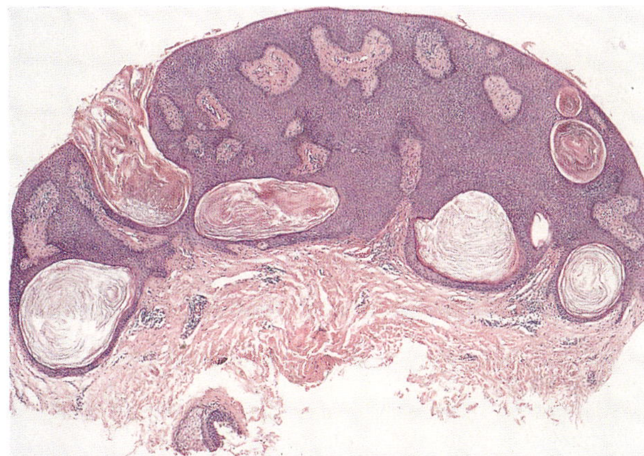

Abb. 7.157b Verruca seborrhoica (Histologie).
In einem umschriebenen Bereich ist die Epidermis verbreitert (Akanthose). Die Keratinozyten sind klein, monomorph und ähneln Basalzellen. Typisch sind viele Pseudohornzysten.

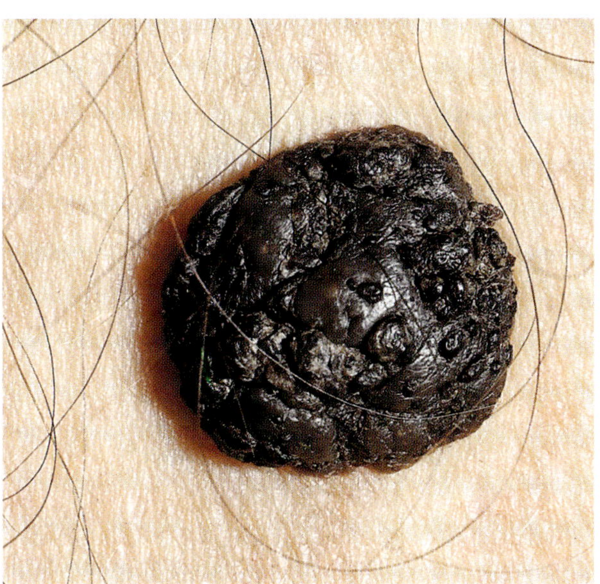

Abb. 7.158 Solitäre pigmentierte seborrhoische Keratose: knotiger Typ.
Anamnese: allmähliches Wachstum mit zunehmender. Dunkelfärbung.
Befund: 2 cm großer, scharf begrenzter, schwarzbrauner Tumor mit unregelmäßig höckriger Oberfläche sowie kleinen keratotischen Pfropfen.
Differentialdiagnose: primär-knotiges malignes Melanom (Abb. **8.19**).

Therapie Soweit erforderlich und möglich: **operative Entfernung** durch z. B. Kürettage, auch Kryotherapie oder Laser.

Keratoakanthom (Abb. 7.159)

Das Keratoakanthom ist ein grundsätzlich gutartiger, exophytisch-keratotischer Hauttumor mit schnellem Wachstum, aber auch schneller spontaner Rückbildung. Er ist das Beispiel einer epithelialen Pseudokanzerose.

> **!** **Merke** Pseudokanzerose ist ein Verlegenheitsbegriff. Er beruht auf der Tatsache, dass sich mit den polaren Begriffen „gutartig" und „bösartig" nicht die mehrstufigen Wege der Karzinogenese erfassen lassen. Als **Pseudokanzerose** werden/wurden Neubildungen bezeichnet, die klinisch-histologisch Malignitätsmerkmale zeigen, aber grundsätzlich gutartiger Natur sind, nicht metastasieren und sich zum Teil auch spontan zurückbilden. Es kann sich dabei aber zumindest zum Teil bereits um sehr frühe, gering maligne Stadien bösartiger Neubildungen handeln.

Krankheitsbild 1–2 cm großer, anfangs papulöser, später zentral keratotischer, geröteter Herd mit radiären Teleangiektasien. Verschieblich, keine regionäre Lymphknotenschwellung.
Prädilektionsstellen: chronisch lichtgeschädigte Hautregionen, meist Gesicht und Handrücken.

Verlauf mit drei Phasen: schnelle **Wachstumsphase, Ausreifungsphase** mit Bildung des zentralen keratotischen Pfropfes, **Rückbildungsphase** mit Narbe. Gesamtdauer ca. sechs Monate.
Mehrere **Sonderformen:** Beispiele sind Riesenkeratoakanthome, multiple Keratoakanthome (Immuninsuffizienz), familiäre Keratoakanthome.

Diagnostik

- **Anamnese, klinisches Bild.**
- **Histologie:** Querschnittsbiopsie des Gesamttumors, keine Stanzbiopsie. Histologisch Epithelhyperplasie mit Verhornung, Zellatypien und Mitosen, aber regelmäßige Herdarchitektur.

Differentialdiagnose: verhornendes Plattenepithelkarzinom.

Ätiopathogenese Ausgangspunkt oberer (supraseboglandulärer) Teil des Haarfollikelepithels. Auslösung durch **UV-Strahlen,** aber auch **chemische Karzinogene,** evtl. auch humane Papillom-Viren.
Dignität unklar: gutartige, selbstlimitierte Neubildung? Zwischenstufe/Seitenweg der Hautkarzinogenese ?

Therapie

Nach klinischer und auch histologischer Diagnosestellung Abwarten der Spontanremission möglich. Sicherer ist die Exzision.

Papillomatosis cutis carcinoides (Abb. 15.3)

Es handelt sich um eine weitere Pseudokanzerose.

Krankheitsbild Flächenhafte, karzinomähnliche unregelmäßige Epithelwucherung, zum Teil keratotisch, zum Teil erosiv-schmierig belegt. Meist bei alten Menschen. Lokalisation an Fuß oder Unterschenkel. Keine Spontanrückbildung. Obligate histologische Diagnostik.

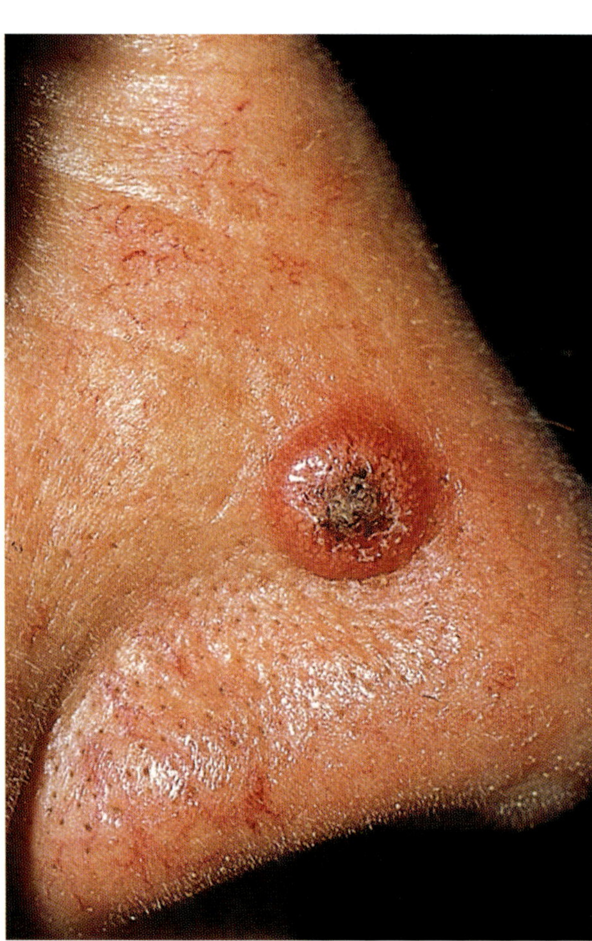

Abb. 7.159a Keratoakanthom.
Anamnese: 58-jähriger Patient. Vor ca. drei Monaten Auftreten eines schnell wachsenden Herdes an der Nase.
Befund: am rechten Nasenflügel rötlicher, halbkugeliger Tumor mit zentralem Hornpfropf und derber Konsistenz. Insgesamt scharfe Begrenzung und regelmäßige Form. Verschieblichkeit auf der Unterlage, regionäre Lymphknoten nicht tastbar.

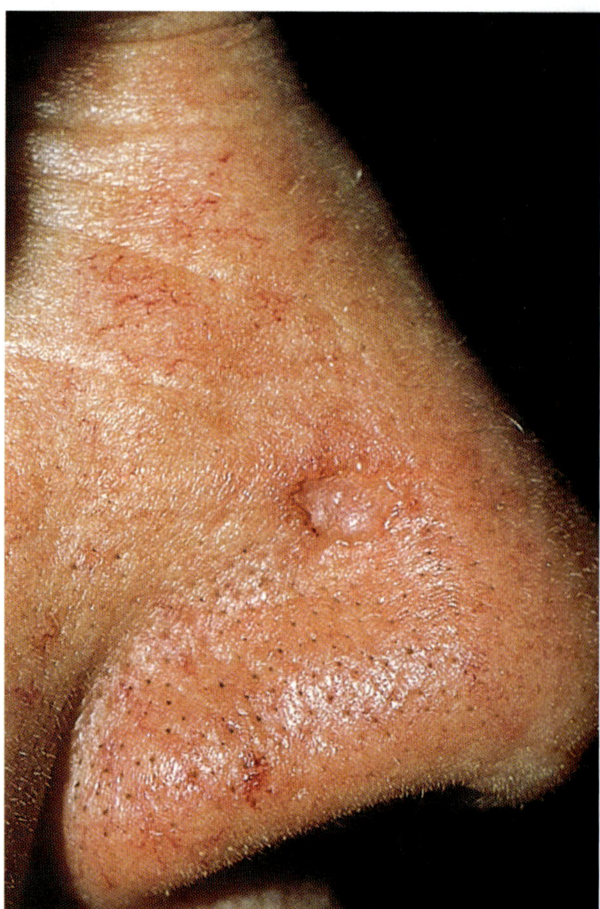

Abb. 7.159b Keratoakanthom nach Spontanheilung.
Anamnese: Zustand nach zwei Monaten.
Befund: am rechten Nasenflügel schüsselförmig eingezogene atrophische Narbe von ca. 0,5 cm Durchmesser.
Besonderheiten: Da der Patient sowohl die Exzisionsbiopsie als auch die Exzision ablehnte, erfolgten lediglich regelmäßige klinische Kontrollen. Die eingetretene Spontanheilung nach zwei Monaten bestätigte die klinische Diagnose Keratoakanthom.

Ätiopathogenese Entwicklung meist auf dem Boden vorbestehender, chronischer Hautveränderungen wie chronische Pyodermien, Mykosen, Lichen ruber, Lymphödem. Dignität unklar. Zum Teil benigne-reaktiv, z. T. bereits niedrigmalignes verruköses Plattenepithelkarzinom.

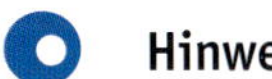

Therapie Operativ.

Hinweis

Eine ähnliche Situation hinsichtlich der Dignitätsbeurteilung besteht bei der sog. floriden oralen Papillomatose (s. Kap. 17.4.1) und den Riesenkondylomen (Abb. **19.4**).

Semimaligne, prämaligne und maligne Neubildungen

Semimaligne epidermale Neubildungen sind Basalzellkarzinome, prämaligne Neubildungen solare Keratosen und Morbus Bowen, maligne Neubildungen Plattenepithelkarzinome.

Basalzellkarzinom (Abb. **7.160–7.165**)

Synonym: Basaliom (im deutschen Schrifttum)

Häufigster maligner Hauttumor mit 70–80% aller malignen Hauttumoren. Lokal infiltrierend-destruierendes Wachstum und seltene Metastasierungspotenz. Deshalb auch als „semimaligne" bezeichnet. Irregeführt durch den alten Namen „Basaliom" (= kein Karzinom!) wird der **Krankheitswert** nicht selten von Patient und Arzt unterschätzt. Bei fortschreitendem Wachstum jedoch erhebliche Gewebszerstörungen z.B. an Auge oder Nase und sogar möglicher tödlicher Ausgang durch Gefäßarrosion oder ZNS-Infiltration möglich.
Hohe Inzidenz: in Deutschland ca. 100 Neuerkrankungen/Jahr/100 000, steigend. Meist Erwachsene ab 50 Jahre.

Krankheitsbild Klinisch mehrere Typen, bestimmt von
- Wachstumsart der Tumorzellen: z. B. kompakt oder verästelt-diffus, oberflächlich oder tief infiltrierend
- Gewebszerstörungspotenz: Ulzeration
- Pigmentierungsgrad.

Aufgrund dieser Kriterien Einteilung in drei Typen:
1. **Knotig-ulzerierender Typ** (häufig)
   Wachstumsart: meist kompaktes Konglomerat perlen- bzw. knollenartiger Tumorzellkomplexe.
   - **Knotig-nichtulzeriertes Basalzellkarzinom** (Abb. **7.160a, 7.161**): hautfarbene, perlenartige Knötchen bis höckerige Papeln bzw. Knoten. Gespannt-glänzende Epidermis und Teleangiektasien. Bei weiterer Größenzunahme sekundäre, zentrale Ulzeration.
   - **Knotig-ulzerierendes Basalzellkarzinom** (Abb. **7.162, 7.163**): frühzeitige, klinisch dominierende Gewebsdestruktion und Ulkusbildung, am Ulkusrand aber

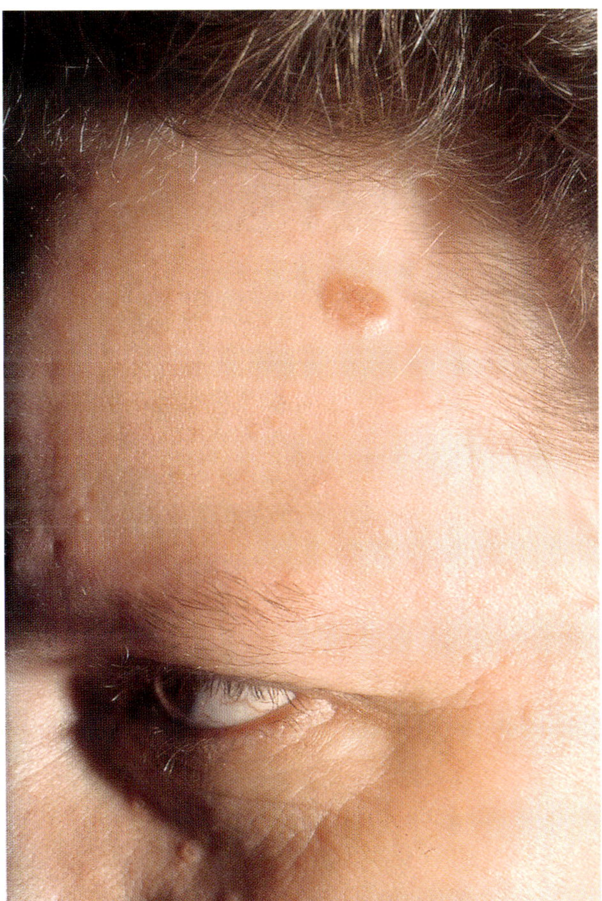

Abb. 7.160a Knotiges Basalzellkarzinom.
Anamnese: 56-jährige Patientin. Seit ca. drei Jahren langsam wachsender, schmerzloser kleiner Herd an der Stirn.
Befund: an der linken Stirnseite flach-papulöser Herd mit feinen Teleangiektasien. Epidermis unverändert. – Histologie (Probeexzision): solides Basalzellkarzinom.
Besonderheiten: noch frühes Stadium eines knotigen Basalzellkarzinoms. Da keine Schmerzen bestanden, wurde trotz Registrierung des Befundes zunächst kein Arzt aufgesucht.

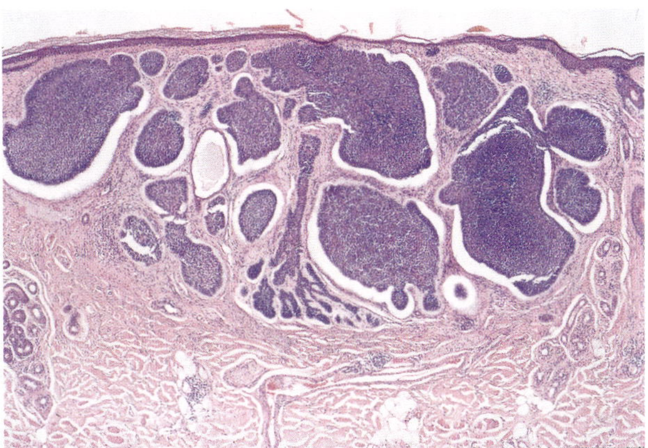

Abb. 7.160b Knotiges Basalzellkarzinom (Histologie).
Knotiges Wachstum basophil gefärbter, epithelialer Tumorzellen. Die Zellen ähneln Basalzellen und zeigen peripher eine Palisadenstellung. Typisch ist ein Retraktionsspalt zwischen den Tumorzellnestern und dem umgebenden fibrotischen Tumorstroma. Histologische Diagnose: solides, undifferenziertes Basalzellkarzinom.

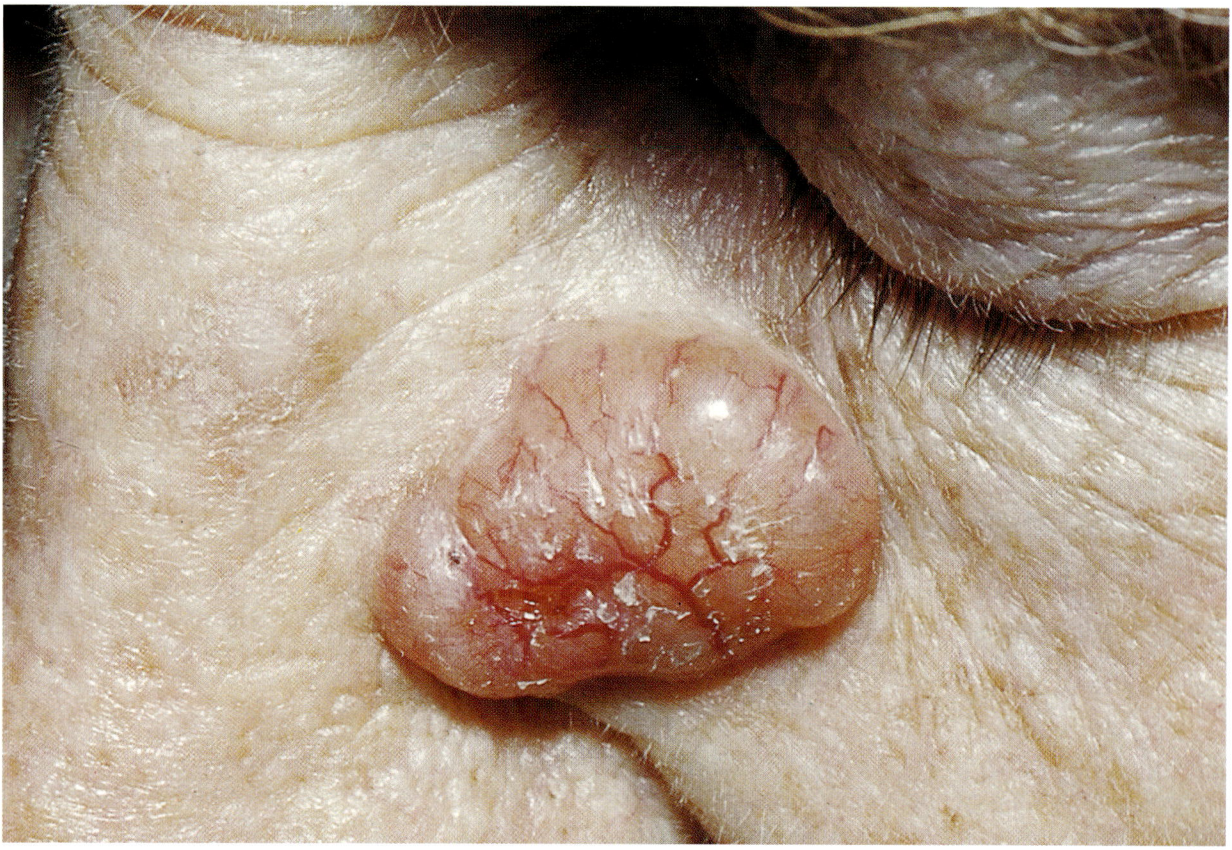

Abb. 7.161 Knotiges Basalzellkarzinom.
Anamnese: 66-jähriger Patient. Bestandsdauer ca. drei Jahre unter allmählicher Vergrößerung. Keine Schmerzen.
Befund: etwa 1 cm unterhalb des linken Augeninnenwinkels ca. 2,0 × 1,5 × 0,5 cm großer, derber Tumor, der sich aus einzelnen, perlartig glänzenden Knötchen zusammensetzt und von Teleangiektasien überzogen wird. Die gespannte Epidermis zeigt zentral Schuppung und gerade beginnende Ulzeration.

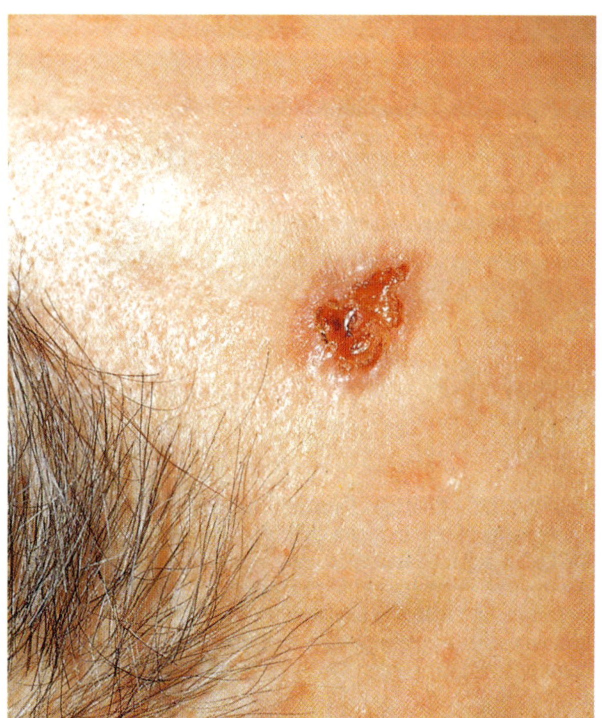

Abb. 7.162 Knotig-ulzerierendes Basalzellkarzinom: Ulcus rodens.
Anamnese: 63-jähriger Patient. Beginn vor ca. zwei Jahren, zunächst als Stoßverletzung aufgefasst.
Befund: rechts temporofrontal 9 × 6 mm großer Herd. Überwiegend zentrale Ulzeration mit gelblich-hämorrhagischen Krusten. Schmaler Randwall aus perlschnurartig aufgereihten kleinpapulösen Tumorenherden.

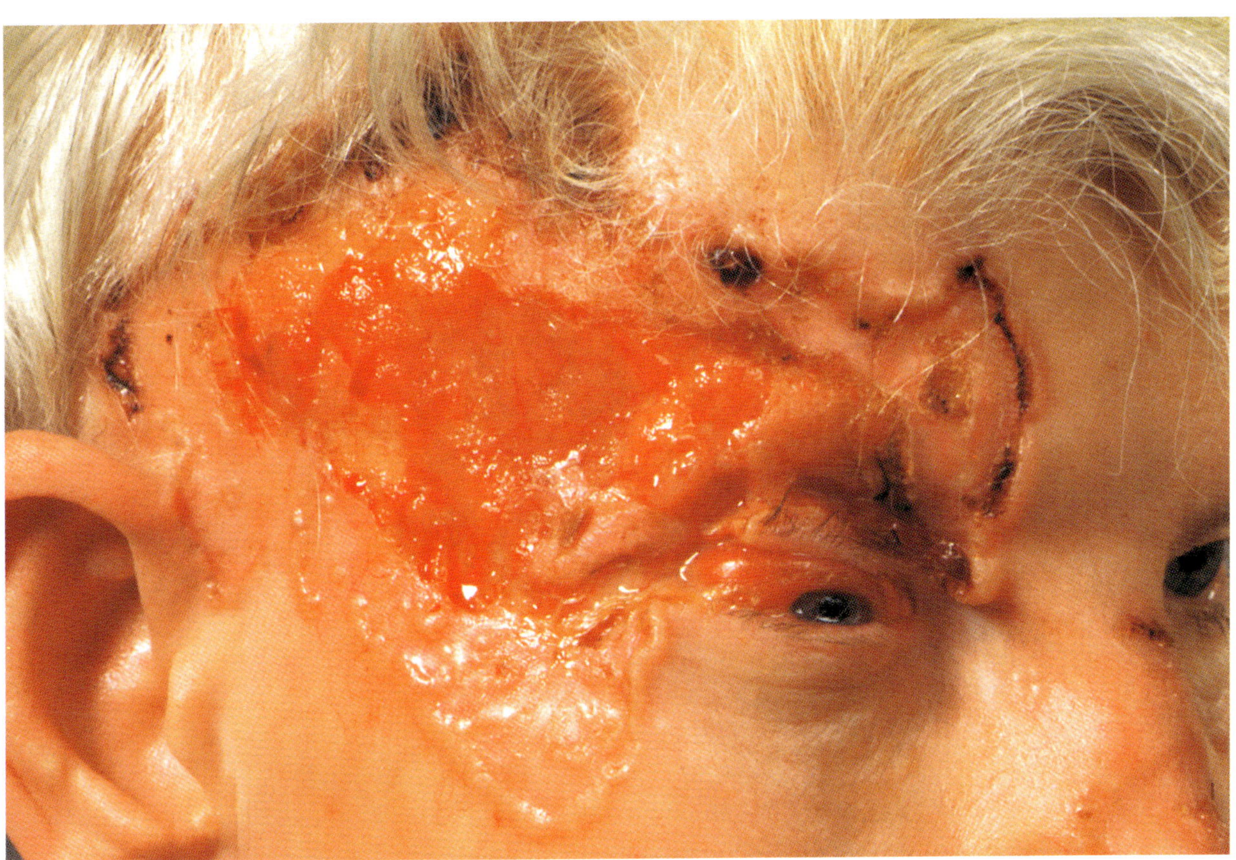

Abb. 7.163 Fortgeschrittenes knotig-ulzerierendes Basalzellkarzinom.
Anamnese: 64-jährige Patientin. Beginn vor ca. 25 Jahren mit langsamer Progredienz. Wegen angespannter beruflicher Situation durch zahnärztliche Praxis lange Zeit mit Verband abgedeckt.
Befund: im Bereich von rechter Stirn, Schläfe und Jochbogen 14 × 10 cm großer, bizarr begrenzter, zentral ulzerierter Herd mit tief greifender Infiltration, Knochenarrosion und Destruktion des rechten Auges. Randständig glasige, perlschnurartig angeordnete Knötchen, atrophisch-vernarbte Bezirke sowie Teleangiektasien. Zwei weitere Basalzellkarzinome an der Nase rechts und über dem Nasenrücken.

meist kleinknotige „Tumorperlen" erkennbar. Ulzeration teils flach (**Ulcus rodens**), teils tief (**Ulcus terebrans**).

2. **Planer Typ**
   Wachstumsart: zahlreiche diffus wachsende dünne Tumorstränge mit reichlichem bindegewebigem Stroma (Fibrose) oder flaches subepidermales Wachstum. Keine „Tumorperlen „erkennbar.
   - **Sklerodermiformes Basalzellkarzinom** (Abb. 7.164): plattenartiger, weißlich-gelblich glänzender Herd, ähnlich einem kleinen Sklerodermieherd. Meist unscharfe Begrenzung. Anderer Name: fibrosierendes Basalzellkarzinom.
   - **Superfizielles Basalzellkarzinom** (Abb. 7.165): schuppend-ekzemähnlicher oder vernarbter Herd, häufig am Rumpf als „Rumpfhautbasaliom". Scharfe Begrenzung, subepidermal-horizontales Wachstum.
3. **Pigmentierter Typ**
   Alle Typen von Basalzellkarzinomen außer dem sklerodermiformen Basalzellkarzinom können in unterschiedlichem Maße pigmentiert sein (Abb. 7.165). Erschwert die Diagnosestellung!

Eine **Kombination** von verschiedenen Typen von Basalzellkarzinomen ist nicht selten.

Lokalisation: ca. 80% im Kopf-Hals-Bereich. Keine Tumorentstehung an Handinnenflächen, Fußsohlen und Schleimhaut.

Verlauf Meist **chronisch-progredient**. Unterschiedliche Wachstumsdynamik mit scheinbar längeren Ruhephasen, dann wieder Wachstumsphasen. Unbehandelt nicht nur ausgedehnter Hautbefall möglich, sondern auch Invasion per continuitatem in benachbarte Gewebe und Organe wie Schleimhaut, Weichteile, Gefäße, Knochen, Auge oder Gehirn. Sehr selten Metastasierung.

Sonderformen

- **Lokalrezidiv:** nach subtotaler Tumorexzision bzw. sonstiger Behandlung. Form mit hohem diagnostisch-therapeutischem Risiko, da klinisch oft unscheinbar, jedoch z. T. ausgedehntes subklinisches, auch multizentrisches bzw. tiefeninfiltrierendes Wachstum. Therapeutisches Problem, kann inoperabel werden.
- **Metatypisches Basalzellkarzinom:** histologisches Mischbild von Basalzellkarzinom und Plattenepithelkarzinom. Aggressives Wachstum.

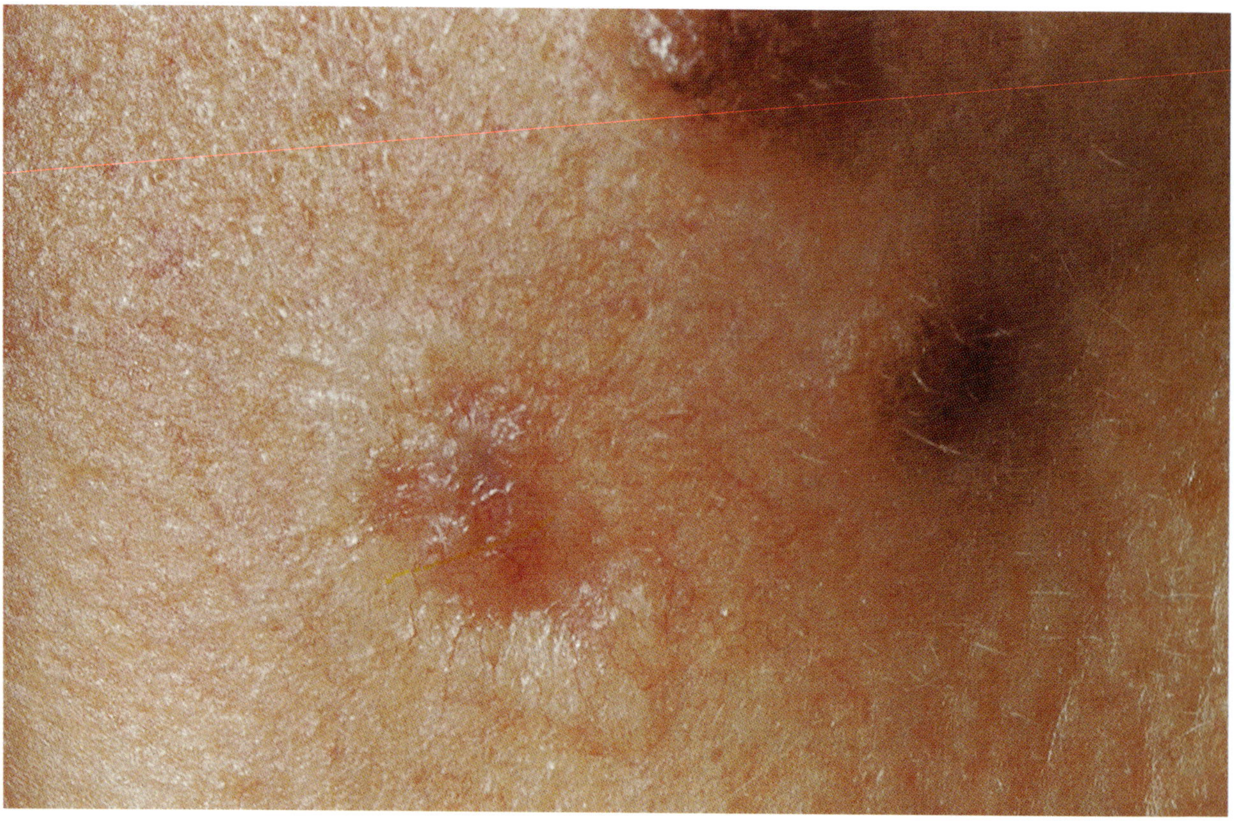

Abb. 7.164a Planes, sklerodermiformes Basalzellkarzinom.

Anamnese: ärztliche Zufallsentdeckung bei Beurteilung der im Bild sichtbaren, auffälligen melanozytäre Nävi. Die Entwicklungsdauer kann der Patient nicht angeben.

Befund: an der linken Wange ca. 2 × 1 cm großer, teils scharf, teils unscharf begrenzter, weißlich-plattenartiger Herd mit zentraler rot-bräunlicher Papel. – Nebenbefund: zwei bräunlich pigmentierte papulöse melanozytäre Nävi.

Besonderheiten: Dieser Typ eines Basalzellkarzinoms zeigt eine gewisse klinische Ähnlichkeit mit einer zirkumskripten Sklerodermie (Abb. **7.117**). Charakteristisch sind fibröses Tumorstroma und Tumorausläufer, die weit über eine klinisch sichtbare Grenze hinausreichen können.

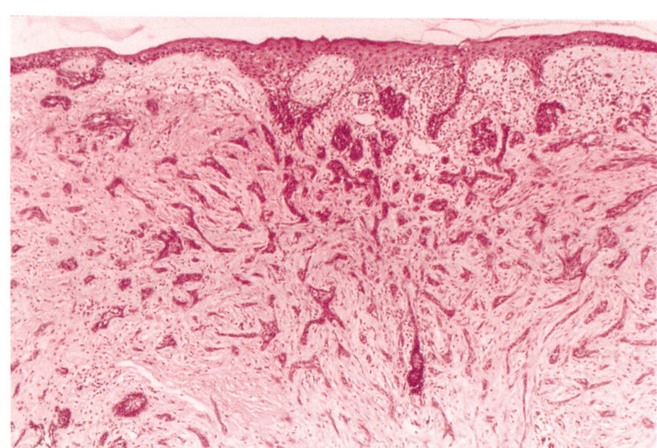

Abb. 7.164b Sklerodermiformes Basalzellkarzinom (Histologie).
Kleine Nester und Stränge basophil gefärbter Keratinozyten infiltrieren das fibrotisch verdichtete Bindegewebe. Diagnose: fibrosierendes, sklerodermiformes Basalzellkarzinom.

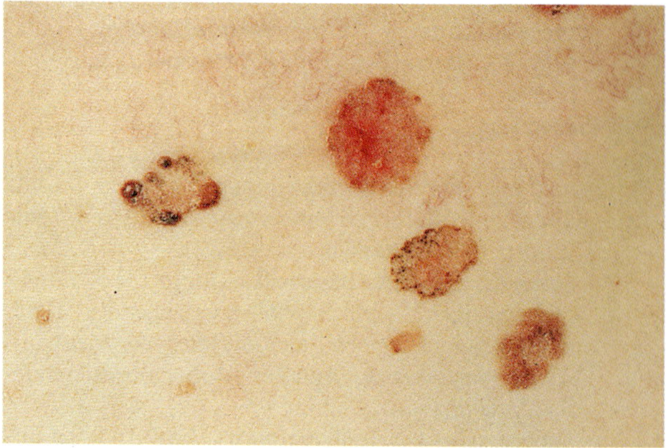

Abb. 7.165 Plane, superfizielle, pigmentierte Basalzellkarzinome bei nävoidem Basalzellkarzinom-Syndrom.

Anamnese: 17-jähriger Patient. Seit einigen Jahren Herde am Rumpf aufgetreten. Familienanamnese: unauffällig.

Befund: am Rücken vier bis 1 cm große Herde und einige kleine Herde von „Rumpfhaut-Basalzellkarzinomen“. Die vier größten Herde sind scharf begrenzt, leicht schuppend und unterschiedlich pigmentiert.

Differentialdiagnose: Morbus Bowen (Abb. **7.168**), mikrobielle Ekzemherde (Abb. **7.93**).

- **Metastasierendes Basalzellkarzinom:** sehr selten, < 0,1%. Möglich bei großen, anbehandelten Basalzellkarzinomen. Lymphogene Metastasierung.

Diagnostik

- **Anamnese** und **klinisches Bild**, Auflichtmikroskopie.
- **Histologische Diagnostik:** Stanzbiopsie zur Diagnosesicherung und Typisierung. Histologisch Proliferation atypischer basaloider Tumorzellen ohne (solide) oder mit Differenzierungsansätzen (Verhornung, follikel- bzw. drüsenähnliche Strukturen). Bei sklerodermiform-fibrosierenden Basalzellkarzinomen diffuses Wachstum mit stark ausgeprägtem Tumorstroma.
- **Weitere Diagnostik:** bei V. a. Infiltration von Nachbargeweben bzw. -organen.

Differentialdiagnosen: senile Talgdrüsenhyperplasie (bei initialem Basalzellkarzinom), Plattenepithelkarzinom (bei knotig-ulzeriertem Basalzellkarzinom), zirkumskripte Sklerodermie (bei sklerodermiformem Basalzellkarzinom), Ekzem bzw. Psoriasis (bei superfiziellem Basalzellkarzinom). Melanozytärer Nävus bzw. malignes Melanom (bei pigmentiertem Basalzellkarzinom).

Ätiopathogenese

Karzinogene Faktoren: Wichtigster karzinogener Faktor ist **UV-Licht** bei chronisch-kumulativer Exposition. Gesichtsbefall in ca. 80%. Allerdings keine strenge Korrelation von Tumorlokalisation und Regionen maximaler Sonneneinstrahlung.
Beispiele: retroaurikuläre bzw. rumpflokalisierte Basalzellkarzinome.
Risikopatienten: starke UV-Exposition, lichtempfindlicher Hauttyp (I–II), auch Immunsuppression.
Weitere bekannte Ursachen: **chemische Karzinogene** wie Arsen (früher medikamentös, beruflich). Entwicklung bei Erkrankungen wie Xeroderma pigmentosum oder nävoides Basalzellkarzinom-Syndrom (s. u.).
Molekulare Aspekte: Mutationen mit Funktionsverlust von Tumorsuppressorgenen (PTCH-Gen, p53-Gen) bzw. Aktivierung von Onkogenen. Nachfolgende Regulationsstörung von Proliferation und Differenzierung. Keine präkanzeröse Phase.
Tumorzellen: nicht voll autonom, stromaabhängig. Gleichzeitige Proliferation von Tumorzellen und bindegewebigem Stroma.
Wachstum: Ausgangspunkt wahrscheinlich transformierte epidermal-follikuläre Stammzellen. Meist unilokulär beginnendes, wurzelartig verzweigtes, kontinuierliches Wachstum mit verschiedenen Wachstumsformen. Bei superfiziellen Basalzellkarzinomen auch multilokuläre Entstehung. Stets klinisch nicht sichtbarer subklinischer Randteil, meist asymmetrisch, zum Teil mit längeren Ausläufern. Besonders ausgeprägt bei sklerodermiformem Basalzellkarzinom sowie Lokalrezidiven. Wachstum zunächst horizontal intradermal, später vertikal.

Therapie Therapieziel ist die Heilung durch vollständige Tumorentfernung. Primärtherapie prognosebestimmend.

- **Standardtherapie:** operative Totalexzision (R0, „im Gesunden"). Konventionelle Exzision mit Sicherheitsabstand und konventioneller histologischer Untersuchung. Bessere Ergebnisse mit mikroskopisch kontrollierter Chirurgie und histologischen Randschnittkontrollen. Sie ist obligat bei **Problemtumoren:**
  - **Ausgedehnte Basalzellkarzinome:** großflächig, tief reichend, ulzerierend.
  - **Sklerodermiforme Basalzellkarzinome:** weit reichende, subklinische Ausläufer.
  - **Problemlokalisationen:** Augen-, Ohren- und Nasenregion, Kapillitium mit besonderer Gefahr des invasiven Tiefenwachstums.
  - **Rezidivtumoren:** klinisch kaum erkennbare Tumorausbreitung.
- **Alternativtherapien:** bei Inoperabilität, auch bei superfiziellen Basalzellkarzinomen.
  Kryotherapie, Kürettage, photodynamische Therapie (lokaler Photosensibilisator und Lichtbestrahlung), Strahlentherapie, Immunstimulationstherapie mit Imiquimod.

Prognose und Nachsorge

- **Rezidivrisiko** minimal bei mikroskopisch kontrollierter Exzision als Primär- und Frühtherapie, 5–10% bei konventioneller Exzision mit Routinehistologie, zum Teil noch höher bei Alternativtherapien sowie Lokalrezidiven.
- **Nachsorge** 1.–3. Jahr (höchstes Rezidivrisiko): alle 12 Monate, Risikopatienten engmaschiger. Nachsorgeziele sind Früherkennung von Rezidiven und/oder Zweittumoren (30%).

Nävoides Basalzellkarzinom-Syndrom

Synonym: Basalzellnävussyndrom, Gorlin-Goltz-Syndrom

Erbgang autosomal-dominant, auch Neumutationen. Defekt des Tumorsuppressorgens PTCH auf Chromosom 9. Zusätzliche Provokationsfaktoren wie UV-Strahlen, Röntgenstrahlen erforderlich.

Klinisches Bild

- **Haut:** multiple Basalzellkarzinome bereits in jugendlichem Alter, Grübchen an Handflächen/Fußsohlen („pits").
- **Fehlbildungen:** u. a. prominente Stirn, Kieferzysten, Spaltbildungen, ZNS-Fehlbildungen.
- **Neubildungen:** gutartige und bösartige Neubildungen innerer Organe.

Therapie

Hautbehandlung symptomatisch-palliativ mit Kryotherapie, photodynamischer Therapie, UV-Schutz, keine Strahlentherapie.

Aktinische Keratosen (Abb. 7.166, 7.167)

Sehr häufige präinvasive, **intraepidermale Neoplasie** (Carcinoma in situ) mit möglichem Übergang in ein Plattenepithelkarzinom. Früher als obligate Präkanzerose bezeichnet. Auch hier kann der Name irreführen, da der Begriff

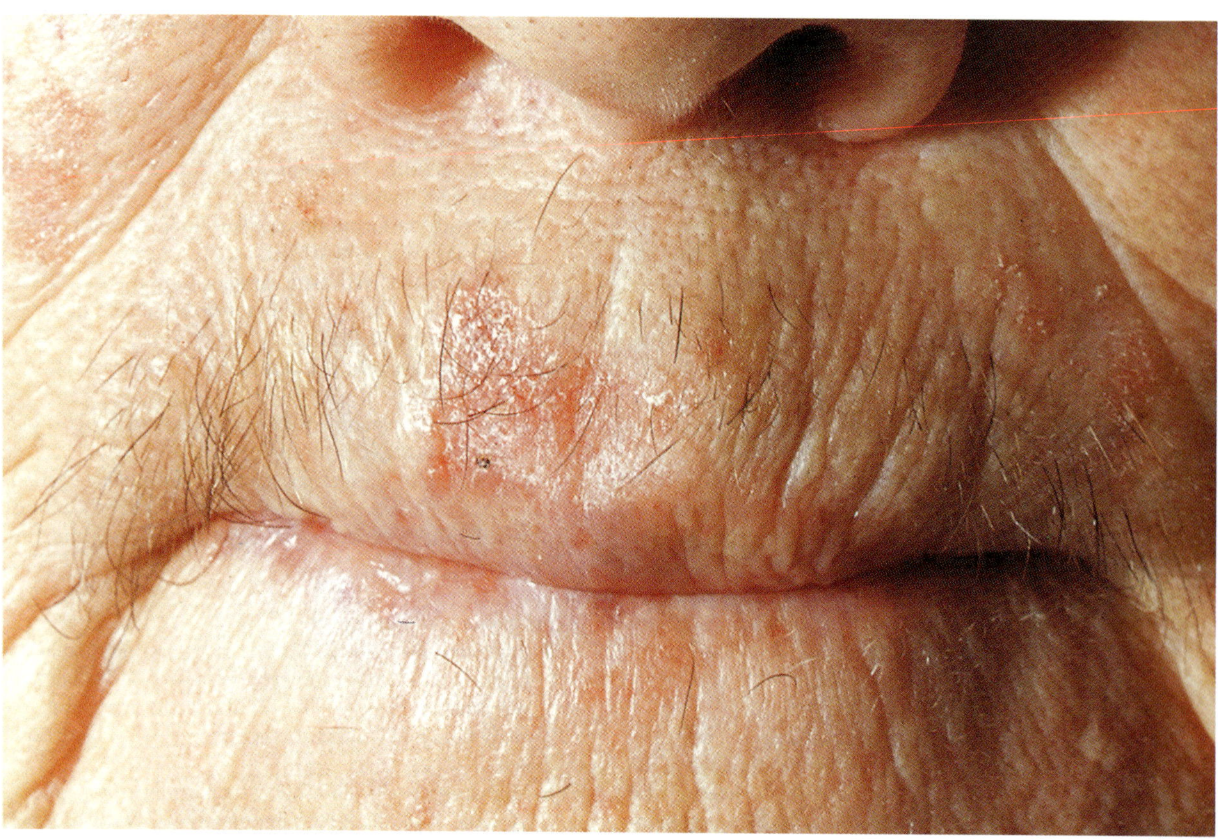

Abb. 7.166 Solare Keratose.
Anamnese: 70-jährige Patientin. Bestandsdauer etwa zwei Jahre, zunächst nur rötlicher Fleck.
Befund: an der Oberlippe 1,5 × 1,0 cm großer, scharf begrenzter, unregelmäßiger Herd. Festhaftende keratotische Schuppung, die das Erythem bereits weitgehend überdeckt. Weitere kleinere Herde über dem linken Mundwinkel. Cheilitis solaris der Unterlippe (vgl. Abb. **17.14**). Gelblicher Farbton der Haut durch aktinische Elastose (chronischer Lichtschaden). Altersbedingte Hypertrichose.

Keratose auch für gutartige Neubildungen verwendet wird (seborrhoische Keratose). „**Aktinische**" Keratosen sind allgemein strahlenbedingt, „**solare**" Keratosen nur sonnenstrahlenbedingt.
Häufigkeit: nur bei weißer Rasse, häufiger bei Männern.
Risikopersonen: empfindlicher Lichttyp I–II, intensive chronische UV- bzw. Sonnenexposition in Beruf oder Freizeit, auch Immunsuppression. Erkrankung des mittleren und höheren Lebensalters: > 40 Jahre = 15%, >70 Jahre = fast 100%. Tendenz weiter zunehmend.

Krankheitsbild

- **Haut:** bis ca. 1 cm große, durch Konfluenz auch größere, scharf begrenzte Herde mit unterschiedlichen Progressionsstadien:
  - **Erythematöses Stadium:** geröteter, leicht keratotischer Herd mit Teleangiektasien.
  - **Keratotisches Stadium:** festhaftende Hyperkeratose, das Erythem überdeckend.
  - **Cornu-cutaneum-Stadium:** seltene Maximalform mit hornartiger Hyperkeratose (Abb. **7.169**). Kann bereits Plattenepithelkarzinom sein.
- **Lokalisation:** chronisch-lichtgeschädigte Hautregionen wie Gesicht, Glatze, Ohren, Handrücken. Kein Befall von Handflächen, Fußsohlen, Schleimhaut.

Verlauf Frühstadium noch rückbildungsfähig (25%). Sonst allmähliche Progression und möglicher Übergang in ein Plattenepithelkarzinom (bis zu 16%/10 Jahre). Warnzeichen: basale Infiltration bzw. papulöse Umwandlung einer aktinischen Keratose.

Diagnostik

- **Anamnese** und **klinisches Bild** mit Palpation (Infiltration?).
- **Histologische Diagnostik:** bei unklarer Diagnose bzw. V.a. Übergang in ein Plattenepithelkarzinom. Histologisch intraepidermale, herdförmige Proliferation atypischer Keratinozyten mit pathologischer Differenzierung und Verhornung. Hyperortho- und Hyperparakeratose.

Differentialdiagnosen

- **Seborrhoische Keratosen:** fettig-glänzend, Hornpfröpfe.
Morbus Bowen: größere Herde.
- Andere intraepitheliale neoplastische Keratosen (insgesamt selten geworden): Arsenkeratosen an Handflächen und Fußsohlen, Teerkeratosen an Kontaktstellen, Röntgenkeratosen in Bestrahlungfeldern sowie bei Strahlenärzten.

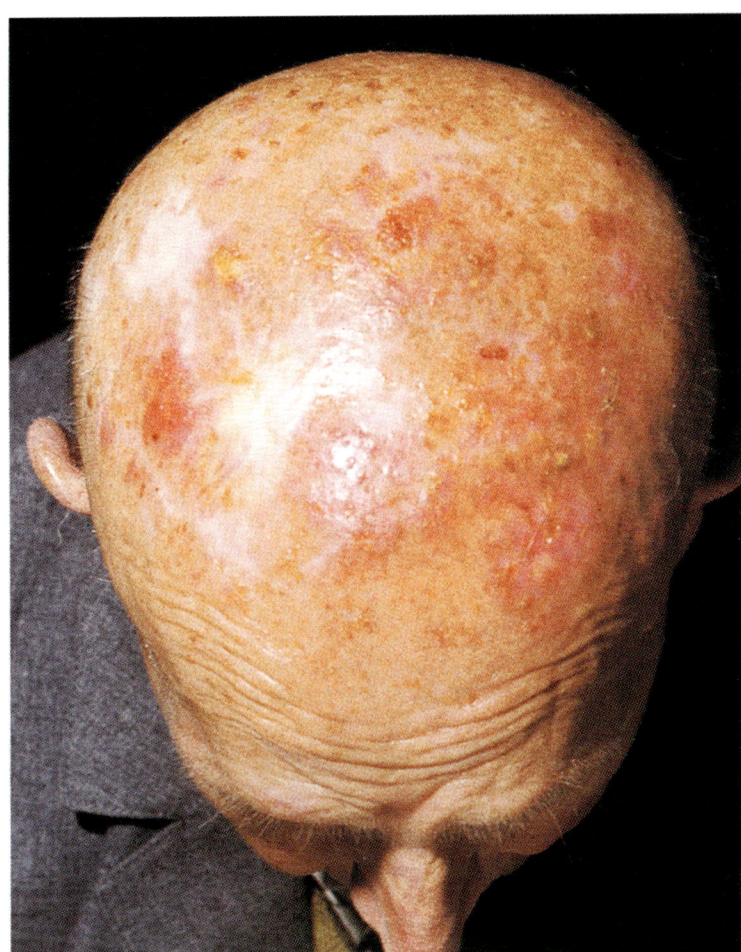

Abb. 7.167a Multiple solare Keratosen bei chronischem Lichtschaden der Haut.
Anamnese: 63-jähriger, früher hellblonder und lichtempfindlicher Patient, begeisterter Wanderer. Nach frühzeitiger Glatzenbildung ausgedehnter chronischer Lichtschaden der Kopfhaut, mitbedingt durch fehlende Lichtschutzfunktion der Kopfhaare.
Befund: im Bereich von Kapillitium, übergreifend auf die Stirn, mehrere disseminiert stehende solare Keratosen in Form kleinherdiger Erytheme sowie gelblich-keratotischer Papeln. Im Rahmen des chronischen Lichtschadens zusätzlich glatte atrophische Haut mit konfluiert-großherdigen Erythemen und Teleangiektasien, Hyper- und Hypopigmentierungen. Weiterhin depigmentierte atrophische Narben nach elektrochirurgischer Entfernung von solaren Keratosen und Plattenepithelkarzinomen.

Ätiopathogenese Überwiegend solare Genese durch chronisch-kumulative **UV-B**-Exposition sowie individuelle Lichtempfindlichkeit. Lokalisation an Stellen maximaler UV-Einstrahlung. Latenzzeit 10–20 Jahre. Aber auch **UV-A**-Exposition, insbesondere bei therapeutischer Anwendung (PUVA-Therapie). Rolle humaner Papillom-Viren noch unklar. Durch Mutationen (p53-Gen, Telomerase-Gen) Apoptosehemmung und Kumulation langlebiger atypischer Keratinozyten. Zusätzlicher Faktor: Schädigung der Immunüberwachung durch UV-Strahlung, stärker noch durch Immunsuppression, z. B. bei Transplantationspatienten.

Therapie Ziel ist die Vermeidung der Entstehung von Plattenepithelkarzinomen.

- **Operativ-ablative Therapieverfahren:** Kryotherapie oder Kürettage in frühem Stadium. Operative Entfernung von stärker keratotischen sowie basal infiltrierten Keratosen mit histologischer Untersuchung.
- **Weitere lokale Therapieverfahren:** zytotoxische Behandlung mit 5-Fluorouracil. Lokale photodynamische Therapie mit Photosensibilisator und rotem Licht. Auch immunmodulatorische Therapie mit Imiquimod-Creme 5%, Diclofenac-Gel 3% möglich.

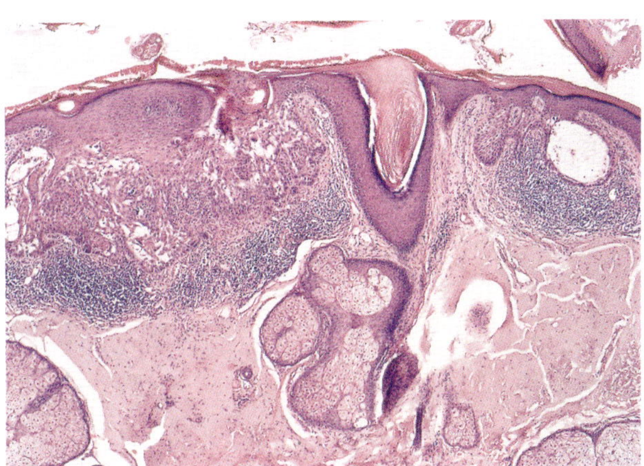

Abb. 7.167b Solare Keratose (Histologie).
Am Unterrand der Epidermis knospenartige Keratinozytenproliferate mit Zell- und Kernatypien. Parakeratotische Verhornung. Das Epithel der Haarfollikel ist regelrecht geschichtet und von der Dysplasie ausgespart. Das obere Korium ist homogenisiert und basophil degeneriert als Ausdruck eines chronischen Lichtschadens (solare Elastose).

Morbus Bowen (Abb. 7.168)

Häufige präinvasive, **intraepitheliale Neoplasie** (Carcinoma in situ) der Haut und hautnaher Schleimhäute. Höherer Malignitätsgrad als aktinische Keratose und häufigerer Übergang in Plattenepithelkarzinom. Auftreten meist ab dem 40. Lebensjahr.

Krankheitsbild

- **Haut:** mehrere Zentimeter großer, scharf begrenzter, geröteter Herd. Je nach Entdifferenzierungsgrad der Tumorzellen bedeckt mit Schuppen, Schuppenkrusten oder samtartig-roter Oberfläche. Meist ein Herd (60%), auch multipel.
  Lokalisation: UV-induzierter Morbus Bowen in chronisch-lichtexponierten Hautregionen wie Kopf-Hals-Region (bes. bei Männern) oder Unterschenkeln (bes. bei Frauen). Arsen- und virusinduzierter Morbus Bowen auch in anderen Hautregionen, an Fingern sowie Schleimhäuten.
  Häufig assoziiert mit anderen UV-induzierten Hautneoplasien.
- **Schleimhaut:** scharf begrenzte rötliche (Erythroplasie) oder weißliche Herde (Leukoplakie) an Mund- und Genitalschleimhaut (s. Kap. 17.4.1 und 19.4.1).
- **Extrakutane Neoplasien:** bei Arsen-bedingtem M. Bowen sind Karzinome innerer Organe möglich.

Verlauf: chronisch-progredient ohne Spontanremission. Übergang in ein Plattenepithelkarzinom in ca. 30–50%. Verdachtszeichen: Herdverdickung oder Ulzeration.

Diagnostik

- **Anamnese** (chronisch-progredient), **klinisches Bild.**
- **Histologie:** intraepidermale Proliferation stark atypischer Keratinozyten, zahlreiche atypischen Mitosen. Epidermale Schichtenarchitektonik aufgehoben, Hyperkeratose gering. Deutliche Entzündung.

Differentialdiagnose: Psoriasis vulgaris, nummuläres Ekzem, extramammärer M. Paget.

Ätiopathogenese Mutativ-karzinogene Wirkung von **UV-Strahlen.** Induktion auch durch **humane Papillom-Viren** vomTyp 16 oder 18 oder **chemische Karzinogene** wie Arsen (selten).

Therapie

Ziel ist die Vermeidung der Entstehung eines Plattenepithelkarzinoms.

- **Therapie der 1. Wahl:** Exzision, in Risikoregionen mit mikroskopisch kontrollierter Chirurgie.
- **Bei Inoperabilität:** Laser, Strahlentherapie, Kürettage. Nachkontrollen empfehlenswert.

Kutane Risikoerkrankungen

Bei einigen Hautkrankheiten besteht das Risiko der Entwicklung von epithelialen Tumoren wie Plattenepithelkarzinom oder auch Basalzellkarzinom. Sie wurden früher als „fakultative Präkanzerosen" bezeichnet. Dazu zählen:

- **Genodermatosen:** Epidermolysis bullosa dystrophica, Xeroderma pigmentosum.
- **Ulzera:** z. B. langjährige venöse Beinulzera.
- **Vernarbend-atrophisierende Hauterkrankungen, chronische Eiterungen:** Verbrennungsnarben, Röntgenoderme, Lupus vulgaris, chronischer Lupus erythematodes, Lichen sclerosus. Auch chronische Eiterungen und Fisteln.

Sofern solche Hauterkrankungen nicht heilbar sind, ist eine regelmäßige Kontrolle bezüglich Karzinomentwicklung erforderlich. Dies gilt auch für entsprechende Erkrankungen hautnaher Schleimhäute.

Plattenepithelkarzinom (Abb. 7.169–7.170)

Synonym: spinozelluläres Karzinom
(Spinaliom sollte nicht mehr verwendet werden)

Mit 15% aller malignen Hauttumoren nach Basalzellkarzinom **zweithäufigster maligner Hauttumor.** Lokal-infiltrierend-destruierendes Wachstum, mäßiges Metastasierungsrisiko mit durchschnittlich 6%.

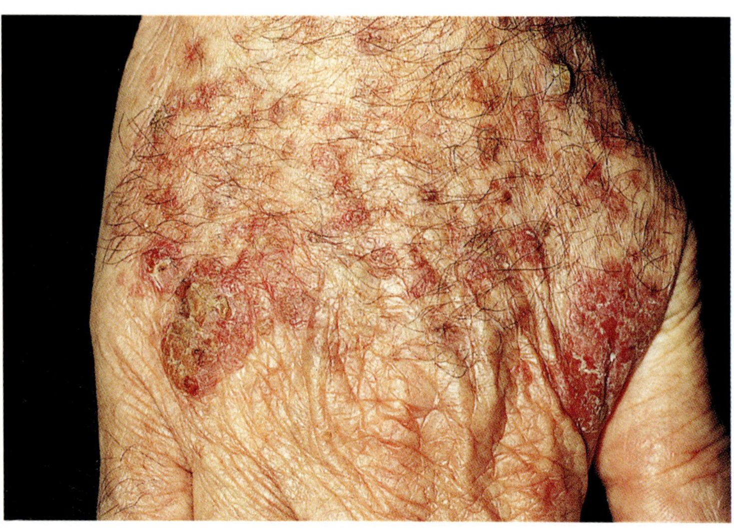

Abb. 7.168 Solare Keratosen und Morbus Bowen.
Anamnese: 85-jähriger Patient, hat in der Landwirtschaft gearbeitet. Seit Jahren langsam zunehmende Hautveränderungen an beiden Handrücken.
Befund: am rechten Handrücken zahlreiche unterschiedliche Hautherde.
1. Solare Keratosen: mehrere kleinherdige Erytheme, z. T. konfluiert: erythematöser Typ. Ein entsprechender Herd mit Hyperkeratose: hyperkeratotischer Typ.
2. Morbus Bowen: zwischen D1 und D2 nummulärer, geröteter, leicht schuppender Herd. Proximal von D4 weiterer nummulärer Herd mit serös-durchtränkter Hyperkeratose.

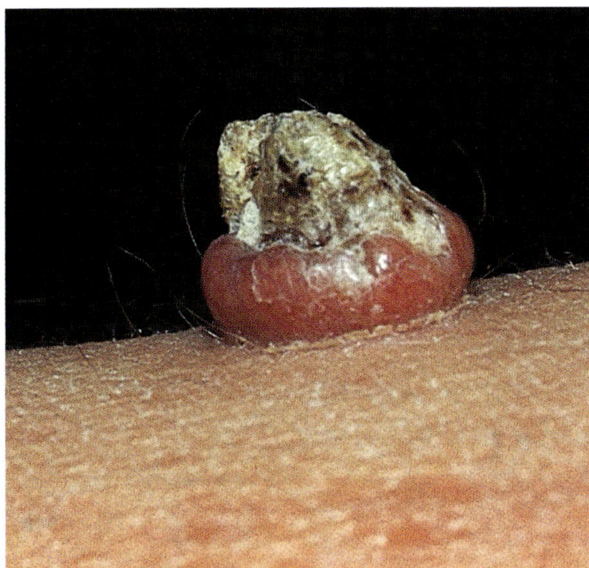

Abb. 7.169 Plattenepithelkarzinom: knotig-keratotischer Typ (Cornu cutaneum).

Anamnese: 82-jähriger Patient. Langsames Wachstum, zunächst als harmlose „Alterswarze" angesehen.
Befund: am rechten Unterarm in der Nähe des Handgelenkes erbsgroßer Herd mit rötlichem, unregelmäßig höckrigem Randwall und zentralem unregelmäßigem Hornpfropf.
Differentialdiagnose: Keratoakanthom (regelmäßigere Form, s. Abb. **7.159**).
Anmerkung: Dem klinischen Bild eines sog. Cornu cutaneum kann sowohl eine stark keratotische, solare Keratose wie auch bereits ein verhornendes Plattenepithelkarzinom (wie hier) zugrunde liegen.

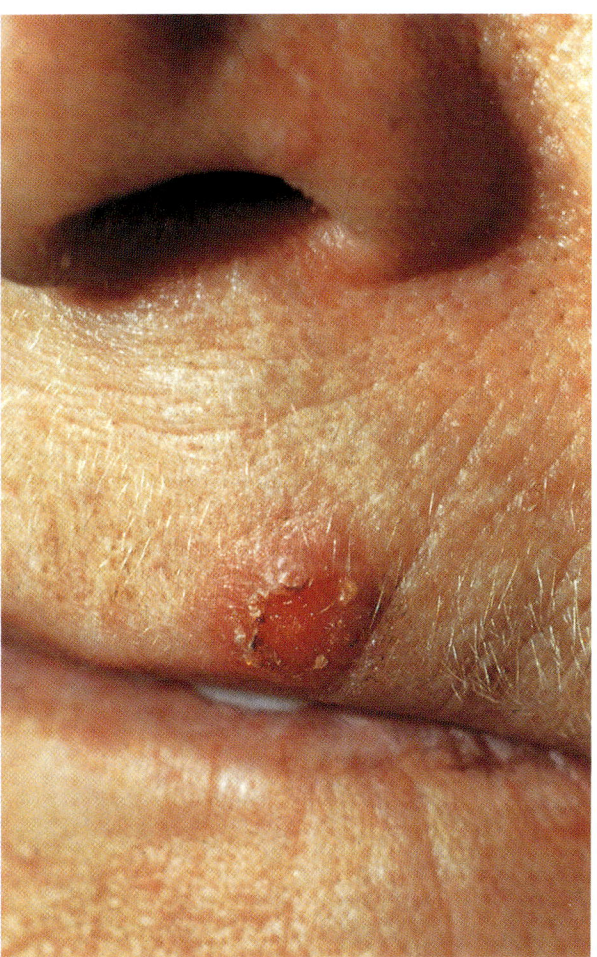

Abb. 7.170 Plattenepithelkarzinom: knotig-ulzerierender Typ.

Anamnese: 62-jährige Patientin. Entwicklung aus vorbestehender solarer Keratose (Abb. **7.166**).
Befund: über der Oberlippe knapp 1 cm großer, geröteter, zentral flach ulzerierter papulöser Herd. Histologisch Durchbruch der Basalmembran mit noch oberflächlich-infiltrativem Wachstum. An der Unterlippe ist eine präkanzeröse Cheilitis erkennbar.

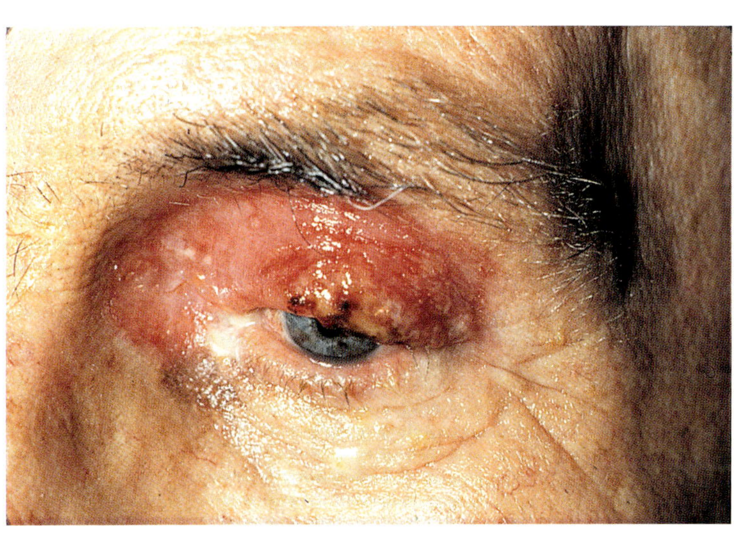

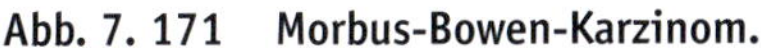

Abb. 7. 171 Morbus-Bowen-Karzinom.

Anamnese: 67-jähriger Patient. Seit ca. sechs Jahren am Oberlid zunächst geröteter, allmählich sich ausbreitender und nässender Herd. Zunächst als die Lidekzem angesehen und behandelt.
Befund: Befall des gesamten linken Oberlids und des medialen Augenwinkels, übergreifend auf das Unterlid. Herd gerötet und nässend, in Lidmitte Knotenbildung und oberflächliche Ulzeration. – Histologischer Befund: Morbus Bowen mit Bowen-Karzinom.

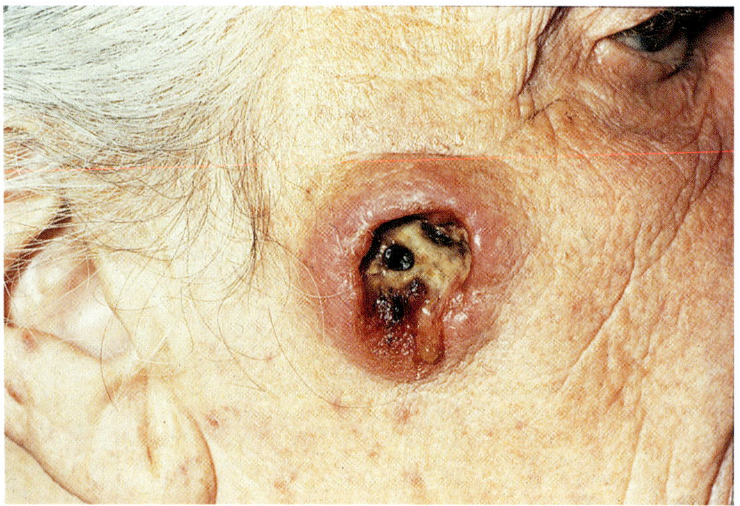

Abb. 7.172 Fortgeschrittenes Plattenepithelkarzinom.

Anamnese: 82-jährige, anämische Patientin, allein lebend. Seit mehreren Jahren langsam wachsender Herd an der rechten Schläfe.
Befund: zwischen rechtem Auge und Ohr ca. 3 cm großer, kraterförmiger derber Tumor mit wallartigem Rand und zentraler, tiefer liegender Ulzeration. Der Ulkusgrund ist gelblich-schmierig belegt und zeigt kleine Blutkoagel. Einschnitt im Tumorrand durch Gewebsentnahme.
Diagnostik: Probeexzision aus Ulkusrand, histologisch entdifferenziertes Plattenepithelkarzinom.

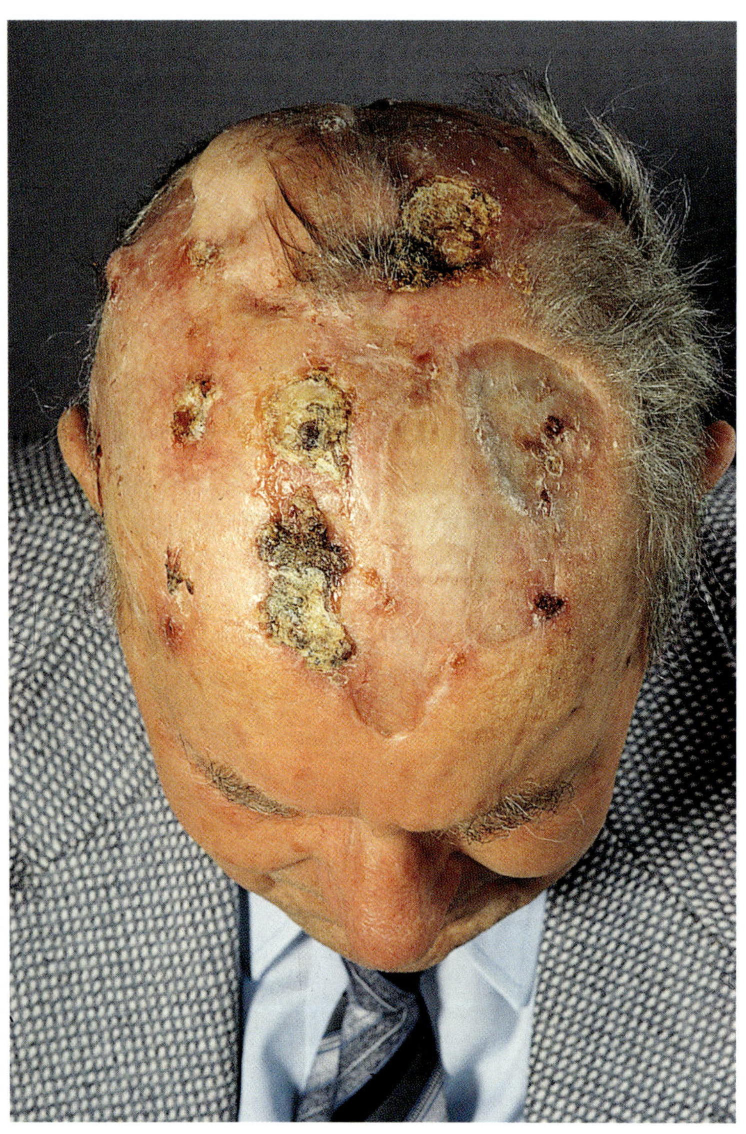

Abb. 7.173 Inoperable, metastasierte Plattenepithelkarzinome bei Immuninsuffizienz.

Anamnese: 80-jähriger Patient. Vor 10 Jahren M. Hodgkin IV b, Remission nach mehreren Zyklen intensiver Polychemotherapie (CHOPP). Seit vier Jahren zunehmendes Auftreten schnell wachsender solarer Keratosen an der Kopfhaut. Trotz mehrfach erfolgter konventioneller Behandlung mit Kryotherapie, Kürettage und auch Bestrahlungen Entwicklung von Plattenepithelkarzinomen. Klinikeinweisung. Auch hier trotz ausgedehnter Exzisionen mit plastischer Deckung schnell nachwachsende Rezidive und Metastasierung.
Befund: am Kapillitium mehrere großflächige Transplantate. An deren Rändern, aber auch unabhängig davon unterschiedlich große, mit Keratosen und z. T. auch hämorrhagischen Krusten belegte Ulzerationen. – Bildgebende Diagnostik: an mehreren Stellen Destruktion der Tabula externa. Metastasen in Weichteilen und rechter Parotis.
Verlauf: In Absprache mit dem Patienten wurde statt einer zytostatischen Behandlung ein Heilversuch mit Interferon-α und Isotretinoin durchgeführt, allerdings ohne Erfolg. Die zunächst abgelehnte palliative Strahlentherapie sollte am Heimatort eingeleitet werden. Der verzweifelte Patient fühlte sich aufgegeben und setzte seinem Leben ein Ende.

Inzidenz: ca. 30 Neuerkrankungen/Jahr/100000 mit steigender Tendenz.
Hauptursache: zugenommene **UV-Exposition** der Haut. In Australien führen Hellhäutigkeit der irisch-keltischen Einwanderer und äquatornahe intensive UV-Exposition zu exorbitanten Hautkrebsraten. Hautkarzinome sind dort die häufigsten Krebsarten des Menschen.

> **Merke** Bei allen nicht malignen Ulzera ist bei kallösem Rand, Knotenbildung und auch schon ungewöhnlicher Therapieresistenz stets eine Probebiopsie erforderlich.

Krankheitsbild

Das klinische Bild wird aus zwei Richtungen geprägt.

- **Eigenschaften der Tumorzellen:**
  - Wachstumsart: exophytisch, endophytisch
  - Gewebszerstörungspotenz: Ulzeration
  - Entdifferenzierungsgrad: verhornend/nicht-verhornend.
- **Vorläuferläsionen und Risikoerkrankungen:**
  - Vorläuferläsionen: aktinische Keratosen, Morbus Bowen.
  - Prädisponierende kutane Risikoerkrankungen: z.B. lang bestehende Ulzera, Narben, Radioderme.

Sie können anfangs das klinische Bild noch mitprägen.

Entwicklung des Plattenepithelkarzinoms

- **Solare Keratose-assoziiertes Plattenepithelkarzinom:** basale Verdickung und Knotenbildung durch infiltratives Wachstum. Tumoroberfläche mit Erosion (Abb. **7.170**) oder Hyperkeratose. Bei starker, kegelförmiger Hyperkeratose, umfasst von lippenartig verdickter Basis: Bild des Cornu cutaneum (Abb. **7.169**).
- **Morbus-Bowen-assoziiertes Plattenepithelkarzinom:** flächenhafte Verdickung oder fokale Knotenbildung bzw. Ulzeration im Bowen-Herd (Abb. **7.171**).
- **Prädisponierende Risikoerkrankungen:** krankheitsatypische Symptome wie kallöser Rand (Abb. **7.174**), Knoten oder Ulzeration.

Fortgeschrittenes Plattenepithelkarzinom

- Runder, kraterförmiger **exophytischer** Tumor mit kallösem Rand und zentraler, eingesunkener Ulzeration (Abb. **7.172**).
- Plaqueartiger, unregelmäßiger **exophytischer Herd** mit knotigen Anteilen, z.T. keratotisch, z.T. ulzeriert. Auch pilz- bzw. blumenkohlartige Wucherungen.
- Plattenartiger, derber, mehr **endophytischer Herd**, keratotisch bzw. ulzerierend, nicht verschieblich (Abb. **7.173**).

Metastasierung: derbe, nicht druckschmerzhafte regionäre **Lymphknoten**, später auch Fernmetastasen.

Assoziierte Veränderungen sind häufig weitere Zeichen eines chronischen Lichtschadens wie solare Keratosen, Elastose, Lentigines.
Lokalisation: Gesicht oder Handrücken in 80%. Spezielle Lokalisation wie Lippe, Genitale s. Kap. 17.4 und 19.4.
Verlauf: keine Spontanremission. Invasives Seiten- und Tiefenwachstum mit Einbruch in Nachbarstrukturen. Metastasierungsrate durchschnittlich 6%, zunächst lymphogen-lokoregionär, später auch Fernmetastasen.

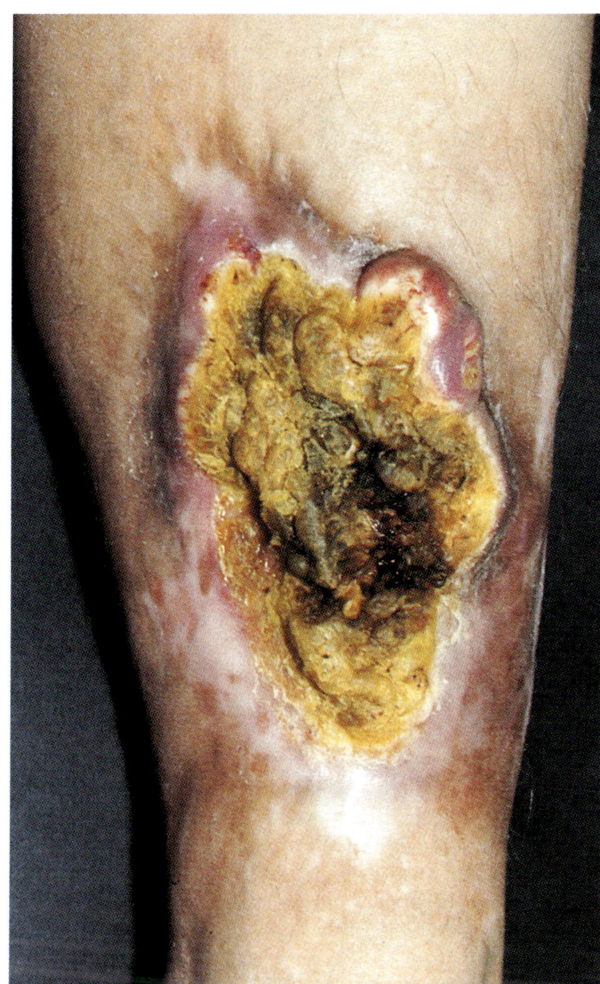

Abb. 7.174 Plattenepithelkarzinom: „Ulkuskarzinom".
Anamnese: 58-jährige Patientin. Seit Jahren bestehendes Ulkus bei chronischer Veneninsuffizienz.
Befund: an der Unterschenkelvorderseite 10 × 8 cm großer, unregelmäßig begrenzter Herd mit wallartigem, zum Teil knotigem Rand und keratotischem Zentrum, das zum Teil mit Blutkrusten bedeckt ist. In der Umgebung straff atrophische Haut mit Hyper- und Hypopigmentierungen. – Histologie: verhornendes Plattenepithelkarzinom.
Anmerkung: Das Karzinom hat sich auf dem Boden des Jahre bestehenden venösen Ulcus cruris entwickelt.

Sonderformen

- **Desmoplastisches Plattenepithelkarzinom:** schwer abgrenzbarer, bindegewebsreicher Tumor mit erhöhtem Metastasierungsrisiko. Häufig bei immunsupprimierten Patienten.
- **Verruköses Karzinom:** langsames Wachstum, geringes Metastasierungsrisiko und unterschiedliche Lokalisationen. Haut: Bilder der Papillomatosis carcinoides cutis, am Fuß Epithelioma cuniculatum. Anogenitale bzw. orale Lokalisation (s Kap. 17.4 und 19.4).

Diagnostik

- **Anamnese** und **klinisches Bild:** meist schon Verdachtsdiagnose möglich.

- **Histologische Diagnostik:**
  - **Diagnosesicherung:** ähnliches Bild wie bereits bei intraepithelialen Vorläuferläsionen, aber jetzt mit invasivem Wachstum.
  - **Malignitätsgrad:**
    1. Entdifferenzierungsgrad (nach Broders) mit prozentualer Angabe entdifferenzierter Zellen: Grad I < 25%, Grad II < 50%, Grad III < 75%, Grad IV 75–100%.
    2. Tumordicke (TD) und Metastasierungsrisiko (MR): TD ≤ 2 mm, dermisbegrenzt → MR = 0. TD 2–6 mm, dermisbegrenzt → MR = 6%. TD > 6 mm, Subkutis infiltrierend → MR = 20%. Infiltration tiefer Strukturen → MR = 25–40%.
- **Ausbreitungsdiagnostik** (Staging): Sonographie regionärer Lymphknoten, weitere bildgebende Diagnostik.

Differentialdiagnose: u.a. aktinische Keratose, Morbus Bowen, Keratoakanthom, seborrhoische Keratose, Ulzera anderer Genese.

Ätiopathogenese Grundsätzlich wie bei Vorläuferläsionen, den intraepithelialen Neoplasien.
Ursachen/Risikofaktoren exogener Natur: v.a. kumulative UV-Exposition mit UV-B, aber auch UV-A, in Freizeit und Beruf. Ionisierende Strahlen und chemische Karzinogene wie u.a. Arsen, Teerbestandteile. Humane Papillom-Viren (5, 16, 18).
Endogene Faktoren: mangelnder Pigmentschutz bei Weißen (Lichttypen I/II). Immundefizienz: immunologische Überwachung wichtiger Hemmfaktor bei Entwicklung epidermaler Neoplasien. Aggressiver, früh metastasierender Verlauf bei Transplantationspatienten mit Immunsuppression. Genetische Disposition durch Mutationen krebsfördernder Gene, z.B. bei Xeroderma pigmentosum.
Molekulare Aspekte: durch Mutationen Aktivierung von Onkogenen, Funktionsverlust von Tumorsuppressorgenen und/oder DNS-Reparaturgenen.
Entwicklung: meist über Vorläuferläsionen, v.a. aktinische Keratosen. Seltener Entwicklung in prädisponierenden Hauterkrankungen wie z.B venösem Ulkus, Verbrennungsnarbe, Röntgenoderm. Selten De-novo-Entstehung.
Metastasierungsrisiko: noch nicht vorhanden bei Frühkarzinomen (Tumordicke < 2 mm), danach mit steigender Tumordicke zunehmend.

Therapie Ziel ist die Frühtherapie mit kompletter Tumorentfernung.

- **Standardtherapie:** Exzision mit histologischer Kontrolle. Ergebnisverbesserung durch mikroskopisch kontrollierte Chirurgie (lokale Tumorfreiheit 88–96%). Keine prophylaktische Lymphknoten-Exzision. Fakultativ bei Hochrisikotumoren Sentinellymphknoten-Biopsie (prophylaktische Exzision des drainierenden Lymphknotens nach Markierung).
- **Andere Therapieverfahren:** Strahlentherapie bei Inoperabilität bzw. subtotaler R1/R2-Exzision.
- **Systemische Therapie:** bei Fernmetastasierung Chemotherapie möglich mit z.B. Methotrexat, nicht kurativ.

Nachsorge: 1.–5. Jahr, risikoadaptiert 1–4-mal jährlich.
Prophylaxe: UV-Schutz, schon in jugendlichem Alter, besonders bei Risikopatienten. Entfernung verdächtiger Vorläuferläsionen.

! Merke Bei der Planung einer operativen Behandlung von epithelialen gutartigen und bösartigen Neubildungen ist zu beachten, dass viele der älteren Patienten Thrombozytenaggregationshemmer wie ASS einnehmen, also erhöhte Blutungsgefahr besteht. Abhängig vom Malignitätsgrad können Kryotherapie, photodynamische Therapie oder Strahlentherapie Alternativen sein, wenn ASS nicht absetzbar ist.

7.10.2 Neubildungen des Bindegewebes

Neubildungen des Hautbindegewebes gehen von den ortsständigen **Fibrozyten** aus. In aktiviertem Zustand werden sie als **Fibroblasten** bezeichnet. Ein **Charakteristikum** ist die dermale Lokalisation bei intakter Epidermis.

Keloide (Abb. 7.175, 7.176)

Überschießende reaktiv-entzündliche, gutartige Bindegewebsvermehrung. Meist nach Verletzungen oder Verbrühungen/Verbrennungen als **Narbenkeloide**, aber auch spontan als **Spontankeloide**. Dispositionsfaktoren sind Alter (Kinder, Jugendliche), Lokalisation (Oberkörper), Art der Verletzung (Verbrennung) und Hautfarbe (schwarz).

Krankheitsbild Gerötete, wulstartige oder flächenhaft-plattenartige derbe Verdickung der Haut mit intakter Epidermis. In Gelenkregionen mögliche Strikturen mit Bewegungseinschränkung. Meist mehrere Herde.
Histologisch dick gepackte Kollagenfasern in wirbelartiger oder knotiger Anordnung.

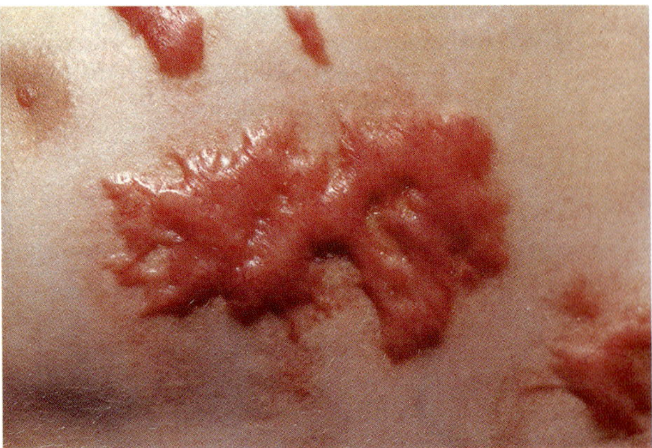

Abb. 7.175 Keloide.
Anamnese: 16-jährige Patientin. Die Hautveränderungen traten bei dem Mädchen einige Monate nach spritzerartiger Verbrühung auf.
Befund: im Brust- und Prästernalbereich scharf, aber unregelmäßig-bizarr begrenzte Streifen bzw. plattenartige, verdickte, gerötete Hautherde. – Subjektiv: deutlicher Berührungs- und Druckschmerz.
Besonderheiten: typisches Bild frischer Keloide mit ihren charakteristischen Randausläufern (griech. chele = gespaltene Klaue). Mit zunehmender Bestandsdauer des Keloids bilden sich die entzündliche Komponente und die Schmerzhaftigkeit allmählich zurück (s. Abb. **7.176**).

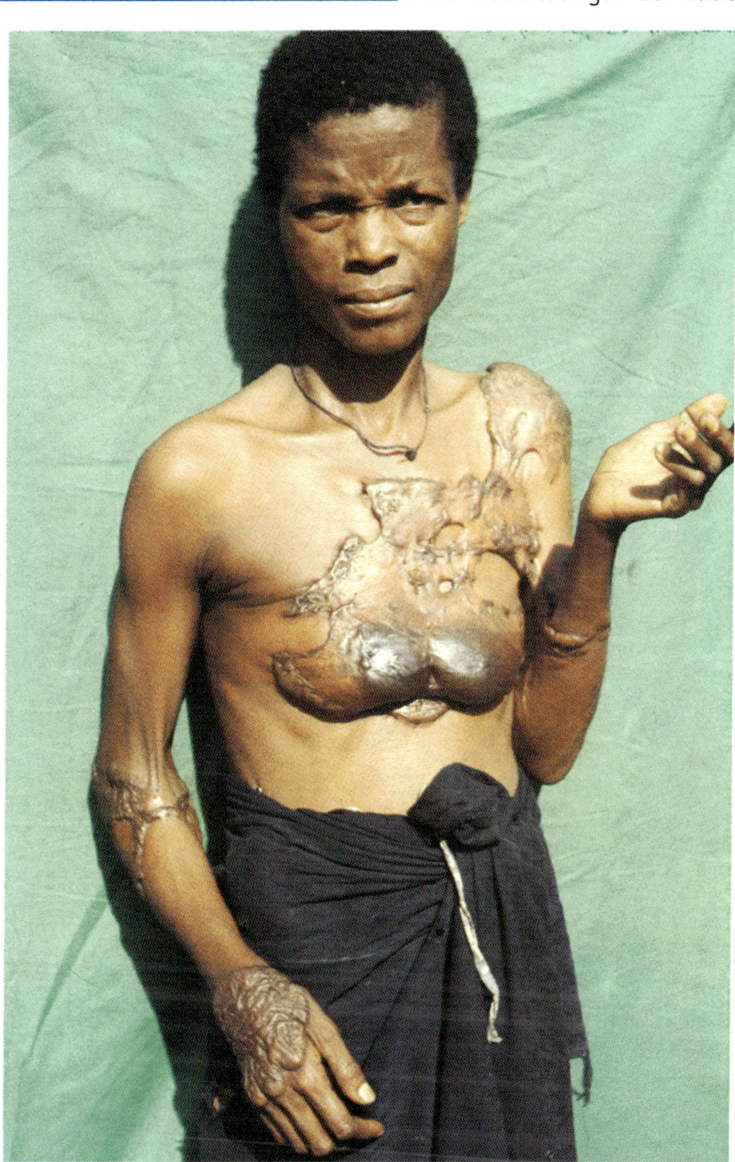

Abb. 7.176 Keloide.
Anamnese: Die Keloidbildung erfolgte nach einer ausgedehnten Verbrennung.
Befund: an Oberkörper und Armen ausgedehnte Keloidbildung mit narbiger Fixierung des linken Armes am Thorax, plattenartiger Verwachsung beider Mammae, Streckhemmung im rechten Ellenbogengelenk und plattenartigem Keloid am rechten Handrücken.
Besonderheiten: Schwarze sind in besonderem Maß disponiert.

Diagnostik Klinisches Bild, evtl. Histologie.
Differentialdiagnose: hypertrophe Narben. Diese beschränken sich auf den Narbenbereich und bilden sich allmählich spontan zurück. Keloide überschreiten eventuelle Narben und sind progredient bzw. persistieren.

Therapie Möglichst Frühbehandlung. Zunächst Druckbehandlung mit Silikongelfolien und Verbänden. Lokalkortikoide intraläsional. Exzisionen nur in Ausnahmefällen und stets kombiniert mit antifibrotisch-antiproliferativen Maßnahmen wie Kortikoidinstillation, Vereisung, Strahlentherapie. Risiko: größeres Keloidrezidiv nach Exzision.

Fibrome (Abb. 7.177, 7.178)

Häufige, gutartige bindegewebige Neubildungen ohne großen Krankheitswert. In der Regel keine Spontanrückbildung.

Krankheitsbild

- **Weiches Fibrom** (Fibroma molle, pendulans).
  Meist in Form kleiner gestielter Papeln an Hals, Axillar- und Inguinalregion. Auftreten bereits in Pubertät, besonders bei Adipositas. Sonderform: fibröse Nasenpapel.
- **Hartes Fibrom** (Dermatofibrom).
  Meist 5–7 mm großer, runder, zunächst bis linsenförmiger, später etwas eingedellter bräunlicher, derber Herd. Auftreten nach Minimalverletzungen der Haut wie Insektenstiche, Follikulitis, auch scheinbar spontan. Solitär oder auch multipel.

Histologisch lockeres Bindegewebe (weiches Fibrom) bzw. kollagenreiches Bindegewebe in band- bzw. wirbelartiger Anordnung (hartes Fibrom).

Diagnostik **Anamnese** und **klinisches Bild**, in Zweifelsfällen histologische Untersuchung.

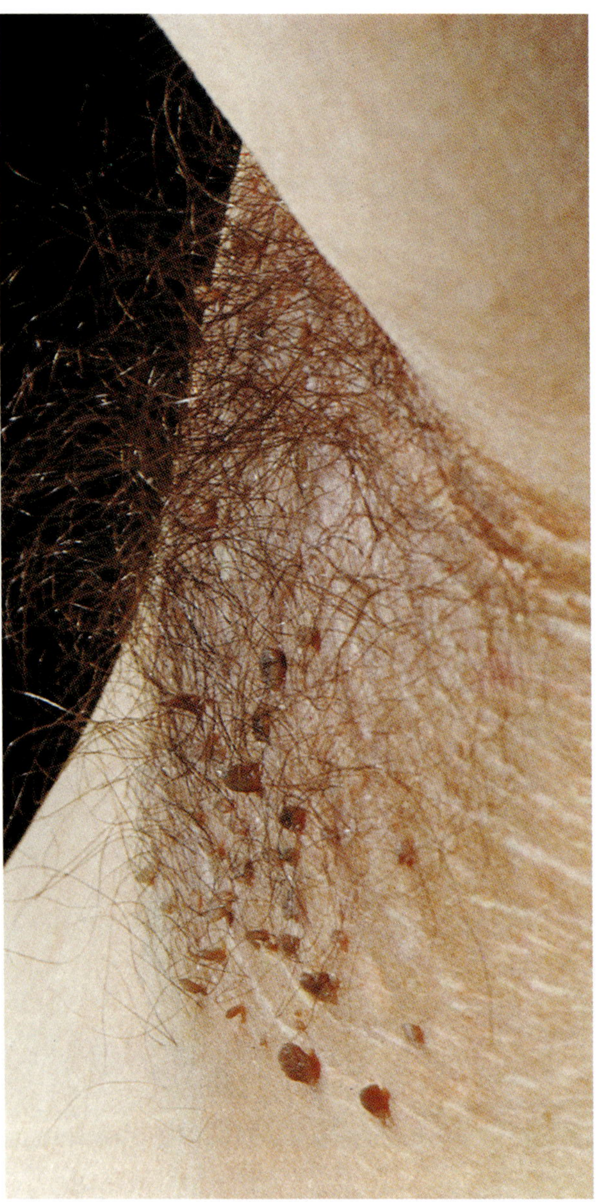

Abb. 7.177 Weiche Fibrome (Fibromata pendulantia), Pseudoacanthosis nigricans.

Anamnese: 16-jährige Patientin. Gewichtszunahme mit Schweißneigung.
Befund: axillär stecknadelkopf- bis linsengroße, braune, weiche, gestielte Papeln. Außerdem streifenförmige bzw. flächenhafte, grau-braune Verfärbung der Haut mit verruziformer Oberfläche.
Anmerkung: Diese bei Adipositas auftretende Pseudoacanthosis nigricans muss von der Acanthosis nigricans maligna abgegrenzt werden (vgl. Abb. **7.139**).

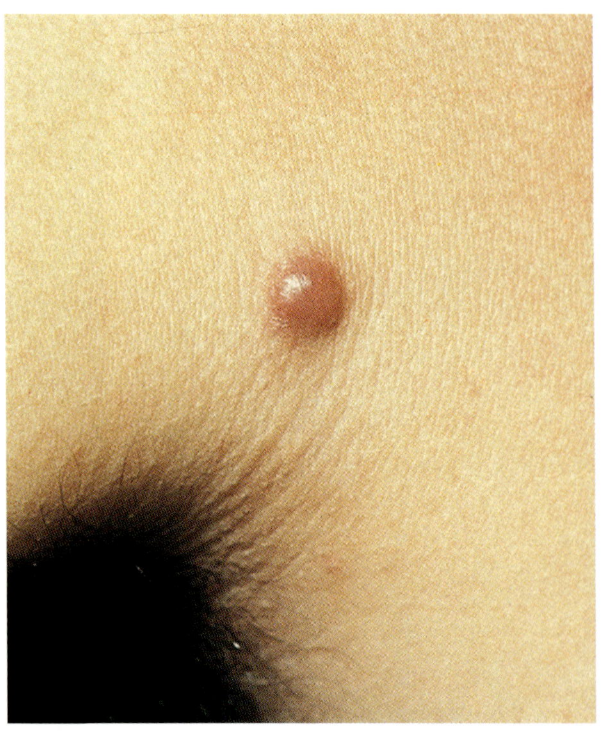

Abb. 7.178 Hartes Fibrom (Dermatofibrom).

Anamnese: 36-jährige Patientin. Die Hautveränderung sei nach einem Mückenstich aufgetreten.
Befund: intrakutane, linsengroße, rotbraune, derbe Papel. Es besteht kein Druckschmerz.

Differentialdiagnose:
- Bei weichen Fibromen: gestielte seborrhoische Warzen oder melanozytäre Nävi.
- Bei harten Fibromen: Histiozytome, auch Hautmetastasen.

Therapie Abtragung bzw. Exzision möglich.

Fibromatosen

Heterogene Gruppe meist gutartiger, von Faszien ausgehender Bindegewebsneubildungen. Häufige oberflächliche und seltene tiefe Formen.
Oberflächliche Fibromatosen: Palmarfibromatose (Dupuytrensche Kontraktur) mit Umwandlung der Palmaraponeurose in eine fibröse Narbenplatte mit Flexionskontraktur. Entsprechendes Krankheitsbild: Plantarfibromatose. Mögliche Assoziationen mit Induratio penis plastica, Mammafibrose (Männer) und Leberzirrhose (Polyfibromatose).
Tiefe, muskelaponeurotische Formen: „Desmoid-Fibromatosen" an Extremitäten und Bauchwand mit bereits invasiv-aggressivem Wachstum. Auftreten nach Operationen oder Hautverletzungen.

Dermatofibrosarcoma protuberans
(Abb. **7.179**)

Häufigstes Hautsarkom. Lokal-infiltrierend wachsender Tumor mit hoher lokaler Rezidivneigung, aber seltener Metastasierung, meist bei jungen Erwachsenen. Prävalenz ca. 1/100 000.
Bedeutung: in der Regel immer wieder auftretende Rezidive wegen subtotaler Exzision, Metastasierungsrisiko.

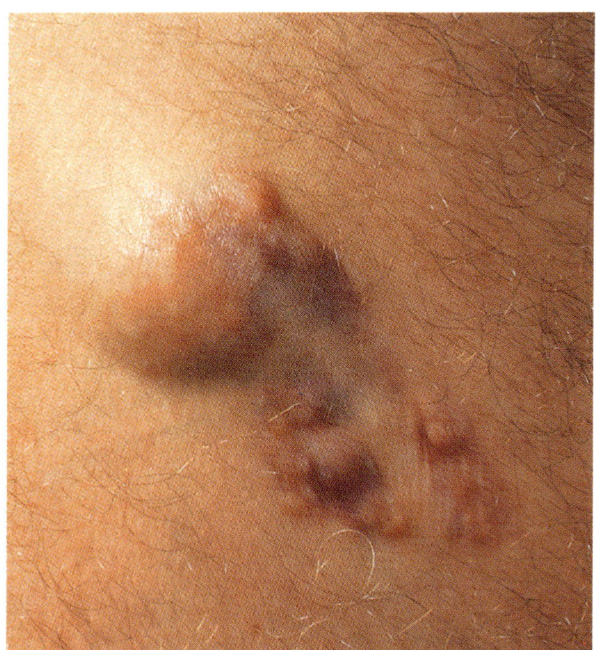

Abb. 7.179 Dermatofibrosarcoma protuberans: Rezidiv.
Anamnese: 42-jähriger Patient. Klinikeinweisung nach erfolgloser ambulanter Erstoperation.
Befund: an der Vorderseite des rechten Oberschenkels am Rand der dehiszenten, atrophischen Erstexzisionsnarbe ca. 1,5 cm großer derber Knoten sowie aggregiert stehende, unterschiedlich große, livid-rote bis hautfarbene Papeln. Die darüber liegende Epidermis wird vorgewölbt. Der Herd ist verschieblich, keine regionären Lymphknoten tastbar. Ausbreitungsdiagnostik ohne Hinweis für Metastasierung.
Besonderheiten: Erstexzision vor zwei Jahren, seit einem Jahr Rezidiventwicklung. Nach großzügiger Nachoperation mit histologischer Schnittrandkontrolle jetzt 5-jährige Rezidivfreiheit.

Krankheitsbild Zunächst derber hautfarbener Knoten. Durch allmähliches Wachstum unscharf begrenzter, asymmetrischer plattenartiger Herd, 10–20 cm groß, mit unregelmäßig-knotigen Anteilen („protuberans"). Zunächst verschieblich, später durch Muskelinfiltration unverschieblich.
Lokalisation: meist Rumpf, proximale Extremitäten.
Histologisch atypische Fibroblasten in bündel- bzw. wirbelartiger Anordnung.
Verlauf: langsam-progredient, infiltratives Wachstum in angrenzende Haut, aber auch Nachbargewebe wie Faszie, Muskulatur etc. Späte und seltene Metastasierung in 1–2%, insbesondere nach mehrfachen Vorbehandlungen und Rezidiven.

Therapie
Weite **Exzision** bzw. Nachexzision mit obligater histologischer Randkontrolle. Bei üblicher Exzision (wie sie zumeist erfolgt) in ca. 50% **Rezidive**, zum Teil multizentrisch und manchmal operativ kaum noch erfassbar. Bei Inoperabilität Strahlentherapie. Imatinib (Tyrosinkinasehemmer).

7.10.3 Neubildungen der histiozytären Zellen und der Mastzellen

Außer den Fibrozyten bzw. Fibroblasten enthält das Hautbindegewebe noch residente Zellen, die über das Blut in die Haut einwandern und sich dort ansiedeln. Es sind dies histiozytäre Zellen und Mastzellen. Neubildungen histiozytärer Zellen werden als **Histiozytosen**, Neubildungen mastozytärer Zellen als **Mastozytosen** bezeichnet.
Da die Krankheitsprozesse primär im Hautbindegewebe beginnen, handelt es sich klinisch meist um knotig-infiltrative Prozesse mit zunächst unveränderter Epidermis.

Neubildungen histiozytärer Zellen

Histiozytäre Zellen entstammen dem Knochenmark und siedeln sich in verschiedenen Organen, auch in der Haut, an. Unter dem Begriff histiozytäre Zellen verbergen sich zwei Zellarten:

- **Histiozyten:** Eigenschaft der Phagozytose und Speicherung („Makrophagen"). Bildung mehrkerniger Riesenzellen, Sekretion biologisch aktiver Stoffe wie Proteasen, Komplementfaktoren, Interferone, Prostaglandine.
- **Dendritische Zellen:** histiozytenähnlich, in Dermis und Epidermis (Langerhans-Zellen). Außenposten des Immunsystems mit der Aufgabe, Antigene aufzunehmen und in regionäre Lymphknoten zu transportieren.

Die Zelldifferenzierung erfolgt mit immunhistologischen Methoden.
Neubildungen können sowohl von Histiozyten/Makrophagen als auch von dendritischen Zellen/Langerhans-Zellen ausgehen. Sie werden zusammenfassend als **Histiozytosen** bezeichnet und unterteilt in:

- **Langerhans-Zell-Histiozytosen**
- **Nicht-Langerhans-Zell-Histiozytosen.**

Histiozytosen können als lokalisierte organbeschränkte Erkrankungen oder als Multiorganerkrankungen auftreten.

Histiozytom

Kutan lokalisierte benigne Neubildung der **Histiozyten/Makrophagen.** Meist kleinknotig-bräunlicher Hauttumor, dem Dermatofibrom ähnlich (Abb. **7.178**). Selten Riesenformen.
Histologie: lipidspeichernde Histiozyten.
Therapie: evtl. operative Entfernung.

Xanthogranulom (Abb. 7.180)

Gutartige Neubildung der **Histiozyten/Makrophagen.** Beispiel einer „Nicht-Langerhans-Zell-Histiozytose". Kutane, fakultativ extrakutane Neubildung, schon bei Säuglingen auftretend (**juvenile Form**), aber auch bei Erwachsenen (**adulte Form**). Alter Name: Nävoxanthoendotheliom.

Krankheitsbild

- **Haut:** bis 1 cm große, gelblich-orangefarbene Papeln, meist an Kopf und oberen Extremitäten. Histologisch lipidspeichernde Makrophagen.
- **Extrakutane Manifestationen** (selten): Auge, Lunge.

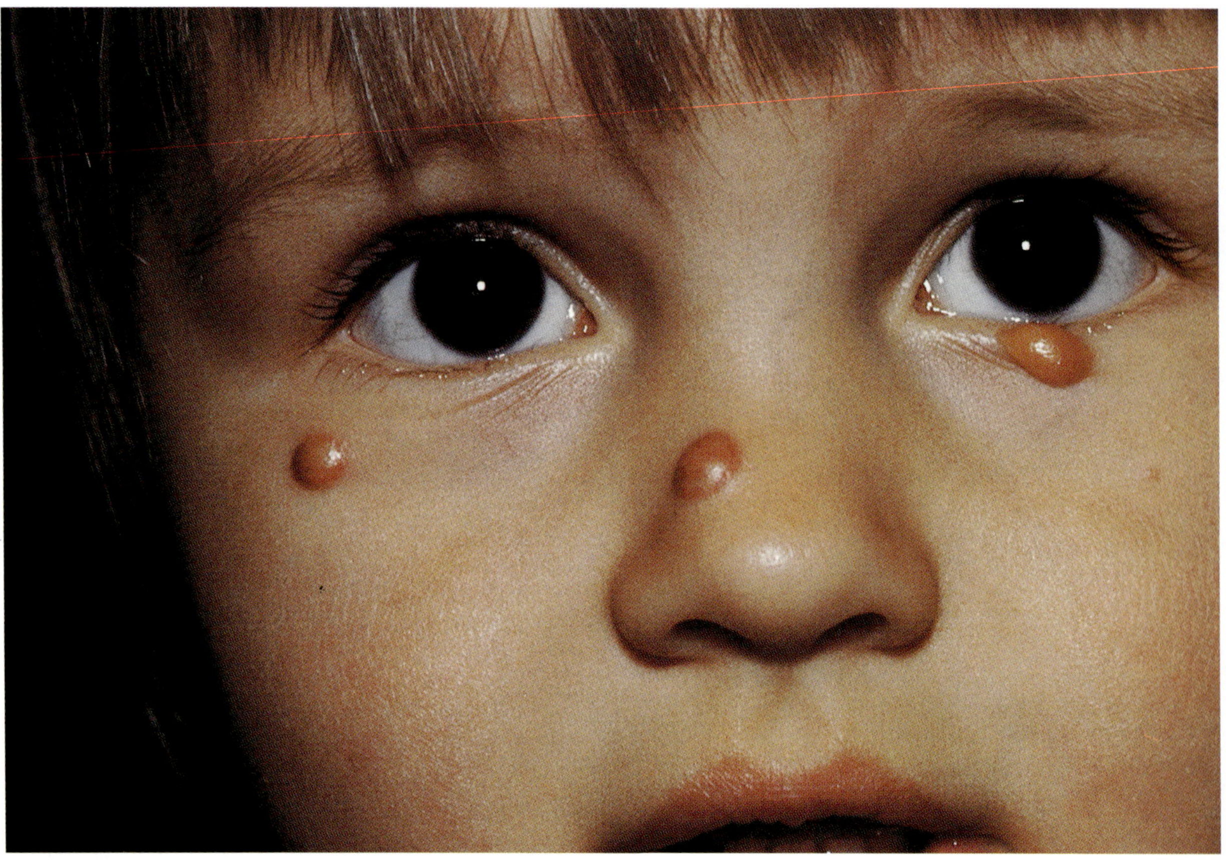

Abb. 7.180 Juveniles Xanthogranulom.
Anamnese: 5-jähriges Mädchen. Auftreten der Hautherde vor eineinhalb Jahren, jetzt stabiler Zustand.
Befund: im Gesicht drei einzeln stehende, gelb-bräunliche, glänzende, derbe, kalottenförmig vorgewölbte Papeln. Ähnliche Hautveränderungen finden sich an Rumpf und Extremitäten. – Konsiliarische Untersuchungen in anderen Fachgebieten: kein Anhalt für Befall anderer Organe, Blutfette normal.
Differentialdiagnose: Hautxanthome (Abb. **7.127**).

Mögliche Assoziationen mit Neurofibromatose (Recklinghausen) und myelomonozytärer Leukämie. Meist Spontanrückbildung der juvenilen Xanthogranulome bis zum Schulalter.

Diagnostik Klinisches Bild, histologischer bzw. immunhistologischer Befund. Ausbreitungsdiagnostik (z. B. Auge).
Differentialdiagnose: Mastozytom (Abb. **7.182**), melanozytärer Nävus.

Therapie Bei kutanen Herden meist nicht erforderlich, sonst Operation, Strahlentherapie, auch bei therapiebedürftigen extrakutanen Herden.

Langerhans-Zell-Histiozytose (Abb. **7.181**)

Synonym: Histiocytosis X

Neubildung **dendritischer Zellen**, eine sog. „Langerhans-Zell-Histiozytose. Ätiologie unbekannt, klonale Zellproliferation. Verschiedene Verlaufsformen unterschiedlicher Dignität und Ausbreitung. Erkrankungen des Säuglings- und Kindesalters, Spätmanifestationen möglich. Inzidenz 1:200 000/Jahr. Hautsymptome häufig Leitsymptome der Erkrankung. Trotz Übergangsformen drei charakteristische Krankheitsbilder.

Krankheitsbild

- **Morbus Letterer-Siwe.**
  Akut-disseminierte, lebensbedrohliche Form, meist bei Kleinkindern bis zum 2. Lebensjahr. Letalität ohne Behandlung 50–80%.
  - **Haut:** disseminierte bräunlich-flache Papeln, später Erosionen und Konfluenz, petechiale Blutungen.
  - **Lokalisation:** Kopfhaut, Schulter, Rücken, intertriginöse Bereiche. Auch erosiv-ulzerierende Veränderungen von Mund- und Genitalschleimhaut. Sie können den Hautveränderungen vorangehen.
  - **Extrakutane Manifestation:** Infiltration verschiedener Organe wie Leber, Milz, Lymphknoten, Lunge, Knochen mit entsprechender Symptomatik. Meist schweres, septisches Krankheitsbild.
- **Morbus Hand-Schüller-Christian.**
  Chronisch-disseminierte Form, meist bei Schulkindern. Letalität ohne Behandlung bis 50%.

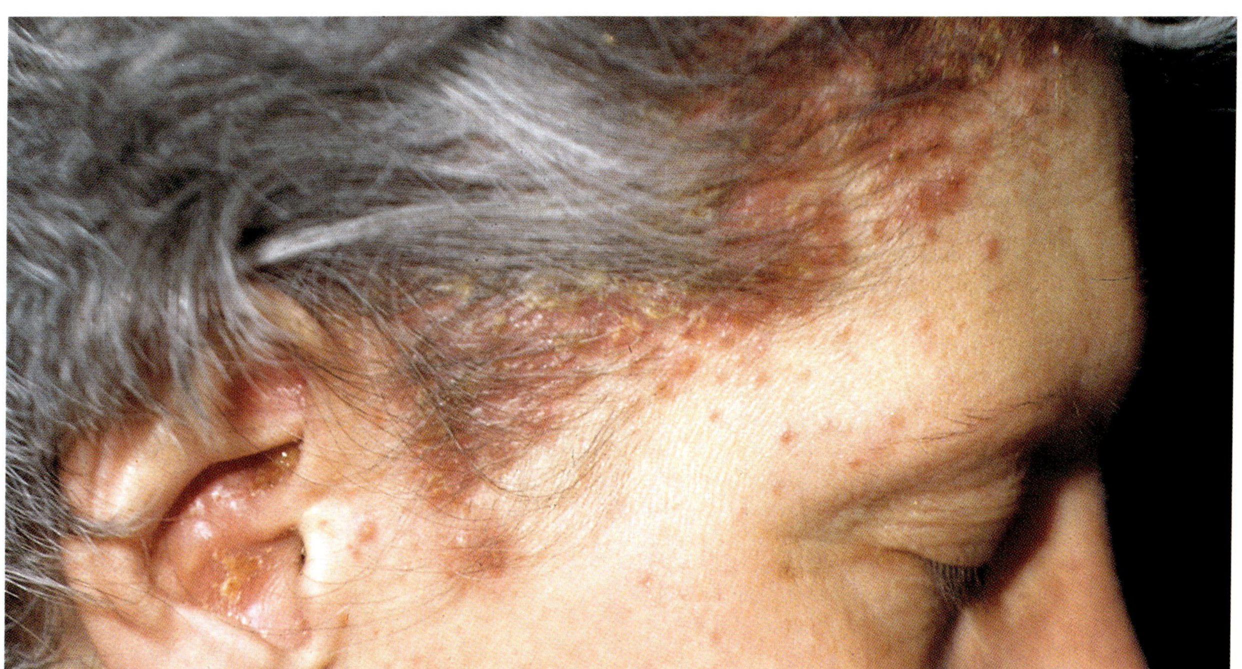

Abb. 7.181 Langerhans-Zell-Histiozytose: Morbus Hand-Schüller-Christian.
Anamnese: 53-jährige Frau. Mehrere Jahre vor den ersten Hautveränderungen waren ein Diabetes insipidus und ein Abfall der psychointellektuellen Leistung aufgefallen.
Befund: am behaarten Kopf parietal und temporal sowie im Gehörgang dicht stehende, konfluierende, erosiv nässende, gelb-rötliche Papeln neben gelblichen Krusten (Impetiginisation). Einzelne Papeln disseminiert am Stirnhaaransatz und temporal sowie auch prästernal, submammär und am Mons pubis. – Weitere Befunde: Bei der Durchuntersuchung fanden sich eine Infiltration von Schilddrüse und Hiluslymphknoten sowie eine Hyperkalzämie bei Hypophosphatämie.
Differentialdiagnose: seborrhoisches Ekzem (Abb. **7.92**).

- **Haut:** ca. 30%. Weniger intensiv als bei akut-disseminierter Form; schuppende bräunlich-rötliche Flecken und Papeln.
- **Extrakutane Manifestation:** typische **Trias** von Exophthalmus, Diabetes insipidus und Osteolysen (Schädeldach). Auch Befall von Leber, Milz und Lymphknoten sowie chronische Otitis media.

- **Eosinophiles Granulom.**
  Lokalisierte Form, meist bei Jugendlichen und Erwachsenen. Isolierter Befall eines oder weniger Organe wie z. B. Schädel, Lunge, Haut.
  - **Haut:** Papeln, Knoten oder auch plaqueartige Herde. Einzelherde oder wenige Herde.

Diagnostik
- **Anamnese, klinisches Bild.**
- **Histologische Diagnostik:** dermale Infiltrate von Langerhans-Zellen.
  - Immunhistologie: CD1a-Antigen.
  - Elektronenmikroskopie: Birbeck-Granula der Zellen.

Differentialdiagnose: bei Morbus Hand-Schüller-Christian seborrhoisches Ekzem, Morbus Darier, auch andere Histiozytosen (sehr selten).

Ätiopathogenese Ätiologie unklar, daher auch Histiocytosis „X". Klonale Proliferation von dendritischen Zellen mit Merkmalen von Langerhans-Zellen.

Therapie
- **Lokale Therapie:** Kortikoide, bei Einzelherden auch intraläsional. Bei ausgedehnterem Befall PUVA-(Bad-)Therapie oder Strahlentherapie.
- **Systemische Therapie:** Bei Multiorganbefall, insbesondere lebenswichtiger Organe, Kortikoide oder Zytostatika. Behandlung von Organstörungen wie z. B. Diabetes insipidus.

Malignes fibröses Histiozytom

Bösartiger fibrohistiozytärer Tumor. Häufigstes Weichteilsarkom bei älteren Erwachsenen mit subkutaner Knotenbildung und hohem Rezidiv- und Metastasierungsrisiko (Lunge).
Superfizielle Form: ulzerierter Knoten in chronisch lichtgeschädigter Haut, bessere Prognose.

Neubildungen der Mastzellen

Mastzellen entstehen als Vorläuferzellen ebenfalls im Knochenmark, besiedeln über das Blut Organe der äußeren und inneren Oberflächen wie Haut, Darm, Lunge sowie andere Organe und reifen zu **Gewebsmastzellen**.
Eigenschaften: Mastzellen besitzen hochaffine IgE-Rezeptoren. Außerdem sind sie Mediatorzellen, enthalten präfor-

mierte Mediatoren wie Histamin, Proteasen (Tryptase, Chymase) und können Lipidmediatoren und Zytokine synthetisieren.
Funktion: zentrale Rolle sowohl bei IgE-spezifischen allergischen Reaktionen als auch bei nicht-allergischen Intoleranzreaktionen.
Charakteristikum: durch polyätiologische Irritation Mediatorfreisetzung und mögliche lokale Quaddelbildung (Darier-Zeichen) wie auch systemische Reaktionen.
Neubildungen durch Mastzellvermehrung werden als **Mastozytosen** bezeichnet. Sie können sowohl als lokalisierte bzw. organbeschränkte Erkrankungen wie auch als Systemerkrankungen auftreten.

Mastozytom

Kutan lokalisierte benigne Mastzellneubildung. Häufigkeit ca. 10% aller Mastozytosen. Bei Neugeborenen und Säuglingen vorhandener bzw. auftretender rötlich-brauner knotiger oder plattenartiger Herd mit Spontanrückbildungstendenz. Auftreten auch im Rahmen einer Urticaria pigmentosa (Abb. **7.182**). Differentialdiagnose: juveniles Xanthogranulom.

Urticaria pigmentosa (Abb. 7.182)

Häufigste kutane Mastozytoseform. Benigne Erkrankung mit typischem Hautbild und häufiger extrakutaner Manifestation. Auftreten bei Kindern oder Erwachsenen. Krankheitsbedeutung bedingt durch Mediatorfreisetzung und auch Organifestationen.

Krankheitsbild

- **Juvenile Form:** im Kindesalter auftretend (65%), z.T. bereits postnatal. Disseminierte, ca. linsengroße rötlich-braune Flecke und flache Papeln, meist an Stamm und Extremitäten. Selten Hämorrhagien, Blasenbildung oder diffuser Hautbefall. Befall des Knochenmarks in 30–50%.
- **Adulte Form:** Beginn im Erwachsenenalter (35%). Disseminierte linsengroße bräunlich-rote Hautherde mit Entwicklung von Teleangiektasien und Hyperpigmentierung. Auch Befall hautnaher Schleimhäute möglich.
- **Extrakutane Manifestationen:** bei genauer Durchuntersuchung meist vorhanden, auch wenn asymptomatisch. Mögliche Manifestationen sind:
  Knochenmark, Leber, Milz. Knochen (Schmerz, Frakturen), Magen-Darm-Trakt (akut-abdominelle Symptome), Herz-Kreislauf-System (Flush, Kopfschmerzen Herzrhythmusstörungen).

Subjektiv: häufig Juckreiz, Organsymptome.

Komplikationen

- **Kreislaufschock:** akute Mediatorfreisetzung durch Mastzellreizung. Mögliche Auslösefaktoren sind Kälte, Hitze und chemische Substanzen wie Histaminliberatoren.

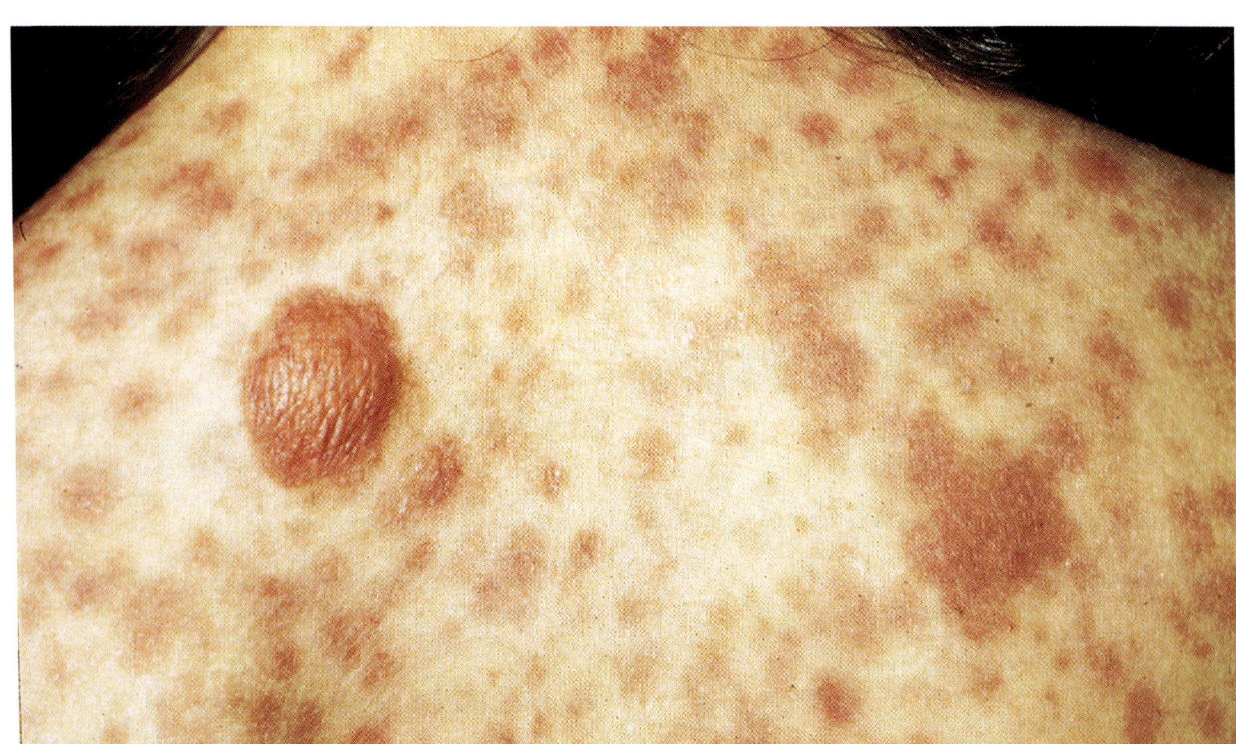

Abb. 7.182 Urticaria pigmentosa.
Anamnese: 24-jährige Patientin. Die Hauterscheinungen begannen im 3. Lebensjahr, allmähliche Ausbreitung.
Befund: an Nacken und Rücken exanthemartig-disseminierte, unscharf begrenzte, braun-rote Flecken sowie flachpapulöse Herde. Über der linken Schulter solitärer, scharf begrenzter, ca. 2 cm messender, halbkugeliger, braun-roter Knoten (Mastozytom).
Besonderheiten: Nach mechanischer Irritation kommt es zur Erektilität der Herde (positives Darier-Zeichen).

- **Anaphylaktischer Schock:** bei Bienen-/Wespengift-Allergie durch Insektenstich oder Hyposensibilisierung.

Verlauf **Juvenile Form** meist mit allmählicher Spontanremission bis Pubertät, **adulte Form** chronisch-progredient, dann Persistenz oder auch langsame Spontanremission. Sehr selten Übergang in maligne Mastozytose.

Diagnostik
- **Anamnese** und **klinisches Bild:** positives Darier-Zeichen, urtikarieller Dermographismus.
- **Histologie:** dermale Mastzellinfiltrate (Diagnosesicherung). Immunhistologie mit Mastzelldarstellung (Tryptase).
- **Blut:** Bestimmung krankheitskorrelierter Mastzellmarker: Serum-Tryptase/α-Protryptase-Spiegel. Assoziierte hämatologische Erkrankungen?
- **Ausbreitungsdiagnostik:** Knochenmarkspunktion und Organdiagnostik.

Differentialdiagnose: chronische Urtikaria mit Hyperpigmentierungen, Histiozytosen, andere Mastozytose-Formen, maligne Lymphome. Erkrankungen mit Flush-Symptomatik wie z.B. Karzinoidsyndrom, Phäochromozytom.

Ätiopathogenese Ätiologie unbekannt. Proliferation von Vorläuferzellen im Knochenmark. Herdbildung in Haut und anderen Organen, mögliche reizinduzierte Freisetzung von Mastzellmediatoren mit lokalen (Urtikaria, Juckreiz) und allgemeinen Folgeerscheinungen (Schocksymptome).

Therapie Nur symptomatische Therapie möglich.
- **Lokaltherapie:** Versuch mit Lokalkortikoiden.
- **Physikalische Therapie:** PUVA-Behandlung.
- **Systemische Behandlung:** Antihistaminika, auch Ketotifen. Bei Darmsymptomatik Cromoglicinsäure.

Prophylaxe: Vermeidung von Mastzellreizen wie physikalischen Reizen (z.B. Kaltwasserbad, Frottieren), medikamentösen Histaminliberatoren wie u.a. Morphin, Kodein, Muskelrelaxantien, Narkotika, Röntgenkontrastmittel, Volumenersatzmittel, auch Alkohol.
Bei Schockgefahr Notfallset. Vorsicht bei Narkosen und Hyposensibilisierungen.

Maligne Mastozytose-Formen

Maligne Mastozytose-Formen (selten bis sehr selten), die differentialdiagnostisch in Betracht gezogen werden müssen, sind:
- Mastozytose mit assoziierten hämatologischen Erkrankungen (mit oder ohne Hautbeteiligung): myeloproliferative oder myelodysplastische Syndrome, Morbus Hodgkin, Hypereosinophilie-Syndrom. Insgesamt häufiger bei adulten Formen
- aggressive Mastozytose mit Lymphadenopathie
- Mastzell-Leukämie (sehr selten).

7.10.4 Neubildungen der Lymphozyten

Lymphozyten als Träger der spezifischen Immunantwort finden sich **ortsständig** in den primären und sekundären lymphatischen Organen sowie **zirkulierend** im Blutkreislauf. Die Haut als immunologisch reaktives Abwehrorgan besitzt zwar kein eigenständiges, permanentes lymphatisches Gewebe, verfügt aber über hautassoziierte Lymphozytenpopulationen: **SALT** („skin associated lymphoid tissue"). Damit können auch von der Haut primäre lymphoproliferative Erkrankungen ausgehen. Sie können **benigne**, **pseudomaligne**, **prämaligne** und **maligne** sein (Tab. 7.6)
- Gutartige und pseudomaligne Neubildungen werden als **„Pseudolymphome"** zusammengefasst.
- Maligne Neubildungen werden als **maligne Lymphome** bezeichnet, sie können prämaligne Vorstufen besitzen.

Charakteristika: Klinisch handelt es sich um livid-rote bis braunrote unterschiedlich dicke kutane Herde mit primär intakter Epidermis.
- Pseudolymphome: meist solitäre oder wenige Herde, Spontanremission möglich.
- Maligne Lymphome: meist mehrherdig-generalisiert mit extrakutaner Ausbreitung, meist chronisch-progredient, nicht heilbar.

Pseudolymphome

Pseudolymphome sind **gutartige** bzw. **pseudomaligne** Neubildungen des lymphatischen Systems mit auf die Haut beschränkter, polyklonaler Proliferation von B- bzw. **T-Lymphozyten**. Sie können klinisch und histologisch malignen Lymphomen ähneln. Bei fehlender Remission sind Verlaufskontrollen erforderlich!

Tab. 7.6 Klassifizierung der lymphozytären Neubildungen

Art der Neubildung	Beispiele
Pseudolymphome	Lymphozytom
	lymphomatoide Papulose
Maligne Lymphome	
– primäre kutane T-Zell-Lymphome	Mycosis fungoides
	Sézary-Syndrom
	sonstige kutane T-Zell-Lymphome
– primäre kutane B-Zell-Lymphome	Marginalzonen-Lymphom
	follikuläres Lymphom
	großzelliges B-Zell-Lymphom
– sekundäre kutane Lymphome	sekundärer Morbus Hodgkin der Haut

Lymphozytom (Abb. 7.48)

Synonym: Lymphadenosis cutis benigna

Kutane gutartige Neubildung der **B-Lymphozyten.** Meist bei Kindern und Jugendlichen, Tendenz zur allmählichen Spontanremission. Auftreten nach Stichen bzw. Infektionen (Zeckenlymphozytom, Abb. 7.48), Verletzungen (Ohrstich) oder spontan.

Krankheitsbild Polsterartiger, bis mehrere Zentimeter großer livid-roter Herd mit intakter Epidermis. Bei Erwachsenen auch disseminierte Herde möglich.
Prädilektionsstellen: Ohrläppchen, Brustwarzen und Warzenhof.

Diagnostik Anamnese und klinisches Bild, Histologie, Immunhistologie, molekulare Diagnostik.
Differentialdiagnose: kutanes malignes Lymphom.

Therapie

- **Lokaltherapie:** Kortikoide, auch intraläsional, evtl. Exzision oder Strahlentherapie.
- **Systemische Therapie:** bei Verdacht auf Zeckenlymphozytom Doxycyclin (3 Wochen).

Weitere Pseudolymphome

- **Lymphozytäre Infiltration der Haut** („lymphocytic infiltration of the skin"): gutartige kutane Neubildung von **T-Lymphozyten.** Meist plaqueförmiger, polsterartiger Herd im Gesicht. Mögliche Beziehung zu chronischem Lupus erythematodes.
- **Aktinisches Retikuloid:** T-Zell-vermittelte chronische photoallergische Reaktion (Abb. 7.75).
- **Lymphozytär-papulöse Reaktionen:** auf Arzneimittel oder Insektenstiche.

Lymphomatoide Papulose (Abb. 7.183)

Kutane lymphoproliferative Erkrankung mit klinisch gutartigem, aber histologisch malignitätsverdächtigem Bild. Poly- oder monoklonale **T-Zell-Proliferation.** Wird auch zum Teil bereits als Prälymphom oder latentes, immunologisch noch kontrolliertes malignes Lymphom aufgefasst. Meist bei Erwachsenen auftretend.

Krankheitsbild
Disseminierte, bis 2 cm große Papeln und Knoten, zum Teil ulzerierend mit narbiger Abheilung. Lokalisation meist am Rumpf. Hochchronischer Verlauf in Schüben und Remissionen. Bis zu 15% Auftreten von malignen Lymphomen wie Mycosis fungoides, großzelligem T-Zell-Lymphom, Morbus Hodgkin.
Differentialdiagnose: Pityriasis lichenoides acuta (s. Kap. 7.9.2).

Therapie
Lokalkortikoide, PUVA, Methotrexat (1 × 10–25 mg/Woche).

Maligne Lymphome

Kutane maligne Lymphome bilden eine organgeprägte, eigene Gruppe von malignen Non-Hodgkin-Lymphomen. Im Vergleich zu den häufigen epithelialen malignen Hauttumoren sind sie selten. Sie können primärer oder sekundärer Natur sein.
Primäre kutane maligne Lymphome entstehen aus hautassoziierten lymphatischen Zellen, sekundäre kutane Lymphome durch Hautmanifestation extrakutaner maligner Lymphome.
Primäre Hautlymphome werden unterteilt in **T-Zell-Lymphome** (65%) und **B-Zell-Lymphome** (25%) sowie restliche seltene Formen.
Primäre kutane maligne Lymphome sind meist vom peripheren, reifzelligen Typ und niedrigmaligne (indolent). Der Verlauf ist in der Regel chronisch, über längere Zeit hautbeschränkt, nach Dissemination aber meist letal.
Diagnostik: Neben Anamnese und klinischem Bild histologische Diagnostik von Haut/Lymphknoten, immunhistologische und molekularbiologische Verfahren zur Zelltypisierung und Prüfung der Klonalität.
Differentialdiagnose: andere Neubildungen wie Hautsarkome, Histiozytosen, Mastozytosen, Pseudolymphome, Leucämia cutis. Auch chronisch-entzündliche Erkrankungen wie Sarkoidose.
Die **Therapie** ist stadienabhängig. Die **Inzidenz** liegt bei 0,5–1/100 000/Jahr.
Klassifizierung: Maligne Lymphome der Haut bilden eine heterogene Gruppe. Die Einteilung erfolgt nach WHO/EORTC.

Mycosis fungoides (Abb. 7.184–7.186)

Historisch bedingter, irreführender Name (keine Mykose!). **Kutanes T-Zell-Lymphom** vom peripheren, reifzelligen Typ, niedriger Malignitätsgrad. Erkrankung des höheren Erwachsenenalters (40–70 Jahre), häufiger bei Männern. Entwicklung z.T. über Prälymphome wie großherdige bzw. poikilodermatische Parapsoriasis oder lymphomatoide Papulose. Häufigstes malignes kutanes Lymphom mit einer Inzidenz von ca. 0,3–0,5/100 000/Jahr.

Krankheitsbild Stadienhafter Verlauf, Erfassung mit TNM-System oder klinischer Stadieneinteilung.
Haut: allmählich zunehmender, stadienhafter Befallsgrad der Haut mit Progredienz der Einzelherde (uncharakteristisch → infiltriert → tumorös) und Progredienz des Flächenbefalls. Durch Neuauftreten von Herden und Progression älterer Herde insgesamt polymorphes Bild.

- **Prämykosides Stadium:** uncharakteristisch. Bild der großherdigen Parapsoriasis mit gelblich-bräunlichen, nicht-infiltrierten Herden oder uncharakteristischen ekzem- bzw. psoriasisähnlichen persistierenden Herden. Geringe Progredienz, mögliche Dauer viele Jahre.
- **Plaquestadium:** unterschiedlich große, braun-rote, flächenhaft-infiltrierte (tastbare) Herde, zum Teil auch anulär, mit geringem (unter 10%) oder ausgedehnterem Befall (über 10%) der Körperoberfläche. Dauer bis ca. fünf Jahre.
- **Tumorstadium:** Auftreten von Knoten, pilzförmigen Tumoren, auch ulzerierten Herden. Jetzt auch zusätzlicher

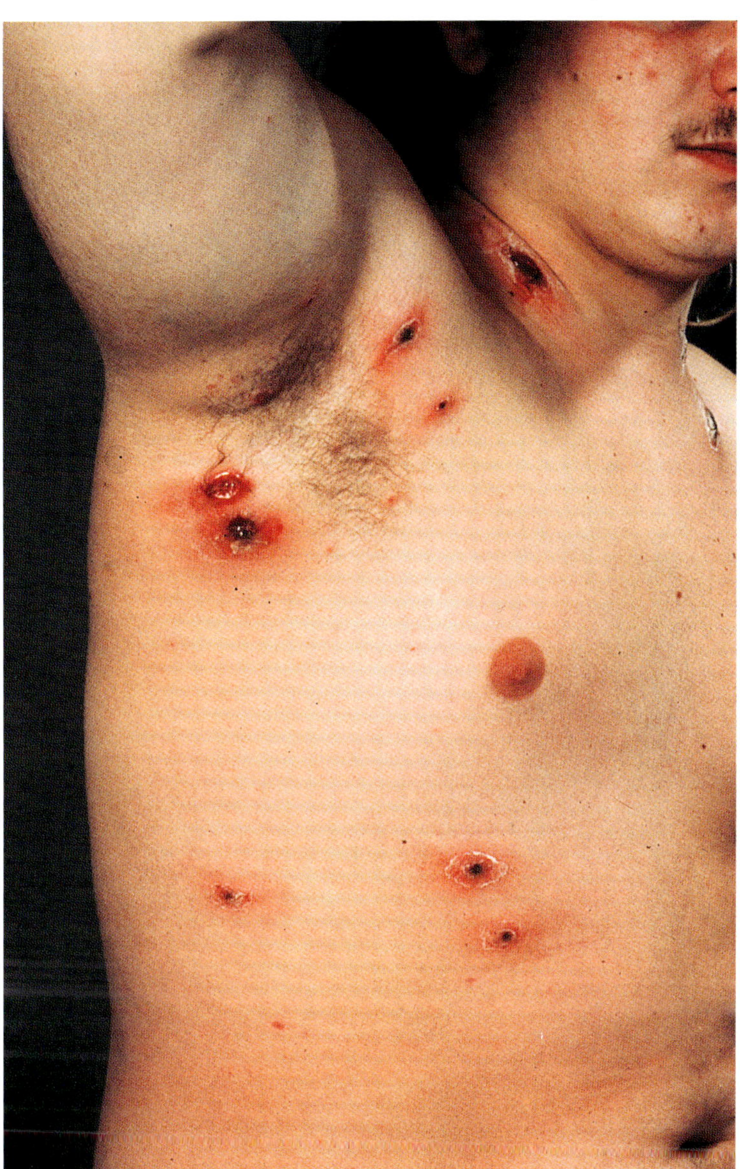

Abb. 7.183 Lymphomatoide Papulose.
Anamnese: 21-jähriger Patient. Beginn der Hautveränderungen vor ca. 10 Wochen nach grippalem Infekt und Doxycyclineinnahme. Zunächst Krankheitsschub und Ausbreitung, inzwischen wieder Rückbildungstendenz.
Befund: an rechter Rumpfseite und Hals mehrere, disseminiert stehende gerötete Papeln und Knoten mit zentraler Ulzeration bzw. schwärzlicher Nekrose. Entsprechende Herde am übrigen Stamm. – Immunhistologische/molekulare Diagnostik: monoklonale Proliferation hochmaligner T-Zellen
Anmerkung: im weiteren Verlauf völlig Rückbildung aller Herde.

Befall peripherer Lymphknoten und extrakutane Manifestation in inneren Organen wie Milz, Leber, auch Lunge, Magen-Darm-Trakt, ZNS.

B-Symptomatik mit Störung des Allgemeinbefindens, Fieber, Gewichtsverlust, Immuninsuffizienz.

Subjektiv: chronischer, zunehmender Juckreiz.

Verlauf: chronisch-progredient, nicht heilbar. Durchschnittliche Überlebenszeit nach Diagnosestellung ca. fünf Jahre, durch Therapie auch länger.

Sonderformen:

- **Muzinosis follicularis:** plaqueförmige follikelgebundene Hautherde mit Alopezie.
- **Mycosis-fungoides-Erythrodermie:** möglich in fortgeschrittenem Stadium.

Diagnostik

- **Anamnese** und **klinisches Bild.**
- **Histologie:** zunächst uncharakteristisches entzündliches Infiltrat, später zunehmend epidermotrope Tumorzellen mit Bildung intraepidermaler Mikroabszesse.
- **Immunhistologie und molekulare Diagnostik:** Nachweis von neoplastischen T-Helferzellen sowie von Klonalität.
- **Staging-Diagnostik:** bildgebende Verfahren (Lymphknoten, viszerale Organe), Blut (Blutbild, zirkulierende Tumorzellen), Knochenmark, Organdiagnostik.

Differentialdiagnose: im uncharakteristischen Initialstadium Ekzeme, Psoriasis, Parapsoriasis. Ab Plaquestadium: andere maligne Lymphome.

Ätiopathogenese Ätiologie unklar. Mögliche initiale Antigenstimulation von **T-Lymphozyten,** stufenweise Malignisierung über Mutationen bis zur klonal-neoplastischen Proliferation.

Prämykosides Stadium: zunächst nur geringe Zahl hautaffiner Tumorzellen, vorwiegend entzündliches Infiltrat.

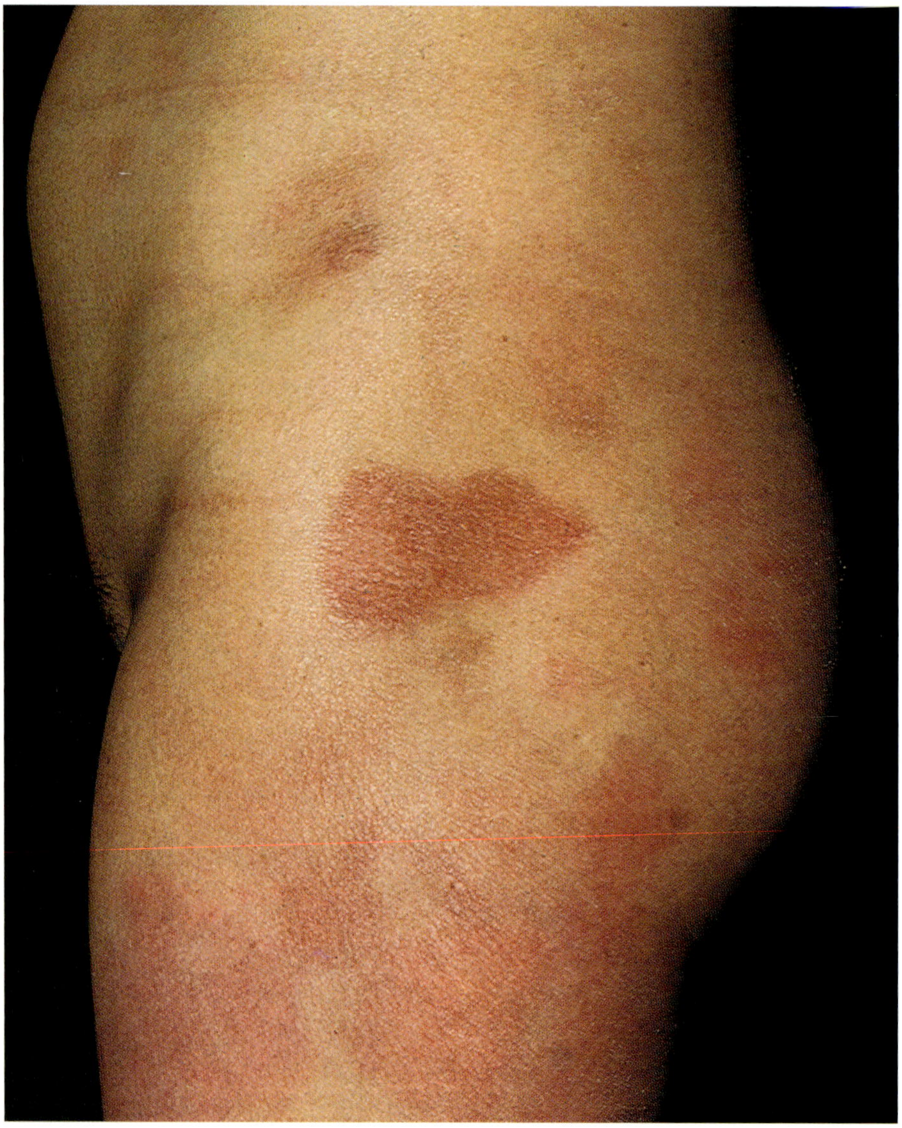

Abb. 7.184a Mycosis fungoides: Plaquestadium.
Anamnese: 49-jährige Patientin. Beginn der Erkrankung vor ca. fünf Jahren mit bräunlich-rötlichen Flecken, allmähliche Vermehrung und Vergrößerung der Hautherde.
Befund: an Rumpf und Extremitäten teils scharf, teils unscharf begrenzte, rotbraune, leicht schuppende Herde. Die Herde sind überwiegend makulös, der Herd in Bildmitte bereits tastbar-infiltriert. Subjektiv besteht therapieresistenter Juckreiz.
Differentialdiagnose: Parapsoriasis en plaques (Abb. **7.143**). Ihre kleinherdige Form ist meist gutartig, während die (auch bei dieser Patientin durchlaufene) großherdig-unregelmäßige Form gehäuft in ein malignes Lymphom übergeht.
Anmerkung: Durch Einwanderung der Tumorzellen in die Epidermis (s. Abb. **7.184b**) auch Epidermissymptome wie z. B. Schuppung möglich.

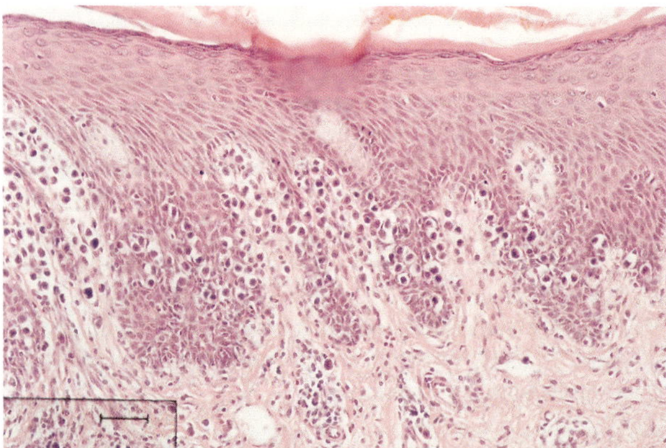

Abb. 7.184b Mycosis fungoides (Histologie).
Psoriasiforme Hyperplasie der Epidermis. Im Korium liegen lymphozytäre Infiltrate mit atypischen pleomorphen Lymphozyten. Die atypischen Lymphozyten wandern in die Epidermis ein (Epidermotropismus) und bilden intraepidermal kleine Mikroabszesse aus (Pautrier-Mikroabszesse).

Infiltratstadium, Tumorstadium: Entstehung neuer Hautherde durch Zirkulation von Tumorzellen mit Rezirkulation in die Haut („homing"). Wachstum der Einzelherde durch Zunahme der Tumorzellzahl bei allmählichem Nachlassen der entzündlichen Reaktion, Entstehung neuer, aggressiver Zellklone. Extrakutane Ausbreitung durch nicht mehr hautaffine Tumorzellklone (Rezeptorverlust), deren Zirkulation und Ansiedlung in extrakutanen Organen.

Therapie

- **Stadienkonzept:** Therapiemaßnahmen an das jeweilige Krankheitsstadium adaptiert, palliative Zielsetzung.
  1. Hautbezogene Behandlungsmodalitäten mit symptomorientierter Intensität.
     - Lokaltherapie: Kortikoide, Retinoide, auch Stickstofflost-Lösung.
     - Physikalische Therapie: Lichttherapie mit PUVA, ionisierende Strahlen (Einzelherdbestrahlung, Elektronenganzhauttherapie).

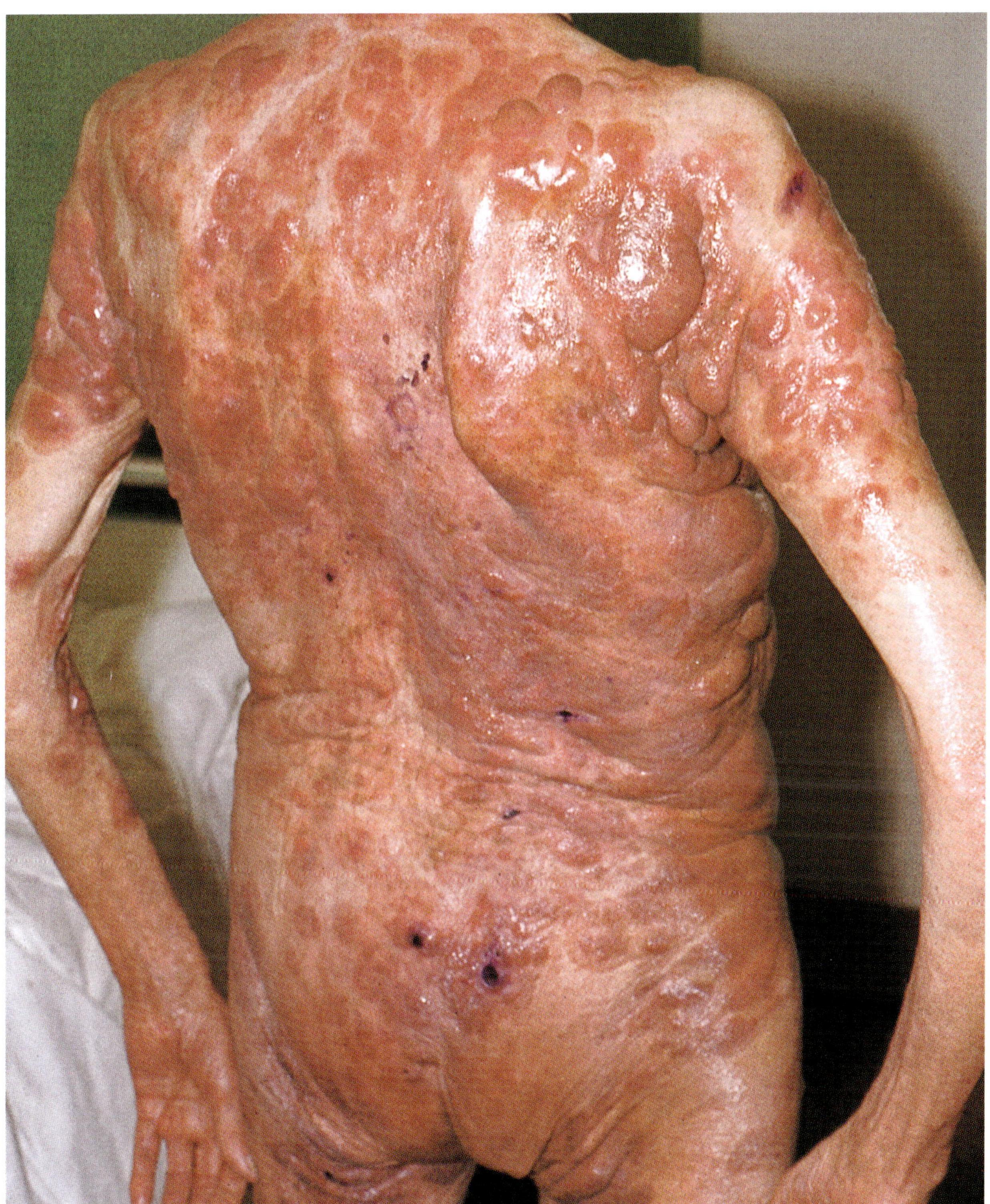

Abb. 7.185 Mycosis fungoides: Tumorstadium.

Anamnese: 73-jähriger Patient. Beginn der Erkrankung vor circa 10–15 Jahren, der genaue Beginn ist nicht bekannt.

Befund: am gesamten Integument mit Betonung des Stammes rot-braune, dichtstehende und konfluierte Herde unterschiedlicher Dicke und Größe: Flach-plaqueartige Herde, Papeln, Knoten, Tumoren, stellenweise auch ulzeriert. – Befall peripherer Lymphknoten, Splenomegalie.

Besonderheiten: Die Abb. **7.184a** und **7.185** zeigen exemplarisch das Bild eines malignen Lymphoms der Haut, d.h. einer neoplastischen Proliferation hautassoziierter Lymphozyten mit allmählicher weiterer Malignisierung und schicksalhaft autonom-progredientem Verlauf. Die vereinzelten flach-plaqueartigen Herde sind noch Zeichen des Plaque-Stadiums, die unterschiedliche Dicke der Knoten und Tumoren des Tumorstadiums ist bedingt durch unterschiedliches Alter der Herde bzw. unterschiedliche Aggressivität der Tumorzellen.

– In Anbetracht der frühen Zirkulation von Tumorzellen auch kombinierte Behandlung mit PUVA und Interferon-α.

2. In fortgeschrittenen Stadien mit extrakutaner Ausbreitung: Polychemotherapie (z. B. CHOP-Schema).

- **Primär aggressive Therapieschemata:** keine Verlängerung der Überlebenszeit oder Heilung, aber Minderung der Lebensqualität.

! Merke Die Mycosis fungoides wird als chronisches, niedrigmalignes T-Zell-Lymphom bezeichnet. Sie ist aber mit derzeitiger Therapie nicht heilbar. Mit dem Begriff „niedrigmaligne“ wird der chronische Verlauf charakterisiert. Akute, hochmaligne, schnell proliferierende Lymphome und Leukämien sind demgegenüber therapiesensibler und zum Teil auch heilbar.

Sézary-Syndrom (Abb. 7.186)

Kutanes **T-Zell-Lymphom** mit der Trias Lymphom-Erythrodermie, generalisierte Lymphknotenschwellungen und leukämische Aussaat von Lymphomzellen. Wird auch als leukämische Sonderform einer Mycosis fungoides aufgefasst.

Krankheitsbild Erythrodermie mit lamellöser Schuppung und palmoplantaren Keratosen, auch infiltrierter, braunroter Haut („Indianerhaut“). Weiterhin Onychodystrophie, Alopezie. Generalisierte Schwellung peripherer Lymphknoten, zunächst histologisch reaktiv, später spezifisch infiltriert.

Diagnostik

- **Anamnese** und **klinisches Bild.**
- **Histologie:** anfangs uncharakteristisch, dann ähnlich wie Mycosis fungoides.
- **Blut:** Nachweis zirkulierender Tumorzellen (**Sézary-Zellen**, > 1000/mm³)

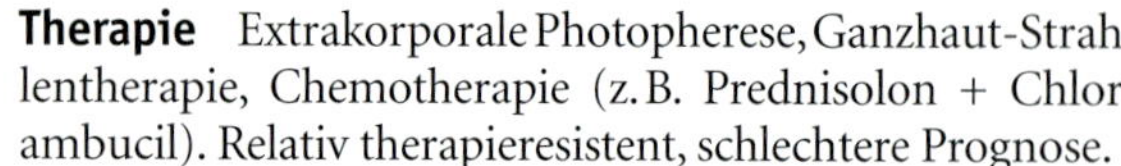

Therapie Extrakorporale Photopherese, Ganzhaut-Strahlentherapie, Chemotherapie (z. B. Prednisolon + Chlorambucil). Relativ therapieresistent, schlechtere Prognose.

Sonstige kutane T-Zell-Lymphome

- **CD30-positives, großzelliges T-Zell-Lymphom:** peripheres, prognostisch günstiges kutanes Lymphom mit solitären oder gruppiert stehenden, bräunlich-rötlichen, auch ulzerierenden Knoten und Tumoren.
- **Subkutanes, pannikulitisähnliches T-Zell-Lymphom:** subkutane Knoten und plattenartige Infiltrate. B-Symptomatik, ungünstige Prognose.
- **Pagetoide Retikulose:** selten. Meist umschriebener, scharf begrenzter, schuppender, randbetonter Herd, häufig an einer Extremität. Klinische Ähnlichkeit mit extramammärem Morbus Paget (s. Abb. **12.7**).

Kutanes Marginalzonen-Lymphom

Primäres kutanes **B-Zell-Lymphom.** Mögliches Auftreten nach Borrelien-Infektionen, Acrodermatitis chronica atrophicans, Hepatitis-C-Infektionen. Niedriger Malignitätsgrad, 5-Jahres-Überlebensrate > 90 %.
Krankheitsbild: primär solitärer braunroter bis blauroter Tumorknoten, allmähliche Größenzunahme. Aber auch mehrere Herde möglich. Lokalisation an Stamm und Armen. Ein ähnliches Krankheitsbild ist das lymphoplasmozytoide Lymphom (Immunozytom).
Therapie: Strahlentherapie, Exzision. Auch Rituximab (monoklonaler Antikörper).

Kutanes follikuläres Lymphom

Synonym: Keimzentrumslymphom

Primäres, kutanes **B-Zell-Lymphom.** Niedriger Malignitätsgrad, 5-Jahres-Überlebensrate > 90 %.
Krankheitsbild: solitärer Herd oder gruppierte Herde mit rötlichen Knoten und Plaques, besonders Kopf und Hals bei älteren Menschen.

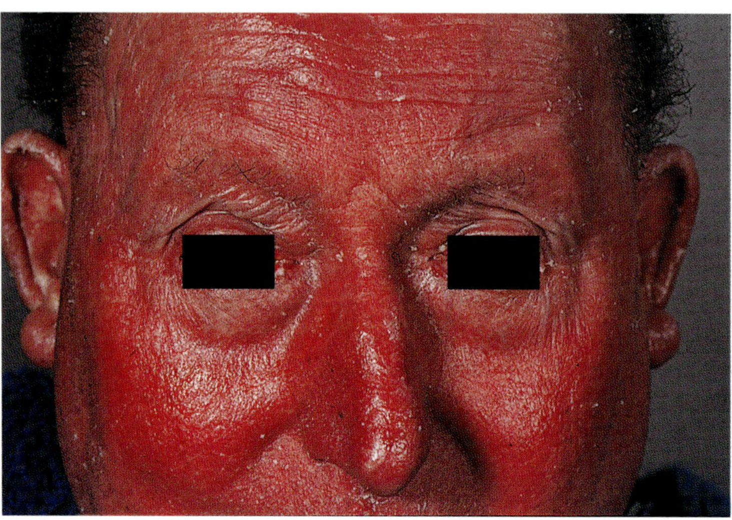

Abb. 7.186 Sézary-Syndrom.
Anamnese: 69-jähriger Patient. Beginn der Erkrankung vor ca. 14 Jahren mit ganz allmählich zunehmender Rötung der Haut und Juckreiz. Keine wesentliche Besserung durch lokale Salbenbehandlung. Nach 7 Jahren Stellung der Diagnose Sézary-Syndrom. Durch extrakorporale Photopherese und PUVA-Bad-Therapie nur geringe, vorübergehende Besserung, insgesamt langsam-progredienter Verlauf.
Befund: diffuse braun-rötliche Verfärbung und feine Schuppung sowie Infiltration der Gesichtshaut. Entsprechende Veränderungen der gesamten übrigen Haut im Sinne einer Erythrodermie. – Schwellung der zervikalen, axillären und inguinalen Lymphknoten. Zunehmende Verschlechterung des Allgemeinbefindens.
Anmerkung: Das Bild soll die bei Sézary-Syndrom mögliche, typische „Indianerfarbe“ zeigen.

Therapie: Strahlentherapie, Exzision. Auch Rituximab, Polychemotherapie. Bei positiver Borrelienserologie antibiotische Behandlung. Generell große Rezidivneigung.

Großzelliges B-Zell-Lymphom (Abb. 7.187)

Primäres kutanes **B-Zell-Lymphom** der Haut, vorwiegend bei älteren Patienten, häufig Beinlokalisation. Mittlerer Malignitätsgrad, 5-Jahres-Überlebensrate ca. 60%.
Krankheitsbild: rötlicher Knoten, Plaque, schnell wachsend, auch ulzerierend. Im weiteren Verlauf Lymphknotenbefall und extrakutane Manifestationen.
Therapie: Bestrahlung bzw. OP + Bestrahlung, bei Dissemination Polychemotherapie oder Rituximab.

Sekundäre kutane Lymphome

Extrakutane maligne Lymphome lymphatischer Organe können nach ihrer Dissemination sekundär die Haut befallen. Die **spezifischen Hautinfiltrate** zeigen histologisch, immunhistologisch, molekulargenetisch die Merkmale des primären Lymphoms. Sekundärer Hautbefall signalisiert eine schlechte Prognose.
Beispiele für extrakutane Lymphome mit sekundärer Hautmanifestation: Morbus Hodgkin, Plasmozytom, lymphoblastisches (Vorläuferzell-)Lymphom, leukämische Lymphome.
Außer den erwähnten spezifischen Hautinfiltraten können auch **unspezifisch-entzündliche Hautreaktionen** z.B. in Prurigoform sowie **Infektionen** durch Immuninsuffizienz auftreten.
Ein Beispiel für alle Möglichkeiten ist der **Morbus Hodgkin:**

1. Spezifische Hautinfiltrate (selten), viel häufiger periphere, derbe, schmerzlose Lymphknotenschwellungen („Kartoffelsack"), meist zervikal, auch axillär und inguinal.
2. Unspezifisch-entzündliche Hautreaktionen (30–50%) wie Pruritus, erworbene Ichthyosis, Prurigo.
3. Hautinfektionen wie Herpes simplex, Herpes zoster, Mollusken, Viruswarzen.

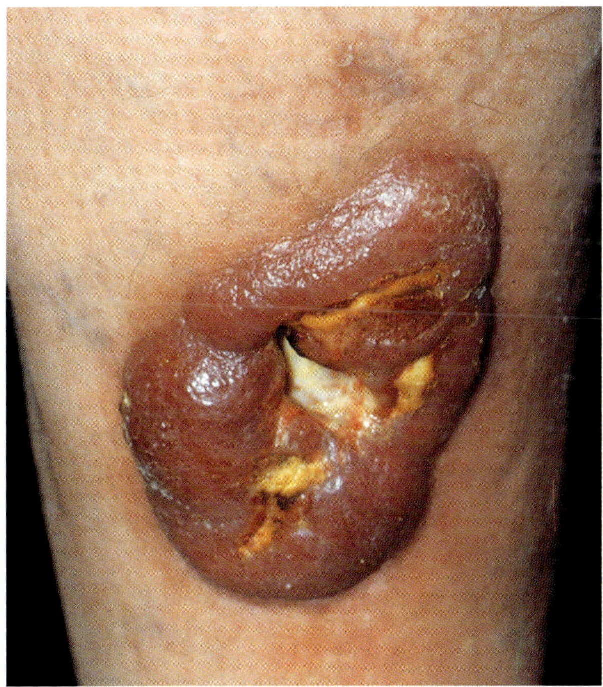

Abb. 7.187 Großzelliges B-Zell-Lymphom.
Anamnese: 52-jährige Patientin. Entwicklung seit ca. vier Jahren.
Befund: am rechten Oberschenkel ca. 7 × 10 cm großer, scharf begrenzter, unregelmäßiger Tumor. Livider, wulstartiger, glänzender Rand und zentrale, tiefgreifende Ulzeration mit Unterminierung des Herdrandes und schmierigem Belag des Ulkusgrundes. Geringes, unscharf begrenztes Begleiterythem. Ausbreitungsdiagnostik: regionäre Lymphknoten palpatorisch o. B., sonographisch verdächtig.

7.10.5 Leukämien

Die wichtigsten Leukämien sind lymphatische und myeloische Leukämien mit jeweils akuten und chronischen Verläufen. Auf drei Arten kann die Haut einbezogen werden:

1. Leukämische Hautinfiltrate: „Leucaemia cutis".
2. Unspezifisch-entzündliche Hautreaktionen.
3. Knochenmarkinsuffizienz mit Anämie, Thrombozytopenie und Granulozytopenie sowie Hautsymptomen.

Lymphatische und myeloische Leukämien (Abb. 7.188, 7.189)

Spezifische Haut-Schleimhaut-Infiltration:

- **Chronisch-lymphatische Leukämie:** diffus-flächenhafte Hautinfiltration, meist im Gesicht (Abb. **7.188**), früher bis hin zum Bild der **„facies leonina"**. Periphere Lymphknotenschwellungen.
- **Akute myeloische Leukämie:** in ca. 10% papulöse bis knotige Herde an Kopf und Rumpf (Abb. **7.189**).

Bei beiden Leukämieformen leukämische bedingte Schleimhautinfiltrationen wie hyperplastische, ulzerierend-blutende Gingivitis, Tonsillenschwellung.
Unspezifisch-entzündliche Reaktionen: Pruritus, Exantheme, Prurigosymptomatik, Sweet-Syndrom.
Knochenmarkinsuffizienz: Anämie mit Haut-Schleimhaut-Blässe, Müdigkeit etc. Thrombozytopenie mit Haut-Schleimhaut-Blutungen. Granulozytopenie mit Haut-Schleimhaut-Infektionen wie Zoster, Mollusken, Hautwarzen, Dermatomykosen, Kandidosen.
Die Hautsymptome können der Leukämiediagnose vorausgehen.

7.10.6 Extrakutane Neoplasien und Metastasen

Extrakutane maligne Tumoren können auf dreifache Weise ihre Anwesenheit signalisieren:

1. **Paraneoplastische Syndrome:** Tumorsuche erforderlich (s. Kap. 7.8.6).
2. **Unspezifische, fakultativ tumorassoziierte Hautreaktionen/Erkrankungen:** z.B. Urtikaria, figurierte Erytheme, Prurigo, tiefe Beinvenenthrombose. Bei unklarer Ursache auch Tumorsuche.
3. **Hautmetastasen:** Tumorsuche erforderlich.

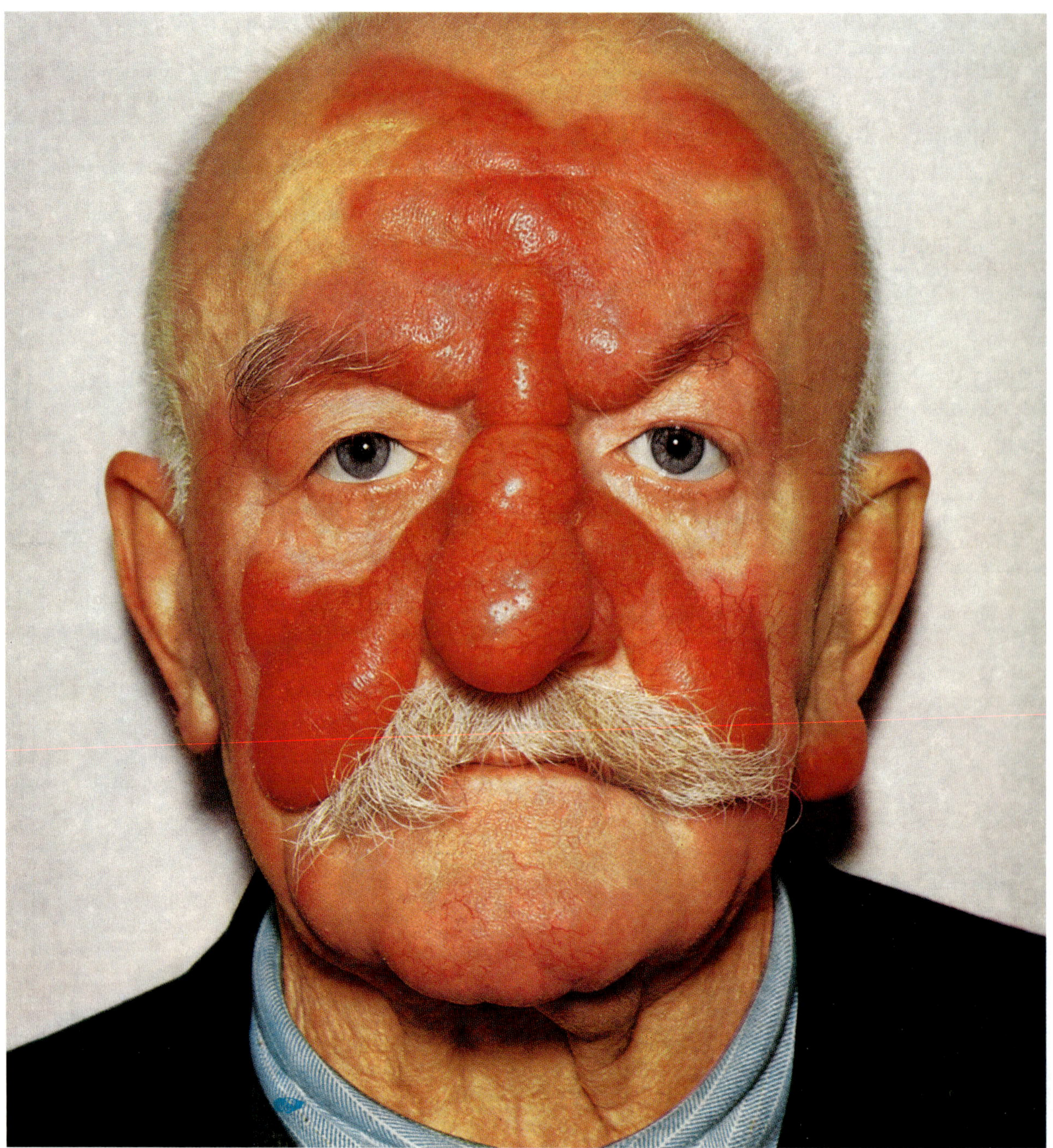

Abb. 7. 188 Chronisch-lymphatische Leukämie mit Hautinfiltraten.
Anamnese: seit vielen Jahren bekannte chronisch-lymphatische Leukämie.
Befund: Im Gesicht finden sich bilateral angeordnete, scharf begrenzte, flächige bis knotige rotbraune Hautinfiltrate (sog. Facies leonina).

Hautmetastasen (Abb. 7.190, 7.191)

Ein metastatischer Tumorbefall der Haut kann von **malignen Hauttumoren** ausgehen. Metastasierende maligne Melanome, Merkel-Zell-Karzinome und auch Plattenepithelkarzinome können zu lokoregionären Metastasen oder auch Hautfernmetastasen führen. Der Primärtumor ist in der Regel bekannt oder feststellbar.
Bei **extrakutanen soliden Tumoren** ist in ca. 3–5% mit sekundärem Hautbefall durch lymphogene, hämatogene Metastasen oder kontinuierliches Tumorwachstum zu rechnen.

Krankheitsbild

- **Lymphknotenmetastasen:** periphere, subkutane Lymphknotenmetastasen signalisieren Tumoren ihrer Drainagegebiete. Beispiele: Halslymphknoten-Metastasen bei Nasopharynx-und Oropharynxkarzinomen, auch Lungenkarzinomen. Selten sog. Virchow-Drüse als

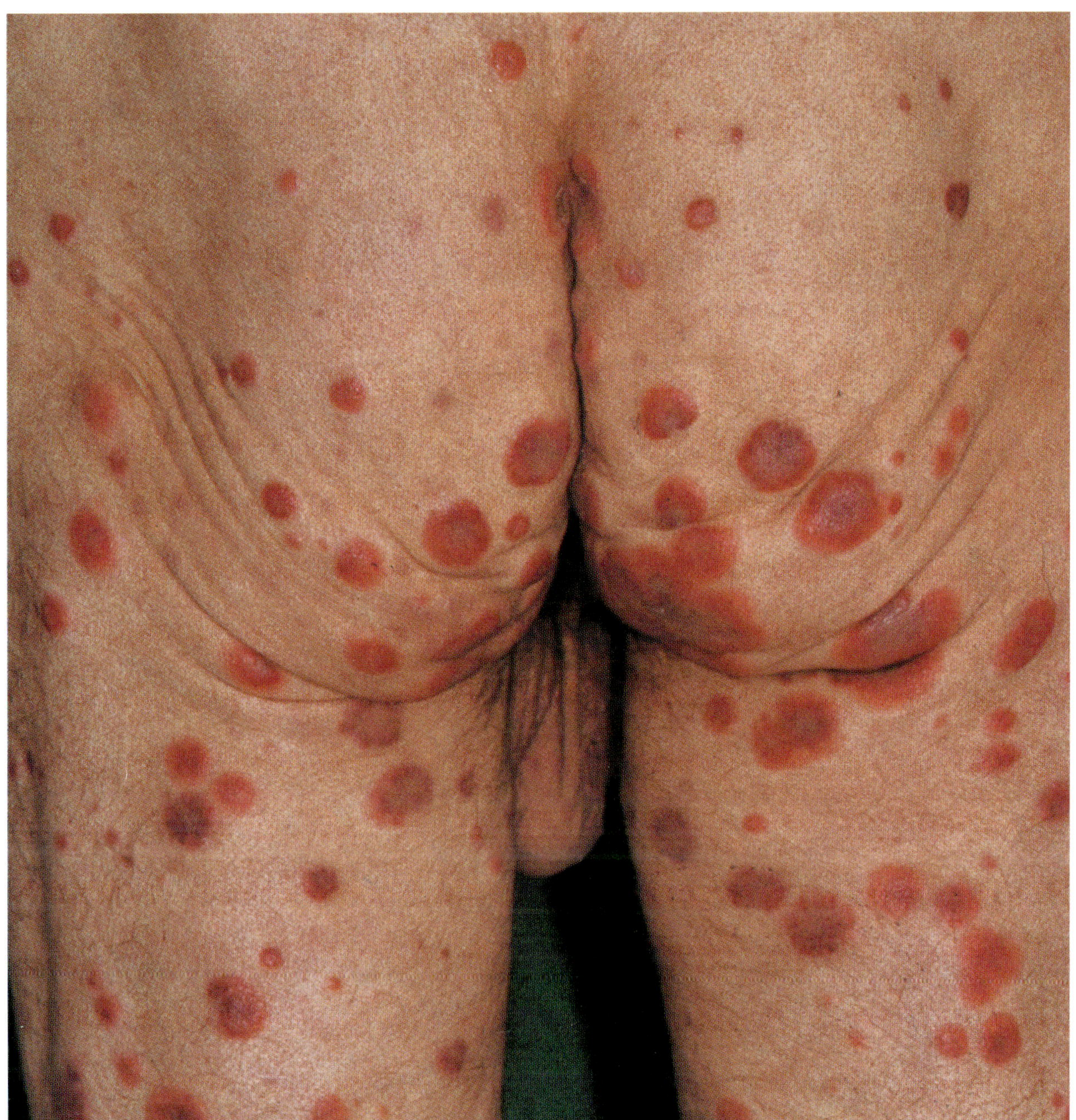

Abb. 7.189 Akute myeloische Leukämie mit Hautinfiltraten.
Anamnese: 54-jähriger Patient. Seit einigen Monaten zunehmende Müdigkeit und Leistungsschwäche, dann Auftreten von Hautherden.
Befund: in der Gesäß- und Oberschenkelregion disseminiert stehende, scharf begrenzte, münzgroße livid-rote Infiltrate.
Besonderheit: Die Hauthistologie ergab den V.a. leukämische Infiltrate. Die anschließende internistische Untersuchung führte zur Diagnose einer akuten myeloischen Leukämie mit Monoblastenschub.
Anmerkung: Abb. **7.188** und **7.189** zeigen exemplarisch die leukämische Infiltration eines Organs (vgl. leukämische Infiltrate in Knochenmark, Milz, Leber usw.).

Lymphknotenmetastase eines Magenkarzinoms im Klavikularwinkel.
Differentialdiagnose: maligne Lymphknoten bei Lymphomen und Leukämien.

- **Knotige Hautmetastasen:** derbe, solide, meist schmerzlose, später auch ulzerierende Knoten. Meist hämatogen. Charakteristisch ist die Lage in verschiedenen Hautschichten (kutan, subkutan). Mögliche Ursprungstumoren sind u.a. Mammakarzinom (Frauen), Lungenkarzinom (Männer), Magenkarzinom, kolorektales Karzinom, Nierenkarzinom. Lokalisation wenig charakteristisch, Gesicht eher selten befallen.
Metastasen können gelegentlich erstes Tumorsymptom sein.

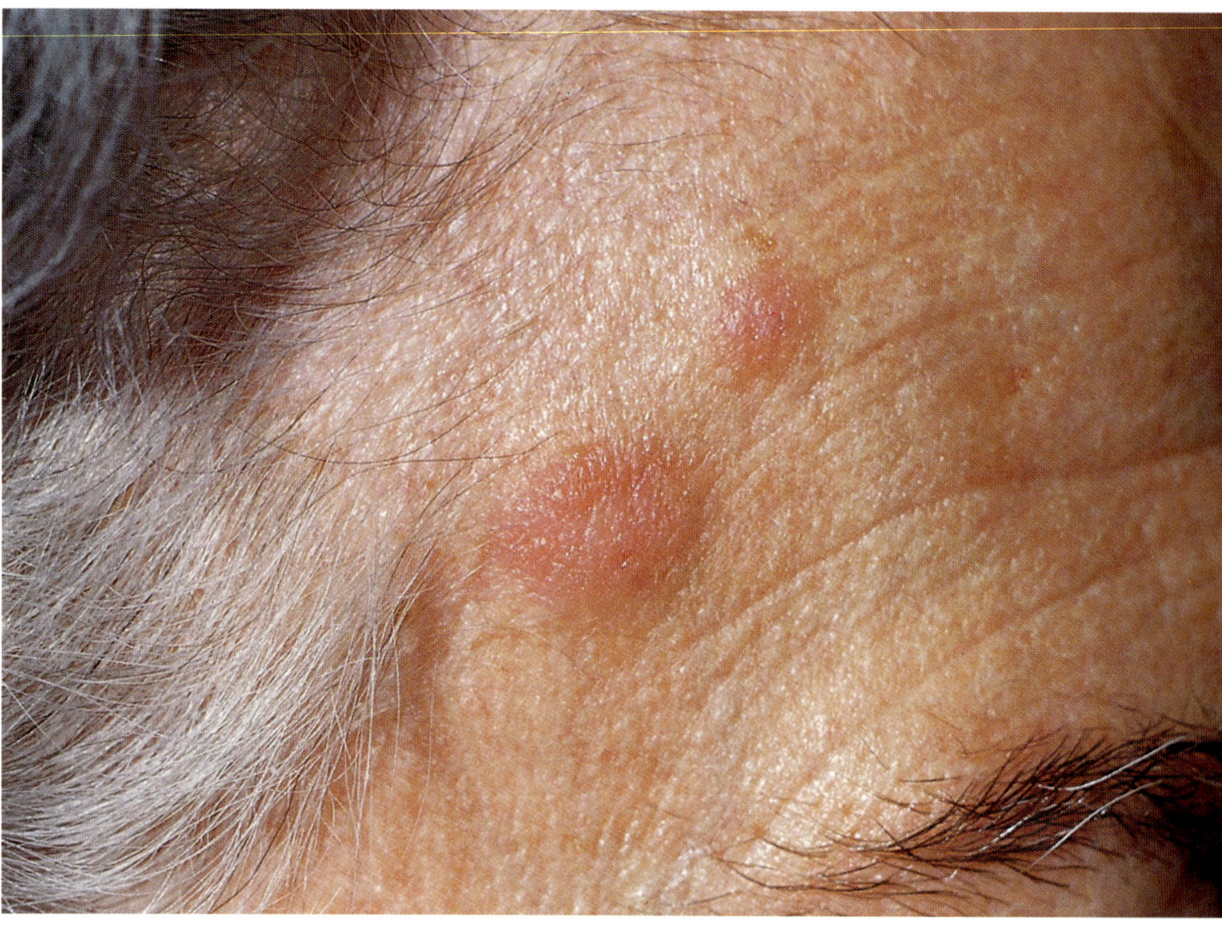

Abb. 7.190 Knotige Hautmetastasen bei Magenkarzinom.
Anamnese: 62-jährige Patientin. Seit einigen Monaten Müdigkeit, Appetitlosigkeit, Gewichtsverlust.
Befund: rechts temporal zwei scharf begrenzte, 5 mm und 10 mm große, rötliche, papulöse Herde. Subjektiv kein Juckreiz.
Besonderheiten: Aufgrund der Histologie der Herde wurde ein bis dahin unerkanntes metastasierendes Siegelringzellkarzinom des Magens diagnostiziert. Tödlicher Ausgang nach zwei Monaten.

- **Flächenhafte Tumorzellinfiltration:** flächenhafte derbe Infiltration und Rötung der Haut mit zungenförmigen Ausläufern durch Tumorzellausbreitung in korialen Lymphbahnen (Lymphangiosis carcinomatosa).
  Meist bei **Mammakarzinom-Rezidiv** (Erysipelas carcinomatosum), Maximalform Cancer en cuirasse (Panzerkrebs). Differentialdiagnose: inflammatorisches Mammakarzinom.
  Selten Durchbruch eines Blasenkarzinoms in die Bauchhaut. Nabelmetastase bei Peritonealkarzinose (Sister Mary Josef's Nodule).

Diagnostik
- **Anamnese** und **klinisches Bild.**
- **Histologie:** Metastasenerkennung und mögliche Zuordnung zu Primärtumor.

Differentialdiagnose:
- **Kutane Knoten:** Dermatofibrom, Histiozytom.
- **Subkutane Knoten:** Lipome, Epithelzysten.
- **Infiltrate:** Erysipel, Erythema chronicum migrans, Röntgenoderm.

Therapie Individuell je nach Stadium, Prognose und Patientensituation.

Historischer Exkurs

Sister Mary Joseph's Nodule
Intraabdominelle Tumoren, meist Karzinome von Magen, Darm, Ovar und Pankreas können über eine Peritonealkarzinose und kontinuierlich-lymphogene Tumorzellausbreitung zu einer Metastase im Nabel führen. Sie signalisiert eine schlechte Prognose.
Die Ordensschwester Mary Joseph, langjährige OP-Schwester und chirurgische Assistentin von Dr. W. J. Mayo, Rochester, erkannte die Besonderheit dieser Metastase und ihre schlechte prognostische Bedeutung. Dr. Mayo publizierte diesen Befund. Ihr zu Ehren wird diese Metastase im amerikanischen Schrifttum auch als „Sister Mary Joseph's Nodule" bezeichnet.

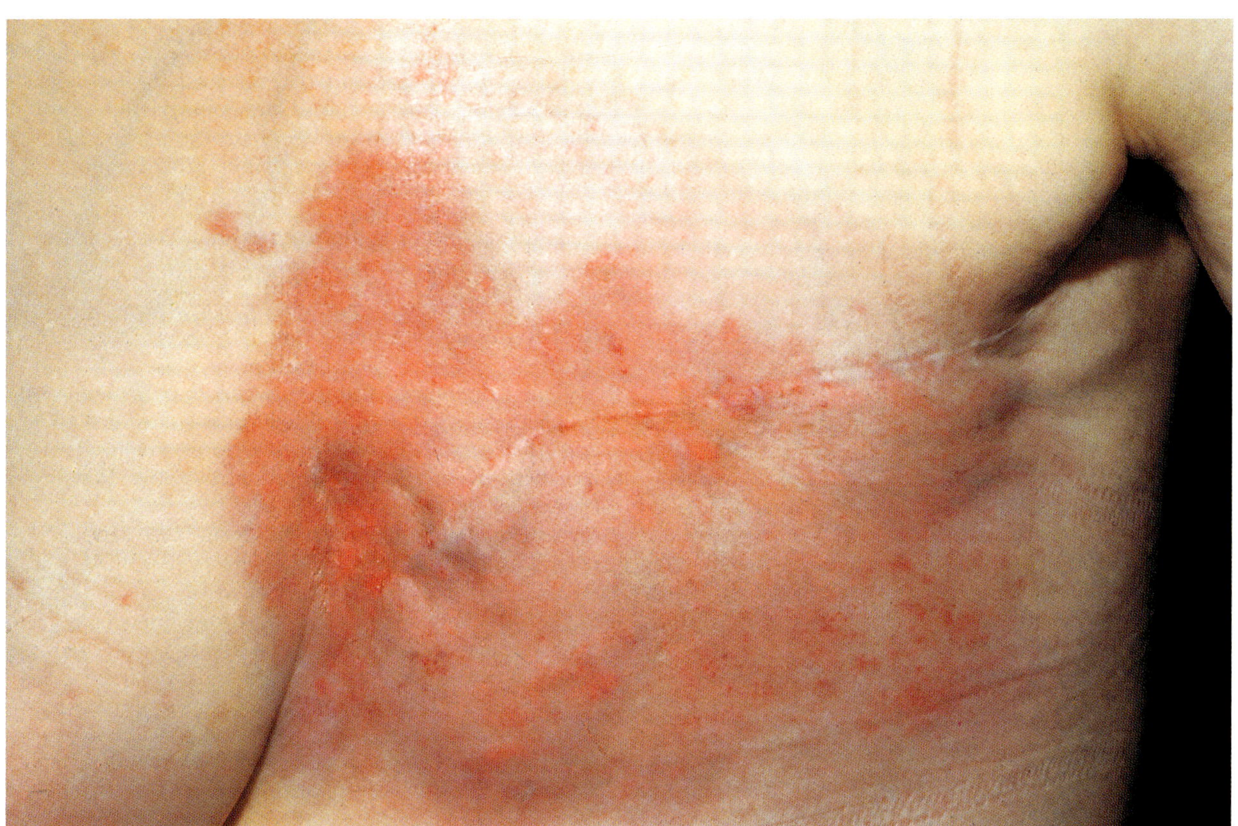

Abb. 7.191 Erysipelas carcinomatosum bei Mammakarzinom-Rezidiv.
Anamnese: 48-jährige Patientin. Zwei Jahre zuvor Ablatio der linken Brust und Achselhöhlenausräumung wegen eines nodal positiven Mammakarzinoms. Nachbestrahlung von Operationsbereich und Achselhöhle. Die Hautveränderungen wurden zunächst als beginnendes Röntgenoderm angesehen.
Befund: im Bereich der Amputationsnarbe medial scharf, lateral unscharf begrenztes, unregelmäßig konfiguriertes, stellenweise leicht infiltriertes Erythem. Unterhalb der Amputationsnarbe auch einige gerötete Knoten. Sichtbares axilläres Lymphknotenrezidiv. – Histologie: Lymphangiosis carcinomatosa.
Differentialdiagnose: Erysipel (Fieber!).

Zusammenfassung

Neubildungen der Kutis besitzen durch die Oberflächenlage des Hautorgans Besonderheiten:

1. Durch die häufige und flächige Einwirkung karzinogener Umweltfaktoren wie z. B. UV-Licht und chemische Karzinogene besondere Häufigkeit von oberflächlich-kutanen Neoplasien wie Basalzellkarzinomen, solaren Keratosen, Morbus Bowen, Plattenepithelkarzinomen.
2. Durch die Oberflächenlage bedingte gute Möglichkeiten der Diagnostik und Therapie.

Neubildungen der Epidermis

Sie können gutartig, pseudomaligne, prämaligne und maligne sein. Ursprung sind die proliferationsfähigen Keratinozyten.
Zysten: Milien und Epidermiszysten.
Seborrhoische Keratosen: gutartige, bräunlich-keratotische Hautherde, bei Erwachsenen und alten Menschen häufig und auch zahlreich.
Keratoakanthom: pseudomaligner, klinisch und histologisch krebsähnlicher, meist solitärer Hautherd mit spontaner Rückbildung.
Basalzellkarzinom (**BZK**)**:** häufigster maligner Hauttumor, wegen in der Regel fehlender Metastasierungspotenz auch als semimaligne bezeichnet. Durch lokal-infiltrierendes und destruierendes Wachstum aber bei Wachsenlassen und Nicht-/Fehlbehandlung erhebliche Gewebszerstörungen bis zum letalen Ausgang möglich. Da diese Tumoren zunächst meist wenig auffällig und schmerzlos sind, werden sie von Patient und Arzt häufig unterschätzt.
Klinische Typen: knotig-ulzerierender, planer und pigmentierter Typ. Lokalisation meist Gesicht (UV-Exposition!).
Problem-BZK: Problemtumoren (groß, sklerodermiform), Problemlokalisationen (Augennähe, Nase, Ohren), Rezidiv-Tumoren (durch ineffektive Vorbehandlung, z.B. subtotale Exzision).
Therapie: möglichst primär operativ, bei Problem-BZK mit mikrographischer Chirurgie.
Solare Keratosen: häufigste Präkanzerose bzw. intraepitheliale Neoplasie mit späterem Übergang in Plattenepithelkar-

zinom. Meist multipel, in lichtexponierten Hautregionen wie Gesicht, oberer Handrücken. Zunächst flach, später verdickt-papulös, dann bereits Karzinomverdacht.
Morbus Bowen: zweithäufigste intraepitheliale Neoplasie/Carcinoma in situ. Meist solitärer Herd, UV-induziert, auch virale Genese, früher Arsen-bedingt. Übergang in Plattenepithelkarzinom mit erhöhter Metastasierungspotenz.
Plattenepithelkarzinom: zweithäufigster maligner Hauttumor mit in der Regel erst später Metastasierungspotenz. Häufig auf dem Boden solarer Keratosen, Morbus Bowen, selten chronischer Hauterkrankungen. Exophytischer, knotig-keratotischer oder ulzerierender Typ auch endophytisch-plaqueartig. Operative Therapie.

Neubildungen des Bindegewebes

Sie können gutartig und bösartig sein. Ausgangszellen sind die ortsständigen, kutanen Fibroblasten.
Keloide: umschriebene, überschießende Zell- und Faserbildung nach Verletzungen, selten spontan, meist im Jugendalter. Im Gegensatz zu „hypertrophen Narben" wird der Narbenbereich überschritten.
Fibrome: häufig als weiche Fibrome im Axillarbereich bzw. als harte Fibrome (Dermatofibrome) an den Beinen, gutartig.
Fibromatosen: heterogene Gruppe meist gutartiger, oberflächlicher, von Faszien ausgehender Bindegewebsneubildungen wie z. B. Dupuytrensche Kontraktur.
Fibrosarkome: Dermatofibrosarcoma protuberans. Knotig-infiltrierender, spät metastasierender Bindegewebstumor mit hoher Rezidivneigung.

Neubildung der histiozytären Zellen und der Mastzellen

Neubildungen histiozytärer Zellen: Sie können gutartig und bösartig sein. Ausgangszellen sind Histiozyten und Langerhans-Zellen. Neubildungen von **Histiozyten** bzw. **Langerhans-Zellen** sind das gutartige Histiozytom und das juvenile Xanthogranulom. Weiterhin die Langerhans-Zell-Histiozytosen mit unterschiedlicher Dignität: M. Letterer-Siwe, Hand-Schüller-Christian, eosinophiles Granulom. Häufigstes Weichteilsarkom des Erwachsenen ist das „maligne, fibröse Histiozytom" mit hohem Metastasierungsrisiko.
Neubildungen der Mastzellen: Umschriebenes, gutartiges Mastozytom und meist gutartige, systemische Mastozytose mit der Hautmanifestation der Urticaria pigmentosa. Komplikationen können entstehen bei instabilen Mastzellen mit reizbedingter Freisetzung von Histamin (Schockgefahr).

Neubildungen der Lymphozyten

Ausgangszellen sind hautassoziierte Lymphozyten. Auch hier unterschiedliche Dignität der Neubildungen.
Gutartige Pseudolymphome: Lymphozytom (z. B. nach Zeckenstich), lymphomatoide Papulose.
Maligne Lymphome: Gruppe maligner Neubildungen des lymphatischen Systems, die primär in der Haut entstehen oder (seltener) bei extrakutanem Ursprung sekundär die Haut befallen. Ausgangszellen sind hautassoziierte Lymphozytenpopulationen.
Mycosis fungoides: kutanes T-Zell-Lymphom. Peripherer, niedrig maligner Typ mit meist hochchronischem Verlauf. Stadien: prämykosides Stadium, Plaquestadium, Tumorstadium. Dissemination mit Befall von Lymphknoten und inneren Organen. Behandelbar, aber nicht heilbar.
Sézary-Syndrom: erythrodermatisch-leukämisches T-Zell-Lymphom der Haut mit generalisierten Lymphknotenschwellungen.
Marginalzonen-Lymphom und follikuläres Lymphom: kutane, periphere B-Zell-Lymphome mit einem bzw. wenigen braun-rötlichen Knoten.
Sekundäre Hautlymphome: Hautbefall möglich bei extrakutanen malignen Lymphomen wie z. B. Morbus Hodgkin.

Leukämien

Unspezifische oder spezifische tumorzellhaltige Hautinfiltrate z. B. bei lymphatischen und myeloischen Leukämien.

Metastasen

Metastatischer Hautbefall kann von **primären Hauttumoren** ausgehen wie z. B. regionäre Hautmetastasen oder kutane Fernmetastasen. **Extrakutane Tumoren** können durch Metastasierung in regionäre, subkutane Lymphknoten, Fernmetastasierung in die Haut (z. B. Lungen-, Magen-Ca.) oder kontinuierliches Tumorwachstum und Hautinfiltration (z. B. Mamma-Ca.) auffällig werden.

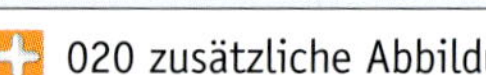

021 IMPP-Fragen

8 Erkrankungen des Pigmentsystems

8.1 Grundlagen

Pigmentsystem der Haut (Abb. 8.1)

Das Pigmentsystem der Haut wird von den Melanozyten gebildet. Es handelt sich um dendritische, sekretorische Zellen, ihr Sekretionsprodukt sind Melaninpigmente.

Entwicklung: Vorläuferzellen (Melanoblasten) entstehen in der Neuralleiste, wandern während der Fetalperiode aus und kolonisieren Haut und Haare. Sie werden dort zu melaninbildenden Melanozyten. Melaninbildende Zellen finden sich aber auch in Schleimhäuten, Leptomeningen, Innenohr und Auge. Melanozytäre Erkrankungen bzw. Störungen der Melaninbildung können sich auch dort auswirken.

Melanozyten: Lebensraum der Hautmelanozyten ist das Stratum basale. Sie sitzen als dendritische Einzelzellen ohne desmosomale Verankerung in Form eines Punktrasters der Basalmembran auf und haben noch eine gewisse Wanderungsfähigkeit. Ihre Dichte ist unterschiedlich und beträgt maximal ca. 1000–2000 Zellen/mm^2 Hautoberfläche. Regionen maximaler Dichte sind die Gesichts- und Genitoanalregion. Mit dem Alter nimmt die Melanozytenzahl ab.

Melaninbildung: Melanin besteht aus drei Komponenten: Eumelanin (braun-schwarz), Phaeomelanin (rot-gelb) und Trichrom (rot). Ihr jeweiliges Mischungsverhältnis führt zu genetisch unterschiedlichen Haut- und Haarfarben. Schlüsselenzym ist die Tyrosinase, Ausgangssubstanz ist Tyrosin, Endprodukt sind die polymerisierten Melanine. Die Synthese erfolgt in speziellen Zellorganellen, den Melanosomen. Diese werden in die dendritischen Zellausläufer transportiert, von Keratinozyten aufgenommen und in oberen Epidermisschichten wieder abgebaut. Ein Melanozyt versorgt ca. 36 Keratinozyten mit melaninhaltigen Melanosomen.

Aufgaben: Hauptaufgabe des Melanins ist der UV-Schutz. Er erfolgt durch Lichtabsorption sowie das Abfangen UV-induzierter freier Radikale.

Hautfarbe: Die Hautfarbe ist vorwiegend melaningeprägt. Sie wird bestimmt von:

- Rassisch-genetischen Faktoren: z. B. Kaukasier, negroide Rassen, Indianiden
- Individuell-genetischen Faktoren: Lichtempfindlichkeitstyp (vgl. Tab. **7.4**)
- Exogener individueller Lichtexposition: Lichtbräunung.
- Hormonellen Regulationsfaktoren: Hypophysenhormone (u. a. α-MSH, wird auch lokal in der Haut gebildet), Geschlechtshormone.

Die Haut von Schwarzen besitzt nicht mehr Melanozyten als die Haut von Weißen, aber mehr und gleichmäßiger verteilte Melanosomen.

Hautbräunung: Durch Adaptation an die jeweilige UV-Belastung können sich Melaningehalt und Melanozytenzahl verändern.

- Sofortbräunung: UV-A-bedingte, kurzfristige Melaninoxidation in Melanozyten, kein verstärkter UV-Schutz!
- Spätbräunung: UV-B-bedingte, längerfristige Melaninsynthesesteigerung, Neubildung von Melanosomen und Transfer in Keratinozyten, auch Melanozytenproliferation.

Ätiopathogenese

Die **Entwicklung** von Erkrankungen des Melanozytensystems der Haut kann auf verschiedene Weise erfolgen:

- Genetische Veränderung von Melanoblasten (Theorie der Nävusentstehung).
- Störung der Melanoblastenwanderung in die Haut (z. B. blauer Nävus).
- Melaninvermehrung durch gesteigerte Melaninsynthese oder Zunahme der Melanozytenzahl (z. B. melanozytäre Nävi). Auch durch epidermalen Melaninverlust („Pigmentinkontinenz“) und Melaninspeicherung durch dermale Makrophagen („Melanophagen“).
- Melaninverminderung durch verminderte Melaninsynthese oder verminderte Melanozytenzahl (z. B. Albinismus, Vitiligo).
- Wachstumsstörungen der kutanen Melanozyten (z. B. malignes Melanom).

Ursachen können genetische Defekte, UV-Noxen, chemische Noxen sowie die sekundäre Einbeziehung der Melanozyten in andere krankhafte Prozesse der Kutis oder des Organismus sein (z. B. Addison-Melanose).

Klinik, Diagnostik und Therapie

Klinisches Leitsymptom sind Farbänderungen der Kutis.
Krankheitsbild: Die klinische Symptomatik ist relativ monoton mit herdförmig-umschriebenen braun-schwarzen oder weißen Flecken. Bei melanozytärer Zellvermehrung können auch papulöse bis knotige braune Herde auftreten.
Spezielle Symptome: Zusätzlich zu den Effloreszenz-Symptomen werden noch folgende Symptombegriffe verwendet: Hyperpigmentierung, Depigmentierung, Leukoderm (sekundäre Depigmentierung bei Erkrankungen. Beispiel: syphilitisches Leukoderm), Melanose und Melanoderm (flächenhafte Hyperpigmentierungen), Dyschromasie (Farbänderung durch Nichtmelanin-Pigmente). Differentialdiagnostisch zu berücksichtigen sind auch scheinbare, meist bräunliche Farbänderungen, bedingt durch veränderte Hautoberflächenstruktur und Lichtbrechung. Beispiel: Warzen, chronische Ekzeme. Von den Ärzten leider nicht selten als schmutzig-braun/grau charakterisiert.

> **!** **Merke** Wegen der Sichtbarkeit von Hautveränderungen und ihrer besonderen psychosozialen Bedeutung sind dermatologische Patienten in besonderem Maße empfindlich gegenüber ärztlichen Ausdrücken und Formulierungen. Die Verwendung des Begriffes „schmutzig" ist absolut deplaziert. Auf wenig Verständnis stoßen auch scherzhaft gemeinte Äußerungen wie z.B. einem jungen Mädchen mit Akne gegenüber: „Sie sehen ja aus wie ein Streuselkuchen". Oder: „Nach dem ersten Kind ist alles vorbei".

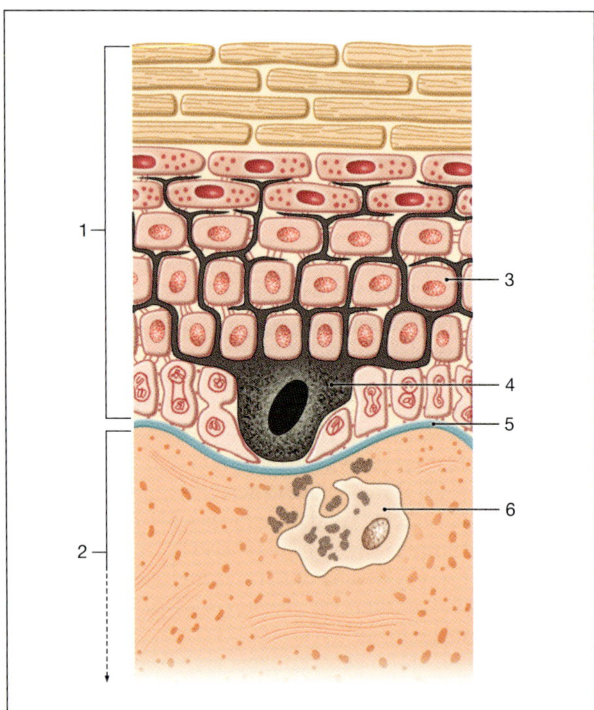

Abb. 8.1 Pigmentsystem der Haut.
1 Epidermis
2 Dermis
3 Keratinozyt
4 Melanozyt
5 Basalmembran
6 Melanophage

Diagnostik Außer der wie immer wichtigen Anamnese und klinischen Befunderhebung sind folgende Methoden von Bedeutung:

- **Hauthistologische Diagnostik:** Nachweis bzw. Ausschluss von Melanozyten. Dignitätsbeurteilung melanozytärer Zellen. Immunhistologische und molekulare Diagnostik.
- **Dermatoskopie:** auflichtmikroskopische Untersuchung von Hautherden am Patienten. Insbesondere zur Unterscheidung von gutartigen und bösartigen Pigmentmalen anhand von Pigmentmustern.

Therapie Nur begrenzte konservative Behandlungsmöglichkeiten durch depigmentierende Lokaltherapeutika. Therapeutische Hyperpigmentierung durch Lichttherapie und PUVA.
Systemische Therapie: antiproliferativ-zytostatische Therapie bei malignen Melanomen.
Operative Therapie: Exzision und Laser.

8.2 Erbkrankheiten und Fehlbildungen

Erbkrankheiten und Fehlbildungen lassen sich einteilen in

- erblich bedingte Hypomelanosen
- erblich bedingte Hypermelanosen
- Fehlbildungen.

8.2.1 Erbliche Hypomelanosen

Charakteristisches Symptom ist die völlig **fehlende** bzw. **verminderte Pigmentierung** der gesamten Haut oder umschriebener Hautareale. Folge ist ein **fehlender/verminderter Lichtschutz** der Haut mit der Gefahr von akuter Lichtschädigung (Sonnenbrand) und frühzeitigem chronischem Lichtschaden (Lichtalterung, Neubildungen).

Albinismusgruppe

Genetisch heterogene Gruppe meist autosomal-rezessiver Störungen von Melaninsynthese, Melaninbildung bzw. -transfer. Meist Befall von Haut und Augen (okulokutane Albinismusformen OCA 1–4), selten nur der Augen (okulärer Albinismus). Durch mangelnden Melaninpigmentschutz hohe Photosensitivität. Verschiedene Syndrome mit assoziierten Störungen anderer Organe.

Krankheitsbild

- **Okulokutaner Albinismus (tyrosinasenegativ):** insgesamt helle, lichtempfindliche Haut, weiße Haare, rote Pupillen (Photophobie).
- **Okulokutaner Albinismus (tyrosinasepositiv):** häufiger, schwächere Symptomatik.
- **Photosensitivität:** früh einsetzende akute und chronische Lichtschäden.

Diagnostik
Klinisches Bild, molekulare Diagnostik, auch pränatal.
Differentialdiagnose: Pigmentbildungsstörung auch bei Phenylketonurie (Tyrosinmangel) mit heller, lichtempfindlicher Haut, hellblonden Haaren, blauen Augen.

Therapie Lichtschutz.

Piebaldismus

Synonym: partieller Albinismus

Piebaldismus (piebald [engl.] = buntscheckig) ist eine genetisch bedingte, autosomal-dominante Störung der Melanoblastenwanderung und Hautkolonisierung. Herdförmig umschriebene, melanozytenfreie Hypopigmentierungen von Haut (lebenslang persistierende weiße Flecke) und Haaren (Poliosis, weiße Strähne). Meist bei Geburt vorhanden, selten verzögerte Manifestation.
Assoziierte Störungen möglich: Gesichtsfehlbildungen, Taubheit, Leukozytenfunktionsstörungen.
Differentialdiagnose: Vitiligo (Ausbreitungstendenz, s. Kap. 8.3.1).

8.2.2 Erbliche Hypermelanosen

Charakteristisches Symptom hereditärer Hypermelanosen sind herdförmige hyperpigmentierte braune Flecken unterschiedlicher Art und Lokalisation.

Sommersprossen (Abb. 14.5)

Synonym: Epheliden

Hereditäre autosomal-dominante Pigmentierungsstörung. Herde von Melanozyten mit verstärkter, UV-induzierter Melaninbildung bei normaler Melanozytenzahl.
Krankheitsbild: kleine, unregelmäßig-bizarre braune Flecke, Lokalisation in lichtexponierten Hautregionen wie Gesicht, Arme, Oberkörper. Häufig assoziiert mit „heller Komplexion", d.h. heller, lichtempfindlicher Haut, blondem Haar und blauen Augen.
Manifestation im Kindesalter, wechselnde Intensität mit Hervortreten im Frühjahr bzw. Sommer (Maiensprossen, Sommersprossen) und Abschwächung im Winter.

Peutz-Jeghers-Syndrom (Abb. 8.2)

Seltenes autosomal-dominantes Syndrom durch Mutation eines Tumorsuppressorgens. **Krankheitsbild:** Sommersprossenähnliche lentiginöse Pigmentflecken der Haut (häufig perioral) und der sichtbaren Schleimhäute (Augen, Mundhöhle), assoziierte Darmpolypose (Hamartome).
Manifestationsbeginn der Pigmentflecken im Kindesalter, später Auftreten von Magen-Darm-Symptomen (auch Darmblutung, Ileus). Erhöhtes Risiko extraintestinaler (Ovar, Hoden) und intestinaler Tumoren. Tumorscreening und Überwachung erforderlich.
Lentiginose-Syndrome: weitere melanozytische, fleckförmige Hyperpigmentierungen finden sich bei Neurofibromatose (Kap. 16.2.1) und dem LEOPARD-Syndrom (Lentiginose mit EKG-Veränderungen, ophthalmologischen Störungen, Pulmonalstenose etc.).

Incontinentia pigmenti

Seltene, aber typische X-chromosomale Genodermatose mit Pigmentierungsstörungen. Genetischer Defekt mit vermehrter Apoptose. Mosaikbildung bei Mädchen (Lyon-Effekt), letal für männliche Embryonen.

Krankheitsbild Vier Stadien: Entzündung (Erytheme, Blasen), verruköse Herde (auch Papeln, Pusteln), sekundäre Hyperpigmentierungen (bizarr streifen- und wirbelartig), späterer Übergang in entsprechende Hypopigmentierungen. Assoziiert mit anderen kutanen (Haare, Nägel) und extrakutanen Störungen (Auge, Zähne, ZNS).

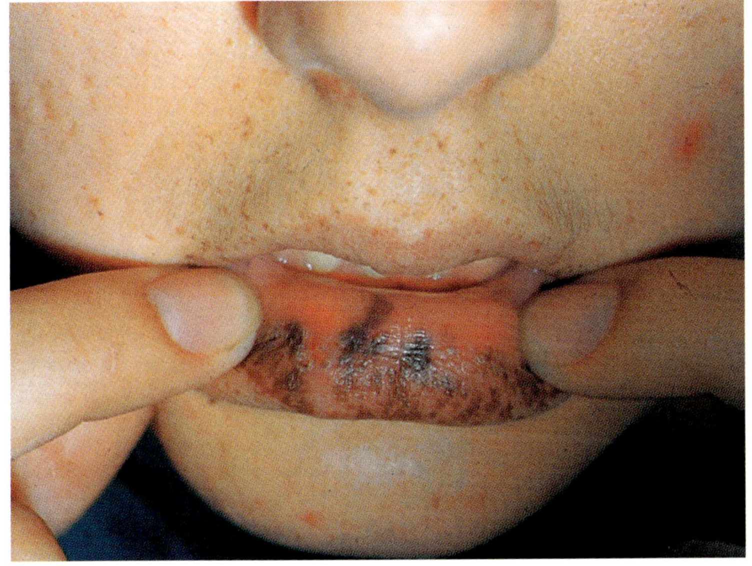

Abb. 8.2 Peutz-Jeghers-Syndrom.
Anamnese: 29-jährige Patientin. Seit Geburt bestehende Lippenflecken, sporadisch auftretende Bauchschmerzen.
Befund: im Bereich des Lippenrots der Unterlippe, übergreifend auf das Vestibulum, multiple dichtstehende, bräunlich-schwarze, scharf begrenzte Flecke. Multiple punktförmige, hellbraune Flecke auch an Oberlippe und Nasolabialregion.
Weitere Befunde: Polypose des Dünndarms.

8.2.3 Fehlbildungen

Es handelt sich ganz überwiegend um braune Male (Nävi) durch umschriebene Anhäufung melanozytärer Zellen oder gesteigerte Melaninbildung (melanozytäre Nävi). Selten sind depigmentierte Male. Melanozytäre Nävi können bei Geburt vorhanden sein, aber auch erst später manifest werden.

Einteilung:

1. Kongenitale und erworbene melanozytäre Nävi.
2. Spezielle melanozytäre Nävi.

Kongenitale und erworbene melanozytäre Nävi

Synonym: Nävuszell-Nävi

Gruppe grundsätzlich nicht-erblicher Erkrankungen des Pigmentsystems der Haut mit Proliferation und herdförmiger Ansammlung melanozytärer Zellen in Epidermis und Dermis. Die Zellen unterscheiden sich von normalen Melanozyten (melanozytäre „Nävuszellen"). Noch immer ist unklar, ob es sich um genetisch bedingte Fehlbildungen, lokale Differenzierungsstörungen (Hamartome) oder gutartige Neubildungen handelt. Nach einer plausibel erscheinenden Theorie entstehen sie durch genetisch veränderte Melanoblasten, die nach ihrer Wanderung in die Haut entweder bereits intrauterin herdförmig proliferieren (kongenitale melanozytäre Nävi) oder erst postpartal manifeste Hautherde bilden (erworbene melanozytäre Nävi).

Bedeutung:

1. Mögliches Entartungsrisiko bzw. Risikomarker (malignes Melanom).
2. Mögliche Assoziation mit extrakutanen Veränderungen (z. B. neurokutane Melanose).
3. Mögliche Aussehensstörung.

Spezielle melanozytäre Nävi: Eine zweite Gruppe melanozytärer Nävi umfasst ausschließlich epidermal oder dermal lokalisierte Nävi.

Historischer Exkurs

Hexenmale

In der Zeit der mittelalterlichen Hexenprozesse konnte ein auffälliges Pigmentmal lebensgefährlich werden. Es wurde als „Hexenmal" (stigma diabolicum) gedeutet, welches der Teufel einer neuen Anhängerin beim ersten Hexensabbat einbrannte. Im Zweifelsfall wurde durch einen Arzt die „Nadelprobe" durchgeführt. Trat keine Blutung auf, war das Hexenmal gesichert.

Kongenitaler melanozytärer Nävus

(Abb. **8.3**)

Bei Geburt bereits vorhandener, nicht-erblicher, meist solitärer melanozytischer Nävus unterschiedlicher Größe. Häufiger sind kleine Herde (ca. 1% der Neugeborenen), selten Riesennävi. Vor allem diese sind bedeutsam wegen der erheblichen Aussehensstörung, möglicher extrakutaner Manifestationen sowie des Entartungsrisikos.

Krankheitsbild Meist solitärer **brauner Herd** unterschiedlicher Größe. Zunächst fleckförmig-flach, später papulös-papillomatös erhaben, dunkelbraun. Oft mit verstärkter Behaarung, zum Teil fellartig.

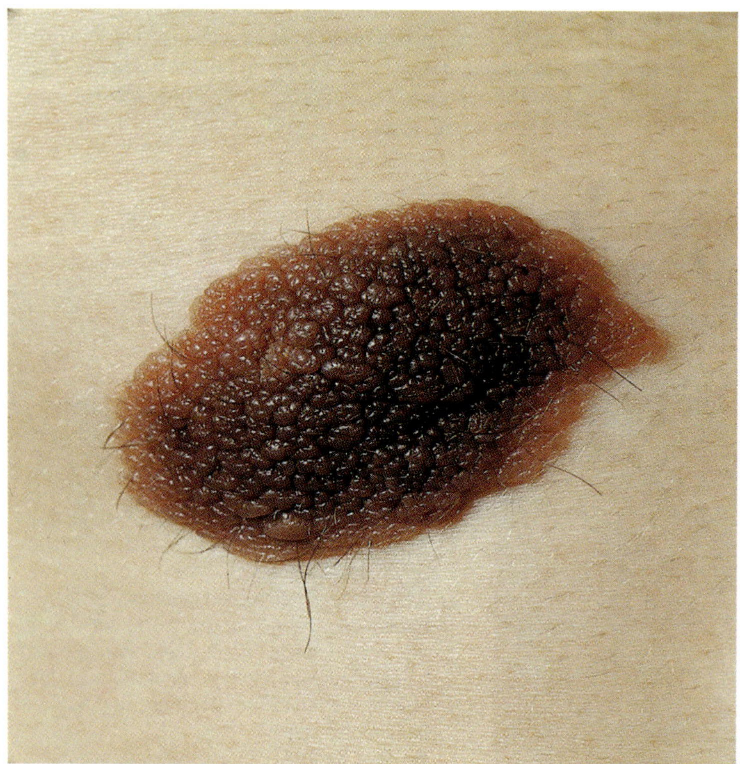

Abb. 8.3 Kongenitaler, mittelgroßer melanozytärer Nävus.

Anamnese: 17-jähriger Patient. Der Herd bestand bereits bei Geburt. Er vergrößerte sich entsprechend dem Wachstum des Hautorgans, wurde dicker, dunkler und behaart.

Befund: ca. 4,0 × 2,5 cm großer, ovalärer, scharf und überwiegend regelmäßig begrenzter Herd. Regelmäßige mittel- bis dunkelbraune Pigmentierung, papillomatöse Oberfläche und mehrere kräftige, dunkel pigmentierte Haare (Hypertrichose).

Folgende **Größenklassen** werden unterschieden (nach maximalem Durchmesser):

- klein (< 1,5 cm)
- mittelgroß (1,5–10 cm)
- groß (> 10–20 cm)
- Riesennävi (> 20 cm), meist am Rumpf. Häufig kombiniert mit anderen kongenitalen melanozytären Nävi geringerer Größe.

Sonderform: Neurokutane Melanose. Bei Riesennävi Risiko einer Melanozytose der Leptomeningen mit Hydrozephalus, auch Melanomentwicklung. Neurologische Symptome wie Hirndruck, Krampfanfälle, aber auch asymptomatisch.

Verlauf Geringe Entwicklungsdynamik. Relative Ausdehnung bei Geburt bereits vorhanden. Dann nur noch Mitwachstum, Dickenwachstum und Persistenz. Keine spontane Rückbildung.

Komplikation Entartungsrisiko (malignes Melanom) bei Riesennävi ca. 6–15% Lebenszeitrisiko, Melanommanifestation meist Kindes-/Jugendalter. Mit abnehmender Nävusgröße Entartungsrisiko ebenfalls abnehmend, Manifestation nach dem 18. Lebensjahr.

Diagnostik

- **Anamnese** und **klinisches Bild.** Wichtig ist die Früherkennung eines malignen Melanoms innerhalb des Nävus.
- **Histologische Diagnostik:** zahlreiche melanozytäre Nävuszellen, oberflächlich in Dermis, auch tief in Bindegewebssepten der Subkutis. Bei Riesennävi auch mögliche Herde in tieferem Gewebe, sogar regionären Lymphknoten (differentialdiagnostisches Problem: Metastase?).

Therapie

- **Riesennävi und große Nävi:** postpartale Dermabrasion (vorwiegend kosmetischer Effekt) oder etwas spätere Exzision z.B. als Serienexzision, Expandertechnik (Melanomprävention!).
- **Mittlere und kleine Nävi:** spätere Exzision möglich.
- **Nicht-operierte Herde bzw. Restherde:** Überwachung bezüglich des Auftretens eines in Farbe/Form abweichenden Herdes innerhalb des Nävus (Melanomverdacht).

Erworbene melanozytäre Nävi (Abb. **8.4–8.9**)

Bei Geburt nicht vorhandene, erst im Kindes- und jungen Erwachsenenalter auftretende multiple melanozytäre Nävi von limitierter Größe (ca. linsengroß). Typische Entwicklungsdynamik der Einzelherde mit Evolution und Involution. Keine extrakutanen Manifestationen. Sehr häufig, jeder Erwachsene besitzt erworbene melanozytäre Nävi, der Mitteleuropäer durchschnittlich 30 Stück. Dispositionsfaktoren sind genetische Disposition, Geschlecht (Männer) und Lichttyp I–II. Manifestationsfaktoren sind UV-Exposition und Hormone (z.B. Pubertät, Schwangerschaft). Unterschieden werden ein **gewöhnlicher** und ein **atypisch-dysplastischer** Typ.

Krankheitsbild

Entwicklung: Der einzelne erworbene melanozytäre Nävus macht eine langsame, Jahre bis Jahrzehnte dauernde Evolution/Involution durch, die aber nicht in jedem Fall völlig abgeschlossen wird. Sie wird bestimmt von

- einer zeitlich befristeten Zellproliferation
- einer Verlagerung der Zellen von der Epidermis in die Dermis
- einer Abnahme der Pigmentbildung.

Folgende **Entwicklungsstadien** werden unterschieden:

- **Fleckförmiges Stadium:** zunächst ausschließlich intraepidermale Nävuszellproliferation mit horizontaler Ausbreitung im Stratum basale:
  - Klinisch: brauner, etwa Linsengröße (5–6 mm) erreichender Fleck, „nävoide Lentigo".
  - Histologisch: Nävuszellnester im Bereich der Basalzellschicht, d.h. oberhalb der Junktionszone („Junktionsnävus").
- **Papulös-pigmentiertes Stadium:** Beendigung des epidermal-horizontalen Wachstums und Umschaltung auf dermal-vertikales Wachstum:
  - Klinisch: etwa linsengroßer brauner Herd, insgesamt oder zentral papulös erhaben.
  - Histologisch: Nävuszellnester in Epidermis und Dermis („Compound-Nävus").
- **Endstadium:** Rückbildung des intraepidermalen Anteils und eventuell später auch des dermalen Nävusanteils: Klinisch: hautfarbene Papel.
  - Histologisch: nicht-pigmentbildende Nävuszellen in der Dermis (dermaler melanozytärer Nävus) oder auch lediglich Fibrose.

Gewöhnlicher Typ (Abb. **8.4–8.7**)
Gewöhnlicher **benigner Typ** eines erworbenen melanozytären Nävus. Charakterisiert durch:

- **Regelmäßigkeit des Einzelherdes:** symmetrische runde bis ovale Form, scharfe, regelmäßige glatte Begrenzung, homogene Pigmentierung, Größe 5–6 mm, typische Histologie.
- **Regelmäßigkeit der Entwicklungsdynamik:** Auftreten der Nävi bis zum 30. Lebensjahr, Gesamtzahl ca. 30, nur noch vereinzelt neue Herde. Dann Involutionstendenz und zahlenmäßige Abnahme. Im Alter nur noch vereinzelt dermale Nävi.

Manifestationsfaktoren: erhöhte Nävusmanifestation durch Sonnenbrände, aber auch subklinische, chronische UV-Exposition im Kindes- und Jugendalter. Auch durch hormonelle Faktoren (Pubertät, Schwangerschaft).

Sonderformen:

- **Spitznävus** (Spindelzellnävus): rötlich-bräunlicher, papulöser melanozytärer Nävus, meist bei Kindern, besonders im Gesicht. Klinisch-histologisch gelegentlich melanomähnlich. Der frühere Name „juveniles Melanom" ist aber falsch, irreführend und sollte nicht mehr verwendet werden.
- **Sutton-Nävus** (Halonävus, Abb. **8.7**): papulös-pigmentierter melanozytärer Nävus mit weißem Hof infolge einer immunologischen, melanozytenzerstörenden Reaktion. Kann Erstsymptom einer Vitiligo sein, Auftreten aber auch bei malignem Melanom.

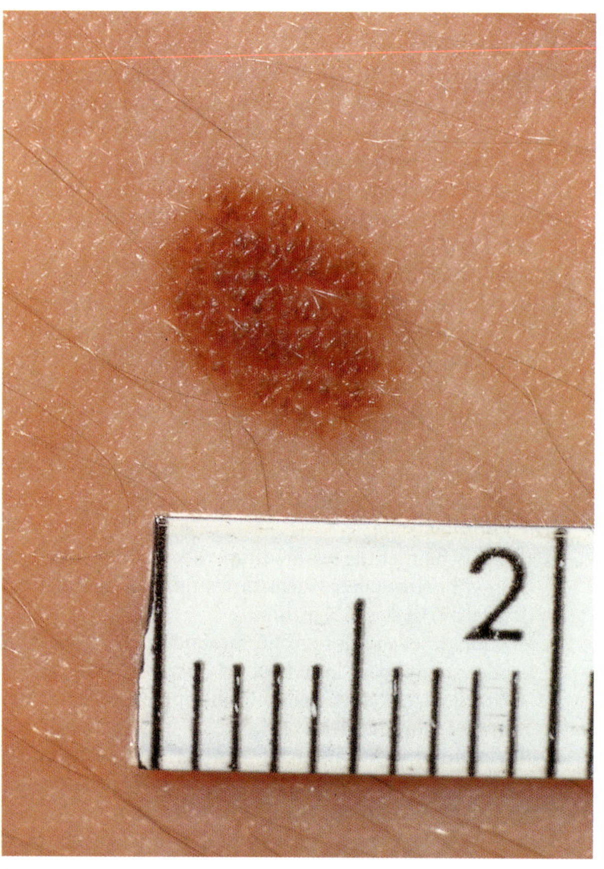

a

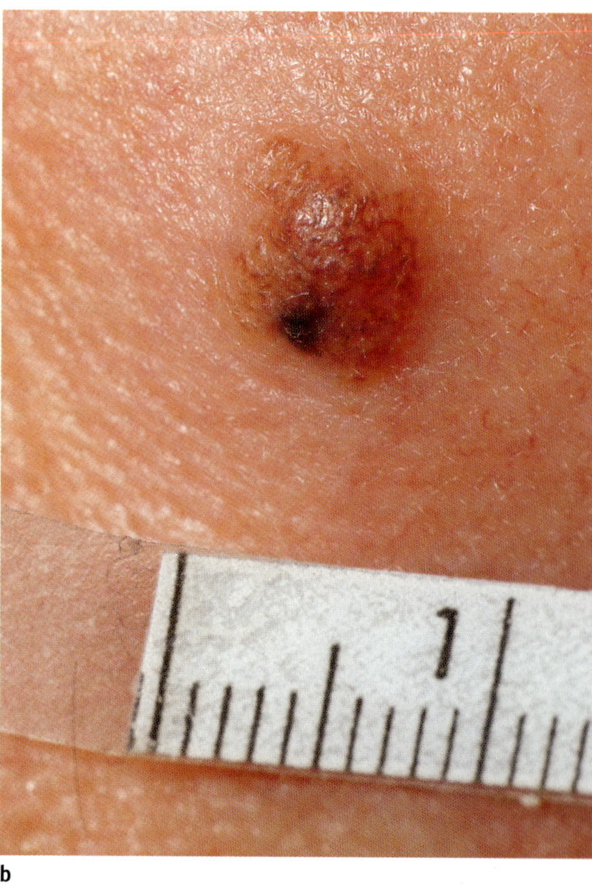

b

c

Abb. 8.4 Entwicklungsstadien erworbener melanozytärer Nävi.

a Fleckförmig-brauner melanozytärer Nävus („nävoide Lentigo"). Histologie: **Junktionsnävus**.

b Papulös-hautfarbener melanozytärer Nävus mit retikulär-brauner Pigmentierung und einem braun-schwarzen, randständigen Pigmentfleck. Histologie: **Compound-Nävus**. Besonderheit: Die ursprünglich homogen-braune Pigmentierung des Nävus hat sich bereits weitgehend zurückgebildet. Die jetzt vorliegende, unregelmäßige Pigmentverteilung sollte Anlass sein, seine Dignität zu überprüfen (Dermatoskopie, im Zweifelsfall Exzision).

c Papulöser melanozytärer Nävus mit leichter Rötung und diskreter, randständiger Restpigmentierung. Histologie: ganz überwiegend **dermaler melanozytärer Nävus**.

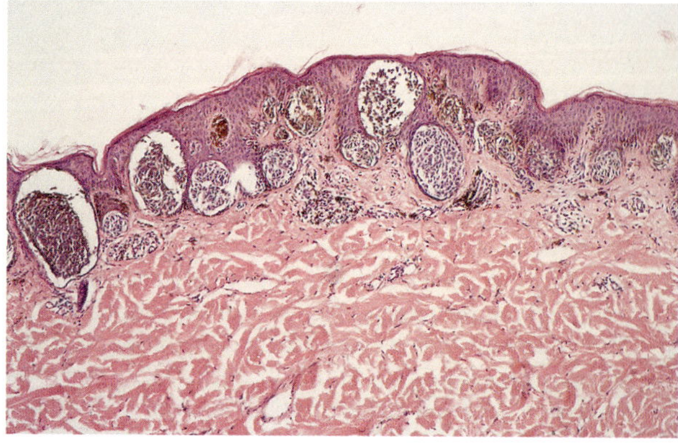

Abb. 8.5 Melanozytärer Nävus (Histologie).
An der Junktionszone Epidermis-Korium liegen zirkumskripte Nester monomorpher pigmentierter Melanozyten (Junktionsnävus).

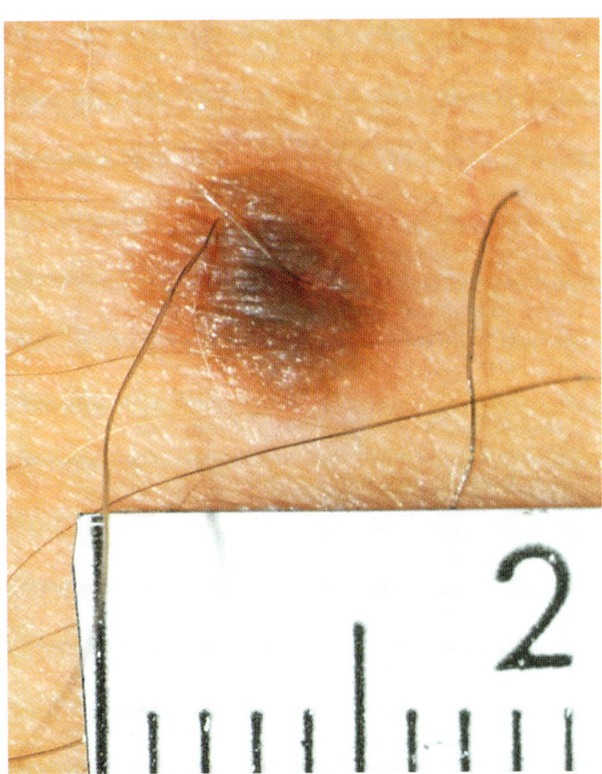

Abb. 8.6 Erworbener melanozytärer Nävus: gewöhnlicher Typ.

Anamnese: 23-jähriger Patient. Zunächst fleckförmiger Herd, dann zentrale Verdickung. Wegen der eingetretenen Verdickung Arztbesuch, da bereits in der Familie eine Melanomerkrankung vorliegt.
Befund: über dem linken Schulterblatt regelmäßiger, 5 × 5 mm großer, runder, hellbrauner Herd mit zentral dunklerem, papulösen Anteil. Histologie: melanozytärer Nävus vom Compound-Typ, keine Atypiezeichen.
Beurteilung: klinisch und histologisch normaler, melanozytärer Nävus, kein Malignitätsverdacht.

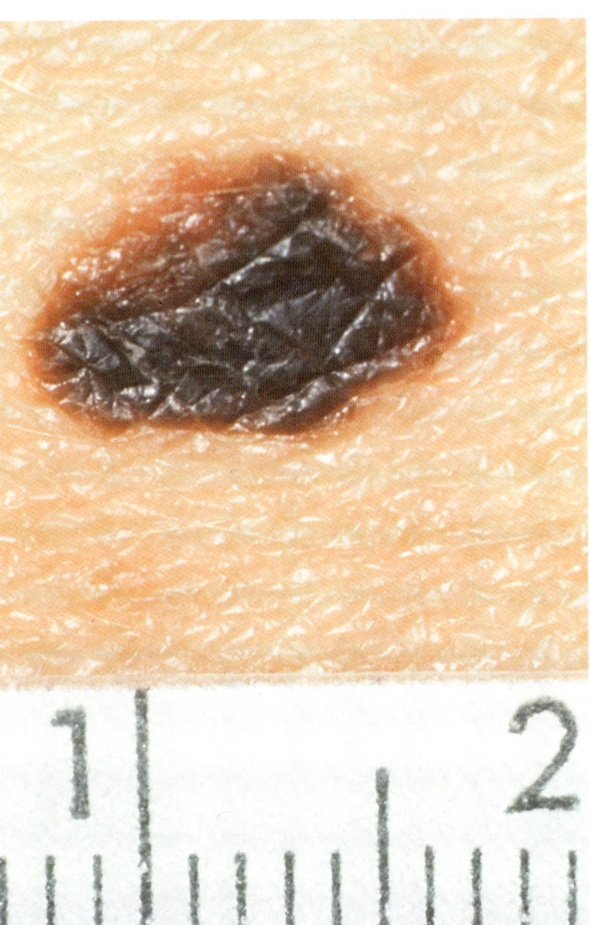

Abb. 8.8 Erworbener melanozytärer Nävus: atypisch-dysplastischer Typ.

Anamnese: 36-jähriger Patient. Bestandsdauer mindestens fünf Jahre, für den Patienten schwierig zu kontrollieren (Rücken).
Befund: 9 × 6 mm großer, unregelmäßig begrenzter Fleck mit inhomogener, hellbraun bis braunschwarzer Färbung und verändertem Oberflächenrelief. Histologie: Compound-Nävus mit schwerer atypischer Melanozytendysplasie.
Anmerkung: Klinisch ließ sich bei diesem Befund ein initiales malignes Melanom nicht ausschließen. Eine Abklärung durch Exzisionsbiopsie und histologische Untersuchung war dringend erforderlich.

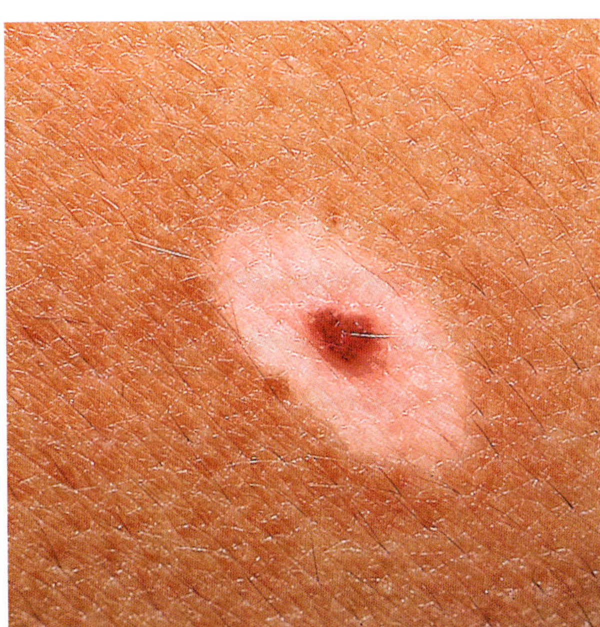

Abb. 8.7 Sutton-Nävus.

Anamnese: Um den schon länger am Rücken bestehenden braunen Herd entwickelte sich ein heller Hof, der allmählich an Größe zunahm, während sich der braune Herd verkleinerte.
Befund: am Rumpf ca. 1 cm großer, ovaler, hypopigmentierter Fleck mit einem zentralen papulös-bräunlichen Anteil. In anderen Rumpfregionen einige gleichartige Herde.
Anmerkung: kein Anhalt für Vitiligo oder malignes Melanom.

Historischer Exkurs

Sutton-Nävi auf dem Isenheimer Altar
Multiple Sutton-Nävi finden sich bei einer Dämonenfigur des Isenheimer Altars von M. Grünewald (Bildtafel *Versuchung des Hl. Antonius*). Die aus mittelalterlicher Sicht besonders abartigen Hautherde sollen den teuflischen Charakter des Dämons noch speziell hervorheben.

Atypisch-dysplastischer Typ (Abb. **8.8, 8.9**)
Abart des erworbenen gewöhnlichen melanozytären Nävus. Klinisch atypisch und histologisch dysplastisch. Charakterisiert durch:

- **Atypien des Einzelherdes:** asymmetrische Form, unregelmäßige, bogig-zipfelige Begrenzung, inhomogene Pigmentierung, größer als 6 mm, histologisch meist Dysplasiezeichen.
- **Unregelmäßigkeiten der Entwicklungsdynamik:** späteres Auftreten, neue Herde auch nach dem 30. Lebensjahr, verzögerte Involutionstendenz.

Deutlich gehäufte Manifestation nach akuter und chronischer UV-Exposition.
Einzelne dysplastische Nävi finden sich bei ca. 5–8% der weißen Rasse. Klinische Atypie und histologische Dysplasie gehen nicht regelmäßig parallel.

Sonderform: dysplastisches Nävussyndrom (Abb. **8.9**). Bei einer großen Zahl atypisch-dysplastischer Nävi wird der Begriff „atypisches bzw. dysplastisches Nävussyndrom" (besser „Syndrom der atypischen Nävi") verwendet. Es kann sporadisch oder familiär auftreten.

Verlauf Erworbene gewöhnliche melanozytäre Nävi treten erst postpartal ab Kindesalter bis ca. 30. Lebensjahr auf, atypisch-dysplastische melanozytäre Nävi später und länger. Mögliches Stehenbleiben auf jeder Entwicklungsstufe und allmähliche Rückbildung, bei atypisch-dysplastischem Typ verzögert. Im hohen Alter kaum noch erworbene melanozytäre Nävi.

Komplikation Hauptrisiko und Komplikation ist die Entstehung eines malignen Melanoms.

- **Erworbene gewöhnliche melanozytäre Nävi:** Sie können insbesondere bei erhöhter Zahl als „Marker" ein erhöhtes Melanomrisiko anzeigen. Beispiel: Risikogruppe mit mehr als 50 erworbenen gewöhnlichen, mehr als 5 atypischen melanozytischen Nävi sowie vorhandenen solaren Lentigoherden = relatives Melanomrisiko × 100.
- **Atypische melanozytäre Nävi:** Sie werden bereits als Melanomvorläufer angesehen.

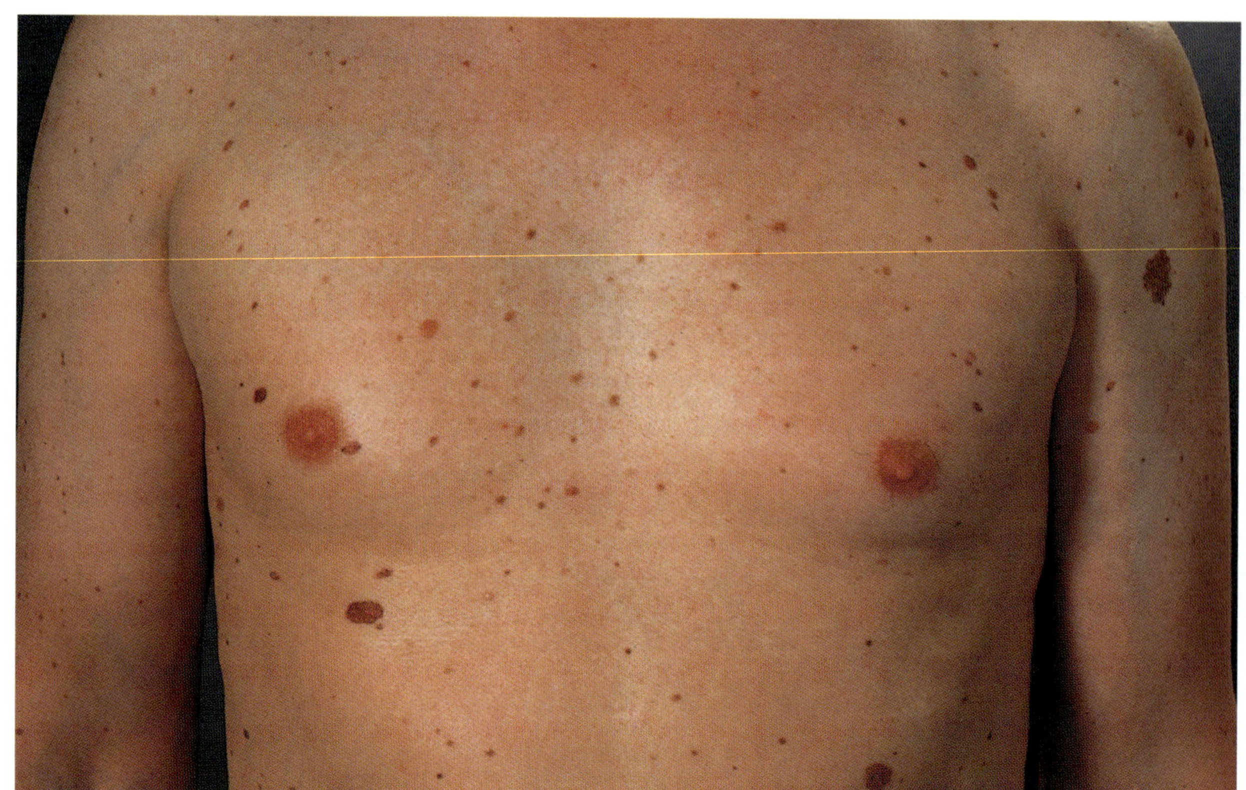

Abb. 8.9 Dysplastisches Nävussyndrom.
Anamnese: 36-jähriger Patient. Bereits im Kindesalter einige wenige Pigmentherde, in den folgenden Jahren zunehmendes Auftreten weiterer Herde. Keine Familiarität, also sporadische Form.
Befund: an Rumpf und Extremitäten disseminiert zahlreiche kleinherdige makulöse und flach-papulöse Herde. Dazwischen aber auch bis 2 cm große, scharf begrenzte, teils rundliche, teils bizarr geformte, hellbraune bis schwarzbraune Herde, zum Teil auch mit inhomogener Färbung. Histologie (mehrere Exzisionen): zum Teil Dysplasien von unterschiedlichem Schweregrad, kein malignes Melanom.
Diagnostisches Problem: Sind größere Pigmentherde kongenitale melanozytäre Nävi (kleine, mittlere), atypisch-dysplastische Nävi oder bereits Melanome? Eine Abklärung ist unbedingt erforderlich.

- **Dysplastisches Nävussyndrom:** Das Melanom-Lebenszeitrisiko kann bis 100% betragen.

Diagnostik
- **Anamnese** (Familiarität, Entwicklungsdynamik), **klinisches Bild, Dermatoskopie.**
- **Histologische** und **immunhistologische Diagnostik.**

Differentialdiagnose: Je nach Art und Entwicklungsstand des melanozytären Nävus zahlreiche Differentialdiagnosen. Wichtigste Differentialdiagnose, insbesondere bei atypischem Nävus: initiales malignes Melanom.

Therapie Exzision klinisch und auflichtmikroskopisch stark atypischer Herde.
Prophylaxe: Überwachung von Risikopatienten und Patienten mit dysplastischem Nävussyndrom durch Eigenuntersuchung und ärztliche Kontrollen. Lichtschutz. Durch prophylaktische Exzision erworbener gewöhnlicher melanozytärer Nävi keine Verminderung des Melanomrisikos.

! Merke Die klinisch-histologische Unterscheidung von melanozytären Nävi und Frühmelanomen ist sehr wichtig, kann aber auch sehr schwierig sein. Besonders kritisch ist dies bei atypisch-dysplastischen Nävi, akralen Nävi (Handflächen, Fußsohlen), genitalen Nävi, Rezidivnävi nach subtotaler Exzision.

Spezielle melanozytäre Nävi

Die hier genannten melanozytischen Nävi sind seltener als erworbene melanozytäre Nävi. Sie entstehen durch melanozytäre Zellen mit verstärkter Pigmentbildung, die entweder epidermal oder dermal lokalisiert sind. Letztere haben bei der Kolonisierung der Haut die Epidermis nicht erreicht.

Milchkaffeefleck (Abb. 8.10)

Synonym: Café-au-Lait-Fleck

Angeborener bzw. in frühester Kindheit auftretender, 1,5 bis ca. 10 cm großer, homogen hyperpigmentierter, scharf begrenzter Fleck. Meist solitär, Häufigkeit bis 15% aller Kinder. Selten in Mehrzahl auftretend, insbesondere bei Fehlbildungssyndromen. Bei mehr als fünf größeren Herden V.a. Neurofibromatose.
Histologie: epidermale Hyperpigmentierung bei normaler Melanozytenzahl.

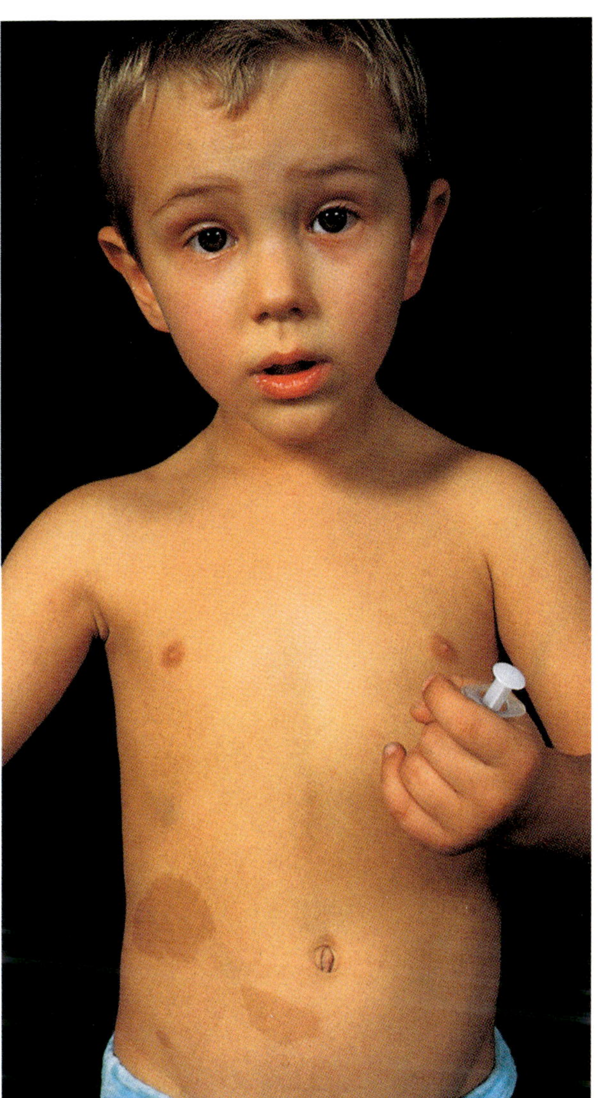

Abb. 8.10 Milchkaffeeflecke.
Anamnese: 4-jähriges Kind. Seit Geburt vorhandene Hautherde.
Befund: am rechten Abdomen drei scharf begrenzte, unregelmäßig geformte, einzeln stehende hellbraune, milchkaffeefarbene Flecke. Bisher keine Neurofibrome.
Besonderheiten: Die mituntersuchte Mutter des kleinen Patienten hat ebenfalls multipe Café-au-Lait-Flecke, außerdem unterschiedlich große Fibrome mit typischem Klingelknopfphänomen: V.a. Neurofibromatose (Abb. **16.3**).

Naevus spilus

Meist bei Geburt vorhandener, bis mehrere Zentimeter großer, scharf begrenzter hyperpigmentierter Fleck mit später auftretenden dunkleren Anteilen („Sprenkelung"). Kombination von Milchkaffeefleck und kleinen melanozytären Nävi.
Histologie: epidermale Hyperpigmentierung mit zusätzlichen Nävuszellnestern.

Becker-Nävus (Abb. 8.11)

Meist bei männlichen Jugendlichen auftretender größerer bräunlicher Fleck mit verstärkter Behaarung. Mögliche Assoziation mit anderen Fehlbildungen u.a. von Muskulatur und Skelett, auch Spina bifida.
Lokalisation: Brust-Schulter-Region, unilateral.
Histologie: epidermale Hyperpigmentierung, normale Melanozytenzahl.

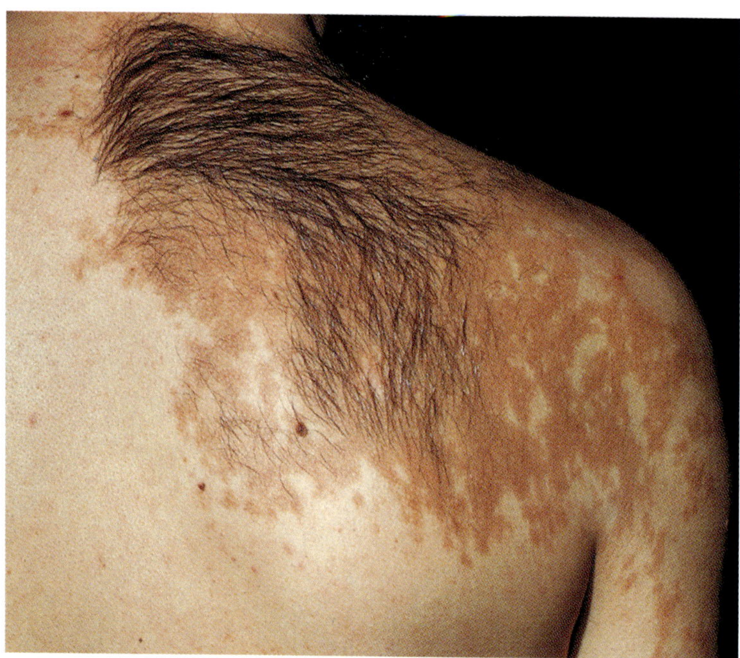

Abb. 8.11 Becker-Nävus.
Anamnese: 26-jähriger Patient. Die Pigmentierung fiel vor zehn Jahren im Anschluss an einen Sonnenbrand auf, später kam die Hypertrichose hinzu.
Befund: über der rechten Schulter und dem rechten Oberarm scharf begrenzter, flächiger, bizarr konfigurierter hellbrauner Fleck mit eingeschlossenen hellen Inseln normaler Haut. Partiell dichte, lange Terminalbehaarung. Keine assoziierten Fehlbildungssymptome.

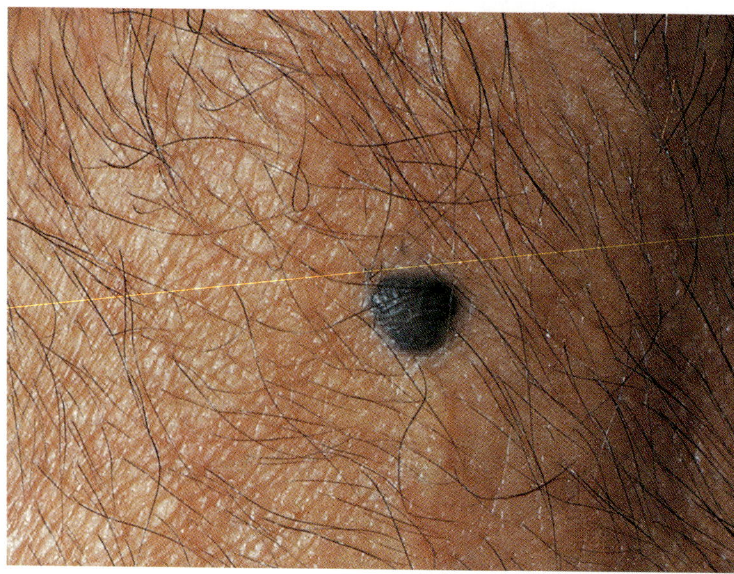

Abb. 8.12 Blauer Nävus.
Anamnese: 36-jähriger Patient. Seit vielen Jahren unverändert bestehender Hautherd.
Befund: über dem linken Handrücken 3 × 4 mm große blauschwarze Papel.
Differentialdiagnose: knotiges malignes Melanom, Melanommetastase (kürzere Anamnese und Wachstum).

Blauer Nävus (Abb. 8.12)

Hauptvertreter der dermalen melanozytischen Nävi. Klinisch bis 1 cm großer makulopapulöser bzw. knotiger, regelmäßiger Herd von charakteristischer Blaufärbung durch dermal lokalisierte pigmentbildende Melanozyten („Fußkranke der Melanozytenwanderung"). Sehr selten maligne Entartung als „maligner blauer Nävus".
Histologie: dermal liegende melaninreiche melanozytäre Zellen, zum Teil sehr zahlreich. Zusätzlich melaninhaltige Makrophagen (Melanophagen).
Differentialdiagnose: malignes Melanom, Melanommetastase.
Sonderformen: großflächigere, makulöse „blaue Nävi" sind der **Mongolenfleck** (Kreuzbein), der **Naevus Ota** (Gesicht/Auge) und der **Naevus Ito** (Schulter-Brust-Region). Gehäuftes Auftreten bei Asiaten, selten bei Weißen.

Naevus depigmentosus

Ein oder mehrere weiße Flecke infolge einer Transportstörung der Melanosomen in Keratinozyten.
Histologie: normale Melanozytenzahl.
Differentialdiagnose: kompletter Sutton-Nävus (Anamnese), Naevus anaemicus (auf Reiben keine Hyperämie), hypomelanotische Flecke bei Morbus Pringle.

8.3 Erworbene Erkrankungen

8.3.1 Erworbene Hypo- und Hypermelanosen

Typische und häufige erworbene Erkrankungen des Pigmentsystems sind Vitiligo, Chloasma und Lentigo.

Vitiligo (Abb. **8.13**)
Synonym: Weißfleckenkrankheit

Vitiligo ist eine erworbene Erkrankung melaninbildender Zellen. Durch herdförmigen, **apoptopischen Zelltod** der Hautmelanozyten entstehen hypomelanotische, weiße Flecke. Melaninbildende Zellen von Haar, Auge und Innenohr können einbezogen werden. Möglicherweise handelt es sich deshalb um eine grundsätzlich systemhafte Erkrankung. Vitiligo ist eine relativ **häufige Erkrankung** mit einer Prävalenz von ca. 1%. Keine Geschlechtsdisposition, Erkrankung des jungen Erwachsenenalters.
Bedeutung: Die psychosozialen Folgen der entstehenden Aussehensänderung sind häufig erheblich und werden meist unterschätzt.

Historischer Exkurs

Im Altertum und Mittelalter bestand bei dem Auftreten weißer Flecke Lepraverdacht (Abb. **7.43**). Bei einem Teil der Leprösen dürfte es sich tatsächlich um Vitiligo gehandelt haben. „Mirjam aber wurde plötzlich aussätzig, weiß wie Schnee" (4. Buch Moses, Kap. 12, Vers 10).

Krankheitsbild

- **Haut:** primär etwa linsengroße, runde bzw. ovale scharf begrenzte weiße Flecke in sonst unveränderter Haut, Randpigmentierung. Durch Größenwachstum und Konfluenz entstehen polyzyklisch-konvexe bzw. großflächige Herde. Selten streifig-segmentale Herde.
  Prädilektionsstellen: Hände, Gesicht, Genitoanalregion. Verteilungsmuster symmetrisch bzw. bilateral. Möglicher Beginn auch mit Sutton-Nävi (s. Kap. 8.2.3).
  Befallsmuster: lokalisiert (wenige Herde), generalisiert (Befall mehrerer Körperregionen), universell (Befall der gesamten Haut).
  Fakultativer Haarbefall: weiße Strähne, Poliosis.
- **Extrakutane Manifestation:** Auge in ca. 40%, selten klinisch manifest, häufig subklinischer Befall von Iris und/oder Retina.
- **Sonderformen:** möglicher syndromhafter Befall von Haut, Augen, Innenohr und ZNS.

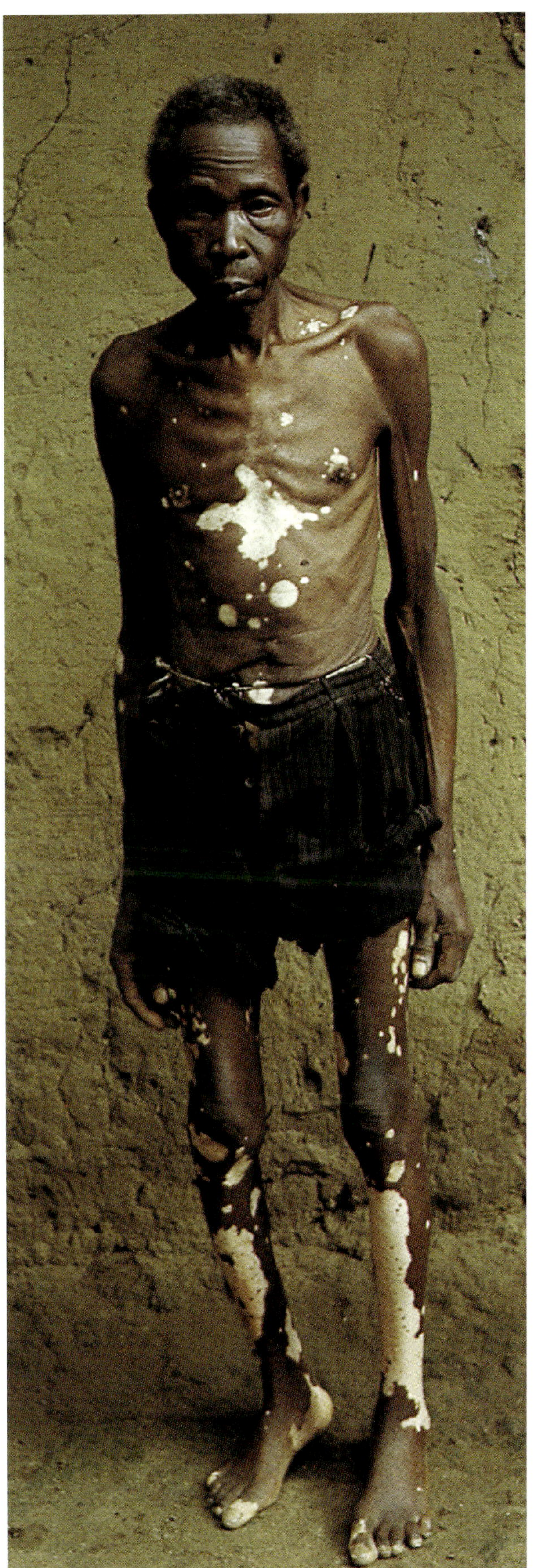

Abb. 8.13 Vitiligo.
Anamnese: nicht bekannt.
Anamnese: an Stamm und Extremitäten scharf und unregelmäßig begrenzte depigmentierte Flecke unterschiedlicher Größe in fast symmetrischer Anordnung.
Besonderheiten: Die ätiologisch noch weitgehend unklare, bei dunkelhäutigen und hellhäutigen Rassen gleichermaßen vorkommende Vitiligo kann für Menschen dunkler Hautfarbe ein besonderes soziales Problem werden, weil sie durch diese Erkrankung ihr Rassenmerkmal verlieren und „Weiße" werden.

- **Assoziierte Erkrankungen:** Fakultativ finden sich Autoimmunerkrankungen (z.B. Lupus erythematodes, systemische Sklerodermie), Erkrankungen mit Autoimmunphänomenen (z.B. Alopezia areata, Atopie, Schilddrüsenerkrankungen, Diabetes mellitus, perniziöse Anämie, Morbus Addison) und maligne Erkrankungen wie malignes Melanom, maligne Lymphome.

Verlauf Beginn in 50% vor dem 20. Lebensjahr, meist langsam chronisch-progredient, Stillstand und Teilremissionen möglich. Endzustand: universelle Leukodermie mit Restinseln normalpigmentierter Haut.

Diagnostik
- **Anamnese, klinisches Bild.**
- **Histologische Diagnostik:** Fehlen von Melanozyten, geringe Entzündung.
- **Weitere Diagnostik:** Auge, assoziierte Erkrankungen, Syndrome.

Differentialdiagnose: Pityriasis versicolor, Lichen sclerosus, kutan-zirkumskripte Sklerodermie, chemisch induzierte bzw. postinfektiöse Leukodermie, Lepra, Piebaldismus.

! Merke Bei weit fortgeschrittener Vitiligo mit nur noch wenigen Restherden normal pigmentierter Haut kann der falsche Eindruck entstehen, dass es sich bei den Restherden um Hyperpigmentierungen in normaler Haut handelt!

Ätiopathogenese Weitgehend hypothetisch. Genetische Basis, Familiarität ca. 30–40%, HLA-Assoziationen. Provokation bzw. Erstmanifestation nach starker UV-Belastung oder mechanischer Hautschädigung. Fokal beginnender apoptotischer Zelltod mit herdförmiger Ausbreitungstendenz.
Als mögliche Ursachen werden diskutiert: Autoimmunmechanismen (z.B. Pigmentzell-Autoantigene, Antipigmentzell-Antikörper), neurogene Faktoren (z.B. neuroendokrine, melanozytenhemmende Mediatoren), Selbstzerstörung (z.B. toxische zelluläre Stoffwechselprodukte, Enzymdefekte), Mangel an Wachstumsfaktoren.

Therapie Keine kausale Therapie bekannt. Behandlungsmöglichkeiten sind:
- **Antiphlogistisch-immunsuppressive Therapie:** in frühen Stadien.
- **Lokalkortikoide Stärke III–IV**, im Schub auch systemische Stoßtherapie.
- **Repigmentierung:** Lichttherapie mit UV-B-Schmalspektrum (311 nm), PUVA-Therapie (lokal, Bad). Versuch operativer Verfahren mit melanozytenhaltigen Transplantaten (autologe Blasendecken, Spalthaut), experimentell mit autologen, kultivierten Melanozyten.
- **Depigmentierung:** bei sehr starker Ausdehnung evtl. Bleichung der Restherde normal pigmentierter Haut mit hydrochinolhaltigen Salben.
- **Abdeckung bzw. Töung:** hautfarbenes, wasserfestes Make-up (Camouflage), selbstbräunende Cremes, β-Karotin (innerlich).
- **Prophylaxe:** generell konsequenter und intensiver Lichtschutz.

Chloasma (Abb. 8.14)

Synonym: Melasma

Erworbene, großfleckige, meist chronisch-persistierende polyätiologische Hyperpigmentierung im Gesicht, vorwiegend bei Frauen. Durch Gesichtslokalisation erhebliche Aussehensstörung.

Krankheitsbild Unregelmäßige, scharf begrenzte, auch konfluierende braune Flecke ohne Entzündungszeichen.
Lokalisation: Gesicht (Stirn, Wangen, Oberlippe). Durch Herdsymmetrie maskenartiger Aspekt.

Diagnostik Anamnese, klinisches Bild, Histologie (epidermale Hyperpigmentierung).
Differentialdiagnose: Phototoxische und postinflammatorische Hyperpigmentierungen.

Ätiopathogenese UV-Provokation bei hormoneller oder medikamentöser Disposition. Schwangerschaft (Chloasma gravidarum bis 40%), hormonelle Kontrazeptiva (bis 20%), hormonbildende Tumoren. Auch Medikamente wie Neuroleptika. Trotz Wegfall bzw. Beseitigung von Ursachen zum Teil Persistenz.

Therapie Therapeutisch schwer beeinflussbar. Ausschaltung möglicher Ursachen.
Lokalbehandlung: im Sommer Lichtschutz, im Herbst und Winter Versuch mit Melaninsynthesehemmern wie hydrochinonhaltigen Cremes. Auch Tretinoin, Fruchtsäurepeeling.

Lentigo (Abb. 8.15)

Synonym: Linsenfleck

Erworbener, kleinherdiger, brauner Fleck. Klinischer Begriff, der differentialdiagnostisch präzisiert werden muss.

Krankheitsbild Verschiedene Formen von Lentigo müssen unterschieden werden.
- **Lentigo simplex:** bei Kindern auftretende, lichtunabhängige, in Mehrzahl auftretende Lentigoherde ohne besondere Prädilektionsstellen.
  Histologie: Melanozytenhyperplasie, Basalzellhyperpigmentierung.
- **Nävoide Lentigo:** lentiginös-fleckförmiges Stadium eines melanozytären Nävus.
  Histologie: melanozytäre Nävuszellen.
- **Lentigo solaris:** bei Erwachsenen in lichtexponierten Hautregionen, v.a. Gesicht, Hände, Unterarme. Braune Flecke von Linsengröße oder auch etwas größer. Aufgrund der zunehmenden Häufigkeit in höherem Lebensalter auch als Lentigo senilis bezeichnet.
  Histologie: außer Melanozytenhyperplasie und Basalzellhyperpigmentierung Zeichen eines chronischen Lichtschadens.
  Sonderform: sog. PUVA-Lentigines nach Langzeitbehandlung mit PUVA.
  Differentialdiagnose: seborrhoische Keratosen, Lentigo maligna.

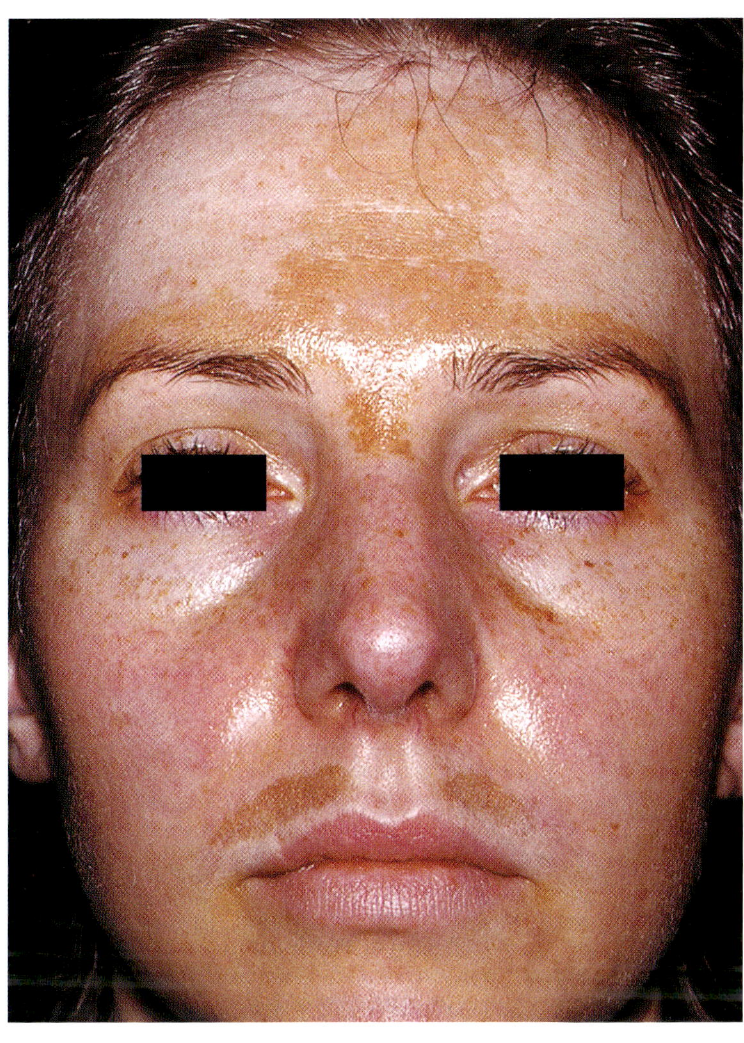

Abb. 8.14 Chloasma gravidarum.
Anamnese: Entwicklung während einer Gravidität.
Befund: an Stirn, Nase und Oberlippe scharf begrenzte, gelb-bräunliche Flecke in fast symmetrischer Anordnung.
Differenzialdiagnose: Vitiligo mit Restherden normaler, gebräunter Haut.

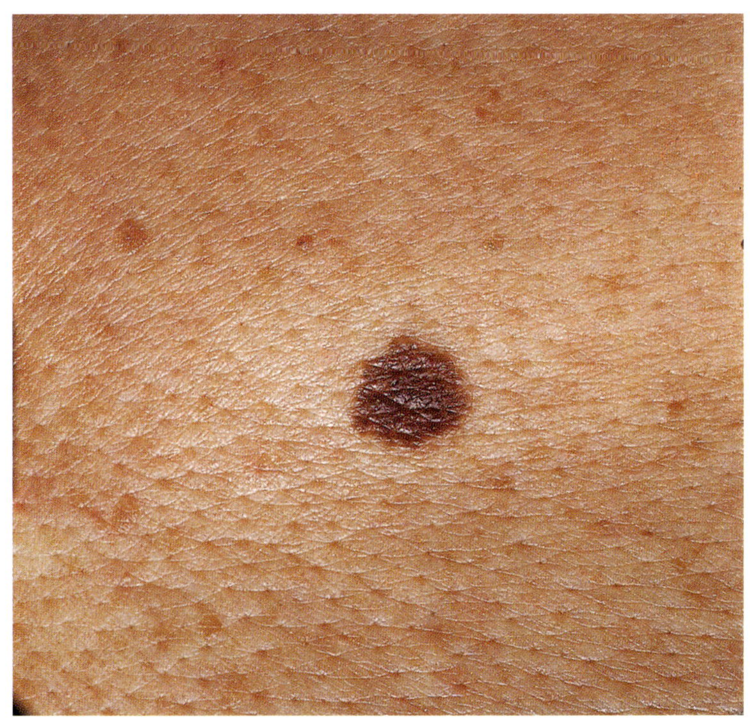

Abb. 8.15 Lentigo simplex.
Anamnese: 19-jähriges Mädchen. Seit Kindheit bestehend, nur geringe Größenzunahme.
Befund: am Rücken linsengroßer, weitgehend regelmäßig-runder, scharf begrenzter Fleck mit homogener dunkelbrauner Pigmentierung und intakter Epidermisoberfläche.

- **Lentigo maligna:** Vorläuferform eines malignen Melanoms der Haut. Kleinherdig-lentiginös beginnend (s. Kap. 8.4 Neubildungen).
- **Lentiginose-Syndrome:** differentialdiagnostisch in Betracht zu ziehen sind auch Lentiginose-Syndrome wie Peutz-Jeghers-Syndrom oder Leopard-Syndrom.

Diagnostik Anamnese, klinisches Bild, Auflichtmikroskopie. Bei V.a. Lentigo maligna histologische Untersuchung.

Therapie Lasertherapie bei Lentigo solaris.

8.3.2 Weitere Pigmentierungsstörungen durch exogene, lokale und endogene Faktoren

Das Pigmentsystem der Haut ist ein reaktionsfähiges System. Es kann auf zahlreiche exogene, lokale und endogene Noxen bzw. Faktoren mit reaktiven oder sekundären Hypo- und Hyperpigmentierungen reagieren.

Exogene Pigmentierungsstörungen

Physikalische und chemische Faktoren können ohne erkennbare lokale Hautschädigung oder Entzündung zu Pigmentierungsstörungen führen. Beispiele:

- **Hypopigmentierungen:** helle Flecke durch Melaninsynthesehemmer bzw. melanozytentoxische Substanzen wie Hydrochinone, Phenolderivate in Kunststoff- und Gummiindustrie.
- **Hyperpigmentierungen:** Hitzemelanose nach langfristiger lokaler Wärmeanwendung. Arzneimittelmelanosen z.B. durch Zytostatika, Antimalariamittel, Phenothiazine.

Lokal bedingte Pigmentierungsstörungen

Durch die Einbettung der Melanozyten in die Epidermis mit funktioneller Ankoppelung an Keratinozyten (epidermale Melanineinheit) sowie ihre Dermisnähe können zahlreiche epidermo-dermale Erkrankungen zu sekundären Pigmentierungsstörungen führen: Hyper- und Hypopigmentierung bzw. Leukoderme. Häufig sind auch sog. „postinflammatorische Hyper- und Hypopigmentierungen“. Beispiele:

- **Hypopigmentierungen/Leukoderme:** z.B. bei Pityriasis versicolor, Syphilis, Lepra, zirkumskripter Sklerodermie, Lichen sclerosus (Abb. **7.154a**).
- **Hyperpigmentierungen:** z.B. bei fixem Arzneimittelexanthem, Lichen ruber, Sklerodermie (Abb. **7.118**). Auch bei Neubildungen wie seborrhoischen Keratosen, pigmentiertem Basalzellkarzinom.

Endogene Pigmentierungsstörungen

Endogene Ursachen von Pigmentierungsstörungen sind vorwiegend Endokrinopathien und Stoffwechselerkrankungen. Beispiele:

- **Hyperpigmentierungen:** hormonelle Melanosen bei Gravidität, Morbus Addison. Stoffwechselbedingte Melanosen z.B. bei Porphyria cutanea tarda.
- Selten: universelle Melanose bei ausgedehnt metastasiertem malignem Melanom.

8.4 Neubildungen

8.4.1 Gutartige und prämaligne Neubildungen

Benigne Lentigo-Formen

Die gutartigen Formen von Lentigo wie Lentigo simplex und Lentigo solaris wurden bereits im vorangehenden Kapitel besprochen. Eine prämaligne Form ist die Lentigo maligna.

Lentigo maligna (Abb. 8.16)

Synonym: Melanosis circumscripta präblastomatosa (Dubreuilh), Morbus Dubreuilh

Kann bereits als In-situ-Melanom aufgefasst werden. Entstehung durch langjährige chronisch-kumulative UV-Exposition in lichtexponierten Hautregionen alter Menschen, insbesondere bei Frauen.

Klinik Meist solitärer Herd. Unregelmäßige Form und Begrenzung, unregelmäßige braun-schwarze Pigmentierung mit hellen Regressionszonen.
Lokalisation: Gesicht, Handrücken.
Sehr langsames Wachstum (Jahre bis Jahrzehnte) bis zu großflächigem Herd. Bei Tastbarkeit, Knotenbildung oder Infiltration Verdacht auf Lentigo-maligna-Melanom.
Histologie: intraepitheliale Proliferation atypischer Melanozyten, auch Haarfollikelbefall.

Therapie Operativ mit mikroskopisch kontrollierter Chirurgie oder Strahlentherapie.

8.4.2 Maligne Neubildungen

Die häufigste maligne Neubildung ist das maligne Melanom.

Malignes Melanom

Synonym: schwarzer Hautkrebs
Maligne Melanome sind bösartige Neubildungen melaninbildender Zellen. Sie entstehen zu 90% aus Melanozyten oder melanozytären Nävuszellen der Haut. Seltenere Ursprungsregionen sind Schleimhäute der Kopf- und Genitoanalregion, Auge, Magen-Darm-Trakt und ZNS. Durch frühzeitige Metastasierung ist das maligne Melanom ein besonders bösartiger Tumor. 90% aller Todesfälle durch Hautkrebs sind melanombedingt.
Epidemiologie: dritthäufigster maligner Hauttumor nach Basalzellkarzinom und Plattenepithelkarzinom. Erkrankung des mittleren Lebensalters, keine Geschlechtsdisposi-

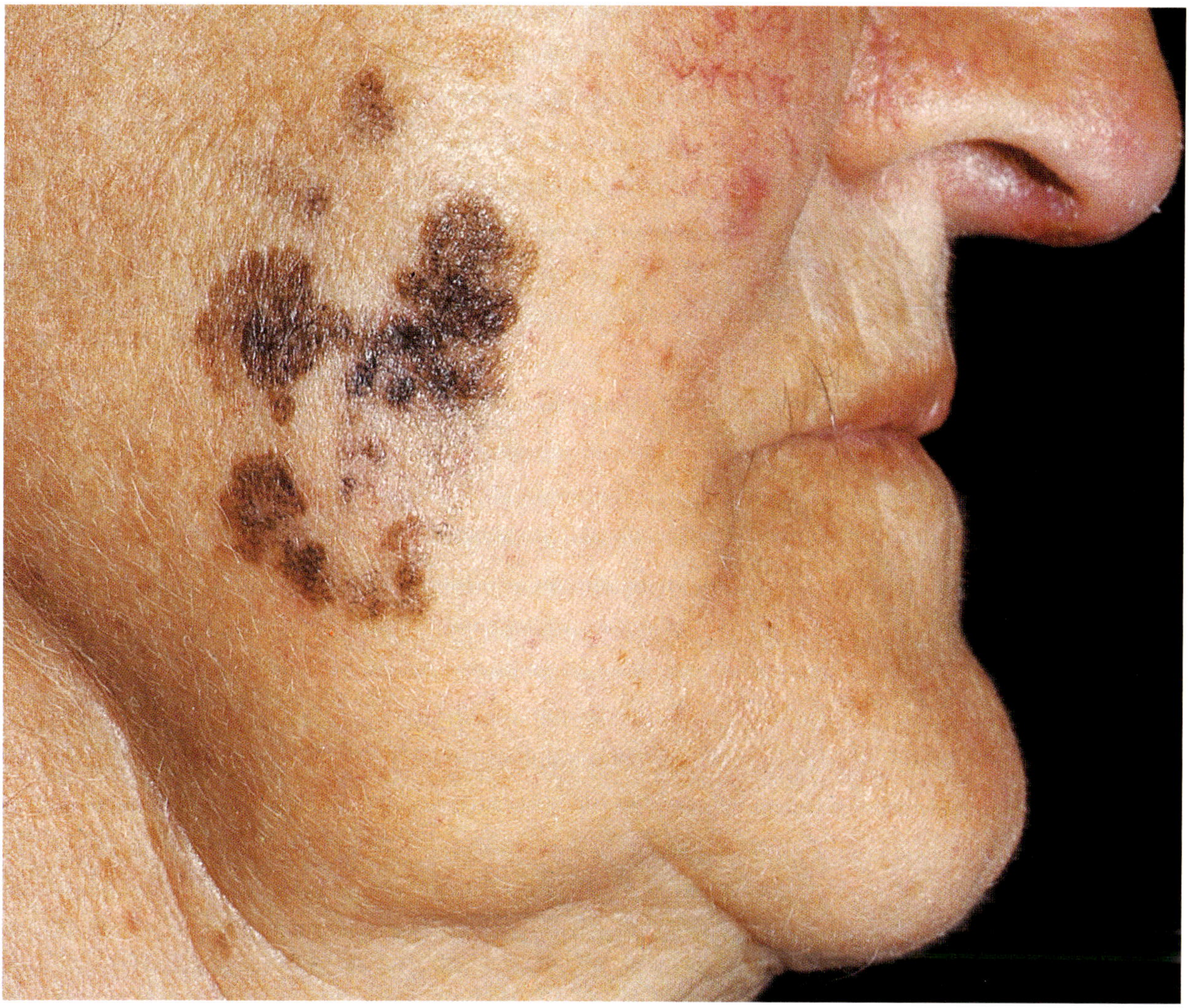

Abb. 8.16a Lentigo maligna.

Anamnese: 79-jährige Patientin. Beginn der Hautveränderung vor ca. 8 Jahren mit einem kleinen Herd, der langsam, aber stetig wuchs und sich zentral aufhellte.

Befund: an der rechten Wange 5 × 3 cm großes Areal mit mehreren, unregelmäßig konfigurierten, zum Teil einzeln stehenden, zum Teil zusammenhängenden, meist scharf begrenzten Flecken, die unregelmäßig hellbraun und schwarzbraun pigmentiert sind. Zentrale Regressionszone mit kleinen Restherden. Keine Infiltration, keine Knotenbildung. Oberhalb des Lentigo-maligna-Herdes drei schwächer pigmentierte Lentigo-solaris-Herde.

Besonderheiten: Malignitätsverdächtige klinische Kennzeichen sind hier die unregelmäßige Form und Begrenzung, die partielle Regression, die unregelmäßige Pigmentierung und die Größe.

Differentialdiagnose: superfiziell spreitendes Melanom.

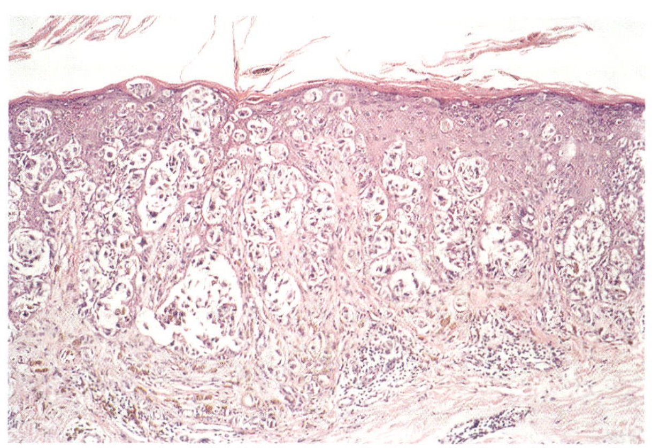

Abb. 8.16b Lentigo maligna (Histologie).
Unregelmäßige Vermehrung einzelner Melanozyten und konfluierender Melanozytennester an der Junktionszone Epidermis-Korium. Die Melanozytenproliferate wandern auch in das Epithel der Haarfollikelinfundibula ein.

tion. **Melanominzidenz** in Europa ca. 13–15 Neuerkrankungen/100000/Jahr, in Australien ca. 40–60/100000/Jahr (Weiße irischer Abstimmung). Schwarze und dunkel pigmentierte Rassen erkranken selten. **Globale Letalität:** ca. 20–30%.
Bedeutung: Das maligne Melanom liegt (noch) nicht in der Spitzengruppe menschlicher Krebsarten und ist auch keiner der „big killer". Beängstigend ist jedoch die bei der weißen Bevölkerung weltweit festzustellende **Inzidenzsteigerung** mit ca. 5–10%/Jahr! Das geschätzte Lebenszeitrisiko in den USA (weiße Bevölkerung) betrug 1935 1:1500, 1985 1:150, 2001 1:71. Da es sich um keinen „Alterskrebs" sondern um eine Erkrankung des mittleren Lebensalters handelt, ist trotz verbesserter Heilungsrate der Krankheitswert durch Verlust an Lebensjahren und Lebensqualität erheblich.

Klassifizierung Das maligne Melanom der Haut ist **kein einheitlicher Tumor.** Nach morphologischen, histologischen und biologischen Kriterien werden verschiedene Melanomtypen unterschieden. Grundlage der Klassifizierung sind Wachstumsverhalten, Entstehungweg und Lokalisation.
Wachstumsverhalten: De-novo-Melanome entstehen im natürlichen Lebensraum der melanozytären Zellen, also im Stratum basale. Je nach Malignitätsgrad der Tumorzellen kann das Wachstum auf verschiedene Arten erfolgen:

- **Horizontal-intraepidermal:** In-situ-Melanom, Lentigo maligna.
- **Horizontal-intraepidermal** und **superfiziell-dermal:** superfiziell spreitendes Melanom.
- **Vertikal-exo-/endophytisch:** primär noduläres (knotiges) Melanom.
- **Horizontal-lentiginös:** akrolentiginöses Melanom. Akrale Lokalisation an Händen, Füßen, Nägeln. Zunächst lentiginös-fleckförmiges Wachstum, später Regressionszonen und Knotenbildung.

Ein anfangs horizontales Tumorwachstum der Melanomtypen geht früher oder später in ein vertikales, knotiges Wachstum über.
Außer den hier genannten Melanomtypen gibt es noch Melanome, die entweder nicht in dieser Weise klassifizierbar sind oder sich durch Entstehungsweg oder Lokalisation unterscheiden.
Entstehungsweg: Maligne Melanome können nicht nur „de novo" in klinisch normaler Haut, sondern auch bis zu 30% innerhalb von melanozytären Nävi entstehen. Die Nävusassoziation ist z.T. klinisch als neu aufgetretener, umschriebener Herd in einem vorbestehenden melanozytären Nävus, z.T. aber auch nur histologisch erkennbar.
Lokalisation: Schleimhautmelanome sowie extrakutane Melanome von Auge, Gastrointestinaltrakt und ZNS.

Krankheitsbild **Frühmelanome** können noch uncharakteristisch sein, Zeichen der Gutartigkeit besitzen und sich zwischen erworbenen melanozytären Nävi verstecken („Wolf im Schafspelz"). Mit zunehmender Entwicklung offenbart aber das maligne Melanom sichtbar seinen bösartigen Charakter.
Leitsymptome: Allgemeine klinische Leitsymptome der Malignität sind besondere Farbtöne und Unregelmäßigkeiten des Primärtumors.

- **Farbtönung:** neben der melaninbedingten Braunfärbung melanozytärer Herde Auftreten von malignitätsverdächtigen Blau-Grau-Schwarz-Tönen („schwarzer Hautkrebs").
- **Unregelmäßigkeiten:** besonders wichtiges Malignitätsmerkmal durch unterschiedliche Tumorzellpopulationen und Tumorregression.
  - **Formunregelmäßigkeiten:** Asymmetrie, unregelmäßige, auch unscharfe Begrenzung.
  - **Farbunregelmäßigkeiten:** unregelmäßige Färbung. Melaninbedingte Braun-Grau-Schwarz-Töne (s.o.), helle Zonen (Tumorregression) bzw. hell-rötliche Zonen (zusätzliche Entzündung). Selbst sog. amelanotische Melanome besitzen noch immer unregelmäßige Reste von Pigmentierung.

Zusätzlich durch autonomes Wachstum größerer Durchmesser als bei erworbenen melanozytären Nävi.
Die genannten Kriterien der Unregelmäßigkeit werden auch in der **ABCD-Regel** zusammengefasst (s. Kap. 8.4).
Gesamtbild: Aus der Summation von speziellem **Melanomtyp** und **Leitsymptomen** der Malignität ergibt sich das Gesamtbild des einzelnen Primärmelanoms.

Melanomtypen

- **Lentigo-maligna-Melanom, LMM** (Abb. **8.17**)
  - **Lentigo-maligna-Teil:** unregelmäßiger, teils scharf, teils unscharf begrenzter Fleck verschiedener Größe mit inhomogener Braunpigmentierung sowie häufigen Aufhellungs-(Regressions-)Zonen (= Lentigo maligna).
  - **Melanom-Teil:** Als Zeichen der **Melanomentwicklung** durch invasives Wachstum entweder partielle tastbare Verdickung oder umschriebene Knotenbildung.
    Lokalisation: meist Gesicht, ältere Erwachsene (Frauen). Mittleres Erkrankungsalter 68 Jahre. Häufigkeit: 9%.
- **Superfiziell spreitendes Melanom, SSM** (Abb. **8.18**)
  Unregelmäßiger, meist scharf begrenzter Herd mit inhomogener braun-blau-schwarzer Farbe, auch weißlichen bzw. rötlichen Aufhellungszonen. Im Gegensatz zur Lentigo maligna flach-erhaben und tastbar. Nach meist einigen Jahren horizontalen Wachstums sekundäre Knotenbildung (sekundär-knotiges Melanom), später auch Ulzeration.
  Lokalsation: geschlechtsabhängig, bei Männern meist Oberkörper (Rücken), bei Frauen meist Beine (Unterschenkel). Mittleres Erkrankungsalter 51 Jahre. Häufigkeit: mit 57% häufigster Melanomtyp.
- **Noduläres Melanom, NM** (Abb. **8.19**)
  Primär-knotiger (nodulärer), scharf begrenzter, unterschiedlich braunschwarz pigmentierter Herd, gelegentlich auch weitgehend amelanotisch. Oberfläche meist erosiv-krustös bzw. ulzeriert. Unterschiedliche Größe von Millimetern bis Zentimetern. Häufig schnelles Wachstum (Monate). Mittleres Erkrankungsalter 56 Jahre. Häufigkeit: 21%.
- **Akrolentiginöses Melanom, ALM** (Abb. **8.20**)
  Primär fleckförmig-lentiginöser, unregelmäßiger, inhomogen pigmentierter Herd, später mit Aufhellungszonen und sekundärer Knotenbildung.
  Lokalisation: akral (Hände, Füße). Sonderform: Nagelbettmelanom (s. Kap. 9). Mittleres Erkrankungsalter: 63 Jahre. Häufigkeit: 4%.

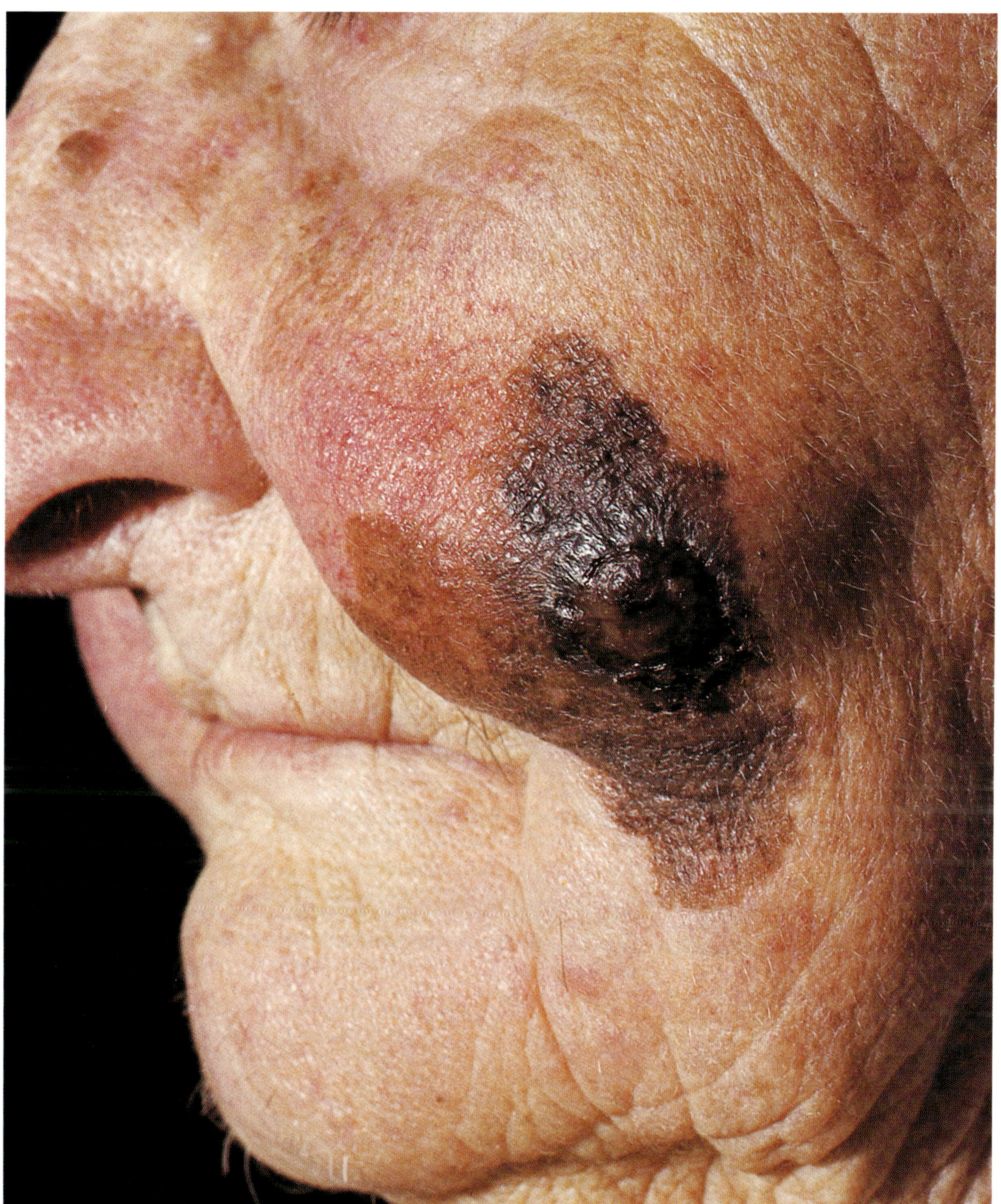

Abb. 8.17 Malignes Melanom: Typ Lentigo-maligna-Melanom.

Anamnese: 82-jährige Patientin. Seit mindestens 8 Jahren langsam wachsender brauner Fleck (Lentigo maligna), seit ca. einem Jahr Knotenbildung.

Befund: an der linken Wange ca. 5,5 × 4,5 cm großer, scharf aber unregelmäßig begrenzter, unterschiedlich stark braun bis schwarz pigmentierter Fleck, der im oberen Anteil in ein flaches Infiltrat und zentral in einen schwarzbraunen, erodierten Knoten übergeht.

Besonderheiten: Malignitätskriterien bei diesem Befund sind: Knotenbildung mit Zerstörung des Epithels und unterschiedliche Pigmentierung (zum Teil im Knotenbereich heller als in der flacheren Herdumgebung), unregelmäßige Form und unregelmäßige Pigmentierung des nicht-knotigen Herdbereiches sowie die Größe des Herdes.

Differentialdiagnose: Lentigo solaris, seborrhoische Keratose.

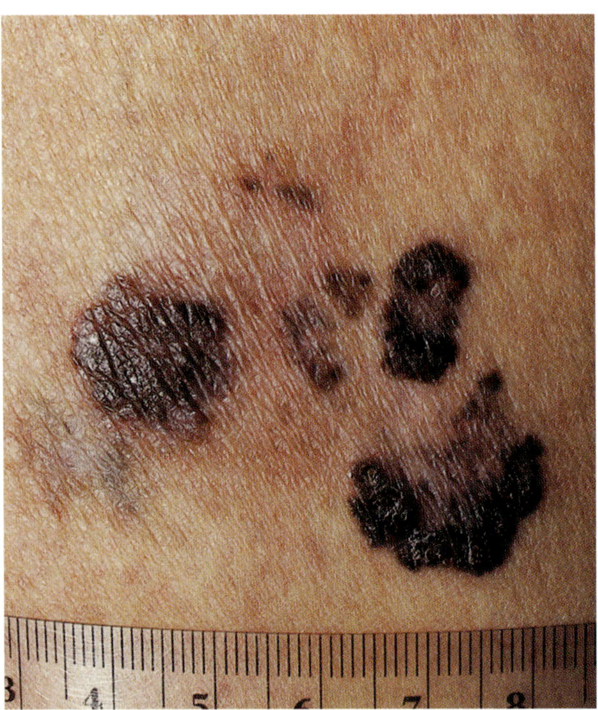

Abb. 8.18a Malignes Melanom: Typ superfiziell spreitendes Melanom.

Anamnese: Nach Angaben der Patientin bestand seit Kindheit ein kleiner brauner Herd (melanozytärer Nävus?), der seit ca. zwei Jahren größer, stellenweise aber auch wieder flacher und heller geworden sei. Die Patientin hatte deshalb eine beginnende Abheilung angenommen und einen Arztbesuch zurückgestellt.
Befund: an der Außenseite des linken Oberschenkels ca. 5 × 3 cm großer, unregelmäßig und zum Teil unscharf begrenzter zartrötlicher Fleck mit mehreren gruppiert stehenden, unterschiedlich großen, unregelmäßig begrenzten, schwarz-braunen flachen Papeln.
Besonderheiten: Auch hier sind, abgesehen von der charakteristischen Wachstumsanamnese, die klinischen Verdachtskriterien im Sinne eines völlig regellosen Herdaufbaues einschließlich der zentralen Tumorregression unübersehbar. Typisch sind auch die unterschiedlichen Farbtöne: braun und schwarz (Peripherie), rötlich (zentral), grau (7 Uhr), zartweiß (7–11 Uhr).
Differentialdiagnose: melanozytärer Nävus, seborrhoische Keratose, pigmentiertes Basalzellkarzinom.

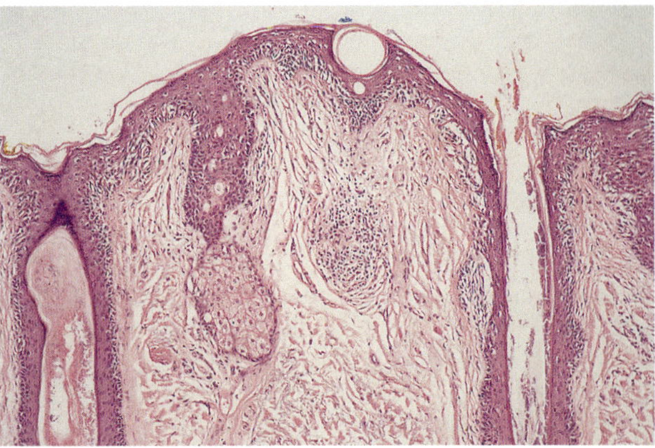

Abb. 8.18b Malignes Melanom (Histologie).
Die gesamte Epidermis wird schrotschussartig durchsetzt von unregelmäßig zu Nestern gruppierten Melanozytenverbänden und einzelnen großen, abgerundeten Melanozyten. Nester atypischer Melanozyten liegen auch frei im Stratum papillare.

! Merke Die **Initialstadien** des **akrolentiginösen Melanoms** sind klinisch und histologisch häufig schwer erkennbar und differentialdiagnostisch schwer abgrenzbar. Jeder neu aufgetretene Herd mit auch nur zarter Pigmentierung (vgl. Randbereiche des vorliegenden Tumors) an Händen oder Füßen ist zunächst melanomverdächtig (vgl. auch Kap. 9.4.2 „Nagelbettmelanom“).

- Sonstige Melanome
  - **Nicht-klassifizierbare Melanome:** Sie können keinem der genannten Melanomtypen zugeordnet werden.
  - **Nävus-assoziierte Melanome** (Abb. 8.21): Sie können klinisch erkennbar sein durch umschriebene makulopapulöse bzw. knotige Herdbildung innerhalb eines vorbestehenden melanozytären Nävus. Beispiele: kongenitale bzw. erworbene atypische melanozytäre Nävi als Melanomvorläufer. Selten auch in einem Naevus spilus, Milchkaffeefleck oder blauen Nävus.
  - **Schleimhautmelanome:** Mundschleimhaut, Nasen- und Nebenhöhlenschleimhaut, Genitalschleimhaut, Konjunktiven.

Lokalrezidive und Metastasierung (Abb. 8.22)
Ein Lokalrezidiv kann sich postoperativ entwickeln. Eine Metastasierung als sicheres Malignitätskriterium kann sowohl postoperativ als auch bei natürlichem Verlauf eintreten.

- **Lokalrezidiv:** umschriebenes Melanomrezidiv im Narben-/OP-Bereich. Bei einem Lokalrezidiv des Primärtumors sollte möglichst unterschieden werden zwischen echtem Lokalrezidiv (ausgehend vom Residualtumor bei subtotaler Exzision) und einer Metastasenmanifestation im Narbenbereich (schlechtere Prognose).
- **Satellitenmetastasen:** in unmittelbarer Tumorumgebung (bis 2 cm) auftretend.
- **Transitmetastasen:** im Verlauf des Lymphabflussgebietes zwischen Primärtumor (ab 2 cm) und regionären Lymphknoten, entweder kutan sichtbar oder subkutan lokalisiert.
- **Regionäre Lymphknotenmetastasen:** entsprechend dem Lymphabfluss auftretend. Bei Rumpfmelanomen können mehrere regionäre Lymphknotenstationen befallen werden.
- **Fernmetastasen:** durch lymphogene und/oder hämatogene Metastasierung auftretende Metastasen, u.a. in Lunge, Leber, Gehirn, Knochen, Haut.
  Die Erstmetastasierung erfolgt in $^{2}/_{3}$ der Patienten lokoregionär, in $^{1}/_{3}$ als primäre Fernmetastasierung.
- **Metastasen bei unbekanntem Primärtumor:** In seltenen Fällen histologisch gesicherte Melanommetastase ohne auffindbaren Primärtumor. Möglichkeiten: Frühere Entfernung des Primärtumors als harmloser Nävus ohne histologische Kontrolle, extrakutaner Sitz, Spontanregression des Primärtumors. Gehört zu CUP-Syndrom („cancer of unknown primary“).

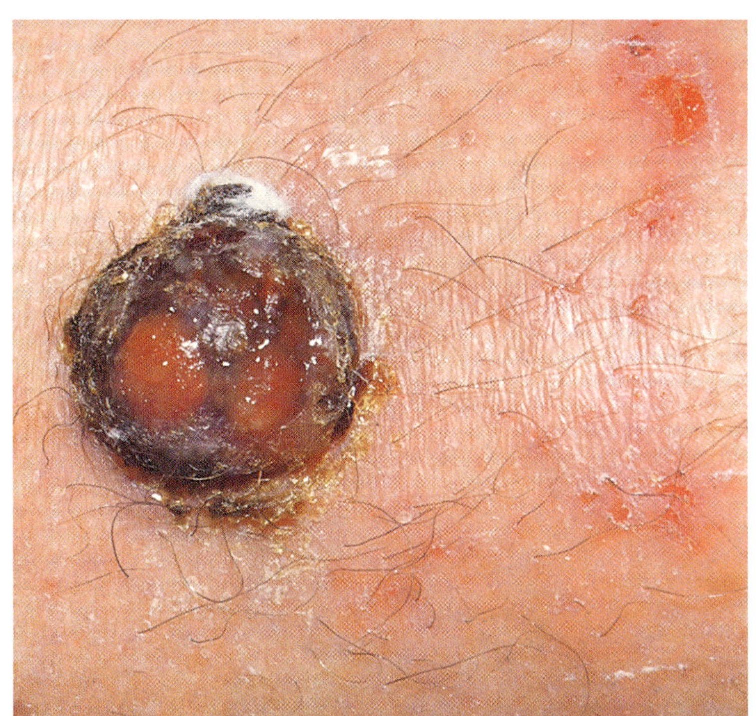

Abb. 8.19 Malignes Melanom: Typ noduläres Melanom.

Anamnese: nach Angaben der 54-jährigen Patientin seit Geburt linsengroßer schwarzer Fleck, der plötzlich innerhalb weniger Wochen knotig geworden sei. Die ängstliche Patientin versuchte, den Herd mit einem Heftpflaster zu verbergen.

Befund: an der linken Wade ein ca. 1 cm großer kalottenförmiger, an der Spitze etwas höckriger, unregelmäßig braun-schwarz bis rötlich-gelblich pigmentierter Tumor mit zentraler Erosion und hämorrhagischer Krustenbildung. In der Umgebung Heftpflasterdermatitis. – Linke Leistenbeuge: vergrößerter, nicht druckschmerzhafter Lymphknoten.

Besonderheiten: Neben dem schnellen Wachstum sind hier erkennbare klinische Malignitätskriterien die unregelmäßig-höckrige Form, oberflächliche Gewebszerstörung mit hämorrhagischer Krustenbildung, unregelmäßige Pigmentierung mit zwei amelanotischen Bezirken (wahrscheinlich bedingt durch Subpopulationen von Tumorzellen), Herdgröße.

Differentialdiagnose: seborrhoische Keratose (Abb. **7.158**) mit zusätzlicher Entzündung, Granuloma pyogenicum (Abb. **14.23**).

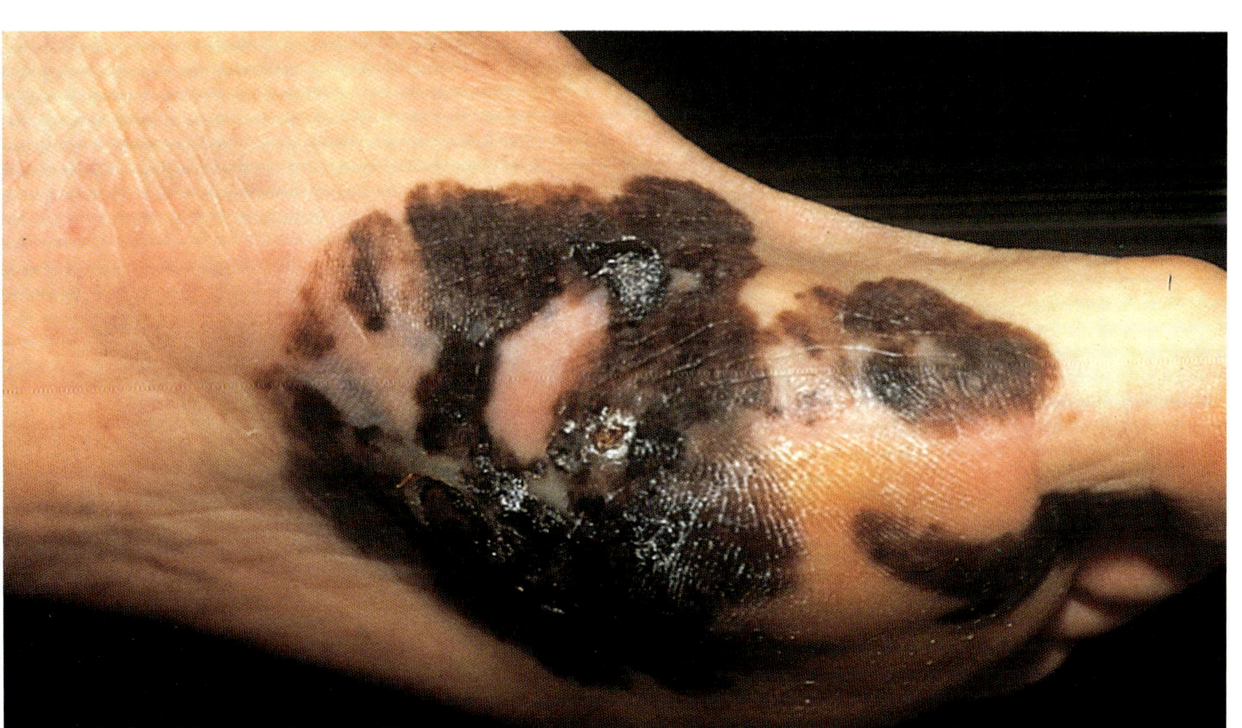

Abb. 8.20 Malignes Melanom: Typ akrolentiginöses Melanom.

Anamnese: Der 71-jährige Patient sah die Ursache der Herdbildung in einer vor vielen Jahren in der Kriegsgefangenschaft erlittenen Kohlenstaubeinsprengung (traumatische Tätowierung – vgl. Abb. **7.64**) und beobachtete den ständig wachsenden Herd über mehrere Jahre, bis er schließlich einen Arzt aufsuchte.

Befund: an der Innen- und Unterseite des linken Fußes 8 × 4 cm großer Bezirk mit unterschiedlich großen Einzelherden mit jeweils scharfer, aber sehr unregelmäßiger Begrenzung, schwarzbrauner Pigmentierung mit Aufhellungszonen, tastbarer Infiltration und stellenweiser Erosion sowie beginnender Knotenbildung (Zentrum des größeren Herdes).

Besonderheiten: Auch hier finden sich die gleichen bisher genannten klinischen Malignitätskriterien.

Differentialdiagnose: Lentigo maligna, superfiziell spreitendes Melanom, sog. „black heel" (schwarzfleckige Hämorrhagien an der Ferse bei Sportlern), Tinea nigra (seltene Mykose).

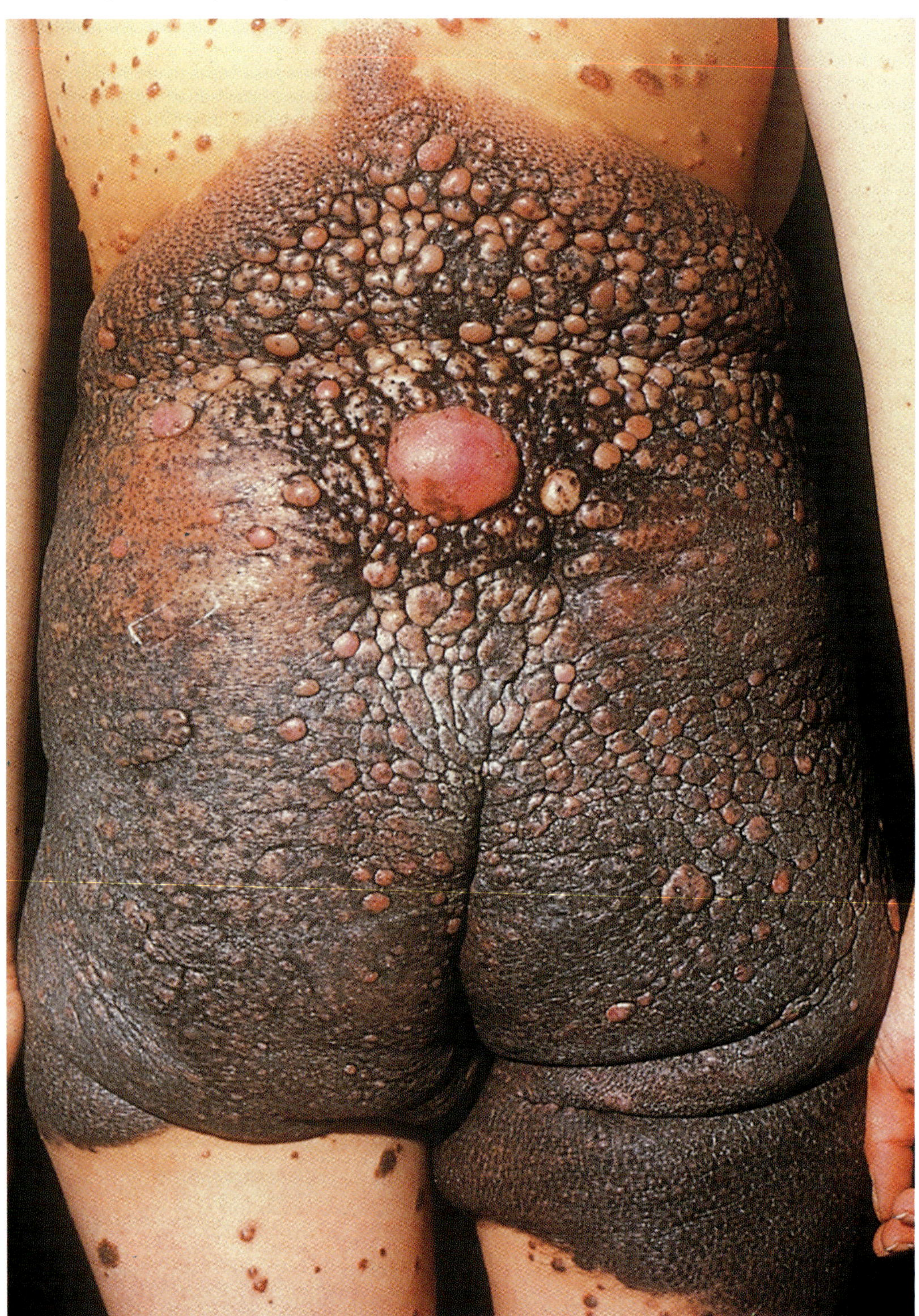

Abb. 8.21 Malignes Melanom auf dem Boden eines kongenitalen Riesennävus.

Anamnese: 38-jährige Patientin. Riesennävus seit Geburt bestehend, Größe relativ konstant (Mitwachstum), jedoch allmählich zunehmende Dicke und Farbintensität. Seit einem Jahr auffällige Knotenbildung.

Befund: Die Haut der gesamten unteren Rumpfregion ist bei scharfer Begrenzung flächenhaft weitgehend homogen braun-schwarz verfärbt und verdickt mit zusätzlicher Faltenbildung (insbesondere Gluteal-Oberschenkel-Region). Die Oberfläche ist teils glatt, teils mit disseminierten, leicht pigmentierten bis hautfarbenen Knoten besetzt. In der Medianlinie findet sich ein rötlicher Tumor von ca. 3 cm Durchmesser (malignes Melanom). Ober- und unterhalb des Riesennävus sowie am übrigen Körper zahlreiche leicht erhabene, kleine kongenitale melanozytäre Nävi. – Übrige Befunde: kein Anhalt für neurokutane Melanose.

Besonderheiten: Dem jungen Mädchen und seinen Eltern war schon frühzeitig die Unheilbarkeit dieser Fehlbildung dargelegt worden. Jedoch sind diese Patienten auch auf das erhöhte Entartungsrisiko (ca. 6–15%) hinzuweisen und entsprechend zu kontrollieren.

Subjektive Beschwerden
Abhängig vom Ausbreitungsstadium. Bei **Primärtumor** Juckreiz/Brennen möglich, bei **Metastasierung** entsprechende Organsymptome wie z. B. Kopfschmerzen, Kreuz-/Knochenschmerzen. **Allgemeine somatische Tumorsymptome** wie Störung des Allgemeinbefindens, Gewichtsverlust, Tumorkachexie häufig erst im Finalstadium. **Psychische Symptome** wie Schlafstörungen, Angststörungen, Depression insbesondere bei Erstdiagnose und Progression.

Verlauf Grundsätzlich ohne Therapie chronisch-progredient. Deutliche individuelle Unterschiede.

- **Primärtumor:** abhängig von Tumortyp. Mehrjähriges lokal begrenztes Wachstum möglich, z. B. bei superfiziell spreitendem Melanom. Aber auch schnelles Wachstum, z. B. bei primär-knotigem Melanom. Insgesamt geringe, nicht besonders auffällige lokale Aggressivität (selten Ulzeration, Blutung), aber bei vergleichsweise geringer Größe bereits Metastasierung.
- **Metastasierung:** Auftreten von Metastasen meist im 1.–5. Jahr nach Diagnosestellung/Operation in ca. 90%. Weitere ca. 7% im 6.–10. Jahr. Danach noch Spätmetastasen. Etwa $^2/_3$ der Erstremanifestationen lokoregionär/lymphogen, meist als regionäre Lymphknotenmetastasen, sonst Transitmetastasen, Satellitenmetastasen, Lokalrezidive. Ca. $^1/_3$ primäre Fernmetastasen in Lunge, Leber oder Gehirn, auch Haut-Subkutis. Dabei auch umschriebene, organbeschränkte Metastasierung möglich. Im weiteren Verlauf aber meist weitere Progression mit Multiorganmetastasierung. Bei ausgedehnter Metastasierung auch universelle Melanose möglich. Weiterer Verlauf dann abhängig von Lokalisation und Zahl bzw. Umfang der Fernmetastasen.

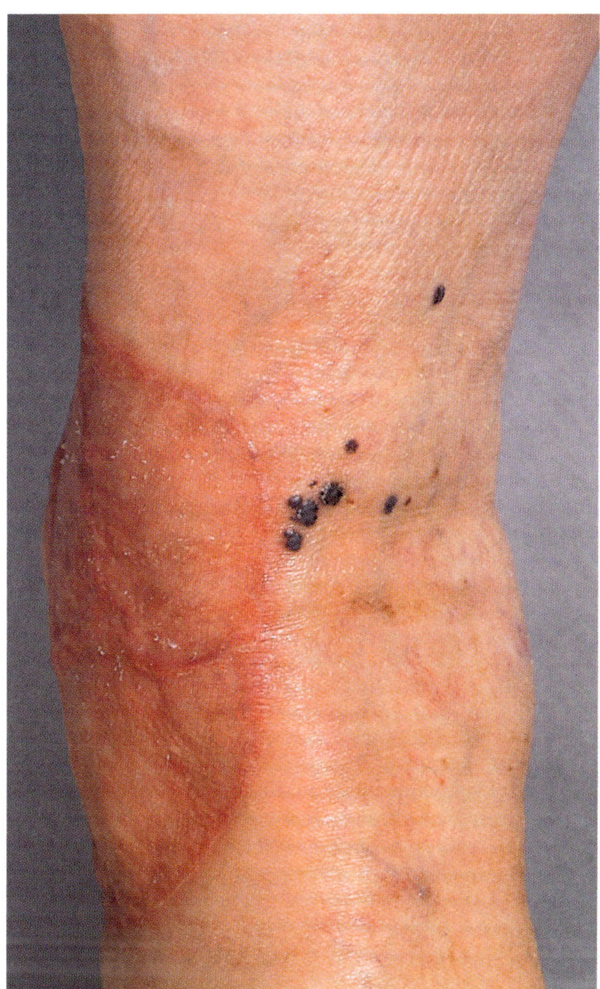

Abb. 8.22 Transitmetastasen bei malignem Melanom.
Anamnese: 46-jährige Patientin. Ein Jahr zuvor war ein superfiziell spreitendes Melanom mit einer Tumordicke > 5 mm (High-Risk-Melanom) am rechten Außenknöchel entfernt worden. Nach neun Monaten erstes Auftreten von Transitmetastasen.
Befund: über dem rechten oberen Sprunggelenk acht gruppiert stehende, rundliche, flache bis halbkugelige, wenige Millimeter große schwarze Papeln neben reizlos eingeheiltem Spalthauttransplantat an der Primärexzisionsstelle.
Besonderheiten: im weiteren Verlauf Lymphknoten- und Fernmetastasen, tödlicher Ausgang zwei Jahre nach Entfernung des Primärtumors.

Diagnostik Ziele der Diagnostik sind: 1. Krankheitsdiagnose mit dem Melanomtyp. 2. Feststellung des lokalen Invasionsgrades. 3. Ausbreitungsdiagnose (das Krankheitsstadium).

- **Anamnese:** Neuauftreten oder auffällige Veränderung eines vorbestehenden, einzelnen Pigmentherdes.
- **Klinisches Bild:** klinische Verdachtsdiagnose, klinische Metastasendiagnostik, Nävusstatus.
- **Dermatoskopie:** zunächst Unterscheidung melanozytärer Herd/nicht-melanozytärer Herd. Bei melanozytärem Herd Dignitätsbeurteilung anhand von Atypien von Farbe, Pigmentverteilung und Gefäßmuster. Hilfreich sind diagnostische Scores und Algorithmen.
- **Histologische Diagnostik:** Materialentnahme grundsätzlich als Exzisionsbiopsie. Diagnosesicherung anhand bestimmter Kriterien wie u. a. atypische melanozytäre Mitosen, bestimmte Musterbildungen, Regressionsphänomene. Auch immunhistologische Diagnostik mit HMB-45-, S100-Färbung. Feststellung des histologischen Tumortyps.
- **Invasionstiefe:** wesentlicher prognostischer Faktor. Postoperativ-histologische Feststellung des Tiefenwachstums des Primärtumors, entweder absolut in Millimetern (Tumordicke nach Breslow) oder relativ in Bezug auf die Hautschichten (Clark-Level).
  - **Tumordicke in Millimetern:** Die Invasionstiefe wird in vier Invasionsgrade eingeteilt und in das TNM-System integriert.
    pT1: ≤ 1,0 mm
    pT2: 1,01–2,0 mm
    pT3: 2,01–4,0 mm
    pT4: > 4,0 mm
  - **Leveleinteilung:** Sie ist weniger aussagekräftig. Verwendet wird noch die Feststellung eines Level I bei pT1-Melanomen.
- **Wächter-(Sentinel-)Lymphknotendiagnostik:** bei einer Tumordicke ab 1 mm. Darstellung des das Melanom drainierenden „Wächter"-Lymphknotens durch Anfär-

bung/Isotopemarkierung. Exzision und histologische/immunhistologische Untersuchung hinsichtlich Mikrometastasen.

- **Bildgebende Diagnostik:** Durchführung stadienabhängig. Sonographie regionärer Lymphknoten, Röntgenthorax, Bauchsonographie, auch CT, MRT, PET.
- **Labordiagnostik:** Basislabor einschließlich LDH, klinisch-chemische Organdiagnostik, Melanommarker S100 zur Verlaufskontrolle.

Stadieneinteilung und Prognoseschätzung: Sie kann nach der TNM-Klassifikation erfolgen (Tab. **8.1**). Zum Zeitpunkt der Diagnosestellung sind ca. 90% der Patienten ohne nachweisbare Metastasen. Die globale Überlebensrate aller Patienten beträgt 75–80%.

Praktisches Vorgehen:

- Bei Melanomen ≤ 1 mm → Klinische Ausbreitungsdiagnostik: Anamnese und klinischer Befund.
- Bei Melanomen >1 mm → zusätzliche risiko- bzw. symptombezogene technische Ausbreitungsdiagnostik.

Differentialdiagnose

- Bei **Primärtumor:** Vielzahl melanozytärer und nichtmelanozytärer Hautherde wie z.B. angeborene und erworbene melanozytäre Nävi (insbesondere atypisch-dysplastische Nävi, Spitznävus), Lentigoformen, seborrhoische Keratosen, pigmentiertes Basalzellkarzinom, Angiomformen.
- Bei **Lymphknotenmetastasierung:** Metastasen anderer Primärtumoren, maligne Lymphome, Leukämien.
- Bei **Fernmetastasierung:** Metastasen anderer Tumoren, Hämangiome (Leber).

Ätiopathogenese Die Kenntnis der Ätiopathogenese des malignen Melanoms ist bruchstückhaft.

Ätiologie: Exogene und endogene Faktoren führen im komplexen Zusammenspiel zur Melanominduktion.

- **Kanzerogene:** Wichtigster bekannter kanzerogener Faktor ist die UV-Exposition, vorwiegend UV-B, zusätzliche Rolle von UV-A aber möglich.
  - **Akut-intermittierende** Exposition vorwiegend wenig lichtexponierter Hautareale (Rumpf, Beine).
  - **Chronisch-kumulative Exposition:** direkte Wirkung weniger bedeutsam (wenig De-novo-Melanome im Gesicht und am Handrücken). Indirekte Wirkung aber durch Induktion einer Lentigo maligna sowie erworbener melanozytärer Nävi als Melanommarker bzw. Vorläufer.
- **Erhöhte individuelle Lichtempfindlichkeit:** Lichtempfindlichkeitstyp I–II, Reparaturstörung von UV-induzierten DNS-Schäden bei Xeroderma pigmentosum.
- **Melanozytäre Läsionen:** Melanomentstehung in kongenitalem melanozytärem Nävus oder erworbenem dysplastischem Nävus als Melanomvorläufer, selten auch in Milchkaffeefleck, Naevus spilus und blauem Nävus.
- **Immundefizienz:** bei medikamentöser Immunsuppression wie auch bei AIDS vermehrte Entstehung maligner Melanome, auch erworbener atypisch-dysplastischer melanozytärer Nävi.
- **Vererbung:** familiäre maligne Melanome in ca. 5–10%.

Pathogenese: auch hier **Mehrstufen-Modell** der Melanomentstehung angenommen. Kumulative Entwicklung von Genmutationen und chromosomalen Veränderungen. Damit verbundene schrittweise Malignisierung des Tumors durch Störung der Wachstumsregulation der Melanozyten (Tumorzellproliferation), genetische Instabilität mit Verlust der identischen Reduplikation (Entstehung neuer Tumorzellklone), klonale Evolution (Selektion der jeweils stärker malignen Zellklone), schließlich Entstehung voll maligner Tumorzellen (Metastasierung). Die resultierende Tumorgröße (Invasionstiefe) ist ein indirekter Parameter der biologischen Malignitätsprogression.

Tab. 8.1 Stadieneinteilung und Prognoseschätzung des malignen Melanoms der Haut
(vereinfacht nach AICC/UICC)

Stadium	Primärtumor (T)	Lymphknotenmetastasen (N)	Fernmetastasen (M)	Überlebensrate (%)
IA	T1	N0	M0	88–90 / 10 J.
IB	T2	N0	M0	79–84 / 10 J.
IIA	T3	N0	M0	64–73 / 10 J.
IIB	T4	N0	M0	52–54 / 10 J.
IIC	T4 (ulzeriert)	N0	M0	45/5 J.
IIIA–IIIC	jedes T	N1–N3	M0	20–50/5 J.
IV	jedes T	jedes N	M1 a–c	10–20/5 J.

Stadien I–II: Primärtumor ohne nachweisbare Metastasen, Ulzeration (histologisch) → Prognoseverschlechterung
Stadium III: regionäre Lymphknotenmetastasen, Unterteilung N1–N3 nach Art und Zahl der Metastasen
Stadium IV: Fernmetastasen, Unterteilung M1 a–c nach Organbefall

Immunologische Tumorabwehr: Maligne Melanome sind immunogene Tumoren. Verschiedene melanomassoziierte Antigene sowie humorale und T-Zell-spezifische Immunreaktionen sind nachweisbar. Die immunologische Tumorabwehr ist trotzdem nur partiell effektiv (Regressionszonen!). Grund: Escape-Mechanismen des Tumors, Entstehung und Selektion nicht-immunogener Zellklone.

Therapie Therapieziele: in frühen Stadien kurative Intention, später nur noch palliativ.

- **Primärtumor:** bei Melanomverdacht zuerst **Exzisionsbiopsie** und histologische Untersuchung, bei klinisch eindeutigem malignen Melanom mit 1 cm Sicherheitsabstand. Je nach Tumordicke Nachoperation. Empfohlene definitive Sicherheitsabstände (SHA): In-situ-Melanom → 0,5 cm SHA, Tumordicke bis 2 mm → 1 cm SHA, Tumordicke > 2 mm → 2 cm SHA. Bei Melanomen in besonderer Lokalisation, wie z.B. Gesicht, Akren oder Schleimhaut, statt Exzision mit entsprechenden Sicherheitsabständen auch knappere Exzision mit mikroskopisch kontrollierter Chirurgie möglich. Bei Lentigo-maligna-Melanom auch Strahlentherapie effektiv.
- **Regionäre Lymphknoten:** grundsätzlich keine prophylaktische, elektive Lymphknotendissektion, evtl. Ausnahme bei Kopf-Hals-Melanomen (elektive Neck-dissection). Wächterlymphknotendissektion (ab 1 mm Tumordicke): bei Nachweis von Mikrometastasen Ausräumung empfohlen, Prognoseverbesserung aber noch nicht gesichert. Bei klinisch/histologischer Lymphknotenmetastasierung: Ausräumung der Lymphknotenstation. Bei Inoperabilität bzw. R1/R2-Resektion additive Strahlentherapie.
- **Hautmetastasen:** Exzision oder Strahlentherapie.
- **Fernmetastasen:**
  - Bei umschriebener, organbeschränkter Metastasierung: Operation.
  - Bei Hirn- und Knochenmetastasen: Strahlentherapie.
  - Bei Lebermetastasen: Operation, ablativ-medikamentöse und embolisierende Verfahren.

Medikamentös-systemische Therapie: Monotherapie mit Dacarbazin (Ansprechrate bis 18%), auch mit anderen Zytostatika wie Temozolomid (liquorgängig). Auch Kombination Dacarbazin + Interferon-α (Ansprechrate bis 28%). Chemotherapie insgesamt enttäuschend. Niedrige Ansprechraten, nur palliative Wirkung.

Adjuvante Therapie: adjuvante Immuntherapie bei Risikopatienten mit Interferon-α, verschiedene Dosierungsschemata. Therapieziel: Verbesserung der rezidivfreien Überlebenszeit, evtl. auch der Gesamtüberlebenszeit.

Eine prognoseverbessernde Wirkung älterer Verfahren (BCG, Misteltherapie) konnte nicht nachgewiesen werden.

Experimentelle Therapien: Immuntherapien mit Peptiden, dendritischen Zellen, T-Zellen.

Supportive Therapiemaßnahmen: ausreichende Schmerztherapie, Behandlung von Therapienebenwirkungen (z.B. Übelkeit), Sicherstellung der Ernährung etc.

Allgemeine Maßnahmen: Grundsätzlich empfehlenswert ist eine gesunde Lebensführung (Ernährung, Vermeidung von Alkohol und Rauchen) und die Vermeidung jeglicher Art von Abwehrschwächung (seelisch-körperliche Erschöpfungszustände, sorgfältige Behandlung anderer Erkrankungen). Eine Schwangerschaft oder Therapie mit Sexualhormonen scheint keinen negativen Einfluss auf Entstehung oder Verlauf von Melanomen zu haben. Ein bestehendes Melanom wird grundsätzlich wie üblich behandelt.

Paramedizinische Krebstherapien: Nicht selten sind Krebspatienten, insbesondere bei Progression der Erkrankung, mit den Möglichkeiten (und Grenzen) der Schulmedizin nicht zufrieden. 31% von Tumorpatienten mit günstigem Verlauf und 58% von Patienten mit progressiver Erkrankung nehmen paramedizinische Verfahren in Anspruch. Krebsbehandlungsmaßnahmen anderer Therapierichtungen werden **adjuvant-komplementär** zu medizinischen Maßnahmen angewendet. Sie werden unterschiedlich beurteilt.

Es gibt aber auch in unserer Zeit Krebsärzte und Behandlungskonzepte, die **alternativ** schulmedizinische Maßnahmen ausschließen bzw. abbrechen, damit noch mögliche Heilungschancen vernichten und der Schulmedizin vorwerfen, ihre Patienten umzubringen („Neue Germanische Medizin").

Historischer Exkurs

Pfarrer Kneipp weist in seinen Schriften darauf hin, dass Zinnkraut jeden gut- oder bösartigen Tumor zum Stillstand bringt und ihn langsam auflöst. „Das gedämpfte, weich gewordene und heiße Zinnkraut wird zwischen ein Leinentuch gegeben und dort aufgelegt, wo der Tumor, die Geschwulst, das Geschwür, die Zyste, das Adenom, Melanom, Papillom oder Hämatom sich befindet."
(Zitiert aus: Maria Treben: Gesundheit aus der Apotheke Gottes. Ratschläge und Erfahrungen mit Heilkräutern. Emsthaler Verlag 1988.)

Melanomnachsorge Ziele der Nachsorge sind die Früherkennung und Frühtherapie eventueller Rezidive, die psychische und soziale Rehabilitation und die Erkennung von Melanomvorläufern und Zweitmelanomen. Die Nachsorgeintervalle und der Nachsorgeumfang richten sich u.a. nach dem Rezidivrisiko, d.h. nach Tumorstadium und zeitlichem Rezidivrisiko. Derzeitige Empfehlungen der **ärztlichen klinische Untersuchung** (vereinfacht):

- **Nachsorgeintervalle:** 1.–5. Jahr alle 3–6 Monate und 6.–10. Jahr alle 6–12 Monate
- **Nachsorgeumfang:** Lymphknotensonographie, Blutuntersuchung (S100) und bildgebende Diagnostik stadienorientiert. Genaue Darstellung s. AWMF-Leitlinien-Register.

Die Nachsorge umfasst grundsätzlich zehn Jahre, spätere Rezidive sind aber möglich.

Außer der ärztlichen Nachsorgeuntersuchung ist die regelmäßige **Eigenuntersuchung** des Patienten (Primärtumorstelle, Transitstrecke, regionäre Lymphknotenregion) sinnvoll und auch effektiv.

Aufgabe der Nachsorge ist auch die Einleitung notwendiger sozialgesetzlicher Hilfsmaßnahmen.

8.4.3 Entwicklung und Früherkennung maligner Melanome

Die zuverlässigste Maßnahme der Melanombekämpfung ist die Früherkennung und Frühtherapie „dünner", prognostisch sehr günstiger Melanome. Voraussetzungen hierfür sind Kenntnisse der Entwicklungswege maligner Melanome und des Aussehens von Frühmelanomen.

Mögliche Entwicklungswege

1. Entstehung aus präexistenten melanozytischen Herden („Melanomvorläufer"). Solche Vorläufer können sein:
   - Kongenitale melanozytische Nävi (Abb. **8.3** und **8.21**).
   - Erworbene melanozytische Nävi, insbesondere vom atypisch-dysplastischen Typ (Abb. **8.8** und **8.9**).
   - Lentigo maligna (Abb. **8.16** und **8.17**).
2. Entwicklung in unveränderter Haut: De-novo-Melanome (Abb. **8.23**).

Aussehen von Frühmelanomen

Melanomentwicklung in Melanomvorläufern: fokale Entstehung eines andersartigen Herds innerhalb oder am Rand des präexistenten Vorläuferherdes (z. B. kongenitalen Nävus). Gesamtveränderung eines bestehenden erworbenen melanozytären Nävus durch Entwicklung von Atypiezeichen (ABCD-Regel, Tab. **8.2**)

De-novo-Melanome: Neuentwicklung eines Pigmentherdes in normaler Haut, meist unter dem klinischen Bild eines stark atypisch-dysplastischen melanozytären Nävus mit typischen Herdeigenschaften bzw. Atypiezeichen (ABCD-Regel, Tab. **8.2**).

Tab. 8.2 Atypiezeichen von Frühmelanomen (ABCD-Regel)

A	Asymmetrie
B	Begrenzung unregelmäßig (ausgefranst, polyzyklisch) oder unscharf
C	Colorierung inhomogen (schwarz, blau, verschiedene Brauntöne, graurosa)
D	Durchmesser über 6 mm

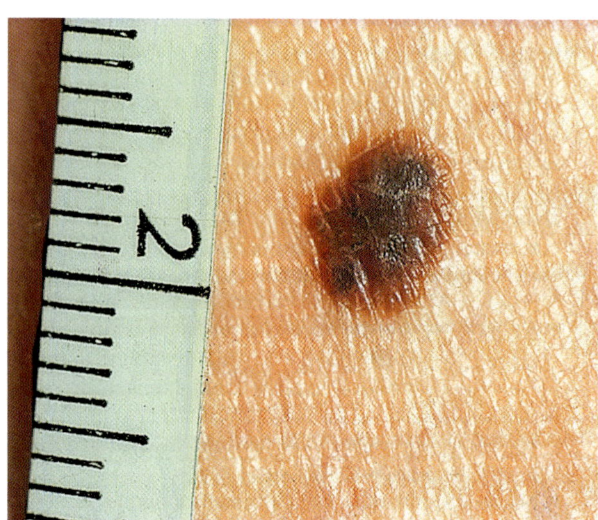

Abb. 8.23 Frühmelanom.
Anamnese: 48-jährige Patientin. Der Herd fiel vor ca. drei Jahren auf und ist seitdem langsam gewachsen.
Befund: ca. 6 mm großer, etwas unregelmäßig geformter und begrenzter Herd mit unregelmäßiger Pigmentierung. Der Herd ist leicht erhaben und tastbar, Sitz linker Unterschenkel.
Besonderheiten: Die Anwendung der ABCD-Regel ergibt Asymmetrie (A), unregelmäßige, teils unscharfe Begrenzung (B), unregelmäßige Colorierung (C) mit drei dunkleren Bezirken. Der Durchmesser (D) gerade beginnend pathologisch.
Histologie: malignes Melanom, Typ SSM, Tumordicke 0,36 mm.
Anmerkung: Der Vergleich von Abb. **8.8** und **8.23** macht die Schwierigkeiten der Unterscheidung von atypisch-dysplastischen melanozytären Nävi und Frühmelanomen deutlich.

Erworbene, gewöhnliche melanozytäre Nävi haben demgegenüber folgende Eigenschaften: Symmetrie, Begrenzung glatt und scharf, Farbe homogen, Durchmesser bis 5 mm, Epithel und Oberfläche unverändert. Mit der ABCD-Regel lassen sich erworbene melanozytäre Nävi vom gewöhnlichen Typ und maligne Melanome gut unterscheiden. Schwierig kann die Unterscheidung von atypisch-dysplastischem Typ und Frühmelanom sein.
Erworbene atypische melanozytäre Nävi besitzen in der Regel nur ein bis zwei Atypiezeichen, maligne Frühmelanome mehr. Die zusätzliche Untersuchung des verdächtigen Herdes mit Auflichtmikroskopie kann weiterhelfen. Im Zweifelsfall Exzisionsbiopsie, kein Zuwarten.

Früherkennung (Abb. **8.24**, **8.25**)

Die Früherkennung erfordert einerseits eine informierte Bevölkerung (Kenntnisse von Vorläufer- und Frühformen maligner Melanome, Motivation zum Arztbesuch), andererseits informierte Ärzte. Besondere Bedeutung besitzt die Früherkennung bei **Risikopatienten** (s. Ätiopathogenese des malignen Melanoms). Bei der Früherkennung (Sekundärprävention) sind zu berücksichtigen:

- **Anamnese:** Neuauftreten eines auffälligen braunen Herdes oder Veränderung eines bestehenden braunen Herdes
- **Eigenschaften des verdächtigen Herdes:** ABCD-Regel
- **Vorhandensein von Risikofaktoren.**

Die definitive Diagnose kann nur histologisch gesichert werden.
Bei Verdacht auf Frühmelanom: Exzisionsbiopsie, bei Melanomwahrscheinlichkeit mit 1 cm Sicherheitsabstand.
Durch eine zunehmend **verbesserte Früherkennung** hat die Tumordicke diagnostizierter Melanome kontinuierlich abgenommen. Melanome der Haut gehören inzwischen zu den am besten heilbaren Tumoren des Menschen.
Im Gegensatz zur Volksmeinung ist die Melanomprognose deshalb nicht mehr schlecht, sondern bei Früherkennung sogar sehr gut mit Heilungswahrscheinlichkeiten zwischen 90 und 100%.

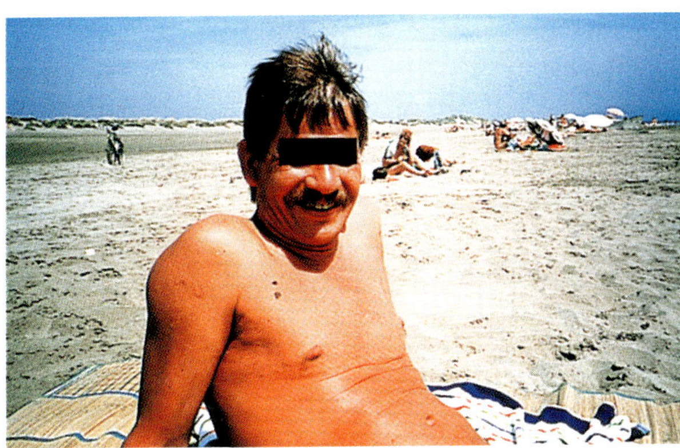

Abb. 8.24 Versäumte Chance einer Melanomfrüherkennung (I): zwei melanozytäre Pigmentherde.
Anamnese: Der 45-jährige Patient verbrachte seit vielen Jahren regelmäßig seinen Urlaub an der Adria, genoss die Sonne und dokumentierte sein Wohlbefinden durch jährliche Urlaubsfotos. Seit langem waren ihm zwei kleine braune Flecken in der rechten Brustregion bekannt.
Befund: in der rechten oberen Brustregion zwei dunkle Pigmentherde (frühes Urlaubsfoto).

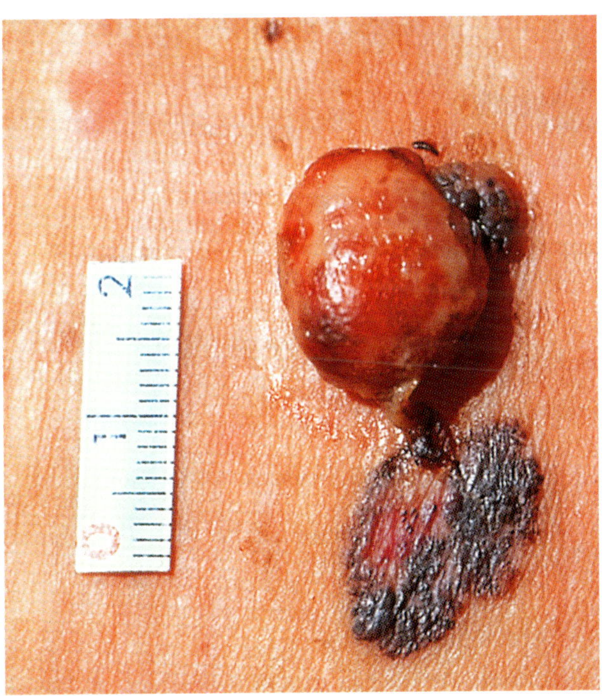

Abb. 8.25 Versäumte Chance einer Melanomfrüherkennung (II): zwei maligne Melanome der Haut.
Anamnese: Vor einigen Monaten habe sich am oberen Herd ein Knoten gebildet. Der untere Herd sei nur langsam gewachsen und habe sich sogar wieder aufgehellt. Jetzt stationäre Aufnahme.
Befund: zwei superfiziell spreitende Melanome, von denen das obere einen großen exophytischen Knoten und das untere eine Regressionszone zeigt. Histologischer Befund: oberes Melanom nävusassoziiertes knotiges Melanom, Tumordicke > 5,0 mm. Unteres Melanom SSM-Typ, Tumordicke 0,65 mm.
Verlauf: Der Patient ist nach weiteren vier Jahren an disseminierten Metastasen in ZNS, Lunge, Bauch und Haut verstorben.

Historischer Exkurs

„Meine Geschwulst ist ganz anders als deine, Djomka. Ich habe ein Melanoblastom. Dieses Luder kennt kein Erbarmen. In der Regel – acht Monate und aus."
Zitiert aus: Solschenizyn: Krebsstation. Rowohlt Taschenbuch Verlag, Reinbek bei Hamburg 1989.

Primärprävention

Primärprävention (Verhütung von Melanomen) durch Vermeidung einer übermäßigen, akut-intermittierenden, aber auch chronisch-kumulativen UV-Exposition. Intensiver Lichtschutz bei unvermeidbarer UV-Exposition. Durchführung von Aufklärungskampagnen zur verbesserten Information und möglichst auch Verhaltensänderung der Bevölkerung. Die Primärprävention ist besonders wichtig bei Kindern und Jugendlichen sowie Risikopatienten.

8.5 Dyschromien

Dyschromien sind Hautveränderungen durch Einlagerung von exogenen/endogenen Nicht-Melanin-Pigmenten bzw. farbgebenden Substanzen. Es handelt sich eigentlich nicht um Erkrankungen des Pigmentsystems, sie werden jedoch wegen ihrer engen differentialdiagnostischen Beziehung hier besprochen.

8.5.1 Exogene Dyschromien

Argyrose

Grau-schwärzliche Haut-Schleimhaut-Verfärbung durch Silberablagerung. **Lokalisierte** Argyroseherde meist durch silberhaltige Lokaltherapeutika oder Berufsexposition, **diffus-generalisierte** Argyrosen durch innerliche Behandlung (früher Rollkuren mit silberhaltigen Magenmitteln).

Hydrargyrose (Abb. 8.26)

Grau-schwärzliche lokalisiert-herdförmige Hautpigmentierungen durch Quecksilberablagerung. Meist durch frühere Anwendung quecksilberhaltiger Bleichmittel (Sommersprossenbehandlung) entstanden. Auch Mundschleimhautherde durch Amalgambehandlung.

Sonstige exogene Dyschromien

Selten sind medikamentenbedingte Dyschromien, z.B. durch Amiodaron (Antiarrhythmikum), Minocyclin oder Antimalariamittel.

Tätowierungen

Schmucktätowierungen (Tattoos) durch intradermale Einbringung von Pigmenten waren früher weit verbreitet und geschätzt. Sie wurden später eher als sozial negatives Stigma gewertet, kommen aber heutzutage zunehmend wieder in Mode, auch als permanentes Make-up. Die nicht selten später gewünschte Entfernung von Permanent-Tattoos ist v.a. bei sog. „Laientätowierungen" durch tief-

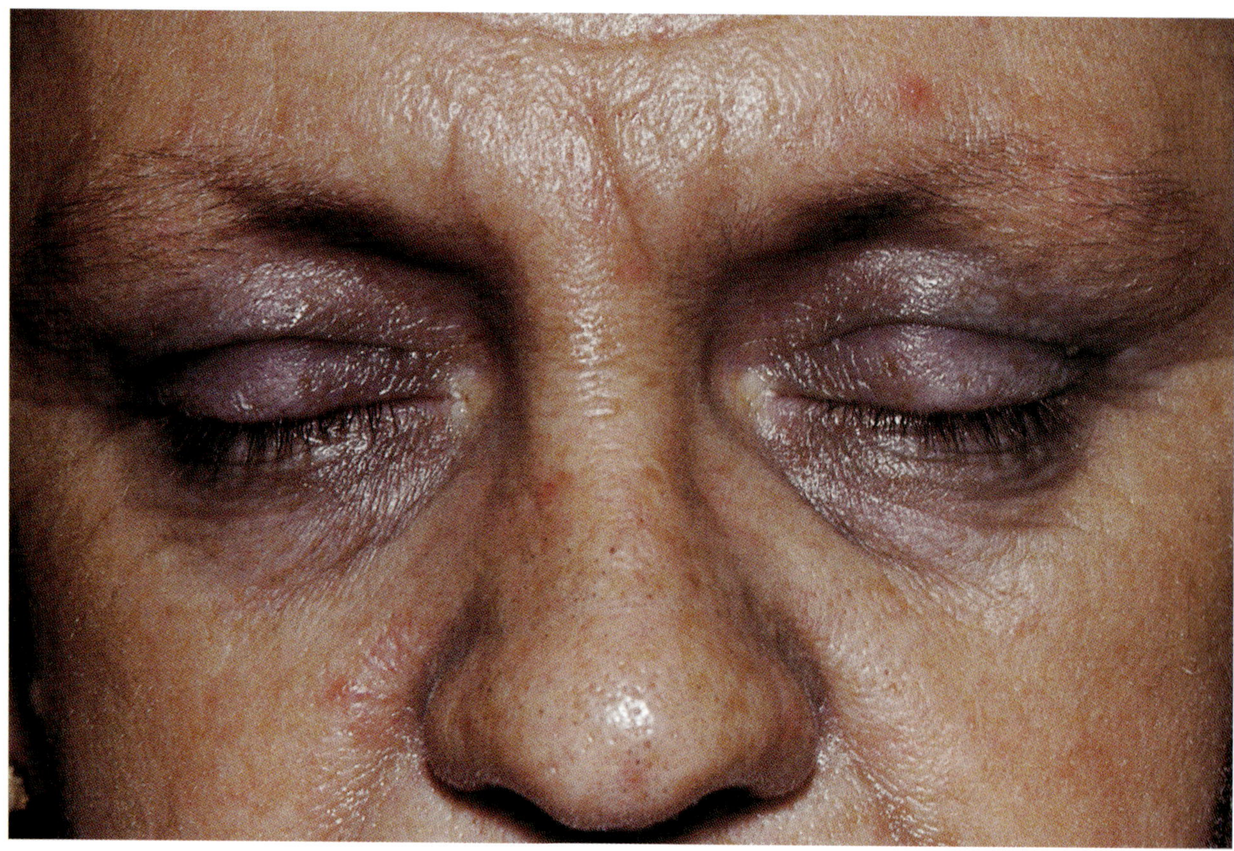

Abb. 8.26 Hydrargyrosis cutis.
Anamnese: Die 52-jährige Patientin hat langfristig ein quecksilberhaltiges Bleichmittel gegen Sommersprossen angewendet. Durch Ablagerung von Quecksilber in der Haut hat sich eine exogene Dyschromie entwickelt.
Befund: flächenhafte bräunlich-graue Verfärbung der gesamten Gesichtshaut mit besonderer Betonung der Orbitalregion. An der rechten Wange und Nase noch schwach pigmentierte Flecke (Sommersprossen) erkennbar. Erhöhte Quecksilberausscheidung im Urin.
Differentialdiagnose: Hämochromatose, Argyrose, Morbus Addison.

dermale Farbstoffeinbringung schwierig. Mögliche Komplikationen der Tätowierung sind virale und bakterielle Infektionen, Fremdkörperreaktionen, Kontaktallergien gegen Farbstoffbestandteile und Entzündungen. Auch bei nicht-permanenten Tattoos (Henna) sind Kontaktallergien möglich.
Traumatische Tätowierungen können durch Einsprengung von Schmutz, Kohlenstaub oder Pulver entstehen (Abb. **7.64**).

Therapie Dermabrasion, Laser. Bei traumatischen Tätowierungen möglichst Frühtherapie (Wundreinigung durch z. B. Ausbürsten).

8.5.2 Endogene Dyschromien

Hämosiderose

Diffuse, bronzefarbene Hautverfärbung durch Ablagerung von eisenhaltigem Hämosiderinpigment bei primärer oder sekundärer **Hämochromatose**. Typische Trias: Hepatopathie, Diabetes mellitus, Hämosiderose der Haut („Bronzediabetes").
Lokalisierte Hämosiderose z. B. bei **chronischer Veneninsuffizienz** (Abb. **14.20**).

Karotinose

Gelbliche Verfärbung der Haut insbesondere an Hand-/Fußflächen durch Karotinablagerungen in der Hornschicht. Keine gelben Augen! Die ursächliche Karotinämie kann ernährungsbedingt (Karotten, Orangen) oder stoffwechselbedingt sein (Leber-, Schilddrüsen-, Nierenerkrankungen).

Ikterus

Zu den Dyschromien zählen auch die verschiedenen Ikterusarten mit Einlagerung von Bilirubin (Gelbfärbung) und evtl. Gallensäuren (Juckreiz) in Haut und Skleren.

Zusammenfassung

Pigmentsystem der Haut besteht aus der Gesamtheit der dendritischen Melanozyten, die nach Auswanderung aus der Neuralleiste als Einzelzellen im Stratum basale liegen. Augenfälligste Aufgabe ist die Bildung von Melaninpigmenten und ihre Abgabe an umgebende Keratinozyten (ein Melanozyt pro ca. 36 Keratinozyten). Funktion: Lichtschutz der Haut. Die melaninbedingte Hautfarbe wird von verschiedenen Faktoren bestimmt: rassisch-genetische, individuell-genetische, exogen-expositionelle, endogen-hormonelle Faktoren.

Krankhafte Veränderungen können angeboren (z. B. kongenitale melanozytäre Nävi) oder erworben (z. B. erworbene melanozytäre Nävi, Vitiligo) sein oder sind Neubildungen (malignes Melanom).

Die klinische **Symptomatik** wird bestimmt von der Leitstruktur der Melaninpigmente in Form von De-, Hypo- oder Hyperpigmentierung sowie papulös-knotigen Pigmentherden.

Diagnostik: Anamnese, klinischer Befund, Auflichtmikroskopie, Histologie.

Behandlungsmöglichkeiten: Medikamente (eingeschränkt), Lichttherapie, operative Verfahren (Laser, Operationen).

Erbkrankheiten und Fehlbildungen

Erbliche Hypomelanosen (weiße Fleckbildungen): Albinismus (z. B. okulokutaner, Tyrosinase-negativ) und Piebaldismus (partieller Albinismus).

Erbliche Hypermelanosen (braune Fleckbildungen): Sommersprossen und Peutz-Jeghers-Syndrom (periorale Pigmentflecken, intestinale Polypose).

Fehlbildungen sind die große Gruppe der melanozytären Nävi. Zu unterscheiden sind **kongenitale** Nävi (unterschiedliche Größen) und **erworbene Nävi** (gewöhnlicher und atypisch-dysplastischer Typ). In erhöhter Zahl sind gewöhnliche melanozytäre Nävi Risikomarker, kongenitale Nävi und atypisch-dysplastische Nävi auch mögliche Vorläufer eines malignen Melanoms. Sonderformen sind Spitznävus und Sutton-Nävus.

Spezielle melanozytäre Nävi sind: Milchkaffeefleck (in Mehrzahl auftretend bei Neurofibromatose), Naevus spilus und blauer Nävus.

Erworbene Erkrankungen

Erworbene Hypo- und Hypermelanosen

- **Vitiligo** (Weißfleckenkrankheit): häufige Erkrankung mit zunehmender Bildung weißer, Melanozyten-freier Herde. Fakultativer Befall von Haaren, Augen, Innenohr, ZNS. Möglicherweise Autoimmunerkrankung, assoziiert mit anderen Autoimmunerkrankungen.
- **Chloasma:** maskenartige Gesichtshyperpigmentierung, meist bei Frauen. Entstehung durch Hormonwirkung und UV-Exposition.
- **Lentigo** (Linsenfleck): Erkrankungen mit bräunlichen Flecken. Verschiedene Formen: Lentigo simplex, nävoide Lentigo, Lentigo solaris, Lentigo maligna (Melanomvorläufer).

Erworbene Pigmentierungsstörungen sind auch sekundärer Natur:

- **Exogene Pigmentierungsstörungen:** durch physikalische oder chemische Faktoren, Medikamente.
- **Lokal bedingte Pigmentierungsstörungen** im Gefolge von Hauterkrankungen: Hypopigmentierungen z. B. bei Lepra, Hyperpigmentierung bei zirkumskripter Sklerodermie.
- **Endogene Pigmentierungsstörungen:** Melanosen bei Endokrinopathien wie z. B. Morbus Addison oder Stoffwechselerkrankungen wie z. B. Porphyria cutanea tarda, Hämochromatose.

Neubildungen

Die wichtigste Neubildung des Pigmentsystems der Haut ist das **maligne Melanom.**

Inzidenz (in Europa): ca. 13–15 Neuerkrankungen/Jahr/100 000, steigend (5–10% pro Jahr). Frühzeitige Metastasierung, globale Letalität ca. 20–30%.

Melanomtypen: Lentigo-maligna-Melanom (LMM), superfiziell spreitendes Melanom (SSM), primär noduläres Melanom (NM), akrolentiginöses Melanom (ALM).

Rezidive und Metastasen: Lokalrezidive, lokoregionäre Metastasen (Satelliten-, Transit-, regionäre Lymphknotenmetastasen), Fernmetastasen.

Diagnostik: Anamnese, klinisches Bild des Primärtumors (Melanomtypen), Auflichtmikroskopie, Histologie. Staging-Diagnostik (u. a. bildgebende Diagnostik, Sentinel-Lymphknotenbiopsie), Tumormarker (S100 im Serum).

Prognostische Faktoren: Tumordicke nach Breslow, TNM-Stadieneinteilung.

Ätiopathogenese: wichtigster bekannter karzinogener Faktor: akut-intermittierende UV-Exposition. Endogene Dispositionsfaktoren und Risiken. Risikofaktoren bzw. -patienten: lichtempfindliche Haut, kongenitale melanozytische Nävi und erhöhte Zahl gewöhnlicher und atypischer melanozytischer Nävi, dysplastisches Nävus-Syndrom. Familiäre Disposition. Anamnestisch erhöhte UV-Exposition, besonders in Kindheit und Jugend.

Therapie: operative Therapie (Primärtumor, Metastasenchirurgie), Chemotherapie (z. B. Monotherapie mit Dacarbazin, spezielle Schemata für Polychemotherapie), Immunchemotherapie (Chemotherapie + z. B. Interferon-α).

Nachsorge: insgesamt 10 Jahre (Intervalle risikobezogen 3–12 Monate). Ziele: u. a. Früherkennung von Rezidiven/Metastasen.

Entwicklung: Melanome entwickeln sich auf zwei Wegen:

1. Über Melanomvorläufer (Lentigo maligna, melanozytäre kongenitale und dysplastische Nävi).
2. De novo in klinisch unveränderter Haut.

Melanom-Verdachtszeichen: Neuauftreten eines atypischen Pigmentherdes oder Veränderung eines vorbestehenden Pigmentherdes entweder

- im Ganzen (Wachstum, Farbänderung, Formänderung) oder
- herdförmig in einem vorbestehenden Pigmentherd (andersartiger Fleck, Knoten).

Melanom-Verdachtskriterien: ABCD-Regel.

Früherkennung (Sekundärprävention): Voraussetzungen sind ein entsprechender Informationsgrad in der Bevölke-

rung (z.B. durch Aufklärungskampagnen) sowie ein entsprechender Kenntnisstand der Ärzteschaft (z. B. durch ärztliche Aus- und Fortbildung).
Melanomverhütung (Primärprävention): Vermeidung übermäßiger UV-Exposition, insbesondere in Kindheit und Jugend sowie bei Risikopatienten.

Dyschromien

Nicht-melaninbedingte Farbänderungen der Haut.
Exogene Dyschromien: grau-schwärzliche Verfärbungen durch Einlagerung von Silber (Argyrose) oder Quecksilber (Hydrargyrose), Tätowierungen.
Endogene Dyschromien: bräunliche Hautverfärbung durch Einlagerung von eisenhaltigem Hämosiderin bei Hämochromatose oder lokalen Stauungs- und Entzündungsprozessen. Gelbliche Hautverfärbung durch Karotineinlagerung (Karotinose) sowie Bilirubineinlagerung (Ikterus).

022 zusätzliche Abbildungen
023 IMPP-Fragen

9 Erkrankungen von Nagel und Nagelbett

9.1 Grundlagen

Anatomie und Physiologie

Nägel (Unguis, Onyx = Nagel) sind Hautadnexe in Form taschenartiger Kutiseinstülpungen an Finger- und Zehenendgliedern mit Umdifferenzierung der Hornschicht zur Nagelplatte (hartes Nagelkeratin).

Der **Nagelaufbau** ist aus Abb. **9.1** ersichtlich. Die Nagelplatte wächst aus der Nageltasche heraus. Sie wird hauptsächlich von der Nagelmatrix gebildet, der distale Matrixrand kann als Lunula durch die Nagelplatte durchscheinen. Zur Unterseite der Nagelplatte trägt das Nagelbettepithel bei. Die Nagelplatte wird proximal und lateral von einer hufeisenförmigen Hautfalte, dem Nagelfalz (Perionychium) begrenzt. Der Spalt zwischen proximalem Nagelfalz und Nagelplatte wird durch das Nagelhäutchen (Kutikula = Hornschicht des proximalen Nagelfalzes) abgedichtet, der Spalt zwischen Fingerbeere und distalem Ende der Nagelplatte durch die Hornschicht des Hyponychiums. Die Nagelmatrix enthält auch Melanozyten. Die Hautkapillaren im proximalen Nagelfalz sind horizontal angeordnet und können kapillarmikroskopisch untersucht werden.

Das **Nagelwachstum** erfolgt im Gegensatz zum Haarwachstum kontinuierlich. Es beträgt bei Fingernägeln ca. 1 mm/Woche, die Nagelerneuerungszeit beträgt ca. 6 Monate. Fußnägel wachsen langsamer, Erneuerungszeit ca. 12 Monate und länger, sind aber dicker.

Aufgaben: Schutz der Endglieder, Widerlager für Fingerbeere beim Tasten, Einsatz als Kratzinstrument.

Ätiopathogenese

- **Ätiologie:** genetisch-hereditäre Störungen der Verhornung bzw. des Bindegewebes treten auch beim Nagel auf. Erworbene Erkrankungen sind am häufigsten bedingt durch virale, bakterielle und mykotische Infektionen. Weitere Ursachen sind exogene, physikalische und chemische Noxen, die Einbeziehung des Nagels in dort lokalisierte Dermatosen oder endogene Schädlichkeiten.
- **Pathogenese:** krankhafte Veränderungen können sich entwickeln
  - durch direkte Schädigung der Nagelplatte (z.B. Pilzinfektion),
  - als Nagelbildungsstörungen durch Schädigung der Nagelmatrix,
  - durch Erkrankungen des Nagelbettes (z.B. Psoriasis, Pachyonychia congenita),
  - durch Schädigung der Kutikula mit nachfolgendem Eindringen von Schädlichkeiten wie z.B. chemischen Noxen, Bakterien, Pilzen in die Nageltasche,
  - durch Schädigung des Hyponychiums und Eindringen von Schädlichkeiten wie z.B. von Pilzen unter die Nagelplatte.

Häufige Kofaktoren von Nagelerkrankungen sind mecha-

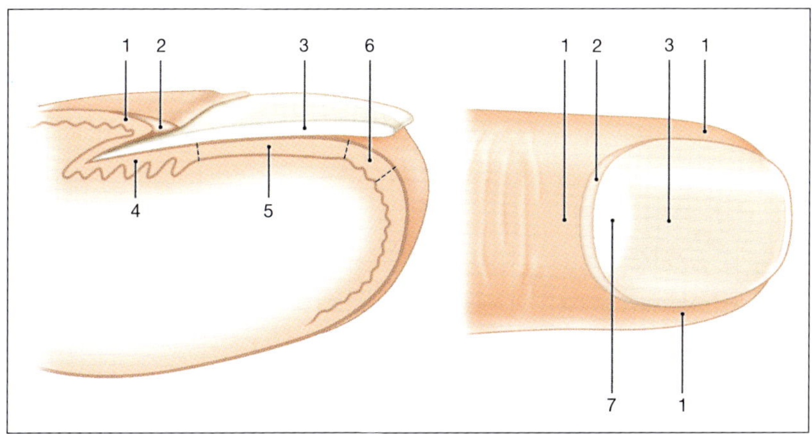

Abb. 9.1 Nagelorgan.
1 Nagelfalz, proximal, lateral (Perionychium)
2 Nagelhäutchen (Kutikula)
3 Nagelplatte
4 Matrix
5 Nagelbett
6 Hyponychium
7 Lunula

nische Noxen und chemische Einwirkungen, z.B. in „Feuchtberufen".

Klinik Häufigste Symptome und **Leitsymptome** sind Veränderungen der Nagelplatte. **Spezielle Symptome** sind:

- **Anonychie/Hyponychie:** Anlagestörungen der Nagelplatte.
- **Dyschromasie** (Verfärbungen): gelbliche, bräunliche oder weißliche (= Leukonychie) Verfärbung.
- **Dystrophie** (Formänderungen): Reliefveränderungen (Grübchen, Rillen, Furchen), Gestaltveränderungen (Löffelnägel, Uhrglasnägel), Veränderungen der Nageldicke.
- **Onychoschisis** und **Onychorrhexis:** lamellenartige Aufsplitterung (Onychoschisis) oder Einrisse (Onychorrhexis) der Nagelplatte
- **Onycholyse:** völlige oder partielle Ablösung der Nagelplatte.
- **Paronychie:** Nagelfalzentzündung.

Diagnostik Die Diagnosestellung erfolgt grundsätzlich durch Anamnese, klinisches Bild und Labordiagnostik (z.B. mykologische, bakteriologische Untersuchung). Nützlich sind Lupenbetrachtung bzw. Dermatoskopie. Hauthistologische Untersuchungen sind insbesondere bei Neubildungen erforderlich. Eine spezielle diagnostische Maßnahme ist die Kapillarmikroskopie am Nagelfalz zur Erfassung allgemeiner oder lokaler Veränderungen der Kapillaren bzw. Mikrozirkulation.

Therapie Bei der medikamentösen lokalen bzw. systemischen Therapie werden grundsätzlich die gleichen Wirkstoffe eingesetzt wie bei kutanen Erkrankungen. Ein spezielles Problem der Lokaltherapie ist die Penetrationsbehinderung durch die Nagelplatte. Durch spezielle medizinische Nageltherapeutika wird versucht, das Nagelwachstum zu fördern bzw. zu normalisieren. Operative Maßnahmen setzen genaue anatomisch-topographische Kenntnisse voraus.

9.2 Erbkrankheiten und Fehlbildungen

Erbkrankheiten und Fehlbildungen sind insgesamt selten. Betroffen sind grundsätzlich alle Nägel.

9.2.1 Erbliche Nageldystrophien

Es handelt sich um seltene autosomal-dominante Nagelbildungsstörungen, die zum Teil mit kutanen und extrakutanen Symptomen assoziiert sind.

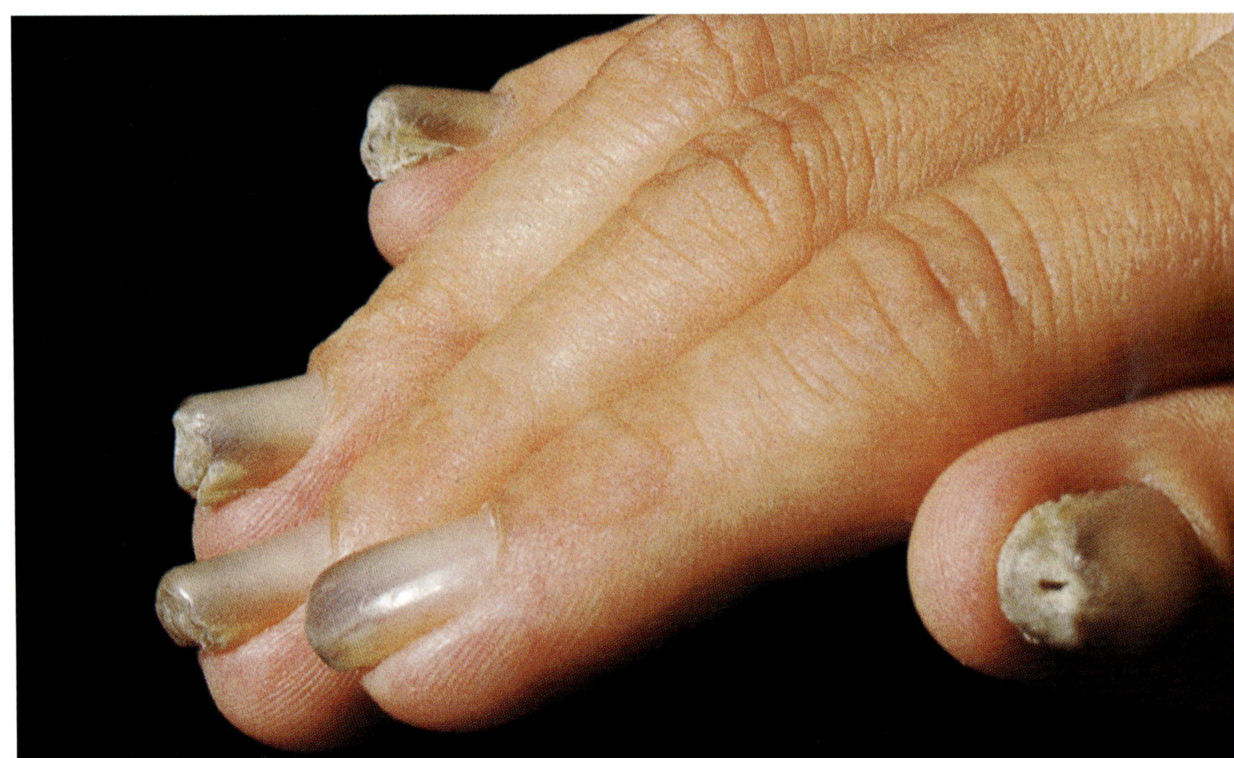

Abb. 9.2 Pachyonychia congenita.
Anamnese: 27-jähriger Patient. Nagelveränderungen seit dem 1. Lebensjahr.
Befund: starke, nach distal zunehmende Einrollung der Nagelplatten („Tütennägel") mit grau-brauner Verfärbung und starker subungualer Hyperkeratose.

Pachyonychia congenita (Abb. 9.2)

Genetisch heterogene Gruppe von angeborener, hypertropher Dystrophie aller Finger- und Fußnägel mit verdickten, tütenförmig eingerollten Nagelplatten und subungualen Keratosen.
Ursache: genetisch bedingte Keratinsynthesestörungen mit nachfolgenden Verhornungsstörungen.
Fakultativ assoziierte Symptome: Palmoplantarkeratosen, leukoplakische Verhornungsstörung der Mundschleimhaut oder Zahnanomalien und Epidermoidzysten.

Trachyonychie

Angeborene Dystrophie aller Finger- und Fußnägel mit dünnen Nagelplatten sowie unregelmäßig-rauer Oberfläche (Sandpapiernägel). Symptomatische Formen mit isoliertem Befall einzelner Nägel durch physikalisch-chemische Noxen und lokale Dermatosen wie u.a. Alopecia areata, Psoriasis vulgaris, Lichen ruber, atopisches Ekzem.

Nagel-Patella-Syndrom

Angeborene An- bzw. Hyponychie besonders der Fingernägel. Weitere Fehlbildungen wie Patellahypoplasie, Fehlbildungen von Radius, Becken und Nieren (Gefahr der Niereninsuffizienz).

9.2.2 Nagelveränderungen bei Genodermatosen

Der Nagel als Anhangsgebilde der Haut kann bei Genodermatosen miteinbezogen werden. Häufigere Nagelveränderungen finden sich bei folgenden Erkrankungen:

Psoriasis (Abb. 9.3, 7.11, 7.14)

Nagelpsoriasis: Die psoriatische Verhornungsstörung kann in der Nagelmatrix lokalisiert sein (Folge: Grübchen- bzw. Tüpfelnägel), im Nagelbett (subungualer Ölfleck), im Hyponychium (distale Onycholyse) oder als schwerste Form von Nagelmatrix und Nagelbett ausgehen (meist Zerfall der gesamten Nagelplatte). Eine sekundäre mykotische Infektion ist möglich. Nagel- und Nagelbettbefall auch bei Psoriasis pustulosa. Psoriasis s. Kap. 7.2.1.

Morbus Darier (Abb. 7.16)

Streifenförmige Nageldystrophie (Longitudinalstreifen). M. Darier s. Kap.7.2.1.

Epidermolysis bullosa dystrophica (Abb. 7.18)

Durch lokale Vernarbung allmählicher Verlust der Finger- bzw. Fußnägel. Epidermolysis bullosa hereditaria: Kap. 7.2.2.

Morbus Bourneville-Pringle (Abb. 9.4, 7.19)

Koenensche Tumoren: sub- bzw. paraunguale Fibrome. Morbus Bourneville- Pringle s. Kap. 7.2.3.

9.2.3 Fehlbildungen

Fehlbildungen einzelner Nägel können sein: Anonychie, Hyponychie, verschiedene Formen von Nageldystrophie, Großzehennagelschiefstellung, überzähliger (ektoper) Nagel, auch überzähliger Finger.

9.3 Erworbene Erkrankungen

Infolge der exponierten Lage der Nägel an den Enden der Hauptwerkzeuge Hände des Menschen entstehen erworbene Nagelerkrankungen häufig durch Kontakt mit infektiösem Material. Exogene physikalische und chemische Noxen, aber auch lokale Hautveränderungen der Nagelumgebung und endogene Erkrankungen können weitere Ursachen sein.

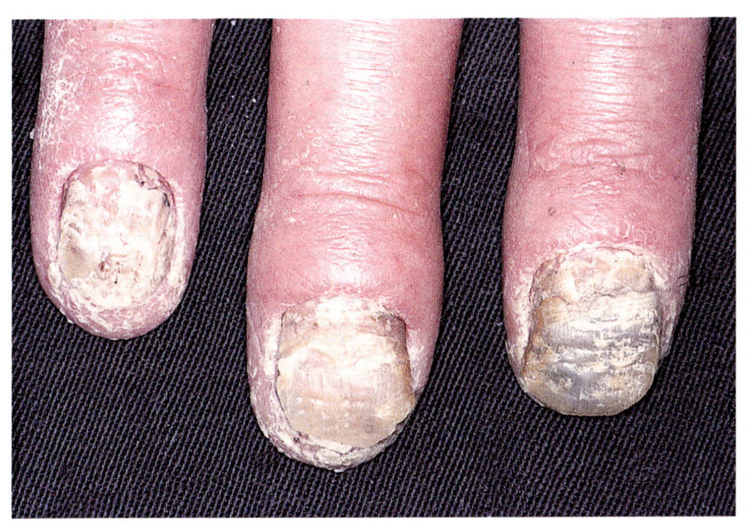

Abb. 9.3 Nagelpsoriasis bei psoriatischer Erythrodermie.
Anamnese: seit vielen Jahren chronische Psoriasis vulgaris mit akuten Schüben. Seit drei Jahren Erythrodermie mit Befall aller Nägel.
Befund: Finger der linken Hand mit vollständiger Dystrophie der Nagelplatten. Fingerhaut gerötet, leichte Schwellung des proximalen Nagelfalzes. Übriger Befund: Erythrodermie. – Mykologische Diagnostik: Nachweis von Candida albicans.
Differentialdiagnose: primäre Onchomykose (total dystrophische Form).

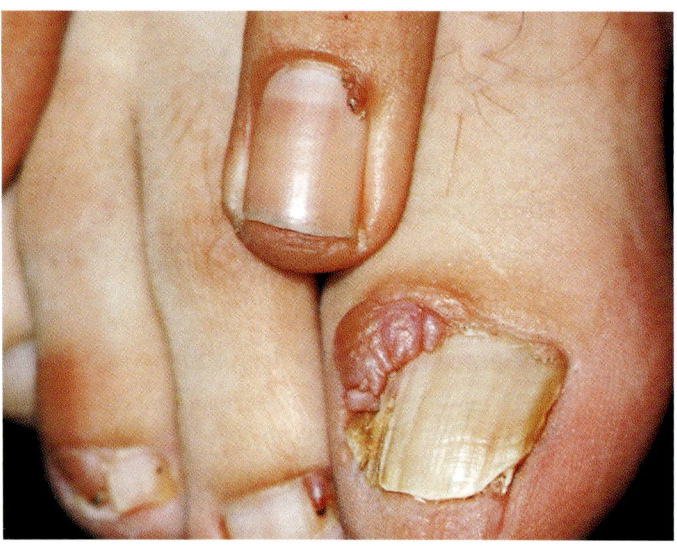

Abb. 9.4 Koenen-Tumoren bei Morbus Bourneville-Pringle.
Anamnese: 18-jährige Patientin. Seit ca. drei Jahren langsam wachsende, schmerzhafte, kleine Tumoren an mehreren Zehen- und Fingernägeln.
Befund: am Nagelfalz der Zehen I–III rechts und des rechten Zeigefingers mehrere, zum Teil breitbasig dem Nagelfalz aufsitzende, zapfenartige, nach distal zugespitzt verlaufende Wucherungen („knoblauchzehenartig"). – Nebenbefund: vermehrte Längsriffelung der Großzehennagelplatte.
Anmerkung: bei der Patientin waren außerdem andere Symptome der Erkrankung wie Papeln in den Nasolabialfalten und Krampfanfälle (Hinweis auf tuberöse Hirnsklerose) bekannt. Der Vater litt unter gleichartigen Hautveränderungen. Die Fibrome wurden zunächst als „wildes Fleisch" aufgefasst. Der Versuch einer Ätzbehandlung war erfolglos.

9.3.1 Infektionen der Nägel

Typische und häufige infektiöse Erkrankungen der Nägel sind Warzenerkrankungen, Paronychie und Nagelmykosen. Außer den eigentlichen Erregern spielen lokale Dispositionsfaktoren eine wesentliche Rolle.

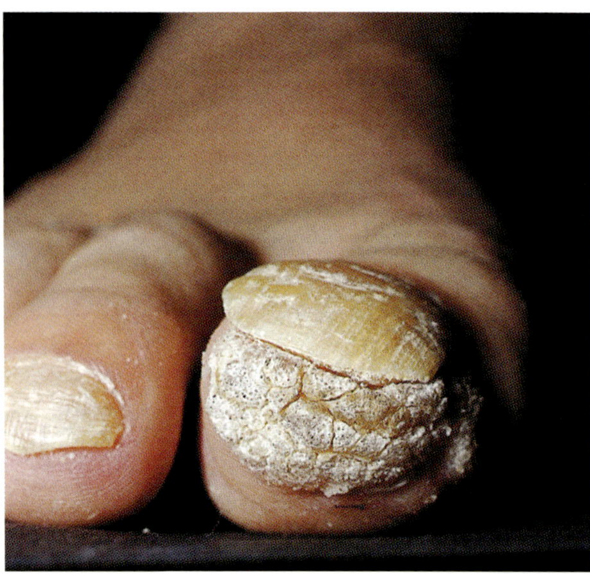

Abb. 9.5 Subunguale Warzen.
Anamnese: 15-jähriger Patient. Allmähliche Entwicklung innerhalb von zwei Jahren.
Befund: zwischen der abgehobenen, gelblich verfärbten Nagelplatte (Onycholyse, Dyschromasie) und dem vorderen Teil des Nagelbettes der rechten Großzehe liegt ein ca. kirschgroßer keratotischer Tumor mit verruköser Oberfläche und punktförmigen Hämorrhagien. Schmerzhaftigkeit insbesondere bei Druck durch Schuhwerk. – Weitere Befunde: Fingerwarzen, periphere Durchblutungsstörungen, Hyperhidrose, Fuß- und Nagelmykose.
Anmerkung: wahrscheinlich Autoinokulation durch Fingerwarzen beim Fußnägelschneiden.

Warzen (Abb. 9.5)

Die häufigste virale Infektion des Nagels sind Viruswarzen. Sie können periungual im Bereich des Nagelfalzes auftreten oder von der Fingerkuppe her die Nagelplatte unterwachsen. Störungen des Nagelwachstums können direkt oder indirekt als Therapiefolge auftreten. Therapieempfehlung: rechtzeitige Kryotherapie in Lokalanästhesie, lokale Warzenmittel (z. B. Fluorouracil). Warzen s. Kap. 7.3.1.

Paronychie (Abb. 9.6)

Meist infektiös bedingte, seröse bzw. eitrige akute oder chronisch-rezidivierende Entzündung des proximalen und/oder lateralen Nagelfalzes. **Akute Paronychie** meist bakteriell bedingt durch Staphylokokken, auch Streptokokken, Pseudomonas. **Chronisch-rezidivierende Paronychie** meist durch Hefepilzinfektion. Auch Mischinfektionen sind möglich. Häufig Dispositionsfaktoren wie Eintrittspforten durch Verletzungen, eingewachsene Nägel, Mazeration durch feuchtes Mikroklima oder Abwehrschwäche bei Diabetes mellitus.

Krankheitsbild Rötung, Schwellung und Schmerzhaftigkeit der Nagelumgebung. Fakultativ Bildung überschießenden Granulationsgewebes.
Komplikationen: Übergang in Panaritium (tiefere Weichteilinfektion), sekundäre Nagelwachstumsstörungen.

Diagnostik Klinisches Bild und Erregernachweis.
Differentialdiagnose: Herpes simplex, medikamentöse Paronychie (Retinoide).

Therapie
- Bei akut-bakterieller Paronychie: Versuch mit antiseptischer Lokalbehandlung.
- Bei Therapieresistenz: Antibiose, meist Inzision und Ruhigstellung erforderlich.

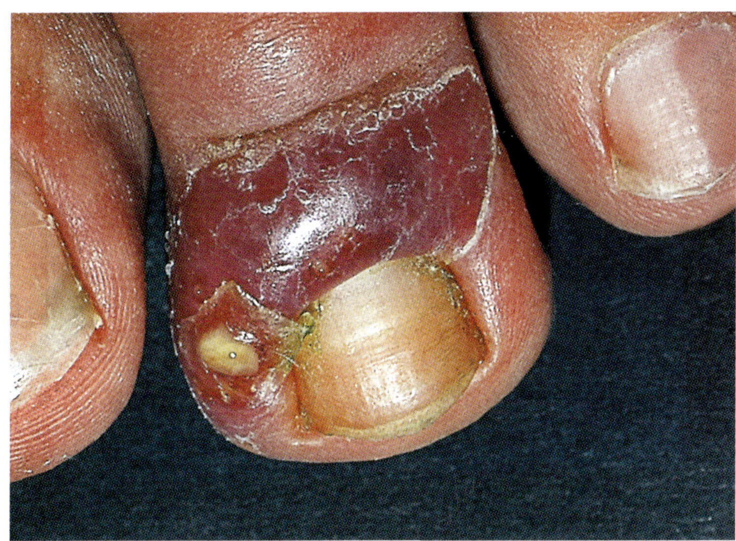

Abb. 9.6 Akute staphylogene Paronychie.
Anamnese: 32-jährige Patientin. Nach Hautverletzung bei Gartenarbeiten (Sandalen!) aufgetreten.
Befund: am 2. Zeh des linken Fußes starke ödematöse Schwellung und livid-rote Verfärbung des Nagelwalls, an einer Stelle spontane Eiterentleerung.
Besonderheiten: im Abstrich Nachweis von Staphylococcus aureus, Patientin ist Diabetikerin (Typ I).

- Bei Candida-Paronychie: antimykotische Lokaltherapie.
- Beseitigung von Dispositionsfaktoren.

Nagelmykosen

Mykotischer Befall des Nagels kann durch Dermatophyten, Hefe- und Schimmelpilze erfolgen. Onychomykose ist die häufigste Nagelerkrankung. Zunahme mit dem Lebensalter, meist mit Befall der Fußnägel.

Krankheitsbild

- **Dermatophyten-Onychomykose** (Abb. 9.7 und 9.8) Häufigste Nagelmykose (über 90%). Erreger meist Trichophyton rubrum, aber auch andere Dermatophyten wie z.B. Trichophyton interdigitale (mentagrophytes). Häufige Erkrankung von Erwachsenen (20%). Allmähliche Zerstörung der Nagelplatte, keine Selbstheilungstendenz.

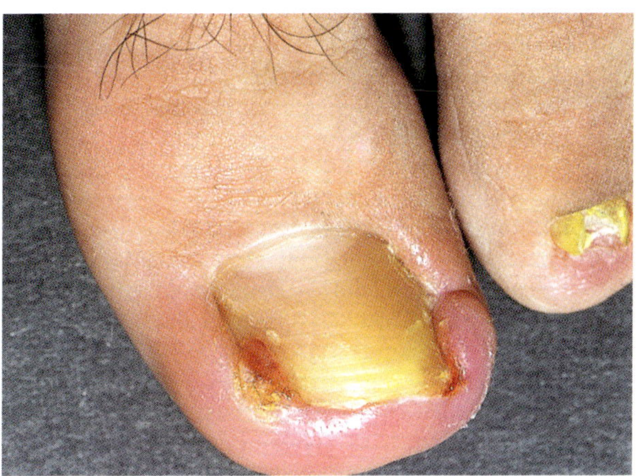

Abb. 9.7 Onychomykose: laterodistal-subunguale Form, eingewachsener Nagel und Paronychie.
Anamnese: 54-jährige Patientin. Nagelverfärbung und allmähliche Verformung seit Jahren. Seit zwei Wochen schmerzhafte Entzündung, erfolglose Salbenbehandlung.
Befund: Gelbfärbung (Dyschromasie) und Verformung (Dystrophie) des linken Großzehennagels mit entzündlicher Schwellung der umgebenden Haut, Bildung von Granulationsgewebe, Exsudat und Krustenbildung (Paronychie). Nagel des 2. Zehs mit Dyschromasie und Dystrophie. – Nachweis von Trichophyton rubrum (Nagelplatte) und Staphylococcus aureus (entzündliches Sekret). Latenter Diabetes mellitus. Subjektiv starke Schmerzen.

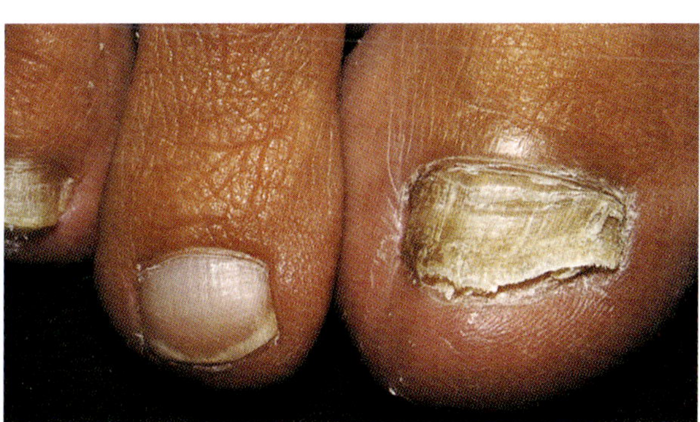

Abb. 9.8 Onychomykose: total dystrophische Form.
Anamnese: 53-jähriger Patient. Nagelverfärbung seit mehreren Jahren im Anschluss an mehrfache Nagelverletzungen durch Nagelbetthämatome nach Bergwanderungen.
Befund: Die Nagelplatten der 1. und 3. Zehe rechts zeigen eine Onychodystrophie mit Verkürzung der Nagelplatte (1. Zeh), Verdickung, Quer- und Längsrillenbildung sowie eine Gelbverfärbung (Dyschromasie). – Mykologische Untersuchung: Nativpräparat Myzel, kulturell Trichophyton interdigitale.
Differentialdiagnose: Nagelpsoriasis (Abb. **9.3**).

– **Laterodistal-subunguale Form:** von distal und lateral-subungual nach proximal fortschreitender Befall von Nagelbett und Nagelplatte bis zur Matrix. Klinisch distal-subunguale Hyperkeratose, dann gelbliche Dyschromasie sowie Onycholyse und Onychodystrophie.
– **Proximal-subunguale Form** (seltener): Befall der proximalen Nagelplatte mit Dyschromasie, proximaler Nagelplattenzerstörung und Matrixschädigung.
– **Superfiziell-weiße Form** (seltener): Nageloberflächenbefall mit weißlicher Verfärbung.
– **Total dystrophische Form:** Maximalform mit komplettem Nagelbefall.

Befallsmuster: meist asymmetrischer Befall von Zehen- bzw. Fingernägeln.
Komplikationen: bei verformter Nagelplatte mögliches Einwachsen des Nagels (Unguis incarnatus) mit Paronychie, bakterieller Infektion und überschießenden Granulationen. Übergreifen der Nagelmykose auf die Fußhaut. Autoinokulation z.B. an Händen.

- **Hefepilz-Onychomykose**
  Seltenere Onychomykose (ca. 5–10%). Erreger meist Candida-Arten.
  Meist von Candida-Paronychie der Finger ausgehend. Dyschromasie und Dystrophie der Nagelplatte, zum Teil auch grün-schwärzliche Verfärbung durch zusätzliche Infektion mit Farbstoff-bildenden Bakterien.
- **Schimmelpilz-Onychomykose**
  Seltene Form (ca. 5%). Erreger meist Scopulariopsis brevicaulis.
  Klinisch von Dermatophyten-Onychomykose nicht sicher unterscheidbar. Auch hier schwärzliche Verfärbung möglich durch Farbstoff-bildende Bakterien.

Diagnostik Anamnese und klinisches Bild. Definitive Diagnose nur durch mykologische Diagnostik mit Erregernachweis (Nativpräparat, Pilzkultur). Erfassung von Dispositionsfaktoren wichtig, da fast nur geschädigte Nägel erkranken. Dispositionsfaktoren: feucht-warmes Milieu, lokale Traumatisierung, Durchblutungsstörungen, Diabetes mellitus, Immundefizienz.
Differentialdiagnose: u.a. Nagelpsoriasis, Nageldystrophie bei Ekzem bzw. Lichen ruber oder Durchblutungsstörungen.

Therapie

- **Lokaltherapie:** nur bei leichten Formen sinnvoll (Teilbefall der Nagelplatte ohne Matrix, wenige Nägel).
- **Kombinierte Behandlung:**
  1. **Atraumatische Entfernung** befallener Nagelteile (Keratolyse mit z.B. Harnstoff).
  2. **Antimykotische Lokalbehandlung** mit Lacken (Ciclopirox, Amorolfin) oder Cremes (Bifonazol, auch mit Harnstoff).
  3. **Systemische Behandlung** mit oralen Antimykotika wie Terbinafin (Dermatophyteninfektion) bzw. Itraconazol oder Fluconazol (beide auch hefepilzwirksam). Anwendungsbestimmungen beachten! Nicht selten Rezidive von verbliebenen Sporen ausgehend.

Behandlungsbedürftigkeit: Mykosen der Fingernägel sind fast immer behandlungsbedürftig. Bei Mykosen der Zehennägel ist die Verhältnismäßigkeit zu beachten. Bei Diabetikern besteht jedoch immer Behandlungsbedürftigkeit (diabetischer Fuß!).

9.3.2 Weitere Nagelbildungsstörungen durch exogene, lokale und endogene Faktoren

Die Nagelmatrix ist trotz ihrer geschützten Lage anfällig für exogene, lokale und endogene Noxen. Die resultierenden Nagelveränderungen sind aber zum Teil auch polyätiologischer Genese und können durch Kombination verschiedener Noxen bedingt sein.

Exogene Nagelbildungsstörungen (Abb. 9.9 – 9.12)

Physikalische und chemische Noxen sowie Medikamente können zu verschiedenartigen Nagelbildungsstörungen führen. Beispiele sind:

- **Nagelbetthämatom:** traumatisch bedingte subunguale Blutung mit schwarz-braunem bzw. rötlichem Fleck innerhalb des Nagelplattenbereichs. Bei stärkerem Trauma auch Nagelverlust. Bei Spontanschmerz Hämatomentleerung durch Nageltrepanation (Stanze). Wichtigste Differentialdiagnose: beginnendes Nagelbettmelanom.
- **Leukonychia striata:** weiße Querstreifen, gelegentlich auch fleckförmige Herde. Meist durch kosmetische Mikrotraumen wie Wegschneiden des Nagelhäutchens verursacht. Seltenere Ursachen: Infektionen, Zytostatika, Intoxikationen, Stoffwechselerkrankungen. Dann auch bis zum lateralen Nagelrand reichend (Mees-Streifen).
- **Beau-Reil-Querfurchen:** gleiche Ursachen wie bei striärer Leukonychie, stärkere Matrixschädigung.
- **Onychodystrophia canaliformis:** longitudinale, meist mediane Längsfurche. Auch hier sind Mikrotraumen (Matrix) die häufigste Ursache.
- **Onychorrhexis, Onychoschisis:** brüchige Nägel durch Feuchtarbeit oder organische Lösungsmittel.
- **Unguis incarnatus** (eingewachsener Nagel): meist traumatisch/mykotisch bedingte Nagelplattenverformung mit Druck auf Nagelbett und sekundärer Paronychie. Konservative Initialbehandlung: lokal antimikrobielle Behandlung, medikomechanische Maßnahmen (Nagelrandpolster, Pflasterzug, Spangen). Bei Therapieresistenz kausal operativ.
- **Onychogrypose:** sog. Krallennagel. Meist Großzehennagel, alte Menschen, überwiegend traumatisch bedingt. Therapie: Versuch der Abtragung, evtl. Operation.
- **Arzneimittel-Onychopathie:** verschiedene Medikamente können zu Nagelstörungen führen. Beispiele: Zytostatika (Onychodystrophieformen), Tetrazykline und PUVA (Photo-Onycholyse), systemische Retinoide (Nagelplattenverdünnung und -einrisse, Paronychie), Pigmentierung (Zytostatika, Zidovudin).

Lokal bedingte Nagelbildungsstörungen (Abb. 9.13)

Der Befall der Fingerhaut durch Dermatosen kann durch Schädigung von Nagelmatrix und/oder Nagelbett zu verschiedenartigen Nagelveränderungen führen. Beispiele:

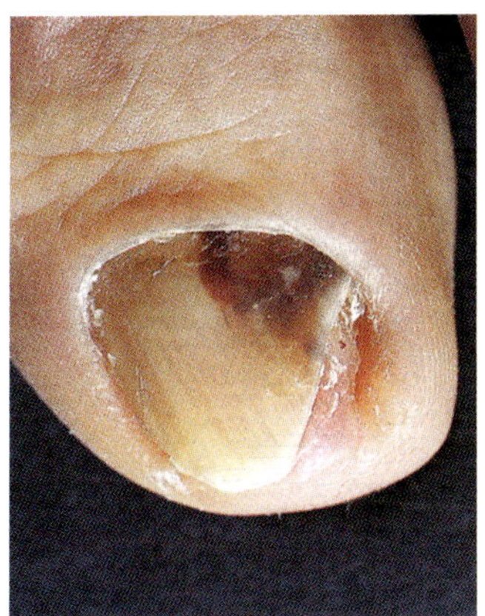

Abb. 9.9 Subunguales Hämatom.

Anamnese: Die Patientin hat den Fleck vor etwa einer Woche bemerkt und versuchte, ihn durch Kürzen des Nagels zu entfernen. Ein Trauma ist nicht erinnerlich.
Befund: unregelmäßig begrenzter, unterschiedlich rotbrauner bis schwarzer Fleck, der anscheinend unter der Nagelplatte liegt. Subjektiv kein Druckschmerz.
Diagnostik: zum sicheren Ausschluss eines Nagelbettmelanoms Teilabtragung der Nagelplatte in Leitungsanästhesie. – Zytologische Untersuchung: kein Anhalt für Tumorzellen. Chemische Untersuchung: Nachweis von Hämoglobinabbauprodukten.
Differentialdiagnose: Nagelbettmelanom (Abb. **9.18**).

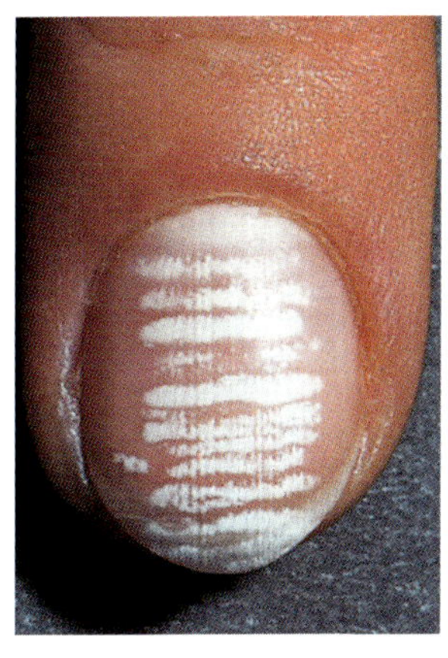

Abb. 9.10 Leukonychia striata

Anamnese: regelmäßiges Abschieben und Schneiden der Nagelhäutchen.
Befund: an allen Fingernägeln regelmäßige, nicht bis zum lateralen Nagelfalz reichende weißliche Querstreifen in annähernd gleichen Abständen. Nagelhäutchen nicht vorhanden. Kein Anhalt für endogene Ursachen.

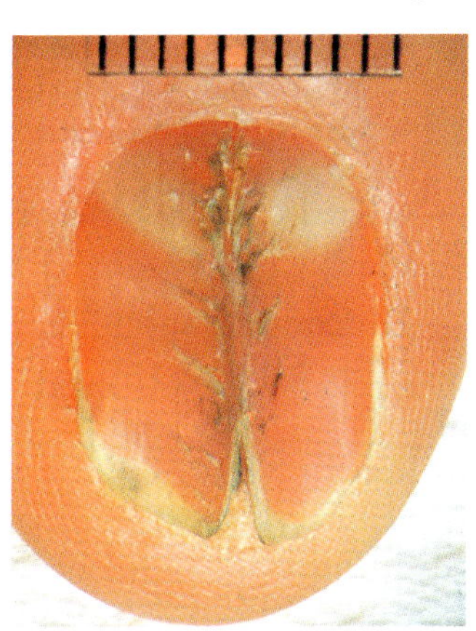

Abb. 9.11 Onychodystrophia canaliformis mediana.

Anamnese: früheres Fingertrauma erinnerlich (Autotür).
Befund: den gesamten Daumennagel von der Matrix bis zum freien Rand median zerteilende Furche mit dachziegelartiger Schrägstellung und Y-förmiger Spaltung der Nagelhälften distalwärts. Durch schräg verlaufende, kurze seitliche Kerben Ähnlichkeit mit stilisiertem Tannenbaum.

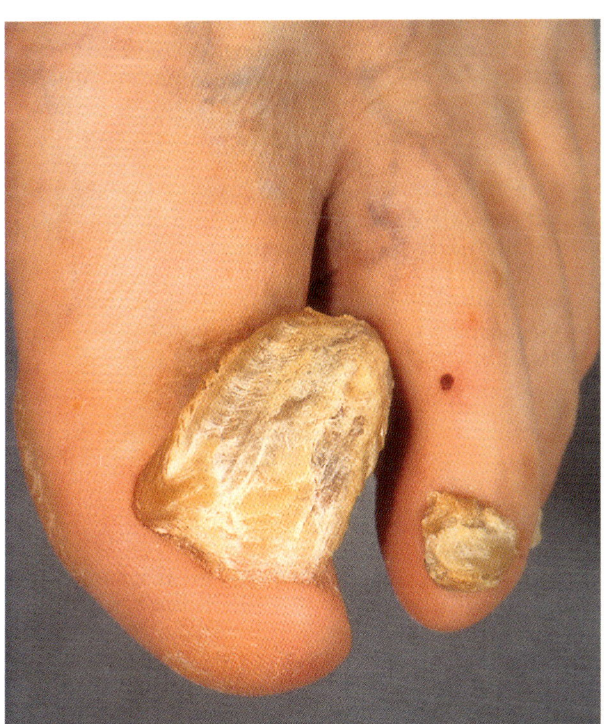

Abb. 9.12 Onychogrypose.

Anamnese: 62-jähriger Patient, mangelnde Nagelpflege durch Coxarthrose. Auf dem Boden einer Nagelpilzinfektion und Druck schlecht passender Schuhe innerhalb von mehreren Jahren entstanden.
Befund: am linken Großzeh knotig-hornartig verdickter Zehennagel. Nageldystrophie von D II, zusätzlich Onychomykose.

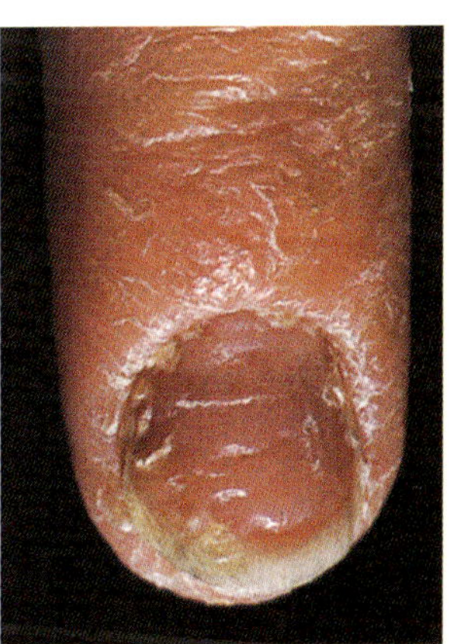

Abb. 9.13 Onychodystrophie bei endogenem Ekzem.

Anamnese: Im Gefolge eines seit vielen Jahren bestehenden endogenen Ekzems der Hände (Abb. **7.90**) haben sich seit etwa einem Jahr Nagelveränderungen entwickelt.
Befund: Dystrophie der Nagelplatte des rechten Zeigefingers mit unregelmäßigen rillen- bzw. muldenförmigen Oberflächendefekten. Fingerhaut entzündlich gerötet und schuppend.

- **Nagelplattenveränderungen** bei Ekzem („Ekzemnägel"), Lichen ruber (Nageldystrophie).
- **Nagelfalzveränderungen** bei Kollagenosen (Mikroangiopathie).
- **Nagelverlust** bei Erythrodermien.

Endogene Nagelbildungsstörungen (Abb. 9.14, 9.15)

Endogene Nagelbildungsstörungen betreffen meist alle Nägel. Beispiele sind:

- **Löffelnägel** bei Eisenmangel oder Vitaminmangel.
- **Uhrglasnägel** und **Trommelschlägelfinger** bei chronischen Lungen- und Herzerkrankungen mit peripherer Hypoxie.
- **Yellow-Nail-Syndrom:** Gelbfärbung und Wachstumsverlangsamung aller Nägel bei Atemwegserkrankungen. Ähnliches Bild bei HIV-Infektion möglich.
- **„Half-and-half-nails":** distale Nagelhälfte bräunlich-rot, proximale Hälfte weiß. Auftreten bei Niereninsuffizienz.
- **Weiße Nägel** (Milchglasnägel): Leberzirrhose.
- **Braune Nägel:** Morbus Addison, Morbus Wilson, Hämochromatose.
- **Onychophagie** (Nagelkauen): besonders bei Kindern in psychischen bzw. sozialen Konfliktsituationen und bei Verhaltensstörungen, auch zusammen mit Trichotillomanie (Haarzupfen)
- **Onchotillomanie:** neurotisch-psychotische Nagelartefakte bei Erwachsenen.

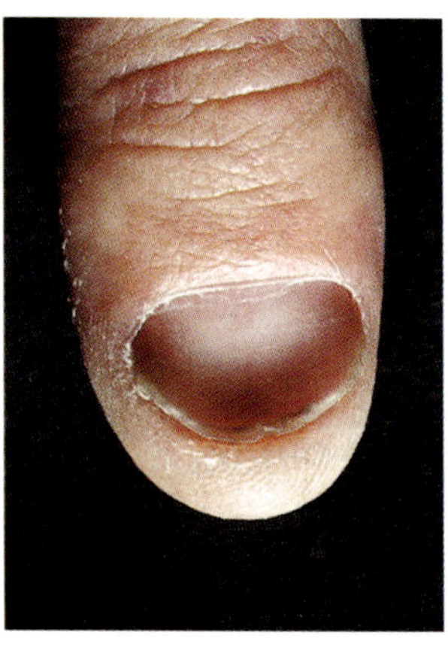

Abb. 9.14 Koilonychie („Löffelnagel").
Anamnese: Patientin berichtet über schon längere Zeit bestehende, verstärkte Regelblutungen.
Befund: konkav gekrümmter Nagel mit Einrissen am freien Rand (Onychorrhexis), entsprechende Veränderungen aller Fingernägel. – Weitere Befunde: Mundwinkelfissuren, mikrozytäre Eisenmangelanämie.

9.4 Neubildungen

Neubildungen im Nagelbereich sind selten, da die proliferationsfähigen Zellen durch die Nagelplatte gut geschützt sind.

9.4.1. Gutartige Neubildungen

Glomustumoren (Abb. 9.16)

Von arteriovenösen Hautanastomosen ausgehende gutartige Neubildung.
Krankheitsbild: durch Nagelplatte schimmernder, bläulicher Tumor. Schmerzhaft bei Druck und Temperaturreizen.
Therapie: operativ.

Melanonychia striata (Abb. 9.17)

Brauner Längsstreifen unterschiedlicher Genese im Nagelplattenbereich. Wichtigste Form: melanozytäre Streifenbildung. Bei Weißen ein pathologischer Befund. Mögliche Ursachen: Melanozytenaktivierung, Lentigo oder melanozytärer Nävus im Nagelmatrixbereich. Auch beginnendes malignes Melanom.

Krankheitsbild Brauner Längsstreifen der Nagelplatte mit unterschiedlich intensiver, aber regelmäßiger Farbtönung sowie regelmäßiger Begrenzung und Form.

Diagnostik Anamnese, klinisches Bild, Dermatoskopie. Histologische Klärung bei Melanomverdacht.

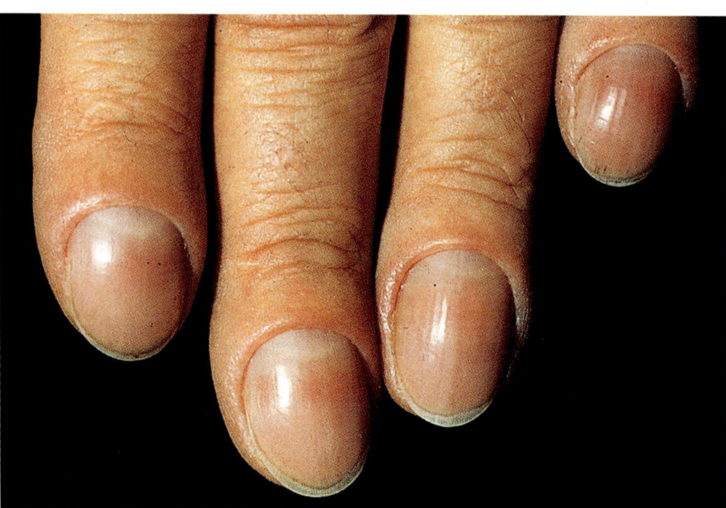

Abb. 9.15 Uhrglasnägel bei Lungenfibrose.
Anamnese: 56-jährige Patientin. Seit ca. 3 Jahren ganz allmähliche Verdickung der Fingerendglieder und Verformung der Nägel. Internistischerseits ist seit mehreren Jahren eine idiopathische Lungenfibrose bekannt.
Befund: Vergrößerung, Abrundung und uhrglasähnliche konvexe Verformung der Nagelplatten aller Finger. Trommelschlägelähnliche Auftreibung der Fingerendglieder, besonders des Mittelfingers. – Subjektiv: Müdigkeit, Husten, Belastungsdyspnoe.
Anmerkung: Primäre Veränderung ist die Vergrößerung der Fingerendglieder mit nachfolgender Formänderung der Nagelplatten.

Differentialdiagnose: andere Formen von schwarz-braun-grünlicher Streifenbildung, auch an mehreren Nägeln. Ursachen: traumatisch oder medikamentös bedingte Nagelmelanose, Nagelbett-/Nagelplatteninfektion durch Farbstoff-bildende Bakterien (z.B. Pseudomonas, Proteus), auch „Schwärzepilze".

Therapie

- Bei Regelmäßigkeit bzw. stationärem Befund: klinische Kontrollen.
- Bei Melanomverdacht: histologische Klärung und Exzision.

! Merke Melanonychia striata eines Nagels kann **Symptom eines akrolentiginösen Melanoms** sein. Malignitätszeichen sind:

- Neuauftreten im Erwachsenenalter
- Veränderungen eines bestehenden Herdes wie Farbänderung (atypische Blauschwarztöne)
- Unregelmäßigkeiten der Form und Begrenzung
- unterschiedliche Farbtöne
- Wachstum mit Übergreifen auf Nagelfalz oder Fingerkuppe (Hutchinson-Zeichen).

Eine sofortige histologische Klärung ist erforderlich.

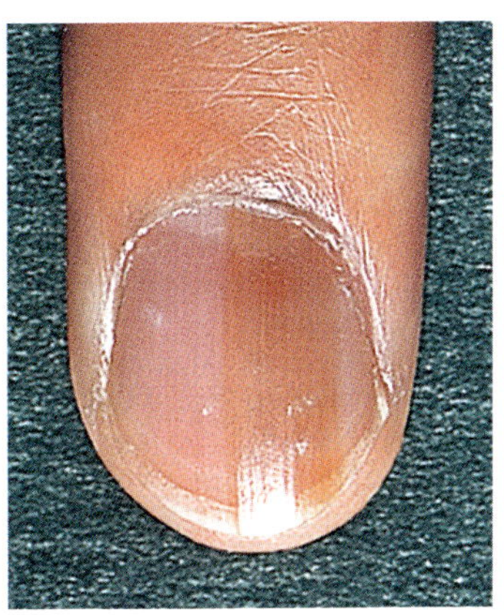

Abb. 9.17 Melanonychia striata.
Anamnese: Die 24-jährige Patientin beobachtete die streifenförmige Nagelpigmentierung seit mehr als zehn Jahren, ohne dass eine erkennbare Veränderung eingetreten wäre.
Befund: im Nagelbereich des linken Zeigefingers brauner Streifen. Regelmäßig in Farbe, Form und Begrenzung. Keine Überschreitung der Nagelplatte.
Anmerkung: Bei diesem Befund reichen Patientenaufklärung und regelmäßige klinische Kontrollen. Bei der geringsten Befundänderung ist aber eine Abklärung dringend erforderlich.

9.4.2 Bösartige Neubildungen

Maligne epitheliale Neubildungen wie Morbus Bowen oder Plattenepithelkarzinom können in der Nagelumgebung entstehen und auf den Nagel übergreifen. Die wichtigste und häufigste maligne Neubildung ist jedoch das Nagelbettmelanom.

Nagelbettmelanom (Abb. 9.18)

Mit 3% aller Hautmelanome keineswegs eine seltene Lokalisation. Melanomtyp: meist akrolentiginöses Melanom.

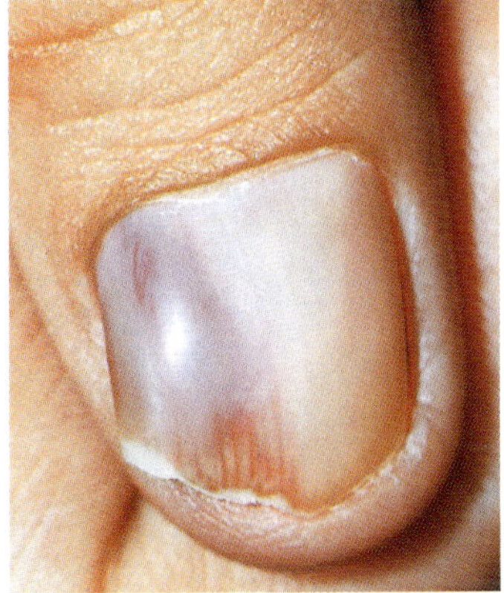

Abb. 9.16 Glomustumor.
Anamnese: allmähliche Aufwölbung des Daumennagels.
Befund: unter dem lateralen Anteil des rechten Daumennagels solitärer, livider, länglicher, die Nagelplatte deformierender Tumor. Splitterung und Verdünnung des distalen lateralen Nagelanteils. – Subjektiv Druckschmerz.

Krankheitsbild Nagelbettmelanome treten meist in zwei Formen auf:

- **lentiginös-fleckige Form:** bräunlich-schwärzliche Streifen bzw. Fleckbildung im Nagelplattenbereich. Auffällig durch Farb- und Formunregelmäßigkeiten. Später auch auf Nagelfalz oder Fingerkuppenhaut übergreifend, Nagelplattendystrophie.
  Differentialdiagnose: Nagelbetthämatom, Melanonychia striata einschließlich mikrobiell bedingter Streifenbildung.
- **entzündlich-proliferative Form:** Melaninbildung gering oder fast fehlend (amelanotisch), stattdessen papulös-knotige Tumorproliferation und Entzündung im Vordergrund.
  Differentialdiagnose: chronische Paronychie mit Bildung von Granulationsgewebe, z.B. bei eingewachsenem Nagel.

Diagnostik Anamnese, klinisches Bild, Dermatoskopie, Histologie, Ausbreitungsdiagnostik.
Nagelbettmelanome werden häufig verkannt und infolgedessen konservativ-antimikrobiell oder sogar traumatisierend durch Nagelextraktion oder Kürettage des Nagelbettes vorbehandelt. Wegen der Fehldiagnose unterbleibt meist eine histologische Gewebsuntersuchung. Konsequenz: Prognoseverschlechterung.

Therapie Tumorexzision. Eine Amputation ist meist nicht erforderlich, möglichst aber Exzision mit mikroskopisch kontrollierter Chirurgie.

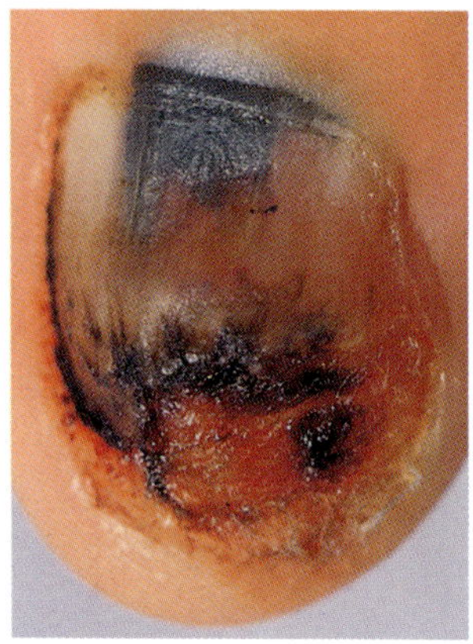

Abb. 9.18 Subunguales Melanom, Mischbild von lentiginöser und entzündlicher Form.
Anamnese: 57-jähriger Patient. Eine dunkle Verfärbung des Nagels ist ihm seit vielen Jahren bekannt. Erst in den letzten Monaten sei eine zusätzliche Verfärbung und Entzündung aufgetreten.
Befund: am linken Ringfinger ein Drittel der Nagelbreite einnehmende, proximale, streifige braun-schwarze Verfärbung mit unregelmäßig-zackiger Begrenzung und Übergreifen auf Nagelhäutchen und Nagelfalz. Medial zartbraune Pigmentierung. Distal flacher entzündlicher Knoten mit peripher unregelmäßiger Pigmentierung und Zerstörung der Nagelplatte.
Histologisch akrolentiginöses Melanom, Tumordicke nach Breslow 0,66 mm.
Besonderheiten: Das Bild zeigt zwei typische Aspekte des Nagelbettmelanoms: 1. nagelüberschreitende Pigmentierung, 2. Knotenbildung und Entzündung.

Zusammenfassung

Die **Organeinheit Nagel** besteht aus Nagelmatrix, Nagelplatte und umgebender Kutis (Nagelfalz, Nagelbett) sowie aus der dazugehörigen Blut- und Nervenversorgung. Die Nagelplatte wird von der Nagelmatrix gebildet und wächst kontinuierlich aus der Nageltasche heraus. Dabei wird sie von Nagelfalz und Nagelbett gestützt und mitgeformt.
Krankhafte Veränderungen können die Bildung der Nagelplatte (Matrixschädigungen), die fertige Nagelplatte (z.B. Pilzinfektion) sowie Nagelbett und Nagelfalz (z.B. Paronychie) betreffen.
Die klinische **Symptomatik** hat zwei Schwerpunkte:
1. Veränderungen der Nagelplatte: Dyschromie, Dystrophie, Onycholyse.
2. Entzündungen der Nagelumgebung: Paronychie, Panaritium.

Spezielle **diagnostische Verfahren** sind neben Anamnese und klinischem Befund: Dermatoskopie, mikrobiologische Untersuchungen, histologische Diagnostik z.B. bei Neubildungen, Kapillarmikroskopie bei Kollagenosen.
Therapie: Neben den allgemeinen konservativen und operativen Behandlungsmethoden von Hautkrankheiten sind folgende spezielle Aspekte zu nennen: lokale und systemische Nageltherapeutika (Verbesserung des Nagelwachstums, Nagel-Antimykotika), spezielle operative Eingriffe am Nagel.

Erbkrankheiten und Fehlbildungen

Erbliche Nageldystrophien: u.a. Pachyonychia congenita, Nagel-Patella-Syndrom.
Nagelveränderungen bei Genodermatosen: z.B. Psoriasis, hereditäre Epidermolysen, Morbus Bourneville-Pringle.
Angeborene Fehlbildungen: z.B. Anonychie, Hyponychie.

Erworbene Erkrankungen

Häufige **Infektionen** sind Viruswarzen (HPV) im Nagelfalzbereich. Weiterhin bakterielle bzw. mykotische Infektionen der Nagelplattenumgebung wie die akute (Staphylokokken) oder chronische (Hefepilze) Paronychie. Die häufigste erworbene Erkrankung der Nagelplatte ist die Onychomykose, besonders der Fußnägel älterer Menschen. Sie wird meist durch Dermatophyten wie Trichophyton rubrum verursacht, am häufigsten ist der distolaterale Typ. Seltenere Erreger sind Hefe- oder Schimmelpilze.
Exogene Nagelerkrankungen sind meist traumatisch bedingt, z.B. Nagelbetthämatom (DD Melanom), Leukonychia striata, verschiedene Formen von Nagelplattendystrophie.
Hauterkrankungen im Nagelbereich können durch Matrixschädigung zu Bildungsstörungen der Nagelplatte führen, z.B. Ekzeme, Kollagenosen, Erythrodermien.
Endogene Schädigungen können das Nagelwachstum beeinflussen. Beispiele: Uhrglasnägel (Herz-Lungen-Erkrankungen), Löffelnägel (Eisenmangel), Artefakte (seelische Störungen).

Neubildungen

Gutartige Neubildungen sind **Glomustumor** (schmerzhaft) und **Melanonychia striata** (melanozytäre und nicht-melanozytäre Formen). Die wichtigste bösartige Neubildung ist das häufig erst mit Verzögerung diagnostizierte und fehlbehandelte **Nagelbettmelanom** in seiner lentiginös-fleckigen oder entzündlich-proliferativen Form.

 024 IMPP-Fragen

10 Erkrankungen der Haare und der Haarfollikel

10.1 Grundlagen

Anatomie und Physiologie

Haare (pilus, crinis [lat.], tricho- [gr.] = Haar) sind Hautadnexe in Form handschuhfingerartiger Kutiseinstülpungen (Haarwurzel, Haarfollikel), aus welcher das äußerlich sichtbare Haar (Haarschaft) als umdifferenzierte, geformte Hornschicht herauswächst. Vergleichbar mit der Bildung der Nagelplatte aus der Tiefe der Nageltasche.
Wenn von Haar die Rede ist, wird meist der Haarschaft gemeint.

Aufbau (Abb. **10.1**)

Die tiefste Stelle des **Haarfollikels** ist umdifferenziert zum **epithelialen Haarbulbus** mit Haarmatrix und keratogener Zone sowie zur bindegewebigen, dermalen Papille. In Kooperation mit der **dermalen Papille** bildet der Haarbulbus den **Haarschaft.** Er wird geformt von der röhrenförmigen epithelialen inneren und äußeren Wurzelscheide mit bindegewebigem Haarbalg. Ein gerader Follikelkanal formt gerades Haar, ein gewundener Follikelkanal lockiges bzw. gekraustes Haar. Der Haarschaft ist dreischichtig aufgebaut (Mark, Rinde, Kutikula) und besteht aus zystinreichem Haarkeratin. Seine Farbe wird bestimmt von der beigegebenen Menge und Art der Melaninpigmente, die von Melanozyten im Haarbulbus gebildet werden. Am Haarbalg greift der **Haarbalgmuskel** an (M. arrector pili). In diesem Follikelbereich findet sich auch ein Wulst, der eine Nische epithelialer **Stammzellen** enthält. Die in den Haarfollikel einmündende **Talgdrüse** fettet durch ihr Sekret (Talg, Sebum) Haar- und Hautoberfläche. Sie unterteilt den Follikel in einen supraseboglandulären und infraseboglandulären Teil. In manchen Körperregionen wie z. B. Achselhöhlen oder Genitoanalregion münden in den Follikel auch noch **apokrine Schweißdrüsen.** Der Haarfollikel ist von sensorischen und autonomen **Nervenfasern** sowie **Blutgefäßen** umgeben.

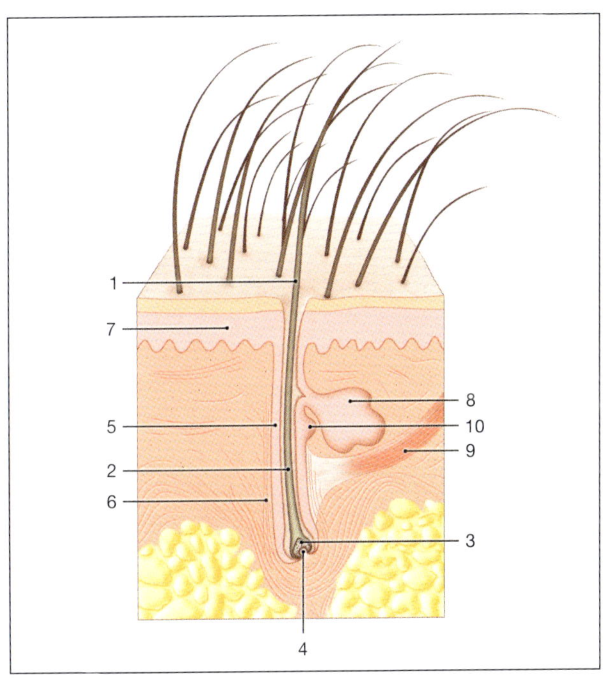

Abb. 10.1 Haar und Haarfollikel.
1 Haarschaft
2 Haarwurzel
3 Haarbulbus mit Matrix und Melanozyten
4 Bindegewebige, dermale Haarpapille
5 Epitheliale Wurzelscheiden
6 Bindegewebige Wurzelscheide (Haarbalg)
7 Epidermis
8 Talgdrüse
9 Haarbalgmuskel
10 Wulst mit Stammzellnische

Haarwachstum

Die Gesamtzahl der Haare bzw. Follikel wird mit ca. fünf Millionen angegeben, davon ca. 100 000 Kopfhaare. Handflächen, Fußsohlen und Schleimhäute sind haarfrei. Für das Verständnis von Haarwachstum und Haarerkrankungen sind **drei Aspekte** wichtig:

1. **Haarneogenese:** Die Zahl der pränatal angelegten Haarfollikel nimmt nicht mehr zu, sondern ab. Es gibt grundsätzlich keine Haarneogenese.
2. **Haartypen** (Abb. 10.2): Der einzelne Follikel kann im Lauf des Lebens verschiedene Haartypen bilden.
   - **Lanugohaar:** fetales, langes, dünnes farbloses Haar.
   - **Vellushaar:** postpartales, kürzeres, meist farbloses Haar. Haar der allgemeinen Körperbehaarung.
   - **Terminalhaar:** dickes, pigmentiertes, z.T. längeres Haar. Bei Säuglingen bereits als Kopfhaar, Wimpern, Augenbrauen vorhanden. Spätere Bildung als androgenabhängiges Sexualhaar in Achsel und Genitalregion, bei Männern zusätzlich im Gesicht und am Körper (geschlechtstypisches Behaarungsmuster). Die Körperbehaarung des erwachsenen Mannes besteht zu etwa 90% aus Terminalhaaren, die der erwachsenen Frau zu etwa 35%.
3. **Haarzyklus:** Das einzelne Haar wächst nicht kontinuierlich wie ein Nagel, sondern fällt nach einiger Zeit aus und wird durch ein neues ersetzt. Dieser Haarzyklus läuft am unteren Follikelteil ab. Er umfasst folgende Phasen (Abb. **10.3**; Tab. **10.1**):
   - **Anagen-Phase:** Wachstumsphase. Eine unterschiedliche Dauer der Wachstumsphase führt zu unterschiedlich langen Haaren wie z.B. Kopfhaare, Augenbrauen, Wimpern.
   - **Katagen-Phase:** Übergangsphase. Stopp des Haarwachstums. Apoptotische Regression von Follikel (Verkürzung), Matrix (Verhornung) und dermaler Papille.
   - **Telogen-Phase:** Ruhephase. Abschluss der regressiven Veränderungen, Entstehung eines abstoßungsfähigen Kolbenhaars.
   - **Neue Anagen-Phase:** Wachstumsphase. Follikelwachstum, Rekonstitution von Matrix (Stammzell-Einwanderung) und Papille. Neue Haarschaftproduktion, Herausschieben des noch vorhandenen Kolbenhaars.

Regulation des Haarwachstums

Sowohl die Umschaltung auf verschiedene Follikeltypen wie auch der Ablauf des Haarzyklus müssen reguliert sein, die Mechanismen sind aber noch weitgehend unbekannt.

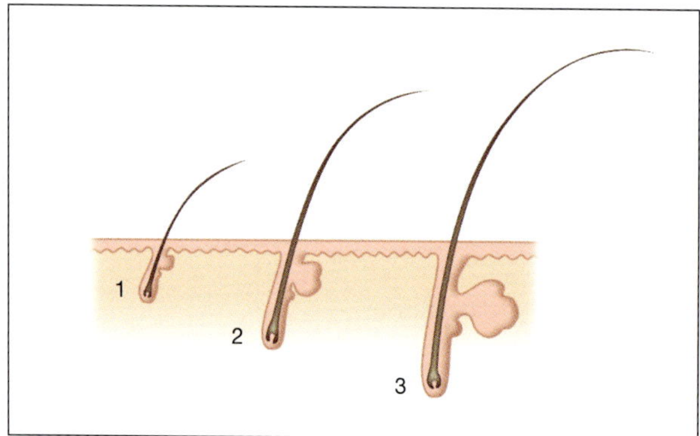

Abb. 10.2 Haartypen.
1 Lanugohaar
2 Vellushaar
3 Terminalhaar

- **Haartypen:**
  - **Genetische Faktoren** beeinflussen das rassische, familiäre und geschlechtstypische Behaarungsmuster.
  - **Hormonelle Einflüsse** erfolgen insbesondere durch Androgene. Diese können bei androgenabhängigen Haarfollikeln den Haartyp bestimmen, aber auch Haarzyklus und Haarwachstum beeinflussen.
- **Haarwachstum:** Die Wirkung von Androgenen auf Haarfollikel und Haarwachstum ist regional unterschiedlich.
  - **Positive Wirkung:** Ausbildung von Terminalhaaren in Achseln, Bartregion (Männer), Genitalregion (geschlechtsabhängig). Bei Fehlen von Androgenen keine entsprechende Bildung von Terminalhaaren.
  - **Keine Androgenwirkung:** Androgen-unabhängige Bildung von Terminalhaaren z.B. bei Wimpern.
  - **Negative Wirkung:** Rückbildung von Terminalhaaren zu Vellushaaren am Kapillitium durch verstärkte lokale Androgenwirkung bei androgenetischer Alopezie.

  Für die Androgenwirkung auf Haarfollikel und Haarwachstum ist nicht nur der periphere Androgenspiegel von Bedeutung (z.B. Hyperandrogenämie), sondern auch die Fähigkeit von Haarfollikeln, den lokalen Androgenspiegel durch Androgen-metabolisierende Enzyme mit zu bestimmen. Gegenspieler der Androgene sind Östrogene.
- **Haarzyklus:** Die Zyklen der einzelnen Follikel verlaufen postpartal asynchron, sodass der Haarwechsel beim Menschen kontinuierlich-unauffällig und nicht mauserartig verläuft. Der genaue Sitz der den Haarzyklus steuernden „biologischen Uhr“ des Follikels (dermale Papille?) und ihre Wirkungsweise sind noch unbekannt.

Bedeutung der Haare

Noch gewisse **Schutzfunktion:**
- Haare am Kapillitium: UV-und Wärmeschutz
- Augenbrauen und Wimpern: Augenschutz beim Schwitzen.

Der evolutionsbedingte Verlust des Fellcharakters des menschlichen Haarkleides ermöglicht durch gleichzeitige Steigerung der Temperaturregulation (Durchblutung und Schwitzen) eine flexiblere Anpassung an andere Lebensbedingungen.

Tab. 10.1 Haarzyklus

Phasen	Merkmale	Dauer (Kopfhaar)
Anagen-Phase	maximale Follikellänge, aktive Haar(faden)produktion	bis 6 Jahre
Katagen-Phase	Follikelverkürzung, Haar(faden)-Wachstumsstop	bis 2 Wochen
Telogen-Phase	weitere Rückbildung des unteren Follikelabschnitts, Kolbenhaarbildung	2–4 Monate

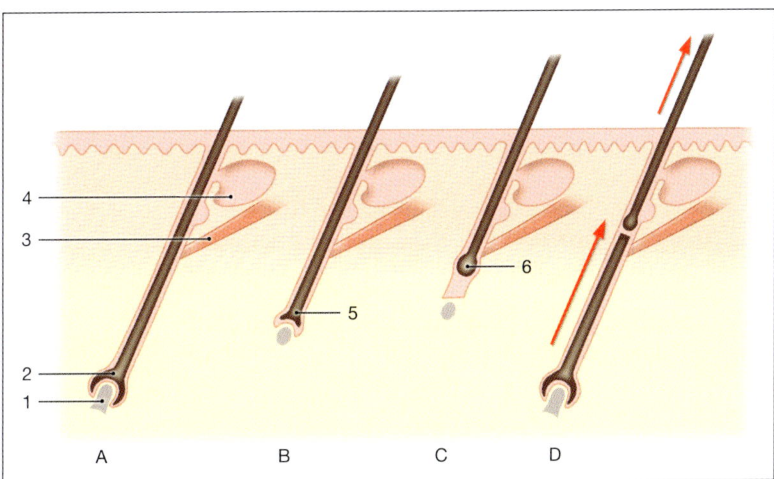

Abb. 10.3 Haarzyklus
1 Bindegewebige, dermale Papille
2 Haarbulbus mit Haarmatrix
3 Haarbalgmuskel
4 Talgdrüse
5 Follikelregression, Haarmatrix-Verhornung
6 Kolbenhaar
A **Anagen-(Wachstums-)Phase:** maximale Follikellänge, an/in Subkutis reichend, aktive Haar(faden)produktion.
B **Katagen-(Übergangs-)Phase:** Follikelverkürzung und Haar(faden)-Wachstumsstopp.
C **Telogen-(Ruhe-)Phase:** weitere Rückbildung des unteren Follikelabschnitts bis unterhalb des Haarbalgmuskel-Ansatzes, keine Haarproduktion, unterer Haarfadenpol kolbenartig verhornt („Kolbenhaar").
D **Neue Anagen-Phase:** Rekonstitution des Follikels, erneutes Haar(schaft)wachstum. Herausschieben des alten Kolbenhaars.

Haarwuchsstörungen können **Leitsymptom** verschiedener Erkrankungen sein. Medizinische bzw. **forensische Bedeutung** besitzt die sog. Haaranalyse zum Nachweis von Spurenelementen, Medikamenten, Drogen, Giften.
Die **psychosoziale Bedeutung** des normalen bzw. gestörten Haarwuchses ist erheblich.

Historischer Exkurs

Folgende Feststellung traf ein bekannter Anatom bereits vor 100 Jahren. „Als natürlicher Schmuck erfreuen sich die Haare einer besonderen Pflege bei allen gebildeten und ungebildeten Nationen, insbesondere bei den Frauen, und man ist darauf bedacht, den Verlust derselben durch die Kunst zu verbergen. Der buschige Reiz eines wohlbestellten Backenbartes, die Bürste des Schnurrbartes, der Vollbart des Kapuziners und Demokraten haben auch im starken Geschlechte ihre Verehrer, weil sie selbst nichtssagenden Gesichtern einen gewissen Ausdruck geben." Zitiert nach: Joseph Hyrtl: Lehrbuch der Anatomie des Menschen, Wien 1889.

Ätiopathogenese

Ätiologie: Genetisch-hereditäre Störungen und Fehlbildungen können Follikelanlage und Haarbildung beeinflussen. Genetische Faktoren können sich auch bei erworbenen Erkrankungen auswirken. Bei erworbenen Erkrankungen spielen bakterielle und mykotische Erreger sowie physikalische (z.B. ionisierende Strahlen) und chemische Noxen (z.B. Zytostatika) eine Hauptrolle. Außerdem sind Immunreaktionen und Endokrinopathien von Bedeutung. Erworbene Schädigungen können auch durch exogene Schädlichkeiten, lokale Dermatosen und endogene Schädlichkeiten verursacht werden.
Pathogenese: Krankhafte Veränderungen können sich entwickeln als

- **Haarschaftdystrophien:** genetische Defekte oder exogene Noxen.
- **Haartypstörungen:** Persistenz z.B. von Lanugohaaren, Umschaltungsstörung von Vellushaar → Terminalhaar bzw. Terminalhaar → Vellushaar.
- **Haarzyklusstörungen:** klinischer Haarausfall durch Haarzyklus-Synchronisation (mauserartig) oder Haarbildungsstörungen.
- **Follikuläre Entzündungen** (Follikulitis, Perifollikulitis): sekundäre Haarbildungsstörungen
- **Neubildungen** (Tumoren) des Haarfollikels: insgesamt selten.

Klinik

Klinische **Leitsymptome** von Haarerkrankungen sind einerseits sichtbare Haar(schaft)veränderungen sowie andererseits follikelgebundene Entzündungen. **Spezielle Symptome** sind:

- **Atrichie, Hypotrichie:** anlagemäßig fehlender bzw. reduzierter Haarwuchs.
- **Farbänderungen:** weiße Haare bei Albinismus, Poliosis bei Piebaldismus. Ergrauen durch Mischung weißer und dunkler Haare.
- **Haardystrophie:** Form- und Gestaltänderungen wie Ringel-, Dreh-, Spindel-, Knotenhaare, Aufsplitterung freier Haarenden (Haarspliss).
- **Haarbildungsstörungen:** Alopezie, Hypertrichose:
  - **Haarausfall:** Prozess des Ausfallens = **Effluvium,** Folge eines stärkeren Effluviums = **Alopezie.** Scheinbarer Haarausfall auch durch Umschalten von kräftigem Terminalhaar auf zartes Vellushaar oder Haarzyklussynchronisation (postpartaler Haarausfall). Weitere Charakteristika von Alopezien: nicht-vernarbend/vernarbend (irreversibel), herdförmig/diffus.
  - **Hypertrichose:** keine Neubildung von Haarfollikeln, sondern entweder Umschaltung von zartem Vellushaar auf kräftiges Terminalhaar oder Bildung exzessiv langer, auffälliger Lanugo- bzw. Vellushaare (Hypertrichosis lanuginosa).
- **Entzündliche Veränderungen:** Kardinalsymptome der Entzündung bei Follikulitis, Perifollikulitis, Furunkel.

Diagnostik

Die Diagnosestellung erfolgt grundsätzlich durch Anamnese, klinisches Bild, Zupftest, Labordiagnostik (z.B. bakteriologische, mykologische Untersuchungen) sowie histologische Diagnostik. Spezielle **trichologische Untersuchungsmethoden** sind:

- **Zupftest:** orientierende Prüfung eines Effluviums, d.h. leicht ausziehbarer Haare.
- **Ausfallrate:** Erfassung und Zählung der ausgefallenen Haare/24 Stunden, normal bis ca. 100 Haare.
- **mikroskopische Beurteilung des Haarschaftes:** Lichtmikroskop, evtl. Rasterelektronenmikroskop.
- **Trichogramm** (Haarwurzelstatus): mikroskopische Auszählung des prozentualen Anteils von Anagen-, Katagen- und Telogenhaaren in einem epilierten Haarbüschel. Normales Trichogramm (Kopfhaut) 80–85%, Anagen-, ca. 1–3% Katagen-, ca. 15% Telogenhaare. Entsprechende pathologische Trichogramm-/Haarausfallmuster sind:
  - **Telogeneffluvium:** erhöhte Telogenhaarrate. Durch leichte Matrixschädigung frühzeitig-vermehrter, synchroner Übergang von Anagenhaaren in Telogenhaare. Effluvium nach 2–4 Monaten, Alopezie vom Spättyp.
  - **Anagen-dystrophisches Effluvium:** Auftreten anagendystrophischer Haare auf Kosten von normalen Anagenhaaren bei schwererer Matrixschädigung. Telogenhaarrate normal. Abbrechen bzw. Ausfall innerhalb von Tagen oder Wochen, Alopezie vom Frühtyp.
  - **Akute Matrixdegeneration:** schwere, plötzliche Matrixschädigung und -degeneration. Stopp der Haarbildung und Haarausfall bzw. nur noch Bildung amorphen Materials („kadaverisierte Haare"), schwerste Form der Alopezie vom Frühtyp.

  Mischformen sind möglich.

Therapie

Bei der lokalen bzw. systemischen medikamentösen Therapie werden grundsätzlich die gleichen Wirkstoffe eingesetzt wie bei kutanen Erkrankungen. Auch hier sind Probleme der Penetration von Lokaltherapeutika zu beachten. Die gezielte therapeutische Beeinflussung von Haartypbildung und Haarzyklus ist zurzeit noch nicht befriedigend möglich. Leichte Verbesserungen von Haarschaftqualität und Trichogramm sind erreichbar.

10.2 Erbkrankheiten und Fehlbildungen

Erbkrankheiten und Fehlbildungen sind insgesamt selten. Sie sind meist bei Geburt vorhanden, können aber auch erst im Kindesalter manifest werden.

10.2.1 Erbliche Bildungsstörungen von Haaren und Haarfollikeln

Atrichien, Hypotrichien und Hypertrichosen

- **Atrichia congenita:** universelles oder herdförmiges Fehlen der Terminalhaarbildung.
- **Hypotrichia hereditaria:** schütterer, allmählich weiter zurückgehender Haarwuchs.
- **Hypertrichosis lanuginosa:** kongenitale universelle Hypertrichose des gesamten Körpers durch persistierende Lanugohaare, im Extremfall fellartig. Differentialdiagnose: erworbene Hypertrichosis lanuginosa (Paraneoplasie).

Historischer Exkurs

Haarmenschen, d.h. Menschen mit einer allgemeinen fellartigen Hypertrichose, hat es zu allen Zeiten gegeben. Früher wurde der übermäßige Haarwuchs als Zeichen besonderer Körperkräfte oder auch besonderer Heiligkeit aufgefasst (heilige Maria Magdalena des Münnerstädter Altars von Tilman Riemenschneider mit einer universellen Hypertrichose, Bayerisches Nationalmuseum). Später wurden solche Menschen Schauobjekte an Fürstenhöfen und Jahrmärkten.

Haarschaftdystrophien (Abb. 10.4)

Hereditäre, meist autosomal-dominante Formen:

- **Pili anulati** (Ringelhaare): abwechselnd helle und dunkle Abschnitte. Haare nicht brüchig.
- **Pili torti** (Drehhaare): abgeflachte, korkenzieherartig gedrehte Haare, brechen ab.
- **Monilethrix** (Spindelhaare): abwechselnd helle Einschnürungen und dunklere spindelförmige Auftreibungen, Haare brechen ab.
- **Trichorrhexis** (Knoten- bzw. Bambushaare): knotig aufgetriebene Aufsplitterungen (T. nodosa) oder Einstülpungen (T. invaginata, Teil des Netherton-Syndroms), Haare brechen ab.

Differentialdiagnose: entsprechende erworbene Haarschaftdystrophien durch exogene Haarpflegeschäden, Kopfhauterkrankungen.

Follikelstörungen (Abb. 10.5)

- **Keratosis pilaris:** hereditäre Verhornungsstörung mit follikulären Papeln und Hornpfröpfchen, besonders an Oberarmen, Oberschenkeln und Gesäß. Gehäuft bei atopischer Diathese. Therapie: symptomatisch mit Harnstoff- bzw. Vitamin-A-Säure-haltigen Externa.
- **Trichoepitheliome** (Epithelioma adenoides cysticum): meist familiäre Follikelfehlbildung mit multiplen hautfarbenen glänzenden Knötchen oder Knoten. Lokalisation meist Gesicht, selten Kapillitium und Rumpf. Mögliche Assoziation mit Zylindromen (s. Kap. 12.4). Auftreten von Trichoepitheliomen und Zylindromen in der Kindheit, spätere maligne Entartung möglich (Kontrollen!). Therapie: operativ.

10.2.2 Haarbildungsstörungen bei Genodermatosen

Die Haare als Hautadnexe können bei Genodermatosen (s. Kap. 7.2) miteinbezogen werden. Häufigere Haarveränderungen finden sich bei folgenden Erkrankungen:

- **Ichthyosis vulgaris:** follikuläre Keratosen.
- **Ichthyosis congenita:** Hypotrichose und Nageldystrophie.

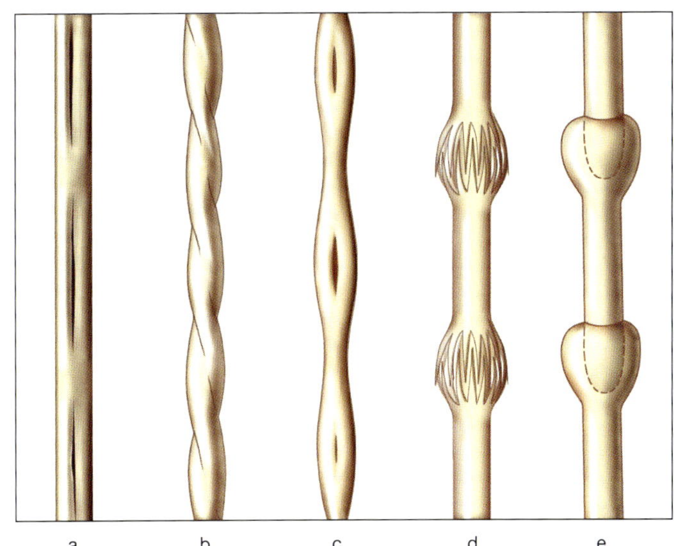

Abb. 10.4 Haarschaftdystrophien.
a Pilus anulatus (Ringelhaar)
b Pilus tortus (Drehhaar)
c Monilethrix (Spindelhaar)
d Trichorrhexis nodosa (Knotenhaar)
e Trichorrhexis invaginata (Bambushaar)

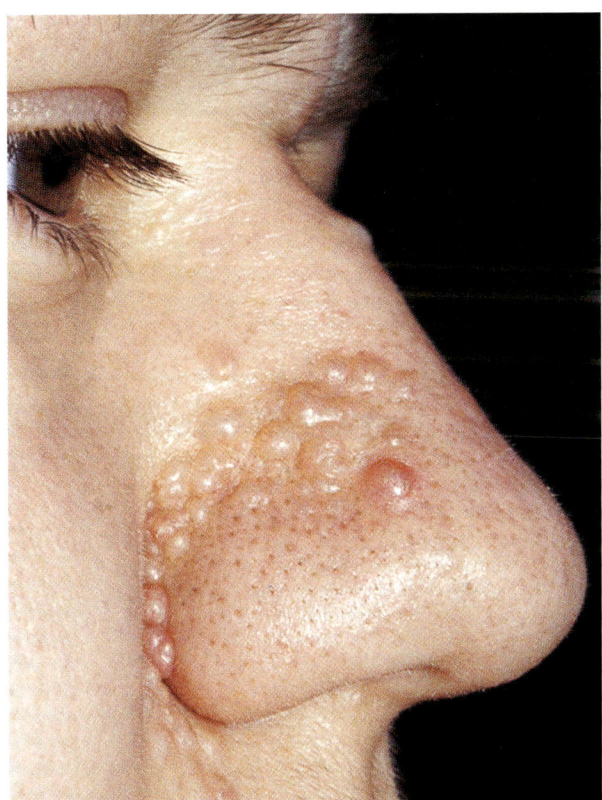

Abb. 10.5 Multiple Trichoepitheliome: Epithelioma adenoides cysticum.
Anamnese: 26-jähriger Patient. Auftreten der Hautveränderungen mit der Pubertät. Die Mutter leidet an der gleichen Erkrankung.
Befund: an der Nase und den Nasolabialfalten derbe, glasstecknadelkopf- bis linsengroße, hautfarbene Papeln. Gleiche Herde finden sich in fast symmetrischer Anordnung an der linken Gesichtshälfte sowie hinter beiden Ohren.
Differentialdiagnose: Morbus Bourneville-Pringle (Abb. 7.19).

- **Ektodermale Dysplasie:** komplexe ektodermale Entwicklungsstörung mit Hypotrichose, Nageldystrophie, palmoplantaren Keratosen, Zahndefekten, z. T. auch mit Anhidrose.
- **Psoriasis vulgaris:** bei Befall der Kopfhaut reversible mäßige Alopezie möglich.
- **Albinismus/Piebaldismus:** depigmentiertes hellweißes Haar bzw. entsprechende Strähnen (Poliosis).

10.2.3 Fehlbildungen

- **Melanozytische Nävi** (kongenitale melanozytäre Nävi, Becker-Nävus): häufig verstärkte Behaarung des Nävus, sog. „Tierfellnävus" (Abb. **8.3** und **8.11**).
- **Hypertrichosis sacralis:** zum Teil kombiniert mit Spina bifida (Abb. **10.6**). Spina bifida occulta ohne neurologische Symptomatik, Spina bifida aperta mit möglicher Vorwölbung des Wirbelkanalinhalts und neurologischer Symptomatik.

10.3 Erworbene Erkrankungen

Häufige und wichtige erworbene follikuläre Erkrankungen sind: bakterielle und mykotische Infektionen, Alopezien und Hypertrichose. Außerdem Erkrankungen durch exogene, lokale und endogene Faktoren.

10.3.1 Infektionen

Follikulitis, Furunkel, Karbunkel

(Abb. **10.7**, **10.8**)

Meist infektionsbedingte Entzündungen, seltener nichtinfektiöse Formen z.B. durch lokale Noxen (Teer, Öle).
Erreger: meist Staphylococcus aureus, seltener Streptokokken, gramnegative Keime (Klebsiellen, E. coli, Proteus mirabilis), gelegentlich Hefepilze (Candida albicans, Pityrosporum-Arten).

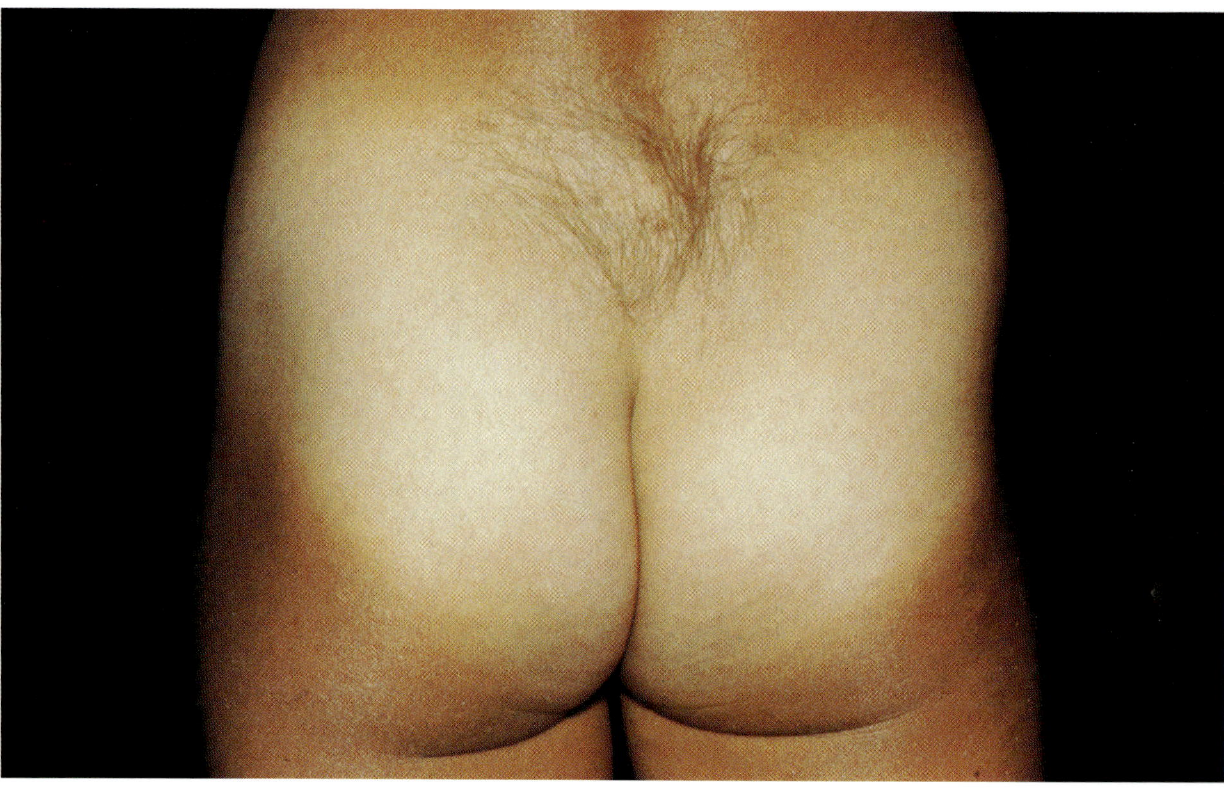

Abb. 10.6 Hypertrichosis sacralis bei Spina bifida occulta.
Anamnese: 21-jährige Patientin. Haarherd seit der Kindheit bestehend, später dunkler geworden, keine Beschwerden.
Befund: in der Sakralregion übermäßig dunkle und lange Haare (Terminalhaare). Röntgenologische Untersuchung: Spina bifida occulta.

Dispositionsfaktoren: Mikroverletzungen, Mikroklima (feuchte Wärme, Hyperhidrose), Hygienemängel, Diabetes mellitus, Immundefizienz.
Follikuläre Entzündungen: Eindringen der Erreger in Haarfollikel mit nachfolgender, unterschiedlich tiefer Entzündung wie oberflächliche Ostiofollikulitis, tiefer Furunkel/Karbunkel. Befallen sind meist Terminalhaarfollikel, seltener Vellushaarfollikel.

Krankheitsbild

- **Follikulitis:** entzündliche follikuläre Papel oder Pustel, meist von Haar durchbohrt.
  - Oberflächliche Form: Ostiofollikulitis.
  - Tiefere Form: Perifollikulitis.
- **Furunkel:** durch abszedierende Entzündung Einschmelzung des Follikels und des perifollikulären Bindegewebes. Entzündlicher, schmerzhafter Knoten mit zentralem

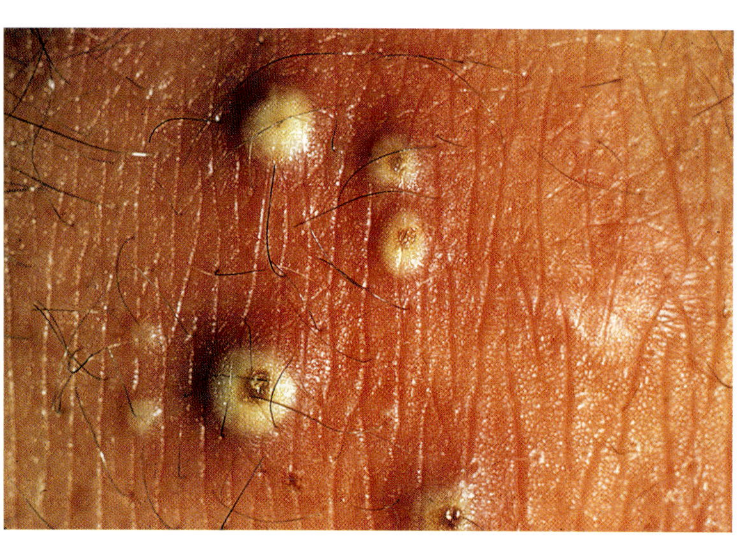

Abb. 10.7 Ostiofollikulitis.
Anamnese: Der Patient ist Diabetiker und leidet an rezidivierenden Follikulitiden und Furunkeln.
Befund: follikuläre, von einem Haar durchbohrte Pusteln mit erythematösem Hof. – Bakteriologische Untersuchung: Staph. aureus.
Differentialdiagnose: Pityrosporum-Follikulitis bei HIV-Infektion (Abb. **19.26**).

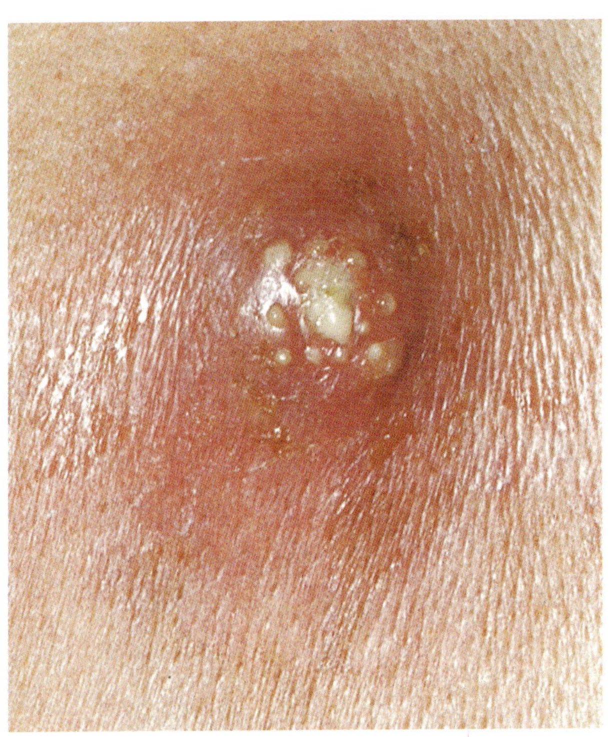

Abb. 10.8 Furunkel.
Anamnese: Der Patient hat Diabetes mellitus Typ II, geringe Compliance mit häufigen Diätfehlern.
Befund: am Rücken walnussgroßer, entzündlich geröteter, druckschmerzhafter Tumor. Im Zentrum Eiterpfropf und einige umgebende Pusteln (Follikulitiden). – Bakteriologische Untersuchung: Staph. aureus.
Anmerkung: Gefahr des Übergangs in ein Karbunkel.

Pfropf (ursprünglicher Follikel) und späterer Fluktuation. Regionäre Lymphknotenschwellung.

- **Furunkulose:** rezidivierende Furunkelbildung bei anhaltender Disposition (z.B. Diabetes mellitus), Erregerreservoir (z.B. in Nase oder Körper/Kleidung), Hygienemängel.
- **Karbunkel:** Konglomeratherd mit mehreren Follikelnekrosen. Allgemeinsymptome.

Komplikationen: Phlegmone, Sepsis, bei Gesichtsfurunkel Gefahr der Sinus-cavernosus-Thrombose.

Merke Bei Oberlippen- und auch Nasenfurunkel Gefahr einer lebensbedrohlichen **Sinus-cavernosus-Thrombose** über die Vv. angularis und ophthalmica. Frühzeichen: Druckschmerz im Augennasenwinkel, Sehstörungen. Später Lidödem, Schüttelfrost, septische Temperaturen. Sofortige Hinzuziehung eines HNO-Arztes (evtl. Unterbindung der V. angularis).

Therapie Grundsätzlich erregerbezogene antimikrobielle Therapie und Beseitigung von Dispositionsfaktoren.

- **Follikulitis:** je nach Erregernachweis (Staphylokokken, gramnegative Erreger, Hefen) lokal-antimikrobielle Behandlung. In schweren Fällen auch systemische Therapie. Bei gramnegativer Akne-Follikulitis auch Retinoide.
- **Furunkel, Karbunkel:** Nie ausdrücken! Systemische Chemotherapie nach Antibiogramm und Resistenzbestimmung: meist Staph. aureus, häufig penizillinasebildend.
  - Bei größeren Herden u./o. Risikolokalisation: i.v. Therapie. Medikamente z.B. Flucloxacillin, 2. Wahl Cephalosporin. Bei Penizillinallergie Clindamycin, bei methicillin- bzw. multiresistenten Stämmen Vancomycin.
  - Bei einschmelzendem Furunkel: Inzision oder Drainage.
  - Bei Karbunkel: auch thermochirurgische Ausräumung.
  - Bei Gesichtsfurunkel: möglichst konservativ-antibiotische Behandlung, Flüssig- bzw. Breinahrung, Sprechverbot. Gefahr der Sinusthrombose!
- **Zusätzlich Behandlung:** Ausschaltung von Dispositionsfaktoren, besonders bei Furunkulose.

Follikulitis-Sonderformen

- **Pseudofolliculitis barbae:** mechanisch bedingt durch einwachsende Barthaare (pili recurvati).
- **Folliculitis decalvans:** Follikulitiden mit vernarbender Alopezie und inselförmigen Büschelhaaren am Kapillitium. Bakterielle Besiedlung sekundär?
- **Gramnegative Follikulitis:** als mögliche Antibiotika-Behandlungsfolge (Acne vulgaris) oder durch Whirlpool (Whirlpool-Dermatitis).
- **Folliculitis scleroticans:** Follikulitis mit keloidartigen Narben und vernarbender Alopezie, meist im Nacken.
- **Trichomycosis axillaris (palmellina):** trotz des (falschen) Namens keine Mykose sondern Umscheidung der Achselhaare mit weißlich-gelblichem Material. Ursache: Corynebacterium tenuis, Hyperhidrose, Hygienemängel.

10.3.2 Trichomykosen

Pilze können Haarschaft und Haarfollikel befallen und schädigen.

Dermatophyten-Infektionen: follikuläre Tinea (Abb. 10.9)

Durch Dermatophyten (Trichophyton-/Microsporum-Arten) verursachte follikuläre oder perifollikuläre Entzündung und Gewebsschädigung. Die interfollikuläre Haut kann mitbetroffen sein. Haarschaftsinvasion mit Sporenablagerung (ektotrich, endotrich). Brüchigwerden und Abbrechen der Haare. Bei einzelnen entzündlichen Formen auch Follikeluntergang. Bevorzugter Befall von Kindern, erhebliche Kontagiosität. Häufig wird unabhängig von der Erregerart der Begriff „Tinea" verwendet (z.B. Tinea capitis, Tinea barbae).

Krankheitsbild

- **Tinea capitis** (Trichophytie): meist durch Microsporum canis, Trichophyton tonsurans, Trichophyton verrucosum. Lokalisation: Kapillitium, Bartregion.
  - **Superfizielle Form:** kleinherdige, auch konfluierende Alopezie, Haarstummel sind z.T. noch sichtbar. Interfollikuläre Schuppung, Rötung gering oder fehlend.

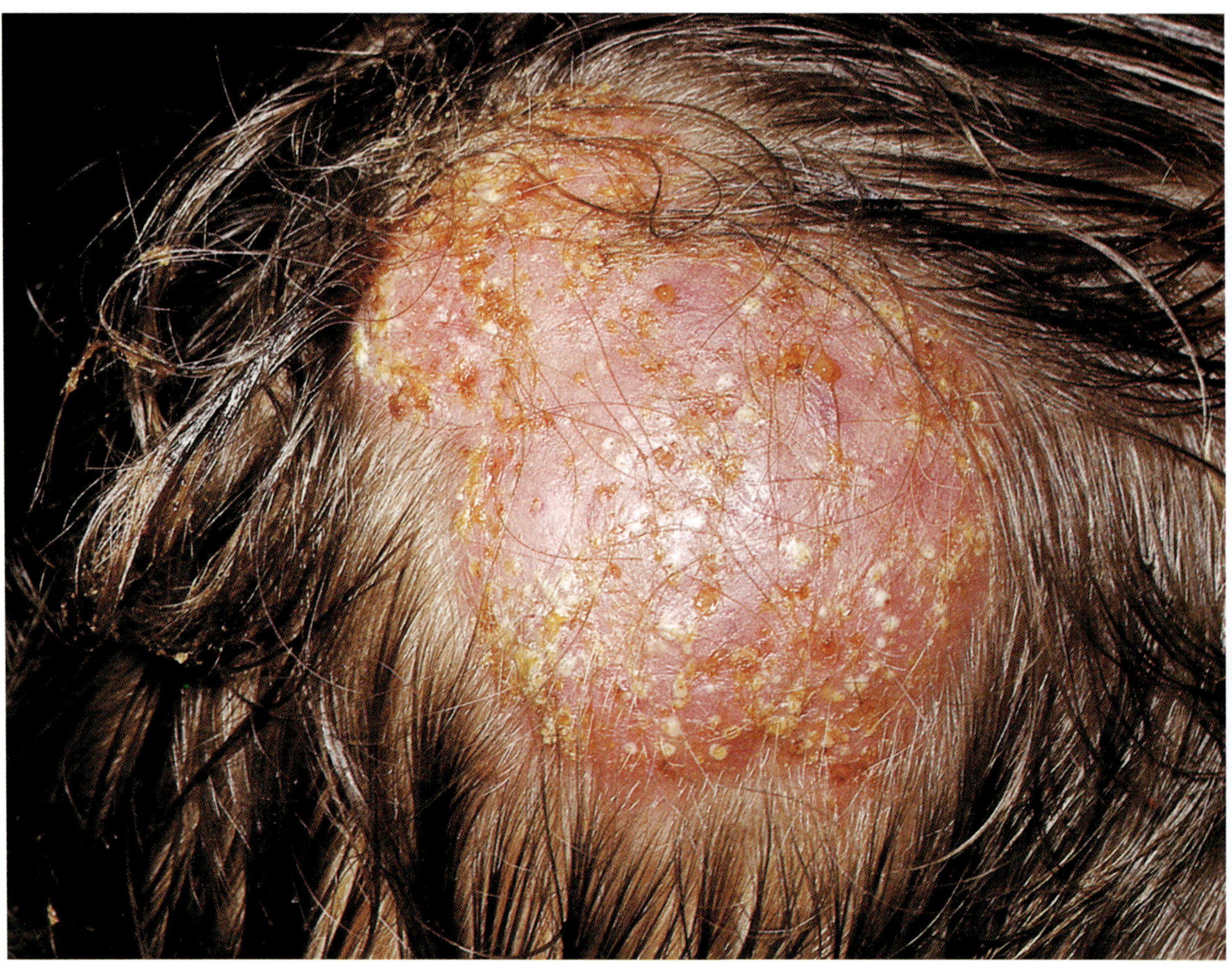

Abb. 10.9 Tinea capitis (Trichophytie): tiefe Form
Anamnese: Der 35-jährige Landwirt hat ein hautkrankes Stalltier (Rind). Er selbst leidet an einem juckenden Kopfekzem.
Befund: in der linken Parietalregion solitärer, unregelmäßig begrenzter, weitgehend haarloser Herd, Durchmesser ca. 7 cm. Der Herd zeigt Rötung, Überwärmung, Infiltration, follikuläre Pusteln sowie gelbliche Schuppenkrusten. – Mykologische Untersuchung: Nativpräparat (Haarschaft) positiv, kulturell Trichophyton verrucosum.
Differentialdiagnos: Karbunkel (Allgemeinsymptome).
Besonderheiten: Der Gesamtherd entstand durch den Befall mehrerer benachbarter Haarfollikel mit Ausbreitung der Pilzinfektion bis zum Haarbulbus sowie einer perifollikulären entzündlichen Reaktion.

  - **Tiefe Form:** größerherdige Alopezie, follikuläre Pusteln und Knoten, Krustenbildung durch eitriges Sekret. Durch Entzündung Follikelzerstörung und Haarlosigkeit. Durch Übergreifen auf interfollikuläre Dermis/Subkutis flächenhaftes entzündliches Infiltrat. Schwellung regionärer Lymphknoten. Mögliches Auftreten eines Mykids an Händen/Füßen (dyshidrosiform) oder Körper (lichenoid).
- **Mikrosporie:** durch Microsporum audouinii oder Microsporum canis ausgelöste Sonderform. Typische Herde mit feiner mehlstaubartiger Schuppung und abgebrochenen Haaren. Erkrankung des Kindesalters, häufige Erregerquelle sind Haustiere (Katzen, Meerschweinchen). Erkrankung ist hochkontagiös und bei mehreren Erkrankungsfällen meldepflichtig.
- **Favus:** durch Trichophyton schoenleinii verursachte Sonderform. Typische Herde mit schildförmigen Schuppenkrusten, fehlenden Haaren, eigentümlichem Geruch. Chronischer Verlauf mit allmählicher Vernarbung und Alopezie.

Diagnostik Anamnese und klinisches Bild. Erregernachweis, Fluoreszenz im Wood-Licht (Mikrosporie).
Differentialdiagnose: Ekzeme, Psoriasis, Alopezie areata, Pyodermien, Furunkel.

Therapie Systemisch-orale antimykotische Therapie mit Terbinafin, Itraconazol, Fluconazol, Griseofulvin (Kinder). Unterstützende lokal-antimykotische Behandlung mit Shampoo, Lösung, Creme. Infektionsquellensuche und Mitbehandlung.

Hefepilzeinfektionen

Durch Candida albicans oder Pityrosporum ovale ausgelöste follikuläre Mykosen. Meist Dispositionsfaktoren vorhanden wie Vorbehandlung mit Antibiotika oder Kortikoiden, Diabetes mellitus, Immundefizienz bei Transplantationspatienten oder HIV-Infektion.

- **Candida-Follikulitis:** durch Candida albicans ausgelöste chronische Follikulitis, meist im Bartbereich
- **Pityrosporum-Follikulitis:** durch Pityrosporum ovale ausgelöste Follikulitis, meist am Oberkörper.

Therapie Lokal-antimykotische Behandlung mit Breitspektrumantimykotika. Bei Pityrosporum-ovale-Follikulitis auch Kopfhautbehandlung (Erregerreservoir), Rezidivrisiko. Ausschaltung/Behandlung von Dispositionsfaktoren.

10.3.3 Alopezien und Hypertrichosen

Alopecia areata (Abb. **10.10**, **10.11**)

Synonym: kreisrunder Haarausfall, Pelade (fr.)

Alopecia areata ist eine erworbene, nicht-atrophisierende herdförmige Alopezie mit typischen kreisrunden Herden, unsicherer Prognose und autoimmunologischer Genese.

Häufigkeit: 1% Prävalenz/Lebenszeit, Erkrankungsgipfel in 2.–3. Lebensdekade.
Bedeutung: möglicher Verlust aller Körperhaare. Assoziation mit anderen Autoimmunerkrankungen.

Krankheitsbild Ausschließlicher Befall von Haaren und Nägeln, aber mögliche Assoziation mit anderen Autoimmunerkrankungen.

- **Haare:** einzelne oder mehrere runde, einige Zentimeter große Alopezieherde. Typisch sind: erhaltene Follikelöffnungen, stummelartige „Peladehaare", komedoartige „kadaverisierte" Haare. Haut im Herdbereich unverändert, meist leicht eingesunken, keine Atrophie. Subjektiv: keine Beschwerden.
  Befallsmuster: meist primärer Befall der Kopf- u./o. Barthaare. Durch periphere Ausbreitungstendenz und Konfluenz von Einzelherden polyzyklische Herde oder retikuläres Muster. Bei Progredienz möglicher Befall von Augenbrauen, Wimpern oder übriger Körperbehaarung.
- **Nägel** (20%): meist Grübchennägel, auch Sandpapiernägel (Trachyonychie).
- **Besondere Formen:**
  - **Ophiasis-Form** (Ophis [gr.] = Schlange): primärer Befall der Kopfhaarperipherie (Nacken – Schläfen – Stirn)

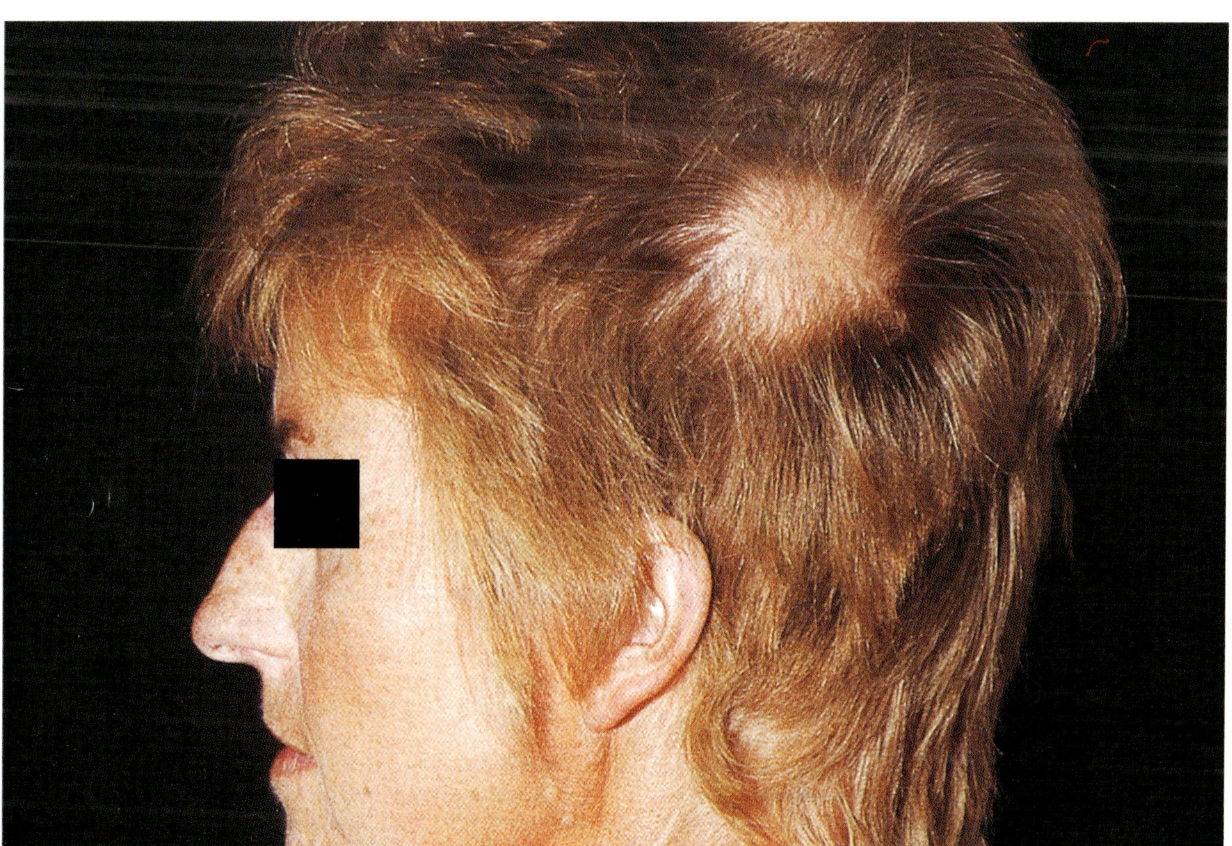

Abb. 10.10 Alopecia areata.
Anamnese: Bei der 35-jährigen Patientin trat bereits vor ca. 5 Jahren erstmals ein haarloser Herd auf, der spontan wieder abheilte. Jetzt seit etwa 6 Wochen erneut haarloser Herd an anderer Stelle.
Befund: an der Grenze von linker Schläfen- und Parietalregion ca. 4 cm großer runder, weitgehend haarloser, nicht geröteter Herd. – Haarwurzelstatus im Herdrandbereich: 60% Telogenhaare, 20% dystrophische Haare, 20% Anagenhaare.

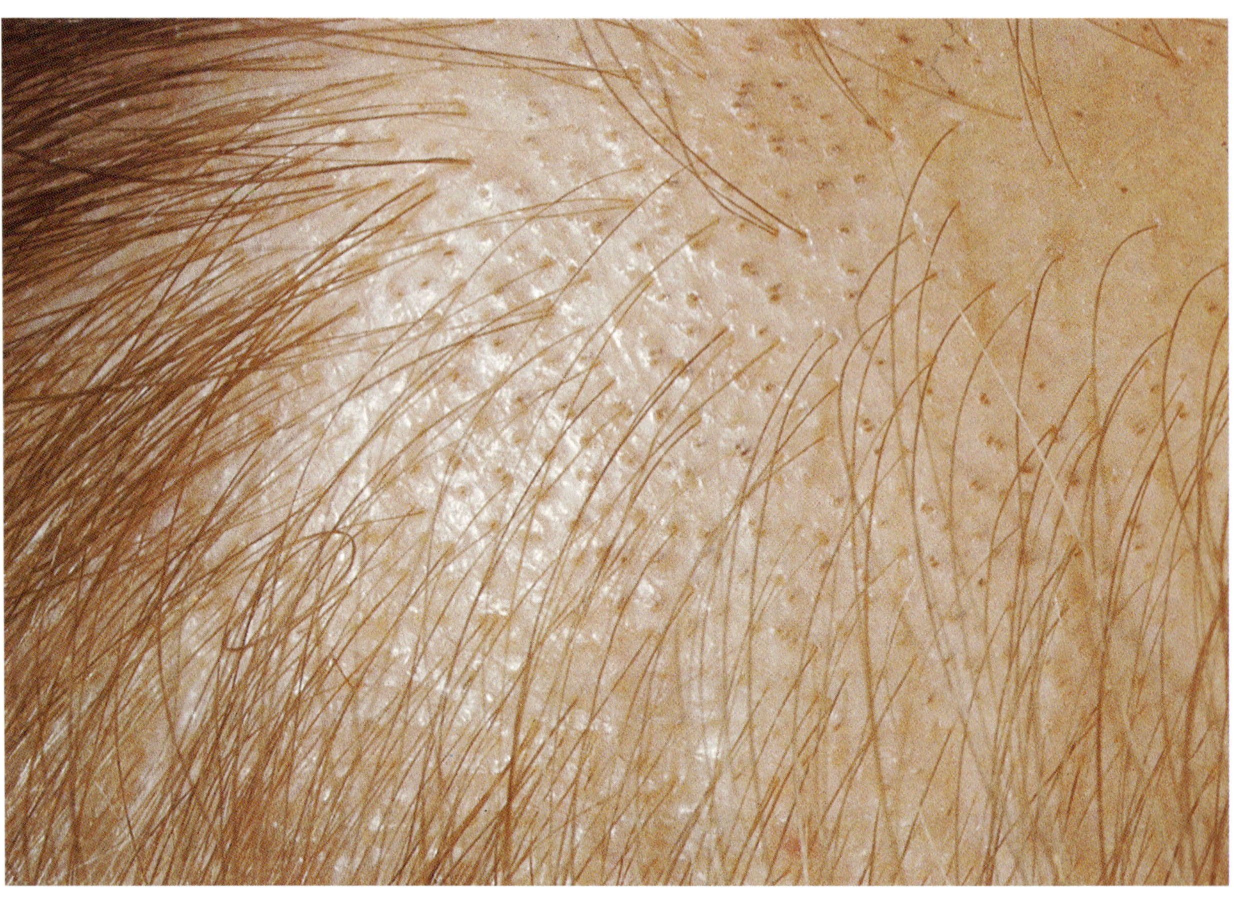

Abb. 10.11 Alopecia areata.
Anamnese: s. Abb. **10.10**.
Befund: Die Detailaufnahme des Alopecia-areata-Herdes zeigt die erhaltenen Follikelöffnungen, z. T. mit dunklen, punktförmigen Haarresten (kadaverisierte Haare), z. T. mit kurzen stummelförmigen Haaren (Peladehaare).

- **Diffuse Form:** diffuser Ausfall der Kopfhaare.
- **Totale Form:** Ausfall aller Kopfhaare (ca. 5–10%).
- **Universelle Form:** Ausfall der gesamten Körperbehaarung (ca. 1–2%).

- **Assoziierte Erkrankungen** (fakultativ): Atopie (bei 30%). Selten Trisomie 21, Vitiligo, perniziöse Anämie, Autoimmunthyreoiditis, Diabetes mellitus Typ I, Morbus Addison.

Verlauf Akutes Auftreten, unterschiedlicher Verlauf.
Bei einfacher Form Herd- und Krankheitsaktivität meist begrenzt, Krankheitsdauer 1 Jahr bei 50% der Patienten. Nachwachsende Haare zunächst dünn und unpigmentiert.
Prognostisch ungünstig sind: Vorhandensein von Pelade- und kadaverisierten Haaren als Zeichen einer stärkeren Matrixschädigung, Ophiasis- oder diffuse Form, Assoziation mit anderen Erkrankungen, insbesondere Atopie.

Diagnostik

- **Anamnese** und **klinisches Bild** (häufig typisch).
- **Trichogramm** (fakultativ): je nach Akuität telogenes, dystrophisches oder gemischtes Muster. Bei 60% auch paraläsional pathologisches Trichogramm.
- **Histologische Diagnostik** (fakultativ): peribulbäre lymphozytäre Entzündung mit Matrixschädigung.

Differentialdiagnose: andere Formen von herdförmiger Alopezie wie Trichotillomanie (psychogenes Haarzupfen), Alopecia specifica (Lues II), Mikrosporie, Pseudopelade (herdförmig-atrophisierend).

Ätiopathogenese Auftreten z. T. sporadisch, z. T. familiär (ca. 20%). Wahrscheinliche Autoimmunerkrankung mit T-Zell-vermittelter Immunreaktion gegen Matrix-(Melanin-?)Antigene. Je nach Intensität Stopp der Haarbildung bereits im Anagenstadium (abgebrochene Stummelhaare, kadaverisierte Haare), sonst telogenes oder gemischtes Ausfallmuster.

Therapie Grundsätzlich antiphlogistisch-immunsuppressive bzw. immunmodulatorische Therapie.

- **Standardtherapie:** Lokalkortikoide in offener oder okklusiver Behandlung, auch vorsichtig intraläsional. Systemische Kortikoidtherapie zwar morbostatisch wirksam, wegen relativ hoher Erhaltungsdosen aber Nebenwirkungsrisiken (Grundsatz der Verhältnismäßigkeit beachten), eventuell im akuten Schub.

- **Schwere Verlaufsform:** topische Immuntherapie mit Kontaktallergenen wie z.B. Diphencypron. Gut wirksam, aber als Arzneimittel nicht zugelassen (individueller Heilversuch).
- Empfohlen werden außerdem: UV-Bestrahlungen, PUVA-Therapie, innerlich DADPS (Dapsone), Zink.

Androgenetische Alopezie (Abb. **10.12**)

Androgenetische Alopezie ist eine bei Männern und Frauen auftretende chronische, nicht vernarbende Alopezieform mit Verlust der Terminalhaare am Kopf (Kapillitium). Ursachen sind Androgenwirkung und genetische Basis (Name!). Bei grundsätzlich gleicher Ätiopathogenese bestehen aber Unterschiede in klinischem Bild und Pathogenese (Abb. **10.12a, b**).

Häufigkeit: häufigste Form des Haarausfalls (weiße Rasse), bei Männern in ca. 50%, bei Frauen in ca. 30–40%.

Bedeutung: bei Männern mit fortgeschrittener Alopezie und chronischer UV-Exposition gehäuftes Auftreten von solaren Keratosen und Plattenepithelkarzinomen. Bei Frauen mögliches Zeichen einer Hyperandrogenämie. Die psychosoziale Bedeutung bei Frauen ist erheblich durch Verlust eines Weiblichkeitsattributs und mögliches Zeichen einer Vermännlichung. Bei Männern eher akzeptiert, aber kein Zeichen erhöhter Virilität.

! Merke Alopezie ist ein klinisch geprägter Begriff. Alopezie kann **Haarlosigkeit** bedeuten, d.h. völlig fehlendes Haar. Unter Alopezie wird aber auch **fehlendes Terminalhaar** bei Ersatz durch wenig auffälliges, kurzes Vellushaar verstanden.

Krankheitsbild Unterschiedliches Krankheitsbild bei Mann und Frau:

- **Androgenetische Alopezie des Mannes**
  Meist Befallsmuster vom männlichen Typ (80%), mehr herdförmig-konfluierend. Beginn frontal (Geheimratsecken) und Wirbel. Einteilung in Schweregrade (Abb. **10.12a**). Endstadium mit vollständiger Kahlheit am Oberkopf, sog. Glatzenbildung (Glatze [mhd.] = glatte Fläche). Peripherer Haarkranz erhalten. Selten: Alopezie vom femininen Typ.
- **Androgenetische Alopezie der Frau**
  Mehr diffuse Alopezie, geringere Ausprägung. Ausbreitung vom Mittelscheitel nach lateral, frontale Haare längerfristig erhalten. Auch hier Einteilung in Schweregrade (Abb. **10.12b**). Keine vollständige Kahlheit, keine Glatzenbildung. Selten: Alopezie vom männlichen Typ.

Verlauf Beginn meist nach Pubertät, auch früher (Alopecia praematura). Bei Männern junges Erwachsenenalter. Bei Frauen ca. 10 Jahre später, hauptsächlich während/nach der Menopause. Schubweiser Verlauf mit stationären Phasen, mit zunehmendem Alter aber fortschreitend.

Diagnostik

- **Anamnese** und **klinisches Bild, Zupftest.**
- **Trichogramm** (fakultativ): Telogen-Effluvium.
- **Histologische Diagnostik** (fakultativ): Miniaturfollikel.
- **Hormondiagnostik:** bei Frauen mit Zeichen einer Androgenisierung.

Differentialdiagnose: Bei Männern meist typisches klinisches Bild. Bei Frauen andere Formen diffuser Alopezie wie Trichotillomanie, diffuse Alopecia areata, chronisches Telogeneffluvium, Hyperthyreose.

Ätiopathogenese Bei Mann und Frau grundsätzlich gleich. Kombination von genetischer Basis und Androgenwirkung an Terminalhaarfollikeln des Kapillitiums.

Genetische Basis: Familiarität und familiäre Belastung (seitens beider Eltern). Wahrscheinlich polygener Verbungsmodus.

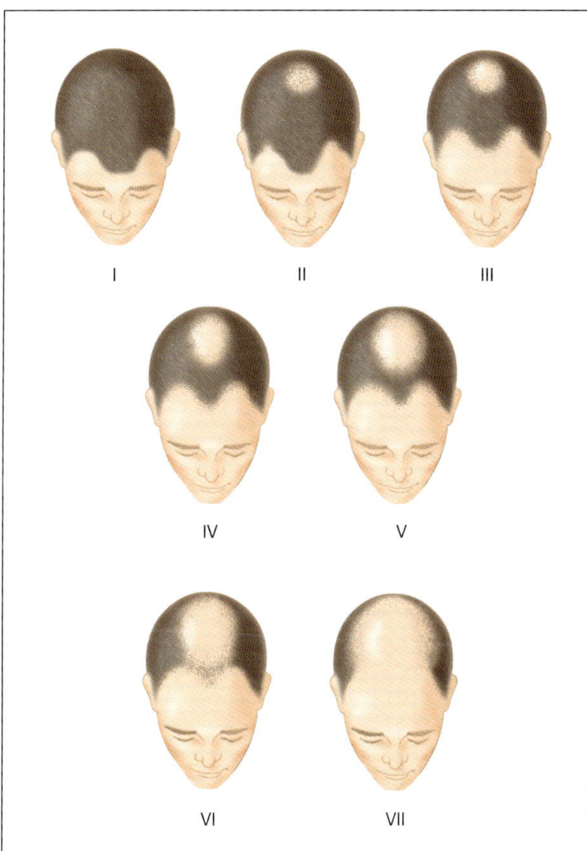

Abb. 10.12a Stadieneinteilung der androgenetischen Alopezie beim Mann (nach Hamilton und Norwood).

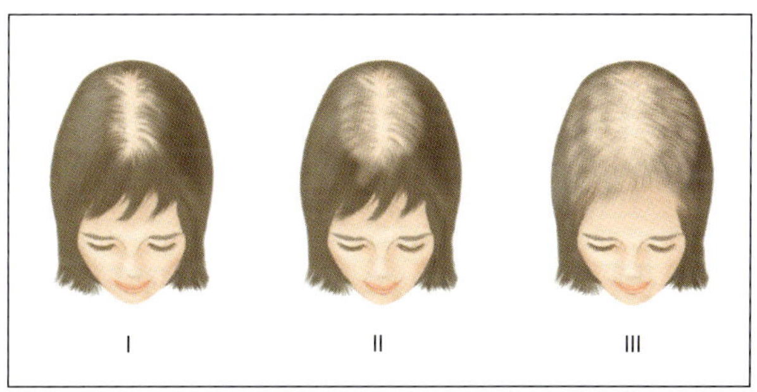

Abb. 10.12b Stadieneinteilung der androgenetischen Alopezie der Frau (nach Ludwig).

Androgene: ohne Androgene keine androgenetische Alopezie. Genetisch disponierte Eunuchen bekommen keine androgenetische Alopezie! Durch erhöhte **lokale Androgenwirkung** Umwandlung von Terminalhaarfollikeln → Vellushaarfollikel mit Bildung zarter unpigmentierter Haare statt früherer Terminalhaare. Erhöhte lokale Androgenkonzentration, bedingt durch follikuläre Androgen-metabolisierende Enzyme.
Beim **Mann:** Erhöhung von 5-α-Reduktase und erhöhte Bildung des wirksamen Metaboliten Dihydrotestosteron.
Bei der **Frau:** Aktivitätsminderung von Aromatase und verminderte Umwandlung von Androgenen in Östrogene. In 5–10% erhöhte Androgenkonzentration im Blut bei polyzystischem Ovar oder (selten) Androgen-produzierendem Tumor.

Therapie Keine Heilung. Therapieziel: Stopp des Haarausfalls, evtl. partielle Rückbildung.

- **Mann:** lokale Behandlung mit Minoxidil 5%. Systemische Behandlung mit Finasterid (5-α-Reduktase-Hemmer), mögliche Nebenwirkungen beachten.
- **Frau:** lokale Behandlung mit Minoxidil 2%, auch mit Östrogen-haltigen Externa (z. B. Alfatradiol). Systemisch antiandrogen wirkende Kontrazeptiva, Cyproteronacetat, mögliche Nebenwirkungen beachten.
- **Weitere Maßnahmen:** Haarteile, Transplantation nicht androgenempfindlicher Haare. Behandlung gleichzeitig bestehender Kopfhauterkrankungen.

Atrophisierende und vernarbende Alopezie

Irreversible Alopezieformen am Kapillitium können durch Follikelatrophie oder Vernarbung der Kopfhaut mit Follikeluntergang entstehen. Beispiele sind:

- **Pseudopelade (Brocq):** atrophisierende, kleinfleckige „fußstapfenartige" Alopezie mit Untergang der Haarfollikel. Ursache unklar. Therapie: keine wirksame Behandlung bekannt
- **vernarbende Follikulitiden:** narbige Alopezieherde mit Pusteln (Follikulitis decalvans). Auch vernarbende Follikulitisform mit Einschmelzung und Fistelbildung (Perifollikulitis abscedens). Therapie: Versuch mit lokal antimikrobieller Behandlung bzw. systemischer Antibiose.

Hypertrichose, Hirsutismus und Virilismus (Abb. 10.6, 10.13)

Es handelt sich um eine Änderung des physiologischen Behaarungsmusters durch vermehrte Bildung von Terminalhaaren. Die Unterscheidung von Hypertrichose, Hirsutismus und Virilismus ist erforderlich.

> **!** **Merke** Hypertrichose ist ein klinisch geprägter Begriff. Hypertrichose kann die Bildung langer, kräftiger Terminalhaare an Stellen normaler Vellushaarbildung bedeuten. Unter Hypertrichose wird aber auch die Bildung abnorm langer Lanugo- oder Vellushaare verstanden. Hypertrichose bedeutet nicht die Neubildung von Haarfollikeln und Haaren.

Krankheitsbild

- **Hypertrichose** (Abb. **10.6**): nicht-androgenabhängige lokale oder regionäre Hypertrichose ohne besondere Prädilektionsstellen.
  Ursachen: teils idiopathisch, teils symptomatisch z. B. durch Medikamente (Ciclosporin A, Antiepileptika).
- **Hirsutismus** (Abb. **10.13**): androgeninduzierte Hypertrichose mit männlichem Behaarungsmuster bei Frauen. Prädilektionsstellen: androgenabhängige Haut-Haar-Regionen (Genitale, Brust, Gesicht). Fakultativ: Akne, androgenetische Alopezie, Menstruationsstörungen.
  Ursachen: meist idiopathisch (rassisch-familiär) oder geringe endokrinologische Abweichungen bzw. follikuläre Sensitivitätsänderung. Selten symptomatische Formen: Endokrinopathien bzw. Nebennierenrinden- oder Ovar-Erkrankungen (polyzystisches Ovar-Syndrom).
- **Virilismus:** Virilisierung bzw. Defeminisierung durch zusätzliche Veränderungen der primären weiblichen Geschlechtsmerkmale (Klitorishypertrophie, Menstruationsstörungen) und sekundären Geschlechtsmerkmale (Stimme, Körperhabitus, Brustform), psychische Veränderung, Libidoverlust.
  Ursachen: obligate Hyperandrogenämie durch hormonproduzierende Tumoren (Hypophyse, Nebennierenrinde, Ovar) oder nicht-tumoröse Nebennierenrinden-Erkrankungen (adrenogenitales Syndrom), androgenisierende Medikamente.

Diagnostik Anamnese, klinisches Bild, Hormondiagnostik, Tumorsuche.

Therapie

- **Lokale Behandlung:** Hypertrichose und leichte Hirsutismusform. Lokal-kosmetische Maßnahmen wie Bleichen, Rasieren, temporäre Epilation (Zupfen, Wachsen, chemisch). Medikamentös mit Eflornithincreme (Gesichtshypertrichose bei Frauen). Dauerepilation mit Laser (z. B. Neodym-YAG) oder Blitzlampen.
- **Systemische Behandlung:** bei schwerem Hirsutismus und Virilismus. Androgensuppressive Therapie mit niedrig dosierten Glukokortikosteroiden oder oralen Kontrazeptiva. Androgenblocker (Antiandrogene): Cyproteronacetat, evtl. Spironolacton. Wichtig: Schwangerschaftsausschluss, Beachtung möglicher Nebenwirkungen.
- Bei **symptomatischen Formen** von Hirsutismus und Virilismus: Behandlung der Grundkrankheit.

10.3.4 Weitere Erkrankungen durch exogene, lokale und endogene Faktoren

Die der Haarbildung zugrunde liegenden Vorgänge der Zellproliferation und -differenzierung können auf vielfältige Weise durch exogene, lokale und endogene Faktoren beeinflusst werden. Anamnese und klinische Untersuchung sind von besonderer Bedeutung. Meist handelt es sich um Haarausfall, selten um Hypertrichosen.

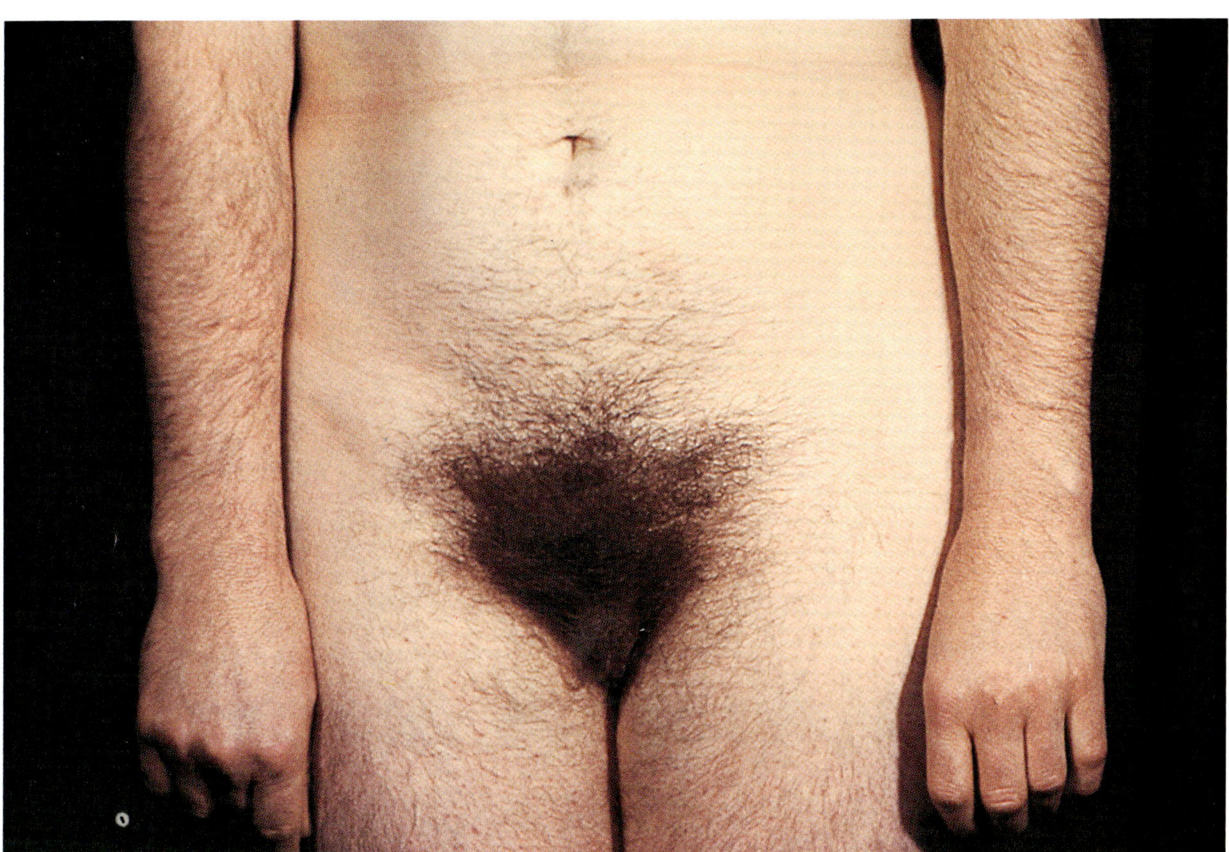

Abb. 10.13 Hirsutismus.
Anamnese: 52-jährige Patientin. In der Menopause aufgetreten.
Befund: erhöhte Zahl von Terminalhaaren bei männlichem Verteilungsmuster. Mäßiggradige androgenetische Alopezie, keine Akne. – Weitere Diagnostik: keine Hyperandrogenämie. Sonographie der Ovarien o.B.
Diagnose: postmenopausaler idiopathischer Hirsutismus.
Differentialdiagnose: Hypertrichose, Virilismus.

Exogene Haarbildungsstörungen

Physikalische und chemische Noxen (einschließlich Medikamente) können zu lokalisierten oder generalisierten Haarbildungsstörungen führen.
Beispiele von **Alopezien** sind:

- **Mechanisch** bedingte Alopezie wie Traktionsalopezie (bestimmte Frisuren) und Trichotillomanie (neurotisches Haarzupfen, vgl. Nägelkauen).
- **Strahlenbedingte** Alopezie (ionisierende Strahlen), **chemisch** bzw. **medikamentös** bedingte, meist diffuse Alopezie durch Zytostatika, Heparin, Retinoide und Intoxikationen (z. B. Schwermetalle).

Beispiele von **Hypertrichosen** sind:

- **Medikamentöse** Hypertrichosen durch Kortikoide, Hormonpräparate, Hydantoin, Ciclosporin A, Minoxidil.

Lokal bedingte Haarbildungsstörungen (Abb. **10.14**, **10.15**)

Der Befall der Kopfhaut durch Dermatosen kann zur Einbeziehung bzw. sekundären Schädigung der Haare und Alopezie führen. Mögliche Ursachen sind:

- **Bakteriell-eitrige Infektionen**
- **Ekzeme:** z. B. seborrhoisches oder atopisches Kopfhautekzem.
- **Kopfhaut-Psoriasis** mit starken Schuppenauflagerungen.
- **Lichen ruber:** Vernarbung und follikuläre Hyperkeratosen, auch frontotemporales Alopezieband bei postmenopausalen Frauen.
- **Lupus erythematodes:** chronischer kutaner Lupus erythematodes mit entzündlichen, z. T. hyperkeratotischen, z. T. vernarbten Alopezieherden.
- **Lokale Stoffwechselstörungen:** z. B. Mucinosis follicularis mit nummulär-haarlosen, grobporigen, infiltrierten Herden durch Schleimablagerung. Hinweis auf mögliches malignes Lymphom.
- **Neubildungen:** Basalzellkarzinom der Kopfhaut.

Ein besonderes, polyätiologisches Krankheitsbild ist die **Tinea amiantacea:** flächenhafte Bedeckung des Kapillitiums mit fest haftenden dicken Schuppen- bzw. Schuppenkrustenschichten und sekundärem, auch atrophisierendem Haarausfall.
Ursachen: z. B. schwere, meist verschleppte Kopfhautpsoriasis oder Kopfhautekzeme mit sekundärer bakterieller Infektion. Gefahr der Vernarbung.

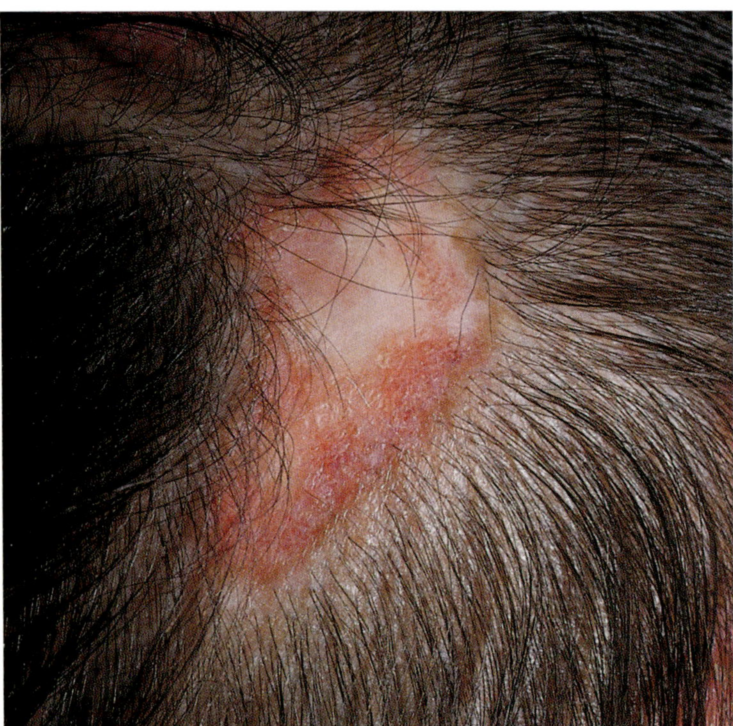

Abb. 10.14 Vernarbende Alopezie bei Lupus erythematodes.

Anamnese: 49-jährige Patientin. Seit ca. zehn Jahren bekannter chronisch-kutaner Lupus erythematodes mit Gesichtsherden. Seit zwei Jahren sich allmählich vergrößernder Herd am behaarten Kopf.

Befund: parietal unregelmäßig begrenzter Alopezieherd mit weißlichen Narben ohne erhaltene Haarfollikelöffnungen, im Randbereich livid-roter Entzündungssaum.

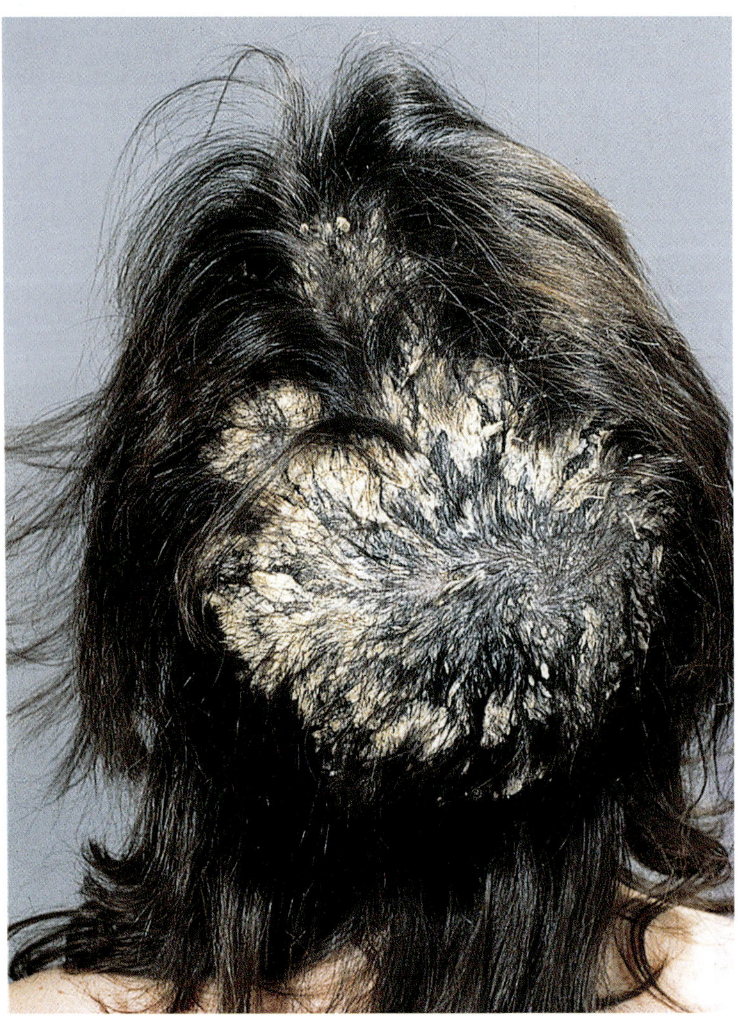

Abb. 10.15 Tinea amiantacea.

Anamnese: 24-jährige Patientin, die vernachlässigt wirkt und sozial zurückgezogen lebt.

Befund: Bedeckung der gesamten Kopfhaut (Kapillitium) mit dicken Schuppen bzw. Schuppenkrusten, z. T. auch abbröckelnd. Ausgedehnte Alopezie, einzelne Haare mantelartig umschichtet.

Anmerkung: Eine Krankheitsdiagnose lässt sich erst nach Entfernung der Schuppen stellen. Tinea amiantacea ist ein alter Name und bedeutet nicht, dass es sich um eine Mykose handelt.

Therapie: Schuppenablösung, antimikrobielle Therapie bzw. Antibiose, Behandlung der Grundkrankheit.

Endogen bedingte Haarbildungsstörungen

Eine Reihe von Erkrankungen anderer Organe bzw. Allgemeinerkrankungen kann zu sekundären Formen von Haarausfall oder Hypertrichosen führen. Beispiele sind:

- **Alopezie** durch Mangelernährung, Endokrinopathien (thyreogene Alopezie, postpartale Alopezie), Lebererkrankungen, Infektionen (postinfektiöse Alopezie), Artefakt (Trichotillomanie).
- **Hypertrichosen** durch Stoffwechselstörungen (Diabetes mellitus, Porphyria cutanea tarda), Endokrinopathien (s. Hirsutismus, Virilismus), maligne Tumoren (erworbene Hypertrichosis lanuginosa als seltene obligate Paraneoplasie).

10.4 Neubildungen

10.4.1 Gutartige Neubildungen

Gutartige Neubildungen sind Trichilemmzysten und Pilomatrixom.

Trichilemmzysten (Abb. 10.16)

Synonym: Atherome

Bis mehrere Zentimeter große, häufig multiple, mit breiigem Inhalt gefüllte zystische Knoten und Tumoren, meist an der Kopfhaut. Von äußerer Haarwurzelscheide (Trichilemm) ausgehend. Häufig familiär. Komplikationen: Entzündung, tumorartige Zellproliferation (proliferierende Trichilemmzysten). Entartung möglich. Therapie: operativ.

Pilomatrixom

Synonym: verkalktes Epitheliom Malherbe

Meist solitärer, 1–3 cm großer, derber Tumor bei Kindern am Kopf oder Oberkörper. Von Haarmatrix (Name!) ausgehend. Therapie: operativ.

Weitere gutartige Neubildungen

Verschiedene, insgesamt seltene, meist gutartige Follikeltumoren, die sich durch Differenzierungs- und Ausreifungsgrad unterscheiden. Beispiele: Trichoblastom, Trichofollikulom, Trichoepitheliom. Sie können nur histologisch diagnostiziert werden.

10.4.2 Bösartige Neubildungen

Basalzellkarzinome

Diese können nicht nur von Stammzellen der interfollikulären Epidermis, sondern auch von Stammzellen des Haarfollikels ausgehen.

Klinisch (s. Kap. 7.10) papulös-knotiger, z. T. pigmentierter Herd. Auch flach-vernarbender Alopezieherd („Alopecia neoplastica").

Basalzellkarzinome am Kapillitium sind Risikotumoren. Sie werden häufig durch Fehldiagnosen (z. B. benigner Alopezieherd) verspätet erkannt, können sich subklinisch weit ausbreiten und invasiv in Knochen und ZNS einwachsen. Therapie: operativ.

Weitere bösartige Neubildungen

Follikelkarzinome sind äußerst selten. Maligne Hautlymphome können gelegentlich follikulär orientierte Infiltratherde bilden.

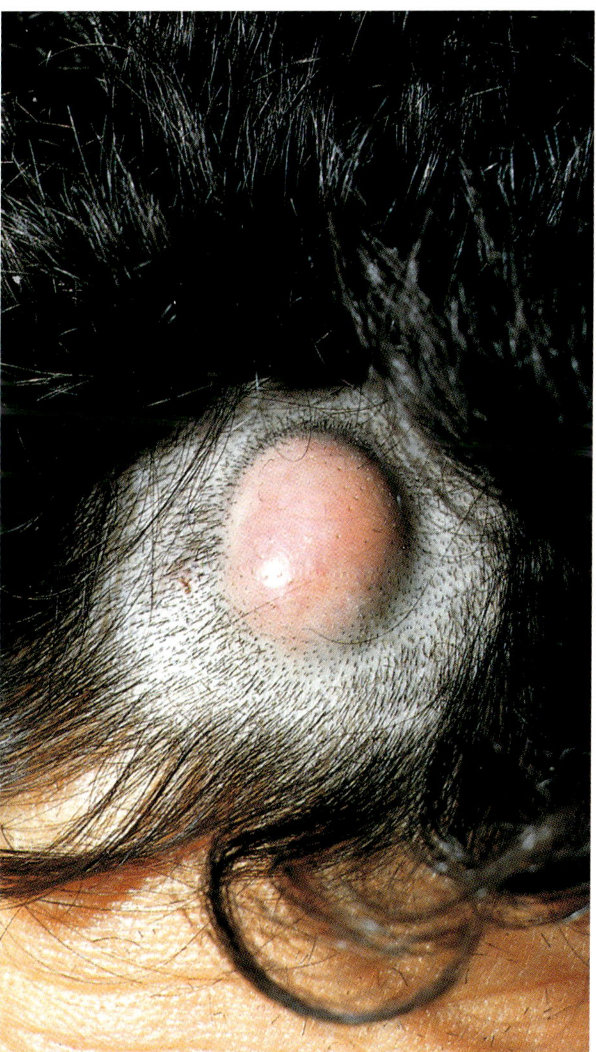

Abb. 10.16 Trichilemmzyste.
Anamnese: 46-jährige Patientin. Erst im Erwachsenenalter aufgetretener Herd mit langsamem Wachstum.
Befund: am behaarten Kopf solitärer, praller, kugeliger rötlicher Tumor mit glänzender, gespannter Oberfläche und nur noch einzelnen Haarfollikeln
Anmerkung: druck- bzw. spannungsbedingte Alopezie über dem Tumor.

10.5 Erkrankungen des Haarbodens

Durch die Kopfhaare können Erkrankungen des Haarbodens längere Zeit verdeckt, vom Patienten verschleppt, damit auch verspätet erkannt werden. Obwohl die meisten Erkrankungen bereits behandelt wurden (s. entsprechende Kapitel), sollen hier wichtige Erkrankungen der Kopfhaut kurz aufgezählt werden:

Psoriasis capitis, Tinea capitis, parasitäre Erkrankungen (Kopfläuse), allergisches Kontaktekzem (z.B. durch Haarpflegemittel, Haarfarben), atopisches und seborrhoisches Kopfekzem, Lichen ruber, Lupus erythematodes, Arteriitis temporalis (Kopfhautnekrosen), seborrhoische Keratosen, Basalzellkarzinom, melanozytäre Nävi, malignes Melanom, Langerhans-Zell-Histiozytose, Acne conglobata und inversa, Metastasen interner Karzinome.

Zusammenfassung

Die Organeinheit Haar besteht aus Haarfollikel (Haarbulbus mit Matrix, Haarwurzelscheiden und Haarbalg) und dem eigentlichen Haar (Haarschaft, Haarfaden) sowie der dazugehörigen Blut- und Nervenversorgung. Die Haarmatrix bildet den Haarschaft, der von den Wurzelscheiden gestützt und geformt wird. Haarwachstum und Haarkleid des Menschen werden bestimmt von zyklischem Wachstum (Anagen-, Katagen-, Telogenphase), der Bildung verschiedener Haartypen (Lanugo-, Vellus-, Terminalhaare) und dem geschlechtsspezifischen Behaarungsmuster. Zum Haarfollikel gehören eine Talgdrüse, ein Haarbalgmuskel sowie fakultativ eine apokrine Schweißdrüse. Haarfrei sind Handflächen, Fußsohlen und Schleimhäute. Haarbildung und Haarwachstum werden genetisch und hormonell gesteuert.
Die **klinische Symptomatik** hat zwei Schwerpunkte:

- Veränderungen von Haarschaft (Haarschaftdystrophien) bzw. Haarzahl (Alopezie, Hypertrichose).
- Entzündung von Follikel und Follikelumgebung.

Spezielle diagnostische Methoden sind:

- Trichogramm (Haarwurzelstatus)
- Histologische Untersuchung
- Endokrinologische Diagnostik.

Erbkrankheiten und Fehlbildungen

Erbliche Haarerkrankungen sind die seltenen Atrichien/Hypotrichien bzw. Hypertrichosen sowie die Haarschaftdystrophien (Pili anulati, Pili torti, Trichorrhexis nodosa). Häufiger ist die Keratosis pilaris.
Fehlbildungen sind Hypertrichosis sacralis (z.T. als Zeichen einer Dysraphie) und Hypertrichosen auf kongenitalen melanozytären Nävi.

Erworbene Erkrankungen

Häufige **Infektionen** sind bakterielle Follikulitis, Furunkel und Karbunkel (Diabetes!) sowie **Trichomykosen** (Trichophytie, Mikrosporie, Favus). Eine häufige Alopezieform ist die **Alopecia areata** mit kreisrundem Haarausfall, wahrscheinlich autoimmunologisch bedingt. Sehr häufig ist auch die durch genetische Faktoren und Androgenwirkung bedingte chronische **androgenetische Alopezie** der Kopfhaare mit unterschiedlichen Ausfallmustern bei Mann und Frau. **Hypertrichosen** (hormonunabhängig) sowie **Hirsutismus/Virilismus** (androgenabhängig) entstehen nicht durch Neubildung von Haaren, sondern durch den Ersatz von Lanugohaaren durch kräftige Terminalhaare.
Exogene Haarbildungsstörungen (Haarausfall, Hypertrichose) können durch physikalisch-chemische Einwirkungen bzw. Medikamente entstehen.
Hauterkrankungen insbesondere im Bereich mit Terminalbehaarung können über Haarmatrixschädigungen zu passagerem (z.B. bei Infektionen) oder permanentem Haarverlust (z.B. bei vernarbenden Hauterkrankungen wie Lupus erythematodes) führen.
Endogener Haarverlust tritt z.B. bei Endokrinopathien (Hyperthyreose) und akuten Infektionen auf. Endogene Hypertrichosen können durch Grundkrankheiten wie Diabetes mellitus, Porphyria cutanea tarda und maligne Tumoren verursacht werden.

Neubildungen

Gutartige Neubildungen sind **Zysten** („Atherome"). Bösartige Neubildungen sind selten durch Schutz der tief liegenden Haarmatrix vor exogenen Karzinogenen. Vom Haarfollikel ausgehen können auch **Basalzellkarzinome**, die häufig erst verspätet erkannt werden und am Kapillitium Risikotumoren sind.

Erkrankungen des Haarbodens

Erkrankungen der Kopfhaut werden nicht selten durch die Kopfhaare verdeckt. Dies gilt nicht nur für Erkrankungen wie Psoriasis, Ekzeme, seborrhoische Keratosen, melanozytäre Nävi, sondern v.a. auch für maligne Neubildungen wie Basalzellkarzinome, maligne Melanome, Metastasen von inneren Tumoren.

 025 IMPP-Fragen

11 Erkrankungen der Talgdrüsen

11.1 Grundlagen

Anatomie und Physiologie

Die **Talgdrüse** ist eine Ausstülpung des Haarfollikels, nur vereinzelt gibt es „freie" Talgdrüsen an Lippen, Mundhöhle, Mamillen und Genitale.

Aufbau und Verteilung: Talgdrüsen sind traubenförmige, von Sebozyten gebildete, holokrine Drüsen. Ihr Ausführungsgang mündet seitlich in den Follikel, der von da an den Endteil des Ausführungsganges darstellt (Abb. **11.1**).

Die Zahl follikulärer Talgdrüsen entspricht der Haarfollikelzahl. Dichte: Kapillitium und Gesicht ca. 800/cm², Extremitäten ca. 50–100/cm². Talgdrüsenfrei sind Handteller und Fußsohlen. Terminalhaarfollikel haben größere Talgdrüsen, Vellushaarfollikel kleinere. Eine spezielle Form von Vellushaarfollikeln mit großen Talgdrüsen und kleinem Vellushaar wird als „**Talgdrüsenfollikel**" bezeichnet (Abb. **11.1**). Sie finden sich im Gesicht und am Oberkörper und sind ein bevorzugter Ort der Akneerkrankungen.

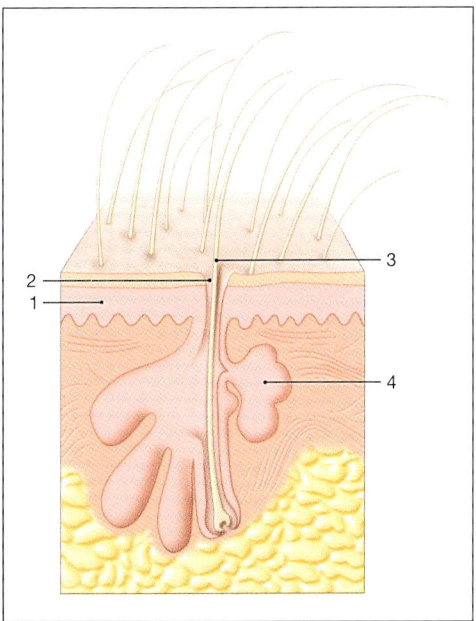

Abb. 11.1 Talgdrüsenfollikel.
1 Epidermis
2 Infundibulum
3 Vellushaar
4 Talgdrüsenläppchen

Talg: Das Produkt der Talgdrüsen ist der durch Sebozytenzerfall gebildete dünnflüssig-gelbe Talg (Sebum), der vorwiegend aus Glyzeriden und Fettsäuren besteht. Der Talg gelangt in kontinuierlichem Fluss über die Talgdrüsenausführungsgänge und den anschließenden Teil des Follikelkanals (Infundibulum) an die Oberfläche.

Regulation: Talgdrüsen besitzen **Androgenrezeptoren** und metabolisieren Androgene.

Die Stärke der kontinuierlichen Talgproduktion hängt von verschiedenen Faktoren ab:

- Genetisch-konstitutionelle Faktoren.
- Alter: nach postpartalem Abfall Anstieg mit Pubertät, Maximum ca. 25. Lebensjahr, dann allmählicher Abfall.
- Hormonelle Faktoren: Stimulation durch Androgene, Hemmung durch Östrogene.

Mikrobiologie: Talgdrüsenfollikel besitzen eine bunte Standortflora: Bakterien (Staphylococcus epidermidis, Propioni-Bakterien), Hefepilze (Pityrosporum ovale), Milben (Demodex folliculorum). Lipasen der Propioni-Bakterien können aus den Sebumglyzeriden freie Fettsäuren abspalten.

Funktion: kontinuierliche Fettung der Haut und der Haare. Talg bildet zusammen mit Hautfett und Schweiß den Hautoberflächenfilm.

Ätiopathogenese

Ätiologie: Genetische Faktoren können die Anlage von Talgdrüsen und auch ihre Funktion beeinflussen. Erworbene Erkrankungen sind meist polyätiologisch-komplexer Natur (Akneerkrankungen).

Pathogenese: Talgdrüsenerkrankungen werden von drei pathogenetischen Reaktionen bestimmt:

1. **Talgproduktion:** Veränderungen der Talgproduktion (**Seborrhö, Sebostase**).
2. **Verhornungsstörung:** Disposition zu Verhornungsstörung mit Bildung von Komedonen im Bereich des empfindlichen Infundibulums. Durch einen Pfropf aus Hornzellen, Talg, Vellushaaren und Bakterien wird der Follikel aufgetrieben, die Talgdrüse atrophiert. Zu unterscheiden sind die wichtigeren **geschlossenen Komedonen** und die auffälligeren **offenen Komedonen** (Abb. 11.2). Komedonen können sich primär (z.B. Acne vulgaris) oder sekundär entwickeln (z.B. akneiforme Erkrankungen).

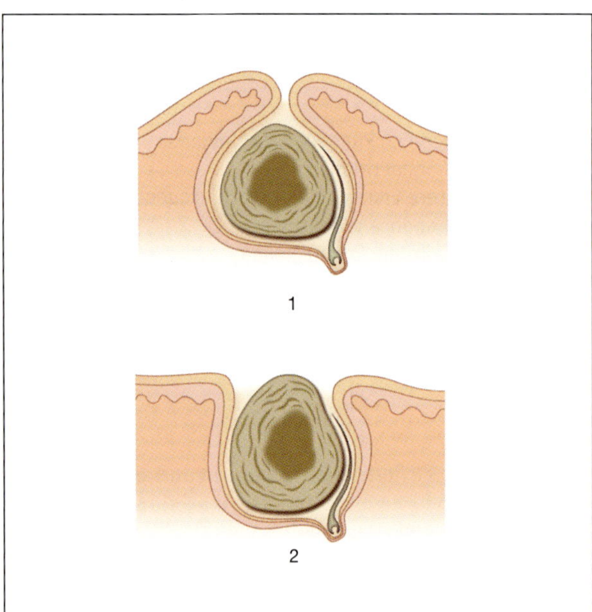

Abb. 11.2 Komedonen.
1 Geschlossener Komedo („whitehead").
2 Offener Komedo („blackhead"), jeweils mit einer Schale aus Hornzellen und einem Kern aus Lipiden und Bakterien.

3. **Follikuläre Entzündung:** Sie entspricht den entzündlichen Veränderungen des Haarfollikels (follikuläre Papel, Pustel, Abszess).

Leitsymptom für eine Talgdrüsenerkrankung ist die Komedonenbildung.

Historischer Exkurs

Was sind Komedonen?
Die offenen Komedonen wurden im Mittelalter von Volk und Ärzten für Würmer (Mitesser) gehalten, die in der Haut leben. Ärzte verordneten deshalb zur Behandlung der Komedonen, „die wurmreiche Hautstelle mit Honig zu bestreichen, damit die Würmchen ihre schwarzen Köpfe herausstrecken, um den süßen Saft aufzulecken, worauf ihnen dieselben mit dem Schermesser schonungslos wegrasiert werden können". Nach: Muralt, Anat. Collegium, Nürnberg 1687.

Klinik **Spezielle Symptome** von Talgdrüsenerkrankungen sind **Seborrhö** bzw. **Sebostase, Komedonen** und **follikuläre Entzündung.** Mit Ausnahme von Seborrhö/Sebostase, die den Aspekt der Hautoberfläche beeinflussen, sind Talgdrüsenerkrankungen entsprechend der Follikelanatomie primär **umschrieben-kleinherdig** und disseminiert (vgl. Acne vulgaris). Entlang des Follikels können sich entzündliche Prozesse aber in die Tiefe ausdehnen und hier konfluieren (vgl. Acne conglobata). Meist handelt es sich um **mehrherdige Erkrankungen** im Gegensatz zu den Einzelherden von Furunkel/Karbunkel. Talgdrüsenerkrankungen sind grundsätzlich **hautbeschränkt.**
Allgemeinsymptome (Fieber, Arthralgien) sind selten und treten nur bei schweren entzündlichen Talgdrüsenerkrankungen auf (z. B. Acne fulminans).

Diagnostik Die Diagnosestellung erfolgt hauptsächlich durch Anamnese, klinische und evtl. histologische Untersuchung. Hormonbestimmungen bei V. a. Endokrinopathie. Spezielle diagnostische Maßnahmen wie z. B. quantitative Bestimmung der Talgdrüsensekretion oder Analyse der Talgzusammensetzung haben mehr wissenschaftliche Bedeutung.

Therapie Zielsymptome medikamentös-therapeutischer Maßnahmen sind:
- Seborrhö: Retinoide, Antiandrogene
- Komedonenbildung: topisch-keratolytische Maßnahmen
- Entzündung: Akne-Antibiotika.

Kortikosteroide können Aknesymptome hervorrufen („Steroidakne").

11.2 Erbkrankheiten und Fehlbildungen

Erbkrankheiten und Fehlbildungen sind selten und werden meist erst nach Stimulation der Talgdrüsen in der Pubertät deutlich erkennbar.

Steatocystoma multiplex

Autosomal-dominante Entwicklungsstörung der Talgdrüsen mit zystischer Erweiterung der Talgdrüsenfollikel ohne Verbindung zur Hautoberfläche. Klinische Manifestation meist nach der Pubertät.

Krankheitsbild Hautfarben-bläuliche, kutan-subkutane, zystische Herde bis ca. 0,5 cm, vereinzelt aber auch größer. Unterschiedliche Zahl (bis über 100).
Prädilektionsstellen: Oberkörper einschließlich Axillen.

Therapie Operative Entfernung einzelner Knoten.

Naevus sebaceus (Abb. 11.3)

Nicht-erbliche Fehlbildung mit umschriebener Anhäufung von großlappigen Talgdrüsen. Meist bei Geburt vorhanden, Mitwachstum und späteres Dickenwachstum in der Pubertät.

Krankheitsbild Bis mehrere Zentimeter großer, scharf begrenzter Herd mit gelblicher, unterschiedlich stark verdickter Haut und unregelmäßig-papillomatöser, haarloser Oberfläche, meist am Kopf (Kapillitium).
Komplikationen: in Naevus sebaceus mögliche spätere Entwicklung epithelialer Tumoren (u. a. benigne Trichoblastome, auch Basalzellkarzinom).
Differentialdiagnose: Naevus verrucosus.

Therapie Exzision im Kindes-/Jugendalter empfehlenswert.

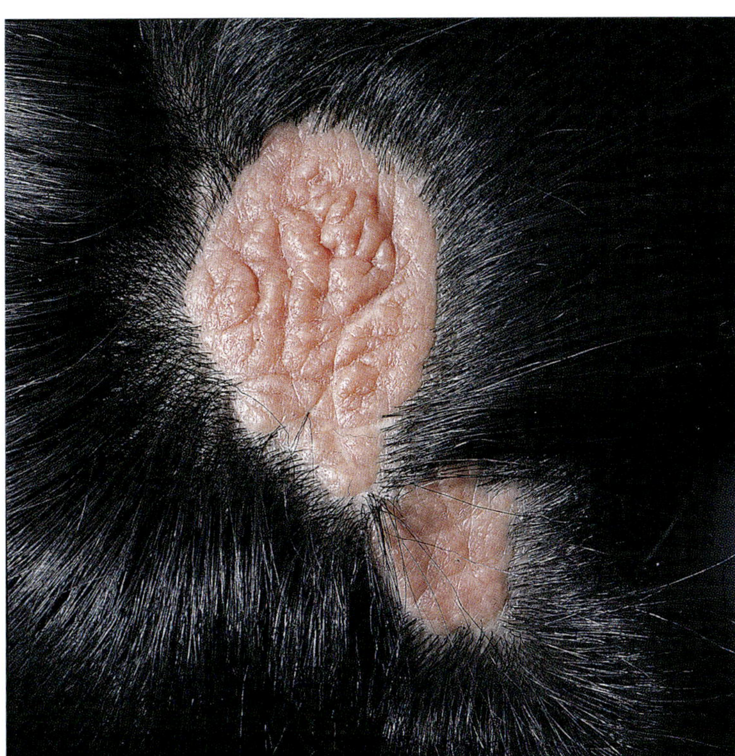

Abb. 11.3 Naevus sebaceus.
Anamnese: 16-jährige Patientin. Der Herd besteht als flache, haarlose Stelle seit Geburt und hat sich entsprechend dem Körper-/Kopfwachstum allmählich vergrößert. Nachdem der Herd in der Pubertät aber deutlich prominenter und auffälliger geworden ist, hat sich die Patientin jetzt Sorgen gemacht und mit der Frage nach seiner Entfernung vorgestellt.
Befund: am Kapillitium links parietal zweiteiliger, ca. 3,5 × 2 cm messender, z.T. flacher, z.T. wulstartig erhabener gelblich-bräunlicher Herd.
Differentialdiagnose: Naevus verrucosus (Abb. **7.23**).

Sonderformen Multiple Talgdrüsennävi können im Rahmen einer familiären, komplexen Entwicklungsstörung auftreten (zusammen mit Veränderungen von Gehirn, Augen, Herz).

11.3 Erworbene Erkrankungen

Das Krankheitsspektrum erworbener Talgdrüsenerkrankungen ist deutlich eingeschränkt.
Erworbene Erkrankungen sind v.a. Funktionsstörungen der Talgdrüsen wie Seborrhö und Sebostase. Hinzu kommt die große Gruppe der Akneerkrankungen sowie der akneähnlichen Erkrankungen.

11.3.1 Seborrhö und Sebostase

Seborrhö und Sebostase stehen zwischen angeborenen und erworbenen Erkrankungen. Sie sind zum Teil von hereditär-konstitutionellen, zum Teil von erworbenen Faktoren bestimmt.
Es sind klinisch geprägte Begriffe, die als Krankheitsdisposition bzw. Krankheitsassoziation und für die Lokaltherapie von Bedeutung sind.

Seborrhö

Übermäßige Talgproduktion mit fettig-glänzender Haut sowie fettigen, strähnigen Haaren. Auftreten v.a in Adoleszenz (80%), bei Erwachsenen seltener (20%).
Ursachen:
- Genetisch-konstitutionelle Faktoren
- Alter
- Hormonsituation: Androgene!
- Umweltfaktoren: Sommer, heiß-tropische Klimabereiche
- Krankheitsassoziation: bei Morbus Parkinson (Salbengesicht!) und bestimmten Enzephalitisformen.

Krankheitsbild Man unterscheidet zwei Formen:
- **Seborrhoea oleosa:** fettig-glänzende, zum Teil grobporige Haut durch große Öffnungen großer Talgdrüsenfollikel, fettig-strähnige Haare.
  Prädilektionsstellen: Kopf, Oberkörper, entsprechend der Verteilung der Talgdrüsenfollikel.
- **Seborrhoea sicca:** scheinbare Paradoxie! Aufsaugung des produzierten Talgs durch entzündlich aufgelockerte Hornschicht.

Die Seborrhö ist ein Dispositionsfaktor für Akneerkrankungen, Rosazea, seborrhoisches Ekzem und begünstigt Bakterien- und Pilzbesiedlung der Haut.

Therapie Therapeutische Konsequenzen sind:
- **Prophylaktische antiseborrhoische Hautpflege** und -reinigung: entfettend, keine Rückfettung.
- Bei lokaler Therapie keine Verwendung von Salben und Pasten, sondern von **Tinkturen**, **Cremes** oder **Puder**.

Sebostase

Verminderte Talgproduktion mit trockener Haut und trockenen, struppigen Haaren. Auftreten v.a. im Alter (80%), selten bei Jugendlichen (20%).

Ursachen:
- Genetische Disposition
- Häufig bei Erkrankungen der Ichthyosisgruppe und atopischem Ekzem
- Alter
- Exogene Faktoren: Winter, kalt-trockene Klimabereiche
- Hautentfettung und Exsikkation: übermäßige Dusch- und Badeprozeduren.

Krankheitsbild Trockene Haut mit Funktionsstörungen (Wasserverlust, gestörte Barrierefunktion, mangelnde Elastizität), trocken-spröde Haare.
Sebostase ist ein **Dispositionsfaktor** für physikalisch-/chemisch-induzierte Exsikkationszustände der Haut: umschriebene oder diffuse Bezirke mit trockener Schuppung (Pityriasis simplex capillitii, faciei, corporis) oder zusätzliche Hauteinrisse (Ekzema craquelé).

Therapie Therapeutische Konsequenzen sind:
- **Prophylaktische antisebostatische Hautpflege** und Reinigung: möglichst wenig entfettend, mehr rückfettend.
- Bei Sebostase bzw. Erkrankungen mit Sebostase für extern-medikamentöse Therapie fettige Grundlagen wählen (**Salben**).

11.3.2 Akneerkrankungen: Acne vulgaris und Sonderformen

Akne ist eine schon im Altertum bekannte und beschriebene Hauterkrankung. Die Herkunft des Namens ist unklar. **Leitsymptome** sind Seborrhö und primäre Komedonenbildung. Die entzündliche Komponente folgt erst später nach. Unterschieden werden:
- Acne vulgaris
- Akne-Sonderformen: Acne conglobata, fulminans, inversa.

Acne vulgaris (Abb. 11.4, 11.5)

Acne vulgaris ist eine multifaktoriell-endogen bedingte hautbeschränkte Erkrankung der Talgdrüsenfollikel mit örtlich-topographischer Begrenzung (Gesicht, Oberkörper) und zeitlicher Begrenzung (Pubertät, Adoleszenz).
Häufigkeit: Aknesymptome finden sich fast bei jedem Jugendlichen, Behandlungsbedürftigkeit besteht bei ca. 30%. Maximalformen wie z. B. Acne conglobata sind selten und treten insbesondere beim männlichen Geschlecht auf.
Bedeutung: Die Erkrankung kann in dieser seelisch-körperlich labilen Phase erhebliche psychosoziale Auswirkungen haben. Schwere Akne hinterlässt lebenslang bleibende Narben.

> **!** **Merke** Schwere Akne führt fast immer zu Entstellungsgefühl, auch Selbstwertstörungen, Gefühl des Angestarrtwerdens, sozialem Rückzug, selbst zu suizidalen Gedanken. Der Leidensdruck ist aber nicht immer vom Schweregrad abhängig, auch leichtere Akne kann zu entsprechenden Problemen führen (Dysmorphophobie).

Krankheitsbild Die Acne vulgaris wird in drei Stadien eingeteilt:
1. **Nicht-entzündliches Stadium:** geschlossene und offene Komedonen in unterschiedlicher Zahl, keine oder nur wenige entzündliche Akneeffloreszenzen. Häufig, aber nicht immer, Übergang in entzündliches Stadium.
2. **Entzündliches Stadium:** Je nach Schweregrad und Ausdehnung der Entzündung werden zwei Formen unterschieden:
   - **Acne papulopustulosa:** entzündlich gerötete follikuläre Papeln bzw. Papulopusteln.
   - **Acne nodosa:** entzündlich gerötete, bis 1 cm große, vereinzelt auch konfluierende Knoten, nicht abszedierend, nur langsame Rückbildung. Bei Progression Übergang in Acne conglobata, sonst Übergang in Defektstadium v. a. bei stark entzündlicher Akne.
3. **Defektstadium:** Bei Komedonen-Akne und Acne papulopustulosa meist narbenlose Abheilung. Bei schwerer, entzündlicher Akne aber persistierende Entzündungsfolgen wie Zysten, Fistelkomedonen oder abszedierende Fistelgänge. Außerdem Narben unterschiedlicher Art und Größe, teils atrophisch, teils hypertrophisch.

Lokalisation: Gesicht und Oberkörper, entsprechend der Verteilung der „Talgdrüsenfollikel".

Verlauf Beginn meist im 10. bis 12. Lebensjahr, Verlauf in Schüben mit Besserung im Sommer bei insgesamt unterschiedlichem Schweregrad. Bei Jungen schwererer Verlauf als bei Mädchen. Abheilung meist zwischen 20. und 25. Lebensjahr, bei schwerer entzündlicher Akne mit Narben.

Komplikationen
- **Exkoriierte Akne:** psychisch bedingte, tiefe Exkoriation von Akneeffloreszenzen mit häufig anschließender bakterieller Infektion und Narbenbildung.
  Ursachen: Nervosität, gestörte Krankheitsverarbeitung, neurotische Zwangshandlung.
- **Gramnegative Follikulitis:** induziert durch lokale/systemische antibiotische Aknebehandlung, aber auch nur bei Seborrhö.
  Ursachen: Enterobacter, Klebsiella, E. coli bzw. Proteus.
- **Narbenkeloide.**

Diagnostik Anamnese und klinisches Bild, Alter. Acne vulgaris ist eine klinische Diagnose.
Differentialdiagnose: Aknesonderformen, Kontaktakne, Dioxinakne, Medikamentenakne, Akne bei Hyperandrogenämie, akneiforme Erkrankungen, Rosazea, periorale Dermatitis. Auch Demodikose: durch Haarbalgmilbe Demodex folliculorum ausgelöste papulopustulöse Entzündung. Einseitiger Wangenbefall bei älteren Menschen.

Ätiopathogenese Komplexe multifaktorielle Ätiopathogenese.
Ätiologisch von Bedeutung sind:
- **Hereditär-genetische Faktoren:** Talgdrüsengröße und Hormonsensitivität, follikulär-infundibuläre Verhornungsneigung.
- **Hormonstatus:** ansteigende Androgenbildung in Pubertät. Erhöhte lokal-follikuläre Androgenbildung (Dihydrotestosteron).

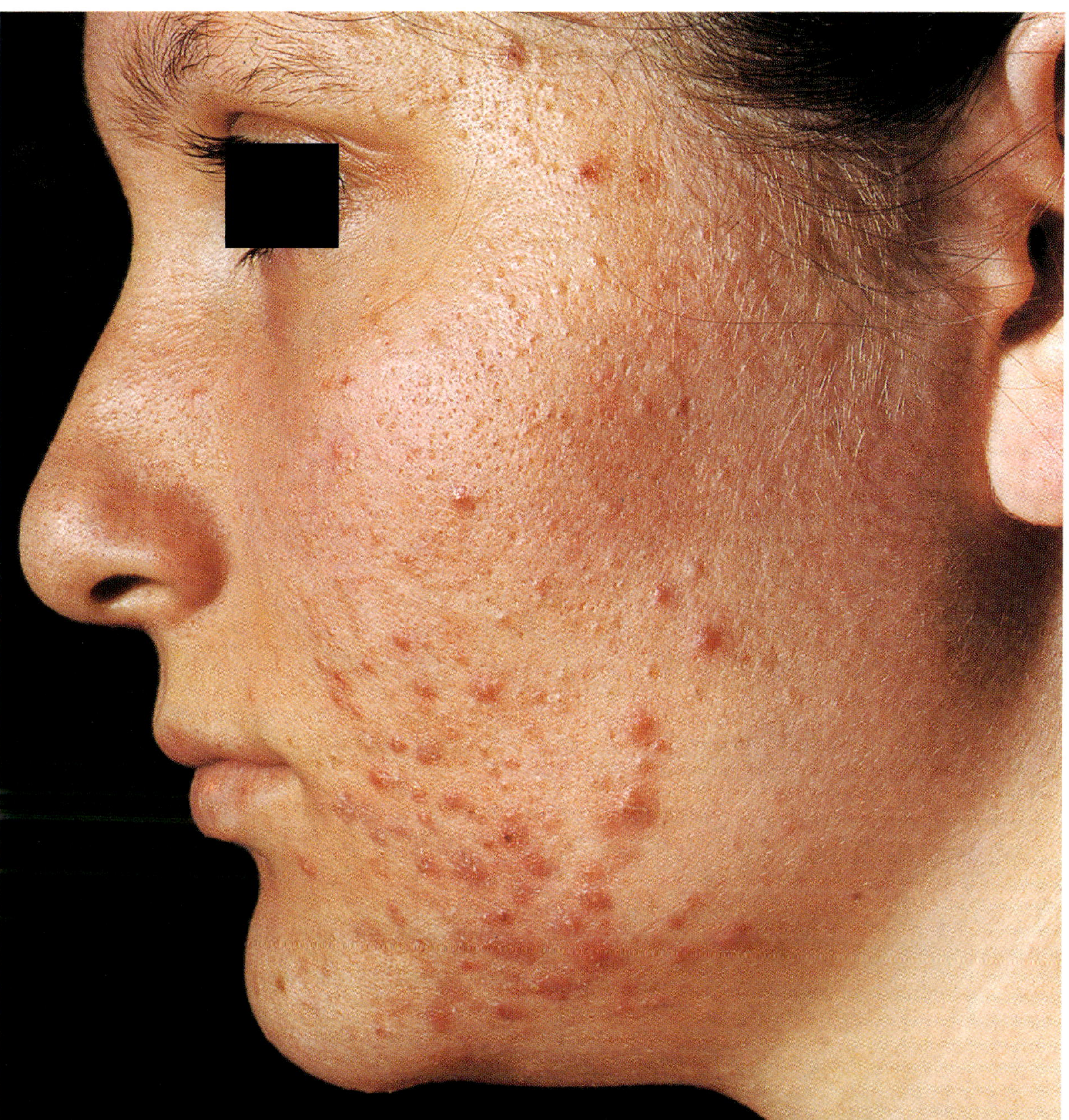

Abb. 11.4 Acne vulgaris: papulopustulöser Typ.
Anamnese: 16-jährige Patientin. Erste Symptome bereits erstes Jahr vor Menarche. In den folgenden vier Jahren allmähliche Zunahme. Bei einem Arztbesuch (Behandlungswunsch) erhielt die Patientin folgenden Rat: „Abwarten, nach dem ersten Kind ist alles vorbei."
Befund: fettig glänzende grobporige Haut mit zahlreichen geschlossenen und einigen offenen Komedonen sowie mehreren entzündlich geröteten, follikulären Papeln und Papulopusteln unterschiedlicher Größe.
Differentialdiagnose: akneiforme Reaktion (Abb. **11.9**, **11.10**), Rosazea (Abb. **7.148**).
Anmerkung: Die pathogenetische Sequenz der „Aknereaktion" ist auf diesem Bild gut erkennbar. Aus geschlossenen Komedonen entwickelt sich durch Follikelruptur eine papulopustulöse Follikulitis unterschiedlichen Schweregrades.

- **Bakterielle Faktoren:** vermehrte Follikelbesiedlung mit Propionibacterium acnes sowie Staphylococcus epidermidis. Durch Bakterien-Lipasen freigesetzte Fettsäuren fördern Komedonenbildung und Entzündung. Andere mikrobielle Follikelbewohner sind für die Pathogenese irrelevant.
- **Entzündungsintensität:** auch immunologische Aspekte.

Pathogenetisch von Bedeutung sind:

- **Seborrhö:** Sie ist der androgeninduzierte „Zündstoff" der Aknereaktion. Eunuchen haben weder Seborrhö noch Akne.
- **Komedonenbildung:** vermehrte und gestörte Verhor-

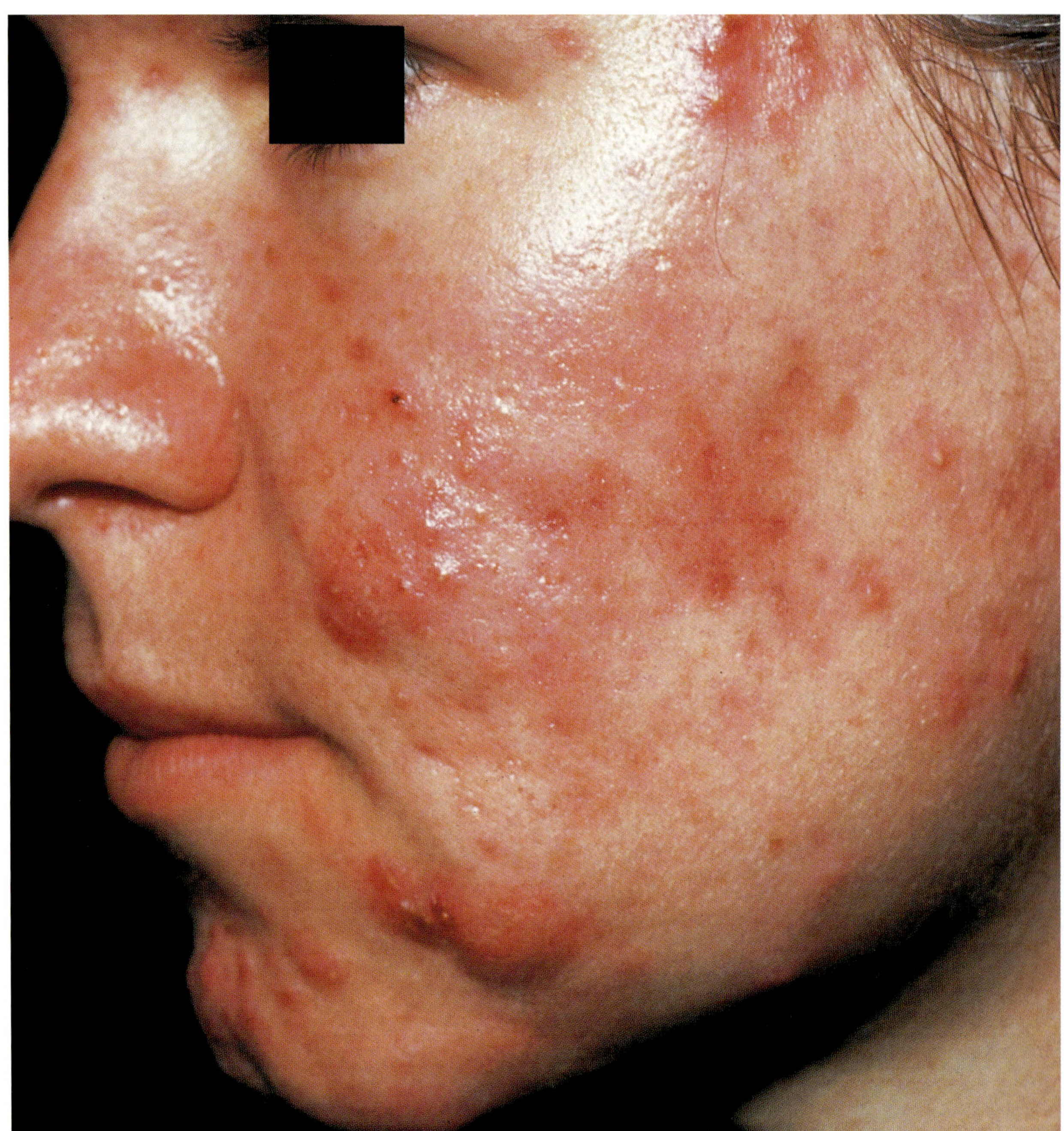

Abb. 11.5 Acne vulgaris: knotiger Typ.

Anamnese: 15-jähriger Patient. Nach ca. zwei Jahren „normaler Pubertätsakne" Auftreten stark entzündeter, schmerzhafter Knoten.

Befund: fettig glänzende Gesichtshaut mit einzelnen offenen Komedonen, Papeln und Pusteln. Zusätzlich mehrere scharf begrenzte, gerötete Knoten, vereinzelt bereits konfluiert. Postinflammatorische Rötung und beginnende Hyperpigmentierung bei eingesunkenen Närbchen in Wangenmitte.

Diagnose: Acne nodosa mit beginnendem Übergang in Acne conglobata.

Anmerkung: Der Patient entwickelte nach Eintreten der Verschlimmerung und Erfolglosigkeit lokaler Behandlungsmaßnahmen depressive Phasen und soziale Beziehungsstörungen.

nung im Infundibulum. Durchsetzung der geschichteten Hornmassen mit Talg, Vellushaaren und Bakterien. Auftreibung des Follikelgangs zu einem geschlossenen bzw. offenen Komedo, allmähliche Atrophie von Talgdrüse und Vellushaarfollikel.

- **Follikuläre Entzündung:** Zerstörung der Wand geschlossener Komedonen durch freie Fettsäuren (Bakterien-Lipasen), Leukozyten-Chemotaxis. Akute Fremdkörperentzündung unterschiedlichen Schweregrades.

Therapie Infolge der komplexen Pathogenese gibt es keine Standardbehandlung. Zu berücksichtigen sind Aknestadium und -schweregrad sowie individuelle psychosoziale Faktoren. Pubertätsakne sollte in dieser wichtigen Entwicklungsphase ernst genommen und konsequent behandelt werden, im Bedarfsfall auch innerlich. **Therapeutische Ansatzpunkte** sind Seborrhö, Verhornungsstörung bzw. Komedonen, mikrobielle Follikelbesiedlung und Entzündung.

Therapeutische Möglichkeiten sind:

- **Lokale Therapie:**
  - **Lokal-medikamentöse Behandlung:**
    Schälende/komedolytische Behandlung mit Vitamin-A-Säure, Adapalen und Benzoylperoxid. Cave: bei topischer Anwendung von Vitamin-A-Säure (teratogen) sind wegen Resorption Missbildungen des Kindes nicht mit Sicherheit auszuschließen!
    Lokal-antimikrobielle bzw. **antiphlogistische Behandlung** mit Lokalantibiotika (Erythromycin, Clindamycin, Nadifloxacin, Resistenzentwicklung möglich), auch Azelainsäure. Kombinationsbehandlung möglich. Jeweils in nicht-fettenden, auch abdeckenden Grundlagen (Lösung, Gel, Creme).
  - **Physikalische Behandlung:** physikalisch-manuelle Aknetherapie.
  - **Unterstützende antiseborrhoische** Hautreinigung (Syndets, alkoholische Lösungen), dekorative Kosmetik.
- **Systemische Therapie:**
  - **Antibiotika:** u. a. Minocyclin, Doxycyclin. Nicht in Kombination mit lokal-antibiotischer Behandlung.
  - **13-cis-Retinsäure (Isotretinoin):** sebumsuppressive, keratolytisch-komedolytische Wirkung. Wegen Teratogenität Kontraindikationen (gebärfähiges Alter, Stillzeit), Nebenwirkungen und Anwendungsbeschränkungen beachten.
  - **Orale Kontrazeptiva** mit antiandrogener Wirkung bei erwünschter Kontrazeption.
- **Operative Therapie:** Inzisionen (Zysten), Exzisionen (Zysten, Fistelgänge), korrektive Maßnahmen bei Narbenbildung.

Acne conglobata (Abb. 11.6)

Schwerste Form der entzündlichen Akne. Selten auftretend, besonders bei männlichen Jugendlichen.

Besonderheiten:

1. Konfluieren (Name!) der chronisch-entzündlichen, auch hämorrhagische Knoten mit Abszedierung, Fistelbildung mit subkutanen, z. T. ausgedehnten Fistelgängen und Fistelöffnungen.

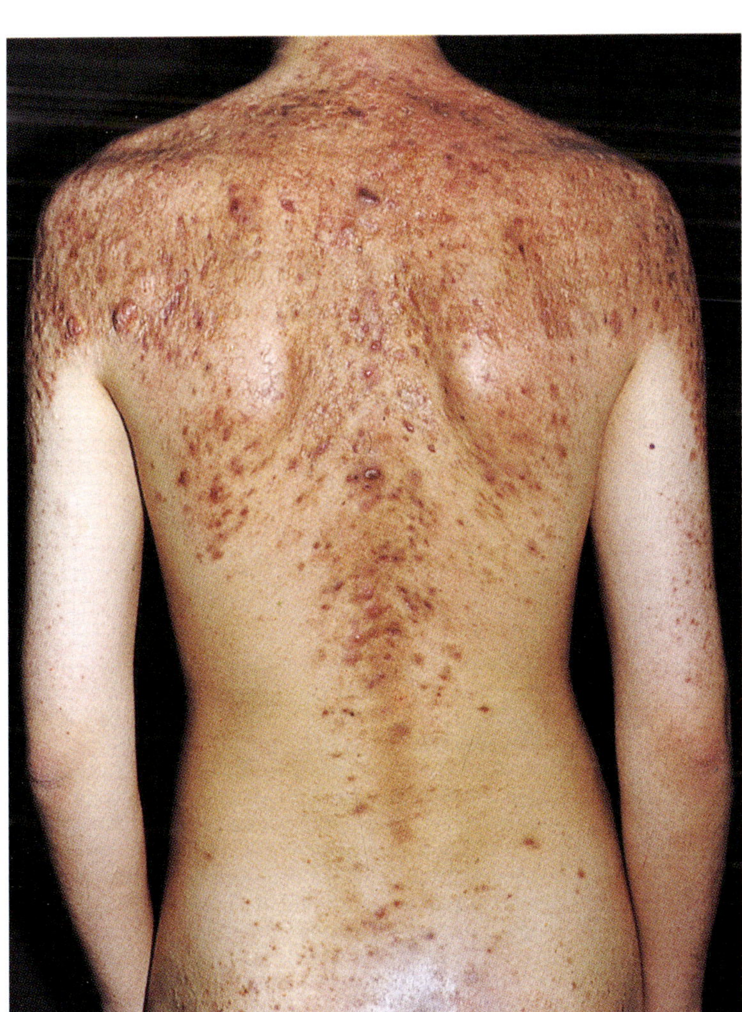

Abb. 11.6a Acne conglobata.
Anamnese: 21-jähriger Patient. Nach zunächst starker Seborrhö schnelle Entwicklung und Ausbreitung von stark entzündlichen, schmerzhaften Akneherden. Verlauf über jetzt sechs Jahre mit zunehmender Narbenbildung.
Befund: an Rücken, Oberarmaußenseiten und Gesäßregion zahlreiche eingesunkene, atrophische, zum Teil noch entzündlich gerötete oder hyperpigmentierte Narben sowie mehrere entzündliche Knoten, Papeln und Pusteln.

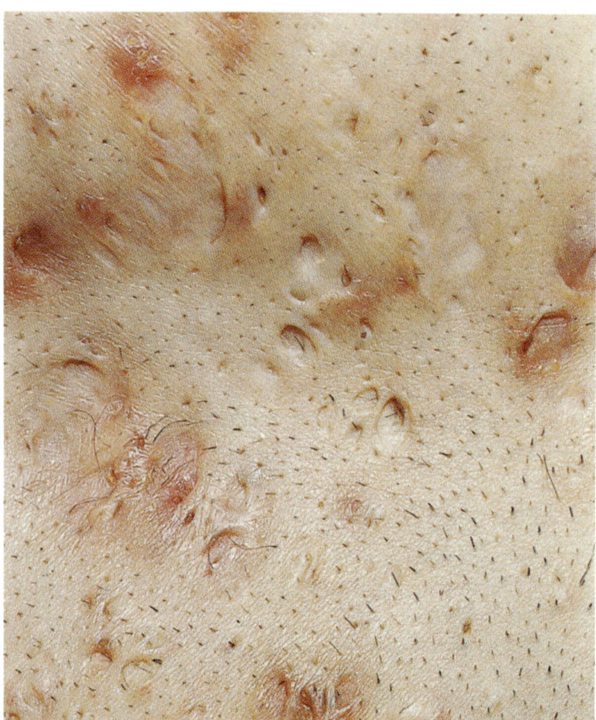

Abb. 11.6b Acne conglobata: Spätstadium (Detailbild).
Anamnese: s. o.
Befund: noch einige zum Teil einzeln stehende, zum Teil gruppierte, offene Komedonen sowie gerötete, follikuläre Papeln, überwiegend jedoch atrophische, eingesunkene Narben mit Taschen- und Brückenbildung.

2. Großflächiger, schwerer Hautbefall auch mit Überschreiten der typischen Akneregionen (Gesicht, Oberkörper) und Ausdehnung auf Hals, Arme und Unterkörper.
3. Entsprechend ausgedehnte, bizarre Narbenbildung, Zysten, Fistelkomedonen.

Auftreten idiopathisch, vereinzelt auch nach Androgenbehandlung (Hochwuchs), Androgeneinnahme (Bodybuilding-Akne, Doping-Akne) oder bei Chromosomenanomalien (XYY).
Therapie: systemische und operative Aknebehandlung.

Acne fulminans

Schwere, akut einsetzende **Acne conglobata** bei männlichen Jugendlichen mit hämorrhagisch-ulzerierenden Hautherden an Gesicht, Brust, Rücken und zusätzlichen **allgemeinen** und **extrakutanen Symptomen:** Fieber, reduzierter Allgemeinzustand, Arthralgien und Arthritiden (u.a. Sternoclaviculargelenk, Ileosakralgelenke), nicht-eitrige Osteomyelitis (u.a. Clavicula, Wirbelsäule, Röhrenknochen), viszerale Organsymptome (Leber, Milz, Niere), starke BSG-Beschleunigung, „leukämoide" Leukozytose.
Differentialdiagnose: bei Gesichtslokalisation: Rosacea fulminans (junge Frauen).
Ursache: meist unklar, aber auch nach wachstumsmindernder Androgentherapie von Großwuchs, Androgeneinnahme.
Therapie: initiale systemische Kortikoidtherapie, dann systemische Aknetherapie.

Acne inversa (Abb. 11.7)

Acne-conglobata-ähnliche Symptomatik. Aber auch deutliche Unterschiede: andere, „inverse" Lokalisation, Manifestation nach Pubertät, kein befriedigendes Ansprechen auf alleinige, konservative Aknetherapie (Antibiotika, Isotretinoin). Ausgangspunkt sind Terminalhaarfollikel, nicht Talgdrüsenfollikel.
Lokalisation in folgenden „inversen" Hautregionen:
- Achselhöhlen
- Inguinal, perigenital und perianal
- Kapillitium: Bild einer abszedierenden Perifollikulitis
- Sakralregion: Bild eines „Pilonidalsinus" oder einer „Pyodermia fistulans sinifica" (von Haarfollikeln ausgehende, pseudozystisch-abszedierende Entzündung).

Krankheitsbild: Acne-conglobata-Symptomatik. Mögliche Komplikationen: Kontrakturen, Plattenepithelkarzinom. Meist schweres, schmerzhaftes, körperlich und sozial belastendes Krankheitsbild.

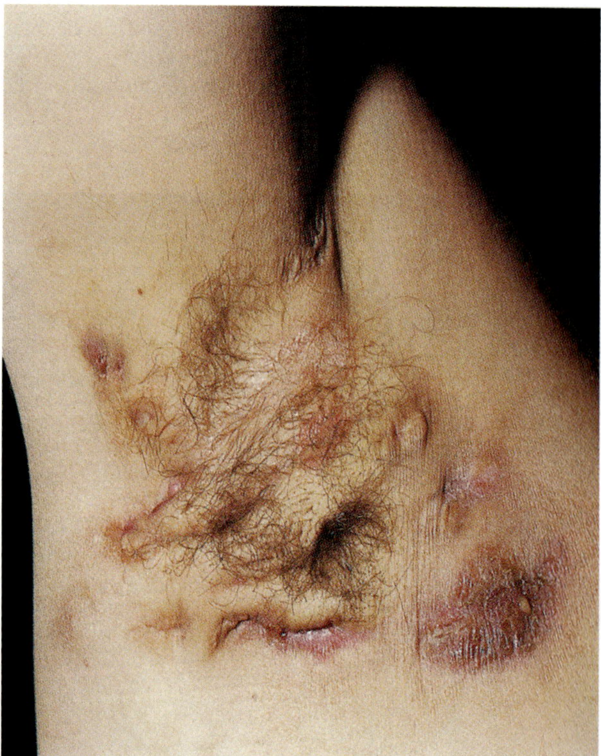

Abb. 11.7 Acne inversa.
Anamnese: 21-jähriger Patient. Die Erkrankung besteht seit zwei Jahren. Nach mehreren Inzisionen und antibiotischer Behandlung jeweils vorübergehende Besserung, bald aber wieder Rezidive.
Befund: in der rechten Achselhöhle mehrere entzündlich gerötete Knoten, zum Teil mit Fistelbildung und Entleerung von Eiter. Runde und streifenförmige bzw. wulstförmige Narben sowie Inzisionsnarben. Die linke Achselhöhle ist nicht befallen. – Bakteriologische Untersuchung: Staph. aureus.
Anmerkung: Acne inversa wird häufig als bakterielle Hidradenitis suppurativa fehldiagnostiziert und entsprechend behandelt. Ein Bakteriennachweis (wie hier) ist aber als sekundär aufzufassen. Auch die Einseitigkeit spricht nicht gegen eine Acne inversa.

Differentialdiagnose: bei perianal-perigenitaler Lokalisation Morbus Crohn.
Befallsmuster: häufiger als das Vollbild (Aknetetrade) sind regionale Formen wie z. B. Acne inversa der Achselhöhlen oder der Genitoanalregion.
Verlauf: häufig chronisch-progredient über viele Jahre. Meist als bakterielle Hidradenitis langfristig konservativ-medikamentös behandelt.
Therapie: Heilung bzw. Krankheitskontrolle nur durch Exzision befallener Regionen. Konservative Therapie adjuvant/präoperativ: Retinoide, Akne-Antibiotika (auch bei Sekundärinfektion), bei Frauen auch Hormontherapie mit antiandrogener Wirkung. Striktes Rauchverbot!

11.3.3 Weitere Erkrankungen durch exogene und endogene Faktoren

Symptome einer Acne vulgaris wie primäre Komedonenbildung und sekundäre Entzündung können durch „aknogene" **physikalische** und **chemische Faktoren** ausgelöst werden oder im Rahmen von **Endokrinopathien** auftreten. Solche Erkrankungen finden sich in der Regel außerhalb der Pubertät bzw. Adoleszenz. Sie sind auch nicht polyätiologischer, sondern monoätiologischer Natur.

Exogene Erkrankungen mit Aknesymptomatik (Abb. 11.8)

Aknesymptome können durch direkten Kontakt aknogener Faktoren mit der Haut auftreten.

- **Noduläre Elastose** mit Zysten und Komedonen (Morbus Favre-Racouchot): Variante der solaren Elastose, zusammen mit offenen Komedonen und Zysten. Meist bei älteren Männern.
  Lokalisation: Gesicht.
  Ursache: chronische UV-Exposition.
- **Kosmetika-Akne:** geschlossene Komedonen und entzündliche Papeln. Meist bei erwachsenen Frauen mit Aknedisposition.
  Lokalisation: Gesicht.
  Ursache: Unverträglichkeitsform von Kosmetika.
- **Öl-Akne:** Komedonen (meist offene) und Papulopusteln.
  Lokalisation: abhängig von Kontaktart → Gesicht (Ölversprühung), Oberschenkel (ölverschmutzte, scheuernde Hose).
  Ursache: durch beruflich bedingten direkten Kontakt mit verschiedenen Ölarten oder ölverschmutzter Kleidung.

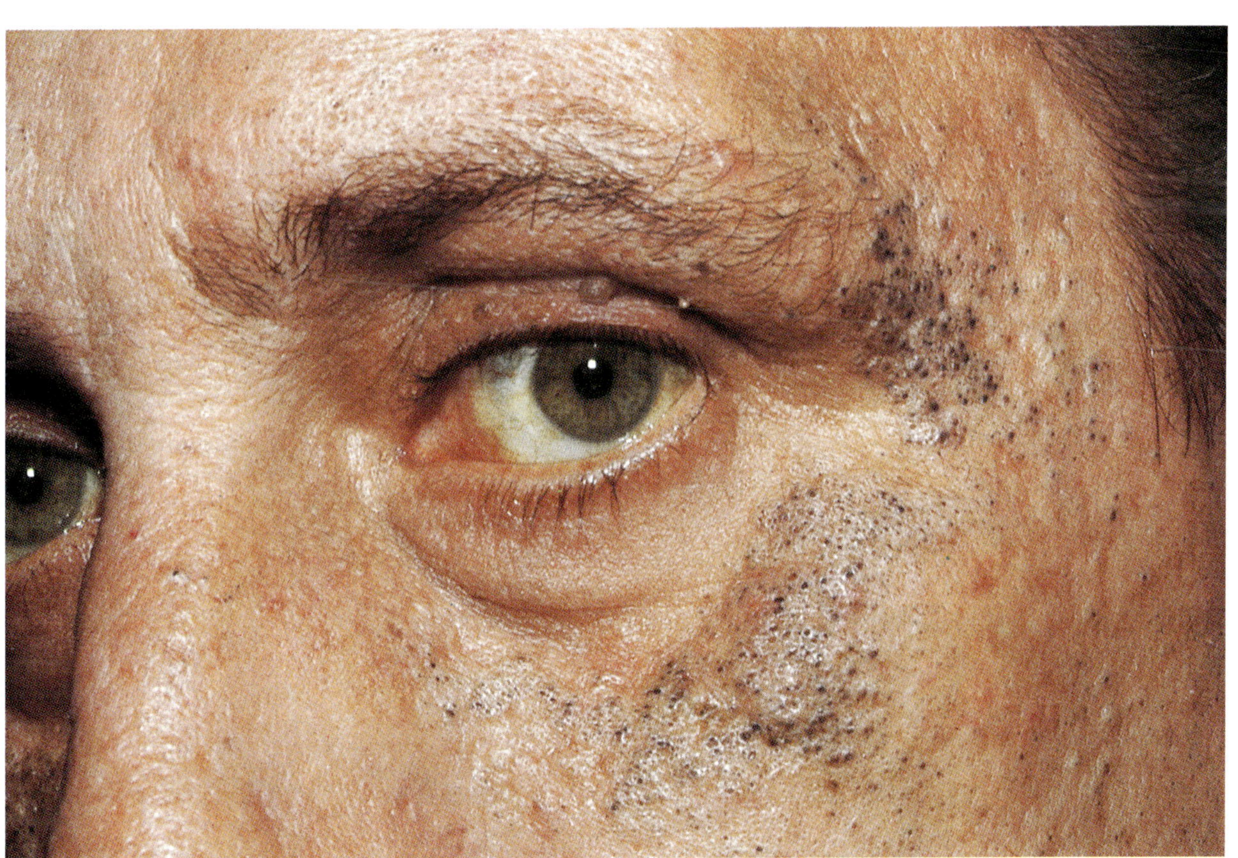

Abb. 11.8 Aktinische Komedonen bei Morbus Favre-Racouchot.
Anamnese: 59-jähriger Patient. Jahrelange Sonnenexposition durch Außenberuf.
Befund: in der Schläfen- und Jochbeinregion zahlreiche offene und mehrere geschlossene, zystenähnliche Komedonen sowie Teleangiektasien und leichte Gelbverfärbung der Haut.
Anmerkung: Nach chronischer Sonnenlichtexposition können sich im Gesicht Komedonen entwickeln, häufig kombiniert mit einer aktinischen Elastose (Abb. 7.72). Die Gesamtkonstellation wird als Morbus Favre-Racouchot bezeichnet.

- **Androgen-Akne:**
  Ursache: Einnahme von Substanzen mit Androgenwirkung.
  Beispiele: Doping-Akne, Bodybuilding-Akne.

Endogene Erkrankungen mit Aknesymptomatik

Zustände mit verstärkter endogener Androgenwirkung können auch außerhalb der eigentlichen „Aknezeit" zu Aknesymptomen führen.

- **Acne neonatorum:** geschlossene Komedonen und Papulopusteln bei Säuglingen. Ursache: mütterliche Hormonwirkung.
- **Acne infantum:** erst nach einigen Monaten, vorwiegend bei Jungen. Androgenwirkung vermutet.
- **Akne** bei **Endokrinopathien:** Auftreten von Aknesymptomen bei Hyperandrogenämie. Bei Frauen zusammen mit Zeichen einer Virilisierung. Beispiele/Ursachen: Syndrom der polyzystischen Ovarien, adrenogenitales Syndrom (Spätform), androgenbildende Tumoren.

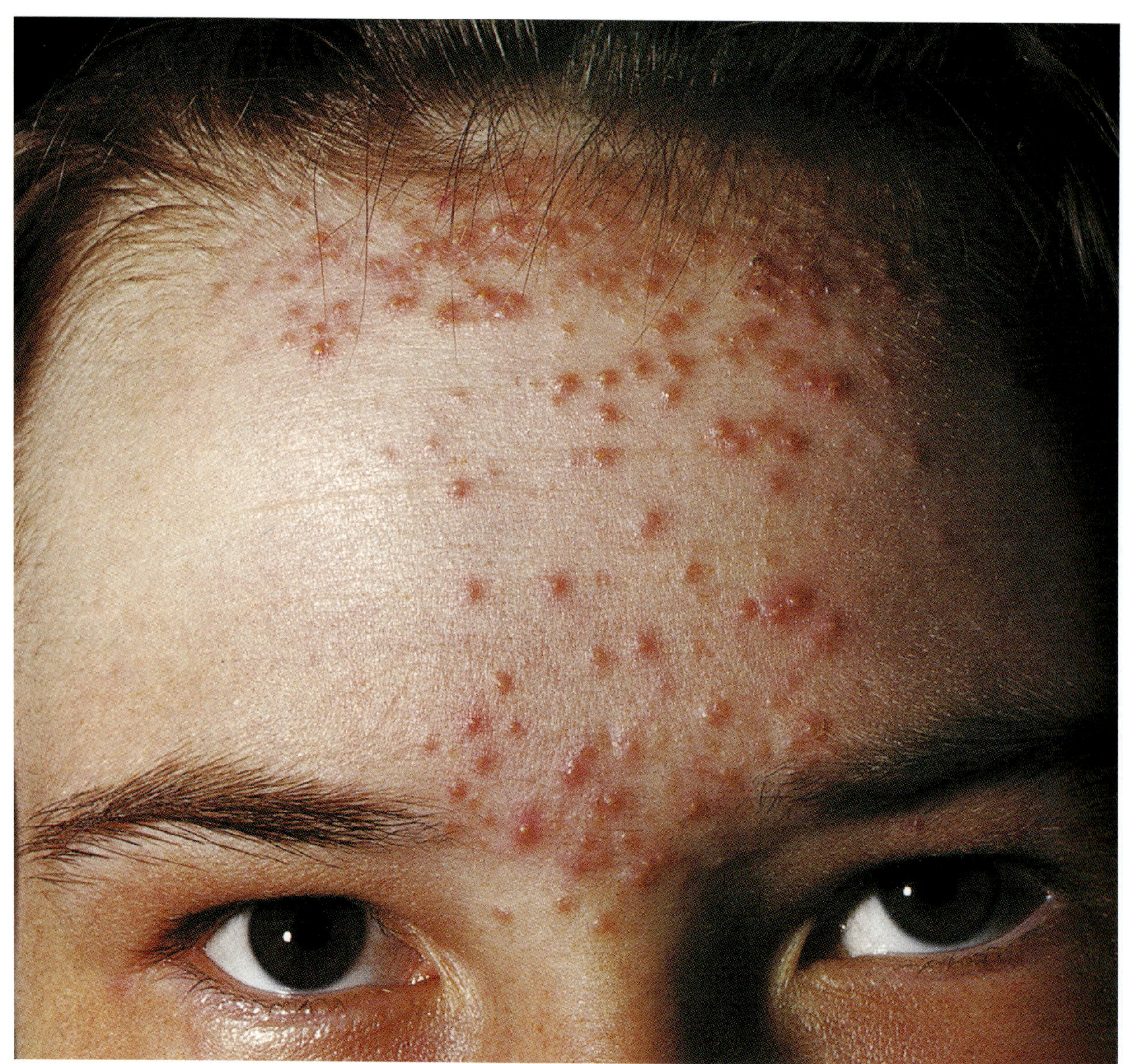

Abb. 11.9 Steroid-Akne.
Anamnese: 17-jährige Patientin hat sich wegen einer leichten Rötung und Schuppung der Stirnhaut einige Wochen mit einer stark wirksamen Kortikoidcreme behandelt.
Befund: an Stirn und Glabella relativ monomorphes Bild mit zahlreichen, ca. 2 mm großen, follikulären Papeln, überwiegend mit Rötung (Follikulitiden), ganz vereinzelt Komedonen.
Differentialdiagnose: Acne vulgaris (Abb. **11.4**).
Anmerkung: Das Bild zeigt das Frühstadium einer akneiformen Reaktion: Follikulitis → geschlossene Komedonen → offene Komedonen.

11.3.4 Akneiforme Erkrankungen (Abb. 11.9, 11.10)

Es handelt sich zwar auch hier um eine akneähnliche Symptomatik. Im Gegensatz zu den eigentlichen Akneerkrankungen mit primärer Komedonenbildung und sekundärer Entzündung beginnen akneiforme Erkrankungen aber umgekehrt mit follikulär-entzündlichen Herden. Komedonen können erst sekundär entstehen. Ursachen sind häufig Medikamente und toxische Substanzen.

- **Medikamenten-Akne** (Abb. 11.9): Das klassische Beispiel einer Medikamenten-Akne ist die **Steroidakne** mit follikulären entzündlichen Papeln. Mögliche Auslösung durch lokale oder systemische Behandlung. Andere Medikamente: Psychopharmaka, INH, Vitamine, Jod, Brom, EGF-Rezeptorenblocker, z. B. Cetuximab.
- **Chlor (Dioxin)-Akne** (Abb. 11.10): akneähnliches Bild als Leitsymptom (50%) einer allgemeinen Intoxikation durch hochtoxische, langlebige Dioxine, auch andere toxische halogenierte Kohlenwasserstoffe. Aufnahme durch Hautkontakt, Atemwege oder Nahrungsmittel.
  - **Haut:** zahlreiche kleinpapulöse Herde, ähnlich geschlossenen Komedonen (histologisch epidermale Hamartome). Auch offene Komedonen.
  - **Polytope Organschäden** von Leber, Niere, ZNS, Herz etc.

Verlauf: hochchronisch durch Speicherung, sehr geringe Ausscheidung. Ursachen: Industrieunfälle (Seveso), Einsatz als Entlaubungsmittel, Nahrungsmittelverunreinigung, Vergiftung. In geringen Mengen auch in der Nahrungsmittelkette enthalten.

11.4 Neubildungen

Häufige Neubildungen sind Talgdrüsenhyperplasie und Rhinophym. Gutartige und bösartige Neubildungen wie u.a. Talgdrüsenadenome und Talgdrüsenkarzinome sind sehr selten. Bei dem Adenoma sebaceum (s. Morbus Bourneville-Pringle) handelt es sich nicht um Talgdrüsenadenome, sondern um Angiofibrome.

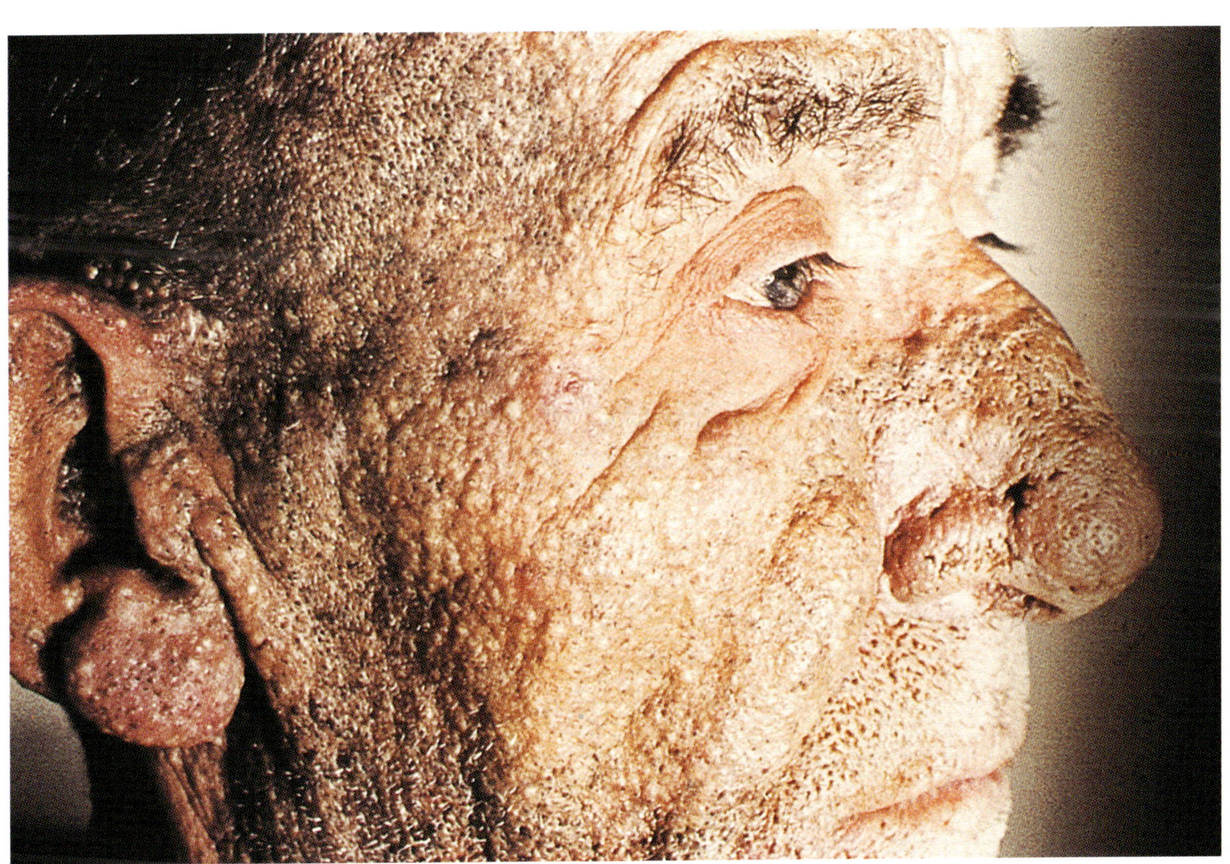

Abb. 11.10 Chlorakne.
Anamnese: 57-jähriger Patient. Auftreten der Hautveränderungen nach einer Kesselexplosion in einer Chemiefabrik mit Freisetzung von u. a. Dioxin.
Befund: im Gesicht und an den Ohren unregelmäßig-höckrige Hautoberfläche mit Verdickung und Verhärtung der Haut durch zahlreiche dichtstehende kleinpapulöse Herde, geschlossenen Komedonen ähnlich. Außerdem vereinzelte offene Komedonen (Ohrläppchen). – Histologischer Befund (papulöser Herd): hamartomähnliche Epithelproliferation.
Anmerkung: Ursache dieser „Chlorakne" war die beruflich bedingte Einwirkung des Dioxins TCDD (Tetrachlordibenzodioxin). Andere exponierte Arbeitskollegen waren gleichermaßen erkrankt. TCDD ist schon im kleinsten Dosen hochtoxisch und kann bereits durch Kleidung übertragen werden. Im Rahmen der sehr schwierigen Dekontamination und Sanierung musste die gesamte Fabrikhalle abgerissen werden.

Talgdrüsenhyperplasie (Abb. 11.11)

Bei älteren Erwachsenen mit Seborrhö häufig auftretende zirkumskripte Hyperplasie/Hypertrophie einzelner Talgdrüsen. Kleine gelbliche, zentral gedellte Papeln, meist multipel im Gesicht. Verstärktes Auftreten bei Immunsuppression. Wichtige Differentialdiagnose: initiales Basalzellkarzinom.

Rhinophym (Abb. 11.12)

Bei Männern mit Seborrhö und fakultativ Rosazea (s. Kap. 7.9.2) auftretende knollenförmige oder teigig-infiltrative Gewebswucherung, bedingt durch Talgdrüsenhyperplasie, Bindegewebshyperplasie und Gefäßektasien. Lokalisation: meist Nase als Rhinophym, selten Phyme anderer Gesichtsregionen (Kinn, Stirn, Ohren). Therapie: operativ.

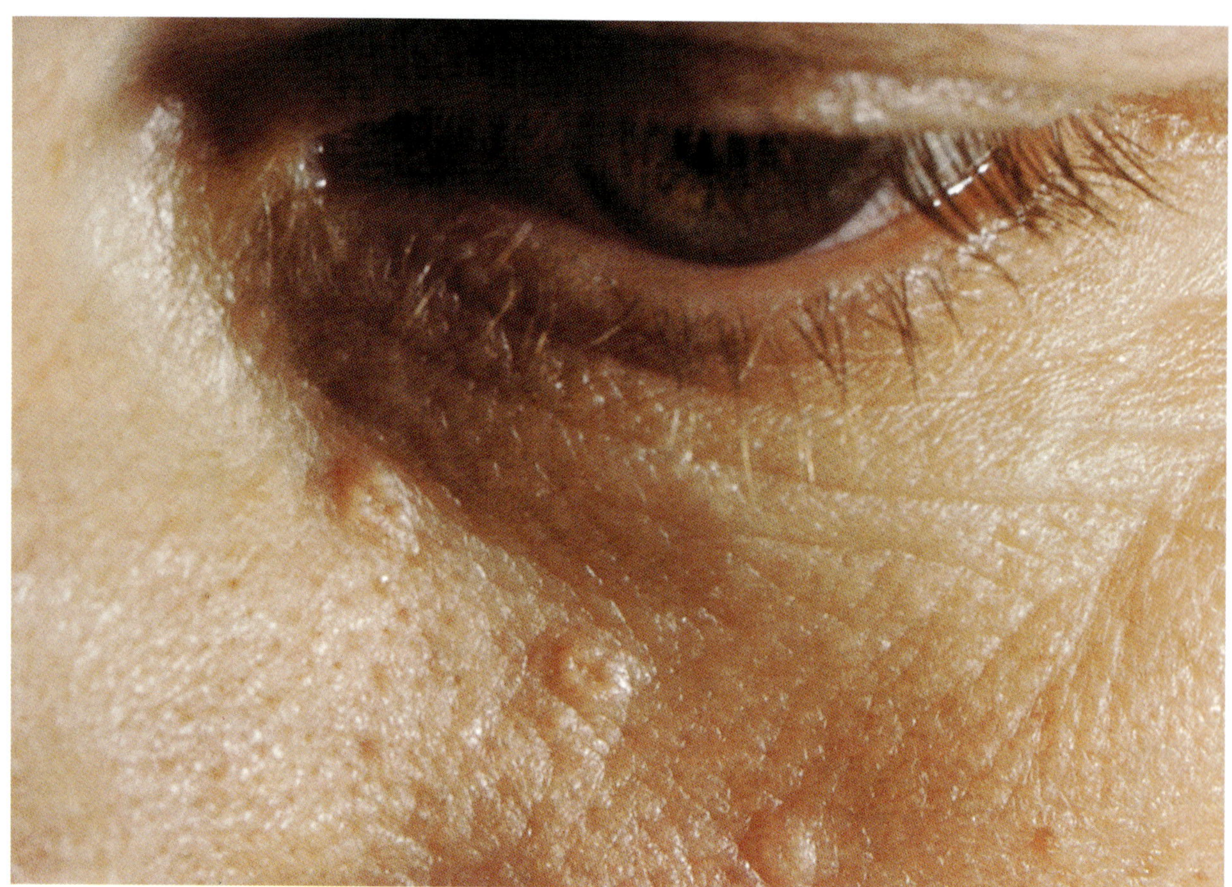

Abb. 11.11 Talgdrüsenhyperplasie.
Anamnese: 52-jähriger Patient. Seit vielen Jahren fettige Haut (Seborrhö).
Befund: ca. 2 mm große, gelblich-hautfarbene Knötchen mit zentraler Einsenkung.
Differentialdiagnose: initiales Basalzellkarzinom (meist solitär).

Zusammenfassung

Die Organeinheit **Talgdrüse** besteht aus den Talgdrüsenläppchen mit holokrin-verfettenden Epithelzellen (Sebozyten), dem in den Haarfollikel einmündenden Ausführungsgang sowie dem anschließenden Infundibulum des assoziierten Haarfollikels. Die **Talgsekretion** erfolgt gleichmäßig, aber unterschiedlich stark. Sie hängt von verschiedenen Faktoren ab wie genetischen Faktoren, Alter, Hautregion, hormonellen Faktoren. Der Talgdrüsenfollikel ist mikrobiell bewohnt, u.a. von Propionibacterium acnis und Pityrosporum ovale.
Talgdrüsenerkrankungen können angeboren (z.B. Naevus sebaceus) oder erworben sein (z.B. Akneerkrankungen).
Die **klinische Symptomatik** hat drei Schwerpunkte:

1. Sekretionsstörungen: Sebostase, Seborrhö.
2. Komedonenbildung: geschlossene, offene
3. Perilobuläre-perifollikuläre Entzündung: z.B. entzündliche Acne vulgaris.

Diagnosestellung: erfolgt überwiegend klinisch durch Anamnese und klinischen Befund, evtl. ergänzt durch eine histologische Untersuchung.
Therapie: Die Talgdrüsenfunktion kann medikamentös gebremst werden (systemische Therapie mit Retinoiden und Antiandrogenen). Die Komedonenbildung kann durch topisch-keratolytische Maßnahmen beeinflusst werden. Bakterienbesiedlung und entzündliche Folgereaktionen lassen sich durch lokale oder systemische Behandlung mit „Akne-Antibiotika" beeinflussen.

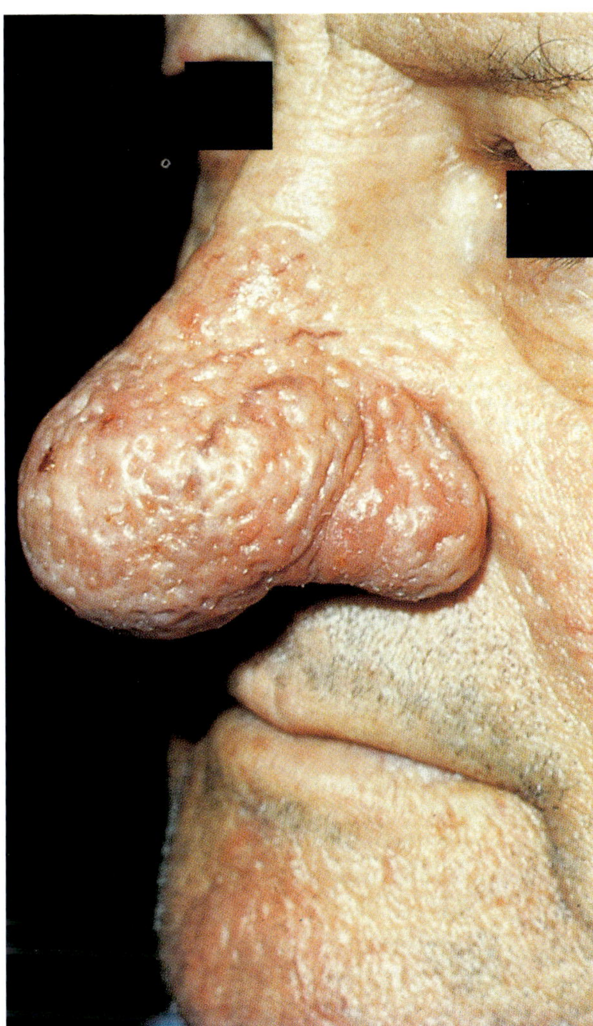

Abb. 11.12 Rhinophym.
Anamnese: 61-jähriger Patient. Entwicklung seit ca. sechs Jahren mit zunehmender Verdickung der Nase. Der Patient wünscht jetzt eine Behandlung, zumal er immer häufiger für einen Alkoholiker gehalten wird.
Befund: knollige, das Volumen der Nasenspitze auf das Doppelte vergrößernde Tumorbildung mit glänzender Oberfläche, kraterartig eingesunkenen Follikeln, durchzogen von Teleangiektasien. – Nebenbefund: Herd von dichtstehenden, geröteten Papeln am Kinn (beginnendes Gnatophym).

Erbkrankheiten und Fehlbildungen

Vererbt wird das **Steatocystoma multiplex** (Zystenbildung am Oberkörper). Eine nicht erbliche Fehlbildung ist der **Naevus sebaceus** (meist Kapillitium).

Erworbene Erkrankungen

Seborrhö (übermäßige Sebumproduktion) und **Sebostase** (verminderte Sebumproduktion) werden sowohl durch genetisch-hereditäre als auch durch nicht-genetische Faktoren verursacht. Sie stellen jeweils Krankheitsdispositionen dar.
Akneerkrankungen (Leitsymptom: Komedonenbildung) stellen die Hauptgruppe aller Talgdrüsenerkrankungen. Sie gliedern sich in

- **Acne vulgaris:** nicht-entzündliche Komedonenakne bzw. entzündliche Acne papulopustulosa bzw. nodosa
- **Akne-Sonderformen:** Acne conglobata (schwerste Akneform), Acne inversa (inverse Lokalisation, z. B. in Achselhöhlen oder Genitoanalregion), Acne fulminans (schwere febrile Akne mit extrakutaner Symptomatik).

Schwere Akne führt zu Defektzuständen der Haut.
Exogene Faktoren können Aknesymptome auslösen (UV-Exposition, Kosmetika, Öle), jedoch auch Androgeneinnahme (z. B. Bodybuilding-Akne).
Endogene Androgenwirkung kann ebenfalls zu Aknesymptomen führen (Acne neonatorum, Acne infantum und Virilisierung bei Endokrinopathien),
Akneiforme Erkrankungen sind akneähnlich, aber ohne primäre Komedonenbildung. Sie werden hauptsächlich durch Medikamente verursacht (z. B. Steroidakne), aber auch durch toxische akneogene Substanzen (Chlorakne).

Neubildungen

Gutartige Neubildungen sind die häufigen **Talgdrüsenhyperplasien** und das **Rhinophym**. Bösartige Neubildungen (Talgdrüsenkarzinome) sind sehr selten.

026 zusätzliche Abbildungen
027 IMPP-Fragen

12 Erkrankungen der Schweißdrüsen

12.1 Grundlagen

Anatomie und Physiologie

Schweißdrüsen der Haut (Glandulae sudoriferae) sind exokrine, tubuläre Drüsen. Sie werden unterteilt in **ekkrine**, freie, nicht-follikelgebundene Schweißdrüsen und **apokrine**, follikelgebundene Schweißdrüsen. Ihr Produkt ist ekkriner bzw. apokriner Schweiß (sudor [lat.], hidros [gr.]).

Ekkrine Schweißdrüsen

Aufbau und Verteilung: Ekkrine Schweißdrüsen bestehen aus einem **knäuelartigen** sekretorischen Abschnitt, myoepithelialen Zellen und einem intraepidermal gewundenen Ausführungsgang, der direkt auf die Hautoberfläche mündet (Abb. 12.1). Sie sind von einem dichten Gefäß-Nerven-Geflecht umgeben.
Ekkrine Schweißdrüsen finden sich am gesamten Integument mit den Schwerpunkten Fußsohlen, Handinnenflächen und Stirn. Ihre Gesamtzahl beträgt ca. 3 Millionen, die durchschnittliche Dichte 300/cm^2 (Fußsohlen ca. 600/cm^2, Rücken ca. 60/cm^2).

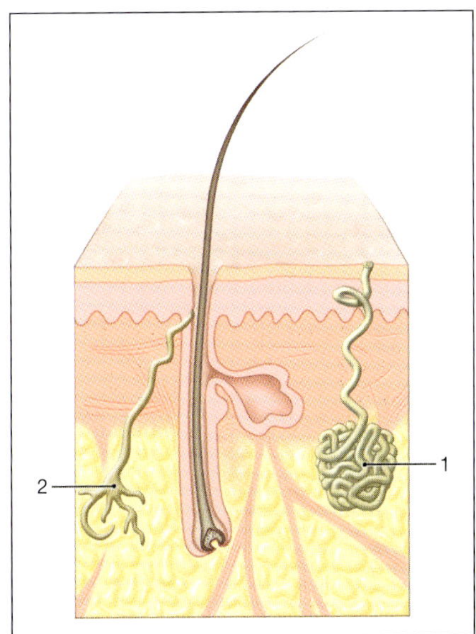

Abb. 12.1 Schweißdrüsen.
1 Ekkrine Schweißdrüsen
2 Apokrine Schweißdrüsen

Schweiß: Der ekkrine Schweiß ist farblos, dünnflüssig und besteht aus Wasser (99%), CO_2 und wasserlöslichen Substanzen (NaCl, Harnstoff, Milchsäure, Aminosäuren etc.) Außerdem enthält er antimikrobielle Peptide. Die natürliche Tagesmenge beträgt ca. 0,8 l, die Maximalmenge bis 10 l (Tropen, körperliche Schwerstarbeit).
Regulation: Sie erfolgt über das autonome Nervensystem. Thermische und emotionelle Reize → zentrale Regulationszentren → zentral-periphere Sympathikusbahnen, Überträgersubstanzen überwiegend Azetylcholin, auch Adrenalin. Funktionsbeginn bei Geburt. Schweißdrüsen arbeiten hauptsächlich auf Anforderung.
Formen und Funktionen des Schwitzens:

- **Perspiratio insensibilis:** kontinuierliche unsichtbare Schweißabgabe zur Hautdurchfeuchtung, Mitbildung des Hautoberflächenfilms und Wärmeabgabe.
- **Thermoregulatorisches Schwitzen:** hypothalamisch gesteuerte Thermoregulation zusammen mit Mikrozirkulation der Haut. Schwerpunkt am Stamm. Ab ca. 36 °C Umgebungstemperatur Wärmeabgabe des Körpers nur noch durch Schwitzen und Verdunstung möglich. Problem bei hoher Luftfeuchtigkeit!
- **Emotionelles Schwitzen:** meist palmoplantar und axillär.

Funktion: Obwohl die Schweißdrüsen größere Wassermengen ausscheiden können – im Extremfall mit Störung des Wasser- und Natriumhaushalts – haben sie doch **keine „Nierenfunktion"**. Hingegen besitzt Schweiß eine spezielle **antimikrobielle Wirkung** durch „antimikrobielle Peptide".

Apokrine Schweißdrüsen

Aufbau und Verteilung: Apokrine Schweißdrüsen bestehen aus einem **schlauch-** bzw. **geweihartigen** sekretorischen Endteil und einem Ausführungsgang, der oberhalb der Talgdrüsenmündung in einen Haarfollikel mündet.
Sie sind zwar auch am gesamten Integument angelegt, bilden sich aber weitgehend zurück bis auf die Schwerpunkte Achsel-, Inguinal- und Anogenitalregion.
Schweiß: Der apokrine Schweiß ist trübe und lipidreich (u.a. Cholesterin), er riecht nach bakterieller Zersetzung intensiv.

Regulation: vegetative und hormonelle Regulation. Emotionelle Reize → zentrale Regulationszentren → zentral-periphere Sympathikusbahnen, Überträgersubstanz vorwiegend Noradrenalin. Apokrine Schweißdrüsen sind außerdem androgenabhängig. Funktionsbeginn erfolgt mit der Pubertät, sie können Androgene metabolisieren.
Formen und Funktionen des Schwitzens:

- **Emotionelles Schwitzen:** keine thermoregulatorischen Funktionen.
- **Körpergeruch:** Schweißdrüsensekrete können den individuellen Körpergeruch in positivem und negativem Sinn prägen („jemanden gut bzw. schlecht riechen können"). Physiologische bzw. positive Wirkungen wird Inhaltsstoffen des apokrinen Schweißes im Sinne einer kutanen **Chemokommunikation** (Lockstoffe, Pheromone) zugeschrieben. Durchaus negative Wirkung hat bakteriell zersetzter Schweiß (Bromhidrose). Deodoranzien werden eingesetzt, um negativen Körpergeruch zu vermeiden. Parfüme (Riechstoffe) werden verwendet, um einen positiv-attraktiven Körpergeruch herzustellen bzw. bestimmte Wirkungen zu erzielen.

Ätiopathogenese

- **Ätiologie:** Auch hier finden sich hereditäre Erkrankungen und Fehlbildungen. Erworbene Erkrankungen entstehen vorwiegend durch Störungen der Schweißbildung, des Schweißtransports und durch Entzündungen. Auch exogene, lokale und endogene Faktoren sind Ursachen sekundärer, erworbener Schweißdrüsenfunktionsstörungen.
- **Pathogenese:**
  - **Sekretionsstörung:** vermehrte bzw. verminderte Bildung von Schweiß durch Adaptation, Fehlsteuerung (autonomes Nervensystem) oder Schädigungen des sekretorischen Drüsenabschnitts.
  - **Veränderungen der Schweißzusammensetzung:** chemische Zusammensetzung, Farbe, Geruch.
  - **Schweißtransportstörungen:** z.B. durch Verschluss oder Verengung im Bereich der Schweißdrüsenmündung bei starkem Schwitzen.
  - **Entzündungen:** Diese sind bei ekkrinen Schweißdrüsen schweißdrüsenbezogen, bei apokrinen Schweißdrüsen follikelbezogen.

Klinik

Die klinische Symptomatik kann von folgenden **speziellen Symptomen** bestimmt werden:

- **Anhidrose** bzw. **Hypohidrose:** Fehlen oder pathologische Verminderung der Schweißbildung.
- **Hyperhidrose:** pathologische Vermehrung der Schweißbildung.
- **Bromhidrose** (Schweißgeruch) sowie **Chromhidrose** (Bildung von farbigem Schweiß).

Historischer Exkurs

Ein historisches Beispiel von Bromhidrosis liefert Heinrich IV., einer der großen Könige Frankreichs (1553–1610), der Krieg und Jagd mehr liebte als höfische Kultur. Es hieß von ihm: „Man trifft ihn oft mit zerrissenem Wams, das Gesicht ... nass von Schweiß, Bart und Haar von einer dicken Staubschicht bedeckt" und „Er hatte würzige Füße und Achselhöhlen." Zitiert nach: R.M. und R.Hagen: Meisterwerke europäischer Kunst. DuMont Buchverlag, Köln 1984.

Die **Prädilektionsstellen** der Schweißdrüsenerkrankungen entsprechen häufig dem Verteilungsmuster der ekkrinen Schweißdrüsen (Handflächen, Fußsohlen, Gesicht, Achselhöhlen) bzw. der apokrinen Schweißdrüsen (Achselhöhlen, Inguinal- und Genitoanalregion). Außer solchen lokalisierten Störungen können bei ekkrinen Schweißdrüsen aber auch generalisierte Hyper-/Anhidrosen auftreten.
Ausbreitung: Schweißdrüsenerkrankungen sind grundsätzlich hautbeschränkt. Bei Fehlbildungssyndromen können aber auch andere Hautbestandteile/extrakutane Organe einbezogen werden. Symptomatische Schweißdrüsenfunktionsstörungen können bei zahlreichen anderen Erkrankungen auftreten.

Diagnostik

Die Diagnosestellung erfolgt auch hier hauptsächlich durch Anamnese, klinisches Bild und evtl. histologische Untersuchung. Spezielle diagnostische Maßnahmen sind:

- **Schweißdrüsenfunktionsprüfungen** wie Minor-Versuch (Jod-Stärke-Test) oder verschiedene andere Farbreaktionen (Ninhydrin, Bromphenolblau),
- **Stimulationsversuche** durch Wärme (thermoregulatorisches Schwitzen) oder chemische Substanzen (z.B. Pilocarpin-Test).

Schweißdrüsenprüfungen spielen auch eine Rolle in der neurologischen Diagnostik (z.B. Polyneuropathie-Diagnostik).

Therapie

Spezielle therapeutische Maßnahmen beziehen sich auf die Hemmung der Schweißbildung (Antiperspiranzien, Iontophorese, operative Maßnahmen) oder die Verhinderung bzw. Beseitigung von Schweißgeruch (Deodoranzien).
Stimulation der Schweißdrüsen der Haut ist ein altes therapeutisches Prinzip (Schwitzen, Sauna).

12.2 Erbkrankheiten und Fehlbildungen

Erbkrankheiten und Fehlbildungen der Schweißdrüsen sind sehr selten.

Erbliche Anhidrose

Hereditäre Anhidrosen bzw. Hypohidrosen treten meist im Rahmen allgemeiner Entwicklungsstörungen der Haut auf.

- **Anhidrosis hypotrichotica:** ektodermales Dysplasiesyndrom mit Fehlen der ekkrinen Schweißdrüsen, Verminderung der apokrinen Schweißdrüsen und Schleimdrüsen (z.B. Augen, Nasen-Rachen-Raum), zusätzlich Hypotrichie und Zahndefekte, auch Schädelfehlbildungen, ZNS-Störungen. Spezielles Problem: Ausfall bzw. Störung des thermoregulatorischen Schwitzens mit Gefahr von Fieber bzw. Hitzschlag.

- **Genodermatosen:** Bei manchen Genodermatosen (z. B. Ichthyosisgruppe) findet sich auch eine Hypohidrose.

Schweißdrüsennävus

Sehr seltene nicht-erbliche Entwicklungsstörung mit umschriebener Anhäufung ekkriner Schweißdrüsen und anlagebedingter umschriebene Hyperhidrose.

12.3 Erworbene Erkrankungen

Erworbene eigenständige Erkrankungen betreffen hauptsächlich Veränderungen der Schweißdrüsenaktivität (Hyperhidrose), Störungen des Schweißdrüsentransports (Miliaria) sowie entzündliche Erkrankungen (Dyshidrosis, Hidradenitis). Zusätzlich können exogene, lokale und endogene Faktoren zu Schädigungen führen.

12.3.1 Hyperhidrose

Meist lokalisierte/fokale Hyperhidrosen in Prädilektionsregionen der entsprechenden Schweißdrüsenart. Generalisierte Hyperhidrose meist endogener Natur (s. Kap. 12.3.5).

Bedeutung: Funktionsstörungen können zu beruflichen Problemen (z. B. bei palmoplantarer Hyperhidrose), zu mazerativen Hautschäden (als Dispositionsfaktor für Infektionen) und zu psychosozialen Problemen (Schwitzflecke in Kleidern, Körpergeruch) führen.
Je nach Schweißdrüsenart sind **ekkrine** und **apokrine Hyperhidrose** zu unterscheiden.
Hyperhidrosen können **primär-idiopathisch,** aber auch **sekundär-symptomatisch** durch exogene, lokale oder endogene Faktoren auftreten (s. Kap. 12.3.5).

Primäre ekkrine Hyperhidrose (Abb. 12.2)

Primär-idiopathische, konstitutionelle Schweißdrüsenfunktionsstörung infolge veränderter Reizschwelle bzw. vegetativ-autonomer Fehlsteuerung. Schon durch banale Reize ausgelöstes emotionelles Schwitzen. Beginn in Kindheit bzw. Pubertät, später allmähliche Besserung.
Eine schwere lokalisierte Hyperhidrose kann für bestimmte Berufe eine starke Behinderung (z. B. Feinmechaniker, Optiker, Sekretärin, Kontaktberufe) und psychosozial eine erhebliche Belastung darstellen.

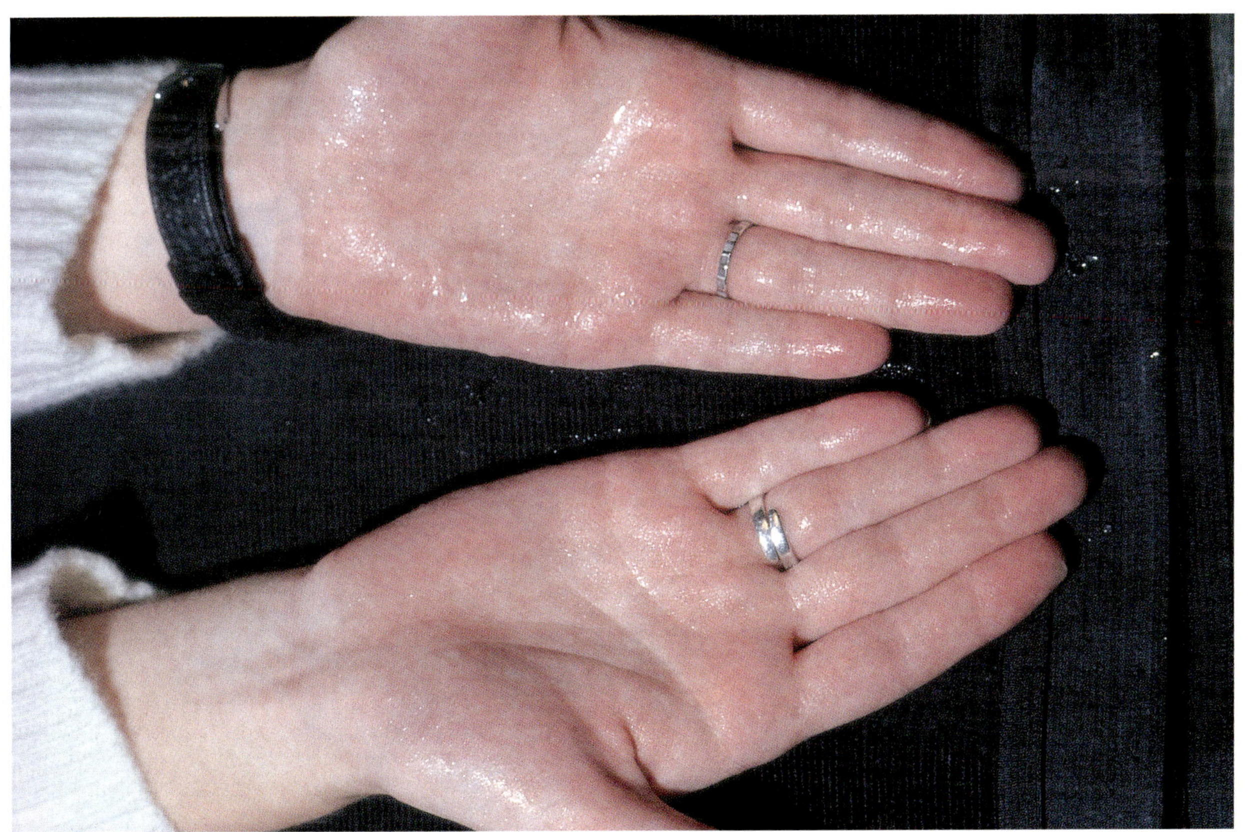

Abb. 12.2 Primäre Hyperhidrose.
Anamnese: 19-jährige Patientin. Bei schon geringen emotionellen Reizen, aber auch bei Wärmeeinwirkung massives Schwitzen, besonders an den Handinnenflächen, aber fallweise auch an Fußsohlen und Achselhöhlen.
Befund: tropfnasse Handinnenflächen (nach Wärmeexposition).
Anmerkung: Außer der Hyperhidrose besteht bei der Patientin eine ausgeprägte Neigung zu Akrozyanose. Die Hyperhidrose stellt für die Patientin eine erhebliche seelische Belastung dar.

Krankheitsbild Lokalisierte Hyperhidrose, zum Teil mit nachfolgender Hautmazeration und Disposition für mykotisch-bakterielle Infektionen.
Lokalisation: Achselhöhlen, Handflächen, Fußsohlen, teilweise kombiniert.
Komplikationen: an den Füßen Tinea pedum, gramnegativer Fußinfekt sowie Keratoma sulcatum mit aufgequollener Hornschicht (Hyperhidrose!) und lochartigen Hornschichtdefekten (Bakterienproteasen). Weiterhin Bromhidrose, Brennen und Schmerzen. In den Achselhöhlen Trichomycosis palmellina (auch nodosa) mit pilzbedingten Haarschaftauflagerungen.
Differentialdiagnose: symptomatische, sekundäre Hyperhidrosen (s. Kap. 12.3.5).
Sonderform: gustatorische Hyperhidrose im Gesicht, nach bestimmten Speisen.

Therapie **Waschhygiene, Kleidung** (locker, Baumwolle).
- **Lokaltherapeutische Maßnahmen:** Deodoranzien wie Puder (auch mit antimikrobiellen Zusätzen oder Duftstoffen), Deostifte, Antiperspiranzien wie z. B. Aluminiumverbindungen (Aluminiumchloridhexahydrat 10–20%), synthetische Gerbstoffe, Leitungswasseriontophorese (Hände, Füße).
- **Adjuvante innerliche Behandlung:** mit Salbeipräparaten, in Ausnahmefällen innerlich Anticholinergika (z. B. Methantheliniumbromid, Bornaprin, Nebenwirkungen!).
- **Operative Maßnahmen:** operative Schweißdrüsenreduktion in den Achselhöhlen (sehr wirksam), evtl. transthorakale Sympathektomie (Hände).
- **Neuere Behandlungsmöglichkeit:** lokale Injektionen von Botulinumtoxin-A (gut wirksam, aber keine Dauerwirkung). Bei Händen und Füßen Anästhesie erforderlich.

Primäre apokrine Hyperhidrose

Ebenfalls primär-idiopathische, konstitutionelle Schweißdrüsenfunktionsstörung, ab Pubertät auftretend. Von Achselregion ausgehender Schweißgeruch (Bromhidrose), bedingt durch bakterielle Zersetzung des apokrinen Schweißes (Korynebakterien). Verstärkt durch Pilzinfektion der Achselhaare (Trichomycosis palmellina).

Therapie Waschhygiene, Puder, antimikrobielle Lokaltherapie, Rasur der Achselhaare, sonstige Behandlungsmöglichkeiten s. o.

12.3.2 Miliaria

Der Miliaria liegen exanthematisch auftretende, kleinherdige Hautveränderungen (milium [lat.] = Hirsekorn) zugrunde, verursacht durch Schweißtransportstörungen mit Schweißretention.

Ekkrine Miliaria (Abb. 12.3)

Verquellung und Verschluss im epidermalen Abschnitt der Ausführungsgänge. Ursachen sind feuchtheißes Klima (Subtropen, Tropen), entsprechendes Mikroklima (Kleidung), fieberhafte Erkrankungen und starke Schweißbildung.

Krankheitsbild
- **Miliaria cristallina:** disseminierte, kleine, wasserklare Bläschen, bedingt durch Verschluss des Ausführungsganges innerhalb des Stratum corneum.
- **Miliaria rubra** (Abb. 12.3): disseminierte, klein-papulöse gerötete Herde, bedingt durch Verschluss unterhalb des Stratum granulosum mit Austritt von Schweiß in vitales Gewebe und entzündlicher Reaktion.

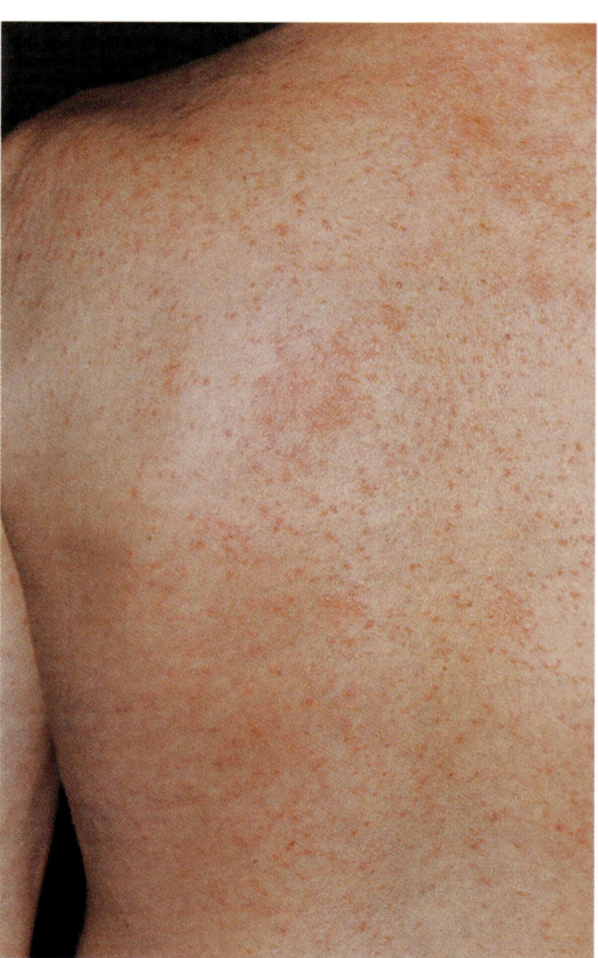

Abb. 12.3 Miliaria rubra.
Anamnese: 29-jähriger Patient. Die Miliaria rubra ist bei starken Schweißausbrüchen während eines hochfieberhaften Virusinfekts mit Perikarditis aufgetreten.
Befund: am Rücken zahlreiche disseminierte, einzeln stehende, gerötete Papeln und Papulovesikel von Stecknadelkopfgröße. – Histologie: Miliaria rubra mit entzündlichen Infiltraten entlang der ekkrinen Schweißdrüsenausführungsgängen.
Differentialdiagnose: Arzneiexanthem (Abb. **7.99**), akneiforme Reaktion (Abb. **11.9**).

Lokalisation: besonders Rumpf bzw. bedeckte Körperpartien.
Komplikation: sekundäre Anhidrose mit Temperaturregulationsstörungen (Hitzschlaggefahr).

Therapie Selbstlimitiert nach Beseitigung der Ursachen.

Apokrine Miliaria

Synonym: Morbus Fox-Fordyce

Verschluss der Ausführungsgänge apokriner Schweißdrüsen mit Entstehung stark juckender entzündlicher Papeln und kleiner Zysten, meist im Axillarbereich bei jungen Frauen. Rückbildung in der Menopause.

Therapie Lokal antiphlogistisch-keratoloytisch. In schweren Fällen antiandrogen wirkende Kontrazeptiva oder operativ.

12.3.3 Dyshidrosissyndrom

Polyätiologische entzündliche Reaktion der Haut an Händen und Füßen mit Bildung stabiler Bläschen/Blasen (dicke Hornschicht). Auftreten meist bei bestehender Hyperhidrose. Keine primäre Schweißdrüsenfunktionsstörung („Dyshidrosis"), sondern spezielle Form einer **Ekzemreaktion.** Mögliche Beziehung zu Schweißdrüsen als Lokalisationsfaktor durch Allergene bzw. irritative Substanzen im Schweiß.

Das Dyshidrosissyndrom kann primär-idiopathisch oder aber sekundär-symptomatisch auftreten.

Primäre Dyshidrosis (Abb. **12.4**)

Primär-idiopathische Dyshidrosis ohne feststellbare Ursachen. Altersdisposition (Pubertät), auch familiäre Disposition möglich.

Krankheitsbild Disseminiert stehende kleine, sagokornartige Bläschen in nicht-geröteter Haut. Befallsmuster symmetrisch-bilateral an Handinnenflächen, Fingerseitenkanten und/oder Fußsohlen.

Sonderformen:

- **Minimal-Variante** (Dyshidrosis lamellosa sicca): palmoplantare Herde mit typischer halskrausenartiger Schuppung, entstanden aus kleinsten Dyshidrosisbläschen.
- **Maximal-Variante:** große, prall gespannte, zum Teil konfluierende Blasen mit dem Befallsmuster der Dyshidrosis. Lokalisation: Hände (Cheiropompholyx) bzw. Füße (Podopompholyx).

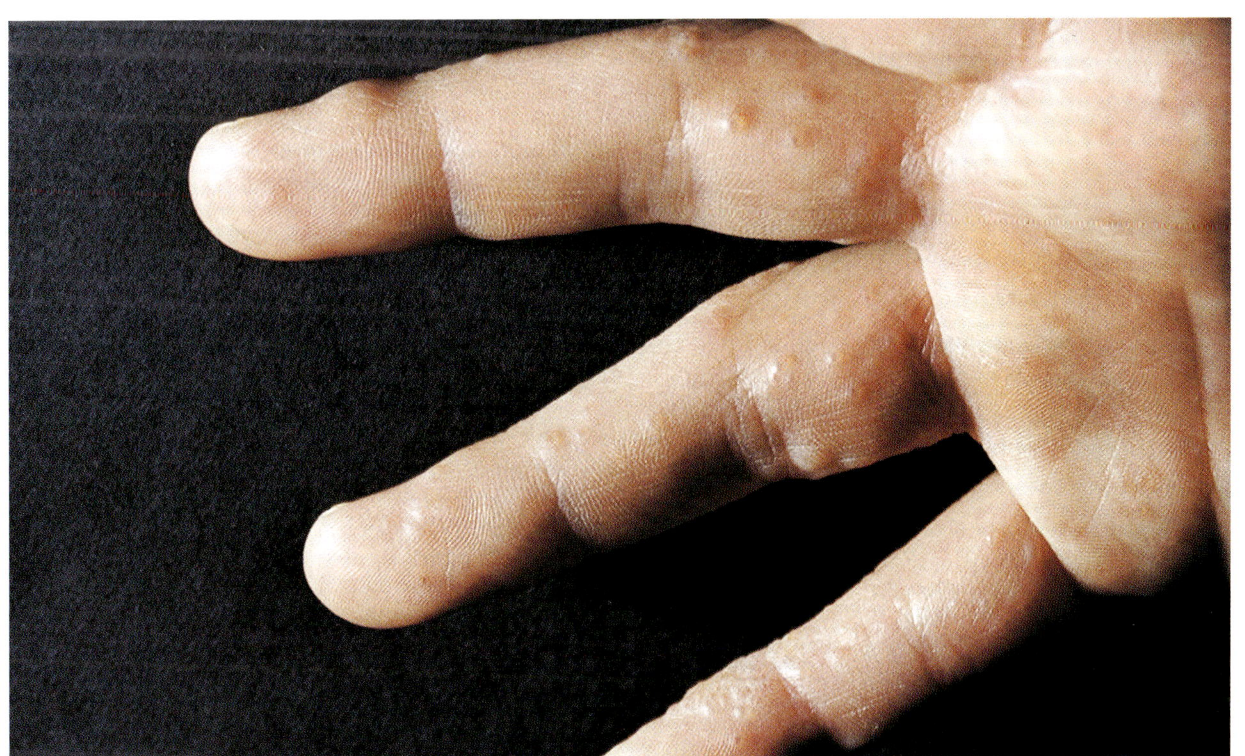

Abb. 12.4 Primäre Dyshidrosis.
Anamnese: 38-jährige Patientin. Bläschen seien ohne erkennbaren Grund aufgetreten.
Befund: an Beugeseiten und Seitenkanten der Finger der rechten Hand in der Haut liegende sagokornartige Bläschen. Gleicher Befund an linker Hand. – Mykologische Untersuchung (Hände, Füße): negativ, Epikutantestung: negativ. Kein Anhalt für Atopie.
Diagnose: primäre Dyshidrose.
Differentialdiagnose: symptomatische Dyshidrosisformen, z. B. bei endogenem Handekzem, allergischem Kontaktekzem, Tinea manuum/pedum, auch als allergische Mykidreaktion (Abb. **7.83** und **7.51**).

Komplikationen
- **Bakterielle Sekundärinfektion** (besonders großer Bläschen/Blasen): Eiterbildung, Lymphangitis, Lymphknotenschwellung.
- **Mykotische Sekundärinfektion:** Dermatophyten, Candida albicans.
- **Kontaktsensibilisierung:** sekundäres allergisches Kontaktekzem durch Lokaltherapeutika oder Berufsstoffe.

Therapie
- **Lokale Basisbehandlung:** austrocknend-adstringierende Externa wie Zinkschüttelmixtur, Lotion mit synthetischem Gerbstoff, Pasten.
- **Bei Blasen** antiphlogistische Behandlung mit Lokalkortikoiden (Cremes), **bei Maximalvariante (Pompholyx)** bzw. **Erosionen** feuchte antiseptische Umschläge und Bäder, z. B. mit Polyvidon-Jod. **In schweren Fällen** systemische Kortikosteroidbehandlung mit ca. 50 mg Prednisolon/die in fallender Dosierung/2 Wochen.
- **Bei Sekundärinfektionen:** adäquate lokale/systemische antibiotische Therapie. Bei symptomatischen Formen Behandlung der Ursachen.

Symptomatische Dyshidrose (Abb. **7.51**)

Dyshidrosissymptomatik bei Hautkrankheiten gleicher Lokalisation oder auch herdfernen Hautkrankheiten.
Beispiele für **Ursachen** sekundär-symptomatischer Dyshidrosisformen:
- **Infektiös:** z. B. Tinea pedum mit Dyshidrosissymptomatik (Abb. **7.51**).
- **Allergisch:** dyshidrotisches allergisches Kontaktekzem, atopische Dyshidrosis, Medikamentenallergie.
- **Hyperergisch:** z. B. dyshidrotisches „Mykid" der Hände bei Fußmykose.

Therapie: Behandlung der Grundkrankheit.

12.3.4 Abszesse und Hidradenitis

Akute und chronische Entzündungen der ekkrinen bzw. apokrinen Schweißdrüsen.

Multiple Schweißdrüsenabszesse der Neugeborenen

Seltene bakterielle Hautinfektion der ekkrinen Schweißdrüsen („Pseudofurunkulose") bei Neugeborenen bzw. Säuglingen an Aufliegeflächen der Haut. Disposition: Abwehrschwäche.
Therapie: Antibiose nach Antibiogramm.

Hidradenitis suppurativa

Bei Erwachsenen auftretende Entzündung in intertriginösen Räumen wie Achselhöhlen, Perigenital- und Perianalregion. Akut-entzündliche Knoten und/oder chronische Fistelbildung. Wird heute dem Krankheitsbild der **Acne inversa** zugerechnet (Kap. 12.3.2).

12.3.5 Hyper- und Hypohidrosen durch exogene, lokale und endogene Faktoren

Verschiedene Formen von Hyper- bzw. Hypohidrose hatten für frühere Ärzte eine große diagnostische und prognostische Bedeutung. Auch im Zeitalter der Labormedizin kann ihre Beobachtung noch wichtige Hinweise liefern.

Exogene Faktoren

Durch physikalisch-chemische Faktoren (auch Medikamente) können fokale oder generalisierte Hyper- bzw. Hypohidrosen ausgelöst werden. **Beispiele:**
- **Hyperhidrosen:** durch klimatische Faktoren (Makro-/Mikroklima), lokal-chemische Einflüsse (Fingerhyperhidrose im Friseurberuf), Medikamente (einzelne Sympathomimetika, Cholinergika), Intoxikationen (Pflanzenschutzmittel).
- **Hypohidrosen:** ebenfalls durch Medikamente (Belladonna-Präparate) oder bei Intoxikationen (Atropin, Tollkirsche, Thallium).

Lokale Faktoren

Störungen der Schweißdrüsensekretion durch lokale Hautkrankheiten. **Beispiele:**
- **Hyperhidrose:** im Rahmen einer Akrozyanose. Gemeinsame Dispositionsfaktoren für Hautinfektionen! Auch relative lokale Hyperhidrose durch intertriginösen Schweißstau bei Adipositas oder feuchtheißem Klima. Entwicklung einer Intertrigo mit Rötung, Mazeration und mikrobieller Besiedlung.
- **Hypohidrose:** im Herdbereich von Psoriasis vulgaris, endogenem Ekzem, Sklerodermie, Dermatosen mit Hautatrophie/Vernarbung. Auch bei ektodermaler Dysplasie.
- **Chromhidrose** (farbiger Schweiß): meist durch Farbstoff-bildende Bakterien im Achselhöhlenbereich verursacht, selten durch beigemengte Lipofuszinpigmente.

Endogene Faktoren

Verschiedene Arten von meist generalisierten Hyperhidrosen („in Schweiß gebadet", „kalter Schweiß") sowie Hypohidrosen können vegetative Begleitsymptome zahlreicher anderer Erkrankungen sein. **Beispiele:**
- **Hyperhidrose:** unspezifisches Warnzeichen zahlreicher chronisch-infektiöser, entzündlicher und neoplastischer Erkrankungen wie z. B. Tuberkulose, HIV-Infektion, rheumatische Erkrankungen, Morbus Hodgkin. Weiterhin bei Adipositas, Endokrinopathien (Hypoglykämie, Hyperthyreose), Klimakterium/Menopause, Erkrankungen mit Fieber bzw. subfebrilen Temperaturen, Erkrankungen mit Katecholaminausschüttung (Schock bzw. Kollaps, Phäochromozytom), neurologische Erkrankungen mit zentralen bzw. peripheren Reizsymptomen.
- **Hypohidrose:** Hypothyreose/Myxödem, Niereninsuffizienz. Auch neurologische zentrale/periphere Ausfallssyndrome wie z. B. Anhidrosis des diabetischen Fußes bei peripherer Polyneuropathie.

- **Störungen der Schweißzusammensetzung:** angeborene Stoffwechselerkrankungen wie Mukoviszidose (erhöhter NaCl-Gehalt, Schweißtest mit Pilocarpin-Iontophorese) und Alkaptonurie (dunkler Schweiß), Urämie (erhöhte Harnstoffausscheidung).

Historischer Exkurs

„Englischer Schweiß"
Eine der rätselhaftesten Seuchen des 15./16. Jahrhunderts war der „englische Schweiß", eine mit Ausbrüchen von übel riechendem Schweiß verbundene, innerhalb weniger Tage tödlich verlaufende Erkrankung. Während in England „Gespenster des Nebels" als Ursache angesehen wurden, war dies in Deutschland die Reformation. „In Lübeck predigten die Mönche allgemein, der englische Schweiß wäre nur eine Strafe des Himmels für die ‚Martiner' – so nannten sie Luthers Anhänger –, und das Volk wurde erst enttäuscht, als es mit Verwunderung sah, dass auch Katholiken erkrankten und starben." Zitiert nach: J. F. C. Hecker: Die großen Volkskrankheiten des Mittelalters (Nachdruck). G. Olms Verlagsbuchhandlung, Hildesheim 1964.

12.4 Neubildungen

Es gibt eine große Zahl meist seltener bis sehr seltener gutartiger und bösartiger Schweißdrüsentumoren. Ihr klinisches Bild ist häufig nicht charakteristisch. Wie immer empfiehlt sich bei unklarem klinischen Befund und Verdacht auf eine Neubildung eine Probebiopsie. Häufiger sind Syringome und das Paget-Karzinom.

Syringome (Abb. 12.5)

Gutartiger ekkriner Adnextumor.

Klinik Kleinherdige, multiple weißlich-gelbliche Papeln. Lokalisation: häufig Unterlider, zum Teil auch disseminiert. Differentialdiagnose: senile Talgdrüsenhyperplasie (zentral gedellt, Abb. 11.11).

Therapie Exzision einzelner Herde, CO_2-Laser, elektrokaustische Zerstörung (Narbengefahr).

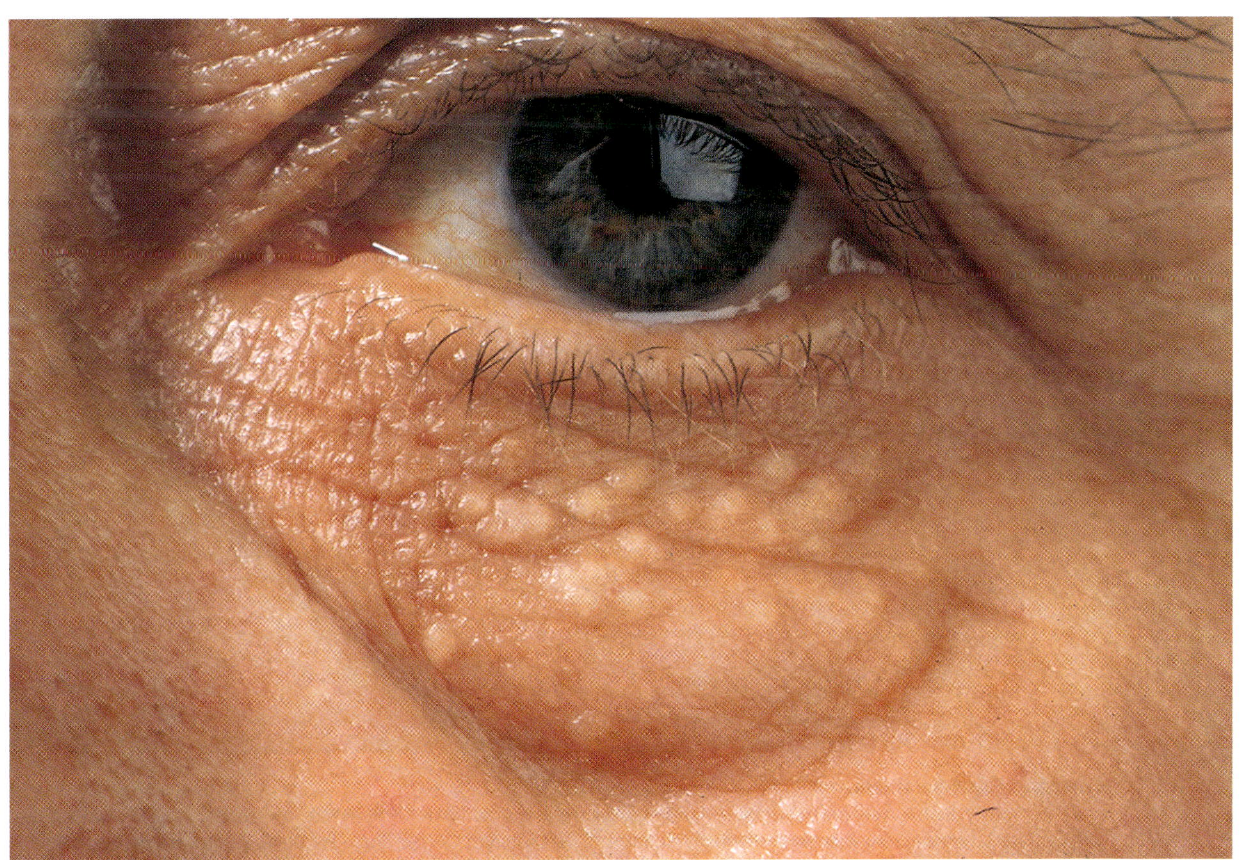

Abb. 12.5 Syringome.
Anamnese: 35-jährige Patientin. Die Herde traten allmählich innerhalb weniger Jahre auf.
Befund: im Bereich des Unterlides links ca. 20 aggregiert stehende, weißlich-gelbliche, wenige Millimeter große weiche Papeln. Gleicher Befund am rechten Unterlid.
Anmerkung: Die Patientin fühlt sich durch die Hautveränderungen stark entstellt. Als Ursache vermutet sie innerfamiliäre Konflikte.

Zylindrome

Gutartiger Tumor der Schweißdrüsen (wahrscheinlich apokriner Schweißdrüsen). Solitärer Tumor im Kopf-Hals-Bereich, häufiger mit multiplen Herden am Kapillitium (Turbantumoren). Maligne Entartung möglich. Therapie: Operation bzw. Kontrollen.

Paget-Karzinom (Abb. 12.6 – 12.8)

Synonym: Morbus Paget der Haut

Das Paget-Karzinom der Haut entsteht durch in die Epidermis eingewanderte Tumorzellen (Paget-Zellen). Beim häufigeren **mammären Paget-Karzinom** ist der Ursprungstumor ein Mammakarzinom, dessen Tumorzellen per continuitatem in die Haut eingewandert sind. Beim selteneren **extramammären Paget-Karzinom** ist die Quelle entweder ein Adnexkarzinom der Haut oder aber auch ein intraabdominelles Adenokarzinom. In mindestens 50% ist aber kein Ursprungstumor auffindbar. Das initiale klinische Bild zeigt eine ekzemähnliche, epidermale Symptomatik („Krebsekzem"), bedingt durch die intraepidermalen Tumorzellen. Befallenen sind v.a. meist ältere Frauen, selten Männer.

Krankheitsbild

- **Mammäres Paget-Karzinom** (Abb. 12.6): scharf begrenzter, unregelmäßig geformter, geröteter und schuppender, zunächst ekzemähnlicher Herd. Einseitig im Bereich einer Brustwarze bzw. eines Brustwarzenhofes. Im weiteren Verlauf Herdwachstum, Auftreten von Erosionen und Schuppenkrusten, Abflachung und Zerstörung der Mamille.
  Primärtumor: meist intraduktales Mammakarzinom der großen Ausführungsgänge. Auch mamillenfernes invasives Mammakarzinom möglich.
- **Extramammärer Paget-Karzinom** (Abb. 12.7): entsprechender erythematosquamöser bzw. krustöser Hautherd in Axillar-, Inguinal- oder Genitoanalregion.
  Primärtumor: bei einem Teil der Patienten (ca. 25%) Adnexkarzinom der Hautregion nachweisbar. Aber auch extraregionäres Karzinom von Anorektum, Blase, Urethra, Prostata oder Zervix möglich (15%).

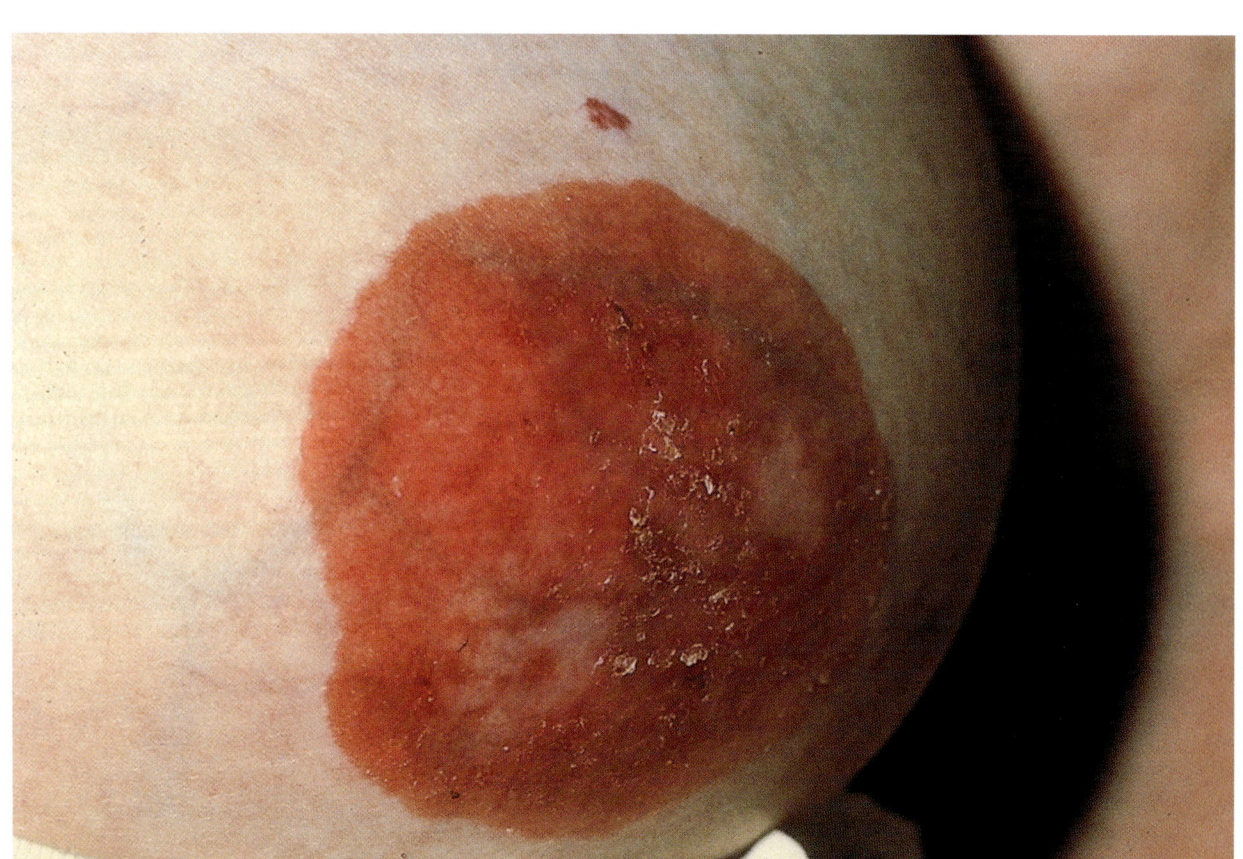

Abb. 12.6 Mammäres Paget-Karzinom.
Anamnese: 47-jährige Patientin. Seit ca. drei Jahren Hautveränderungen an der linken Brustwarze, die zunächst als Ekzem aufgefasst und auch mit verschiedenen Kortisonsalben behandelt wurden. Nachdem die Behandlung erfolglos war, brach die Patientin die Behandlung ab und suchte erst nach längerer Zeit wieder einen Arzt auf.
Befund: in der Warzenregion der linken Brust scharf begrenzter, annähernd runder Herd von 4 cm Durchmesser. Der Herd ist von bräunlich-roter Farbe und leicht schuppend mit zwei atrophischen Aufhellungszonen. Brustwarze und Warzenhof nicht mehr erkennbar. – Nebenbefund: atypischer melanozytärer Nävus.
Wichtigste Differentialdiagnose: Mamillenekzem (Abb. **7.84**). Seine Charakteristika sind: meist beidseitig, unscharf begrenzt mit Streuherden, bei jüngeren Frauen, keine Zerstörung von Warze und Warzenhof, Ursache wird meist angegeben (z. B. Brustsalbe).

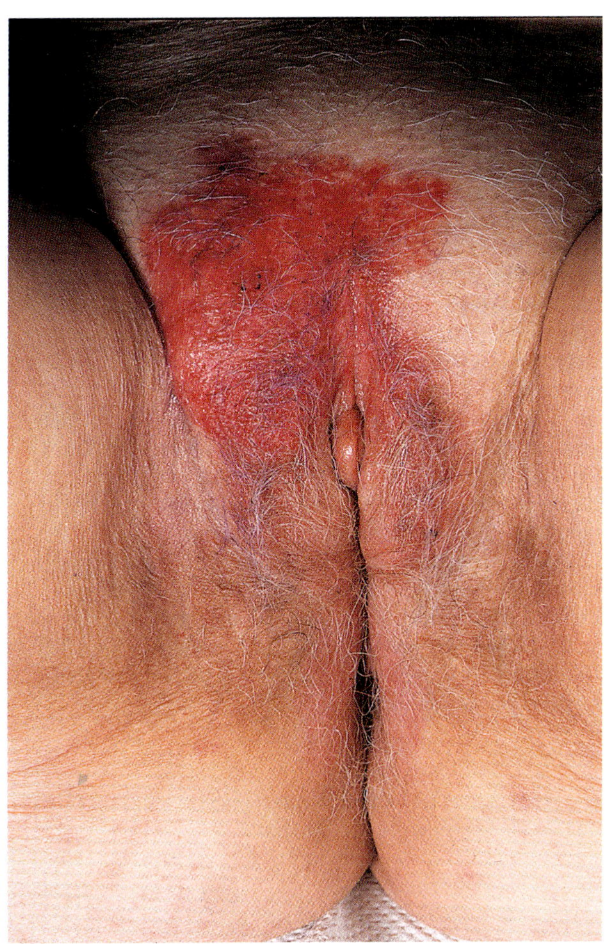

Abb. 12.7 Extramammäres Paget-Karzinom.
Anamnese: 82-jährige stark adipöse Patientin. Genaue Angaben über Beginn der Hautveränderungen nicht möglich, sicherlich aber vor etlichen Jahren. Juckreiz, besonders nachts.
Befund: 1. Ausgehend von Vulva mit Übergreifen auf Mons pubis asymmetrischer, unregelmäßig, aber scharf begrenzter geröteter, stellenweise auch hämorrhagischer Herd. – Histologischer Befund: Nachweis intraepidermaler Paget-Zellen. 2. Unscharf begrenzte bräunliche Verfärbung der Haut im Bereich von Damm und Oberschenkelinnenseiten.
Diagnose: 1. Extramammäres Paget-Karzinom. 2. Pseudoacanthosis nigricans bei Adipositas.

Diagnostik Verdachtsdiagnose aufgrund von **Anamnese** (Herdprogredienz, Therapieresistenz) und **klinischem Befund**. Sicherung durch **Hautbiopsie:** Nachweis intraepidermaler typischer Tumorzellen. Primärtumorsuche und Ausbreitungsdiagnostik.
Differentialdiagnose: Die wichtigste Differentialdiagnose ist ein entsprechendes Ekzem (Mamillenekzem, intertriginöses Ekzem, Analekzem). Dieses ist unscharf begrenzt, zeigt Streuherde und ist meist bilateral-symmetrisch lokalisiert. Weiterhin auch Erythrasma.
Weitere Differentialdiagnosen des mammären Paget-Karzinoms: gutartiges papillomatöses Milchgangsadenom, hochmalignes inflammatorisches Mammakarzinom.

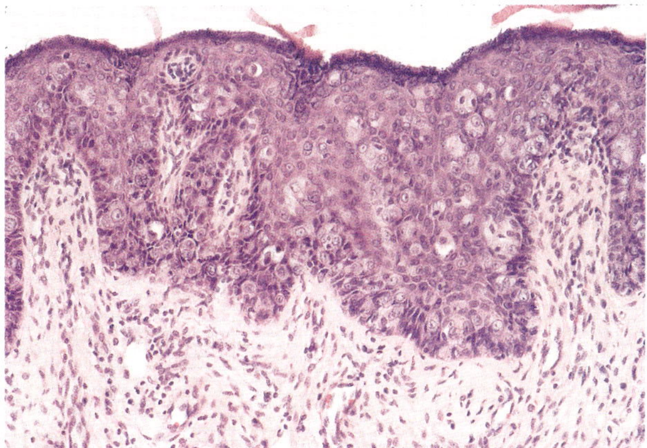

Abb. 12.8 Extramammärer Morbus Paget (Histologie). Intraepidermal sind vermehrt zytoplasmareiche, große, blasse, abgerundete Zellen zu sehen (sog. Paget-Zellen).

Therapie

- **Mammäres Paget-Karzinom:** chirurgische Entfernung von Primärtumor und befallener Hautregion (meist Ablatio mammae). Weitere Therapie entsprechend der postoperativen TNM-Klassifizierung des Primärkarzinoms.
- **Extramammäres Paget-Karzinom:** operative Entfernung von Hautherd einschließlich der regionären Hautadnexe, möglichst mit mikroskopisch kontrollierter Chirurgie. Alternativbehandlung: Strahlentherapie. Therapie eines extrakutanen Primärtumors.

12.5 Brusterkrankungen mit Hautsymptomen

Bei der klinisch-dermatologischen Untersuchung bzw. Tastuntersuchung können außer dem mammären Paget-Karzinom folgende Veränderungen der Brusthaut bzw. der Brust auffallen:

- **Brustwarzenekzeme:** atopisches Ekzem, kontaktallergisches oder irritatives Ekzem.
- **Entzündliche Brusthautveränderungen:** Mastitisformen.
- **Gutartige Neubildungen:** Lymphozytom der Mamille (mögliche Borrelien-Infektion); Mamillenadenom (DD Morbus Paget); subkutane, gutartige Knotenbildungen wie z. B. Zysten, Fibroadenome.
- **Bösartige Neubildungen:**
  - **Mammakarzinom der Frau** mit Sekretion aus der Mamille, Haut- und Konturveränderungen der Brust (Mamilleneinziehung, fokale Hauteinziehung, „Orangenhaut“), Hautrötung (inflammatorisches Mammakarzinom), subkutaner Knotenbildung.
  - Auch **Mammakarzinom des Mannes:** 1% der Brustkrebsfälle. Rötung, Schuppung bzw. Induration von Warzenhof und Mamille.
- **Gynäkomastie:** physiologische Gynäkomastie in Pubertät und Alter. Pathologische benigne Gynäkomastie durch Medikamente (Psychopharmaka, Hormone), Endokrinopathien, auch als Paraneoplasie. Maligne Gynäkomastie bei fortgeschrittenem Mammakarzinom, Pseudogynäkomastie bei Fettsucht (Lipomastie).

Zusammenfassung

Die **Schweißdrüsen** der Haut unterteilen sich in **ekkrine** Schweißdrüsen mit knäuelartigem und in **apokrine** Schweißdrüsen mit verzweigtem, sekretorischem Endteil. Ekkrine Schweißdrüsen münden frei-interfollikulär an der Hautoberfläche, apokrine Schweißdrüsen in Haarfollikel bestimmter Hautregionen. Die Hauptfunktion ekkriner Schweißdrüsen ist die **Temperaturregulation** des Körpers, die Funktion der apokrinen Schweißdrüsen ist nicht so eindeutig (Relikte von Sexualdrüsen? Chemokommunikation?).

Krankhafte Veränderungen können die Sekretion (quantitativ oder qualitativ veränderte Sekretbildung), die Ausführungsgänge (Schweißtransportstörung) und das umgebende Bindegewebe (Entzündungen) betreffen.

Schweißdrüsenerkrankungen können angeboren (erbliche Anhidrose, Schweißdrüsennävus) oder erworben sein (z.B. Sekretionsstörungen, Entzündungen, Neubildungen).

Die **klinische Symptomatik** hat drei Schwerpunkte:

1. Sekretionsstörungen bzw. Sekretveränderungen: Hyper-/Anhidrose, Bromhidrose, Chromhidrose.
2. Transportstörungen durch Ausführungsgangverschlüsse: Miliaria.
3. Entzündungen: Schweißdrüsenabszesse, Hidradenitis.

Die **Diagnosestellung** erfolgt überwiegend klinisch durch Anamnese und klinische Untersuchung, ergänzt durch histologische Diagnostik sowie Schweißdrüsenfunktionstests (z.B. Minor-Schwitzversuch).

Erbkrankheiten und Fehlbildungen

Hereditäre **An-/Hypohidrosen** können im Rahmen ektodermaler Dysplasiesyndrome oder von Genodermatosen auftreten. Eine nicht-erbliche Fehlbildung ist der **Schweißdrüsennävus.**

Erworbene Erkrankungen

Eine häufige Schweißdrüsenstörung ist die primäre **ekkrine Hyperhidrose**, die gehäuft in der Pubertät und fokal/lokalisiert in Prädilektionsregionen auftritt.

Die **apokrine Hyperhidrose** führt durch bakterielle Schweißzersetzung häufig zur Bromhidrose (Schweißgeruch).

Miliaria entsteht durch Schweißrückstau infolge des Verschlusses von Ausführungsgängen. Oberflächlich-vesikulöse Miliaria cristallina, tiefere papulös-entzündliche Miliaria rubra.

Das **Dyshidrosis-Syndrom** ist entgegen früheren Annahmen keine primäre Erkrankung der Schweißdrüsen, sondern eine akute, vesikulöse **Ekzemreaktion** an Händen bzw. Füßen, gestaltet durch lokale Faktoren (dicke Hornschicht, Schweißdrüsenreichtum mit möglicher Anreicherung/gesteigerter Aufnahme von Allergenen oder irritativen Substanzen).

Infektiöse Entzündungen: Schweißdrüsenabszesse bei Neugeborenen. Die Hidradenitis suppurativa wird dem Krankheitsbild der Acne inversa zugeordnet.

Exogene Faktoren (Medikamente, Gifte) können Hyper- oder Hypohidrosen auslösen.

Lokale Hauterkrankungen können ebenfalls die Schweißbildung beeinflussen (z.B. Hypohidrose bei Sklerodermie).

Endogene Faktoren können zu generalisierter Hyperhidrose (z.B. Fieber, Hyperthyreose, Hypoglykämie, Klimakterium/Menopause) oder Hypohidrose (z.B. Hypothyreose, Hyperglykämie) führen.

Neubildungen

Häufigere **gutartige Neubildungen** finden sich insbesondere im Gesicht: **Syringome** der Unterlider.

Eine apokrine Hautdrüse im weiteren Sinne ist die Brustdrüse. Dermatologische Relevanz besitzen besonders das **Paget-Karzinom** („Krebsekzem"), welches „mammär" aber auch „extramammär" auftreten kann.

Brusterkrankungen mit Hautsymptomen

Darüber hinaus können bei der klinisch-dermatologischen Untersuchung auch **weitere Veränderungen** der weiblichen und männlichen Brust auffallen. Beispiele: Mamillenlymphozytom, Mammakarzinom (auch beim Mann), Gynäkomathieformen.

 028 IMPP-Fragen

13 Erkrankungen der Subkutis

13.1 Grundlagen

Anatomie und Physiologie

Die **Subkutis** (Hypoderm, Tela subcutanea) stellt neben Epidermis und Dermis das 3. Kompartiment des Hautorgans dar. Die zwischen Kutis und Körperfaszie gelegene Subkutis besteht aus einer ein bis mehrere Zentimeter dicken Schicht von Fettgewebe (Panniculus adiposus) und modelliert damit die Körperoberfläche. Nur in wenigen Körperregionen findet sich retikuläres Bindegewebe wie z. B. Augenlider, männliches Genitale.

Aufbau (Abb. 13.1): Die Subkutis besteht aus Fettzellen, Bindegewebe sowie Gefäßen und Nerven. Die **Fettzellen** (Lipozyten, Adipozyten) werden zu Fettläppchen (Mikrolobuli, Lobuli) organisiert und diese durch Bindegewebssepten zusammengefasst. In den **Bindegewebssepten** laufen Blut- und Lymphgefäße sowie Nerven. Die einzelnen Fettzellen werden von Kapillaren und Retikulinfasern umsponnen. Größere Bindegewebssepten verankern die Subkutis sowohl in der Körperfaszie als auch im Korium. In die Subkutis ragen als kutane **Adnexe** Haarfollikel und Schweißdrüsen hinein. Ferner liegen in der Subkutis größere **Venenstämme** (z. B. Vena saphena) und **Lymphbahnen** mit ihren regionären oberflächlichen Lymphknoten.

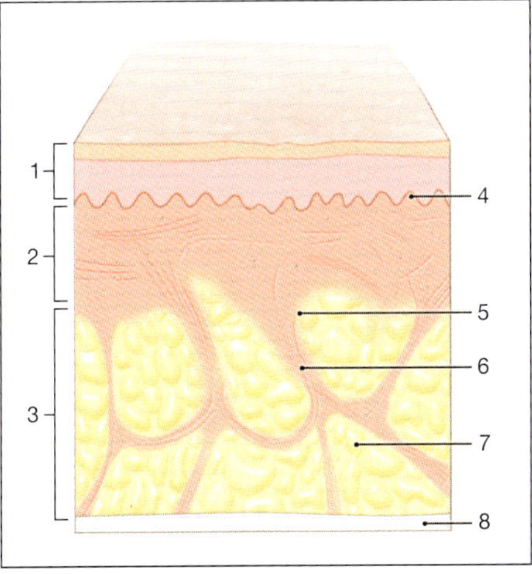

Abb. 13.1 Subkutis.
1 Epidermis
2 Dermis
3 Subkutis
4 Koriumpapillen
5 Subkutispapillen
6 Bindegewebssepten
7 Fettläppchen mit Fettzellen
8 Faszie

Die Dicke der Subkutis ist unterschiedlich und unter physiologischen Bedingungen abhängig. von Rasse, Geschlecht, Alter, Körperregion.

Regulation: Individuelle Einfluss- und Regulationsfaktoren sind Nahrungsaufnahme und Energieverbrauch. Die Aufnahme/Speicherung und Abgabe von subkutanem Fett ist von Nahrungsaufnahme und Energieverbrauch abhängig und wird nerval und hormonell gesteuert (subkutan gebildetes Leptin → Hypothalamus, hormonelle Steuerung über Insulin und Gegenspieler).

Ihr Gesamtgewicht beträgt normalerweise ca. 20–25 kg, sie enthält bis zu zwei Drittel der Gesamtfettmasse des Organismus.

Aufgaben: Der Organismus hat seinen Energievorrat nicht in einem Keller deponiert, sondern in der Außenschicht der Subkutis. Damit können weitere Funktionen verbunden werden:

- **mechanische Schutzfunktion:** Schutz- und Verschiebeschicht zwischen Dermis und Körperfaszie, „Baufett" an Handflächen und Fußsohlen
- **Thermoisolation**
- **Energiedepot** (Speicherfett) und Stoffwechsel.

Ätiopathogenese

Ätiologie:

- **Genetische Faktoren:** Sie können Form und Umfang der Subkutis bestimmen.
- **Erworbene Erkrankungen:** Das subkutane Fettgewebe kann direkt geschädigt werden durch physikalische und chemische Noxen, seltener durch mikrobielle Erreger, immunologische Reaktionen, Stoffwechselstörungen oder Ischämie. Krankheitsprozesse der Umgebung (Kutis, Adnexe) können auf die Subkutis übergreifen. Auch endogene Krankheitsfaktoren und Systemkrankheiten sind von Bedeutung.

Pathogenese: Reize bzw. Noxen können zu folgenden pathogenetischen Reaktionen führen.

- **Atrophie und Hypertrophie:** lokale/allgemeine Atrophie bzw. Hypertrophie durch intrazelluläre Lipidverminderung/Zelluntergang oder intrazelluläre Lipidvermehrung.
- **Lobuläre Nekrosen:** Untergang von Fettzellen/Läppchen mit Freisetzung von Lipiden, Entstehung von Entzün-

dung auslösenden Fettsäuren. Nekrose und Entzündung kann zu Granulombildung oder zur Liquefaktion und Fistelbildung führen.

- **Entzündungen:** Sie werden global als Pannikulitis bezeichnet. Eine Pannikulitis kann sich vorwiegend an den Bindegewebssepten oder an Fettläppchen abspielen:
  - **Septale Pannikulitis** führt in der Regel nicht zur Läppchennekrose.
  - **Lobuläre Pannikulitis** führt in der Regel zur Läppchennekrose mit anschließender Defektbildung. Eine lobuläre Vaskulitis kann auch primär vaskulitischer Natur sein und als **vaskulitische Pannikulitis** sekundär zur Läppchennekrose und Defektbildung führen.

Klinik Die klinische spezielle Symptomatik von Fettgewebserkrankungen ist relativ eintönig.

- **Flecke:** Insbesondere größere subkutane Entzündungsherde mit Hyperämie können rötlich-bläulich durch die Kutis durchschimmern.
- **Knoten:** Sie sind Kardinalsymptome jeder Pannikulitis. Unter der Kutis gelegene Knotenbildung durch entzündliche Infiltrate oder Granulome. Durch horizontale Ausbreitung Entstehung großflächiger bzw. plattenartiger Herde möglich. Bei septaler Pannikulitis meist folgenlose Rückbildung.
- **Fisteln, Dellen, Fibrose:**
  - Bei lobulärer Pannikulitis mit Fettläppchennekrose: mögliche Fistelbildung und Abheilung mit Substanzdefekten (Dellen) und Fibrose.
  - Bei allmählicher Nekrobiose: Fettgewebsschwund und fibrotische Fixierung der Kutis an die Faszie.
- **Ödeme:** Interstitielle Ödeme der Subkutis können generalisiert (z. B. kardiale, renale Ödeme) oder lokalisiert sein (Phlebödem, Lymphödem, Lipödem).
- **Adipositas/Magersucht:** allgemeine Fettgewebshypertrophie oder Atrophie.

Diagnostik Für die Diagnostik sind Anamnese, klinische Untersuchung und Probebiopsien (tiefe) meist ausreichend. Apparative Diagnostik, z. B. Ultraschalluntersuchung der Haut.

Therapie Die konservativ-medikamentöse Behandlung entspricht der der Kutis (antimikrobiell, antiphlogistisch, immunsuppressiv). Operative Therapie, z. B. Exzisionen, Liposuktion, Fettgewebstransplantation, plastisch-operative Eingriffe.

13.2 Erbkrankheiten und Fehlbildungen

Erbliche Störungen des subkutanen Fettgewebes können zu Lipoatrophien mit großflächigem, symmetrischem Fettgewebsschwund führen. Sie werden historisch bedingt auch als Lipodystrophien bezeichnet. Eine nicht-erbliche Fehlbildung ist der Naevus lipomatodes.

Kongenitale totale Lipodystrophie

Autosomal-rezessive postpartale, generalisiert-progrediente Lipoatrophie. Zusätzlich weitere Haut- und Haarveränderungen (Acanthosis nigricans, Hypertrichose). Auch extrakutane Erkrankungen wie u.a. insulinresistenter Diabetes mellitus.

Partielle Lipodystrophie

Partielle Rückbildung des Hautfettgewebes an Gesicht und Oberkörper oder Extremitäten. Ebenfalls weitere assoziierte Störungen anderer Organe.
Differentialdiagnose von Lipodystrophien: erworbene Lipodystrophie, z. B. bei HIV-Therapie.

Naevus lipomatodes

Nävoide Fehlbildung mit lokalisierter Überschussbildung von Fettgewebe, bei Geburt vorhanden. Klinisch hautfarben-gelbliche Papeln/Knoten, meist am Unterkörper. Therapie: evtl. Operation, Laser.

13.3 Erworbene Erkrankungen

13.3.1 Bakterielle Infektionen

In der Subkutis ablaufende eitrige Entzündungen, meist infektiös bedingt.

Abszess

Umschriebene, eitrig-einschmelzende Entzündung mit Abszesshöhle.
Ursachen: meist Staphylokokken-/Streptokokkeninfektion bei Verletzung, Injektionen (Spritzenabszess).
Therapie: operativ.

Phlegmone

Flächenhaft sich ausbreitende eitrige Entzündung in Subkutis, auch Muskulatur.
Ursachen: bakterielle Infektionen.
Therapie: operativ.

Abszedierend-phlegmonöser Verlauf ist auch bei schweren Hauterkrankungen möglich, wie z. B. phlegmonösem Erysipel, tiefen Mykosen, Acne conglobata und Acne inversa.

13.3.2 Pannikulitiden

Heterogene Gruppe von primären, entzündlichen, nichtinfektiösen Erkrankungen des Fettgewebes. Noch keine befriedigende Klassifizierung möglich.
Derzeitige Einteilung nach klinischen und histologischen Kriterien. Pannikulitiden können ohne bleibende Gewebsdefekte ablaufen (septale Pannikulitis) oder mit bleibenden Gewebsdefekten (lobuläre Pannikulitis, vaskulär-ischämisch bedingte Pannikulitis). Pannikulitiden können ausschließlich subkutanes Fettgewebe oder als Systemerkrankung auch extrakutanes Fettgewebe betreffen. Kutane

Lokalisation meist an den Beinen. Primäre Pannikulitiden, die auch noch historische Namen tragen, sind Erythema nodosum, Pfeifer-Weber-Christian-Syndrom und Erythema induratum.

Erythema nodosum (Abb. 13.2)

Akute, septale Pannikulitis ohne Zerstörung von Fettgewebsläppchen, keine Atrophie.
Leitsymptome: akute, fieberhafte reaktive Pannikulitis bei Grundkrankheiten, Lokalisation Unterschenkelvorderseiten, keine Dellenbildung.
Erkrankungen jüngerer Erwachsener.

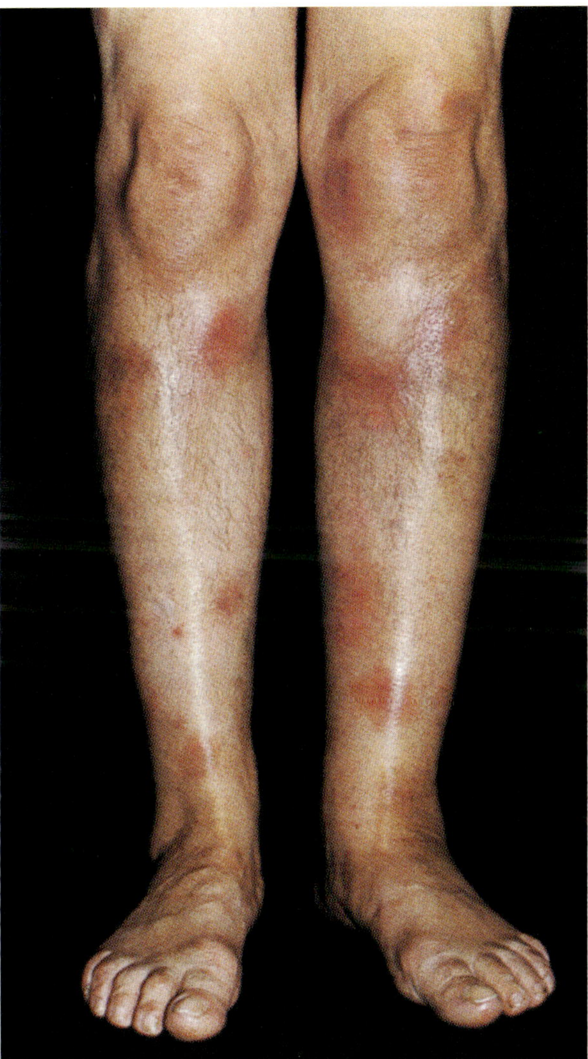

Abb. 13.2 Erythema nodosum.
Anamnese: 32-jährige Patientin. Auftreten der Hautherde zwei Wochen nach einem akuten Tonsillitisschub.
Befund: an beiden Unterschenkelstreckseiten subkutan liegende, walnussgroße, livid-rote, druckschmerzhafte Knoten. – Weitere Befunde: chronisch-rezidivierende Tonsillitis. BKS 60/91 mm n.W. Tuberkulinprobe positiv (GT 1:1000), Röntgen-Thorax: ohne Befund.
Differentialdiagnose: Vasculitis profunda (Abb. **13.4**), lobuläre Pannikulitisformen.

Krankheitsbild Akut auftretende subkutane erythematöse Knoten (Name!) an beiden Unterschenkelvorderseiten. Subjektiv stark druckschmerzhaft.
Allgemeinsymptome: Fieber, allgemeines Krankheitsgefühl, fakultativ Arthralgien.
Verlauf: Rückbildung meist nach 3–6 Wochen. Verlaufsvarianten möglich.

Diagnostik Anamnese und klinisches Bild. Histologie meist entbehrlich, da unspezifische septale Pannikulitis. Labor: erhöhte Entzündungsparameter. Diagnostik möglicher Grundkrankheiten.
Differentialdiagnose: andere Pannikulitisformen, nodöses Arzneimittelexanthem (s. Kap. 7.6.2), Sweet-Syndrom (s. Kap. 7.9.2).

Ätiopathogenese Meist polyätiologisch, seltener idiopathisch.
Ursachen/Grundkrankheiten sind:

- **Infektallergie:** Infektionen durch Streptokokken, Yersinia enterocolitica, Mykoplasmen, Tuberkulosebakterien.
- **Medikamentenallergie:** verschiedenartige Medikamente wie u.a. Sulfonamide, Antibiotika, Kontrazeptiva, Analgetika.
- **chronisch-entzündliche Erkrankungen:** Sarkoidose (Löfgren-Syndrom: Erythema nodosum und Hiluslymphknoten), chronische Darmerkrankungen (Morbus Crohn, Colitis ulcerosa), Morbus Behçet.

Therapie Bettruhe, lokal-antiphlogistische Behandlung, evtl. systemisch mit Antiphlogistika (cave: Reexposition bei Medikamentenallergie). Azetylsalizylsäure, nicht-steroidale Antiphlogistika, in schweren Fällen auch Kortikosteroide. Behandlung einer Grundkrankheit.

Pfeifer-Weber-Christian-Syndrom (Abb. 13.3)

Synonym: Panniculitis nodularis non suppurativa febrilis et recidivans, idiopathische lobuläre Pannikulitis

Wahrscheinlich kein einheitliches Krankheitsbild. Gruppe klinisch ähnlicher **lobulärer Pannikulitiden** mit ähnlicher Symptomatik und unklarer Ätiologie. **Leitsymptome:** chronischer Verlauf mit Defektbildung, fakultativ extrakutane Manifestation und Allgemeinsymptome.

Krankheitsbild Akut-schubweise auftretende multiple subkutane gerötete Knoten mit späterer narbiger Fibrose und Dellenbildung.

- **Systemische Form:** bevorzugt bei Frauen auftretend.
  - **Hautsymptome:** meist an Beinen und Unterkörper.
  - **Extrakutane Manifestationen:** möglich durch Befall von viszeralem (z.B. Leber, Milz, Herz, Nebenniere) oder periviszeralem Fettgewebe (z.B. Perikard, Mesenterium und Omentum).
  - **Allgemeinsymptome:** Fieber, Störung des Allgemeinbefindens, fakultativ Kachexie.
  - **Verlauf:** jahrelanger Verlauf möglich, schlechte Prognose.

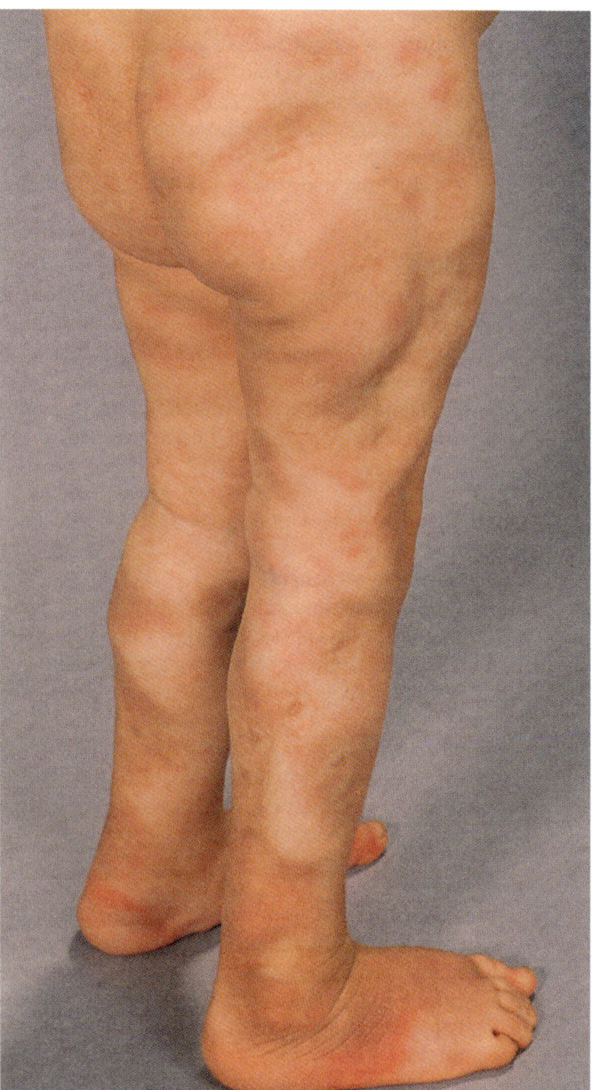

Abb. 13.3 Pfeifer-Weber-Christian-Syndrom.
Anamnese: 2 1/2-jähriges Mädchen. Seit einem Jahr unter Fieberschüben auftretende druckschmerzhafte Knoten, die unter Hinterlassung von Eindellungen abheilen. Zwischen den Krankheitsschüben völliges Wohlbefinden.
Befund: an Gesäß und beiden Beinen bizarr geformte, unterschiedlich große, hyperpigmentierte, dellenartige Hauteinziehungen, am Gesäß zum Teil noch mit entzündlichem, gerötetem Randsaum. Frische gerötete subkutane Knoten am Gesäß rechts sowie an rechter Fußaußenkante und linker Großzehe. – Histologischer Befund: lobuläre Pannikulitis. Durchuntersuchung: Hepatomegalie unklarer Ursache, kein Anhalt für andere, sekundäre Pannikulitisformen (z. B. Lupus-Hepatitis).

- **Kutane Form:** meist bei Kindern. Gleichartiger Hautbefall mit Defektbildung. Lokalisation meist an Beinen. Keine Allgemeinsymptome, keine extrakutane Manifestation.

Die Unterscheidung verschiedener Formen kann wegen Mischbildern schwierig sein.

Therapie Bettruhe, lokal-antiphlogistische Behandlung frischer Herde, innerlich Behandlungsversuch mit Kortikoiden, nichtsteroidalen Antiphlogistika, auch immunsuppressiven Zytostatika.

Erythema induratum (Abb. 13.4)

Synonym: Nodularvaskulitis

Chronische lobuläre Pannikulitis mit Defektbildung, Vaskulitis subkutaner Gefäße. **Leitsymptome:** chronische Knotenbildung an Waden, Einschmelzung, Fistel- und Dellenbildung.
Erkrankung jüngerer Frauen. Dispositionsfaktor funktionelle Durchblutungsstörungen. **Idiopathische** oder **Tbc-assoziierte Form.**

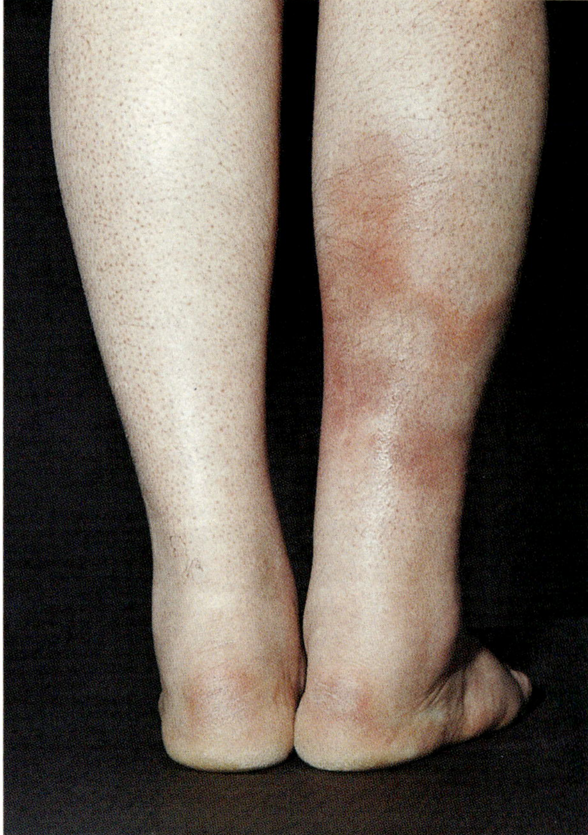

Abb. 13.4 Erythema induratum.
Anamnese: 40-jährige Patientin. Seit ca. drei Jahren schubweise auftretende, schmerzhafte Knoten nur am rechten Unterschenkel, nur allmähliche und unvollständige Rückbildung der einzelnen Herde.
Befund: an der Rückseite des rechten Unterschenkels unscharf begrenzte, braun-rote konfluierte Herde mit subkutan gelegenem, plattenartig-derbem Infiltrat. Unterschenkel- und Knöchelödem. – Subjektiv Druckschmerz, keine Allgemeinbeschwerden. Körpertemperatur normal. Laborbefunde bis auf BKS (36/77 mm n. W.) normal.
Differentialdiagnose: andere Pannikulitisformen, Phlegmone.

Krankheitsbild An Waden subkutane, entzündlich gerötete Knoten und plattenartige Infiltrate. Einschmelzung mit Fistelbildung möglich. Chronischer Verlauf über Jahre mit Schüben und Remissionen. Defektheilung von Einzelherden mit Narben- und Dellenbildung.

Diagnostik Anamnese und klinisches Bild. Histologische Diagnostik, Tuberkulosediagnostik.
Differentialdiagnose: subkutane Knotenbildung bei anderen Vaskulitisformen (Panarteriitis nodosa).

Therapie

- Bei Tbc-assoziierter Form: tuberkulostatische Dreifachtherapie.
- Bei idiopathischer Form: lokale/systemische antiphlogistische Therapie.

Seltene Pannikulitiden

- **α_1-Antitrypsin-Mangel-Pannikulitis:** genetisch bedingter Proteininhibitordefekt mit u.a. Hepatomegalie, Leberzirrhose, chronisch-obstruktiver Lungenerkrankung und fakultativer, ulzerierender Pannikulitis.
- **Neugeborenen-Pannikulitis:** Adiponecrosis subcutanea neonatorum (Fettgewebsnekrosen und Lipogranulombildung) sowie Sclerema adiposum neonatorum (lederartige Verhärtung von Subkutis und Kutis). Pathogenese: intrazelluläre Fettkristallbildung.

13.3.4 Lipödem und Zellulitis

Idiopathische Erkrankungen/Veränderungen des subkutanen Fettgewebes der Beine und des Unterkörpers bei Frauen. Wahrscheinlich (hormonell beeinflusste?) Zirkulationsstörung mit Umbauvorgängen und Fibrose in der Subkutis.

- **Lipödem:** symmetrische Anschwellung der Ober- und Unterschenkel unter Aussparung der Füße (Reithosensyndrom, Sulzbeine) durch Fettgewebszunahme und -verteilungsstörung sowie orthostatisches Ödem. Entwicklung eines Lymphödems möglich. Subjektiv: Schweregefühl, gelegentlich Schmerzen.
  Therapie: komplexe physikalische Entstauungstherapie (u.a. Lymphdrainage), Kompressionsstrümpfe, in schweren Fällen Liposuktion.
- **Zellulitis:** Induration der Haut, meist an Oberschenkel und/oder Gesäß mit Veränderung der Hautoberflächenstruktur (Matratzenphänomen, Orangenhaut). Subjektiv: Spannungsgefühl, evtl. Schmerzen. Häufig assoziiert mit Lipödem.
  Therapie: Gewichtsreduktion, Bewegung und Sport (Sportlerinnen haben keine Zellulitis), lokal-physikalische Maßnahmen.

13.3.5 Weitere Fettgewebserkrankungen durch exogene, lokale und endogene Faktoren

Exogene Faktoren (Abb. 13.5)

- **Traumatogenes Lipogranulom:** Ursachen sind physikalische Noxen wie mechanische Traumen, Kälte (Kältepannikulitis,) kosmetisch bedingte Infiltrationen (Silikon,

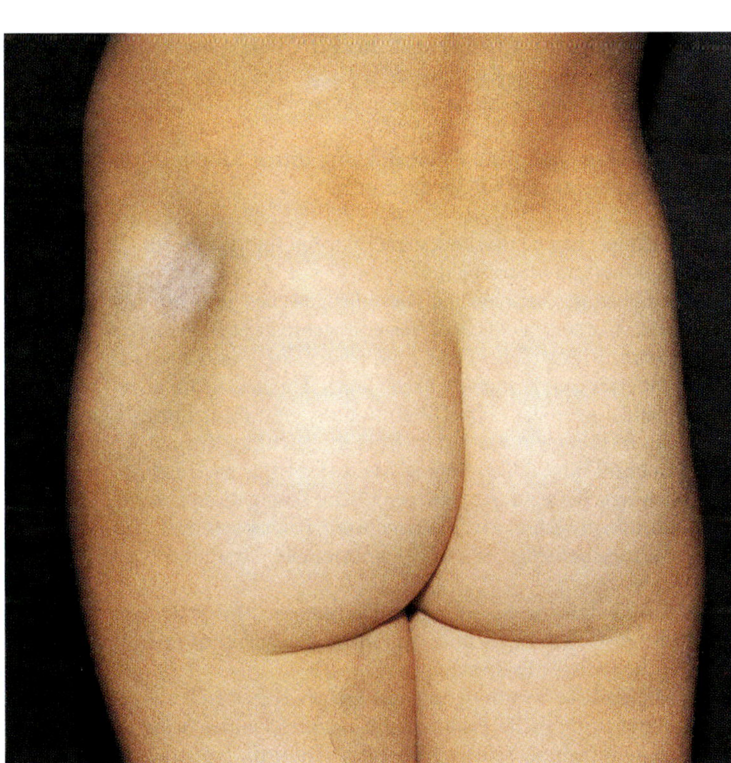

Abb. 13.5 Kortikoid-(Steroid-)Atrophie der Subkutis.
Anamnese: Die 28-jährige Patientin erhielt an dieser Stelle vier Monate zuvor eine Injektion einer Kortikoid-Kristallsuspension wegen einer heftigen Pollinose.
Befund: im oberen äußeren Quadranten der linken Glutealregion 4 cm große, schüsselförmige Dellenbildung der Haut mit Hypopigmentierung.

Paraffin, undichte Implantate), Injektionen (subkutan und nicht intramuskulär appliziert), auch Artefakte. Klinisch knotig-plattenartiger Herd, zum Teil mit späterer Einziehung. Spontanremission möglich durch Resorption.

- **Medikamentös induzierte Lipoatrophie:** umschriebene Atrophie und Dellenbildung nach Injektion von Kortikoid-Kristallsuspension (Steroid-Atrophie, Abb. 13.5) bzw. Insulin-Präparaten (Insulin-Lipodystrophie). Spontanremission möglich.
- **Lipatrophia semicircularis:** horizontal-rinnenförmige Subkutisatrophie, meist am Oberschenkel. Traumatisch bedingt? Spontanremission möglich.

Lokale Faktoren (Abb. **7.119**, **7.120**, **7.123**, **14.20**)

Einige eigenständige Hauterkrankungen können zu sekundären Veränderungen des Fettgewebes führen. Beispiele:

- **Sklerodermie** (Abb. 7.119, 7.120, 7.123): linear-streifenförmige Sklerodermie, Säbelhiebsklerodermie, Sklerodaktylie. Fettgewebsschwund und unverschieblich fixierte Kutis auf der Faszie
- **Chronisch-venöse Insuffizienz** (Abb. 14.20): Dermatoliposklerose.

Endogene Faktoren

Pannikulitiden können bei Erkrankungen innerer Organe bzw. Systemerkrankungen auftreten. Beispiele:

- **Pankreaserkrankungen** (akute Pankreatitis, Pankreaskarzinom): subkutane Knoten durch Fettgewebsnekrosen infolge freigesetzter, zirkulierender Pankreasenzyme.
- **Kollagenosen** (z.B. Lupus erythematodes): einschmelzende, z.T. fistulierende, subkutane Knoten- und Plattenbildung an Gesicht, Gesäß und Oberschenkel bei chronisch-kutanem und systemischem Lupus erythematodes („Lupus-Pannikulitis").
- **Vaskulitiden:** subkutane Knotenbildung bei Panarteriitis nodosa.
- **Artefakte:** subkutane Knotenbildung durch Klopfartefakte, Injektionen von Fremdstoffen.

Vielfältige exogene und endogene Faktoren finden sich bei Adipositas und Magersucht:

- **Adipositas:** Vermehrung des Fettgewebes mit zunächst unterschiedlichem **Verteilungsmuster** bei Mann (Stamm, „stattliche Figur", androider Typ) und Frau (Oberarm und Oberschenkel, Gesäß, Flanken, „üppige Figur", gynoider Typ). Bestimmung und Einteilung mit **BMI**/Body-Mass-Index (Körpergewicht kg/Körperlänge m^2) und Taillenumfang. Meist alimentär-psychisch bedingt, Bewegungsarmut, genetische Disposition, aber auch Stoffwechselerkrankungen wie z.B. Diabetes mellitus/metabolisches Syndrom, hormonelle Dysfunktionen.
  Risikofaktor für verschiedene Dermatosen (Intertrigo, chronisch-venöse Insuffizienz) sowie internistische und orthopädische Erkrankungen.
- **Magersucht:** Verminderung des Fettgewebes durch alimentär-psychische Faktoren mit unzureichender Nahrungsaufnahme (Unterernährung, Anorexia nervosa) oder Verbrauchssteigerung durch hormonelle Erkrankungen (z.B. Hyperthyreose), konsumierende Erkrankungen, Neoplasien. Extremform = Kachexie.
  Risikofaktor für Dermatosen (Pyodermien, Pruritus) sowie extrakutane Stoffwechsel- und Organschäden bis zum Hungertod.

13.4 Neubildungen

13.4.1 Gutartige Neubildungen

Gutartige Neubildungen des subkutanen Fettgewebes sind Lipome, benigne Lipomatose und Adipositas dolorosa.

Lipom (Abb. **13.6**)

Häufige gutartige Neubildung des subkutanen Fettgewebes, meist bei älteren Erwachsenen.

- **Krankheitsbild:** subkutan gelegener, prall-elastischer, gut abgegrenzter und verschiebbarer Tumor unterschiedlicher Größe, häufig gelappt. Meist solitär, selten multipel. Mögliche Beschwerden bei großen Lipomen bzw. ungünstigem Sitz (Gelenknähe, Rücken, Muskelinfiltration). Kaum Entartungsrisiko.
  Differentialdiagnose: Zysten, Fibrome/Neurofibrome, Metastasen.
- **Therapie:** falls erforderlich operativ durch Exzision, Liposuktion.

Benigne symmetrische Lipomatose (Abb. **13.7**)

Lokalisierte, symmetrische, schmerzlose Fettgewebsvermehrung bei Männern in mittlerem Erwachsenenalter. Durch Tastbefund abgrenzbar von Muskulatur.

Krankheitsbild:

- **Halstyp:** sog. Madelungscher Fetthals. Differentialdiagnose: hormonelle Lipomatose im Kopf-Hals-Bereich (Morbus Cushing)
- **Schultertyp:** Befall von Schulter und Oberkörper („Pseudoathlet")
- **Beckentyp:** gynoider Typ.

Häufig assoziiert mit internistischen Erkrankungen, u.a. Hepatopathie, Alkoholismus, Fettgewebsstoffwechselstörungen, Diabetes mellitus, Endokrinopathie, auch maligne Tumoren.

Therapie: plastisch-operative Korrektur, Liposuktion. Behandlung von assoziierten Erkrankungen.

Adipositas dolorosa

Synonym: Lipomatosis dolorosa, Morbus Dercum

Adipositas mit stark schmerzhaften lipomartigen Gewebsverhärtungen. Meist bei Frauen nach Menopause. Häufig assoziiert mit psychischen Störungen und Depressionen.

Therapie: Versuch mit Liposuktion, Exzision, Schmerztherapie.

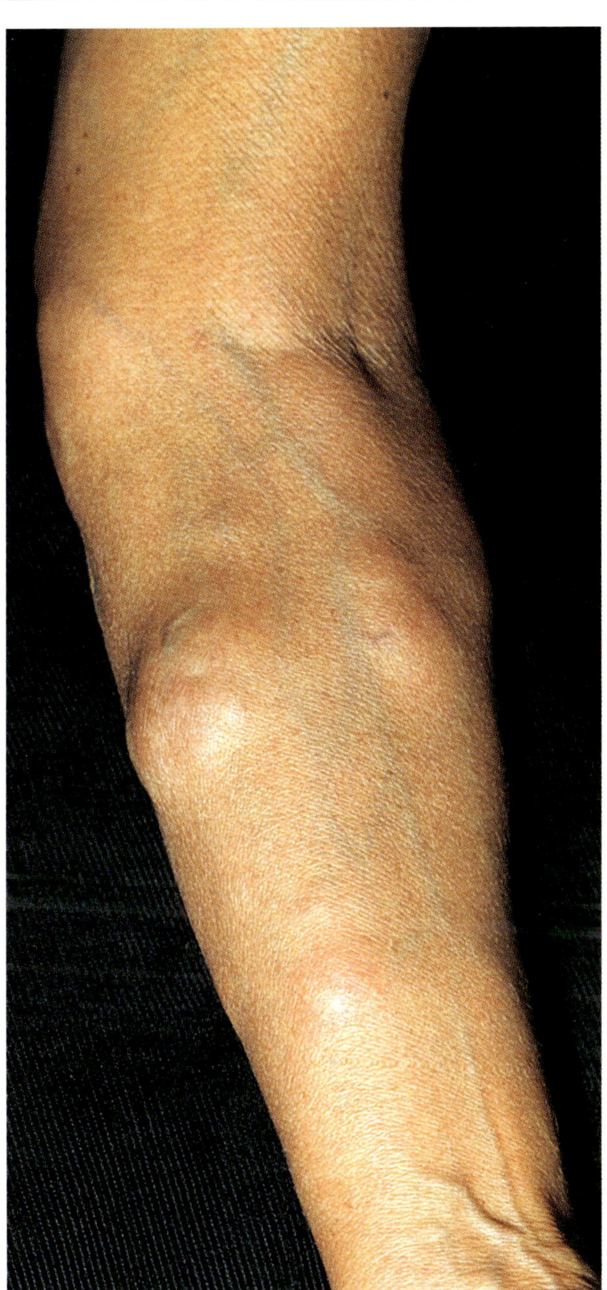

Abb. 13.6 Multiple Lipome.
Anamnese: 58-jährige Patientin. Seit über zehn Jahren allmähliches Autreten subkutaner Knoten mit langsamem Größenwachstum.
Befund: an der Beugeseite des rechten Unterarms mehrere subkutan gelegene Knoten von Kirsch- bis Hühnereigröße und zum Teil gelappter Form. Die Konsistenz ist prall-elastisch. Subjektiv: Schmerzhaftigkeit einiger Knoten.
Besonderheiten: Die Patientin befürchtete das Vorliegen eines bösartigen Tumors.

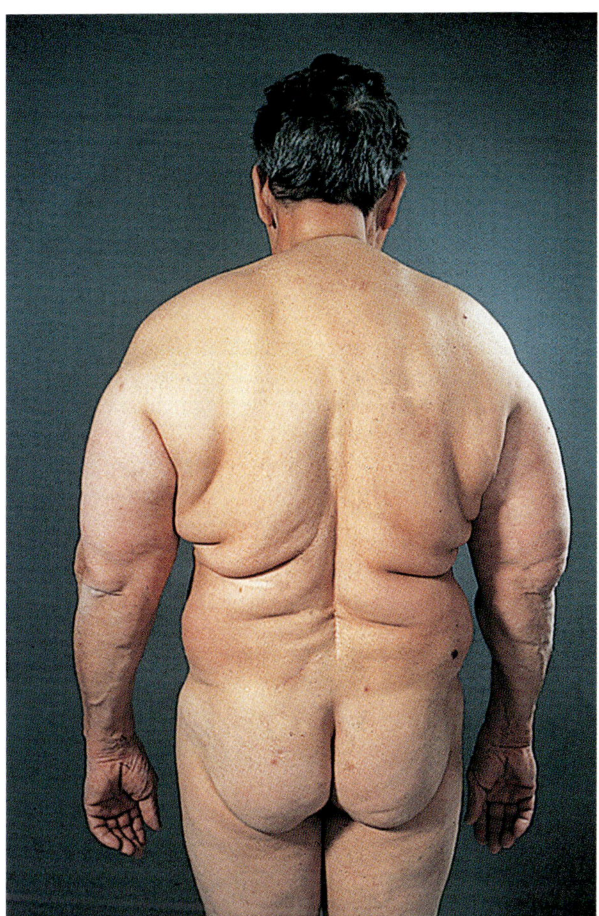

Abb. 13.7 Benigne symmetrische Lipomatose: Schultertyp.
Anamnese: 52-jähriger Patient. Seit 8–10 Jahren zunehmende Verdickung im Oberkörper-Oberarm-Bereich.
Befund: Athletenhafte Umfangsvermehrung von Oberarmen und Rumpf. Nicht befallen sind Unterarme und Beckenregion.

13.4.2 Bösartige Neubildungen

Liposarkom

Seltener Tumor des Erwachsenen mit Unterschieden in Differenzierungsgrad und Prognose.
Krankheitsbild: solitärer, sich vergrößernder knotig-plattenartiger Herd in der Subkutis. Lokalisation meist Extremitäten. Entstehung in der Regel de novo, sehr selten aus vorbestehendem Lipom.
Therapie: operativ.

Subkutanes pannikulitisartiges T-Zell-Lymphom

Seltenes, primäres, in der Subkutis entstehendes malignes T-Zell-Lymphom der Haut.
Krankheitsbild: subkutane, entzündliche, pannikulitisähnliche Knoten und plattenartige Infiltrate, auch ulzerierend. Gestörtes Allgemeinbefinden, mögliche Blutbildveränderungen (Hämophagozytose-Syndrom), schnelle Progredienz, schlechte Prognose.
Therapie: Polychemotherapie.

Zusammenfassung

Die Subkutis liegt zwischen der Kutis (Epidermis und Korium) und der Körperfaszie. Sie besteht aus lobulärem Fettgewebe mit Fettzellen (Adipozyten), Bindegewebe, Gefäßen und Nerven. Ihre **Funktionen** sind:

- Mechanische Schutzfunktion
- Thermoisolation
- Energiedepot (Speicherfett) und Stoffwechsel.

Ihr Gewicht liegt bei 20–25 kg, ihre Dicke kann mehrere Zentimeter erreichen.

Krankhafte Veränderungen können **angeboren** (Lipoatrophien, Fettgewebsnävus) oder **erworben** sein (Infektionen, Pannikulitisformen, exogene, lokale, endogene Schädigungen, Neubildungen).

Die **klinische Symptomatik** wird bestimmt von primären Fettgewebsschwund (Lipoatrophie), subkutanen, z.T. geröteten Knoten und Platten mit möglichem Durchbruch nach außen bzw. späterer Dellenbildung (Pannikulitisformen) sowie nicht entzündlichen Knoten (Neubildungen).

Diagnostik: Anamnese und klinische Untersuchung. Histologische Untersuchung, auch Hautsonographie.

Therapie: konservativ (z.B. Antiphlogistika) oder operativ (Exzision, Liposuktion).

Erbkrankheiten und Fehlbildungen

Seltene angeborene Erkrankungen sind totale oder partielle **Lipodystrophie** sowie der nicht-erbliche Fettgewebsnävus (**Naevus lipomatodes**).

Erworbene Erkrankungen

Außer dem Fettgewebsbefall bei **Abszessen** und **Phlegmonen** sind fettgewebstypische Erkrankungen die verschiedenen **Pannikulitisformen.** Unterschieden werden lobuläre (z.B. Pfeiffer-Weber-Christian-Pannikulitis), septale (z.B. Erythema nodosum) und vaskulitische Formen (Erythema induratum). Erworbene Veränderungen sind auch **Lipödem** und **Zellulitis.** Fettgewebserkrankungen können außerdem ausgelöst werden durch **exogene Faktoren** (z.B. traumatische oder Kälte-Pannikulitis), **lokale Hauterkrankungen** (z.B. Sklerodermie, chronische Veneninsuffizienz) sowie **endogene Faktoren** (Pannikulitis bei Pankreaserkrankungen, Kollagenosen, Vaskulitiden). Komplexer Natur sind **Adipositas** und **Magersucht.**

Neubildungen

Häufige Neubildungen sind gutartige **Lipome**, seltene Neubildungen Lipomatosen, Liposarkome und das subkutane pannikulitisartige T-Zell-Lymphom.

 029 IMPP-Fragen

14 Erkrankungen des Blutgefäßsystems der Haut

14.1 Grundlagen

Anatomie und Physiologie

Das **Blutgefäßsystem der Haut** befindet sich in Dermis und Subkutis, d.h. extrafaszial zwischen der Körperfaszie (Fascia superficialis) und der Epidermis. Es bestehen jedoch enge morphologische und funktionelle Beziehungen zu den subfaszialen tiefen Gefäßen wie z.B. den tiefen Beinarterien und -venen.

Die **dreidimensionale Architektonik** des Blutgefäßsystems der Haut zeigt entsprechend dem Schichtenaufbau des Hautorgans horizontale, netzartige Verdichtungsebenen, sog. **Plexus**. Sie können sich bei einigen entsprechenden Erkrankungen an die Oberfläche projizieren (Abb. **14.11**).

Aufgaben des Blutgefäßsystems der Haut sind nicht nur die **nutritive Durchblutung** (ca. 10%), sondern vor allem auch in Zusammenwirken mit den Schweißdrüsen die **Temperaturregulation** des Körpers bzw. seiner Kerntemperatur (ca. 90% der Hautdurchblutung). Eine weitere Aufgabe ist die **Blutspeicherung** in den Venen.

Das arterielle System (Abb. **14.1**)

Aufbau: Arterien des Körperinneren wie z.B. tiefe Arm-, Beinarterien geben nach außen Äste ab, welche durch Muskulatur und Körperfaszie ziehen und das Hautorgan erreichen. Hier wird in Subkutis und Dermis aus Arteriolen ein dreidimensionales arterielles Netzwerk gebildet, mit Verdichtungsebenen an der Kutis-Subkutis-Grenze (tiefer dermaler Plexus) und in der Dermis (oberflächlicher dermaler, subpapillärer Plexus). Die Epidermis wird über Endäste mit Kapillaren versorgt.

Regulation: Für den Transport des Blutes in die Peripherie (arterielle Makrozirkulation) ist der arterielle Perfusionsdruck entscheidend. Die Regulation erfolgt im Bereich der Arteriolen (Vasokonstriktion, Vasodilatation) entsprechend dem Bedarf im Endstrombahnbereich (Mikrozirkulation). Das arterielle System ist ein „Hochdrucksystem" mit einer rhythmisch arbeitenden Pumpe (Herz).

Aufgabe: ausreichende Versorgung der Hautgefäße einschließlich der Endstrombahn mit Blut. Eine arterielle Insuffizienz führt zur Ischämie der Haut mit Mangel an Sauerstoff, Glukose und anderen Blutsubstanzen wie z.B. Hormonen, Vitaminen, Mediatoren etc.

Das venöse System (Abb. **14.2**)

Aufbau: Das Hautvenensystem zeigt eine ähnliche Architektonik wie das arterielle System. Aus der Endstrombahn fließt das venöse Blut in ein mehretagiges dreidimensionales Netzwerk **oberflächlicher Venen** in Dermis und Subkutis (epifasziale Venen). Durch Faszie und Muskulatur dringen **Perforansvenen** (transfasziale Venen) in die Tiefe und münden in die **tiefen Venen** (subfasziale Venen), welche die entsprechenden Arterien begleiten. Eine Besonderheit des kutan-venösen Netzwerks ist die Bildung extrafaszialer **Venenstämme** bzw. Stammvenen wie z.B. am Bein: V. saphena magna und V. saphena parva. Demgegenüber liegen die Arterien grundsätzlich subfaszial.

Die **V. saphena magna** (Ursprungsgebiet medialer Fußrand) zieht zum Oberschenkel, wo sie nach Fasziendurchtritt mit einem klappenbesetzten Mündungstrichter in die V. femoralis einmündet: „**Magna-Krosse**". Ein wichtiger Seitenast ist die „hintere Bogenvene" im Innenknöchelbereich mit drei klinisch wichtigen **Perforansvenen** (Cockett-Venen). Weitere wichtige, von der V. saphena magna ausgehende Perforansvenen sind die Boyd- und Dodd-Perforansvenen (unterhalb bzw. oberhalb des Kniegelenks).

Die **V. saphena parva** (Ursprungsgebiet lateraler Fußrand) zieht in die Kniekehle, wo sie nach Fasziendurchtritt mit einem klappenbesetzten Mündungstrichter in die V. poplitea einmündet: „**Parva-Krosse**". **Perforansvenen** finden sich u.a. auch im Bereich der V. saphena parva und der Fußvenen.

V. saphena magna und V. saphena parva haben nicht nur verschiedene Seitenäste, sie sind insgesamt auch Bestandteil des epifaszialen venösen Netzwerks. Bei partieller operativer Entfernung oder Obliteration muss deshalb keine venöse Stauung auftreten.

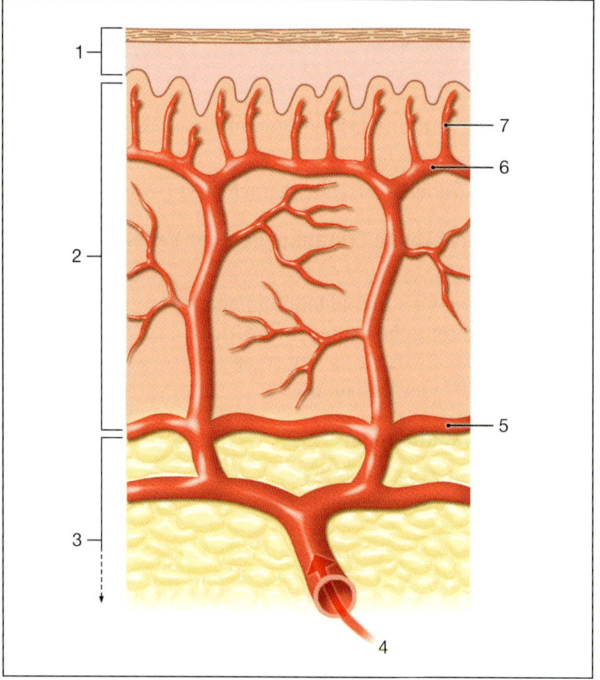

Abb. 14.1 Arterielles System.
1 Epidermis
2 Dermis
3 Subkutis
4 Arterie
5 Tiefer Plexus
6 Oberflächlicher Plexus
7 Kapillaren

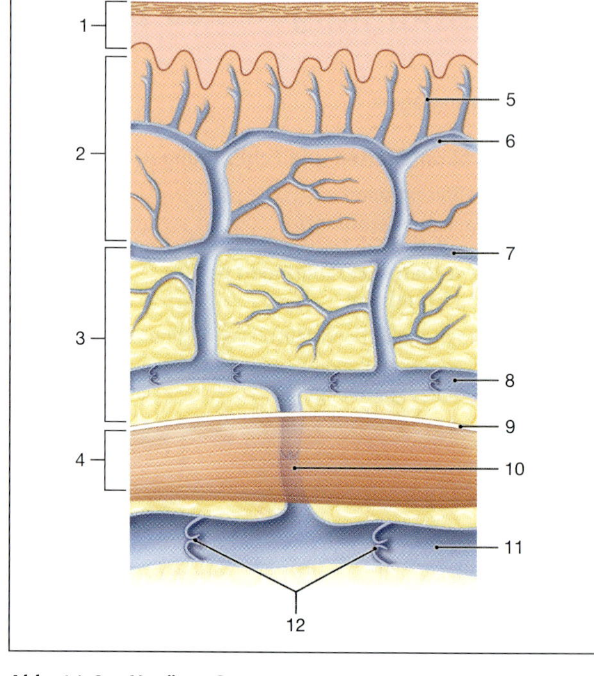

Abb. 14.2 Venöses System.
1 Epidermis
2 Korium
3 Subkutis
4 Muskulatur
5 Kapillaren
6 Oberflächlicher Plexus
7 Tiefer Plexus
8 Epifasziale Stammvene
9 Faszie
10 Perforansvenen
11 Tiefe subfasziale Vene
12 Venenklappen

Die **tiefen Beinvenen** sind Folgende:
- Unterschenkel: paarige Vv. tibialis ant. und post. sowie Vv. fibulares
- Knie: V. poplitea
- Oberschenkel: V. femoralis bzw. V. femoralis communis.

Subfaszial liegen auch **Muskelvenen** (M. soleus, M. gastrocnemius).
Regulation: Der venöse Rückstrom der Haut erfolgt zu etwa 20% über das epifasziale Venensystem, zu ca. 80% über Perforansvenen und tiefe Beinvenen.
Für den Rücktransport des venösen Blutes zum Herzen sind folgende Faktoren von Bedeutung:
- Restblutdruck: ca. 15 mmHg
- Zentraler Sog: Herzfunktion, Atembewegungen
- Muskel-Gelenk-Pumpe: v.a. an den unteren Extremitäten (hydrostatischer Druck!), verschiedene Beingelenke mit ihren zugehörigen Muskelgruppen. Die Muskel-Gelenk-Pumpe arbeitet bewegungsabhängig als Druck-Saug-Pumpe.

Die zentripetal-herzwärts gerichtete Flussrichtung des Hautvenenblutes wird durch zahlreiche Venenklappen (Ventilverschlüsse) sichergestellt. Normale Venen sind Einbahnstraßen.
Das Hautvenensystem ist ein **Niedrigdrucksystem** mit ungleichmäßigem Druckwechsel und hoher Dehnbarkeit der Venen (Funktion als Blutspeicher).
Aufgaben: ausreichender Abtransport des Blutes unter Arbeitsteilung mit dem Lymphgefäßsystem. Eine venöse Insuffizienz führt zur venösen Stauung und letztlich ebenfalls zur Hautischämie.

Die Endstrombahn (Abb. 14.3)

Aufbau: Zwischen den großen Röhrensystemen der Arterien und der Venen liegt die Endstrombahn als eigentlicher **Funktionsbereich**. Sie ist komplex aufgebaut und umfasst Arteriolen, präkapilläre Sphinkteren, Kapillaren, Venulen und Mikrolymphgefäße.
Regulation: Sie besitzt ihre eigene Hämodynamik (Mikrozirkulation), und wird gesteuert vom Tonus präkapillärer Arteriolen, die zudem spontan-rhythmische Kontraktionen zeigen (Vasomotion).
Aufgaben: nutritive Stoffaustauschvorgänge der Versorgung und Entsorgung durch Filtration und Diffusion von Blutbestandteilen, Rückresorption und Resorption. Der Rücktransport erfolgt teils über das Venensystem, teils auch über das Lymphgefäßsystem (Flüssigkeit und Proteine).
Die **Hämodynamik** der Makrozirkulation (Arterien, Venen) und der Mikrozirkulation unterliegt komplexen Steuerungsmechanismen durch u.a. Herzfunktion, autonomes Nervensystem (Sympathikus, α-Rezeptoren: Vasokonstriktion, β-Rezeptoren: Vasodilatation), humorale und lokale Faktoren, physikalische Reize.

Ätiopathogenese

Erbkrankheiten und Fehlbildungen betreffen meist die Endstrombahn (Teleangiektasiesyndrome, Säuglingsangiome), aber auch größere Gefäße (z.B. Klippel-Trénaunay-Syndrom). **Erworbene Erkrankungen** können grund-

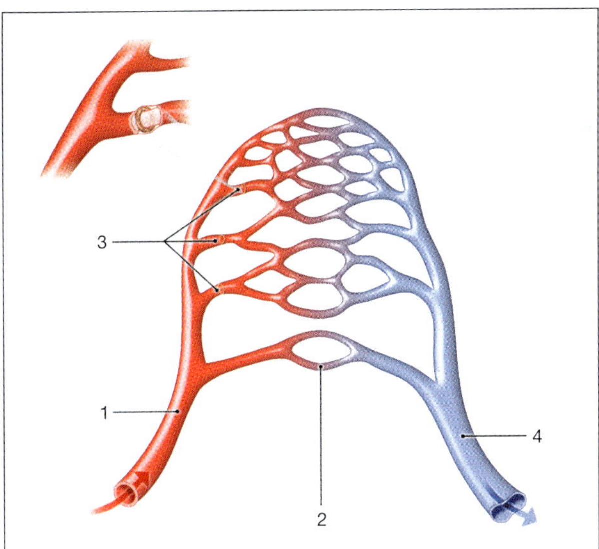

Abb. 14.3 Endstrombahn.
1 Arteriole
2 Arteriovenöse Anastomose
3 Kapillaren mit präkapillären Sphinkteren
4 Venule

sätzlich entstehen durch krankhafte Veränderungen der Blutgefäße oder des Blutes selbst.

Veränderungen der Blutgefäße:
- **Tonusregulationsstörungen:** nerval-autonom mit Spastik bzw. Atonie.
- **Vaskulitiden:** unterschiedlich schwere Gefäßwandveränderungen mit erhöhter Durchlässigkeit (Ödem, Purpura), Wandnekrose, thrombotischem Verschluss, trophischen Gewebsstörungen.
- **Vaskulopathien** (nicht-entzündlich, degenerativ): z.B. obliterierende arterielle Erkrankungen mit Zuflussstörungen bzw. dilatierende venöse Erkrankungen mit Abflussstörungen.

Veränderung der Blutzusammensetzung:
- Blutgerinnungsstörungen
- Rheologische Störungen.

Krankhafte Hautveränderungen im Rahmen von Durchblutungsstörungen entstehen letztlich immer durch Störungen im Bereich der Endstrombahn. Diese können direkt (Mikroangiopathie) oder indirekt durch krankhafte Veränderungen an den „großen Röhrensystemen" (Makroangiopathie) bedingt sein.

Arterielle Makroangiopathie

Arterielle Zuflussstörungen können durch **Verschlüsse** oder **Stenosen** infolge degenerativer oder entzündlicher Wand-Lumen-Veränderungen bedingt sein. Sie bewirken ein Absinken des Perfusionsdruckes und damit eine periphere Minderdurchblutung mit entsprechender Störung der Mikrozirkulation (Ischämie, Hypoxie). Diese erfasst meist größere Hautregionen und ist schwerwiegender als die entsprechende Störung der venösen Entsorgungsfunktion.

Kompensationsmechanismen: z.B. Entwicklung von Kollateralen. Bei unzureichender Kompensation: trophische Störungen, Gewebsuntergang.

Venöse Makroangiopathie

Venöse Rückflussstörungen können direkt durch **Venenverschluss** (Thrombose) oder **Lumeneinengung** bedingt sein. Häufiger sind funktionelle Strömungshindernisse oder Störungen der „Muskel-Gelenk-Pumpe".
- **Funktionelle Strömungshindernisse:** Rückflussstörungen des Hautvenenblutes durch Venenklappeninsuffizienzen mit z.B. Pendelblut (tiefes Venensystem), pathologische Strömungsumkehr („Reflux") im extrafaszialen Saphena-System (sog. Blow-down bei Krosseninsuffizienz), Strömungsumkehr im transfaszialen Venensystem (sog. Blow-out bei Klappeninsuffizienzen der Perforansvenen), paradoxe Kreisläufe (karussellartige lokale Kreisläufe zwischen subfaszialen und epifaszialen Venenabschnitten).
- **Störungen der Muskel-Gelenk-Pumpe:** z.B. durch Schonhaltung bei schmerzhaften Ulzera, Gelenkversteifungen, Arthrosen, Muskelatrophie, Immobilisierung.

Die **resultierende Störung** des venösen Rücktransportes führt zu einer **venösen Blutstauung** mit venöser Hypervolämie und Hypertonie, zur Überdehnung und zu anschließendem Venenwandumbau (Varizen) sowie schließlich retrograd zu einer Störung der Mikrozirkulation. Diese umfasst meist kleinere Hautregionen und ist nicht so schwerwiegend wie eine entsprechende arterielle Zuflussstörung/Ischämie.

Kompensationsmechanismen: Entwicklung von Kollateralen (Kollateralvarizen), Aktivitätssteigerung der Muskel-Gelenk-Pumpe, kompensatorische Funktionssteigerung des Lymphgefäßsystems. Bei unzureichender Kompensation der gestörten venösen Hämodynamik entwickelt sich eine chronische venöse Insuffizienz.

Mikroangiopathie

Arterielle Makroangiopathie mit Zuflussstörung und venöse Makroangiopathie mit Rückflussstörung wirken sich letztlich im Bereich der Endstrombahn und der Mikrozirkulation der Haut aus und verursachen mikrovaskuläre Störungen und Schäden: **Mikroangiopathie.** Mögliche Störungen und Schäden sind Regulationsstörungen der Mikrozirkulation, Blutzellaktivierung und Mediatorfreisetzung, Kapillarwandschädigung und -rarefizierung.

Folgen:
- Diffusionsstörungen: Ödem, Purpura
- Gefäßwandschäden
- Mikrothrombosen
- Gefäßuntergang und trophische Gewebsschäden.

Störungen der Mikrozirkulation können auch durch spastisch-atonische Dysregulation bzw. pathologische Blutzusammensetzung (Gerinnungsstörungen, Hyperviskositätssyndrome) bedingt sein.

Klinik

Erbkrankheiten und Fehlbildungen gehen meist mit Gefäßerweiterungen bzw. Überschussbildungen einher (Teleangiektasien, Angiome), selten mit Defizitbildungen (Naevus anaemicus). Häufig sind Verlaufs- und Anlageanomalien.

Bei **erworbenen Veränderungen** der Hautgefäße ist zu berücksichtigen, dass zahlreiche Dermatosen mit reaktiven

Veränderungen (Hyperämie, Umbauvorgänge) einhergehen. Ihnen stehen primäre, eigenständige Erkrankungen der Hautgefäße ohne vorangehende Dermatosen gegenüber. Die klinische Symptomatik wird von direkten Gefäßsymptomen und Folgeschäden am Hautorgan geprägt.
Direkte Krankheitssymptome des Gefäßsystems sind:

- **Farbänderungen** der Haut: Erytheme, Zyanose, Pseudoleukoderm (= Ischämie), zum Teil in Anordnungen und Mustern, die der Gefäßarchitektonik entsprechen (Abb. **14.11**).
- **Temperaturänderungen** der Haut: kalt-blasse Haut, warm-rote Haut.
- **Gefäßerweiterungen:** Ektasien, Varizen, kavernenartige Hohlraumbildungen.
- **Tastbare strangförmige Gefäßverhärtungen:** Thrombose, Entzündung, Verkalkung.

Folgeschäden bzw. sekundäre Veränderungen des Hautorgans infolge gestörter Zirkulation sind:

- **Dermis:** Ödem, Hämorrhagien mit Purpura, Hämosiderose, Stauungsinduration (Dermatoliposklerose).
- **Epithel:** dystrophisch-keratotische Veränderungen, Stauungsekzem, Atrophie von Haut und Hautanhangsgebilden, Ulzera.

Subjektive Beschwerden: Schmerzen (Vaskulitis, AVK) bzw. Schweregefühl, Bewegungs- und Belastungsbeschwerden.
Da das Blutgefäßsystem ein ubiquitäres System darstellt, ist bei kutanen Erkrankungen stets auch mit der Möglichkeit **extrakutaner Manifestationen** bzw. Komplikationen zu rechnen.

Diagnostik

Die Untersuchung des Hautgefäßsystems und der peripheren Durchblutung beinhaltet Anamnese, klinische Untersuchung und apparative Diagnostik.

- **Anamnese:**
  - **Familienanamnese:** Erbkrankheiten, Disposition z. B. für Varikosis.
  - **Eigenanamnese:** z. B. Medikamentenanamnese bei vaskulär-allergischen Reaktionen, typische Beschwerdesymptomatik der arteriellen oder venösen Durchblutungsstörungen.
- **Klinische Untersuchung:** Untersuchung im Stehen und Liegen.
  - **Inspektion:** Hautfarbe, sichtbare Gefäßveränderungen, Ödem, trophische Störungen.
  - **Palpation:** Hauttemperatur, Indurationen, Faszienlücken (Perforansvenen), periphere Pulse.
- **Klinische Funktionsprüfungen:** Ratschow-Probe, Trendelenburg-Test, Perthes-Test.
- **Apparative Diagnostik:** Ultraschall-Doppler-Untersuchung (Druck-, Flussmessung), nicht-invasive Funktionsdiagnostik (u. a. Lichtreflexionsrheographie, Plethysmographie), Farbduplex-Sonographie. Invasive Diagnostik (blutige Venendruckmessung, Arteriographie, Phlebographie).
- **Spezielle Untersuchungen:** u. a. Sauerstoffpartialdruckmessung, Laser-Doppler-Fluxmetrie, Kapillarmikroskopie, Fluoreszenz-Videomikroskopie.
- **Blutzusammensetzung:** u. a. Gerinnungssystem, Kryoglobuline, Fibrinogen, Viskosität.
- **Histologische Untersuchungen:** z. B. Vaskulitis, Neubildungen.

Therapie

Für die Therapie von **Überschussbildungen** (Erbkrankheiten und Fehlbildungen, Neubildungen) stehen operative Methoden, Kryotherapie, Laser und Strahlentherapie zur Verfügung.
Erworbene entzündliche Erkrankungen werden lokal oder systemisch-antiphlogistisch behandelt.
Für die große Gruppe der **peripheren Durchblutungsstörungen** stehen zahlreiche konservative und operative Behandlungsmöglichkeiten zur Verfügung, die nach genauer diagnostischer Abklärung gezielt eingesetzt werden müssen:

- Konservativ-medikamentöse Therapie: Verbesserung der Makro- und Mikrozirkulation (z. B. durchblutungsfördernde Mittel, Venentherapeutika). Behandlung der Gewebsschäden (Wundbehandlungsmittel).
- Operative Maßnahmen: Verbesserung der Makrozirkulation durch z. B. arterielle Gefäßrekonstruktion, Venenoperationen, Katheterverfahren, Sympathektomie.
- Sklerosierungstherapie: Varizenverödung.
- Physikalische Therapie: Kompressionstherapie bei Venenerkrankungen, Gefäßtraining.
- Primäre und sekundäre Präventionsmaßnahmen.

14.2 Erbkrankheiten und Fehlbildungen

Erbkrankheiten und Fehlbildungen des Gefäßsystems der Haut betreffen meist die Endstrombahn, können aber auch mit Dysplasien größerer Gefäße verbunden sein. Möglich sind auch systemhafte Befallsmuster mit Befall extrakutaner Gefäßprovinzen.
Die Einteilung angeborener Gefäßerkrankungen ist schwierig und wechselhaft. Nach derzeitiger Nomenklatur wird der Oberbegriff **„angeborene Gefäßanomalien"** verwendet und zwischen **Malformationen**/Entwicklungsstörungen sowie tumorähnlichen **Wachstumsstörungen** unterschieden (Tab. **14.1**).
Vaskuläre Malformationen sind Entwicklungsstörungen und zeigen nach Manifestation kein eigenständiges, über das Körperwachstum hinausgehendes Wachstum. Beispiele: Teleangiektasien und Teleangiektasie-Syndrome, Naevus flammeus und Naevus-flammeus-Syndrome, Angiokeratome.
Wachstumsstörungen zeigen ein eigenständiges, lokalisiert-tumoröses Wachstum, z. T. auch mit Rückbildung. Beispiel: Säuglingshämangiome.

Tab. 14.1 Einteilung angeborener Gefäßanomalien

Malformationen	Teleangiektasen und Teleangiektase-Syndrome Naevus flammeus und Naevus-flammmeus-Syndrome Angiokeratome
Wachstumsstörungen	Säuglingshämangiome

Diese Einteilung korreliert nicht mit der Erblichkeit bzw. Nicht-Erblichkeit angeborener Gefäßanomalien. Hereditäre und sporadische Anomalien finden sich in beiden Gruppen. Angeborene Gefäßanomalien können als Angiodysplasien auch große Gefäße wie Arterien, Venen und auch Lymphgefäße betreffen.

14.2.1 Malformationen

Teleangiektasien und Teleangiektasie-Syndrome

Teleangiektasien sind feine sichtbare Erweiterungen im papillären Plexus. Sie können primär-angeboren oder sekundär-erworben sein (z.B. Rosazea, chronischer Lichtschaden). Primäre Teleangiektasien können hautbeschränkt oder als Krankheitssyndrome auftreten.

Essenzielle Teleangiektasien

Manifestationsbeginn im frühen Kindesalter. Herde streifenförmiger oder verästelter Teleangiektasien mit flächenhafter Progressionstendenz.

Morbus Osler (Abb. 14.4)

Synonym: Teleangiectasia hereditaria haemorrhagica

Autosomal-dominant vererbte Störung der Gefäßwandstruktur. Bildung kutaner und extrakutaner Gefäßektasien mit Blutungsneigung.

Krankheitsbild

- **Haut und hautnahe Schleimhäute:** disseminierte Teleangiektasien, zum Teil wie Spinnennävi, zum Teil wie kleine Angiome.
  Lokalisation: häufig Gesicht, Finger, Lippen, Nasen-Mund-Schleimhaut.
  Charakteristisches Symptom: häufiges Nasenbluten (familiär).
- **Extrakutane Manifestationen:** polytoper Organbefall mit Gefäßektasien, arteriovenösen Shunts, Aneurysmen von z.B. Magen-Darm- und Urogenital-Trakt, Lunge, Leber, Gehirn.
- **Komplikationen:** Schleimhaut- und Organblutungen (besonders Magen-Darm-Trakt). Organstörungen und sekundäre Blutungsanämie.

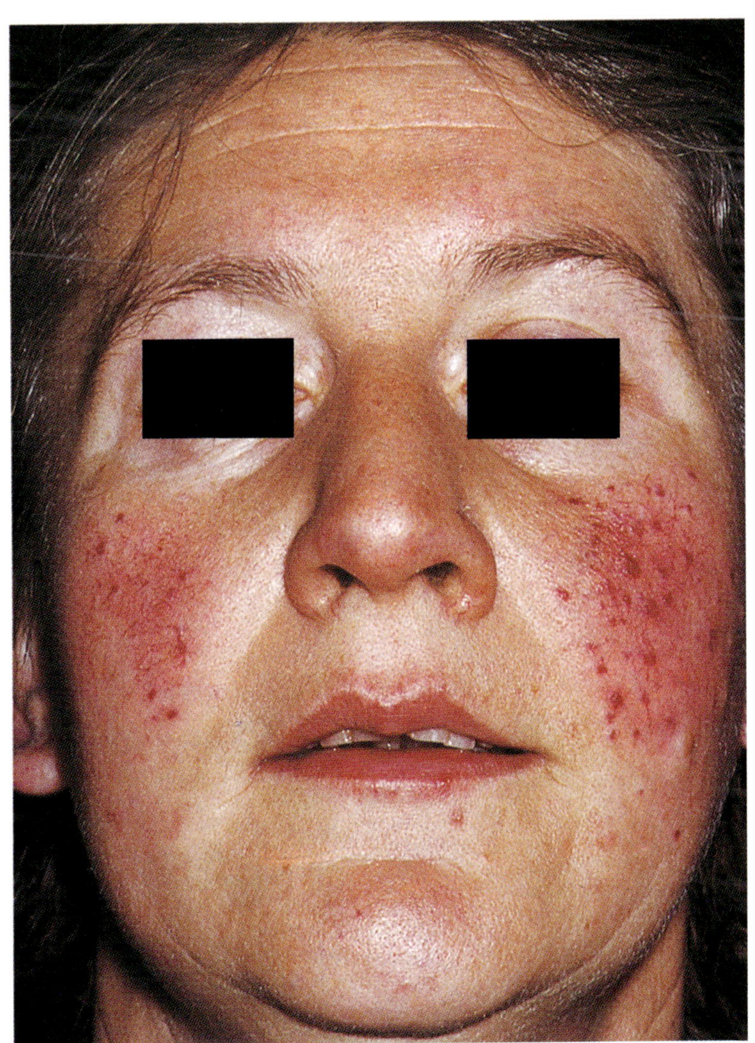

Abb. 14.4 Morbus Osler.
Anamnese: 46-jährige Patientin. Seit der Kindheit besteht immer wieder auftretendes, schwer stillbares Nasenbluten. Später Entwicklung der Hautveränderung im Gesicht. Die Mutter leidet an der gleichen Erkrankung.
Befund: an Wangen und Lippen zahlreiche rote, klein-papulöse Gefäßektasien, meist mit streifenförmigen Ausläufern. Angedeutete Lippenzyanose. Gleichartige Herde bestehen an Nasen- und Mundschleimhaut.
Differentialdiagnose: Spinnennävi.

Therapie

- **Blutstillung:** Aufrechtsitzen, Nasentamponade, keine Ätzbehandlung, keine Diathermie. Später Laser, Exzision/Transplantation.
- Bei extrakutanem Organbefall: Einschaltung entsprechender Fachgebiete (z. B. Thoraxchirurgie).
- Bei operativen Eingriffen: sorgfältige Gefäßunterbindung.

Teleangiektasie-Syndrome

- **Teleangiektasie-Ataxie-Syndrom** (Louis-Bar-Syndrom): Hautteleangiektasien (meist Gesicht), Ataxie, Immuninsuffizienz (rezidivierende bakterielle Infektionen), Tumordisposition. Autosomal-rezessiv.
- **Bloom-Syndrom:** Hautteleangiektasien (meist Gesicht), Lichtempfindlichkeit der Haut, Zwergwuchs, Tumordisposition. Autosomal-rezessiv.

Naevus flammeus und Naevus-flammeus-Syndrome

Naevus flammeus ist ein anlagemäßiger flammend-roter Hautfleck durch Hautgefäßerweiterung, zum Teil kombiniert mit extrakutanen vaskulären Fehlbildungen. Nach Manifestation kein eigenständiges, über das Körperwachstum hinausgehendes Wachstum. Auftreten meist sporadisch.

Naevus flammeus (Abb. **14.5**, **14.6**)

Synonym: Feuermal, Naevus vinosus, Portweinfleck, Storchenbiss

Meist am Kopf (Nacken oder Gesicht) auftretender Herd, im Gesicht mit Aussehensstörung.

Klinik **Medial** (z. B. Nacken) oder symmetrisch (Gesicht, Oberlider) lokalisierte, scharf begrenzte, unregelmäßig-großflächige, wegdrückbare rote Flecke. Diffuse oder tele-

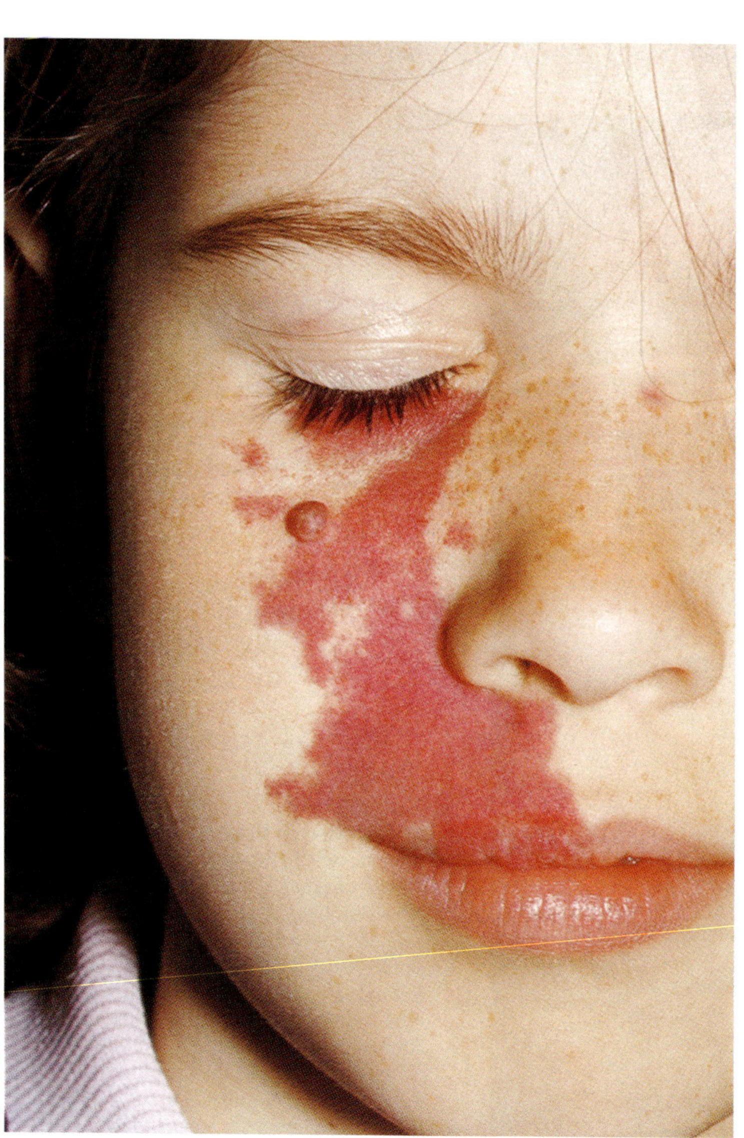

Abb. 14.5 Naevus flammeus mit Verdacht auf Sturge-Weber-Syndrom.
Anamnese: 11-jährige Patientin. Der Naevus flammeus besteht seit Geburt und wurde erfolglos röntgenbestrahlt.
Befund: in der rechten Gesichtshälfte vom Augenunterlid bis in das Lippenrot hinein reichender, bizarr konfigurierter, roter Fleck mit einer kirschkerngroßen, livid-roten, mit dem Glasspatel ausdrückbaren Papel.
Nebenbefund: Sommersprossen. – Weitere Befunde: am rechten Auge Vermehrung konjunktivaler Blutgefäße sowie erhöhter Augeninnendruck.

angiektatische Rötung (Naevus teleangiectaticus). Bei Geburt vorhanden oder im Säuglingsalter auffällig werdend, Spontanremission möglich.

Therapie Camouflage (wasserfeste Abdeckung), Laser (Farbstoff-, Argonlaser), keine Röntgenbestrahlung, evtl. operative Maßnahmen.

Historischer Exkurs

Kindliche Male wurden früher grundsätzlich der Mutter angelastet („Muttermal") und auf besonderes Verhalten (Weingenuss → Naevus vinosus) oder besondere Erlebnisse in der Schwangerschaft (Erschrecken durch ein Tier → Tierfellnävus = behaarter Pigmentnävus) zurückgeführt.

Naevus-flammeus-Syndrome (Abb. **14.5**)

Naevus flammeus hier meist **lateral** lokalisiert und kombiniert mit anderen Angiodysplasien. Späteres Wachstum mit. tuberöser Umwandlung ist möglich.

- **Sturge-Weber-Syndrom:** Naevus flammeus (Gesicht, Trigeminusregion), Gefäßdysplasie des Auges (Glaukom, Erblindungsgefahr) und Gehirns (z.B. Krampfanfälle). Überwiegend sporadisches Auftreten.
- **Von-Hippel-Lindau-Syndrom:** Naevus flammeus (fakultativ, Kopf-Hals-Region), Gefäßdysplasie des Auges (Retina) und der Hirnhäute (Hirndrucksymptomatik), Tumorbildung in verschiedenen Organen. Mutiertes Gen mit Tumorsuppressorwirkung auf Chromosom 3, autosomal-dominant.
- **Klippel-Trénaunay-Syndrom:** komplexe Extremitätenfehlbildung mit Naevus flammeus (meist untere Extremität, selten obere oder Kombinationen), Varikosis (epifasziale und/oder transfasziale bzw. subfasziale Venen!), Extremitätenhypertrophie („Verriesung"), Beckenschiefstand (bei einseitigem Beinbefall). Überwiegend sporadisches Auftreten.
  Therapie: Kompressionstherapie, vor Verödung/Operation epifaszialer Varizen: Ausschluss einer gleichzeitigen Insuffizienz transfaszialer bzw. subfaszialer Venen, orthopädische Versorgung.
  Differentialdiagnose: F.-(Frederick-)P.-(Parkes-)Weber-Syndrom: Naevus flammeus (fakultativ), Extremitätenhypertrophie, arteriovenöse Fisteln.

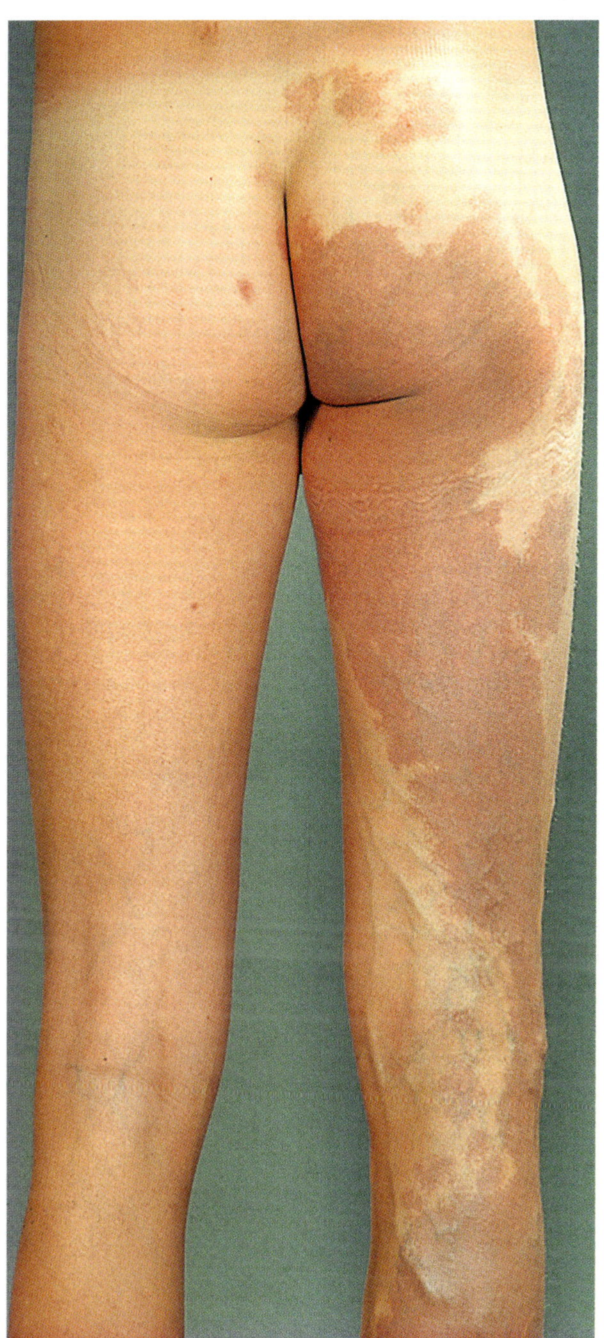

Abb. 14.6 Klippel-Trénaunay-Syndrom.
Anamnese: 16-jähriger Patient. Der Naevus flammeus besteht seit Geburt. Seit dem 5. Lebensjahr zunehmende Varizenbildung.
Befund: Naevus flammeus (rechte Gesäßhälfte und rechtes Bein), Varikose (V. saphena magna und Seitenäste), längeres rechtes Bein (3 cm) mit sichtbarem Beckenschiefstand.
Angiologische Diagnostik: Insuffizienz der V. saphena magna rechts bis Mitte Unterschenkel sowie eine pathologische Hämodynamik, die sich durch Refluxausschaltung mittels Tourniquet nicht bessern lässt. Duplex-sonographisch und phlebographisch Abflussstörung im tiefen Leitvenensystem. Subtraktionsangiographie: kein Hinweis auf a.v. Fisteln.
Anmerkung: Ein aus optisch-kosmetischen Gründen durchgeführtes Stripping der V. saphena magna würde sich hämodynamisch fatal auswirken.

Angiokeratome

Seltene, zum Teil familiäre herdförmige Gefäßanomalie mit keratotischer Oberfläche.

Angiokeratoma circumscriptum

Blau-roter teleangiektatischer Gefäßnävus mit keratotischer Oberfläche, meist an der unteren Extremität.
Differentialdiagnose: Angiokeratoma scroti bzw. vulvae (erworben), bei älteren Menschen.

Angiokeratoma corporis diffusum

Genetisch bedingter, X-chromosomal-rezessiver Enzymdefekt (α-Galaktosidase) mit Lipidspeicherung in Gefäßwänden und Organen.

- **Hautsymptomatik:** disseminierte kleine Angiome und Angiokeratome.
- **Extrakutane Manifestation:** u. a. Herz-Kreislauf-System, Gelenke, Nieren, Augen.

14.2.2 Wachstumsstörungen

Säuglingshämangiome (Abb. 14.7, 14.8)

Säuglingshämangiome sind nicht selten (2% der Säuglinge). Das Auftreten ist meist sporadisch, selten familiär, Gynäkotropie (3:1). Manifestation innerhalb des ersten Lebensjahres, meist ab der 3. Lebenswoche.

Säuglingshämangiome stehen zwischen Fehlbildungen (Hamartomen) und gutartigen Neubildungen. Im Gegensatz zu den nach Manifestation stabilen Malformationen zeigen sie eine eigenständige **Wachstumsdynamik** mit tumorartigem, initialem Wachstum (Proliferationsphase), aber auch häufig eine **Spontanrückbildung** (spätere Involutionsphase). Klinisch handelt es sich in über 85% um oberflächliche, überwiegend dermale Hämangiome, sonst um tiefe, überwiegend subkutane oder gemischte Formen. Histologisch findet sich eine Proliferation von Endothelzellen unter Bildung schmaler Lumina. Beim Vorliegen größerer Hohlräume wird der Begriff „kavernöse Hämangiome“ verwendet.

Krankheitsbild

- **Oberflächlicher Typ** (überwiegend dermal): rötlicher, scharf begrenzter Herd unterschiedlicher Größe, der meist über die Oberfläche erhaben und schwammartig ausdrückbar ist (Blutschwamm), seltener rötlich-makulös oder makulo-papulös.
- **Tiefer Typ** (überwiegend subkutan): bläulich durchschimmernder, weicher, subkutaner, komprimierbarer Tumor.
- **Gemischter Typ:** Kombination beider Typen.

Lokalisation: meist Gesicht, zum Teil übergreifend auf Lippen und Mundschleimhaut, aber auch andere Hautregionen wie Rumpf, Genitoanalregion, Extremitäten.

Tief liegende Hämangiome können durch Kommunikation mit tieferen Gefäßen hämodynamisch aktiv sein, eine bildgebende, angiologische Diagnostik ist erforderlich (Sonographie, Farbduplex, auch MRT).

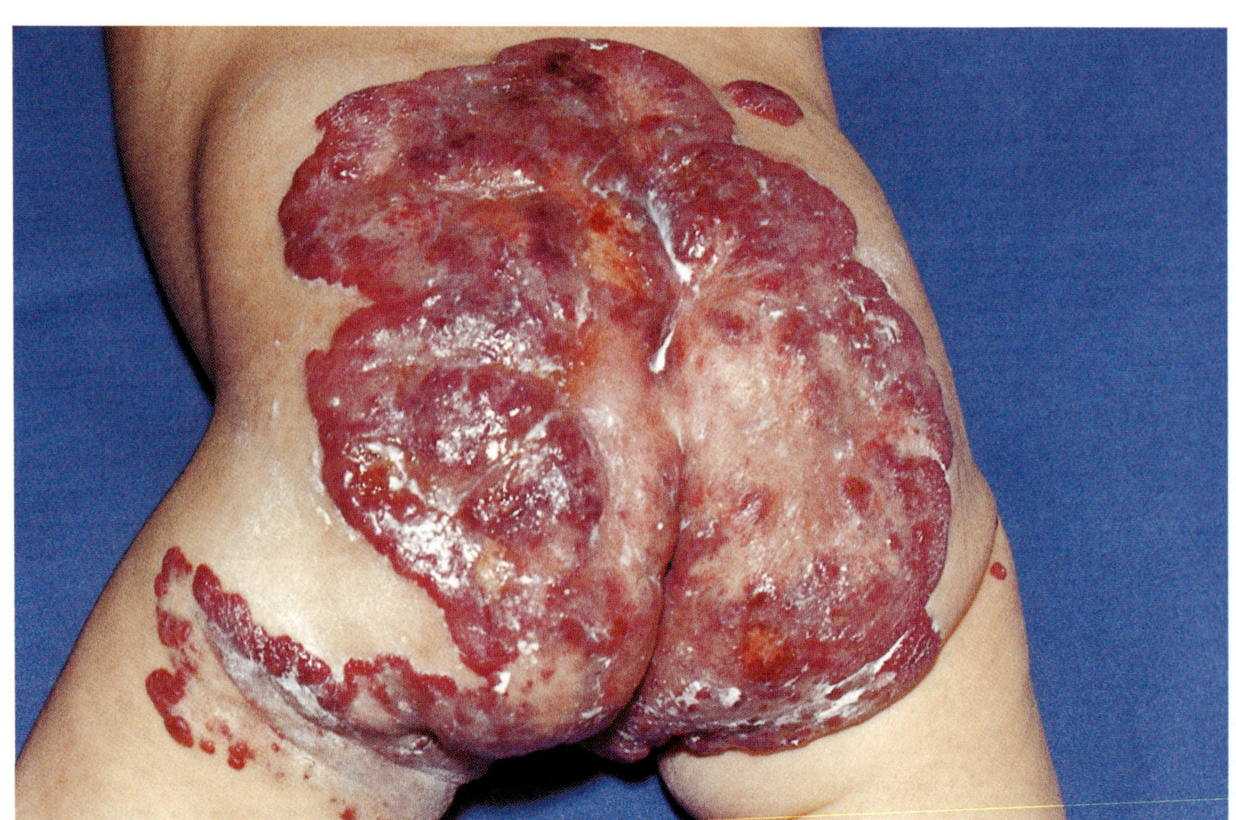

Abb. 14.7 Planotuberöses Hämangiom.

Anamnese: 5 Wochen altes Kind. Bereits bei Geburt bestehender großflächiger roter Herd, dann schnelles, tumoröses Dickenwachstum.

Befund: in der hinteren Beckenregion, auf den Oberschenkel übergreifend, scharf begrenzter, ca. 16 × 18 cm großer, livid-roter, schwammiger Tumor mit höckriger Oberfläche. Stellenweise grau-weiße bzw. hautfarbene Bezirke als Zeichen einer bereits vorhandenen Herdregression. – Thrombozytenzahl normal.

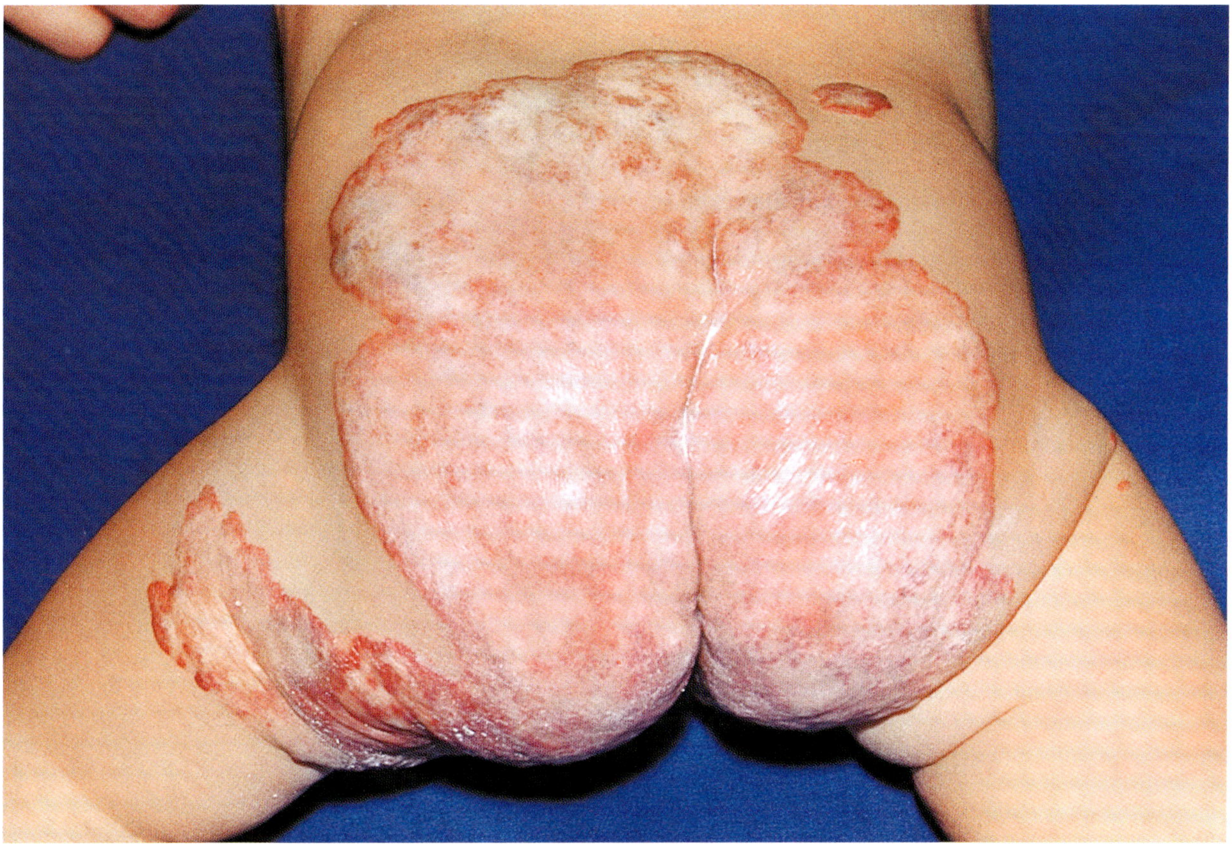

Abb. 14.8a Planotuberöses Hämangiom: Zustand nach sechs Monaten ohne aktive Therapie.
Anamnese: s. Abb. **14.7.**
Befund: in der hinteren Beckenregion, auf den Oberschenkel übergreifend, scharf begrenzter Herd mit randständig noch vermehrter Gefäßanlage und -durchblutung, zentraler Abblassung und stellenweiser Ausbildung atrophisch glänzender Partien.
Besonderheiten: Bei diesem Säugling wird die Spontanheilungstendenz angeborener oberflächlicher Hämangiome besonders deutlich. Die Schnelligkeit der Rückbildung ist allerdings eine Ausnahme.

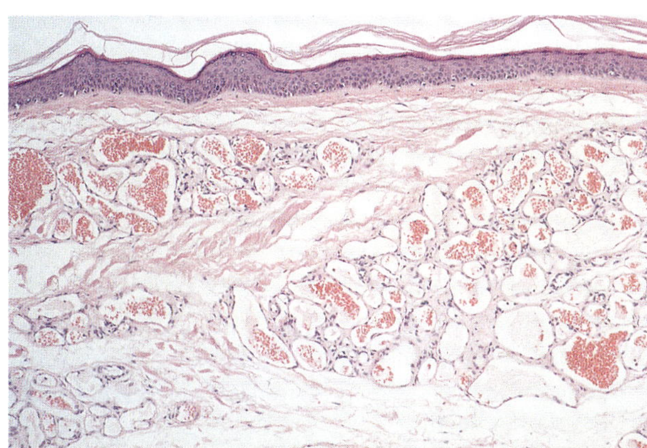

Abb. 14.8b Kapilläres Hämangiom (Histologie).
Im Korium sind kapilläre Gefäße tumorös vermehrt.

Verlauf Selten bei Geburt vorhanden, meist in den ersten Lebenswochen manifest werdend. In den folgenden Monaten unterschiedlich starkes Wachstum, in ca. 70% setzt eine Spontaninvolution ein (2.–7. Lebensjahr, vereinzelt auch noch später), zum Teil aber auch nur partiell. Schlaffe Narbenbildung.
Anzeichen der Rückbildung: Auftreten grauer Bezirke im Hämangiom.

Komplikationen Ulzeration, Infektion, Blutung. Funktionsstörungen z. B. in Mund-, Analregion. Druckschäden an umgebenden Weichteilen und Knochen. Bei ausgedehnten Hämangiomen auch thrombozytopenische Purpura oder disseminierte intravasale Gerinnung möglich (Kasabach-Merritt-Syndrom).

Therapie Im Gegensatz zu früheren Empfehlungen (Zuwarten) heute **Frühtherapie** der noch kleinen Initialherde, insbesondere in Risikolokalisationen bzw. bei starkem Wachstum.
Therapiemöglichkeiten: Kontaktkryotherapie, Laser (je nach nötiger Tiefenwirkung).
Bei Therapieresistenz/Problemfällen: Röntgentherapie, innere Behandlung mit Kortikoiden, Interferon-α.
Bei hämodynamisch aktiven Hämangiomen: gefäßchirurgische Behandlung, Embolisation.

Hämangiom-Syndrome

- **Neonatale Hämangiomatose:** zahlreiche kutane Hämangiome mit/ohne viszerale Hämangiomherde.
- **Maffucci-Syndrom** (meist sporadisch): kavernöse Angiome und weitere vaskuläre Fehlbildungen, Chondrodysplasie.
- **Blue-Rubber-Bleb-Nävus-Syndrom** (autosomal-dominant oder sporadisch).
  - **Haut:** blau-schwarze, gummiartige Angiomknoten.
  - **Extrakutan:** Herde in Magen-Darm-Trakt (bedrohliche Blutungen), Leber, ZNS.

14.3 Erworbene Erkrankungen der Endstrombahn

Primären erworbenen Erkrankungen der Endstrombahn liegen entweder **funktionelle** bzw. **organische Störungen** der Mikrozirkulation oder Störungen der **Gefäßpermeabilität** (z.B. Purpura, hämorrhagische Diathesen) zugrunde.
Erkrankungen der größeren Gefäße (Arterien, Venen) können aber sekundär zu Störungen im Bereich der Endstrombahn führen.

14.3.1 Funktionelle Durchblutungsstörungen

Akrozyanose und Pernionen (Abb. 14.9)

Nerval-autonom bedingte Temperaturadaptationsstörung der Hautgefäße mit spastisch-atonischer Regulationsstörung der Mikrozirkulation (Arteriolenspasmus, Venulendilatation/-atonie). Beginn meist in Pubertät, allmähliche Besserung im Erwachsenenalter. Begünstigung durch kühl-feuchtes Außen- bzw. Mikroklima. Meist idiopathisch bedingt, seltener symptomatisch im Rahmen anderer Erkrankungen (Akrozyanosesyndrome).

Krankheitsbild

- **Akrozyanose:** diffuse, anhaltende, livide Hautverfärbung besonders der Körperakren (Hände, Füße, Gesicht), meist bei Jugendlichen. Herabgesetzte Hauttemperatur sowie Kälteempfindlichkeit. Fakultativ Hyperhidrose und teigige Hautschwellung. Häufig in Verbindung mit Cutis marmorata/Livedo reticularis. Charakteristisch ist das „Irisblendenphänomen": durch Fingerdruck anämischer Fleck, der sich nur langsam vom Rand her schließt.
- **Pernionen** (Abb. 14.9): umschriebene blaurote teigige Knoten in akraler Lokalisation (meist Finger- und Zehenrücken), häufig schmerzhaft. Auftreten meist im Frühjahr/Herbst bei kühlfeuchten Temperaturen um 0 °C. Rückbildung nach 2–3 Wochen.
- **Sonderform:** Erythrozyanose. Rötlich-teigige Herde an den Beinen. Vorkommen bei jungen Frauen mit kräftigem subkutanem Fettgewebe (Isolierschicht gegenüber Körperwärme).

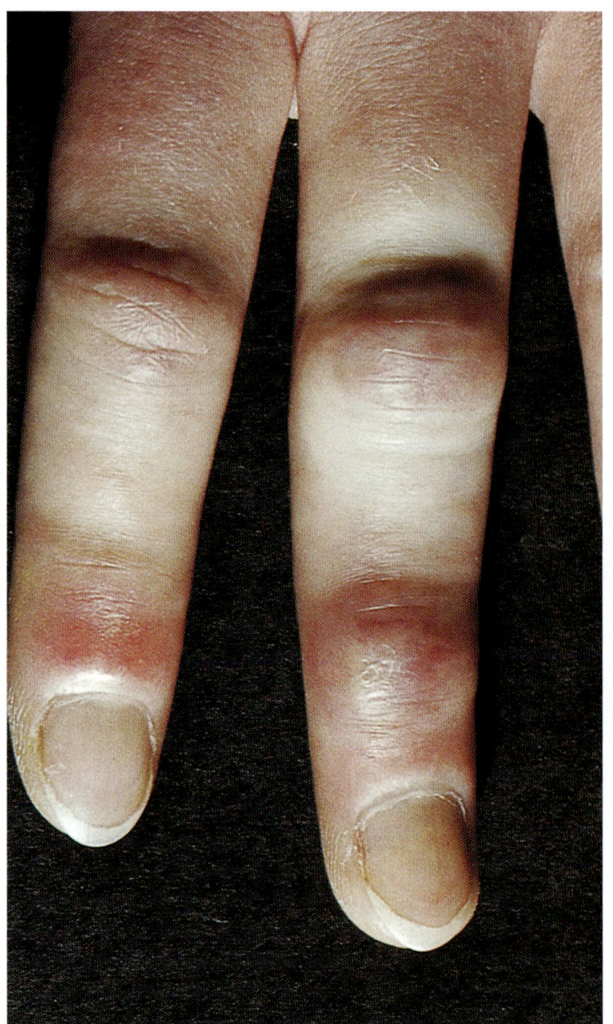

Abb. 14.9 Pernionen (Frostbeulen).
Anamnese: 17-jährige Patientin. Seit ca. drei Jahren regelmäßiges Auftreten der Hautveränderungen im Frühjahr und Herbst bei windig-kühlem Wetter und Mopedfahren.
Befund: über den End- und Mittelgelenken des 2. und 3. Fingers links rote, teigig-weiche Knoten mit anämischem Hof bei flächenhafter Akrozyanose. – Subjektiv: Druckschmerzhaftigkeit der Herde.

Akrozyanosesyndrome

Sekundäre Akrozyanosesymptomatik im Rahmen von Grundkrankheiten wie chronische Herz-Lungen-Erkrankungen, arterielle Verschlusskrankheiten, Erkrankungen des Nervensystems.
Differentialdiagnose: Acrodermatitis chronica atrophicans (s. Kap. 7.3.2).

Therapie Lokale Wärmezufuhr, hyperämisierende Medikamente, bei Pernionen antiphlogistische Lokaltherapie, Kalziumantagonisten (z.B. Nifedipin).
Prophylaxe: Kälteschutz, Gefäßtraining (z.B. Wechselbäder).

Raynaud-Syndrom (Abb. 14.10)

Anfallsweise auftretende und phasenhaft ablaufende, kälte- oder stressinduzierte akrale Vasospastik von Hautarterien mit Ischämie („Raynaud-Phänomen"). **Primäre idiopathische** Form (ca. 70%) oder **sekundäre symptomatische** Formen (ca. 30%) bei verschiedenen Grundkrankheiten. Lokalisation meist Hände (Digitalarterien), seltener Füße, Gesicht. Bei sekundärem Raynaud-Phänomen wie z. B. bei systemischer Sklerodermie auch Einbeziehung innerer Organe. Prävalenz ca. 5–10%.

Pathogenese noch unklar bzw. heterogen: neurovegetative Regulationsstörung, lokale Freisetzung vasoaktiver Substanzen bzw. Mediatoren, rheologische Störung.

Krankheitsbild

- **Primäres Raynaud-Phänomen** (Abb. 14.10):
  Der Raynaud-Anfall läuft in drei Phasen ab:
  1. Hautblässe (Arteriolenspasmus),
  2. Zyanose, Schwellung (Venulenatonie),
  3. Rötung, Schmerzen (reaktive Hyperämie).

  Meist **symmetrischer** Fingerbefall, Haut kalt, periphere Pulse tastbar, keine Gefäßverschlüsse und Hautschäden. Auftreten meist bei Frauen, chronischer Verlauf über mindestens 2 Jahre ohne Grunderkrankung. Fakultative Spätfolgen wie Gefäßveränderungen oder trophische Hautstörungen nur bei schwerem Verlauf.
- **Sekundäres Raynaud-Phänomen:**
  Raynaud-Symptomatik bei verschiedenen Grundkrankheiten. **Asymmetrischer** Befall von Fingern, seltener Zehen. Akrale trophische Störungen, Erniedrigung des arteriellen Blutdrucks, evtl. Pulsverlust. Nachweis von Obliterationen an proximalen bzw. akralen Arterien. Mögliche Grundkrankheiten sind:
  – Kollagenosen: systemische Sklerodermie (in ca. 90% Frühsymptom), seltener andere Kollagenosen.
  – Arterielle Verschlusskrankheiten.
  – Blut: Hyperviskositätssyndrom, Kälteagglutinine, Kryoglobuline.
  – Intoxikationen durch Mutterkornalkaloide, Schwermetalle, Vinylchlorid, Nebenwirkungen von vasospastisch wirkenden Medikamenten (z. B. Ergotamin).
  – Erkrankungen des Nervensystems.

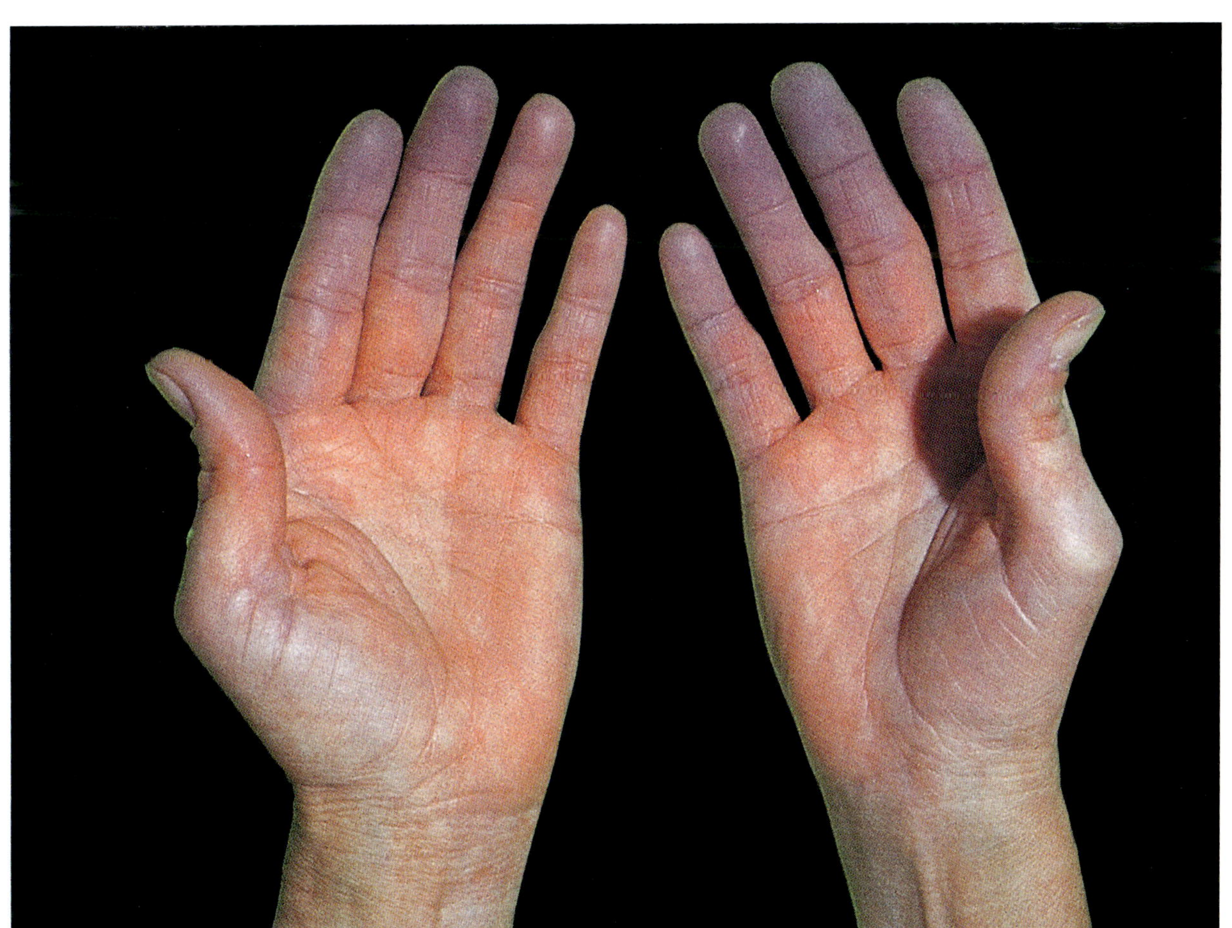

Abb. 14.10 Primäres Raynaud-Phänomen.
Anamnese: 36-jährige Patientin. Seit dem 30. Lebensjahr bei Kälteeinwirkung auftretend. Allmählich zunehmende Intensität.
Befund: weitgehend symmetrische Zyanose der 1.–5. Finger beidseits. – Subjektiv: Parästhesien und Schmerzen. Weitere Befunde: kein Pulsausfall, keine Grunderkrankung feststellbar.
Differentialdiagnose: Akrozyanose, sekundäres Raynaud-Syndrom (Grundkrankheiten).

Diagnostik

- **Anamnese** und **klinisches Bild** (mindestens zwei Phasen).
- Unterscheidung von idiopathisch-funktionellen und symptomatisch-organischen Formen durch:
  - **Angiologische Untersuchungsmethoden:** u.a. Kapillaroskopie, Kältetest, Doppler-Ultraschalluntersuchung, systolische Druckmessung, optische Pulsoszillographie, farbkodierte Duplex-Sonographie, evtl. Angiographie.
  - **Immunserologische Untersuchungsmethoden:** u.a. kollagenosetypische Autoantikörper.
- Auch bei idiopathischer Form **Langzeitkontrollen**, um Demaskierung als symptomatische Form rechtzeitig zu erkennen.

! Merke Das primär-idiopathische Raynaud-Phänomen ist eine Ausschlussdiagnose!

Differentialdiagnose: Digitus mortuus (Absterben einzelner Finger), „vibrationsabhängiges vasospastisches Syndrom" (bei Benutzung vibrierender Arbeitsgeräte), Hypothenar-Hammer-Syndrom (bei Klopfschäden).

Therapie Im Anfall Behandlung mit Wärme, Vasodilatatoren (Nitroglyerin, Kalziumantagonisten).
Prophylaxe: Kälte-/Nässeschutz (Expositionsschutz, Kleidung, auch Taschenwärmgeräte), topische Anwendung von Nitro-Salben, systemisch Versuch mit vasoaktiven Medikamenten (u.a. Kalziumantagonisten, Pentoxifyllin), keine β-Rezeptoren-Blocker oder Ergotamin, physikalische Therapie, Rauchverbot. In schweren Fällen: Prostaglandin-Infusionsbehandlung. Sekundäre Formen: zusätzliche Behandlung der Grundkrankheit.

14.3.2 Livedoerkrankungen

Livedo beschreibt eine livid-bläuliche netzförmige Musterbildung auf der Haut.
Nerval-autonom bedingte spastisch-atonische Regulationsstörung entsprechend der Akrozyanose, aber an tieferen Hautgefäßen. Musterbildung durch Gefäßprojektion an die Hautoberfläche. Häufig assoziiert mit Akrozyanose. Meist **primär** idiopathische Form als vegetative Regulationsstörung. Seltener **sekundär** bei Gefäßverschlüssen, Vaskulitiden oder pathologischer Fließeigenschaft des Blutes. Livider Farbton bedingt durch erhöhte O_2-Ausschöpfung bei verlangsamter Blutströmung.

Livedo reticularis

Im Gegensatz zur diffusen Akrozyanose hier regelmäßig-netzförmige livide Hautverfärbung (Cutis marmorata). Lokalisation: Extremitäten (häufig im Anschluss an akrale Akrozyanose) und Rumpf (Gesäß).
Ursache: meist funktionelle, temperaturabhängige kutanvaskuläre Regulationsstörung. Symptomatisch auch bei Polyglobulie und Gerinnungsstörungen.

Livedo racemosa (Abb. 14.11)

Im Gegensatz zur Livedo reticularis unregelmäßig-baumartig-verzweigtes persistierendes Livedomuster (Livedo racemosa) oder auch bizarre Konfigurationen (blitzfigurartig), fakultativ Entstehung schmerzhafter Hautulzera.
Symptomatische Livedoformen:

- **Livedo-Vaskulitis:** akut, Schübe im Sommer. Auch bei Antiphospholipidsyndrom.
- **Sneddon-Syndrom:** chronisch-progredient. Arteriell-obliterierende, lebensbedrohliche Erkrankung. Hautbefall mit **Livedo racemosa. ZNS-Befall** mit verschiedenartigen neurologischen Symptomen, auch Befall von Viszeralorganen.

Diagnostik: Anamnese und klinisches Bild. Tiefe Hautbiopsie.
Therapie: Nur die Livedo racemosa bedarf einer Behandlung: Versuch mit Azetylsalizylsäure, Low-Dose-Heparinisierung, Behandlung einer bestehenden Grundkrankheit.

14.3.3 Purpuraerkrankungen

Purpura (lat.: Purpurschnecke) ist ein klinischer Oberbegriff für Hautblutungen verschiedenster Art und Ursache. Nach Form und Größe werden unterschieden: Petechien (punktförmig), Ekchymosen/Suffusionen (fleckförmig umschrieben). Hämatome sind dagegen großflächig, dreidimensional.

Purpura pigmentosa (Abb. 14.12)

Purpura pigmentosa (progressiva) ist eine hautbeschränkte Erkrankung mit Gefäßwandschädigung (lymphozytäre Vaskulitis mit Erythrozytenextravasaten) und Epidermisschädigung (ekzemartiges Bild). Wahrscheinlich immunologisch-allergisch bedingt.
Ursachen: Medikamente (u.a. carbamidhaltige Sedativa), Chinin (Nahrungsmittel), Textilappreturstoffe und Gummihilfsstoffe (Hautkontakt), inhalative Allergene.

Krankheitsbild Dieses wird bestimmt von zwei Komponenten:

- **Purpura:** gruppiert stehende feine Petechien, meist innerhalb eines braun-roten nummulären Pigmentfleckes. Blutfarbstoff von Purpuraherden wird nicht völlig abgebaut, sondern als Hämosiderin gespeichert. Deshalb: Purpura pigmentosa!
- **Ekzemmorphe:** lichenoide Papeln oder Schuppung.

Subjektiv ist Juckreiz möglich. Keine extrakutane Manifestation, keine allgemeinen Krankheitssymptome.
Verschiedene klinische Varianten: z.B. anuläre, lichenoide, ekzematoidartige Purpura.

Diagnostik Anamnese, klinisches Bild, Histologie, Epikutantestung.
Differentialdiagnose: Stauungspurpura, hämorrhagische Exantheme, Purpura bei hämorrhagischer Diathese.

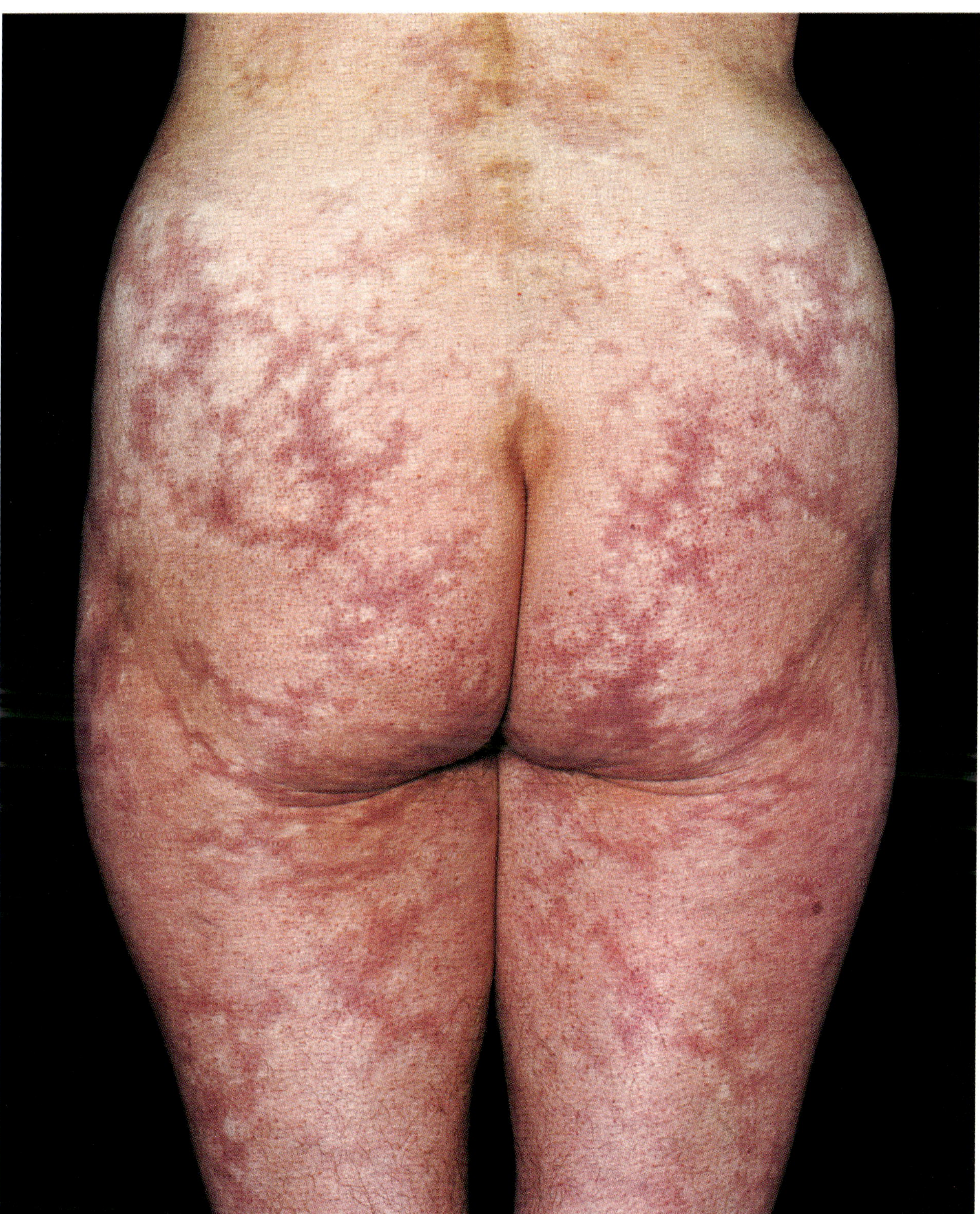

Abb. 14.11 Livedo racemosa: Vaskulitistyp.

Anamnese: bei der 45-jährigen Frau ohne erkennbare Ursachen aufgetreten, progredient.
Befund: im Glutealbereich und an den Oberschenkeln bizarr konfigurierte, zum Teil verästelte, zum Teil blitzfigurartige, livid-rote Streifen. – Histologie: Thrombosierung tiefer dermaler Hautgefäße, perivaskuläres, entzündliches Infiltrat.
Differentialdiagnose: Cutis marmorata (temperaturabhängig, netzartige Anordnung).
Besonderheiten: Trotz intensiver Durchuntersuchung konnte z. Zt. keine Ursache für die Erkrankung gefunden werden, entsprechende weitere Kontrollen sind jedoch unbedingt erforderlich!

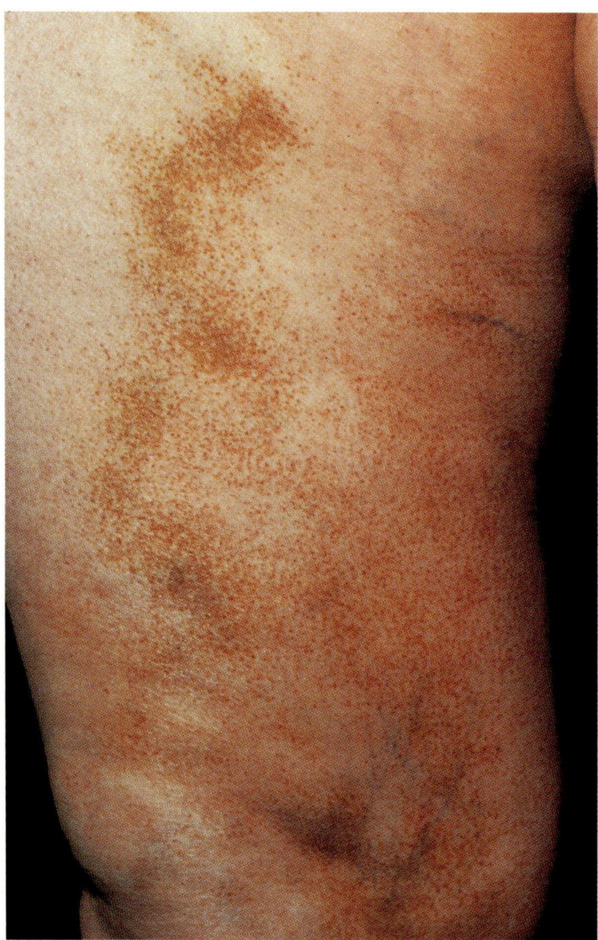

Abb. 14.12 Purpura pigmentosa progressiva.
Anamnese: 53-jährige Patientin. Wegen Schlafstörungen wurde ein carbamidhaltiges Schlafmittel eingenommen. Nach Absetzen des Medikamentes allmähliche Rückbildung der Purpura.
Befund: an der Innenseite des rechten Oberschenkels disseminiert dicht stehende, angedeutet bandförmig angeordnete, punktförmige, braun-rote Flecken. – Laborbefunde sind normal.
Differentialdiagnose: andere Formen von Purpura (thrombozytär, vaskulär, dysproteinämisch).

Therapie Allergenkarenz (soweit bekannt), Versuch mit gefäßabdichtenden Medikamenten wie Kalzium, Rutin, Vitamin C. Lokale PUVA-Therapie. In schweren Fällen systemisch Kortikoide. Kompressionstherapie.

Hämorrhagische Diathesen

Hämorrhagische Diathesen sind durch eine Blutungsneigung charakterisiert. Dabei können auch Hautblutungen (Purpura) auftreten.

- **Thrombozytäre Purpura:** idiopathische thrombozytopenische Purpura (Morbus Werlhof), Purpura bei Thrombozytopenien durch Medikamente, Bildungs- und Verbrauchsstörungen.
- **Vaskuläre Purpura:** Purpura senilis, Steroidpurpura, Vitaminmangelpurpura (Vitamin C). Purpura bei Vaskulitiden (Purpura rheumatica, Purpura Schoenlein-Henoch)
- **Purpura bei Koagulopathien:** u.a. von-Willebrand-Jürgens-Syndrom, Hämophilie, Lebererkrankungen, Verbrauchskoagulopathien, Überdosierung von Antikoagulantien.

14.4 Erworbene Erkrankungen der Arterien

Die Erkrankungen der Hautarterien werden von drei Aspekten bestimmt:

1. **Art des Krankheitsprozesses:** z.B. entzündlicher Prozess (Vaskulitis) oder obliterierende Vaskulopathie (z.B. Atherosklerose).
2. **Gefäßtyp und Gefäßgröße:** große, mittlere und kleine Arterien, auch Einbeziehung von Endstrombahn und kleinen Venen möglich.
3. **Befallsmuster:** z.B. primär-kutan und fakultativ-systemisch oder primär-systemisch und fakultativ-kutan.

14.4.1 Vaskulitiden

Vaskulitiden der Haut stellen eine **heterogene Gruppe** dar. Sie können sich an kleinen, mittleren und größeren Hautgefäßen abspielen. Sie zeigen histopathologisch verschiedene Muster (leukozytoklastische, granulomatöse Vaskulitis). Der entzündlichen Reaktion liegen überwiegend **Immunreaktionen** unterschiedlicher Art zugrunde: Immunkomplexbildung, ANCA (Anti-Neutrophilen-Zytoplasma-Autoantikörper), T-Lymphozyten-Reaktionen mit Granulombildung. Vaskulitiden der Haut können **primär** sein oder **sekundär** bei verschiedenen Grundkrankheiten wie Hepatitis, Kollagenosen oder Tumoren auftreten.

Kutane Vaskulitiden

Zwei Gruppen kutaner Vaskulitiden müssen unterschieden werden:

1. Kutane Vaskulitiden mit fakultativer Systembeteiligung wie z.B. kutane Vasculitis allergica.
2. Systemvaskulitiden mit fakultativer Hautbeteiligung wie z.B. Panarteriitis nodosa.

Vasculitis allergica (Abb. **14.13**)

Synonyme: leukozytoklastische Vaskulitis, nekrotisierende Vaskulitis

Häufigste kutane, fakultativ systemisch ablaufende, Immunkomplexvaskulitis mit Befall oberflächlicher Hautgefäße (Vasculitis allergica superficialis) oder auch tiefer Hautgefäße (Vasculitis allergica profunda).
Bedeutung: Defektheilung bei schweren Verläufen, fakultative extrakutane Manifestation. Bei symptomatischen Formen mögliches Signal einer Neoplasie oder einer andersartigen Grunderkrankung.

Krankheitsbild

- **Haut:** Lokalisation meist an Beinen, Übergreifen auf Rumpf und obere Extremitäten möglich. Symptomatik

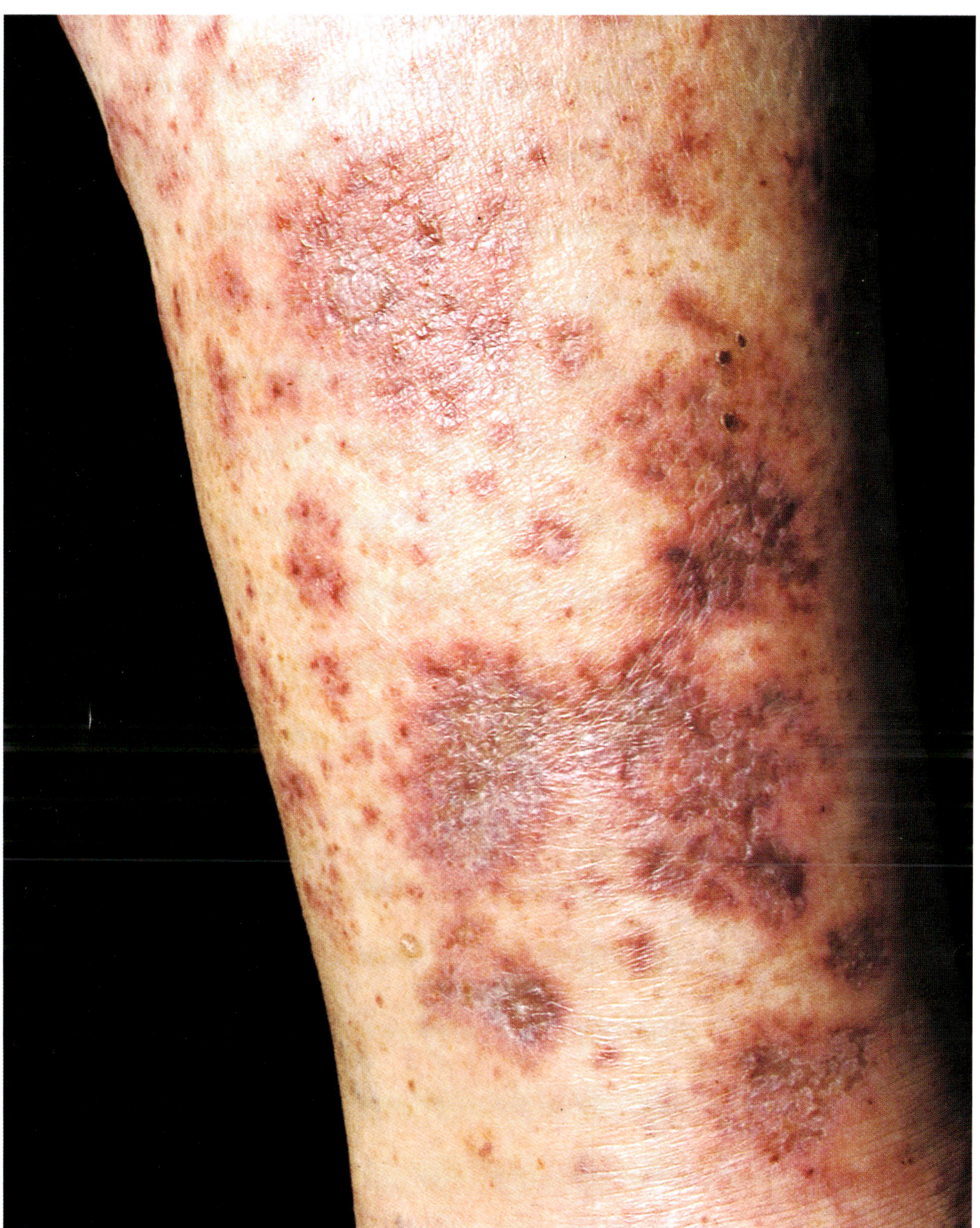

Abb. 14.13 Vasculitis allergica superficialis: polymorpher Typ.

Anamnese: 27-jährige Patientin. Der Hauterkrankung ging ein grippaler Infekt mit Einnahme von Kopfschmerztabletten voraus.
Befund: an beiden Unterschenkeln unscharf begrenzte Erytheme von Stecknadelkopf- bis Münzgröße mit zentralen Hämorrhagien, Nekrosen und Blasenbildung (größere Herde). – Subjektiv: Schmerzen im Herdbereich. Histologie: nekrotisierende Vaskulitis im oberen und mittleren Korium. Laborbefunde: Blutgerinnung und Thrombozytenzahl normal, Blutnachweis in Stuhl und Urin negativ.
Anmerkung: Trotz unklarer Ursache (Infekt? Kopfschmerztabletten? Beides?) wurde die Vermeidung des Wirkstoffes der Kopfschmerztabletten empfohlen.

abhängig von Schweregrad und Typ der befallenen Gefäße.

- **Hämorrhagischer Typ:** disseminierte Purpuraherde, zum Teil konfluierend, leicht infiltriert („palpable Purpura").
- **Papulonekrotischer Typ:** hämorrhagische Papeln, zum Teil nekrotisch.
- **Polymorpher Typ:** schwerste Form mit Purpura, hämorrhagischen Papeln und Knoten, aber auch hämorrhagischen Bläschen und Blasen sowie Nekrosen und Ulzerationen.

■ **Extrakutane Manifestationen und Sonderformen:**
- Fakultativer Befall von Gelenken (ca. 44% Arthralgien), Nieren (ca. 30% Hämaturie), Magen-Darm (ca. 30% Blutungen, Schmerzen) und ZNS (ca. 10%). Entsprechende Sonderformen sind: Purpura rheumatica, Purpura abdominalis (Schoenlein-Henoch)
- Allgemeinsymptome (fakultativ): Fieber, allgemeines Krankheitsgefühl.

Verlauf Akut bei Ursachen wie Infekten oder Medikamenten. Chronisch-schubhaft bei Grunderkrankungen.

Diagnostik

- **Anamnese** (zum Teil unauffällig) und **klinisches Bild.**
- **Histologie:** nekrotisierende Vaskulitis kleiner Hautgefäße des oberen und mittleren Koriums mit Erythrozytenextravasaten und Leukozytoklasie, d. h. Zerfall neutrophiler Granulozyten.
- **Direkte Immunfluoreszenz (DIF):** Nachweis von Komplementfaktoren, Immunglobulinen und Immunkomplexen in der Gefäßwand sowie perivasal.
- Hauttestung nicht möglich, Expositionstestung zu riskant.
- **Blut:** erhöhte Entzündungsparameter.

Ausbreitungsdiagnostik!

Differentialdiagnose: andere Formen von Immunvaskulitis, Pityriasis lichenoides acuta.

Ätiopathogenese Immunkomplexreaktion (Typ III) mit vorwiegend subendothelialer Ablagerung von Immunkomplexen und nachfolgender Pathogenesekaskade mit Komplementaktivierung, Anlockung neutrophiler Granulozyten, Gefäßzerstörung und Gewebsschädigung durch lysosomale Leukozytenenzyme.

In ca. 50% idiopathische Form, in 50% auslösende Allergene bzw. Grunderkrankung feststellbar: Medikamente (u. a. Analgetika, nicht-steroidale Antiphlogistika, Antibiotika, Sulfonamide), virale und bakterielle Infektionen (grippale Infekte, Hepatitis B oder C mit Kryoglobulinämie, Streptokokken-Erkrankungen), Nahrungsmittelallergene, Tumorantigene, Kollagenosen.

Therapie

- **Lokalbehandlung:** antientzündlich-antimikrobiell.
- **Systemische Behandlung:** Kortikoidtherapie (Initialdosis ca. 50 mg) bei schweren Formen, Progression, extrakutaner Manifestation.
- Bei Therapieresistenz: Cyclophosphamid oder hoch dosierte, intravenöse Immunglobulintherapie.
- Bei symptomatischen Formen: Absetzen verdächtiger Medikamente. Behandlung von Grunderkrankungen.

Vaskulitissonderformen

- **Urtikariavaskulitis:** persistierende Quaddeln mit diskreter Purpura. Histologie leukozytoklastische Vaskulitis. BKS-Beschleunigung. Fakultativ: Innenorganbefall. Primär-idiopathische (ca. 50%) oder sekundär-symptomatische Form (z. B. Lupus erythematodes, Hepatitis B).
- **Livedovaskulitis:** Livedo racemosa mit Hautulzerationen (besonders im Sommer), narbige Abheilung mit weißlichen, atrophischen Herden). Lokalisation meist Unterschenkel (s. Kap. 14.3.2).
- **Pyoderma gangraenosum** (Kap. 7.8.4, Abb. **7.136**): Primärläsion: hämorrhagische Pustel. Vollbild: flaches Hautulkus mit entzündetem, unterminiertem Rand und schmierig-nekrotischem Grund. Gelegentlich auch mehrere Herde, Lokalisation meist Beine. Teils idiopathisch, teils assoziiert mit chronisch-entzündlicher Darmerkrankung (Morbus Crohn, Colitis ulcerosa), chronischen Arthritiden, Paraproteinämien, Neoplasien. Therapie: lokale Wundbehandlung, kurzfristig auch Lokalkortikoide. Innerlich Kortikoide, Dapson, Ciclosporin, immunsuppressive Zytostatika.
- **Nodularvaskulitis** (Vasculitis allergica profunda): tief kutan bzw. subkutan gelegene knotig-plattenartige entzündliche Pannikulitisherde, meist Unterschenkel (Frauen). Siehe Kap. 13.3.2 Erythema induratum, Abb. **13.4**.

Systemvaskulitiden

Gruppe nekrotisierender, immunpathologisch bedingter Vaskulitiden mit Befall kleiner und mittelgroßer Arterien. Mitbefall von Kapillaren und Venen möglich. Krankheitsschwerpunkte sind innere Organe, der fakultative Hautbefall ist diagnostisch wichtig (Leitsymptom). Die Diagnose muss histologisch gesichert werden.

Therapie: Kortikoide und immunsuppressive Zytostatika (z. B. Cyclophosphamid). Auch hoch dosierte, intravenöse Immunglobulintherapie.

Panarteriitis nodosa

Synonym: Polyarteriitis bzw. Periarteriitis nodosa

Nekrotisierende Systemvaskulitis mittlerer Arterien mit schubhaftem Verlauf.

Pathogenese: thrombotischer Gefäßverschluss, Gefäßwand- und Umgebungsnekrose, Granulationsgewebe und anschließende Gefäßwandnarbe mit möglicher Aneurysmabildung.

Immunpathologie: DIF mit IgM- und Komplement-Ablagerung. IIF mit zirkulierenden Antikörpern (p-ANCA).

Krankheitsbild:

- **Polytoper Organbefall:** u. a. Niere, Herz, Muskulatur, Magen-Darm und peripheres Nervensystem
- **Allgemeinsymptome:** rezidivierende Fieberschübe, allgemeines Krankheitsgefühl, Gewichtsverlust.
- **Hautsymptome (bis 30%):** entzündliche Papeln und Knoten, Livedo-racemosa-Symptomatik, subkutane knötchenartige Entzündungsherde bzw. Aneurysmen (Name!).
- **Komplikationen:** akute Organischämie, spätere Aneurysmaruptur.

Sonderform: Panarteriitis nodosa cutanea. Monotope, hautbeschränkte Form mit Vaskulitis von Hautarterien der

Dermis-Subkutis-Grenze und Fettgewebsepten. Keine Allgemeinsymptome, bessere Prognose, Spontanremission möglich.

Wegenersche Granulomatose

Nekrotisierend-granulomatöse Systemvaskulitis kleiner Arterien mit Einbeziehung der Endstrombahn, unbehandelt meist tödlich verlaufend.
Immunpathologie: zirkulierende Antikörper (c-ANCA).
Krankheitsbild:

- **Polytoper Organbefall:** Schwerpunkt Luftwege mit Entzündungen und Ulzerationen/Blutungen in Nasopharynx, Nasennebenhöhlen und Lunge. Befall von Niere und auch anderer Organe.
- **Allgemeinsymptome:** Fieber (zum Teil septisch), Störung des Allgemeinbefindens.
- **Hautsymptome** (bis 40%): petechiale Blutungen, ulzerierende Vaskulitis.

Lokalisierte Sonderform: sog. „Midline"-Granuloma. Therapieresistente, hämorrhagische Rhinitis, später ulzerierend-destruierende, auch perforierende Veränderungen an Nase und Gaumen.

Riesenzellarteriitis

Synonym: Arteriitis temporalis

Nekrotisierend-granulomatöse Systemvaskulitis mit typischer Riesenzellbildung (Gefäßmedia). Erkrankungsalter meist über 50 Jahre. Gynäkotropie.
Immunpathologie: negativ.
Krankheitsbild:

- **Polytoper Organbefall:** Schwerpunkte sind
  - **Kopfarterien:** Temporalarterie mit starken Kopfschmerzen (Arteriitis temporalis). Andere extra-/intrakraniale Kopfarterien. Folgeschäden an Haut, Kaumuskulatur und Auge. Komplikationen: Erblindung, Schlaganfall.
  - **Muskelarterien** im Schulter- und Beckenbereich (Polymyalgia rheumatica).
- **Allgemeinsymptome:** Fieber, allgemeines Krankheitsgefühl, Gewichtsverlust, BKS-Beschleunigung, CRP-Erhöhung.
- **Hautsymptome (fakultativ):** Vaskulitis subkutaner Arterien. Typischer Befund: Hautrötung und Schwellung über geschlängelter, druckschmerzhaft-verhärteter, pulsloser Temporalarterie. Komplikation: Kopfhautnekrose.

Diagnostik: Anamnese und klinischer Befund. Gefäßbiopsie.

14.4.2 Arterielle Verschlusskrankheiten (AVK)

Obliterierende Arterienerkrankungen können **akut** als arterieller Verschluss sowie **chronisch** als Thrombangiitis obliterans oder chronische arterielle Verschlusskrankheit auftreten. Hautsymptome sind häufiger Bestandteil der Krankheitsbilder.

Akuter arterieller Verschluss

Der akute Verschluss peripherer arterieller Gefäße wird in 70–80% durch Thromboembolien (Ursprungsorte z.B. Herz, Aneurysmen), seltener und subakut durch ortsständige arterielle Thrombosen (bei pAVK) oder Gefäßoperationen verursacht.

Krankheitsbild Regionäre **Leitsymptome** sind: akuter, heftiger Schmerz, einseitige Hautblässe und -kälte, Parästhesien, Bewegungsverlust, Pulslosigkeit. Es besteht Schockgefahr.

Therapie Sofortiges Handeln erforderlich. Schmerztherapie (Opiate), evtl. Schocktherapie. Sofortige Klinikeinweisung (Amputationsrisiko!). Möglichst operative Desobliteration. Konservativ Fibrinolyse oder Heparinisierung.

! Merke Im englischsprachigen Schrifttum werden als Leitsymptome des akuten peripheren Verschlusses die **„6 P"** angeführt: **P**ain (Schmerz), **P**allor (Blässe), **P**aresthesia (gefühllose Extremität), **P**aralysis (Lähmungssymptome), **P**rostration (Schock), **P**ulslessness (fehlender Puls).

Sonderformen

- **Cholesterinembolie:** periphere Embolie, spontan oder iatrogen bei diagnostischen oder therapeutischen Gefäßeingriffen. **Hautsymptome:** Livedo-Symptome, Hautnekrosen, „blauer Zeh" (Abb. **14.15**).
- **Embolia cutis medicamentosa:** umschriebene Hautnekrose nach intramuskulärer Medikamenteninjektion (intravasale Injektion, Gefäßspasmus, Gefäßkompression). **Hautsymptome:** Livedo-Symptomatik, hämorrhagische Nekrose, schlechte Heilungstendenz.

Thrombangiitis obliterans

Synonyme: Endangiitis obliterans, Morbus Winiwarter-Buerger

Entzündlich beginnende, von pAVK abgrenzbare, distale, chronische arterielle Verschlusskrankheit meist jüngerer Männer mit Nikotinabusus. Peripher beginnender, segmentaler Befall an kleinen und mittleren Hautvenen und Arterien, später auch Befall größerer Arterien. Im fortgeschrittenen Stadium von Arteriosklerose nicht sicher abgrenzbar.

Krankheitsbild Beginn häufig mit **Phlebitis saltans** und/oder Raynaud-Symptomatik.

- **Vollbild:** zunehmende Einengung bis Verschluss.
  - **Befallstypen:** Unterschenkel-, Oberschenkel-Typ, auch Unterarm-Typ und Befall von Digitalarterien.
  - **Haut:** kalt, blass, Parästhesien und Schmerzen, Hypohidrose, später schmerzhaft-bizarre Erytheme und Ulzerationen. Claudicatio intermittens.

  Selten Befall innerer Organe.
- **Verlauf:** chronisch-schubhaft. Amputationsrate/5 Jahre: 20–30%.

Diagnostik

- **Anamnese** und **klinisches Bild.**
- **Angiologische Diagnostik:** u. a. Angiographie.
- **Hauptkriterien** sind: peripher-distale Ischämiesymptome bei jüngeren Männern (< 40 Jahren), Nikotinabusus, proximale Arterien o. B.

Therapie Nikotinkarenz. Medikamentöse Therapie mit Prostanoiden. Kortikoide im entzündlichen Schub. Später Behandlung wie arterielle Verschlusskrankheit. Grenzzonenamputation evtl. nötig.

Periphere chronische arterielle Verschlusskrankheit (Abb. 14.14)

Verwendete Abkürzungen: AVK, cAVK, pAVK.
Häufigste arterielle Erkrankung. Meist durch degenerative Angiopathie (Arteriosklerose, Atherosklerose), seltener durch entzündliche Angiopathie (z. B. Thrombangiitis obliterans) bedingt. **Gefäßobliteration** von Gliedmaßenarterien mit **ischämischen Folgeschäden**, v. a. der Muskulatur und der Haut. Häufig assoziiert mit Manifestation in anderen Gefäßregionen wie Herz, ZNS, viszerale Organe. **Verlauf** chronisch-progredient, Schübe möglich.

Risikofaktoren: Alter, männliches Geschlecht, Nikotin, Diabetes mellitus, Hypertonie, LDL-Erhöhung.
Lokalisation: meist untere Extremität (90 %).
Befallsmuster (Etagentypen): Beckentyp, Oberschenkeltyp, peripherer Typ (Unterschenkeltyp, akraler Typ), Kombinationen möglich.
Hautfolgeschäden treten besonders beim peripheren Typ bzw. beim peripher-kombinierten Typ auf.

Krankheitsbild Befunde bestimmt vom Schweregrad, übliche **Stadieneinteilung nach Fontaine** (Tab. **14.2**):
Befunde:

- **Gefäßbefunde:** abgeschwächte oder fehlende periphere Pulse (z. B. Fußpulse).
- **Muskelsymptome:** Hypoxieschmerzen durch Milchsäureanreicherung, Schmerzlokalisation je nach Etagentyp (unterhalb davon).
- **Allgemeine Hautsymptome** (Stadium I–IV): Auftreten in zunehmender Ausprägung entsprechend dem Fortschreiten bzw. dem Schweregrad der arteriellen Verschlusskrankheit.
  - **Störungen der Hauttrophik:** Haut zunächst dystrophisch (pergamentartig verdickt, stellenweise schwielig-keratotisch), später glatt-atrophisch, trocken durch Schweiß- und Talgdrüsenfunktionsstörung, Haarverlust.

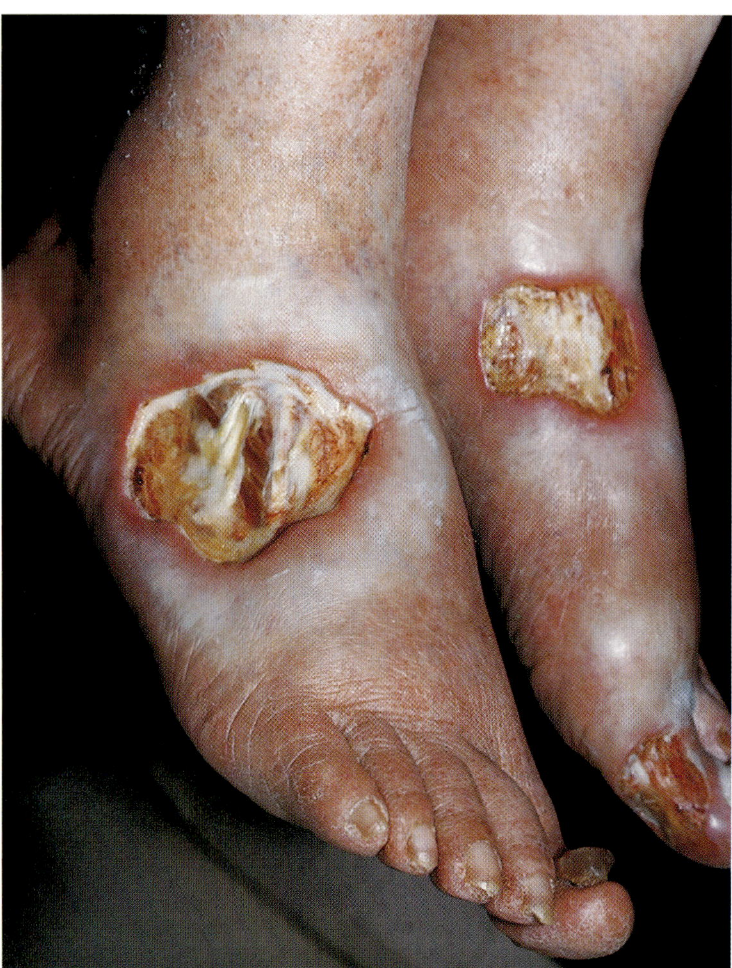

Abb. 14.14 Ulzera bei peripherer chronischer arterieller Verschlusskrankheit (pAVK).
Anamnese: 69-jähriger Patient. Beginn vor ca. zehn Jahren mit Schmerzen, zunächst nur bei Belastung, später auch nachts. Seit drei Jahren „offene Beine".
Befund: über beiden Fußrücken und an der Medialseite der Großzehe links bizarr begrenzte, tief reichende Ulzera, zum Teil mit freiliegenden Sehnen am Ulkusgrund. Nur schmaler geröteter Ulkusrand. Haut blass, kalt, fehlende Fuß- und Popliteapulse. Fußrücken geschwollenen (ischämisches Ödem). – Nebenbefund: Onychodystrophie der Großzehennägel. Subjektiv: Ruheschmerz. Angiologische Diagnostik: kombinierter Verschlusstyp (Oberschenkel, Unterschenkel).

- Störungen der Hautfarbe und Hauttemperatur: Haut blass-wachsartig oder livide, auch leicht ödematös (ischämisches Ödem), Temperatur kühl (Temperaturprüfung mit Handrücken im Seitenvergleich).
- Technische Befunde (Haut): Reduktion von Sauerstoffpartialdruck und Kapillarisierung (Kapillarmikroskopie).

- **Hautsymptome im Stadium IV:**
  Hautnekrosen, Ulzera, Gangrän bei kritischer peripherer Ischämie, häufig induziert durch Bagatelltraumen, Schuhdruck, banale Infekte wie Zehenzwischenraummykose.
  - **Ischämisches Ulkus:** häufig akral bzw. an Druckstellen des Fußes (Zehen, Ballen, Ferse, Fußrücken), aber auch an Knöchel und Unterschenkel. Im Gegensatz zum venösen Ulkus meist „trockenes" und tieferes (subfasziales) Geschwür mit nekrotisch-hämorrhagischem Grund, evtl. freiliegenden Sehnen sowie blasslividem Rand. Bei Progression auch im Randbereich hämorrhagische Nekrosen und Entzündung möglich.
  - **Ischämische Nekrose/Nekrobiose:** bräunlich-schwarze, lederartige Hautnekrose; trocken, häufig akral.
  - **Gangrän:** meist akral lokalisiert (Zehe). Grünlich-bräunliche, weiche, nekrotische Haut mit Blasenbildung („feuchter Brand").
  - **Differentialdiagnose:** Nicht jeder Hautdefekt signalisiert das Stadium IV. Hautläsionen mit verzögerter Heilungstendenz können auch ohne kritische Ischämie bereits im Stadium II infolge Trauma oder Infektion auftreten („kompliziertes Stadium II").
- **Subjektive Beschwerden:** Ischämieschmerz (stadienabhängig).

Komplikationen der Hautveränderungen: Phlegmone, Sepsis, Notwendigkeit einer Amputation.
Andere Organmanifestationen der AVK beachten!

Tab. 14.2 Stadieneinteilung der pAVK nach Fontaine

Stadium I	Beschwerdefreiheit, pathologische angiologische Befunde
Stadium II	Belastungsschmerz (Claudicatio intermittens)
▪ Stadium IIa	▪ Gehstrecke über 200 m
▪ Stadium IIb	▪ Gehstrecke unter 200 m
Stadium III	Ruheschmerz (nachts)
Stadium IV	Gewebsdefekt (Ulkus, Gangrän)
▪ Stadium IVa	▪ lokalisiert
▪ Stadium IVb	▪ ausgedehnt

Diagnostik Anamnese (Schmerztyp), klinisches Bild, Fehlen peripherer Pulse, Stenosegeräusche, Lagerungsprobe (Ratschow), arterieller Doppler.
Erweiterte Diagnostik: u.a. Oszillographie, Farbduplex, transkutane Sauerstoffmessung, Angiographie.
Wichtig: Frühdiagnose, hierfür auch Hautsymptome von Bedeutung.

Therapie Die komplexe und zum Teil stadienbezogene Therapie der AVK kann hier nicht dargestellt werden.

- **Dermatologische Therapie:**
  In Anbetracht der ischämischen Gewebsschädigung und der schlechten Heilungstendenz ist es besonders wichtig, einerseits bei der Lokaltherapie jeden Behandlungsspielraum sorgfältig auszunutzen und andererseits Behandlungsfehler zu vermeiden.
  - **Gestörte Hauttrophik** und **-temperaturregulation:** sorgfältige Reinigung und Hautpflege (Puder bei Hyperhidrose, Fetten bei trockener Haut), Behandlung auch von Bagatellinfektionen (Fußmykose), Vermeidung traumatisierender Behandlungsmethoden (z.B. Nagelextraktion, Schwielenabtragung), Vermeidung von lokaler Kälte und Hitze (Wärmflasche!). Eingehende Patienteninformation (s. Therapie bei diabetischer Angiopathie).
  - **Hautgewebsdefekte:** bei Ulzera lokale Wundbehandlung je nach Situation (antiinfektiös, nekrolytisch, Schutz des Ulkusrandes, hydrokolloide Verbände). Bei gut konditioniertem Ulkusgrund Versuch einer Hauttransplantation. Bei trockener Nekrose trockene Wundbehandlung (geringe Infektionsgefahr), bei feuchter Gangrän Antibiose, dann meist chirurgische Intervention.
- **Konservative und operative angiologische Therapie:**
  Die alleinige Lokalbehandlung von Hautgewebsschäden ist bei fortgeschrittener pAVK nur begrenzt wirksam. Erforderlich sind:
  - **Basismaßnahmen:** Ausschaltung bzw. Behandlung von Risikofaktoren wie Nikotin, Übergewicht und metabolischem Syndrom sowie evtl. die Verbesserung der zentralen Hämodynamik (z.B. bei Herzinsuffizienz, Hypotonie).
  - **Lumeneröffnende Maßnahmen**
  - **Medikamentöse Therapie:** z.B. Prostanoide, rheologische Therapie.
  - **Bewegungstherapie.**

Diabetische Angiopathie (Abb. 14.15, 14.16)

Zu unterscheiden sind diabetische Makroangiopathie und Mikroangiopathie, die aber auch kombiniert auftreten können (s. Kap. 7.8.3).

Krankheitsbild

- **Makroangiopathie** (Abb. 14.15):
  Die diabetische Makroangiopathie ist nicht spezifisch und entspricht grundsätzlich der AVK. Sie ist häufiger, beginnt früher, verläuft schwerer und ist meist vom peripheren Typ (Unterschenkel, Fuß). Armbefall ist aber möglich. Generelles Risiko von Sekundärinfektionen durch Bakterien, Candida.
  - **Hautsymptome:** blass-kalter Fuß, außer bei gleichzeitiger Polyneuropathie. Dystrophisch-atrophische Veränderungen von Haut und Adnexen. Akraler Gewebsdefekt wie Nekrose oder Ulkus. Fußpulse nicht tastbar, außer bei rein akralem Typ.
  - **Besonderheiten:** Schmerzsymptomatik kann bei gleichzeitiger Polyneuropathie fehlen. Arterieller

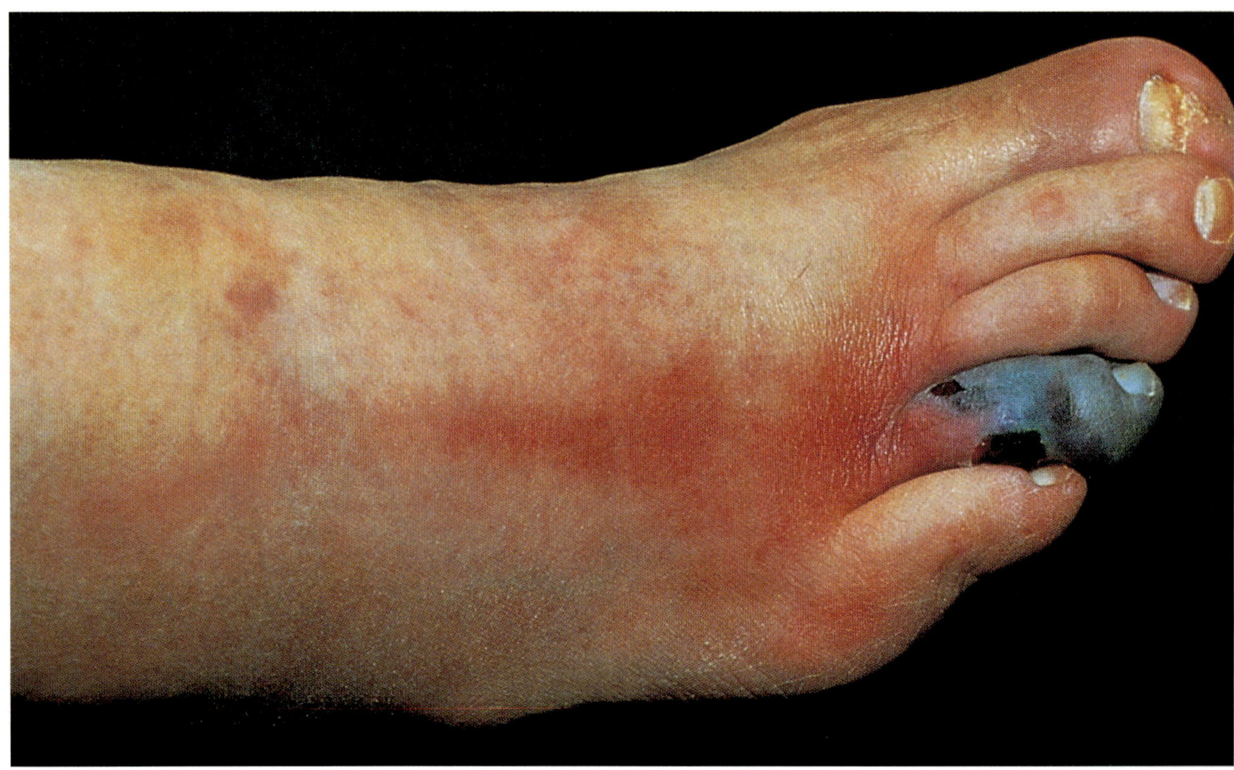

Abb. 14.15 Diabetische Gangrän bei Makroangiopathie.
Anamnese: 63-jährige Patientin. Seit Jahren schlecht eingestellter Diabetes mellitus, nur geringe Compliance. Seit zwei Wochen plötzliche Blauverfärbung einer Zehe.
Befund: scharf demarkierte, blau-schwarze Verfärbung der 4. Zehe rechts mit stellenweise blasiger Ablösung der Epidermis von dem feucht-matschigen Untergrund. Entzündliche, relativ scharf begrenzte Rötung der Umgebung und lymphangitischer Streifen am Fußrücken. – Angiologischer Befund: Makroangiopathie vom peripheren Typ.
Besonderheiten: Als mögliche Ursache wurde auch ein akuter peripherer Verschluss durch eine Cholesterinembolie in Betracht gezogen.

Doppler ist wegen diabetischer Mediasklerose nur eingeschränkt verwertbar.

- **Mikroangiopathie:**
  Der diabetischen Mikroangiopathie liegen Veränderungen im Bereich der Endstrombahn mit Störungen der Mikrozirkulation zugrunde. Periphere Pulse wie z.B. Fußpulse sind tastbar. Sie kann sich direkt am Hautgefäßsystem manifestieren und zu herdförmigen Veränderungen oder diffus-trophischen Störungen führen. Die herdförmigen Veränderungen sind bei Diabetikern eher selten, nicht spezifisch, aber diagnostisch hinweisend.
  Herdförmige Veränderungen sind:
  - **Rubeosis diabetica:** umschriebene Teleangiektasien, häufig im Gesicht.
  - **Necrobiosis lipoidica** (Abb. 7.135): sklerodermiform-atrophische, bräunlich-rote ovale Herde, meist an Unterschenkelvorderseiten. Ulzeration möglich. Histologisch Gefäßwandveränderungen, Nekrobiose und Lipidablagerungen (Name!) sowie Granulombildung.
  - **Granuloma anulare** (Abb. 7.153a): Bei der Sonderform des disseminierten Granuloma anulare findet sich gehäuft (bei ca. einem Drittel) ein latenter Diabetes mellitus bzw. eine gestörte Glukosetoleranz.
  - **Prätibiale Pigmentflecken:** multiple runde bräunlich-atrophische Herde, meist an Unterschenkelvorderseiten.
  - **Bullosis diabetica** (Abb. 14.16): Blasenbildung in nicht entzündeter Haut, meist akral (Füße, Hände). Häufig gleichzeitig diabetische Polyneuropathie.

  Die **diffusen trophischen Störungen** entsprechen denen der Makroangiopathie, führen allein aber selten bis zur Gangrän. Stets beachten: mögliche andere Organmanifestationen der diabetischen Mikroangiopathie.
- **Diabetisches Fußsyndrom** (Abb. **16.5, 16.6**): Vollbild mit diabetischer Angiopathie und Neuropathie (Kap. 16.3).

Therapie

- **Diabetesbehandlung:**
  Optimale Einstellung des Diabetes mellitus. Behandlung der Makroangiopathie: s. arterielle Verschlusskrankheiten (Kap. 14.4.2).
- **Behandlung der diabetischen Dermatopathie:**
  - Necrobiosis lipoidica und Granuloma anulare: Versuch mit lokal-antiphlogistischer Behandlung (Kortikoide extern, intraläsional).
  - Bullosis diabetica: sorgfältige Wundbehandlung, Gefahr der Infektion und Gangrän!

Prävention Von größter Wichtigkeit sind bei pAVK und diabetischer Angiopathie zur Reduzierung der Amputationen eine sorgfältige Fußpflege und Vermeidung auch

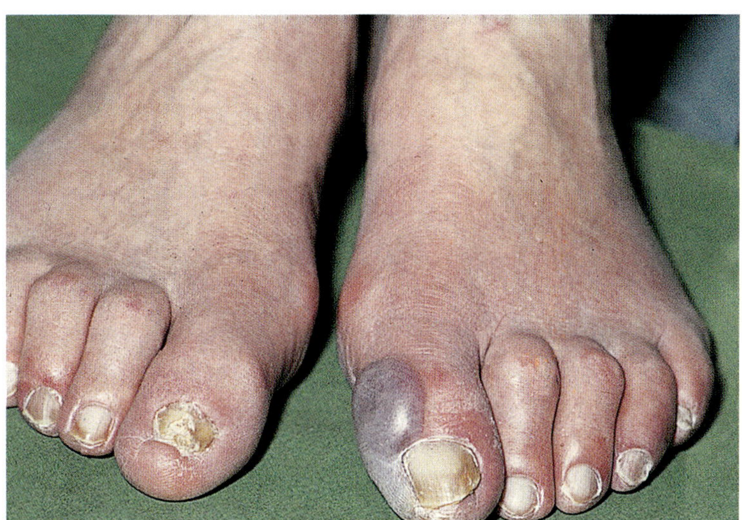

Abb 14.16 Bullosis diabetica.
Anamnese: 64-jähriger Patient. Seit ca. 8 Jahren Diabetes mellitus Typ II bekannt, mangelhafte Einstellung. Seit wenigen Tagen Blase am Fuß. Patient klagt außerdem über „Ameisenlaufen" an beiden Füßen.
Befund: an der Großzehe des linken Fußes ca. 1,5 cm große hämorrhagische Blase. Rötung, Schwellung und Schuppung des linken Vorfußes. Hammerzehstellung und beginnende Fußdeformierung. Nebenbefund: Dystrophie bzw. Dyschromasie der Großzehennägel.

kleinster Hautschädigungen, die der Patient häufig wegen einer gleichzeitigen Polyneuropathie nicht bemerkt.
Hinweise für Patienten (s. auch Kap. 16.3):

- Täglich vorsichtige und sorgfältige Fußwäsche: feuchte Füße pudern, trockene Füße cremen.
- Vermeidung von Bagatellverletzungen der Haut, z. B. durch Nägelschneiden, enge Schuhe, Barfußgehen etc. Kein eigenes Abtragen von Schwielen und Hornhaut.
- Vermeidung von Hitzeschäden (Wärmflasche, Heizkissen) oder Kälteschäden.
- Frühzeitige ärztliche Behandlung auch von banalen Hautveränderungen wie z. B. Fußmykosen.
- Regelmäßige Eigenkontrolle der Füße einschließlich Fußsohlen (Spiegel).

14.5 Erworbene Erkrankungen der Venen

Venenerkrankungen, insbesondere die chronische venöse Insuffizienz der Beinvenen, besitzen eine große medizinische und sozioökonomische Bedeutung. In der Bundesrepublik Deutschland sind Venenerkrankungen eine **Volkskrankheit** mit einer Prävalenz höher als 30%. Die jährlichen Krankheitskosten durch Behandlung, Arbeitsausfall und Berentung werden höher als 500 Millionen Euro veranschlagt.
Wichtige **Krankheitsbilder** sind die Beinvenenerkrankungen: Varikoseformen, Phlebitis superficialis und Phlebothrombose, die chronische venöse Insuffizienz und das venöse Ulcus cruris. In seltenen Fällen können Varizen auch in anderen Gefäßregionen auftreten, z. B. als Caput medusae (Abb. **14.17**). Im Gegensatz zu Erkrankungen der Arterien sind Venenerkrankungen grundsätzlich regionärer und nicht systemischer Natur.

14.5.1 Varikose

Varikose ist eine häufige Venenerkrankung. **Varizen** sind krankhaft veränderte Venen mit adaptativer Vergrößerung des Gefäßvolumens. Dies geschieht einerseits durch Vergrößerung des Gefäßdurchmessers mit z. T. sack- oder schlauchartigen Erweiterungen. Andererseits durch Gefäßverlängerung mit Schlängelung, Knäuelung oder kissenartigen Konvoluten. Eine mögliche negative Folge ist der Verlust der Klappenfunktion.
Ursache: erhöhte Volumen- und Druckbelastung bei venöser Stauung.
Je nach Lokalisation werden epifasziale, transfasziale und subfasziale **Formen** unterschieden:

- **Epifaszial:**
  - **Stammvarikose:** Varikose von subkutaner V. saphena magna und/oder V. saphena parva.
  - **Seitenastvarikose:** Varikose von Seitenästen der V. saphena magna oder parva wie z. B. V. saphena accessoria lateralis/medialis, V. arcuata cruris anterior/posterior.
  - **Retikuläre Varikose** (intrakutan): Varikose des an Dermis/Subkutisgrenze lokalisierten Plexus.
  - **Besenreiservarikose** (intrakutan): Ektasien intradermal lokalisierter, kleiner Venen.
- **Transfaszial:** Perforantenvarikose, ausgehend von transfaszialen Verbindungsvenen zwischen oberflächlichem und tiefem Venensystem.
- **Subfaszial:** Varikose der tiefen Leitvenen und Muskelvenen.

Häufig finden sich **Kombinationen** verschiedener Varizenformen. Ätiopathogenetisch lassen sich eine primäre und eine sekundäre Varikose unterscheiden.

Primäre Varikose (Abb. **14.19**)

Häufige Varikoseform, mit dem Alter zunehmend. Prävalenz: ca. 30% der Bevölkerung.

Krankheitsbild Beginn meist schon im frühen Erwachsenenalter. Klinisches Bild entsprechend der vorliegenden Varikoseform: Stammvarikose, Seitenastvarikose, Perforantenvarikose, retikuläre oder Besenreiservarikose. Häufig ist eine Stammvarikose der V. saphena magna oder parva ein- oder beidseits, isoliert oder in Kombination mit anderen Varikoseformen.

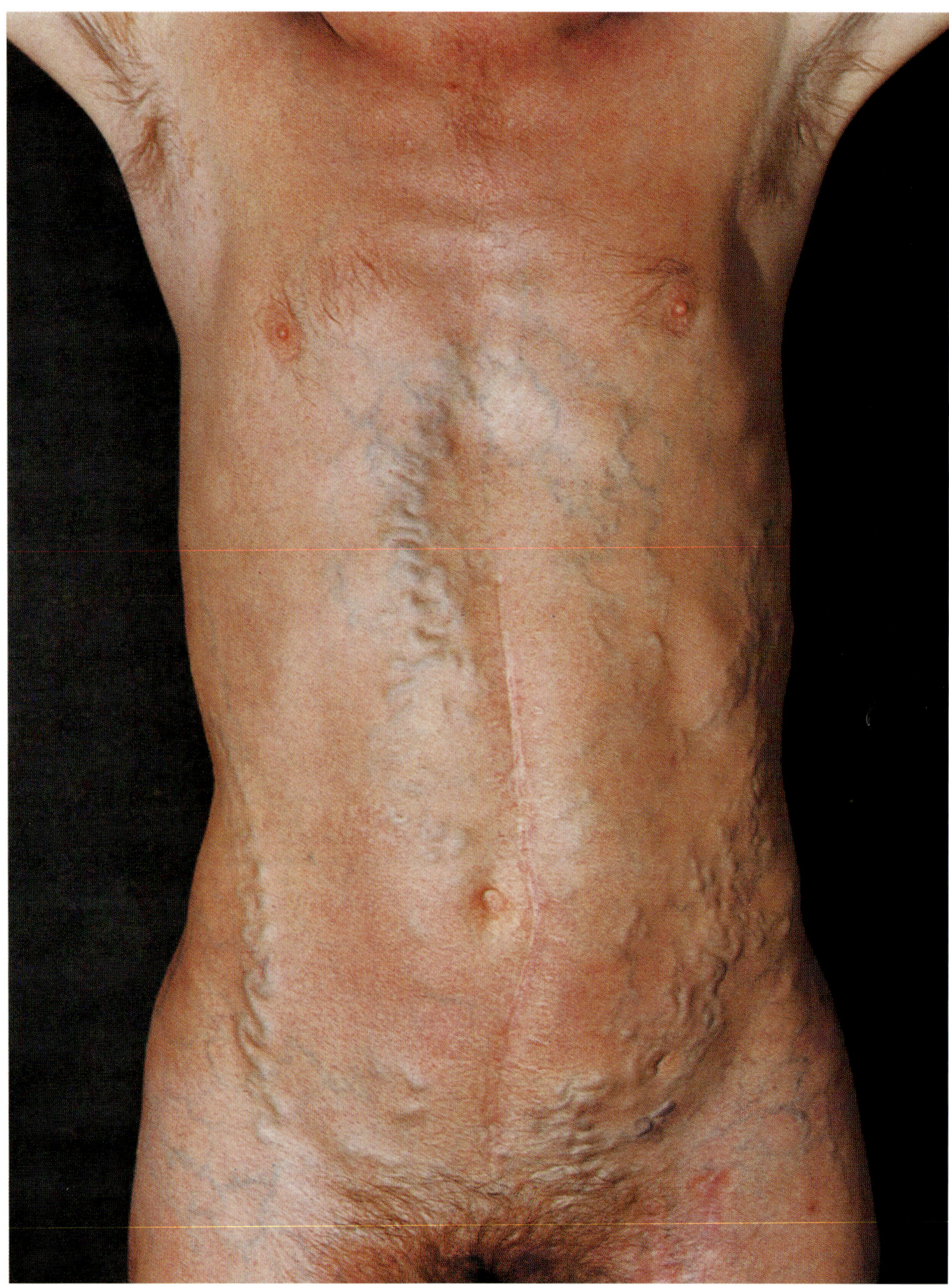

Abb. 14.17 Caput medusae.

Anamnese: 54-jähriger Patient. Epifaszialer Umgehungskreislauf nach postoperativer Thrombose der V. cava inferior.
Befund: variköse Erweiterung und Schlängelung von Bauchdeckenvenen, Laparotomienarbe.
Anmerkung: Eine „chronische venöse Insuffizienz“ besteht nicht und wird sich in dieser Lokalisation auch nicht entwickeln.

Einteilung: Die **Stammvarikose** wird in eine komplette und eine inkomplette Form eingeteilt. Grundlage der Einteilung ist der Beginn des insuffizienten Venenabschnitts, der **proximale Insuffizienzpunkt.**

- **Komplett:** insuffiziente Krosse der V. saphena magna/parva, definiert als proximaler Insuffizienzpunkt.
- **Inkomplett:** proximaler Insuffizienzpunkt entspricht nicht der Krosse.

Schweregrad: Je nach Sitz des **distalen Insuffizienzpunktes** zeigt die komplette Stammvarikose der *V. saphena magna* vier Schweregrade:

1. Insuffizienz der Magna-Krosse
2. Krosse bis oberhalb Knie
3. Krosse bis unterhalb Knie
4. Krosse bis Knöchel.

Bei der *V. saphena parva* drei Schweregrade:

1. Insuffizienz der Parva-Krosse
2. Krosse bis Mitte Unterschenkel
3. Krosse bis Knöchel.

Subjektiv besteht Schwere- bzw. Spannungsgefühl, besonders abends und unter Belastungsbedingungen wie langem Stehen, Sitzen und Wärme.

Verlauf Zustand mit deutlich sichtbarer Varikose kann über Jahre stabil bleiben, sofern Venenklappenfunktion und Hämodynamik normal sind. Mit eintretenden Klappeninsuffizienzen Progression bis hin zur chronischen venösen Insuffizienz.

Komplikationen Varikophlebitis, Varizenblutung, sekundäre Klappeninsuffizienzen und chronische venöse Insuffizienz.

Diagnostik

- **Anamnese** und **klinische Untersuchung.**
- **Apparative Diagnostik:** Doppler-/Duplex-Sonographie zur Bestimmung der Insuffizienzpunkte. Dynamische Venenfunktionstests wie Photoplethysmographie, Lichtreflexionsrheographie.

Wichtige diagnostische Feststellungen: Liegt eine primäre oder sekundäre Varikose vor? Ist die venöse Hämodynamik pathologisch oder nicht? Wird eine pathologische venöse Hämodynamik durch Refluxausschaltung (Tourniquets) gebessert oder nicht?

Obligat: arterieller Status.

Ätiopathogenese Wichtige **Faktoren** für die Entstehung der primären Varikose sind eine familiäre Disposition mit konstitutioneller Venenwandschwäche, hormonelle Faktoren und Alter. **Begünstigend** sind zusätzliche Belastungen wie sitzende oder stehende Tätigkeit, Schwangerschaft, Übergewicht.

Häufige Ursache einer primären, epifaszialen Varikose ist das Vorliegen einer **Krosseninsuffizienz** der V. saphena magna.

Hämodynamische Folgen: Durch Aktion der Muskel-Gelenk-Pumpe (Muskelkontraktion) retrogrades Ausweichen eines Teils des Blutes aus der subfaszialen V. femoralis über die insuffiziente V.-saphena-magna-Krosse in die epifasziale V. saphena magna. Zunehmender Schweregrad von 1–4. Durch Cockett-Perforansvenen Rückzirkulation in das tiefe Beinvenensystem. Chronische Folgen dieses **Kreisverkehrs:** Überbelastung der Muskel-Gelenk-Pumpe durch erhöhtes Fördervolumen, sekundäre Varikose tiefer Leitvenen, venöse Stauung und chronische venöse Insuffizienz.

Therapie Bei hämodynamisch pathologischen Varikoseformen möglichst frühzeitige Therapie:

- **Kompressionstherapie:** Kompressionsverbände oder medizinische Kompressionsstrümpfe. Ziel: Reduzierung des epifaszialen venösen Blutvolumens und des Ödems
- **Sklerosierung:** v. a. als Schaumsklerosierung. Ziel: Fibrosierung insuffizienter Venenabschnitte
- **operative Therapie:** v.a. der Stammvarikose durch Krossektomie, Stripping, Exhairese von Seitenästen, Perforansligatur, evtl. in Kombination mit ergänzender Sklerosierung. Ziel: Ausschaltung pathologischer Refluxe und insuffizienter Venenabschnitte.
- **Endovenöse Verfahren:** Venenobliteration mit Laser, Radiofrequenztechnik.

Prophylaktische bzw. **adjuvante** Maßnahmen:

- Aktivierung der Muskelpumpe (Bewegung, Sport)
- Vermeidung von längerem Sitzen (Arbeitsplatz, Auto) und Stehen
- Vermeidung einer Überwärmung der Beine
- Gewichtsreduktion bei Übergewicht.

Varizenblutung: Kompression der Blutungsquelle, Hochlagerung des Beins.

Varikophlebitis: s. Phlebitis superficialis (Kap. 14.5.2).

Sekundäre Varikose (Abb. **14.17**, **14.20**)

Verursacht durch vorausgehende **Störungen der venösen Hämodynamik**. Meist tiefe Beinvenenthrombose, seltener Venenkompression im kleinen Becken, viszerale Thrombosen (Abb. **14.17**), arteriovenöse Anastomosen. Nachfolgende Entwicklung sekundärer, epifaszialer kompensatorischer Varizen als Kollateralkreislauf für verschlossene, tiefe Leitvenen. Beispiel: suprapubische Kollateralvenen bei einseitiger, tiefer Beckenvenenthrombose.

Krankheitsbild Epifasziale sekundäre Varikose meist schwächer ausgeprägt als primäre Varikose, Lokalisation abhängig vom Sitz der primären hämodynamischen Störung.

Charakteristisch: sog. **Corona phlebectatica paraplantaris** (Mikrovarizen am medialen Fußrand).

Lokalisation häufig einseitig und assoziiert mit Symptomen einer chronischen venösen Insuffizienz.

Komplikationen: siehe primäre Varikose.

Diagnostik Siehe primäre Varikose.

Therapie Die Behandlung richtet sich nach der Gesamtsituation (Varizen „sekundär"). Isolierte Behandlung sichtbarer **Varizen** durch Verödung oder Operation nutzlos oder sogar schädlich. Meist nur Kompressionstherapie mit Kompressionsstrümpfen verschiedener Stärkegrade. Wichtiger ist die Behandlung zu Grunde liegender **hämodynamischer Störungen.**

14.5.2 Phlebitis und Phlebothrombose

Bei der Thrombose oberflächlicher epifaszialer Venen steht die Entzündung im Vordergrund (oberflächliche Thrombophlebitis), bei der Thrombose tiefer/intrafaszialer Venen die Verschlusssymptomatik (tiefe Phlebothrombose). Grundsätzliche Ursachen sind: Venenwandschädigung, Strömungsverlangsamung und erhöhte Gerinnungsbereitschaft des Blutes: Virchowsche Trias.

Phlebitis superficialis (Abb. 14.21)

Häufiger, lokalisierter Krankheitsprozess mit strangartiger Verhärtung, Rötung und Schmerzhaftigkeit. Entwicklung meist (90%) im Bereich eines unterschiedlich langen Varizensegmentes (Varikophlebitis).

Sonderformen 10% der Phlebitiden betreffen nicht-varikös entartete Venen.

- **Traumatisch-toxische Phlebitis:** nach Injektionen oder Infusionen.
- **Phlebitis migrans** bzw. **saltans:** wandernde bzw. springende segmentale Phlebitis, fakultativ assoziiert mit Thrombangiitis obliterans, Tumoren (Paraneoplasie) oder Kollagenosen.
- **Mondor-Phlebitis:** strangförmige, schmerzlose Entzündung der V. thoraco-epigastrica an der seitlichen Brustwand; ebenfalls assoziiert mit Grundkrankheiten (s. Phlebitis migrans bzw. saltans).
- **Infektiös-septische Thrombophlebitis:** bei verschiedenen Sepsisformen wie u.a. Staphylokokkensepsis.

Komplikationen

- **Tiefe Beinvenenthrombose** (ca. 30%): mögliche Entstehung durch Phlebitis im Bereich der Krosse bzw. der Vv. perforantes.
- Asymptomatische oder symptomatische **Lungenembolie.**
- Thrombophlebitisches **Ulkus.**

Diagnostik

- **Anamnese** und **klinisches Bild** (Rubor, Tumor, Calor, Dolor).
- **Duplex-Sonographie** zum Ausschluss einer Beteiligung der tiefen Venen.

Therapie Behandlung der **unkomplizierten Varikophlebitis:**

- Kompressionsverband, keine Immobilisierung, lokale oder systemische Antiphlogistika.
- In schweren Fällen: niedermolekulare Heparine
- Mögliche Frühtherapie: Stichinzision und Thrombusexprimierung.

Nicht-variköse Phlebitisformen: je nach Ursache.

Phlebothrombose (Abb. 14.18)

Häufige Alterserkrankung (1:100). Meist thrombotische Erkrankung tiefer Bein-/Beckenvenen. Verschluss zum Teil kurzstreckig, zum Teil multipel oder langstreckig. Durch bindegewebige Organisation des Thrombus kommt es je nach Verlauf zu einer partiellen oder vollständigen Rekanalisation, allerdings mit Zerstörung der Venenklappen. Folge: Störung der Hämodynamik mit pathologischen Refluxen durch insuffiziente Klappenfunktion oder einen erhöhten Abstromwiderstand bei inkompletter Rekanalisation.

Auslösende oder begünstigende Faktoren:

- Varikose
- Bettlägerigkeit, langes Sitzen (Flug-, Autoreisen)
- Dehydrierung
- Operationen (insbesondere Hüftgelenksoperationen, abdominelle, urologische und gynäkologische Operationen), unfallbedingte Beinverletzungen
- Hormonelle Faktoren (Kontrazeptiva plus Nikotin)
- Störungen des Gerinnungssystems
- Antiphospholipidsyndrom
- Neoplasien
- Einengungen der Beckenvenen mit deszendierender Thrombosierung.
- Übergewicht.

Den erwähnten **Störungen im Gerinnungssystem** liegt eine erhöhte Gerinnungsneigung („Thrombophilie") zugrunde. Ursachen sind Defekte/Mängel antithrombotischer Faktoren wie APC-Resistenz (u. a. Faktor-V-Leiden-Mangel) und Antithrombin-III-, Protein-S- oder Protein-C-Mangel.

Krankheitsbild **Symptome:** livide Verfärbung eines Beines und Schwellung (Frühödem). Hervortreten oberflächlicher Venen. Spontan- bzw. Druckschmerz mit Druckpunkten an Fußsohle, Wade, Kniekehle, Leiste. Asymptomatische oder wenig auffällige Verläufe sind nicht selten.
Weitere mögliche Symptome: Pulsanstieg, subfebrile Temperatur, kardiopulmonale Symptome.
Subjektive Beschwerden: Schweregefühl, Ziehen im Bein, Schmerzen.
Lokalisation: entsprechend dem thrombosierten Venenabschnitt (Becken-, Oberschenkel-, Unterschenkelvenen, zum Teil auch Mehretagenbefall). Häufigste Lokalisation: linkes Bein und Unterschenkel. Auch Befall von Muskelvenen (schmerzhaft, ebenfalls Emboliegefahr).

Komplikationen

- **Frühkomplikation:** Lungenembolie 30–50%, meist klinisch asymptomatisch.
- **Spätkomplikation:** postthrombotisches Syndrom (subfasziale Veneninsuffizienz) mit nach Jahren auftretender chronischer venöser Insuffizienz (ca. 50%).

Sonderformen

- **Schwangerschaftsthrombose:** erhöhtes Thrombose-(und Embolie-)Risiko in Schwangerschaft und Wochenbett, mit dem Alter steigend. Cave: zusätzliches Risiko durch Thrombophilie oder bestehendes postthrombotisches Syndrom. Umfang der Thromboseprophylaxe je nach Risikosituation.
- **Phlegmasia coerulea dolens:** Maximalvariante mit fulminanter vollständiger Venenthrombosierung, Ischämie, Nekrose. Mortalität 20–50%.
- **Reisethrombose:** Langstreckenflüge mit Immobilisierung. Prophylaxe: Kompressionsstrümpfe, Bewegung, Trinken. Auch niedrigmolekulares Heparin.

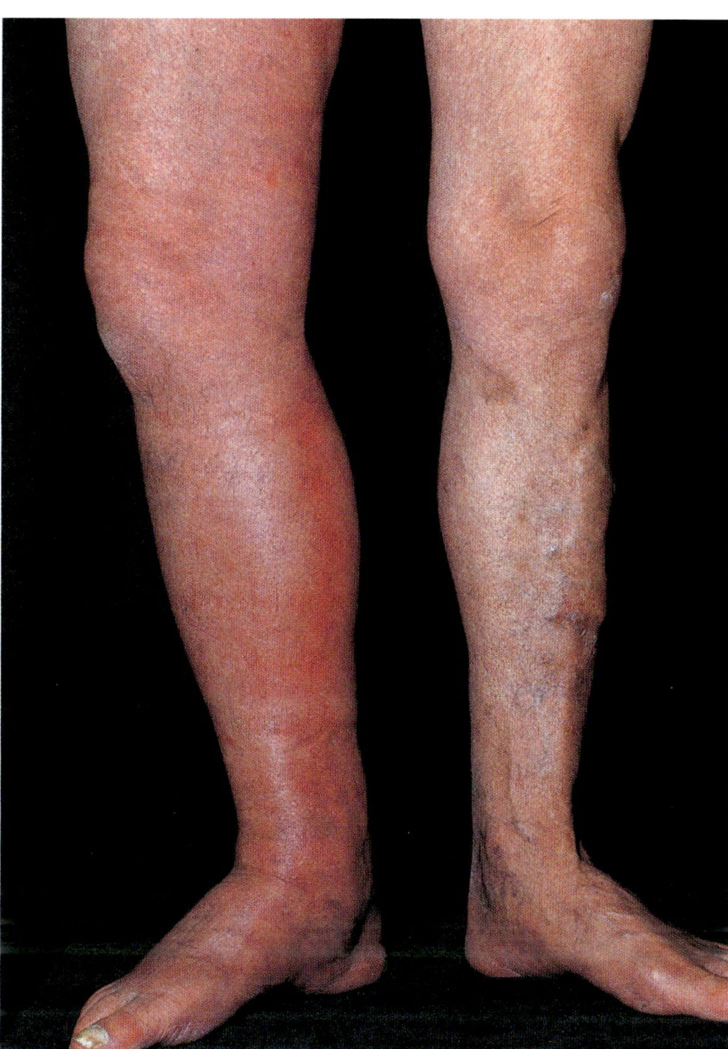

Abb. 14.18 Phlebothrombose von Unter- und Oberschenkel.
Anamnese: 52-jährige Patientin. Nach mehrstündiger, ununterbrochener Autofahrt aufgetreten.
Befund: Schwellung von rechtem Fußrücken, Unter- und Oberschenkel mit deutlicher Umfangsdifferenz zur Gegenseite, unscharf begrenzte Rötung des gesamten Beines. Durch das Ödem bedingt vermehrter Glanz der Oberfläche von Unterschenkel und Knöchelregion. – Nebenbefund: Varikose linker Unterschenkel.
Diagnose (u. a. durch Farbduplex-Sonographie): tiefe Beinvenenthrombose als 3-Etagen-Thrombose von Unterschenkelvenen, V. poplitea und V. femoralis.

Diagnostik

- **Anamnese** (subjektive Beschwerden, Risikofaktoren) und **klinischer Befund**, Messung des Beinumfangs. Anamnese und Befund sind nicht immer typisch.
- **Angiologische Diagnostik:** Doppler-Ultraschalluntersuchung, Duplexsonographie, Venenverschlussplethysmographie.
- **Blut:** D-Dimer-Test.
- **Thrombophilie-Screening:** bei Rezidivthrombosen jüngerer Personen.

Differentialdiagnose: Erysipel, Phlebödem, Lymphödem, Baker-Zyste.

Therapie Bei frischer Thrombose, jungen Erwachsenen und Phlegmasia coerulea dolens möglichst desobliterierende **Frühtherapie** mittels Lyse/Thrombektomie. Ziel: Vermeidung von Früh- und Spätkomplikationen.
Meist **klassisch-konservative Therapie** mit Standardheparin i. v. oder niedermolekularem Heparin gewichtsadaptiert. Ziel: Progressionsstopp der Thrombose, Verhinderung einer Lungenembolie, Vermeidung eines postthrombotischen Syndroms. Seltene, schwere Komplikation: heparininduzierte Thrombozytopenie (HIT II), s. u.
Weitere Maßnahmen:

- Frühzeitig überlappende orale Antikoagulation (INR-Wert 2–3). Komplikation: Überdosierung (Risiko: transfusionsbedürftige Blutung, auch Hirnblutung). Antidot: Vitamin K.
  Dauer: abhängig von Lokalisation und Ausdehnung der Thrombose sowie dem Auftreten embolischer Komplikationen. In der Regel 3–6 Monate.
- Kompression
- Immobilisierung: nur in schweren Fällen, auch von Beschwerdebild abhängig.

Heparin-induzierte Thrombozytopenie

Heparin-induzierte Thrombozytopenie (HIT) tritt insbesondere bei Gabe von unfraktioniertem, klassischem Heparin auf, bei niedermolekularem Heparin selten (bis 0,3 %).

- **Frühtyp (HIT I):** passagere, nicht-immunologische, heparinassoziierte, milde Thrombozytopenie. Weiterbehandlung möglich.

- **Spättyp (HIT II):** immunologische, heparin-induzierte, gefährliche Thrombozytopenie meist am 5.–10. Tag. Thrombozytenabfall auf 100000–10000/µl. Venöse und arterielle Thrombosen bis 50%, Letalität bis 20%. Therapie: sofortiges Absetzen von Heparin, Alternative z.B. Lepirudin.

Thromboseprophylaxe

Notwendig bei Risikopatienten mit auslösenden oder begünstigenden Faktoren. Folgende Merkmale kennzeichnen Risikopatienten:

- **Dispositionelles Risiko**, u.a.:
  - Alter > 50 Jahre und Thrombose- und/oder Embolieanamnese
  - Risikofaktoren für Thrombose
  - Übergewicht
  - internistische Erkrankungen
  - Schlaganfall.
- **Expositionelles** (hier dermatologisches) **Risiko:**
  - Immobilisierung
  - große Hautoperationen
  - Operationsdauer > 45 min.

Die Thromboseprophylaxe erfolgt gestuft risikoadaptiert. Sie umfasst folgende Maßnahmen:

- Frühmobilisation
- Physikalische Therapie: Kompressionsstrümpfe zur Thromboseprophylaxe, Atemübungen, Bewegungsübungen
- Ausreichende Flüssigkeitszufuhr
- Medikamentöse Prophylaxe: niedermolekulare Heparine.

14.5.3 Chronische venöse Insuffizienz

Chronische venöse Insuffizienz (Abb. **14.19–14.23**)

Synonym: chronische Veneninsuffizienz

„Chronische venöse Insuffizienz" (CVI) ist ein klinisch-funktioneller Begriff, der verschiedenartige Gefäß-Haut-Symptome der Beine umfasst. Häufige Erkrankung bei älteren Menschen, Gynäkotropie.

Entwicklung: Eine chronische venöse Insuffizienz kann sich entweder aus einer dekompensierten Varikose oder einem postthrombotischem Syndrom entwickeln. Folgen sind pathologische Hämodynamik und chronische venöse Stauung. Sie führen in allmählicher Progression zu einer Schädigung von Gefäßen und Gewebe. Symptome sind einerseits Varizen unterschiedlicher Größe, andererseits durch Schädigung der Endstrombahn dermoepidermale Gewebsschäden und Ulcus cruris venosum.

Bedeutung: Im Anfangsstadium mehr kosmetische Beeinträchtigung, dadurch verzögerte Frühtherapie. In fortgeschrittenen Stadien zunehmende Probleme durch Schmerzen, Funktionsstörungen (reduzierte Belastbarkeit, Arthropathie), Behandlungsbelastungen, berufliche und private Behinderungen, Selbstbildstörungen, soziale Probleme.

Klassifikation In Anlehnung an die **Klassifikation nach Widmer** ist im deutschsprachigen Raum folgende klinische Einteilung mit additiver Symptomatik üblich:

- **Grad I:**
  - Corona phlebectatica paraplantaris
  - Phlebödem
- **Grad II:**
  - Hyperpigmentation durch Hämosiderose
  - Stauungsekzem
  - Atrophie-blanche-Areale
  - Dermatoliposklerose
- **Grad III:** Ulcus cruris venosum
  - **Grad IIIa:** abgeheilt, Narben
  - **Grad IIIb:** floride

Eine hochdifferenzierte Einteilung liefert die **CEAP-Klassifikation** (**C**linical Signs, **E**tiological Classification, **A**natomic Distribution, **P**athophysiological Dysfunction).

Krankheitsbild Die klinische Symptomatik wird von dem Schweregrad bestimmt, der stadienhaft im Lauf der Progression der CVI zunimmt. Prädilektionsstellen sind Knöchel- und Unterschenkelregion.

- **Latenzstadium.**
  Klinisch symptomfreier Zustand. Anamnestisch evtl. frühere tiefe Beinvenenthrombose oder umkomplizierte primäre Varikose.
  Klinische und apparative **Funktionsprüfungen:** nachweisbare funktionelle/organische Veränderungen.
  Subjektiv keine oder uncharakteristische Beschwerden.
- **Zeichen der venösen Stauung (Grad I).**
  - **Varizen:** Corona phlebectatica paraplantaris (Mikrovarizen) mit kronenzackenähnlichen Phlebektasien am medialen Fußrand. Stauungsflecke als ausdrückbare, umschriebene Teleangiektasien. Ausgedehnte Besenreiservarizen. Varizen als Zeichen einer vorbestehenden primären oder sekundären Varikose.
  - **Stauungsödem:** zunächst intermittierend, z.B. abends, Knöchelregion, später persistierend. Lokalisation Unterschenkel, eindrückbar (Delle).
  - **Subjektive Beschwerden** (fakultativ): Schweregefühl, Varizenschmerz.
  - **Differentialdiagnose:** akutes Phlebödem (tiefe Thrombose), Lymphödem bzw. Lipödem (keine Dellenbildung), zentrale Ödeme wie kardiales Ödem.
- **Folgen der venösen Stauung (Grad II).**
  Durch stärkere Schädigung der Endstrombahn entstehende Gewebsschäden, dabei Rückbildung des Stauungsödems.
  - **Hämosiderose:** Stauungspurpura mit allmählicher Zunahme von Hämosiderinablagerungen, diffuse Braunverfärbung der Haut.
  - **Stauungsinduration** (Dermatosklerose, Dermatoliposklerose): allmähliche, tiefenprogrediente Umwandlung von Dermis und Subkutis in derb-sklerotisches, schlecht durchblutetes und schrumpfendes Bindegewebe mit Risiko der Ulkusbildung. Zusätzlich entzündliche Rötung („Hypodermitis"). Das zunächst durch Ödem und Induration „dicke Bein" (Unterschenkel) wird im Knöchelbereich durch Schrumpfung der Dermatoliposklerose wieder dünn und damit unproportioniert (Bild der „umgekehrten Sektflasche").
  - **Stauungs-„Ekzem":** stauungsbedingte, ekzemartige, dermoepidermale Dermatose mit Rötung, Schuppung und auch Juckreiz. Häufige Komplikationen:

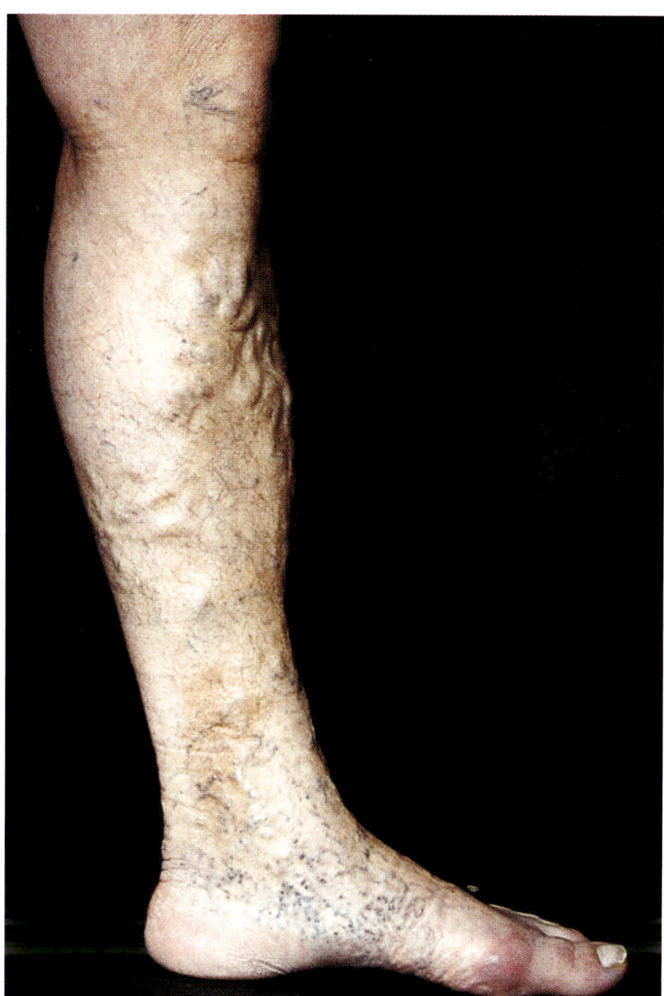

Abb. 14.19 Chronische venöse Insuffizienz.
Anamnese: 44-jährige Patientin. Nach zwei Geburten zunehmende Verstärkung vorbestehender Krampfadern, kein Anhalt für vorausgegangene tiefe Thrombose.
Befund: im Verlauf der V. saphena magna links und ihrer Nebenäste daumendicke geschlängelte Varizen sowie Venektasien in zum Teil besenreiserartiger (Knie), zum Teil kranzförmiger Anordnung als Corona phlebectatica (Fußinnenseite). In medialer Knöchelregion zarte Braunfärbung (Hämosiderose). Entsprechende Veränderungen bestehen am anderen Bein. – Subjektiv: Schweregefühl in beiden Beinen. Nebenbefund: Hallux valgus mit Bursitis.
Anmerkung: Die chronische venöse Insuffizienz entwickelt sich hier durch Dekompensation einer primären Varikose mit epifaszialer Veneninsuffizienz.

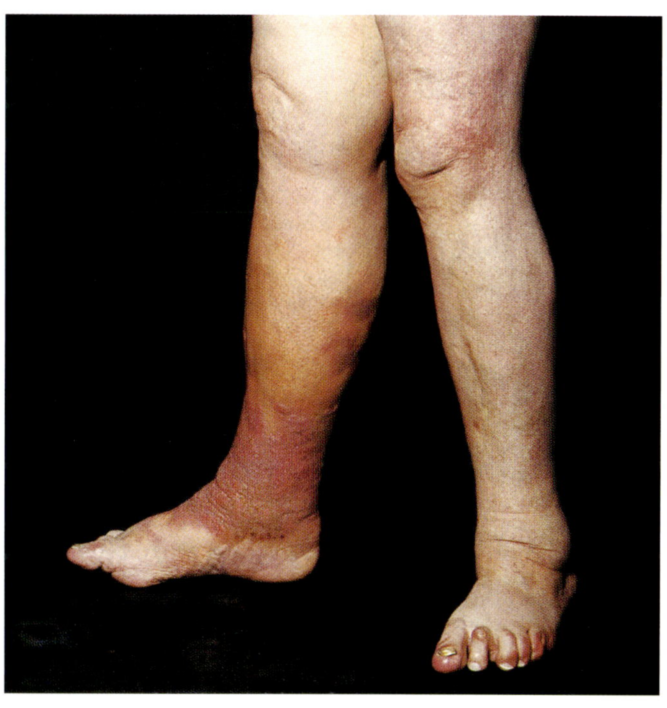

Abb. 14.20 Chronische venöse Insuffizienz.
Anamnese: 57-jährige Patientin. Vor zwölf Jahren tiefe Beinvenenthrombose rechts. Seit ca. 3 Jahren zunehmende Hautveränderungen und Beschwerden
Befund: ödematöse Schwellung des gesamten rechten Beines. Am Unterschenkel mit Übergang auf den Fuß teils herdförmige, teils flächenförmige Rötung und Schuppung der Haut mit unregelmäßig-höckriger Hautoberfläche. Weiterhin eine diffuse Braunverfärbung, einzelne Varizen und Venektasien. – Nebenbefund: am linken Fuß Hammerzehstellung, Klavus an D2.
Anmerkung: Im Rahmen eines „postthrombotischen Syndroms" hat sich eine chronische venöse Insuffizienz mit sekundärer Varikosis, Ödemen, Hämosiderose, Stauungsinduration und Stauungsdermatose entwickelt.

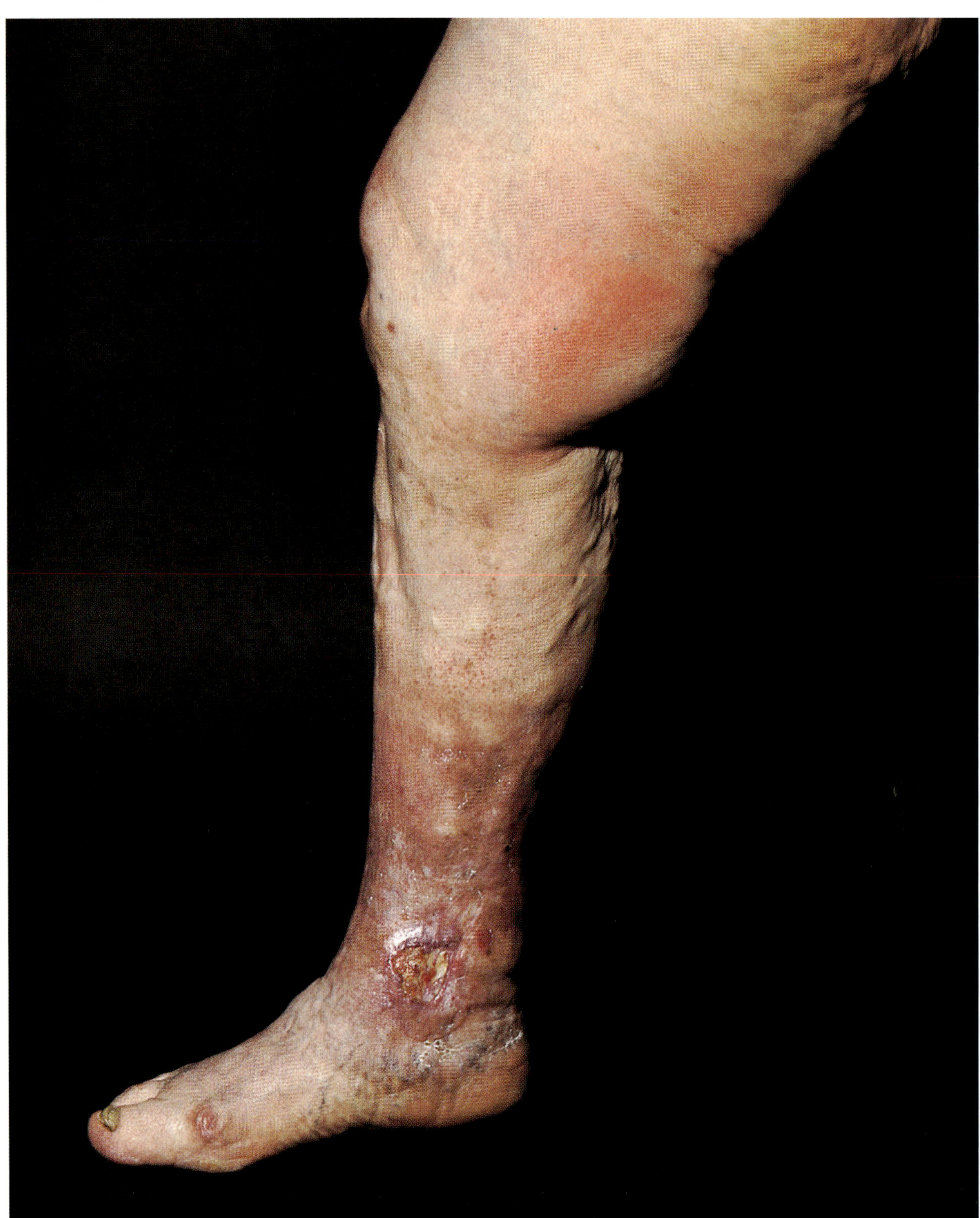

Abb. 14.21 Chronische venöse Insuffizienz: Vollbild mit akuter oberflächlicher Thrombophlebitis.

Anamnese: 59-jährige Patientin. Schon als junge Frau Krampfadern, Zunahme während zwei Schwangerschaften. Seit einem Jahr „offenes Bein", seit wenigen Tagen schmerzhafte Rötung und Verhärtung am Oberschenkel.

Befund: an der Innenseite des rechten Knies unscharf begrenztes, intensives Erythem mit Überwärmung sowie unter der Haut liegendem druckschmerzhaftem Strang im Verlauf der V. saphena magna. Im Übrigen finden sich die bereits beschriebenen Symptome einer chronischen venösen Insuffizienz: Varikose, Corona phlebectatica, Venektasien, Purpura, Hämosiderose, Stauungsdermatose mit allergischem Kontaktekzem (Neomycin-Allergie). Dermatoliposklerose mit Einschnürung der Knöchelregion, Atrophie blanche und Ulcus cruris. – Phlebologische Diagnostik: V.-saphena-magna-Insuffizienz Grad IV, Insuffizienz der Cockett-Perforansvenen I und II sowie der tiefen Unterschenkelvenen. Nebenbefund: Nagelmykose, Hallux valgus.

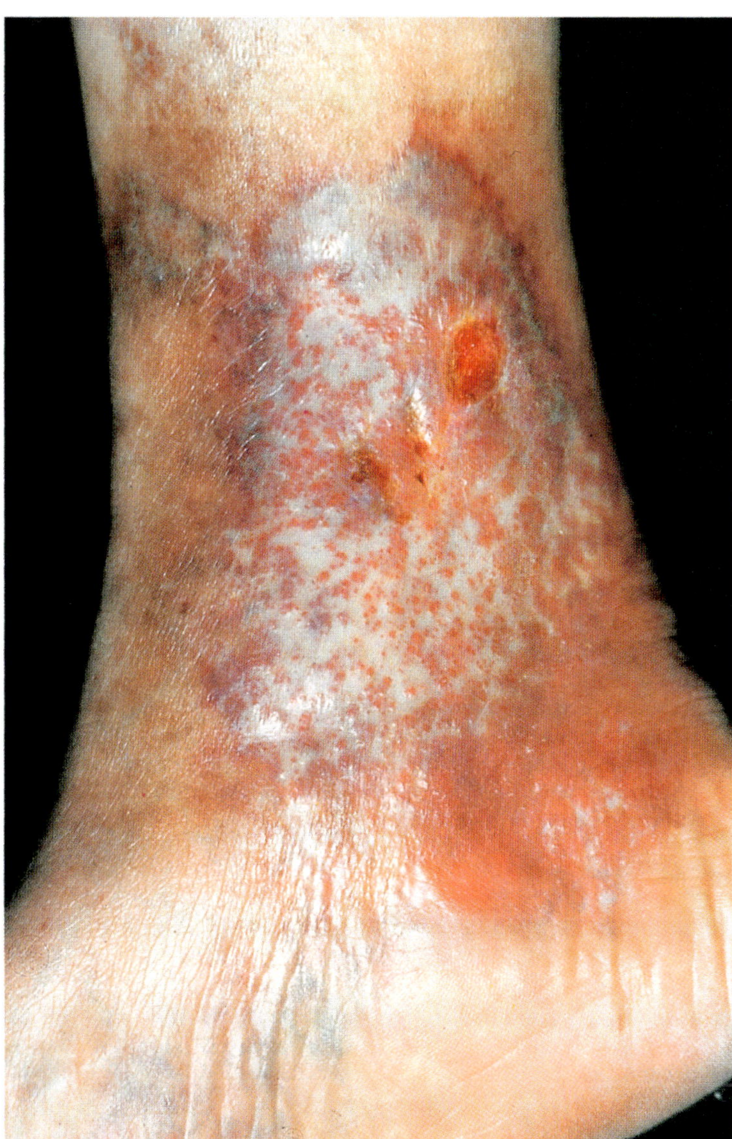

Abb. 14.22 Chronische venöse Insuffizienz mit ulzerierter Atrophie blanche.
Anamnese: 52-jähriger Patient. Seit Jahren Krampfaderbildung am Unterschenkel. Seit einigen Wochen sehr schmerzhaftes Geschwür im Bereich allmählich entstandener weißer Flecken.
Befund: über dem rechten Innenknöchel plaqueartiger Herd mit bräunlichem Rand (Hämosiderose). Der obere, größere Teil des Herdes besteht aus drei Komponenten: weißlich-atrophische Bezirke, rötliche Punkte sowie ein tieferes und ein oberflächliches Ulkus. Der untere Teil des Herdes zeigt Entzündung und einzelne weißliche Bezirke. An der Fußinnenseite Corona phlebectatica. – Phlebologische Diagnostik: V. saphena-magna-Insuffizienz Grad IV, Insuffizienz von Perforansvenen (Cockett-Venen).
Anmerkung: Die Atrophie blanche ist Symptom der durch venöse Stauung und Hypertonie induzierten Schädigung der Endstrombahn (Mikroangiopathie) mit Kapillarektasien (rote Punkte) und Kapillaruntergang (weiße Bezirke).

bakterielle Besiedlung bzw. Infektion, therapieinduziertes allergisches Kontaktekzem durch Anwendung zahlreicher Beinsalben, irritative Kontaktdermatitis durch Sekrete und Bakterien.

- **Atrophie blanche:** bizarre weißlich-atrophische Hautherde durch herdförmige Degeneration der Endstrombahn. Einzeln stehende Gefäßektasien, dazwischen avaskulär-atrophische Bereiche. Lokalisation meist Knöchelregion. Komplikation: Ulzeration (Abb. 14.22).
- **Subjektive Beschwerden:** Schmerzen, zum Teil krampfartig.

- **Venöses Ulcus cruris** (Grad III):
  Endstadium der chronischen venösen Insuffizienz. Besonders ausgedehnte und therapieresistente Ulzera entwickeln sich auf dem Boden einer Dermatoliposklerose. Problematisch ist auch die Mischform zwischen venösem und arteriellem Ulkus („gemischtes Ulkus").

  Subjektiv: Fortbestehen der Beschwerden, starke Schmerzen bei ulzerierter Atrophie blanche.

Verlauf Die chronische venöse Insuffizienz verläuft unbehandelt grundsätzlich chronisch-progredient mit zunehmender Entwicklung irreversibler Gefäß- und Gewebsschäden.

Komplikation **Arthrogenes Stauungssyndrom:** durch Dermatoliposklerose im Knöchelbereich allmählich kontrakte Spitzfußstellung, Ausfall der Wadenmuskelpumpe mit weiter verschlechterter Hämodynamik.

Diagnostik

- **Anamnese:** familiäre Belastung, subjektive Beschwerden, frühere Varikophlebitiden oder Phlebothrombosen.

- **Klinischer Befund:** Inspektion und Palpation.
- **Apparativ-angiologische Diagnostik:** Doppler-Ultraschalluntersuchung, Funktionsdiagnostik (Photoplethysmographie, Lichtreflexionsrheographie), Farbduplex-Sonographie, bei unklarem Befund auch Phlebographie.

Nicht selten findet sich bei älteren Menschen eine **kombinierte vaskuläre Insuffizienz** mit chronischer venöser Insuffizienz und arterieller Verschlusskrankheit. Wegen notwendiger Modifizierung des Therapiekonzepts deshalb stets Erhebung des **arteriellen Status** erforderlich.

Differentialdiagnose: Bei chronischer Veneninsuffizienz junger Menschen muss an ein Klippel-Trénaunay-Syndrom oder Klinefelter-Syndrom (männliche Jugendliche) gedacht werden.

Ätiopathogenese Dekompensierte primäre Varikose und postthrombotisches Syndrom führen durch mangelnden Abfluss des venösen Blutes zur venösen Stauung. Durch Übergreifen auf den Endstrombahnbereich Schädigung der Mikrozirkulation und Entstehung einer venösen Mikroangiopathie. Folgen sind Permeabilitätsstörung mit Ödem und Hämosiderose, Entzündung mit Gewebsschädigung und Fibrose/Sklerose, letztlich Kapillaruntergang und -rarefizierung. Die aus Fibrose und Kapillarrarefizierung resultierende Ischämie führt zu trophischen Gewebsschäden einschließlich der Ulkusbildung. Ein zusätzliches Lymphödem kann sich entwickeln, weil das Lymphgefäßsystem die venöse Stauung nur bis zu einem gewissen Grad kompensieren kann und dann selbst dekompensiert.

Therapie Hier können nur Grundzüge der Therapie angeführt werden. Grundsätzlich sollte eine Frühtherapie der CVI angestrebt werden, um irreversible Folgeschäden zu vermeiden bzw. zu verzögern. Weiterhin erfordert die Therapie der CVI zuvor eine genaue Diagnostik mit Abklärung der gestörten venösen und evtl. auch arteriellen Hämodynamik.

Therapeutische Möglichkeiten sind:

- **Kompressionstherapie** (Kompressionsverbände, Kompressionsstrümpfe): komplexe positive Wirkung auf Stauung, Entzündung, venöse Hypervolämie und Hypertonie.
- **Verödungstherapie** (Sklerosierung): lokale Thrombosierung und Fibrosierung kleinkalibriger epifaszialer Varizen, nicht bei Sekundär- bzw. Kollateralvarizen! Auch endoluminale Verfahren.
- **Operative Therapie:** Vorabklärung einer möglichen Funktionsverbesserung. Günstige Anästhesieform: Tumeszenzlokalanästhesie:
  - Venenoperationen: Krossektomie, Venenstripping/-exhairese, Phlebektomie, Unterbindung von Perforansvenen.
  - Fibrosektomie bei Dermatoliposklerose.
  - Paratibiale Fasziotomie bzw. Fasziektomie.
  - Ulkusdeckung (Spalthaut).
- **Medikamentöse Therapie** (adjuvant): antiödematös (schwache Diuretika, ödemprotektive Venenmittel), venentonisierend (z.B. bestimmte Phytopharmaka), antiphlogistisch, hämorheologisch.
- **Physikalische Therapie:** Gelenkmobilisierung, Lymphdrainage, Bewegungstherapie, Gefäßsport.
- **Lokale Hautbehandlung** des Stauungsekzems mit Basissalben, bei Bedarf antimikrobiell-antiphlogistische Salben, auch Lokalkortikoide. Sensibilisierungsrisiko beachten! Ulkusbehandlung: s.u.

14.5.4 Das Ulcus cruris und seine Differentialdiagnose

Ulcus cruris ist ein rein klinischer Begriff, der eine genaue differentialdiagnostische Abklärung erfordert. Hauptkategorien von Beinulzera sind:

- Venöse Ulzera (ca. 90%)
- Arterielle Ulzera (ca. 5%)
- Sonstige Ulzera (ca. 5%).

Das venöse Ulcus cruris (Abb. **14.21–14.23**)

Das venöse Ulcus cruris ist nicht einheitlich in seiner Entstehungsweise. Entwicklung bei chronischer Veneninsuffizienz, aber auch bei dekompensierter Stammzellvarikose.

Krankheitsbild Folgende Arten von Ulzera können unterschieden werden:

- **Exogen-lokal induzierte Ulzera** (auf dem Boden einer CVI): z.B. durch Thrombophlebitis, Verletzung, lokale Infektion, Kontaktallergie. Lokalisation: Unterschenkel, je nach Einwirkungsort. Auftreten bereits bei Grad II möglich, gute Heilungstendenz.
- **Innenknöchelulkus:** z.B. durch dekompensierte primäre Varikose (Insuffizienz der V. saphena magna plus Insuffizienz der Cockett-Perforansvenen), postthrombotisches Syndrom (Oberschenkel-/Beckenvenenthrombose), Insuffizienz einzelner Cockett-Perforansvenen (längsovales Blow-out-Ulkus).
- **Außenknöchelulkus:** z.B. durch Insuffizienz der V. saphena parva und Perforansvenen.
- **Sonderformen:**
  - **Ulzerierte Atrophie blanche:** meist Innenknöchel, bizarre, sehr schmerzhafte, kleine Ulzera.
  - **Gamaschenulkus:** bei fortgeschrittener Dermatoliposklerose.

Das venöse Ulcus cruris ist grundsätzlich feucht durch venös-lymphatische Stauung. Der Ulkusgrund schmierig-gelblich belegt, nicht hämorrhagisch. Die Haut der Ulkusumgebung ist geprägt von der jeweiligen Symptomatik der CVI.

Lokalisation: untere Unterschenkelhälfte, meist im Knöchelbereich, stets epifaszial, keine freiliegenden Sehnen.

Subjektiv: relativ geringe Schmerzhaftigkeit, Ausnahme ulzerierte Atrophie blanche.

Komplikationen: Infektion, Ulkusblutung, dystrophische Kalzinose, maligne Entartung.

Von prognostischer sowie therapeutischer Bedeutung ist, ob das venöse Ulcus cruris sich im Rahmen einer epi-, trans- oder subfaszialen CVI entwickelt. Bei subfaszialer CVI und insbesondere bei gemischtem Ulkus (venös/arteriell) eingeschränkte Therapiemöglichkeiten.

Diagnostik Klinisch-diagnostischer Nachweis der chronischen venösen Insuffizienz, Bestimmung der jeweiligen Form und des Schweregrads. Diagnostische Abklärung

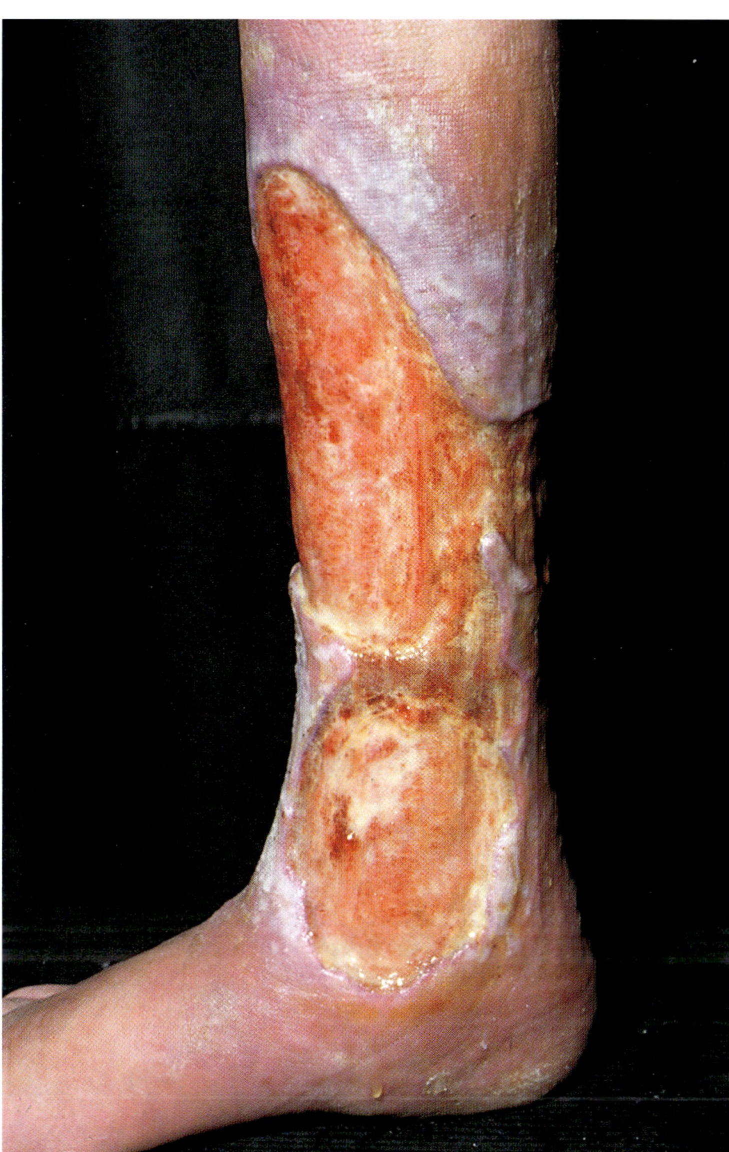

Abb. 14.23 Chronische venöse Insuffizienz mit Gamaschenulkus.
Anamnese: 73-jährige Patientin. Vor ca. acht Jahren tiefe Beinvenenthrombose. Allmähliche Verhärtung der Unterschenkelhaut, seit einem Jahr „offenes Bein".
Befund: vom Innenknöchel bis zur halben Höhe des Unterschenkels reichende, bizarr begrenzte, die Zirkumferenz des Unterschenkels umfassende Ulzeration. Ulkusgrund mit feingranulierender, feucht-tropfender Wundfläche. Ulkusrand und Ulkusgrund palpatorisch derb-sklerotisch.
Anmerkung: Das großflächige venöse Ulkus („Gamaschenulkus") hat sich auf dem Boden einer ausgedehnten Dermatoliposklerose entwickelt. Durch Spalthauttransplantation nach Ulkusreinigung und Fibrosektomie konnte eine vollständige Abheilung erzielt und durch konsequente Nachbehandlung stabilisiert werden.

eventueller Risikofaktoren wie z. B. Gerinnungsstörungen mit Thromboseneigung: Thrombophilie-Screening.

Therapie

- **Lokale Wund-/Ulkusbehandlung:** Grundsätze der Ulkustherapie sind Feuchtbehandlung, Vermeidung aktueller/potenzieller Allergene, stadienbezogene Behandlung entsprechend dem Zustand des jeweiligen Ulkus (unabhängig von Genese).
  - **Débridement:** Entfernung von Nekrosen, Belägen und Krusten. Mechanische, enzymatische oder „biochirurgische" (Madentherapie) Wundreinigung.
  - **Antiinfektiöse Behandlung** bei Ulkusinfektion: antiseptische Umschläge (z. B. $AgNO_3$), antimikrobielle Externa. Problemkeim: MRSA (methizillinresistenter Staphylococcus aureus).
  - **Granulations- und Epithelisierungsförderung:** nach Beendigung von Débridement und antimikrobieller Therapie. Feuchtbehandlung mit „interaktiven Wundverbänden" wie z. B. Hydrogelen, -kolloiden und -polymeren sowie Alginaten. Alternativ auch Vakuumversiegelungstechnik. Wirkung von Wachstumsfaktoren nicht gesichert.
    Interaktive Wundverbände können auch bereits zur Wundreinigung (Autodébridement) und bei infizierten Ulzera (kohle- bzw. silberhaltige Auflagen) verwendet werden.
  - **Operative Behandlung:** Ulkusdeckung durch Hauttransplantat bei gut konditioniertem Ulkusgrund.

Historischer Exkurs

Aus humoralpathologischer Sicht wurde das venöse Ulcus cruris als Selbstreinigungsprozess des Körpers (Ausscheidung schlechter Säfte) aufgefasst. Es musste also offen gehalten werden. Ein historisches Beispiel ist Luther, der u. a. an einer chronischen venösen Insuffizienz litt: „Sorge aber bitte dafür, dass mir wenigstens … ein Bote entgegenkommt, der mir ein Ätzmittel bringt, von dem mein Bein offen gehalten wird. Denn die Wunde ist fast ganz verheilt, die in Wittenberg aufgegangen ist, wie gefährlich das ist, weißt du ja!“ (Brief Luthers an Melanchthon vom 14. 2. 1546). Auch heute trifft man bei Patienten gelegentlich noch auf ähnliche Ansichten: „Nachdem mein Beingeschwür abgeheilt war, habe ich einen Herzinfarkt bekommen.“

- **Therapie der Grunderkrankung:** Entscheidend ist die Behandlung der zugrunde liegenden hämodynamischen Störung bzw. von deren Folgeschäden im Rahmen der CVI: Kompression als Basisbehandlung zur Beseitigung von epifaszialer venöser Stauung und Ödem; Normalisierung/Besserung der pathologischen Hämodynamik durch venenoperative Eingriffe, Verödung und weitere Maßnahmen (s. Therapie der chronischen venösen Insuffizienz).
- **Präventive Maßnahmen:** Behandlung einer hämodynamisch pathologischen Varikose bzw. einer chronischen Veneninsuffizienz im Frühstadium. Nachsorge sinnvoll, frühzeitige Erfassung von Rezidivvarikose und Rezidivulzera.

! Merke Bei venösen Ulzera mit ungewöhnlicher Therapieresistenz bzw. Progression ist an zweierlei zu denken: 1. Ulkuskarzinom (Probeexzision) und 2. Plattenartige kutan-subkutane Kalkablagerungen (Nachweis im Röntgenbild, möglichst operative Beseitigung).

Das nicht-venöse Ulcus cruris

Am Unterschenkel können sich auch Ulzera anderer Genese entwickeln, die differentialdiagnostisch abzugrenzen sind.

- **Arterielle Ulzera** (ca. 5%).
  Meist bei **arterieller Verschlusskrankheit** (Abb. **14.14**). Ulzera grundsätzlich trocken, Ulkusgrund zum Teil schwarz-nekrotisch. Haut des Ulkusrandes geprägt von den Hautsymptomen der arteriellen Verschlusskrankheit.
  Lokalisation: meist akral oder an speziellen Druck-/Verletzungsstellen. Subfasziale Tiefenausdehnung möglich (freiliegende Sehnen). Subjektiv: meist stark schmerzhaft (Hypoxieschmerz).
  Spezielle Formen arterieller Ulzera:
  - **Vaskulitische Ulzera** finden sich bei Vasculitis allergica, chronischer Polyarthritis, Kollagenosen und chronischen Darmerkrankungen (Pyoderma gangraenosum, Abb. **7.136**).
  - **Emboliebedingte Ulzera** können durch sog. Cholesterinembolien bei fortgeschrittener Atherosklerose auftreten.
- **Nicht-vaskuläre Ulzera** (5%).
  - Sog. **neuropathische Ulzera:** bei z.B. Polyneuropathien verschiedener Genese (Abb. **16.5**).
  - **Infektiöse Ulzera:** Leishmaniosis cutis, Tropengeschwür (Abb. **7.40**), ulzerierte Syphilide (Abb. **19.20**) etc.
  - Ulzerierte **maligne Tumoren:** Bei therapieresistenten Ulzera ist stets ein ulzerierter maligner Tumor auszuschließen (Probebiopsie am Rand). Beispiele: ulzeriertes Plattenepithelkarzinom (auch auf dem Boden eines venösen Ulcus cruris), ulzeriertes Basalzellkarzinom, Sarkom oder malignes Lymphom. Verdachtszeichen: wallartig infiltrierter Rand, Therapieresistenz (Abb. **7.174**).
  - Ulzera bei **hämatologischen Erkrankungen** (selten): bestimmte Anämieformen, u.a. Sichelzellanämie, Kugelzellanämie, Thalassämie.

14.6 Neubildungen

Die Zahl vaskulärer Neubildungen ist groß. Aber nur einige kommen häufiger vor. Bei manchen Neubildungen ist noch nicht klar, ob es sich um reaktive Hyperplasien oder echte Neubildungen handelt.

14.6.1 Gutartige Neubildungen

Eruptives Angiom (Abb. 14.24)

Synonym: Granuloma pyogenicum, pediculatum

Krankheitsbild: solitärer, kleiner, pilzförmig-papulöser roter Herd, an der Basis kragenartig von Epidermis umschlossen. Leichte Blutungstendenz. Plötzlich auftretend, häufig nach Verletzung oder in infizierten Wunden. Lokalisation meist akral.
Differentialdiagnose: amelanotisches malignes Melanom, Plattenepithelkarzinom, Granulationsgewebe.
Therapie: Exzision, Laser. Bei subtotaler Abtragung schnelles Rezidiv.

Senile Angiome (Abb. 7.53)

Häufige, gutartige kapilläre Neubildungen des höheren Erwachsenenalters.
Krankheitsbild: kleine bis linsengroße, kuppelförmige rote Herde. Meist multipel am Rumpf, auch als bläuliches Lippenangiom. Keine Therapie erforderlich.

Angiokeratome

Außer angeborenen Angiokeratomen (Angiokeratoma corporis diffusum, Angiokeratoma Mibelli, nävoide Angiokeratome) können bei alten Menschen erworbene, gutartige, multiple Angiokeratome im Genitalbereich (Skrotum, Vulva) auftreten.
Krankheitsbild: bis linsengroße, bläulich-rote, unterschiedlich keratotische Herde.

Glomustumoren (Abb. 9.16)

Gutartige myovaskuläre Neubildungen der Haut, ausgehend von arteriovenösen Anastomosen (Glomera cutanea).
Krankheitsbild:

- **Solitäre Form:** bis erbsengroßes blau-rotes Knötchen, meist an Finger- und Zehenendgliedern häufig subungual. Typische Schmerzattacken, ausgelöst durch physikalische Reize wie Druck, Kälte oder auch evtl. spontan. Therapie: Exzision.

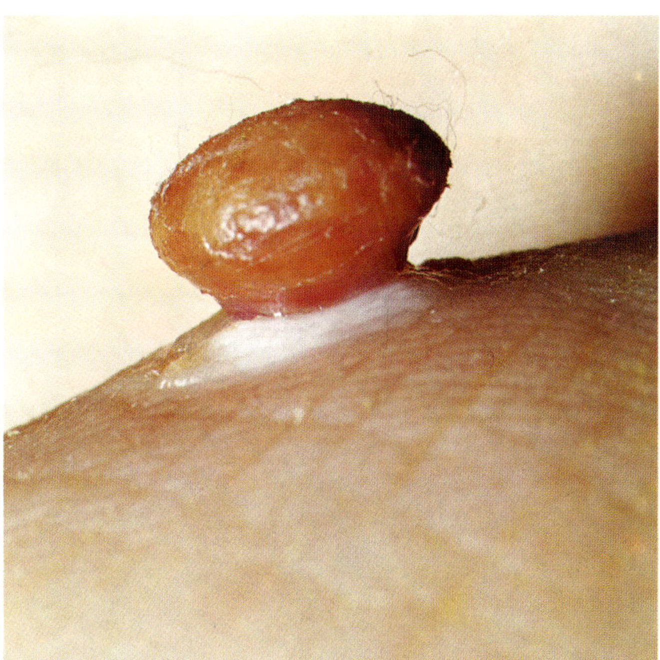

Abb. 14.24 Eruptives Angiom („Granuloma pyogenicum").
Anamnese: nach einer Bagatellverletzung an der Hand plötzlich aufgetreten.
Befund: pilzförmige, oberflächlich erodierte und bei Berührung leicht blutende Papel von ca. 1 cm Durchmesser, deren Fuß kragenartig von teils weißlich mazeriertem, teils blasig verändertem Epithel umhüllt wird.
Differentialdiagnose: Die wichtigste Differentialdiagnose ist ein „amelanotisches" noduläres Melanom (Abb. **8.19**). Dieses enthält jedoch in der Regel noch pigmentierte Restbezirke mit melaninbildenden Tumorzellen.

- **Multiple Form** (selten): Befall von Haut, Schleimhäuten, auch inneren Organen. Nicht schmerzhaft, auch familiäres Vorkommen.

14.6.2 Bösartige Neubildungen

Kaposi-Sarkom (Abb. 14.25, 19.29)

Synonym: Sarcoma idiopathicum multiplex haemorrhagicum

Von Blutgefäßen ausgehende Neubildung mit multizentrischem Beginn an der Haut, langsamer Ausbreitung und möglichem Befall innerer Organe. Der Nachweis von Herpes-Virus Typ 8 spricht für eine virusinduzierte maligne verlaufende Hyperplasie oder einen echten malignen Tumor.
Es werden **vier Typen** unterschieden: klassischer Typ, endemisch-afrikanischer Typ, endemisch-HIV-assoziierter Typ, iatrogener Typ.

Krankheitsbild

- **Klassischer Typ:** Auftreten bei Menschen des Mittelmeerraums und bestimmten ethnischen Gruppen (z. B. osteuropäische Juden) im höheren Lebensalter.
  - **Klinisches Bild:** Beginn meist an Füßen oder Unterschenkeln, seltener an der oberen Extremität. Auftreten **blau-roter Herde** mit allmählichem Flächenwachstum und Dickenwachstum (plaqueartig-infiltrativ, papulös-knotig, tumorös-ulzerös). Zusätzliche **Hämorrhagien** im Herdbereich sowie **Lymphödem**.
  - **Verlauf:** meist allmähliche Progression. Auftreten neuer Hautherde mit proximaler Ausbreitungstendenz auf Stamm und Gesicht. Befall hautnaher Schleimhäute und innerer Organe.
- **Endemisch-afrikanischerTyp:** bei Kindern und jungen Männern. Unterschiedliche Arten von Hautherden (knotig, tumorös, infiltrativ) und/oder Lymphknotenbefall.
- **Endemisch-HIV-assoziierter Typ:** disseminierte Herde, Lokalisation Kopf, Genitalregion und Rumpf (Abb. 19.29).
- **Iatrogener Typ:** bei immunsupprimierten Patienten, z. B. nach Transplantation. Mit Ende der Immunsuppression auch Rückbildung möglich.

Diagnostik Anamnese, klinisches Bild, histologische Diagnostik, Virusnachweis.
Differentialdiagnose: bazilläre Angiomatose (Abb. **19.27**), weiterhin Kaposi-ähnliches Bild („Pseudo-Kaposi") bei chronischer venöser Insuffizienz mit stauungsindurierten Herden und Hämorrhagien, sog. Acroangiodermatitis Mali.

Therapie Keine kurative Therapie bekannt, nur palliative Maßnahmen.

- Bei Einzelherden: Exzision, Kryotherapie, Laserbehandlung.
- Intraläsionale Therapie: mit Zytostatika (Vinblastin, Bleomycin), Interferon-α.
- In fortgeschrittenen Stadien: Strahlentherapie, systemisch Zytostatika (u. a. Vincristin/Vinblastin), Interferon-α.

Angiosarkom der Kopfhaut (Abb. 14.26)

Seltenes, schnell wachsendes, Blutgefäßsarkom der Haut. Meist am Kopf (Gesicht, Kapillitium) bei älteren Frauen.
Krankheitsbild: zunächst hämatomähnliche blau-livide Flecke, dann Infiltration und tumoröses Wachstum, Metastasierung und tödlicher Ausgang.
Therapie: möglichst Frühtherapie mit radikaler Exzision unter histologischer Randkontrolle. Strahlen- und Chemotherapie sind wenig effektiv. Schlechte Prognose.

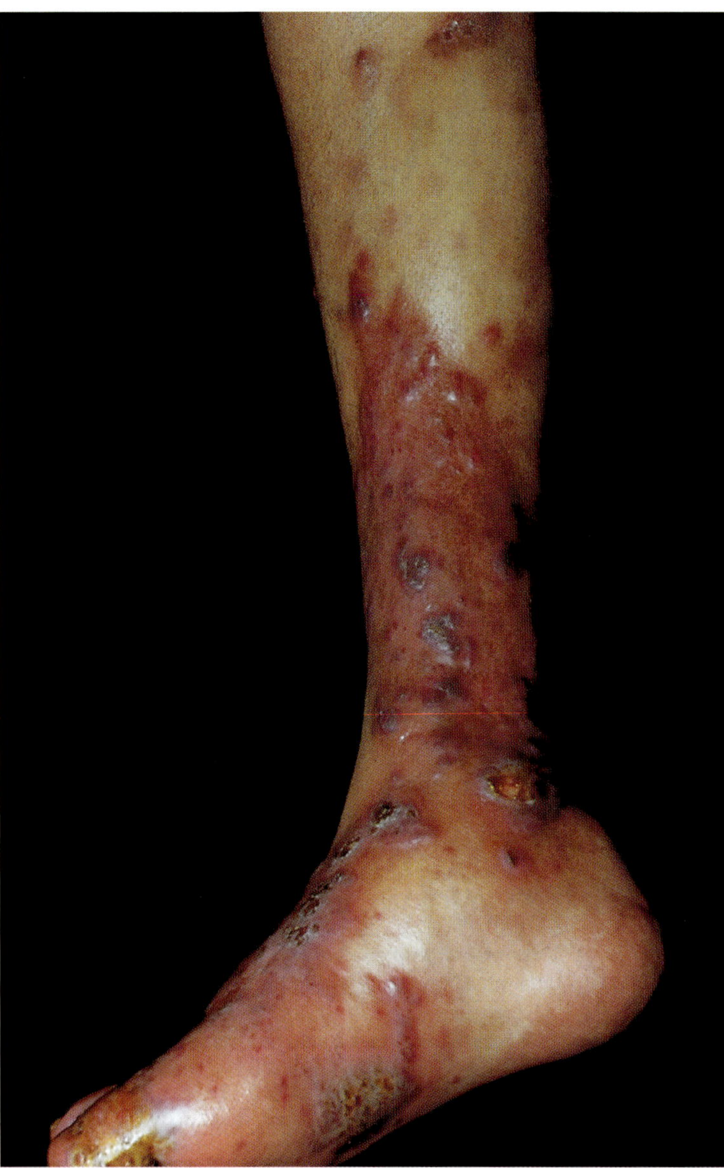

Abb. 14.25 Kaposi-Sarkom.
Anamnese: 77-jähriger Patient. Vor ca. acht Jahren spontaner Beginn am rechten Fuß, allmähliche Ausbreitung.
Befund: an rechter Fußsohle, rechtem Fußrücken und distalem Unterschenkel scharf begrenzte, braun-livide Verfärbung mit regellos eingestreuten, zahlreichen lividen Knoten, zum Teil mit Ulzeration. Vermehrter Glanz als Zeichen des begleitenden Ödems. – Weitere Befunde: HIV-Serologie negativ, Zeichen eines Knochenbefalls im Skelettszintigramm.

Andere Formen von Angiosarkomen der Haut

- **Lymphödem-assoziiertes Angiosarkom:** Entstehung in chronischen Lymphödemen, vorwiegend nach Brustoperation und Bestrahlung (Stewart-Treves-Syndrom).
- **Strahlentherapie-induziertes Angiosarkom:** Jahre nach Strahlentherapie, z.B. bei Mamma-, Ovarial- und Zervixkarzinom.

Zusammenfassung

Das Blutgefäßsystem der Haut liegt epi-(extra)faszial zwischen Körperfaszie und Epidermis und bildet hier entsprechend den Hautschichten horizontale Gefäßnetze (Plexus).
Arterielles System: Der Zufluss in das arterielle System der Haut erfolgt über Äste subfaszialer Arterien. Antriebskraft des arteriellen Blutflusses ist das Herz als zentrale Pumpe.
Venensystem: Der Abfluss des venösen Blutes erfolgt sowohl über epifasziale Venenstämme (V. saphena magna und parva) als auch über die subfaszialen, tiefen Beinvenen. Beide Abflusssysteme werden durch Vv. perforantes verbunden. Hauptantriebskraft des venösen Rückstroms sind periphere Muskel-Gelenk-Pumpen.
Endstrombahn: Sie liegt als eigentlicher Funktionsbereich mit Arteriolen, Kapillaren, Venolen und arteriovenösen Shunts zwischen den großen Röhrensystemen der Arterien und Venen.
Erkrankungen der arteriellen Gefäße (arterielle Makroangiopathie) entstehen hauptsächlich durch Gefäßstenosen

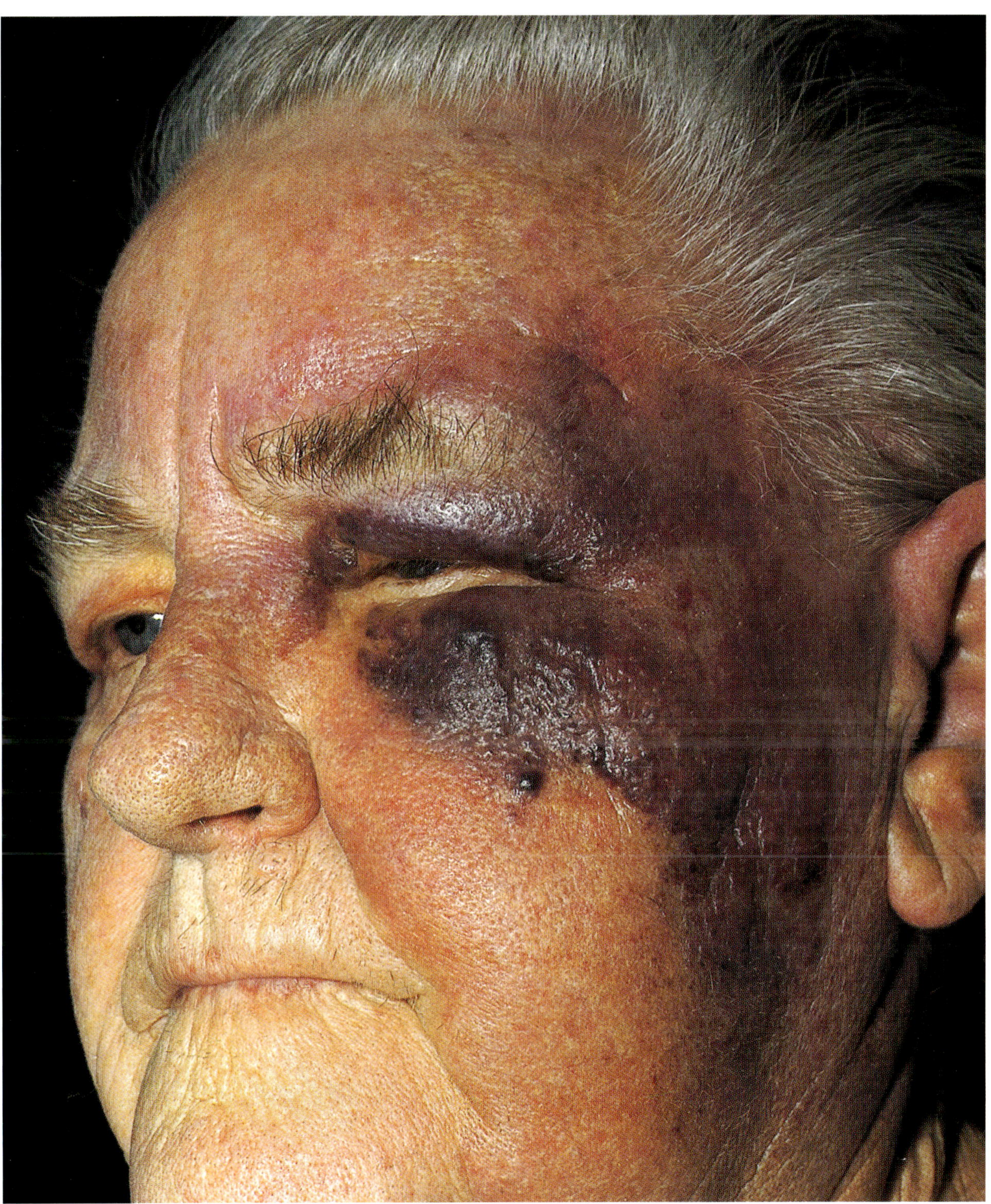

Abb. 14.26 Angiosarkom der Kopfhaut.
Anamnese: 69-jährige Patientin. Beginn der Erkrankung vor einigen Monaten mit einem blauroten Herd am Unterlid. Zunächst als Bluterguss aufgefasst, auch vom behandelnden Arzt. Dann aber zunehmende Ausbreitung und Verdickung.
Befund: an der linken Gesichtshälfte (Augenlider, Wange, Schläfenbereich) handflächengroße, teils rötliche, teils blauschwarze, polsterartige Schwellung der Haut mit einzelnen derben Knoten. An der Stirn rote, fleckförmige und flachpapulöse Herde.
Verlauf: in den folgenden vier Monaten Übergreifen des inoperablen und auch durch Strahlenbehandlung nicht vollständig erfassbaren Sarkoms auf das gesamte Gesicht, das Auge, den behaarten Kopf und den Hals. Unstillbare Blutungen und tödlicher Ausgang.

und -verschlüsse sowie durch Entzündungen (Folge: Gewebsischämie). Ein Versagen der zentralen Pumpe (Herz) trifft zunächst andere, sensiblere Gewebs- und Organbereiche.

Erkrankungen der venösen Gefäße (venöse Makroangiopathie) entstehen durch Verschlüsse, Stenosen oder Entzündungen, durch Richtungsstörungen des venösen Blutflusses (Klappeninsuffizienzen) und durch Störungen der Muskel-Gelenk-Pumpen (Folge: venöse Blutstauung).

Erkrankungen der Mikrozirkulation (Mikroangiopathien) entstehen direkt oder durch arterielle bzw. venöse Makroangiopathien.

Erkrankungen des Blutgefäßsystems können grundsätzlich nicht nur durch Erkrankungen der Gefäße selbst, sondern auch durch eine pathologische Zusammensetzung des Bluts erfolgen.

Die **klinische Symptomatik** wird bestimmt von folgenden Symptomen: Farb- und Temperaturänderungen der Haut, Gefäßerweiterungen (z. B. Varizen) und -verhärtungen (z. B. Thrombophlebitis), Ödem, Hämorrhagien, trophische Störungen und Gewebsdefekte (Ulzera), Wachstumsstörungen (Gefäßanomalien, Tumoren).

Subjektive Beschwerden sind Schweregefühl und Schmerzen, z. B. ischämischer Schmerz.

Diagnostik: Anamnese, klinischer Befund. Apparative arterielle und venöse Diagnostik, u. a. Ultraschall-Doppler, Farbduplex-Sonographie, Angio- und Phlebographie.

Therapie: bei angeborenen Anomalien und Wachstumsstörungen operative bzw. ablative (Laser-)Verfahren. Bei den häufigen peripheren (arteriellen und venösen) Durchblutungsstörungen primär Wiederherstellung eines normalen Blutflusses (z. B. arterielle Revaskularisierung, Venenoperationen) und symptomatische Behandlung der Folgeerscheinungen. Physikalische Maßnahmen und Prävention haben eine große Bedeutung.

Erbkrankheiten und Fehlbildungen

Angeborene Gefäßanomalien (erblich und nicht-erblich) werden unterteilt in Malformationen und Wachstumsstörungen.

- **Malformationen** sind Teleangiektasien und Teleangiektasie-Syndrome, Naevus flammeus und Naevus-flammeus-Syndrome sowie Angiokeratome.
- **Wachstumsstörungen** sind die Säuglingshämangiome.

Erworbene Erkrankungen

Erworbene Erkrankungen der Endstrombahn sind **funktionelle Durchblutungsstörungen** wie Akrozyanose, Pernionen und Raynaud-Phänomen (primär, sekundär), **Livedoerkrankungen** sowie **Purpuraerkrankungen** wie Purpura pigmentosa und hämorrhagische Diathesen. **Entzündliche Erkrankungen** der Arterien sind kutane Vaskulitiden (z. B. Vasculitis allergica) und Systemvaskulitiden (z. B. Panarteriitis nodosa).

Arterielle Verschlusskrankheiten können akut (akuter arterieller Verschluss) oder chronisch entstehen und zu Hautschädigungen führen. Beispiele für chronisch-obliterierende Erkrankungen sind die Thrombangiitis obliterans (Raucher) und die chronische periphere arterielle Verschlusskrankheit (Stadieneinteilung I–IV nach Fontaine). Eine spezielle Form ist die diabetische Makro- und Mikroangiopathie.

Erkrankungen der Venen sind die verschiedenen Formen von **Varikose** (primär, sekundär), der **akute Venenverschluss** (Phlebothrombose) und die **chronische venöse Insuffizienz** mit verschiedenen Entwicklungsmöglichkeiten und Schweregraden bis hin zum venösen Ulcus cruris (sorgfältige Differentialdiagnose notwendig!).

Neubildungen

Gutartige Neubildungen sind eruptive Angiome, senile Angiome, Angiokeratome und Glomustumoren (schmerzhaft), **bösartige** Neubildungen das Kaposi-Sarkom (verschiedene Formen) und das seltene, aber aggressive Angiosarkom.

030 zusätzliche Abbildungen
031 IMPP-Fragen

15 Erkrankungen des Lymphgefäßsystems der Haut

15.1 Grundlagen

Anatomie und Physiologie

Das **Lymphgefäßsystem der Haut** ist ähnlich aufgebaut wie das venöse System, hat jedoch im Bereich der Endstrombahn keinen direkten Anschluss an das Blutgefäßsystem. Zudem ist seine Kapazität viel geringer.
Aufbau (Abb. 15.1): Das Lymphgefäßsystem der Haut beginnt mit einem subepidermalen, dreidimensionalen Netzwerk fenestrierter bzw. porenhaltiger, klappenloser, initialer **Lymphkapillaren** im Stratum papillare/Stratum reticulare (Rete superficiale). Die ableitenden klappenhaltigen Präkollektoren bilden im Bereich von Stratum reticulare/Subkutis eine dreidimensionale, **netzartige Verdichtungszone** (Rete profundum), welche in größere epifasziale Sammelbahnen, klappen- und muskelhaltige Kollektoren, einmündet. Beispiel: vorderes und hinteres Längsbündel entlang Vena saphena magna und Vena saphena parva.
Als **„Lymphangiom"** wird der zwischen zwei Klappen liegende, muskulär-kontraktile Abschnitt bezeichnet (ca. 6–10 Kontraktionen/min). Neben diesem oberflächlichen Lymphgefäßsystem zur Drainage von Kutis und Subkutis besteht an den Extremitäten ein **tiefes System** zur Drainage von Muskulatur und Gelenken. Zwischen beiden Systemen bestehen Verbindungen.
Die epifaszialen Lymphgefäßbündel leiten die Lymphe zu den epifaszialen **regionären Lymphknotenstationen** mit den Bereichen Kopf, Hals, obere Rumpfregion mit Armen sowie untere Rumpfregion mit Beinen. Hier erfolgt der Abfluss in tiefe Lymphbahnen, die schließlich in das **Venensystem** einmünden (V. subclavia, Venenwinkel).
Regulation: Die Regulation des peripheren Lymphtransports erfolgt durch die Lymphangiomotorik der Kollektoren (Druck – Sog) sowie durch die gleichen Mechanismen wie der Rücktransport des Venenblutes (u. a. Muskel-Gelenk-Pumpe). Die Fließgeschwindigkeit beträgt ca. 5–10 cm/min, die gesamte Lymphproduktion etwa 3 Liter pro Tag.
Aufgaben: Die physiologische Aufgabe des Lymphgefäßsystems als zweites abführendes Röhrensystem neben dem venösen System ist nicht nur die „Lymphdrainage" der Haut, d.h. der Rücktransport von Flüssigkeit, sondern v. a. auch von Proteinen, Stoffwechselprodukten und mobilen Bindegewebszellen (sog. lymphpflichtige Last). Es transportiert auch antigenhaltige dendritische Zellen zu regionären Lymphknoten.

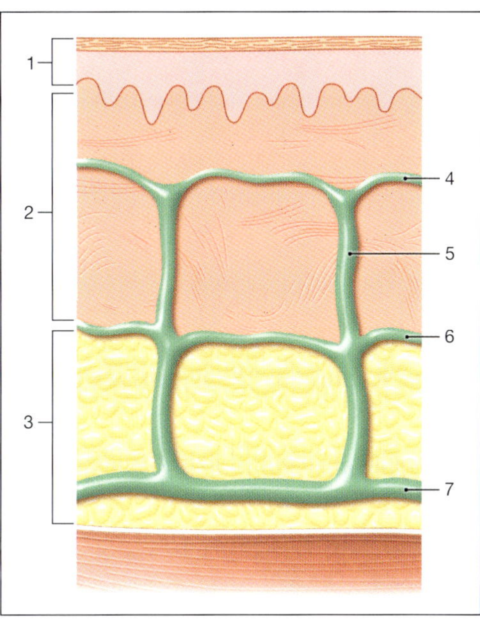

Abb. 15.1 Lymphgefäßsystem der Haut.
Das kutane Lymphgefäßsystem bildet Verdichtungsebenen im Stratum papillare/reticulare (oberflächliches Netz) und an der Kutis-Subkutis-Grenze (tiefes Netz) sowie epifasziale Kollektoren. Diese ziehen gebündelt mit den epifaszialen Venen (z. B. V. saphena magna bzw. parva) und münden über die regionären Lymphknoten in tiefe subfasziale Lymphbahnen.
1 Epidermis
2 Dermis
3 Subkutis
4 Oberflächliches Netz
5 Präkollektoren
6 Tiefes Netz
7 Kollektoren

Ätiopathogenese

Angeborene Erkrankungen beruhen meist auf Hypoplasien bzw. Dysplasien von Lymphgefäßen mit entsprechender Lymphstauung (primäres Lymphödem).
Erworbene Erkrankungen können entzündlicher Natur sein (Lymphangitis, Erysipel). Eine erworbene Lymphstauung führt zu einem sekundären Lymphödem. Die zugrunde liegende **Transportinsuffizienz des Lymphgefäßsystems** kann eintreten durch einen nicht zu bewältigenden erhöhten Anfall von Lymphe (z. B. bei Entzündungen), durch eine reduzierte Transportkapazität (bei Lymphangiopathien) oder auch kombiniert (z. B. sekundäres Lymphödem bei CVI). Ein **Lymphödem** ist charakteristischerweise eiweißreich und führt in besonderem Maße zur Bindegewebsaktivierung (Makrophagen, Fibroblasten, Fibrose, Sklerose). Elephantiasis ist ein Leitsymptom des

Lymphödems. Stärkere trophische Störungen treten dagegen in den Hintergrund, keine Ulkusbildung wie bei chronischer venöser Insuffizienz oder arterieller Verschlusskrankheit. Auch Lymphgefäßthrombosen spielen praktisch keine Rolle, der Anteil an Gerinnungsfaktoren ist in der Lymphe wesentlich geringer als im Blut.

Klinik **Direkte spezielle Krankheitssymptome** seitens der Lymphgefäße sind **streifenförmige Rötungen** bzw. Verhärtungen entsprechend dem Verlauf der Lymphbahnen, **Lymphangiektasien** (glasige Auftreibungen, „Pseudobläschen") und **Lymphfisteln** nach Verletzungen, Operationen. Ein **Lymphödem** ist von teigiger Konsistenz. Am häufigsten sind Lymphödeme der Extremitäten. Charakteristisch ist die Einbeziehung von Füßen mit Zehen sowie Händen mit Fingern. Durch die Lymphstauung bedingte **Folgeschäden** am Gewebe sind Induration, Pachydermie, **Elephantiasis**. Knotenbildung kann Zeichen eines Lymphangiosarkoms sein (Stewart-Treves-Syndrom).

Diagnostik Die Diagnostik umfasst auch hier die **Anamnese** (Familiarität, Zeitpunkt des Auftretens, Operationen, Verletzungen, Tumoranamnese) sowie die **klinische Untersuchung** einschließlich der superfiziellen Lymphknoten. Typisch für ein Lymphödem ist das positive Stemmer-Zeichen: Unmöglichkeit, an Zehen oder Fingern eine Falte abzuheben. Charakteristisch ist auch eine Vertiefung von Querfurchen der Haut, z.B. über den Zehengrundgelenken (Abb. **15.2**).
Apparative Diagnostik: Lymphographie, Isotopenszintigraphie, Sonographie (Lymphknoten) sowie CT und MRT (Weichteile).
Spezielle Untersuchung des Hautlymphgefäßsystems: Fluoreszenzmikrolymphographie.

Therapie Der medikamentös-therapeutische Spielraum bei Erkrankungen des Lymphgefäßsystems ist gering. Erworbene entzündliche Erkrankungen werden antiinfektiös/antiphlogistisch behandelt. Spezielle „Lymphgefäßpharmaka" gibt es nicht. Physikalische Therapiemethoden stehen im Vordergrund, insbesondere bei Lymphödem. Umschriebene Überschussbildungen können operativ entfernt werden. Transplantationstechniken sind in Erprobung. Hautpflege und Hautschutz kommt eine besondere Bedeutung zu.

15.2 Erbkrankheiten und Fehlbildungen

Es handelt sich meist um erbliche oder nicht-erbliche ausgedehntere Anlagestörungen des Lymphgefäßsystems der Haut mit nachfolgenden „primären" Lymphödemen oder um umschriebene Fehlbildungen (Lymphangiome).

Primäres Lymphödem (Abb. 15.2)

Primäre Lymphödeme entstehen ohne Vorerkrankungen. Sie treten zum Teil familiär, zum Teil sporadisch auf, Lokalisationen sind fast ausschließlich die Beine. Ursachen sind Hypo- oder Dysplasien (Atresie/Ektasie) von Lymphgefäßen mit insgesamt verminderter peripherer Transportkapazität, aber auch Lymphstau durch Lymphknotendysplasie bzw. -fibrose. Manifestation zum Teil bereits bei Geburt oder später nach Dekompensation. Assoziiert können extrakutane Lymphgefäßdysplasien bestehen, z.B. am Darm.
Formen:

- **Hereditäres primäres Lymphödem** (ca. 10%): familiäre Häufung. Manifestation kongenital (Typ Nonne-Milroy) oder später, meist in Pubertät (Typ Meige).
- **Sporadisches primäres Lymphödem** (ca. 90%): Manifestation bei Geburt, vor dem 35. Lebensjahr (Lymphoedema praecox) oder danach (Lymphoedema tardum).

Bedeutung: erhebliche Krankheitsbedeutung durch Bewegungs- und Funktionseinschränkung, Belastungsbeschwerden, Befindlichkeitsstörungen durch Entstellung.

Krankheitsbild Das primäre Lymphödem entwickelt sich meist langsam-progredient mit zunehmendem Schweregrad. **Leitsymptome** sind: Entwicklung von distal nach proximal. Befall beider Beine.
Einteilung nach Schweregrad (Tab. 15.1).

Komplikationen

- **Erysipel:** häufigste Komplikation des Lymphödems, begünstigt durch Lymphstau. Ausgangspunkt: mazerative Interdigitalmykose oder geplatzte Lymphzysten. Meist rezidivierender Verlauf. Dadurch weitere Störung des Lymphabflusses (Abb. **15.2**).
- **Weitere Komplikationen:**
  - Lymphzysten und -fisteln
  - Bakterielle und mykotische Superinfektionen
  - Stewart-Treves-Syndrom (s. Kap. 15.4.1).

Tab. 15.1 Einteilung des Lymphödems nach Schweregrad

Vorstadium	**Latentes Lymphödem:** ▪ pathologischer Lymphographiebefund ▪ keine klinische Symptomatik
Stadium I	**Intermittierend-reversibles Lymphödem:** ▪ abendliche Schwellung der Fußrücken oder Unterschenkel ▪ Haut: blass-hautfarben, teigig verdickt, eindellbar ▪ subjektiv: Schweregefühl
Stadium II	**Persistierend-irreversibles Lymphödem** (Abb. **15.2**): ▪ Ödem nicht eindrückbar ▪ Stauungsfibrose, Pachydermie, Hyperpigmentierung, Epidermishyperplasie ▪ positives Stemmer-Zeichen ▪ Bewegungseinschränkung ▪ subjektiv: „Holzbeingefühl" und Schmerzen
Stadium III	**Elephantiasis** (Abb. **15.3**): ▪ Verstärkung der Befunde von Stadium II ▪ zusätzlich massive Deformierung und Auftreibung der betroffenen Extremität mit überhängenden Wülsten und Lappenbildungen ▪ kaum noch aktive Bewegung möglich ▪ subjektiv: keine Schmerzen, Bein „wie tot"

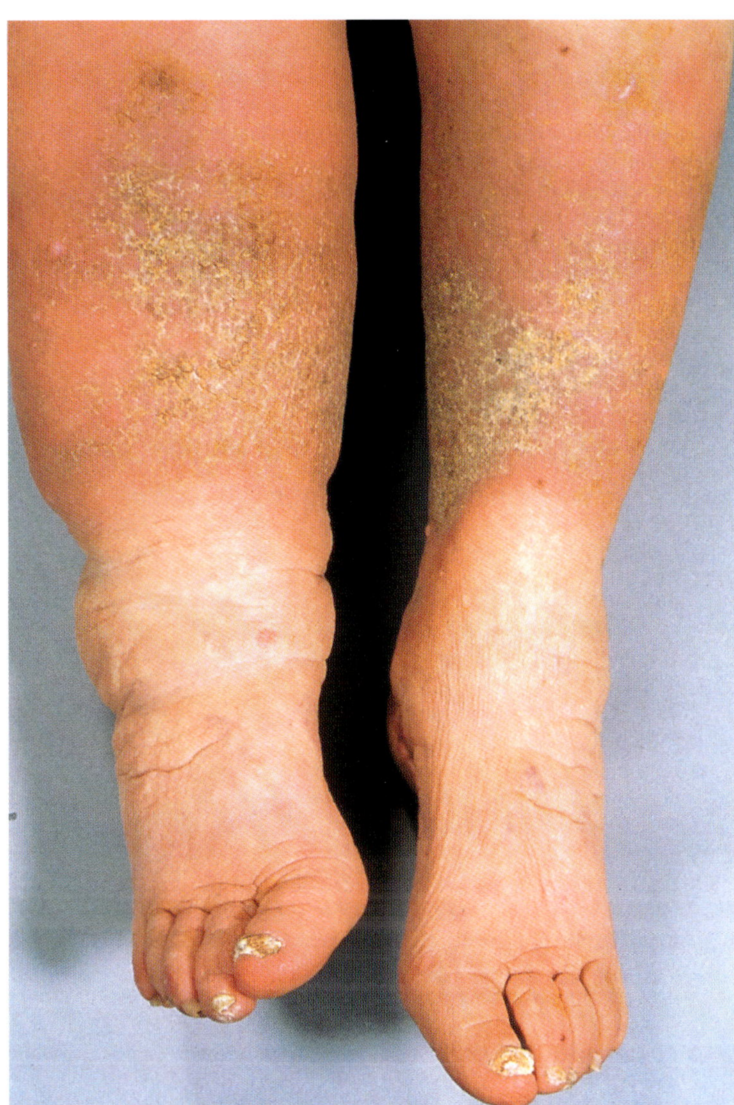

Abb. 15.2 Primäres Lymphödem beider Beine (Grad II–III), rezidivierendes Erysipel beidseits.
Anamnese: 32-jährige Patientin. Beginn des Lymphödems in der Pubertät, allmähliche Zunahme. Bisher bereits mehrere Erysipele rechts.
Befund: teigige Schwellung von proximalen Fußrücken und Knöchelregion, rechts bereits etwas lappenartig. Zylindrische Verdickung beider Unterschenkel, rechts stärker als links. Kantenförmige Zehen mit Ausbildung typischer Querfalten über den Grundgelenken und am Fußrücken. Nach distal scharf, nach proximal unscharf begrenzte Rötung der derb verdickten Unterschenkelhaut mit gelblichen Hyperkeratosen. Nebenbefund: Nageldystrophie. – Lymphszintigraphie: fast vollständig fehlender Lymphabfluss beidseits.
Anmerkung: Während am linken Bein noch Grad II vorliegt, handelt es sich beim rechten Bein bereits um Grad III (Erysipele!).

Verlauf Chronisch-progredient. Manifestation oder Verschlechterung/Progression durch Verletzungen, Entzündungen (Erysipele), hormonelle Faktoren, klimatische Faktoren.

Diagnostik Anamnese (Familiarität, Beginn), **klinisches Bild**, Umfangs- und Volumenbestimmung, **apparative Diagnostik.**
Wichtigste **Differentialdiagnose:** sekundäres Lymphödem (s. Kap. 15.3), Phlebödem (s. Kap. 14.5.3), Lipödem (s. Kap. 13.3.4).

Therapie Keine kausale Behandlungsmöglichkeit. Therapieziel: Beseitigung bzw. Reduzierung des Ödems und Verhinderung einer weiteren Progression. Deshalb möglichst Frühbehandlung.

Behandlungsmöglichkeiten:

- **Physikalische Therapie:** komplexe physikalische Entstauungstherapie mit Hautpflege, manueller Lymphdrainage, Kompressionsverbänden, Bewegungsübungen.
  Mechanisch-pneumatische Entstauung: intermittierende apparative Entstauung. Vorsichtige Anwendung, um Übertritt von Lymphe in das Gewebe (Gefäßzerreißung, direkter Rückstau) mit nachfolgender verstärkter Fibrose zu vermeiden.
  Anschließende Dauerversorgung mit Kompressionsstrümpfen.
- **Medikamentöse Therapie:** Diuretika nicht sinnvoll, Behandlung von Infektionen.
- **Operative Therapie:** Reduktionsoperationen in Ausnahme-/Extremfällen.
- **Prophylaktisch-adjuvante Maßnahmen:** s. sekundäres Lymphödem (Kap. 15.3.2).

Lymphangiom

Meist im Säuglingsalter auftretende umschriebene kutane Lymphgefäßanomalie mit allmählichem Wachstum (vgl. Säuglingshämangiome, Kap. 14.2.2), jedoch ohne spontane Rückbildungstendenz.

- **Lymphangioma circumscriptum cysticum**
  Umschriebener Herd mit gruppiert angeordneten kleinen bläschenartigen (froschlaichartigen) Effloreszenzen, gelegentlich auch hämorrhagisch.
- **Lymphangioma cavernosum subcutaneum**
  Tief liegendes Lymphangiom mit umschriebener Hautvorwölbung. Bei Punktion Gewinnung von Lymphflüssigkeit.

Therapie: operativ.

15.3 Erworbene Erkrankungen

Lymphangitis (Abb. **14.15**)

Akut auftretende, meist bakterielle Entzündung von Lymphgefäßen mit streifenförmiger Rötung und Schmerzhaftigkeit, mögliche Schwellung regionärer Lymphknoten („Blutvergiftung").

Ursachen: Verletzungen, vorausgehende bakterielle Hautinfektionen.

Komplikation: bei Progredienz und Weiterleitung in das Blutgefäßsystem Sepsisgefahr.

Therapie: antiinfektiös bzw. antibiotisch.

Sonderformen:

- **Erysipel:** flächenhafte bakterielle Entzündung des kutanen Lymphgefäßsystems, häufig mit nachfolgender Lymphgefäßobliteration. Bei rezidivierendem Erysipel deshalb Gefahr des sekundären Lymphödems bzw. der Verschlechterung eines bestehenden Lymphödems (Abb. **7.36**).
- **Lymphangitis (Lymphangiosis) carcinomatosa:** intralymphatische Ausbreitung von Tumorzellen mit begleitender Entzündungsreaktion, z. B. bei Mammakarzinom (Abb. **7.191**).

Sekundäres Lymphödem (Abb. **15.3**)

Im Gegensatz zu primären Lymphödemen können sich Lymphödeme sekundär durch Lymphgefäßschädigungen oder im Gefolge anderer Erkrankungen entwickeln. Sekundäre erworbene Lymphödeme treten meist später auf, sind meist einseitige Lymphödeme der Extremitäten und beginnen meist auch proximal-deszendierend. Genitale Lymphödeme können assoziiert oder auch eigenständig auftreten.

Ursachen: Sekundäre Lymphödeme können vielfältige Ursachen haben. Ätiopathogenetisch handelt es sich entweder um Lymphabflussstörungen durch Lymphgefäßschädigung, -obliteration bzw. -kompression oder um vermehrte Lymphbildung z. B. bei CVI. Unterschieden werden benigne und maligne Lymphödeme.

Krankheitsbild Folgende Formen sekundärer Lymphödeme können unterschieden werden:

- **Postoperatives Lymphödem:** mögliche Komplikation einer Lymphknotenausräumung, insbesondere bei zusätzlicher Nachbestrahlung oder operativer Schädigung von Lymphgefäßen. Beispiele: „Postmastektomie-Lymphödem", Lymphödeme nach gynäkologischen, urologischen und orthopädischen Operationen oder nach peripheren Gefäßoperationen an Arterien oder Venen.
- **Posttraumatisches Lymphödem:** akut nach Verletzungen, Unfällen.
- **Lymphödem bei CVI:** Die im Rahmen einer chronischen venösen Insuffizienz auftretende Lymphstauung und Drainage-Störung des Gewebes („Versumpfung") kann für eine gewisse Zeit durch vermehrten Lymphabstrom kompensiert werden. Nach Dekompensation des überlasteten Lymphgefäßsystems: Phlebolymphödem.
- **Entzündliches Lymphödem:** meist durch lokale Entzündungen (häufig Erysipele) ausgelöst. Weitere Ursachen: chronisch-entzündliche Lymphknotenerkrankungen, tropische parasitäre Erkrankungen (Filariose) und tiefe Mykosen (Chromoblastomykose).
- **Artefizielles Lymphödem:** Artefakt durch Abschnürung (Arm, Bein). Typisch sind Schnürfurche (nicht immer sichtbar), Kalibersprung und Hämorrhagien.
- **Neoplastisches („malignes") Lymphödem:** Blockade des Lymphstroms durch Lymphknotenmetastasen bzw. Metastasenrezidiv z. B. in Axillen oder Leisten, raumfordernde Tumorprozesse mit Störung des peripheren Lymphabflusses z. B. bei Gebärmutterkarzinom und Prostatakarzinom. Kann akut auftreten.

Klinisches Bild und **Schweregrade** entsprechen denen des primären Lymphödems. Je nach Ursache des sekundären Lymphödems gibt es aber auch **Unterschiede:** hinweisende Anamnese (Primärerkrankung), höheres Lebensalter (meist über 35 Jahre), Entwicklung meist einseitig, mehr obere Extremität, Genitalbereich, deszendierende Progression.

Sonderformen

- **Genital-Lymphödem:** Lymphödem von Penis, Skrotum oder Vulva. Mögliche Ursachen sind Lymphknoten- bzw. Lymphgefäßschädigungen (inguinal, iliakal, pelvin), z. B. im Rahmen von Operationen, Bestrahlungen, Entzündungen oder Neoplasien.
- **Stumpf-Lymphödem** und Folgeerscheinungen: Ein spezieller Problemkreis sind die bei Beinprothesen möglichen komplexen Hautveränderungen. Dazu gehören druckbedingte Lymphabflussstörung, sekundäres Lymphödem, Stauungsdermatose mit Stauungsfibrose und -papillomatose, sekundär-bakterielle Infektion und Kontaktallergien.

Diagnostik

- **Anamnese** und **klinisches Bild.** Apparative Diagnostik für Diagnosestellung meist nicht erforderlich.
- **Ursachendiagnostik:** u. a. Tumorsuche.

Differentialdiagnose: primäres Lymphödem, Phlebödem, Lipödem, andere Formen wie z. B. zentrale Ödeme, Angioödem durch Allergie oder Intoleranz.

Therapie

- **Kausale Behandlung:** Behandlung der jeweiligen Ursache bzw. Grundkrankheit.

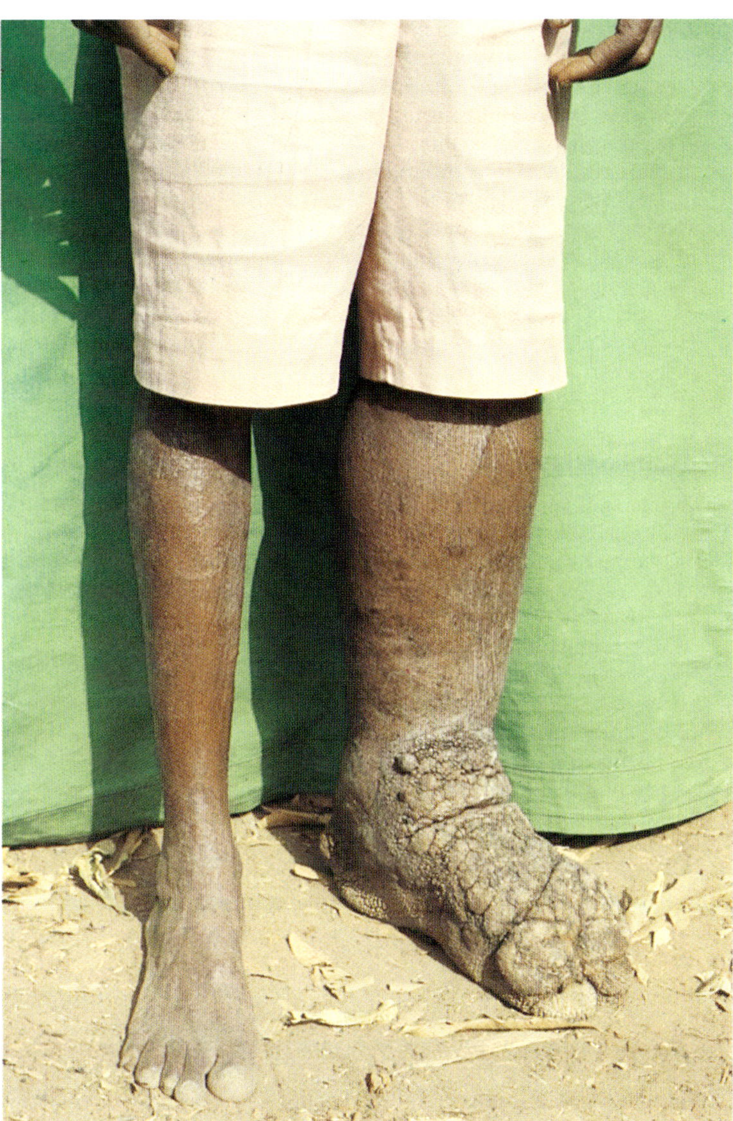

Abb. 15.3 Elephantiasis bei sekundärem Lymphödem Grad III mit Papillomatosis cutis carcinoides.
Anamnese: chronische Infektion durch lymphotrope Filarien.
Befund: Linke untere Extremität ist zylindrisch verdickt und zeigt eine elefantenbeinartige Deformierung. Die Haut des linken Fußes ist stark zerklüftet und keratotisch.
Anmerkung: Die stauungsbedingte Epidermishypertrophie bietet ein krebsähnliches Bild (Papillomatosis cutis carcinoides = Pseudokanzerose, s. Kap. 7.10.1).

- **Physikalische Therapie:** komplexe physikalische Entstauungstherapie, Kompressionsverbände, -strümpfe. Schwierig bei genitalen Lymphödemen.
- **Medikamentöse Therapie:** Behandlung von komplizierenden Infektionen wie Erysipel (intensive Therapie). Behandlung von Mykosen und Verletzungen als mögliche Eintrittspforten für Erysipelerreger.
- **Operative Therapie:** Prüfung insbesondere bei umschriebenen Lymphödemen, ob rekonstruktive Eingriffe, Anlage lymphovenöser Anastomosen oder Lymphgefäßtransplantation möglich sind.
- **Prophylaktische/adjuvante Maßnahmen:**
  - Sorgfältige Hautpflege und penible Hautreinigung als Infektionsprophylaxe.
  - Vermeidung von Verletzungen oder Traumatisierungen im privaten Bereich durch Arbeitsverletzungen, Sportverletzungen, Hitze- und Kälteschäden oder einschnürende Kleidung, im Beruf und beim Arzt durch Blutentnahmen, Injektionen oder Blutdruckmessen.
  - Intensive Behandlung jeder Art von Hauterkrankungen im Bereich des Lymphödems.

15.4 Neubildungen

Stewart-Treves-Syndrom

Seltenes Angiosarkom mit Lymphgefäß- und Blutgefäßanteilen. Entwicklung meist auf dem Boden eines chronischen Lymphödems, z. B. nach Mastektomie mit Lymphknotenausräumung und Bestrahlung.
Klinisches Bild: schnell wachsende makulopapulöse, später ulzerierte, blau-rote Herde sowie nässende Bezirke innerhalb eines Lymphödems.
Diagnostik: Klinik und Histologie.
Differentialdiagnose: Kaposi-Sarkom, andere Angiosarkome.
Therapie: Amputation, sonst Strahlen- oder Chemotherapie. Ungünstige Prognose.

Lymphogene Metastasierung

Die Metastasierung von Hauttumoren erfolgt häufig lymphogen als sog. **lokoregionäre Metastasierung.** Der

Transport von Tumorzellen in den Lymphbahnen kann zu lokalen Metastasen führen, z. B. **Satelliten-** und **In-Transit-Metastasen** des malignen Melanoms.
Regionäre **Lymphknotenmetastasen** finden sich besonders bei malignem Melanom, Merkel-Zell-Karzinom und Plattenepithelkarzinom. **Mikrometastasen** sind klinisch und mit bildgebenden Verfahren nicht festzustellen und können nur histologisch nachgewiesen bzw. lediglich statistisch anhand der Primärtumordicke vermutet werden. Nicht tastbare, **latente Lymphknotenmetastasen** können durch Haut-/Lymphknotensonographie entdeckt werden. Für eine eventuelle prophylaktische, elektive **Lymphknotendissektion** können die Lymphabflusswege durch Lymphabflussszintigraphie dargestellt werden. Statt der früher durchgeführten **prophylaktischen Lymphknotenentfernung** bei Patienten mit hohem Metastasierungsrisiko wird heute die komplikationsärmere, selektive Entfernung des sog. **Sentinel Node** (Schildwächterlymphknoten) durchgeführt. Es handelt sich um den bzw. die ersten drainierenden regionären Lymphknoten, die nach Markierung durch Isotopen und Farbstoff entfernt und histologisch bzw. immunhistologisch auf Mikrometastasierung untersucht werden. Der Nachweis von Mikrometastasen hat gesicherte prognostische Bedeutung.

Zusammenfassung

Das Lymphgefäßsystem der Haut sammelt extravasale, eiweißreiche Flüssigkeit des Interzellularraums mit epifaszialen, netzartig angeordneten Lymphkapillaren. Über Präkollektoren, Kollektoren (klappen- und muskelhaltig) sowie Längsbündel (z. B. entlang V. saphena magna und parva) wird die Lymphe über regionäre Lymphknoten abgeleitet. Neben diesem epifaszialen Lymphgefäßsystem der Haut gibt es ein tiefes, subfasziales Lymphgefäßsystem, zwischen beiden bestehen Verbindungen.
Krankhafte Veränderungen können angeboren (z. B. primäres Lymphödem), erworben (z. B. sekundäres Lymphödem) oder durch Wachstumsstörungen (z. B. Lymphangiosarkom) bedingt sein.
Die **klinische Symptomatik** wird bestimmt von Lymphektasien, Abflussstörungen (Lymphödem) mit Folgeschäden (u. a. Pachydermie) sowie Knotenbildungen (z.B. Lymphangiosarkom).
Diagnostische Möglichkeiten sind außer Anamnese und klinischem Befund apparative Untersuchungen wie Lymphangiographie, Lymphszintigraphie, Sonographie, CT und MRT.
Therapie: Die medikamentösen Behandlungsmöglichkeiten sind eingeschränkt. Physikalische Methoden, Prävention sowie intensive Hautpflege und Behandlung stehen im Vordergrund.

Erbkrankheiten und Fehlbildungen

Wichtigste angeborene Erkrankung ist das hereditäre bzw. sporadische **primäre Lymphödem** mit drei Schweregraden. Auch spätere Manifestation ist möglich. Weiterhin können umschriebene **Lymphangiome** manifest werden.

Erworbene Erkrankungen

Eine entzündliche Erkrankung ist die umschriebene **Lymphangitis**, aber auch das flächig-entzündliche **Erysipel** mit Allgemeinsymptomen.
Eine wichtige erworbene Erkrankung ist das **sekundäre Lymphödem** mit seiner Progressionsgefahr und mit verschiedenen Ursachen: postoperativ bzw. traumatisch, bei CVI, entzündlich, artifiziell, neoplastisch. Sonderformen sind das genitale Lymphödem und das Lymphödem an einem Amputationsstumpf.

Neubildungen

Eine bösartige Neubildung ist das **Stewart-Treves-Syndrom**, ein Lymphangiosarkom bei Lymphödem.
Lymphogene Metastasierung: Das Lymphgefäßsystem der Haut besitzt große Bedeutung für die Ausbreitung von malignen Hauttumoren mit z. B. lymphogenen Satelliten- und In-transit-Metastasen sowie regionären Lymphknotenmetastasen. Beispiel: malignes Melanom der Haut. Eine neuere Methode der Erfassung von Lymphknotenmikrometastasen ist die Markierung und diagnostische Entfernung des sog. Schildwächterlymphknotens (Sentinel-Node-Biopsie).

 32 IMPP-Fragen

16 Erkrankungen der Hautnerven und Psychodermatologie

16.1 Grundlagen

Anatomie und Physiologie

Aufbau: Das zerebrospinale Nervensystem innerviert mit rezeptiven, **sensiblen Fasern** die gesamte Haut und hautnahe Schleimhautregionen (Abb. **16.1**). Dies erfolgt zum Teil über freie Nervenendigungen, zum Teil über differenzierte Endformationen wie z.B. Merkel-Zellen/Tastscheiben. **Motorische Fasern** des zerebrospinalen Nervensystems ziehen zur Hautmuskulatur im Gesicht (N. facialis: mimische Gesichtsmuskulatur).

Das **autonome Nervensystem** innerviert effektorisch die glatte Muskulatur der Haut (Gefäßwandmuskulatur, Haarbalgmuskeln) und die Hautdrüsen.

Aufgaben: Durch Vermittlung des Nervensystems wird die Haut zum **Sinnesorgan**. Hautsensibilität = bewusste Wahrnehmungen, die vom Hautorgan ausgehen. Einzelne Sinnesmodalitäten sind Berührungsempfindung, räumliches Auflösungsvermögen, Schmerz-, Temperatur-, Bewegungs- und Vibrationsempfindung. Unter einem **Dermatom** versteht man das durch die sensorische Wurzel eines Spinalsegments versorgte Hautareal (Abb. **16.2**). Durch die motorisch versorgte Gesichtsmuskulatur und die damit verbundene Mimik wird die Haut zu einem **Kommunikationsorgan.** Kutane Nervenfasern haben auch Steuerungsfunktionen. Sie können verschiedene Neuropeptide und Wachstumsfaktoren sezernieren und damit verschiedene Prozesse der Haut wie Durchblutung, Haarwachstum, Drüsenfunktion, Wundheilung beeinflussen.

Für nerval vermittelte **Interaktionen** zwischen **Haut und inneren Organen** sprechen Reflexe wie die Pyramidenbahnzeichen (u.a. Babinski-Zeichen), die Existenz sog. Head-Schmerzzonen (viszerokutane Reflexe?) und verschiedene Methoden der Hautreiz- bzw. Segmenttherapie (u.a. Akupunktur). Auch zwischen **Haut und Psyche** bestehen enge wechselseitige Beziehungen (s. Kap. 16.5).

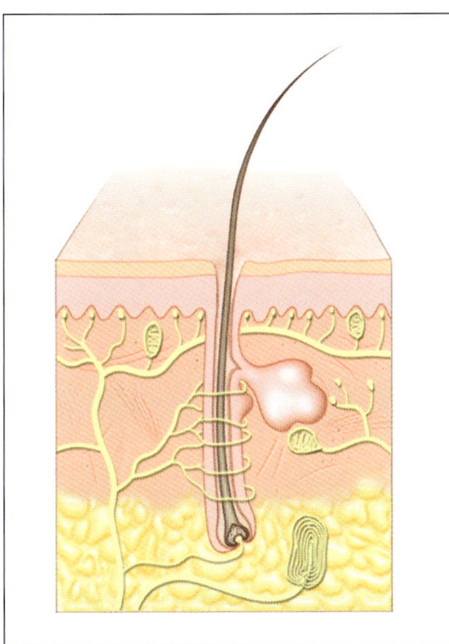

Abb. 16.1 Nervensystem der Haut.
Nervenversorgung der Haut mit sensiblen Fasern mit freien Nervenendigungen und Endformationen. Die autonomen und die motorischen Fasern sind nicht dargestellt.

Ätiopathogenese

Schädigungen bzw. Funktionsstörungen von Hautnerven können im Rahmen primärer Erkrankungen des Nervensystems auftreten und zu Hautsymptomen führen. Es können jedoch auch verschiedene Hauterkrankungen sekundäre Schädigungen der Hautnerven verursachen.

- Bei angeborenen Erkrankungen können **Wachstums-** oder **Funktionsstörungen** auftreten.
- Bei erworbenen Erkrankungen finden sich **Reizsymptome** oder **Funktionsausfälle**, wobei autonome, sensible oder auch motorische Fasern betroffen sein können.
- **Psychiatrische Erkrankungen** können sich an der Haut auswirken. Umgekehrt können Hauterkrankungen zu seelischen und sozialen Komplikationen führen.

Klinik Spezielle Symptome entstehen durch Funktionsstörungen innervierter Hautbestandteile. Reiz- oder Ausfallserscheinungen betreffen v.a. autonome und sensible Fasern und führen zu entsprechenden Symptomen. Beispiele sind:

- **Blutgefäße:** Spastik, Atonie bei funktionellen Durchblutungsstörungen.

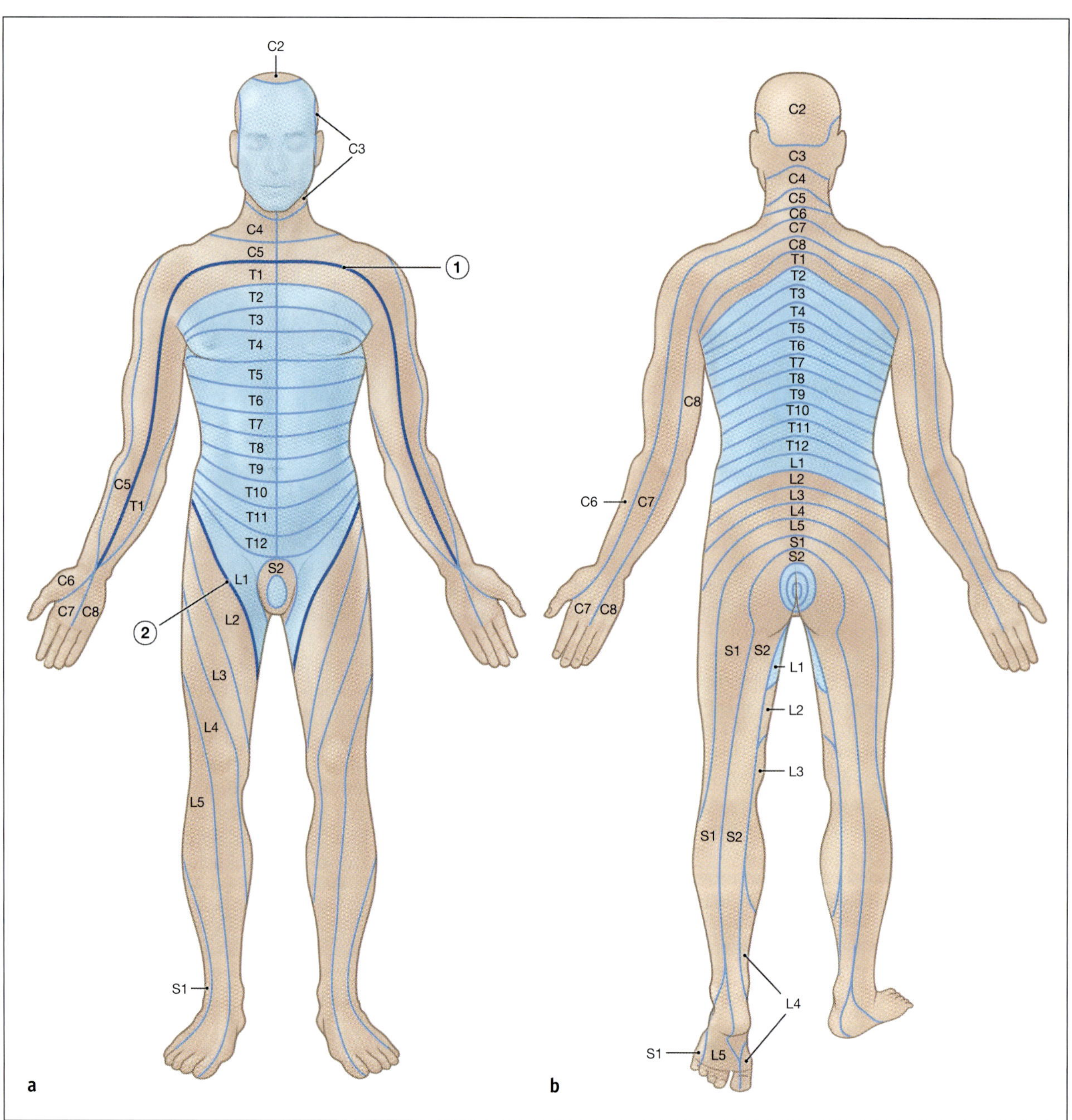

Abb. 16.2 Dermatome des Menschen.
a Ventralansicht
b Dorsalansicht
① Ventro-axiale Armlinie
② Ventro-axiale Beinlinie
(Aus: Benninghoff, Anatomie, Band 3, 13./14. Auflage, Urban & Schwarzenberg, 1985)

- **Schweißdrüsen:** Hyperhidrosis, Hypo-/Anhidrosis. Vegetative Labilität bei Erythema e pudore, Schweißausbruch.
- **Sensibilitätsstörungen:** Reizsymptome wie Schmerz, Juckreiz, Parästhesien. Ausfallserscheinungen von z. B. Berührungs-, Temperatur-, Schmerz-, Vibrationsempfindlichkeit mit erhöhtem Verletzungsrisiko.

Weitere Hautsymptome: „neurotrophe" Schäden wie z. B. neurotrophe Ulzera. Psychiatrisch bedingte Artefakte.

Diagnose und Therapie

Anamnese und **klinische Diagnostik** einschließlich einer neurologisch-klinischen und psychosomatischen Basisdiagnostik. Häufig ist eine enge diagnostische und v. a. auch therapeutische **Kooperation** mit Neurologen, Psychiatern und Psychologen erforderlich.

16.2 Erbkrankheiten und Fehlbildungen

Neurofibromatose (Abb. 16.3)

Synonym: Morbus Recklinghausen

Gruppe genetisch bedingter Krankheitsbilder (Neurofibromatosen I–VIII) mit Entwicklungsstörungen und Proliferation von Zellen der Neuralleiste (neuronale Zellen, Melanozyten, Chondrozyten) und entsprechenden klinisch-polytopen Fehlbildungssyndromen. Erheblicher Krankheitswert durch Häufigkeit (1 Fall/3500 Geburten), Aussehensstörungen, mögliche geistige Defekte, Organschäden und Neoplasierisiko.

Neurofibromatose Typ I: häufigster Typ. Autosomal-dominant, NF1-Gen auf Chromosom 17, Funktion als Tumorsuppressorgen, Genprodukt: Neurofibromin. Auftreten teils familiär, teils aber auch sporadisch, ca. 50% Neumutationen.

Krankheitsbild Ausmaß und Schweregrad der klinischen Symptomatik des klassischen Typs (Typ I, 85%) sind sehr unterschiedlich, Abortivformen sind häufig.

Haut:

- **Neurofibrome:**
  - **Kutane** Neurofibrome: fibromartig, hautfarben-bräunlich, zum Teil klingelknopfartig zurückdrückbar.
  - **Subkutane** Neurofibrome: derbe Knoten entlang von Nerven, „plexiform".
  - **Kutan/subkutane** Neurofibrome: lappen- oder wammenartige Herde.
  - Juckreiz und Schmerzen sind möglich.
- **Pigmentflecken:** Milchkaffeeflecken. Mindestens sechs, präpuberal > 5 mm, postpuberal > 15 mm). Außerdem lentigo- bzw. sommersprossenartige Pigmentflecke in Achselhöhlen und Leistenbeugen.
- **Mundschleimhaut:** Mitbefall möglich.

Extrakutane Manifestationen bzw. Symptome:

- **Augen:** „Lisch-Knötchen" (Hamartome der Iris), Optikusgliome.

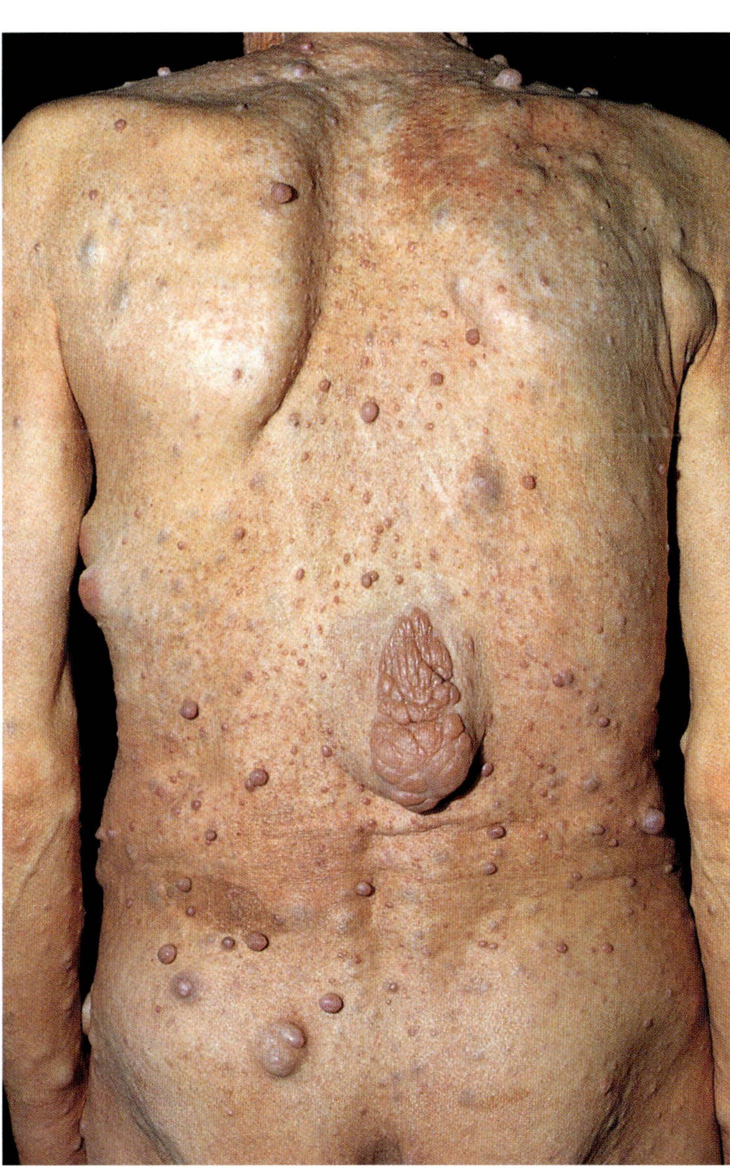

Abb. 16.3 Neurofibromatose I.

Anamnese: 55-jähriger Patient. Erste Zeichen der Neurofibromatose waren das Auftreten mehrerer Pigmentflecke in der Kindheit. Seit der Pubertät Entwicklung von Hauttumoren in zunehmender Zahl.

Befund: am gesamten Körper mit Betonung des Rumpfes zahlreiche disseminierte Neurofibrome, kleinpapulös bis tumorös. Kutan der Haut aufsitzend, auch subkutan mit Wammenbildung oder kombiniert. Farbe bräunlich bis bläulich durchschimmernd. Klingelknopfphänomen positiv. Weitererhin 5 × 2 cm großer Café-au-Lait-Fleck über der linken Hüfte. Besonderer Befund: In der linken hinteren Axillarlinie doppelhöckriger geröteter, derber Knoten. Histologisch Neurofibrosarkom.

Verlauf: Entwicklung von Fernmetastasen des Neurofibrosarkoms und tödlicher Ausgang.

- **ZNS:** psychomotorische Entwicklungsstörung, Oligophrenie, Kompressionssyndrome durch Neurofibrome.
- **Skelettsystem:** Makrokranie, Kyphose, Skoliose, Fehlstellung und Pseudarthrosen unterer Extremitäten durch Knochenzysten.
- **Sonstiges:** Innenohr, Nieren, Endokrinium etc.

Komplikationen: außer Organkomplikationen Risiko einer malignen Entartung von Neurofibromen (5–15%), Verdachtssymptom: auffälliges Wachstum eines Neurofibroms.

Verlauf Erstmanifestation bei Neugeborenen oder im Kindesalter mit Pigmentflecken, später in zunehmendem Maß Entwicklung/Wachstum von Neurofibromen mit kutaner und extrakutaner Symptomatik.

Diagnostik Anamnese (Familiarität?) und klinischer Befund. Typische klinische Symptomkonstellation: Haut, Auge, Knochen. Histologische Diagnostik. Durchuntersuchung.

Therapie Operative Entfernung von kutanen/extrakutanen Neurofibromen mit Beschwerden oder Verdacht auf maligne Entartung. Cave: bei plexiformen Neurofibromen große Blutungsgefahr.
Medikamentöser Versuch mit Ketotifen bei Juckreiz. Symptomatische Behandlung von Organfolgeschäden. Lebenslängliche Überwachung der Patienten sowie Erbberatung.
Insgesamt interdisziplinär-koordinierte Patientenbetreuung.

Neurofibromatose Typ II

Vorwiegend zentraler Befall, u.a. von N. statoacusticus: bilaterale Neurofibrome mit Hör- und Gleichgewichtsstörung. Katarakt, geringerer Hautbefall. NF2-Gen auf Chromosom 22, Funktion als Tumorsuppressorgen.

Thévenard-Syndrom

Synonym: Acroosteopathia ulceromutilans familiaris

Hereditär-familiäre, degenerative, sensorische Neuropathieformen. Erbgang autosomal-dominant, auch autosomal-rezessiv, Manifestationsbeginn im Kindesalter oder Erwachsenenalter.
Krankheitsbild: an Extremitätenakren zunächst vegetative Hautinnervationsstörungen (u.a. Akrozyanose), dann Sensibilitätsstörungen und neurotrophe Gewebsdefekte von Haut (Ulkus) und Knochen (Osteolyse): „Malum perforans".

Nävi

Direkte „Nervennävi" sind nicht bekannt. Allerdings enthalten manche melanozytischen Nävi nervenähnliche Strukturen.

16.3 Erworbene Erkrankungen

16.3.1 Pruritus, Polyneuropathien und diabetisches Fußsyndrom

Die häufigsten dermatologisch relevanten Erkrankungen des Nervensystems sind Pruritus, Polyneuropathien einschließlich Polyneuritiden sowie der Komplex des diabetischen Fußsyndroms.

Pruritus (Abb. **16.4**)

Pruritus (prurire [lat.] = jucken) ist das häufigste subjektive Hautsymptom. Juckreiz ist eine unangenehme Hautempfindung, die häufig Kratzen auslöst. Er stellt wahrscheinlich eine schmerzunabhängige, eigene Empfindungsqualität dar, vermittelt durch spezielle marklose Nervenfasern. Er lässt sich durch Reizung von Schmerzrezeptoren unterdrücken (Kratzen!).
Von Bedeutung sind chemische Mediatoren wie z.B. Histamin, Proteasen. Die afferenten Bahnen laufen über das Rückenmark zu Thalamus und Großhirnrinde zur zentralnervösen Verarbeitung.
Klinische Aspekte von Juckreiz sind: Lokalisation (generalisiert oder lokalisiert, z.B. in Genital- oder Analregion), zeitliche Verhältnisse (Dauerjuckreiz, intermittierender Juckreiz), Schweregrad.
Bedeutung von Juckreiz: lästig bis unerträglich. Konzentrationsschwäche, Schlaflosigkeit, Erschöpfungssyndrome, Entwicklungshemmung bei Kindern (schweres atopisches Ekzem). Außerdem Signalwirkung von Dermatosen, inneren Erkrankungen und Neoplasien.
Einteilung: Juckreiz tritt häufig symptomatisch, seltener idiopathisch auf. Es ergeben sich folgende Befundkonstellationen:

- Juckreiz bei Hauterkrankungen
- Juckreiz bei extrakutanen Erkrankungen
- Idiopathischer Juckreiz.

Krankheitsbild **Klinische Leitsymptome von Juckreiz:** Kratzspuren (Abb. **16.4**) u./o. glänzende, glatt gescheuerte Fingernägel.

- **Juckreiz bei Hauterkrankungen.**
  Juckreiz ist ein häufiges Symptom zahlreicher Dermatosen, eine genaue Hautinspektion ist stes erforderlich. Beispiele von Dermatosen mit häufigem Juckreiz:
  - **Konstitutionell:** Sebostase, Xerose.
  - **Bakterielle** Infektionen, **zooparasitäre** Erkrankungen: u.a. Insektenstiche, Läuse, Skabies.
  - **Physikalische** Hautschäden: Exsikkation, Sonnenbrand.
  - **Immunologisch** bedingte Erkrankungen: atopisches und kontaktallergisches Ekzem (quälender anogenitaler Pruritus bei Analekzem), Urtikaria, Dermatitis herpetiformis, Neurofibromatose.
  - **Altershaut:** Pruritus senilis.
  - **Prurigoerkrankungen:** Prurigo subacuta und nodularis.
  - **Mastozytose** und **Neoplasien** wie Lymphome.
- **Juckreiz bei extrakutanen Erkrankungen.**
  Lässt sich der Juckreiz nicht mit einer bestehenden Dermatose erklären, so ist nach extrakutanen Ursachen zu suchen. Beispiele sind:

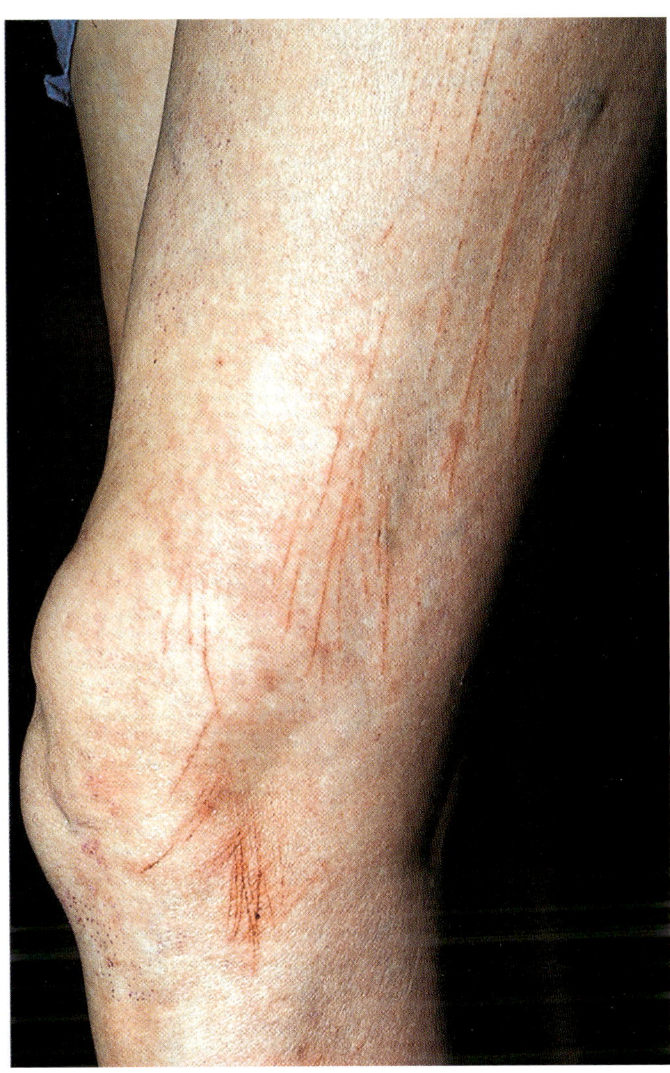

Abb. 16.4 Pruritus mit Kratzexkoriationen bei chronischer Niereninsuffizienz.
Anamnese: 43-jährige Patientin. Seit etwa einem halben Jahr allmählich zunehmender Juckreiz. Außerdem häufige Kopfschmerzen und ständige Müdigkeit.
Befund: an der Außenseite des linken Beines streifenförmige Exkoriationen mit feinen hämorrhagischen Krusten. Gleicher Befund auch am rechten Bein und an den Armen. Allgemeine Trockenheit der Haut. – Labor: Anämie, stark erhöhter Serumkreatininwert (10 mg/dl).
Anmerkung: Durch konsiliarische internistische Untersuchung wurde eine chronische Niereninsuffizienz diagnostiziert.

- **Nierenerkrankungen:** urämischer Pruritus.
- **Lebererkrankungen:** hepatischer Pruritus bei Ikterus, Cholestase, primär-biliärer Zirrhose, primär-sklerosierender Cholangitis.
- **Endokrinopathien:** Schilddrüsenerkrankungen, Diabetes mellitus. Auch in Gravidität.
- **Neubildungen:** Morbus Hodgkin, Polycythaemia vera, viszerale Karzinome.
- **Neurologische** Erkrankungen: ZNS-Erkrankungen.
- **Psychogener** Pruritus: meist lokalisiert in Problemregionen.
- **Medikamente:** z. B. Plasmaexpander HAES®.

■ **Idiopathischer Pruritus.**
Keine ursächlichen Faktoren feststellbar. Weitere Kontrollen des Patienten empfehlenswert.

Modulation: Juckreiz kann durch physikalische Faktoren moduliert werden: **verstärkt** durch raue Kleidung oder Wärme und **vermindert** durch Kratzen oder Kälte. Modulierend können auch psychische Faktoren wirken: Verstärkung durch Stressfaktoren, Verminderung durch Ablenkung. Weiterhin chronobiologische Faktoren: nächtliche Verstärkung.

Therapie Primäre Ziele sind die Ursachenabklärung und kausale Behandlung kutaner bzw. extrakutaner Erkrankungen. Möglichkeiten einer symptomatischen Behandlung sind:

- **Lokalisierter Pruritus:** Lokalanästhetika (Sensibilisierungsrisiko!) Capsaicin, Gerbstoff-Präparate, Kortikoide, kühlende Externa.
- **Generalisierter Pruritus:** systemisch-medikamentöse Behandlung:
  - Antihistaminika: histaminvermittelter Juckreiz (nicht bei atopischem Ekzem).
  - Cholestyramin: hepatischer Pruritus, auch Versuch mit Ursodeoxycholsäure.
  - Lichttherapie (UV-B/A): besonders bei urämischem Pruritus bzw. Dialyse-Pruritus.
- **Psychogener Pruritus:** Verhaltenstherapie, evtl. Psychotherapie.

Allgemeine Maßnahmen: Ernährung (Vermeidung/Reduzierung von Alkohol, Kaffee, Gewürzen), lockere Kleidung (z. B. Baumwolle), Hautpflege.

Historischer Exkurs

Jean Paul Marat, einer der führenden Köpfe der französischen Revolution, hielt sich wegen einer unerträglich juckenden chronischen Hauterkrankung meist in der Badewanne auf. Hier wurde er ohne Chance einer Gegenwehr von Charlotte de Corday erdolcht. (L. C. Murphy: The itches of Jean-Paul Marat, JAAD, 1989, 565–567).

Polyneuropathien

Parästhesien und Hautschmerzen können Symptome von Polyneuropathien sein. Polyneuropathien sind entzündlicher (= Polyneuritiden) oder nicht-entzündlicher Natur (Polyneuropathien im engeren Sinn). Symptomatik: sensorische, motorische, autonome Störungen. Einige besitzen dermatologische Relevanz.

Polyneuritisformen

- **Zoster-Radikuloneuritis** (s. Kap. 7.3.1): vorwiegend sensorische Symptome und typische Hautsymptome, postzosterische Neuralgie.
- **Borrelien-Meningoradikuloneuritis** (Bannwarth): radikuläre Schmerzen, Hirnnerven-(Faszialis-) und periphere Lähmungen.
- **Weitere Formen:** entzündliche Nervenveränderungen bei Lepra (Kap. 7.3.2), Neurosyphilis (Kap. 19.5.2), Kollagenosen, Vitaminmangelsyndromen (Kap. 7.8.1) und als Paraneoplasie z. B. bei Lungen- und Mammakarzinom.

Polyneuropathieformen

Polyneuropathieformen mit möglichen sensorischen, motorischen und autonomen sowie trophischen Störungen.

- **Diabetische Polyneuropathie:** bei diabetischem Fußsyndrom (s. u.).
- **Alkoholische Polyneuropathie:** untere Extremitäten. Sensibilitätsstörungen, Hypohidrose und Wadenkrämpfe.
- **Toxische Polyneuropathie:** Blei, Thallium, Arsen, Insektizide, organische Lösungsmittel. Berufskrankheit bei beruflicher Exposition, auch Medikamente wie Cisplatin.
- **Neuropathisches Gesichtsulkus:** artefizielles Ulkus nach Sensibilitätsstörungen des N. trigeminus, z. B. nach operativer Behandlung einer Trigeminusneuralgie.

Diabetisches Fußsyndrom (Abb. 16.5, 16.6)

Bei Diabetes mellitus kann sich als wichtiger, häufig unterschätzter Folgeschaden ein diabetisches Fußsyndrom (DFS) entwickeln. Wird es nicht beachtet, bedeutet das für den Patienten ein hohes Amputationsrisiko. Für das DFS relevante Faktoren sind:

- **Makroangiopathie:** „angiopathisch-ischämischer Fuß" (28%)
- **Neuropathie:** „neuropathisch-infizierter Fuß" (48%)
- **Kombinationen:** „angiopathisch-neuropathischer Fuß" (24%).

Bei allen Formen des DFS prägen **Hautveränderungen** (Dermatopathie) das klinische Bild.

Krankheitsbild

Dermatopathie

Hautveränderungen gehören **obligat** zu allen Formen des DFS, sind aber je nach Typ des DFS unterschiedlich. Sie haben diagnostische und prognostische Bedeutung. Die Hautveränderungen hängen ab von der diabetischen Stoffwechsellage (u. a. Infektionen), der Angiopathie (Symptome der Ischämie) und der Neuropathie (Symptome der Neuropathie). Maximalform sind die ischämischen Gewebsläsionen und neuropathischen Ulzera.

Angiopathie (Tab. **16.1**, Abb. **14.15**)

- **Makroangiopathie:** nicht diabetesspezifische, aber doch von der pAVK abgrenzbare, peripher-distale Makroangiopathie mit Mediasklerose (Mönckeberg) und resultierender Gewebsischämie. Fehlende Fußpulse.
- **Hautveränderungen:** blass-livide, atrophische, kalte Haut (Ischämie). Ischämische Läsionen meist akral lokalisiert: Nekrose, Gangrän, ischämisches Ulkus.
- **Subjektiv:** Kältegefühl, Ischämieschmerz.
- **Assoziierte Erkrankungen:** häufig auch Angiopathie anderer Organe wie z. B. koronare Herzkrankheit, chronische arterielle Verschlusskrankheit. Mikroangiopathie von Augen und Nieren.

Neuropathie (Tab. **16.1**, Abb. **7.66**, **14.16**)

- **Polyneuropathie:** distal-strumpfförmige Lokalisation mit Sensibilitätsstörungen, motorischen Störungen und autonomen Störungen. Fußpulse tastbar.
- **Sensibilitätsstörungen:** Parästhesien, Hypästhesien bzgl. Temperatur, Vibration, Berührung, Schmerz.
- **Motorische Störungen:** Schwäche und Atrophie der Fußmuskulatur, Hammerzehbildung und weitergehende Deformierung der Fußform durch Osteoarthropathie. Schwächung/Ausfall der Muskeleigenreflexe (ASR, PSR).
- **Autonome Störungen:** Ausfall des Sympathikus mit Störung der Vasomotorik. Durch globale Weitstellung der Fußgefäße einschließlich a. v. Shunts permanente, globale Hyperperfusion, durch fehlende Durchblutungsregulation trotzdem aber gestörte Nutrition. Weiterhin Störung der Schweißsekretion mit Hypo-/Anhidrose.
- **Hautveränderungen:** Haut gut durchblutet, rosig und warm (Lähmung der Vasomotorik) sowie trocken, schuppig und rissig (Anhidrose).
  - Häufig **Infektionen der Hautoberfläche** mit Tendenz zur Ausbreitung: mazerative Infektionen der Zehenzwischenräume durch Dermatophyten, Hefepilze, gramnegative Keime; Paronychie, Onychomykose. Mögliche Eintrittspforten und Ausgangspunkte für Erysipel, Weichteilinfektionen wie Phlegmone und Osteomyelitis mit Amputationsrisiko sowie Sepsis mit vitalem Risiko.
  - **Hyperkeratosen** und **Schwielenbildung** an belasteten Stellen, v. a. Groß- und Kleinzehenballen, Ferse, Zehenkuppen (Abb. 7.66).
  - **Neuropathische Läsion:** an kallösen Druckstellen Bildung spezieller **Ulzera** mit kallösem Rand, perforierend-penetrierend, evtl. bis zum Knochen mit Osteolysen und Spontanfrakturen. Alter Name: Malum perforans. Stets polymikrobiell infiziert (aerob und/oder anaerob). Durch Druck auf nicht-verschwielte Hautregionen **hämorrhagische Blasenbildung** mög-

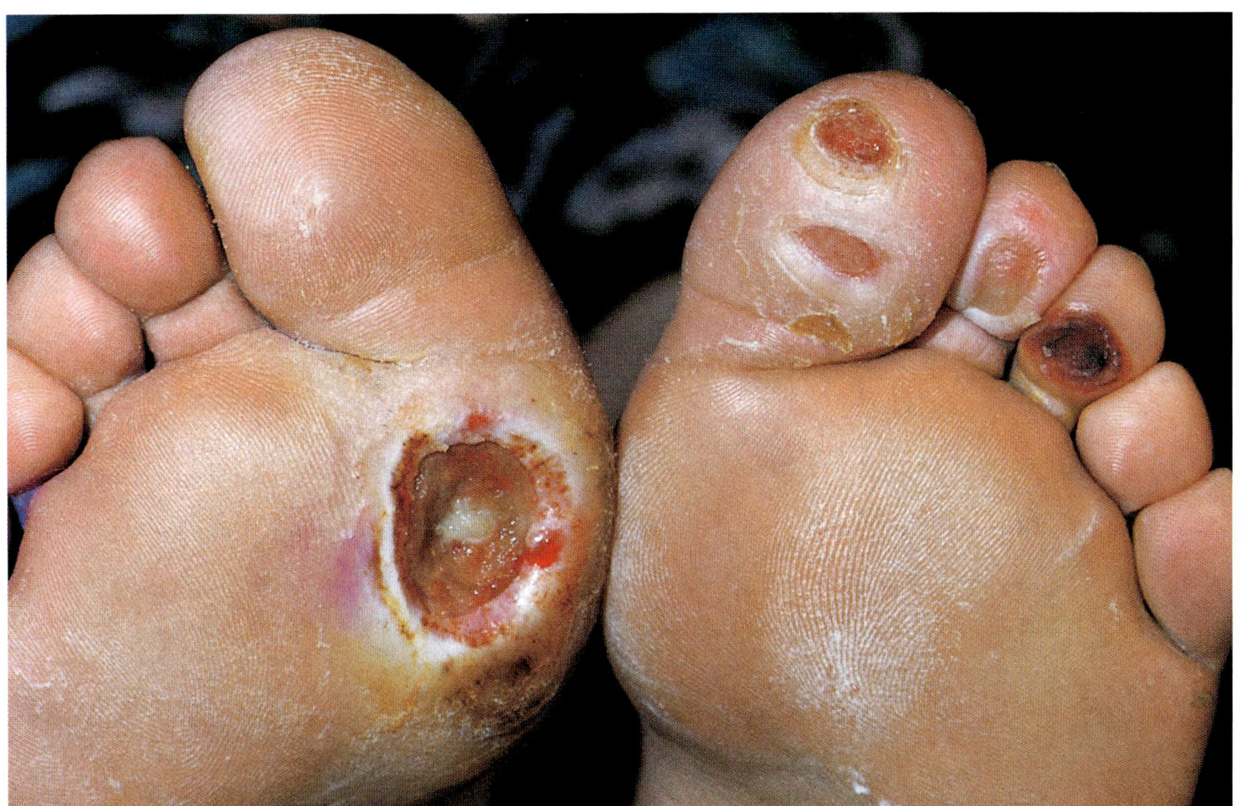

Abb. 16.5 Plantarulzera bei diabetischer Polyneuropathie.
Anamnese: 63-jähriger Patient. Seit Jahren bestehender Diabetes mellitus (II). Ulzera wegen fehlender Schmerzen nicht beachtet und auch nicht als gefährlich angesehen.
Befund: an den Plantarseiten der Zehen I–III links flache, reizlose, trockene z. T. hämmorrhagische Ulzerationen mit kallös-hyperkeratotischem Randwall. Über dem Großzehenballen rechts ein 2 cm großes, kraterförmiges, schmerzloses Ulkus mit matschigem Grund und freiliegendem Knochen. Ausgeprägte Hyperkeratose der Umgebung (Abb. **7.66**). Haut gut durchblutet, warm. Hammerzehstellung. – Weitere Befunde: Nüchternblutzucker 195 mg%. Achillessehnenreflex nicht auslösbar, Fußpulse tastbar. Neurologisch-konsiliarische Untersuchung: Pallhypästhesie der distalen unteren Extremitäten.

lich (Bullosis diabetica). Störungen der Hautsensibilität (s. o.).

- **Subjektiv:** bei kompletter Polyneuropathie grundsätzlich Schmerzlosigkeit, auch bei Ulzera und Frakturen. Gelegentlich anschließende, lanzinierende, blitzartig einschießende Schmerzen.
- **Assoziierte Erkrankungen:** autonome diabetische Neuropathie anderer Organe wie Regulationsstörungen von Herz-Kreislauf-, Magen-Darm- u./o. Urogenital-System.

Angio-Neuropathie

Gefährliche Mischform beider Arten von DFS. Ungünstige Prognose.

Vollbild des diabetischen Fußsyndroms

Das Vollbild des diabetischen Fußsyndroms entsteht, wenn im schlimmsten Fall endogene und exogene Krankheitsfaktoren mit Infektionen zusammentreffen.

- **Endogene Krankheitsfaktoren:** z. B. Angiopathie mit Ischämie, Polyneuropathie mit Ausfall des Warnsymptoms Schmerz, mit Deformierung und Funktionsstörungen.
- **Exogene Krankheitsfaktoren:** Noxen, die die Füße belasten. Der Patient kann aufgrund seiner Sensibilitätsstörungen Noxen und Gewebsschäden nicht mehr registrieren.

Verlauf Wird das DFS nicht bzw. unzureichend behandelt, kommt es zur Progression mit komplizierenden Infektionen und zunehmendem Amputationsrisiko. Eine adäquate Therapie hingegen senkt die Amputationsrate deutlich. Sofern die Erkrankung nicht zu weit fortgeschritten ist, ist die Prognose des neuropathischen Fußes insgesamt besser als die des angiopathischen Fußes.

Diagnostik

- **Anamnese** und **klinisches Bild** hinsichtlich Grundkrankheit Diabetes mellitus, Angiopathie und Polyneuropathie.
- **Mikrobielle Diagnostik** von Hautinfektionen und Ulzera. Bei neuropathischem Plantarulkus wird Material aus dem Ulkusgrund entnommen, evtl. Biopsie zum Nachweis von Anaerobiern. Bildgebende Diagnostik (Osteoarthropathie).

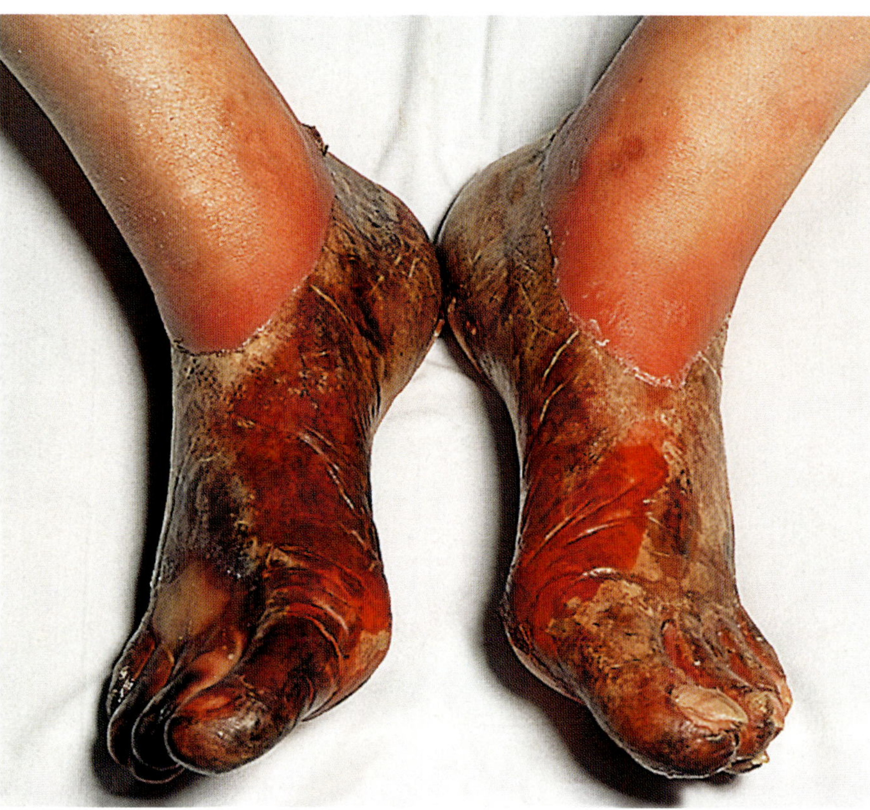

Abb. 16.6 Schwere Verbrühung bei diabetischer Polyneuropathie.
Anamnese: Bei dem 69-jährigen Patienten bestand eine schwere diabetische Polyneuropathie im Bereich beider Füße und Unterschenkel mit Ausfall der Schmerz- und Temperaturempfindung. Außerdem bestand eine diabetische Makro- und Mikroangiopathie. Wegen kalter Füße heißes Fußbad für 30 min, danach zunehmende Verfärbung der Füße mit Blasenbildung.
Befund: flächenhafte, scharf markierte Nekrose der gesamten Fußhaut beidseits bis zum Knöchel mit proximaler Entzündung sowie umschriebenen Arealen von Gangränbildung mit feucht-matschigen Hautbezirken.
Besonderheiten: Aus der Verbrühung Grad III – IV entwickelte sich eine Gangrän beider Füße, die schließlich eine beidseitige Amputation erforderlich machte. Nach vorübergehender Besserung verstarb der Patient an Herz-Kreislauf-Versagen.

Differentialdiagnose: klassische, chronische pAVK; andere Formen peripherer Polyneuropathien wie Burning-Feet-Syndrom oder Restless-Legs-Syndrom.

Therapie Optimale Einstellung des Diabetes mellitus (Insulin).

Angiopathisch-ischämischer Fuß:
- **Revaskularisierung:** Verbesserung der arteriellen Perfusion durch gefäßchirurgische und/oder interventionelle Maßnahmen. Konservative **angiologische Therapie** (s. pAVK).
- **Fußbehandlung:** Behandlung von Hautinfektionen, Wundbehandlung umschriebener Nekrosen und Ulzera, lokal-chirurgische Therapie größerer bzw. infizierter Läsionen unter Berücksichtigung der Durchblutungssituation.

Neuropathisch-infizierter Fuß:
- **Symptomatische** Behandlung der Parästhesien und eventueller Schmerzen. Neuropathie weitgehend irreversibel.
- **Fußbehandlung:** konsequente Druckentlastung und Ruhigstellung. Antimikrobielle Behandlung oberflächlicher Hautinfektionen.
  - Bei oberflächlichen Ulzera: Entfernung des kallösen Randes, mechanisches oder enzymatisches Débridement, Wundbehandlung mit interaktiven Wundverbänden. Einsatz von Wachstumsfaktoren möglich (Kosten!).
  - Bei tiefen bzw. infizierten Ulzera: systemische Antibiose nach Antibiogramm.

! Merke Die wichtigste Therapiemaßnahme bei neuropathischen Ulzera ist die konsequente und wirksame Druckentlastung, z. B. durch orthopädische Schuhe, notfalls auch durch eine Orthese (konsiliarische orthopädische Mitbetreuung).

Chirurgische Maßnahmen: Ausräumung von infizierten Herden, Osteomyelitis, Phlegmone. Auch operative Druckentlastung. Amputation nur bei vitaler Indikation, Prognose insgesamt ungünstig, da meist polymorbide Patienten.
Grundsätzlich interdisziplinär-kooperative Patientenbetreuung.

Historischer Exkurs

St. Cosmas und St. Damian
St. Cosmas und St. Damian sind Arztheilige und Schutzheilige von mittelalterlichen Kirchen. Sie waren Brüder und bekannte Ärzte. Während der diokletianischen Christenverfolgungen starben sie um 300 als Märtyrer. Die Legende berichtet, dass sie einem Mann sein von Krankheit völlig zerfressenes Bein abnahmen und durch das Bein eines gerade verstorbenen Mohren ersetzten. Der Mann war geheilt und konnte wieder laufen, allerdings mit einem weißen und einem schwarzen Bein.

Prophylaxe
1. Optimale Einstellung des Diabetes.
2. Regelmäßige Fußinspektion durch Patient und Arzt.
3. Sorgfältige Fußhygiene und Fußpflege, trockene Haut: einfetten.

Tab. 16.1 Formen des diabetischen Fußsyndroms: Unterscheidungsmerkmale

	Angiopathisch-ischämischer Fuß	Neuropathisch-infizierter Fuß
Haut	blass-livide atrophisch-glatt kalt	normal-rosig trocken, schuppend, rissig warm Hyperkeratosen Druckschwielen
Läsionen	akral nekrotisch gangränös schmerzhaft ulzerierend	an Druckstellen infiziert penetrierend schmerzlos
Sensibilität	vorhanden	fehlen
Fußpulse	fehlen	vorhanden
Muskeleigenreflexe	vorhanden	fehlen
Fußform	normal	deformiert
Doppler-Index	< 0,9	> 0,9

4. Vermeidung jeglicher lokaler Traumatisierung durch Schuhe, Fußpflege oder iatrogen.
5. Umgehende medizinische Behandlung auch banaler Verletzungen und Infektionen
6. Vermeidung neurotroper (Alkohol, Medikamente) und vaskulärer (Nikotin, Medikamente) Noxen.

16.3.2 Weitere Erkrankungen von Hautnerven durch exogene, lokale und endogene Faktoren

Abgesehen von den bereits besprochenen Krankheitsbildern können verschiedenartige Reiz- und Ausfallserscheinungen an peripheren Nerven bzw. Hautnerven durch exogene, lokale oder endogene Faktoren verursacht werden.

Exogene Faktoren

Meist mechanisch bedingte Nervenschädigungen durch Druck (z. B. Gips, Verbände), Injektionen (N. ischiadicus), operative Eingriffe (Sensibilitätsstörungen), Berufsnoxen (vibrationsbedingtes vasospastisches Syndrom) oder Unfälle.
Ein spezielles Krankheitsbild ist das **Sudeck-Syndrom:** posttraumatisches, chronisches Schmerzsyndrom mit Trias Haut-Muskel-Knochen-Atrophie. Hautsymptome: zunächst akute Entzündungszeichen mit Rötung. Überwärmung, Schmerz. Später Übergang in Haut-/Subkutisatrophie.

Lokale Faktoren

Lokale Hauterkrankungen bzw. Schädigungen können zu Mitschädigungen des Hautnervensystems führen. Beispiele sind: neurogene Schmerzen bei Durchblutungsstörungen (AVK, CVI), postzosterische Neuralgie, Nerven-/Plexusinfiltration durch Tumoren bzw. Metastasen, Sensibilitätsstörungen bei Lepra.

Endogene Faktoren

Vor allem primäre Erkrankungen des Nervensystems können zu Hautsymptomen führen. Beispiele außer den Polyneuropathien (s. o.) sind:

- **Syringomyelie:** Hyper- bzw. Hypohidrose, trophische Hautstörungen und auffällige Verletzungs- bzw. Verbrennungsfolgen infolge „dissoziierter Sensibilitätsstörung", besonders an Händen.
- **Multiple Sklerose:** periphere Sensibilitätsstörungen, neben Augenmuskellähmungen, Sehnervenneuritis etc.

16.4 Neubildungen

Von peripheren Nerven bzw. Hautnerven mit Endformationen können gut- und bösartige Neubildungen ausgehen.

16.4.1 Gutartige Neubildungen

Gutartige Neubildungen führen klinisch zu kutan-subkutanen Knotenbildungen, die zum Teil schmerzhaft sind. Die genaue Diagnosestellung erfolgt histologisch.

Neurom

Als traumatisches Neurom in Operationsnarben oder an Amputationsstumpf. Als solitäres Neurom in Umgebungen von Körperöffnungen wie Nase, Mund, Anus.

Neurofibrom

Nicht nur bei Neurofibromatose, sondern auch als solitärer, weicher Hautknoten/Tumor.

16.4.2 Bösartige Tumoren

Bösartige Tumoren sind selten. Es kann sich um Neurofibrosarkome (entartete Neurofibrome, Abb. **16.3**) oder Merkel-Zell-Karzinome handeln.

Neurofibrosarkom

Als maligner peripherer Nervenscheidentumor nicht nur bei Neurofibromatose, sondern auch sporadisch allein auftretend.

Merkelzell-Karzinom

Hochmalignes, kutanes neuroendokrines Karzinom. Ausgangspunkt sind Merkelzellen der Haut oder Stammzellen. Virusinduktion (Polyomavirus)?

Krankheitsbild: solitärer, rötlich-livider dermaler Knoten von 1–2 cm Durchmesser. Lokalisation: meist Gesicht, Extremitäten in lichtexponierten Regionen. Hohes Lokalrezidiv- und Metastasierungsrisiko mit Lymphknotenmetastasen und Fernmetastasen.
Diagnostik: Klinik, Histologie und Immunhistologie mit neuroendokrinen Markern.
Therapie: Tumorexzision, möglichst mit mikroskopisch kontrollierter Chirurgie und Sentinel-Lymphknoten-Biopsie. Auch Strahlentherapie bzw. kombinierte Behandlung. Bei Metastasierung: Chemotherapie, multimodale Therapiekonzepte. Prognose insgesamt schlecht.

16.5 Psychodermatologie: Haut, Psyche und Umwelt

Zwischen **Haut**, **Psyche** und **sozialer Umwelt** bestehen vielfältige normale und pathologische Beziehungen. Die Haut kann einerseits **Zielorgan** psychischer und psychopathologischer Einwirkungen sein. Andererseits sind **Hauterkrankungen** für den Patienten sichtbar, müssen psychisch verarbeitet werden und können seelische Reaktionen auslösen. Schließlich gilt die **Sichtbarkeit** auch für das soziale, private sowie nicht-private Umfeld und kann zu Interaktionen führen. Kenntnisse in psychosomatischer und psychosozialer Dermatologie und den entsprechenden Behandlungskonzepten sind deshalb für die Versorgung dermatologischer Patienten erforderlich.

16.5.1 Psyche und Haut

Alltägliche, normale Interaktionen zwischen Psyche und Haut sind in der Umgangssprache vielfach dokumentiert: Erröten aus Freude oder Scham, Blasswerden vor Schreck, Schwitzen vor Angst oder Aufregung, Haarsträuben bzw. Gänsehaut vor Schreck oder Furcht, dünne/dicke Haut etc.
Psychische Empfindungen und Emotionen können also die Haut beeinflussen: Haut als Spiegel der Seele.
Neben diesen normalen, emotionellen Psyche-Haut-Reaktionen können aber auch **psychiatrische Erkrankungen** in verschiedener Weise die Haut einbeziehen. Bei den pathologischen Psyche-Haut-Interaktionen sind zwei Kategorien zu unterscheiden:

1. Psychiatrische Erkrankungen mit Einbeziehung der Haut.
2. Psychosomatische Dermatosen, bei denen seelische Faktoren bei Entstehung, Verlauf und Verarbeitung eine bedeutsame Rolle spielen.

Psychiatrische Erkrankungen (Abb. **16.7**, **16.8**)

Ein breites Spektrum psychopathologischer Krankheiten/Faktoren kann die Haut einbeziehen, ohne dass jeweils feste Korrelationen bestehen müssten. Die interdisziplinäre Kooperation mit der Psychiatrie ist unverzichtbar.
Von dermatologischer Relevanz sind Wahnsyndrome, artifizielle Störungen und somatoforme Störungen.

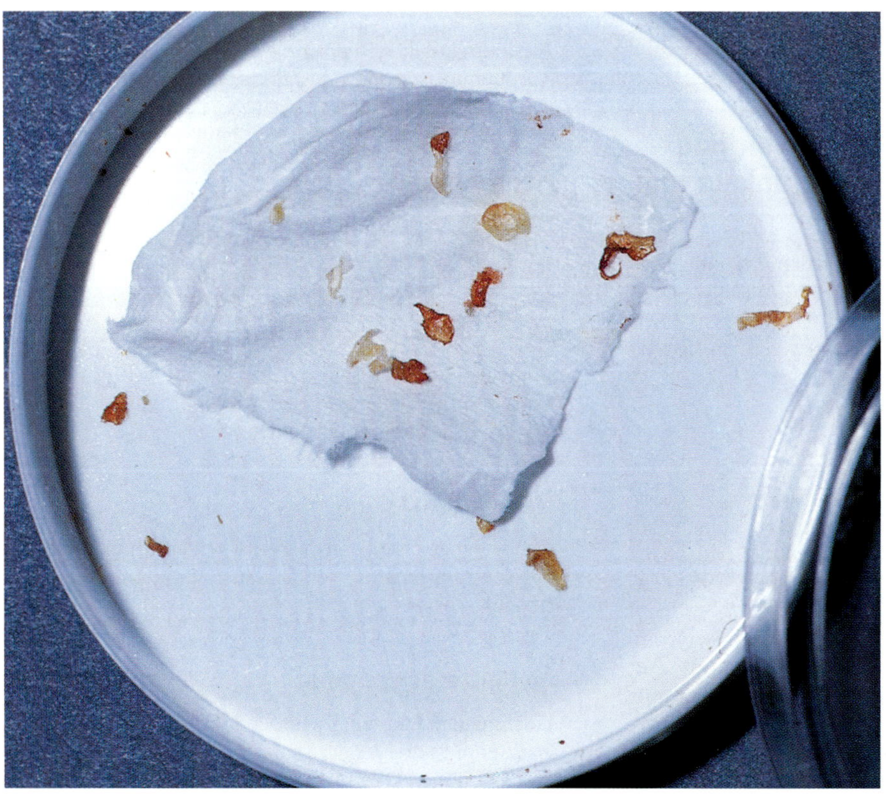

Abb. 16.7 Dermatozoenwahn.
Anamnese: Bei der 61-jährigen, allein lebenden, aber rüstigen, freundlichen Patientin bestanden zahlreiche Kratzartefakte. Sie führte die bestehenden Hauterscheinungen auf die schlechten hygienischen Verhältnisse bei einem vorausgegangenen Auslandsaufenthalt zurück. Die aus der starken juckenden Haut herausgekratzten „Tierchen" brachte sie in einem fest verschlossenen Plastikbeutelchen zur Untersuchung mit in die Sprechstunde.
Befund: mikroskopisch Epithelreste und hämorrhagische Krusten.
Anmerkung: Der Patientin wurde der mikroskopische Befund gezeigt. Sie war völlig unbeeindruckt und stellte sich nicht wieder in der Sprechstunde vor.

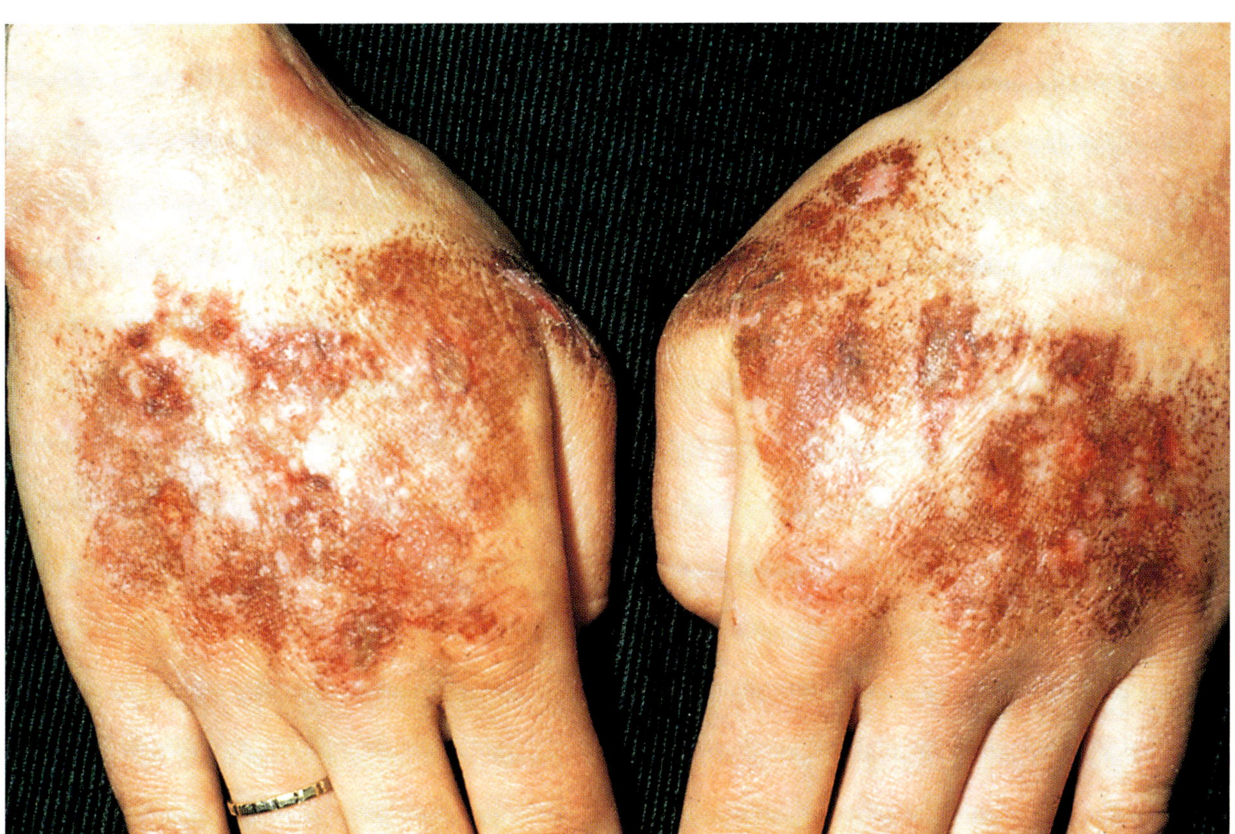

Abb. 16.8 Klopfartefakt.
Anamnese: 49-jährige, depressiv wirkende Patientin, im Medizinbereich tätig. Die Hautveränderungen seien innerhalb kurzer Zeit aufgetreten, vermutet wurde eine Blutgerinnungsstörung. Die Anamnese ergab Hinweise auf eine chronische Arbeitsüberlastung und akut den Tod einer nahestehenden Person.
Befund: über beiden Handrücken und den Grundphalangen der Daumen scharf begrenzte, netzartige bis flächige braun-rote Pigmentierung mit kleinen Erosionen. – Nebenbefund: Narben über der Innenseite des linken Handgelenks. Labor: normale Blutgerinnungswerte.
Anmerkung: Die Narben an der Handgelenkinnenseite wurden als Folge von Bagatellverletzungen bezeichnet.

- **Wahnsyndrome:** Das wichtigste und klassisches Beispiel ist der Dermatozoenwahn.
  - **Dermatozoenwahn** (Abb. 16.7): Auftreten vorwiegend bei älteren Frauen. Die Patienten berichten von Tieren, die in ihrer Haut leben, Beschwerden verursachen und entfernt werden müssen.
    Klinisches Bild: Exkoriationen und Kratzeffekte. **Differentialdiagnose:** Schizophrenie mit breit gefächerten Wahnvorstellungen und Halluzinationen. **Therapie:** Psychotherapie, Psychopharmaka.

> **! Merke** Es ist völlig sinnlos und kontraproduktiv, die Patienten von der Haltlosigkeit ihrer Vorstellung überzeugen zu wollen. Notwendig ist vielmehr, sie so zu führen, dass sie der Hinzuziehung eines Psychiaters oder einer entsprechenden Therapie zustimmen.

- **Artefizielle Störungen:** Es handelt sich um selbst induzierte Hautschädigungen. Mögliche Auslösung durch Persönlichkeitsstörungen oder Missbrauchserfahrungen, insgesamt breites Spektrum psychopathologischer Störungen, keine Psychose. Unterschiedliche Schweregrade:
  - **Artefakte:** verschiedenste Formen von artifiziellen Hautschädigungen. Beispiele: Artefakte durch Hauttraumatisierung, Abschnürung, Verätzung, Verbrennung, Schnittwunden, Injektionen etc. Artefakte können mit Suizid enden (10–15%).
  - **Simulation:** zielgerichtet zur Erlangung von Vorteilen.
  - **Paraartefakte:** z.B. Acne excoriee, Trichotillomanie und Onychotillomanie.
- **Somatoforme Störungen:** Schilderung körperlicher Symptome, ohne dass körperliche Ursachen nachgewiesen werden können. Auftreten z.B. im Rahmen von Depressionen, Angststörungen. Somatoforme Störungen der Haut können sein:
  - **Sensorische Missempfindungen:** Juckreiz, Brennen, Schmerzen, Glossodynie, Vulvodynie.
  - **Hypochondrische Krankheitsängste:** Angst vor Ansteckung oder bereits erfolgter Erkrankung wie venerologische Infektionen, HIV, Krebs.
  - **Entstellungsängste:** körperdysmorphe Störungen bei minimalen oder ganz fehlenden Hautsymptomen (Dermatologenslang: „Nihilodermie"). Beispiele: Altersflecke, Gefäßzeichnungen, kleine Narben, physiologischer Haarausfall.

Therapie Versuch, eine vertrauensvolle Arzt-Patient-Beziehung aufzubauen. Bei Motivation Hinzuziehung eines Psychiaters zur Diagnosestellung und Therapieempfehlung/-einleitung.

Psychosomatische Dermatosen

Zahlreiche Hauterkrankungen können im Rahmen einer multifaktoriellen Ätiopathogenese durch **psychopathologische Faktoren** bzw. **Kofaktoren** wie Stress, Konfliktsituationen, Persönlichkeitsstörungen ausgelöst bzw. in ihrem Verlauf moduliert werden. Beispiele sind: atopisches Ekzem, Psoriasis, Urtikaria, Pruritus, Prurigo, Lichen ruber, Alopecia areata, Dyshidrosis, Erektionsstörungen. **Diagnosestellung** (z.B. psychogener Pruritus) erst nach Ausschluss somatischer Krankheitsfaktoren und Anhalt für psychische Krankheitsfaktoren.

Therapie Aufbau einer vertrauensvollen Arzt-Patient-Beziehung, psychopathologische Basisanamnese und Versuch der Erkennung und Entschlüsselung krankheitsrelevanter psychischer Faktoren. Hinzuziehung eines klinischen Psychologen oder Psychiaters und Ergänzung der somatischen Dermatotherapie durch psychotherapeutische Maßnahmen.

16.5.2 Haut und Psyche

Auch hier sind alltägliche, **normale Interaktionen** zwischen Haut und Psyche offenkundig. Durch Hauthygiene, Hautpflege und kosmetische Maßnahmen soll erreicht werden, dass man sich „wohl fühlt in seiner Haut“. Allerdings können entstellende, schwere oder gefährliche Hautkrankheiten sowie auffällige bzw. belastende Behandlungsmaßnahmen **negative Haut-Psyche-Interaktionen** auslösen. Die Verarbeitungsstörung kann ihrerseits wieder zu einem negativen Modulationsfaktor der Krankheit werden. Allerdings gelingt es andererseits auch wieder vielen Patienten, mit schweren Hauterkrankungen zu leben.

Störungen der Krankheitsverarbeitung

Insbesondere schwere und chronische Hauterkrankungen können Lebenswünsche, Lebensplanung und Lebensqualität erheblich einschränken. Störungen der Krankheitsverarbeitung können zu Depressionen, Aggressionen, Alkoholismus und sozialem Rückzug führen.

- **Sichtbarkeit:** Sichtbarkeit und Chronizität von Hautkrankheiten wie Ichthyosis, Psoriasis, Neurodermitis, Akne oder Rosazea können bei Patienten eine Störung des „Selbst“-Bildes bedeuten und zu Problemen der Krankheitsverarbeitung führen.
  Anmerkung: Das Leben mit einer entstellenden Hautkrankheit (Psoriasis) hat der amerikanische Schriftsteller John Updike in seinem Buch „Selbst-Bewusstsein“ geschildert.
- **Gefährliche Hautkrankheiten:** z.B. Diagnose „schwarzer Hautkrebs“. Feststellung einer eingetretenen Metastasierung.
- **Eingreifende Therapiemaßnahmen:** Chemotherapie, Strahlentherapie oder Kortisontherapie mit entsprechend befürchteten Nebenwirkungen. Resultierende Compliance-Störung.

Medikamentös induzierte psychopathologische Symptome

Auch die Pharmakotherapie von Dermatosen kann unerwünschte psychopathologische Wirkungen haben. Beispiel: steroidinduzierte Psychosen bei hochdosierter Steroidbehandlung von z.B. Pemphiguserkrankungen oder Lupus-erythematodes-Erkrankungen.

16.5.3 Haut und soziale Umwelt

Die Haut wird nicht nur als „Spiegel der Seele“ aufgefasst, sondern auch als „Verbindung zur Umwelt“. Sie wird deshalb auch als normaler Informationsträger für die Umwelt benutzt, um bestimmte positive Umwelteffekte auszulösen. Beispiele sind: Hautbräunung als Zeichen allgemeiner Gesundheit, dekorative Kosmetik, Frisur, Schmucktätowierungen. Aber auch ungewollte negative Signale sind möglich.

Haut und soziale Umwelt-Interaktionen

Hautkrankheiten können erhebliche soziale Auswirkungen haben.

- **Beruflicher Bereich:** Bewerbungshindernis, Notwendigkeit eines Arbeitsplatz- bzw. Berufswechsels, Arbeitsplatzverlust und Arbeitslosigkeit, Invalidität, sozialer Abstieg.
- **Persönlicher Bereich:** Durch Störungen des Aussehens (sichtbare Erkrankung), des Geruches (Erkrankung, Lokaltherapie) und der Tastempfindung (tastbare Effloreszenzen, Salbenfilm) können soziale Probleme im privaten und beruflichen Bereich auftreten. Im sozialen Umfeld negative Reaktionen wie Ansteckungsfurcht, Ekel, Stigmatisierung und Ausgrenzung. Bei dem Erkrankten selbst daraufhin sozialer Rückzug. Andererseits können Partner, Familie und andere eine große und notwendige Hilfe und Unterstützung sein.

! **Merke** Bei vielen Hautkrankheiten ist es erforderlich, dass der behandelnde Arzt in somato psycho sozialen Zusammenhängen denken muss.

Zusammenfassung

Zwischen Haut und Nervensystem bestehen vielfältige Wechselwirkungen. **Sensible Fasern** des zerebrospinalen Nervensystems innervieren das Hautorgan und machen es damit zu einem Sinnesorgan mit Berührungs-, Schmerz-, Juckreiz-, Temperatur-, Bewegungs- und Vibrationsempfindung. **Motorische Fasern** innervieren die Gesichtsmuskulatur (Mimik!). **Autonome Fasern** innervieren Schweiß- und Talgdrüsen, Haarfollikel und Haarbalgmuskel sowie die Hautgefäße.
Auch werden Interaktionen zwischen Haut und extrakutanen Organen vermittelt. Beispiele: Reflexauslösung (z. B. Pyramidenbahnzeichen: Babinski-Reflex), Akupunktur, Headsche Zonen.
Vielfache Interaktionen bestehen schließlich zwischen Haut, Psyche und Umwelt: biopsychosoziale Aspekte.
Klinische Symptomatik:
Zum einen **neurokutane Symptome:**

- Sensorische Reizerscheinungen (Parästhesien) bzw. Ausfallserscheinungen (Ausfall von Hautsinnen).
- Motorische Ausfallserscheinungen: z. B. Fazialisparese.
- Autonome Funktionsstörungen von Hautdrüsen: z. B. Hyper- oder Anhidrose, spastische oder atonische Durchblutungsstörungen der Haut.

Zum anderen können bei pathologischen **Haut-Psyche-Umwelt-Interaktionen** primär psychiatrische Erkrankungen mit Einbeziehung der Haut oder primäre Hauterkrankungen mit psychopathologischen Folgereaktionen die klinische Symptomatik bestimmen.
Die **Diagnosestellung** erfordert deshalb außer den Methoden der kutanen Diagnostik auch neurologische, psychiatrische und psychosomatische Basiskenntnisse und interdisziplinäre Kooperation. Gleiches gilt für die **Therapie.**

Erbkrankheiten und Fehlbildungen

Eine wichtige Erbkrankheit ist die Neurofibromatose, insbesondere in ihrer häufigsten Form, der **Neurofibromatose I** mit verschiedenen Formen von Neurofibromen und Pigmentflecken sowie verschiedenen extrakutanen Manifestationen. Eine seltene, hereditäre sensorische Neuropathie mit Hautulzera ist das Thévenard-Syndrom (DD: diabetischer Fuß).

Erworbene Erkrankungen

Das häufigste neurokutane Symptom ist **Pruritus** (Juckreiz). Er kann bei folgenden Erkrankungen auftreten:

- Hauterkrankungen: z. B. Skabies, atopisches Ekzem
- Internistische Erkrankungen: z. B. hepatischer oder urämischer Pruritus
- Psychische Erkrankungen: psychogener Pruritus
- Idiopathisch.

Das Hautorgan ist auch ein Hauptzielorgan peripherer **Polyneuropathien** mit sensorischen bzw. autonomen Reiz- und Ausfallsymptomen. Ein sehr wichtiges Beispiel ist der **diabetische Fuß.** Er tritt als neuropathisch-infizierter Fuß, als angiopathisch-ischämischer Fuß oder als Kombination von beidem auf. Stets ist das Hautorgan mit Störungen der Innervation und/oder der Durchblutung oder Trophik wie ischämische Läsionen oder neuropathische Ulzera mit einbezogen. Vorbeugung sowie rechtzeitige Diagnose und Behandlung reduzieren die Amputationsrate!
Schädigungen des Haut-Nerven-Systems können weiterhin durch **exogene, lokale** oder **endogene Faktoren** eintreten.

Neubildungen

Wichtigste maligne Neubildung ist das aggressive, häufig zu spät diagnostizierte **Merkel-Zell-Karzinom** der Haut.

Psychodermatologie (Haut, Psyche, Umwelt)

Zwischen Haut, Psyche und Umwelt bestehen vielfältige Interaktionen.
Psyche-Haut-Interaktionen: Neben normalen emotionalen Hautreaktionen (z. B. Erröten) können auch pathologische Psyche-Haut-Interaktionen auftreten.

- Primäre psychiatrische Erkrankungen: Einbeziehung der Haut bei Dermatozoenwahn, Artefakten, somatoformen Störungen (z. B. psychogener Pruritus).
- Psychosomatische Dermatosen: psychische Auslösung bzw. Verlaufsmodulation z. B. bei atopischem Ekzem, Urtikaria, Haarausfall.

Haut-Psyche-Interaktionen: Entstellende, chronische Hautkrankheiten wie z. B. Ichthyosis, Psoriasis oder Neurodermitis können zu erheblichen seelischen Belastungen und Verarbeitungsproblemen führen. Gleiches gilt für gefährliche Hautkrankheiten wie z. B. Hautkrebs sowie eingreifende dermatodiagnostische und therapeutische Maßnahmen.
Haut-Umwelt-Interaktionen: Der Hautzustand hat nicht nur innerpersönliche, sondern auch interpersönliche Wirkungen. Kranke Haut kann negative soziale Folgen (Ekel, Ansteckungsangst, Ausgrenzung) und entsprechende psychosoziale Rückwirkungen verursachen. Andererseits kann eine verständnisvolle und hilfreiche Umwelt große Bedeutung besitzen.

033 zusätzliche Abbildungen
034 IMPP-Fragen

17 Erkrankungen der Lippen und der Mundschleimhaut

17.1 Grundlagen

Anatomie und Physiologie

Die Mundhöhle wird einerseits von den Lippen und andererseits von den Gaumenbögen und Tonsillen begrenzt. Sie wird durch die Zähne in das Vestibulum oris (Vorhof) und das Cavum oris unterteilt.

Aufbau (Abb. 17.1, Tab. 17.1): Die Haut der **Lippenaußenseite** entspricht der Kutis mit mehrschichtigem verhornendem Plattenepithel und Adnexen. Die Haut im Bereich des **Lippenrots** wird als Halbschleimhaut bezeichnet: nichtverhornendes Plattenepithel, jedoch ohne Schleimdrüsen und ohne Pigmentschutz. Unter ihr liegt die Lippenmuskulatur. Die **Mundhöhle** mit Zunge und Zahnleisten ist mit **Schleimhaut** (= **Mukosa**) ausgekleidet, die aus mehrschichtigem, nicht-verhornendem Plattenepithel und Bindegewebe (Lamina propria) besteht. Am Zungenepithel finden sich Verhornungserscheinungen. Das Schleimhautepithel enthält Melanozyten und Langerhans-Zellen. Schleimhautadnexe sind kleine enorale und große exorale **Schleimdrüsen:** Ohrspeichel-, Unterkiefer-, Unterzungendrüsen. Durch den Speichel wird die Mundhöhle ständig feucht gehalten. Unter der Mukosa liegt die **Submukosa**, sie enthält Fettläppchen und Drüsen. Der Lymphabfluss erfolgt in die submentalen und submandibulären bzw. tiefen **Halslymphknoten.**

Die Mundschleimhaut ist ein Mausergewebe mit einem schnellen Zellumsatz. Die Standortflora der Mundhöhle umfasst Bakterien und Pilze, u.a. Streptokokken, apathogene Neisserien, Aktinomyzeten, Fusobakterien, Spirochäten, Hefen.

Aufgaben: Aufgaben von Lippen und Mundhöhle bzw. Mundschleimhaut sind Nahrungsaufnahme und Sprachartikulation. Als ständig benutzte Eintrittspforte zum Körperinneren ist sie mit besonderen Schutz- und Sinnesfunktionen ausgestattet.

- **Schutzfunktionen:** schnelle Zellerneuerung (Mausergewebe) und ständige Feuchthaltung. Aber gegenüber der Außenhaut erhöhte Resorption (sublinguale Therapie). Antimikrobieller Schutz durch antimikrobiellen Speichel (Lysozym, Immunglobulin A, antimikrobielle Peptide), Abwehrzellen, lymphatisches Gewebe.
- **Sinnesfunktion:** Geschmackssinn mit Rezeptoren in den Geschmacksknospen für süß, sauer, salzig und bitter. Außerdem Empfindungsmodalitäten der Haut.

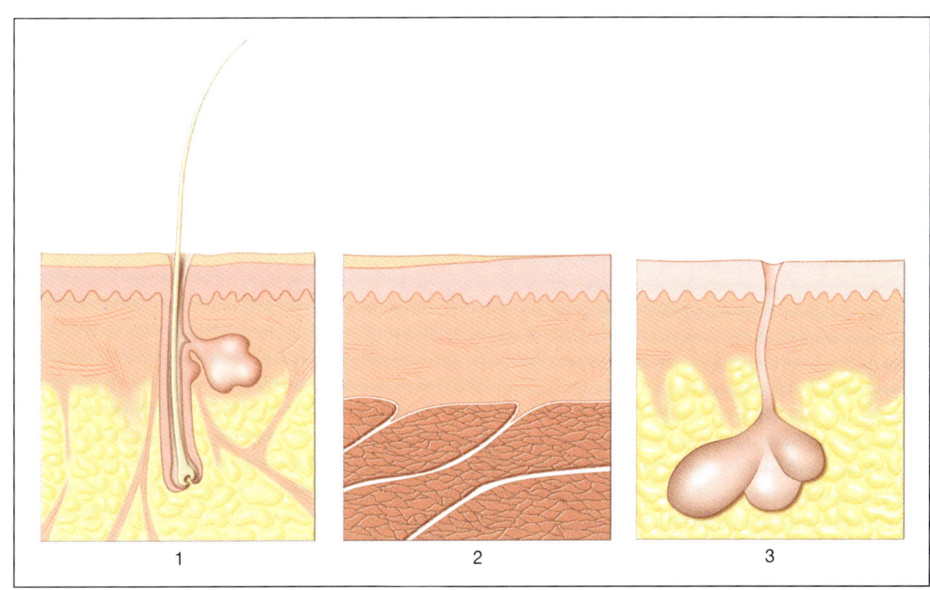

Abb. 17.1 Haut und Schleimhaut der Lippen und Mundhöhle.
1 Haut (Lippenaußenseite)
2 Halbschleimhaut (Lippenrot)
3 Schleimhaut (Lippeninnenseite)

Tab. 17.1 Vergleichende Gegenüberstellung des Aufbaus von Haut und Schleimhaut

Bestandteil	Hautorgan		Schleimhaut	
Epithel	verhornendes Plattenepithel = Epidermis	Kutis	nicht-verhornendes Plattenepithel	Mukosa
Bindegewebe	Dermis (Korium)		Lamina propria	
Fettgewebe	Subkutis		Submukosa	
Adnexe	Nägel Haare Talgdrüsen Schweißdrüsen		Schleimdrüsen	
Sonstiges	Gefäße, Nerven, Hautmuskeln		Gefäße, Nerven, lymphatisches Gewebe	

Ätiopathogenese

- **Erbkrankheiten und Fehlbildungen:** Isolierte pathologische Veränderungen der Mundschleimhaut wie z. B. Bildungsstörungen oder Verhornungserscheinungen sind selten. Häufiger ist die Einbeziehung in Genodermatosen/Fehlbildungen des Integuments.
- **Erworbene Erkrankungen:** Häufig sind Infektionen und Unverträglichkeitsreaktionen sowie die Einbeziehung in kutane und extrakutane Krankheitsprozesse. Meist handelt es sich um entzündliche Reaktionen, auch Ablagerungen sowie Neubildungen.

Klinik Die **klinische Symptomatik** entspricht zum Teil der der Kutis: Flecke, Papeln, Knötchen, Erosionen, Ulzerationen. Selten sind Bläschen und Blasen wegen schneller Umwandlung in Erosionen. Statt einzelner Quaddeln finden sich größere Schwellungen (Angioödem). Das gering verhornte und stark vaskularisierte Lippenrot gestattet Einblicke in das Blut: z. B. blaue Lippen (Zyanose), blasse Lippen (Anämie).
Spezielle **Mundschleimhaut-Symptome** sind:

- **Aphthen:** linsengroße Schleimhautdefekte mit rötlichem Randsaum.
- **Leukoplakie:** weißlicher, verhornter Schleimhautherd. Bei stärkerer Verhornung: Leukokeratose.
- **Erythroplakie:** rötlicher Schleimhautherd.
- **Fissuren** und **Beläge.**
- **Speichelfluss und Trockenheit:** Sialorrhö bzw. Sicca-Symptomatik.

Zu unterscheiden sind **Mundgeruch** (Foetor ex ore bei bestimmten Mundhöhlenerkrankungen) und **Atemgeruch** (Halitosis bei z. B. diabetischem oder urämischem Koma).
Subjektive Beschwerden: Juckreiz und Schmerzen. Dadurch auch Störungen der Nahrungsaufnahme und des Sprechens.
Topographische Besonderheiten: Erkrankungen können die Lippen u./o. die Mundschleimhaut betreffen. Auch bei der Mundschleimhaut gibt es lokale krankheitsrelevante Unterschiede, z. B. bei den Entzündungen: Cheilitis, Stomatitis, Glossitis, Gingivitis.

Diagnostik Die Basisdiagnostik umfasst **Anamnese** und **klinische Untersuchung** mit Inspektion (gute Ausleuchtung), Palpation, Geruchsprüfung sowie Palpation der regionären Lymphknoten. **Spezielle diagnostische Maßnahmen** sind Abstriche für z. B. mikrobiologische Diagnostik, Probeexzisionen, Lymphknotensonographie. Die Mituntersuchung des Integuments ist grundsätzlich erforderlich, häufig auch eine internistische Diagnostik.

Therapie Die konservativen, operativen und radiologischen Therapiemaßnahmen entsprechen grundsätzlich denen des äußeren Integuments. Bei der medikamentösen Lokaltherapie sind häufig bei gleichen Wirkstoffen veränderte Konzentrationen und andere schleimhautangepasste Grundlagen erforderlich (Mund- und Rachentherapeutika). Die schnelle enorale Absorption bestimmter Wirkstoffe unter Umgehung von Magen-Leber wird therapeutisch ausgenutzt, z. B. bei der sublingualen Nitrattherapie.
Häufig ist eine **interdisziplinäre Kooperation** mit anderen Fachdisziplinen erforderlich, die sich mit Oralmedizin befassen.

17.2 Erbkrankheiten und Fehlbildungen

Selten sind isolierte Erbkrankheiten/Fehlbildungen von Lippen und Mundschleimhaut, häufiger sind Einbeziehungen in entsprechende integumentale Erkrankungen. Spaltbildungen fallen nicht in den dermatologischen Bereich.

17.2.1 Erbkrankheiten

Ascher-Syndrom

Kongenitale Doppellippe, autosomal-dominant. Lokalisation an Ober- u./o. Unterlippe. Zusätzlich Blepharochalasis und euthyreote Struma. Aber auch alleiniges Vorkommen der Doppellippe.

Weißer Schleimhautnävus

Synonym: White-Sponge-Nävus

Hereditäre, autosomal-dominante Verhornungsstörung der Mundschleimhaut mit herdförmiger, schwammartig-weißlicher Leukokeratose („weißer Mund"). Keine Behandlung erforderlich.

Erbliche Haut-Schleimhaut-Syndrome

Bei einer Reihe von Genodermatosen kann eine Mitbeteiligung der Mundschleimhaut vorliegen. Beispiele sind:
Lippe: Ektropium bei schweren Ichthyoseformen. Pigmentflecke bei Peutz-Jeghers-Syndrom, Angiome bei Morbus Osler.
Mundschleimhaut: Leukoplakien bei Morbus Darier und Pachyonychia congenita. Vernarbungen bei Epidermolysis bullosa dystrophica, Gingivafibrome bei Morbus

Bourneville-Pringle. Neurofibrome bei Neurofibromatose, auch der Zunge (Makroglossie).

17.2.2 Fehlbildungen

Bei Fehlbildungen kann es sich um mundschleimhautspezifische Fehlbildungen handeln oder um solche, die auch am Integument auftreten.

Spezifische Fehlbildungen

Ektope Talgdrüsen: disseminierte kleine gelbliche Papeln meist der vestibulären Mundschleimhaut oder des Lippenrots.
Glossitis mediana rhombica: wahrscheinlich Hemmungsmissbildung mit rautenförmigem Herd in Zungenmitte.
Faltenzunge (Lingua plicata): auch erworben bei Melkersson-Rosenthal-Syndrom und Akromegalie.

Hautanaloge Fehlbildungen

Melanozytische Nävi, Hämangiome und Lymphangiome.

17.3 Erworbene Erkrankungen

17.3.1 Infektionskrankheiten

Erkrankungen durch Viren

Herpes-simplex-Infektionen (Abb. 17.2, 7.24)

Herpes-simplex-Infektionen (meist HSV-1) können sich als Primärinfektion oder Rezidiverkrankung im Lippen-Mundschleimhaut-Bereich manifestieren. Erreger: meist HSV-1 (s. Kap. 7.3.1).

Krankheitsbild

- **Gingivostomatitis herpetica:** mögliche Form einer Herpes-Erstinfektion, insbesondere bei Kindern und Jugendlichen. Lokalisation: Lippen und Mundschleimhaut. Schwerer Befall mit aphthenähnlichen, erosiv-ulzerierenden Herden. Zusätzlich Foetor („Mundfäule"), Lymphknotenschwellungen, Fieber und Allgemeinsymptome. Subjektiv: Schmerzen und Störungen beim Essen, auch beim Sprechen.
- **Herpes recidivans:** meist Lippenlokalisation, selten Mundschleimhaut. Mit unterschiedlichen Intervallen und unterschiedlichem Schweregrad auftretende Rezidive. Keine Allgemeinsymptome. Komplikationen: Eczema herpeticatum (Abb. 7.25), postherpetisches Erythema multiforme (Abb. **7.102**, **7.103**).

Therapie

- **Gingivostomatitis herpetica:** Lokalbehandlung mit Mundschleimhauttherapeutika mit antiseptischer, antiphlogistischer und schmerzstillender Wirkung. In schweren Fällen Virustatika per os, auch i. v.
- **Herpes simplex recidivans:** entsprechende Lokaltherapie, auch lokale Virustatika. Das Problem der Rezidivverhinderung ist noch nicht befriedigend gelöst.(s. Kap. 7.3.1)

Weitere Virusinfektionen

Ein Befall bzw. Mitbefall der Lippen und Mundhöhlenschleimhaut ist bei entzündlichen Virusinfektionen und proliferativen Viruserkrankungen der Haut möglich.
Beispiele sind:

- **Entzündliche Virusinfektionen:**
  - **Varizellen:** Erosionen bzw. aphthenähnliche Herde.

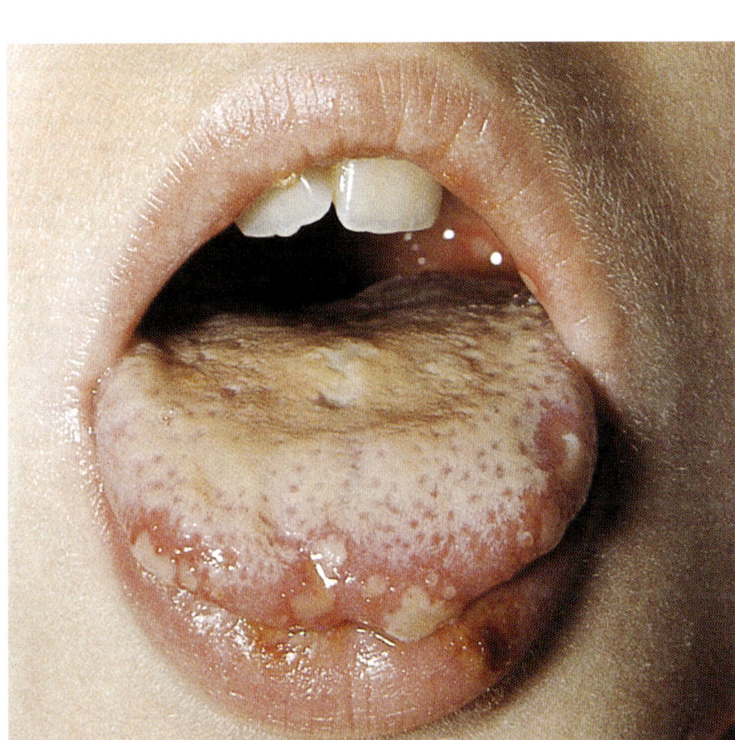

Abb. 17.2 Gingivostomatitis herpetica.
Anamnese: 5-jähriges Mädchen. Die Schleimhautveränderungen sind akut und ohne Vor- bzw. Begleiterkrankungen aufgetreten.
Befund: am Zungenrand mehrere gruppiert stehende Bläschen auf gerötetem Grund mit gelblicher Blasendecke. An den Lippen verkrustete Erosionen. Weitere entsprechende Herde an der Gingiva und am Gaumen. Flächenhafter, weißlich-bräunlicher Zungenbelag. Regionäre Lymphknoten druckschmerzhaft angeschwollen. Anstieg des Herpes-simplex-Titers nach 14 Tagen von 1:10 auf 1:120.
Anmerkung: wegen starker Schmerzen beim Essen seit einigen Tagen nur noch flüssige Nahrung, dadurch belegte Zunge infolge verminderten Abrieb.

- **Zoster:** gruppierte, entsprechende Herde, Trigeminus-II- und -III-Bereich.
- **Coxsackie-Virus**-Infektionen wie Herpangina mit Gaumenbefall sowie Hand-Mund-Fuß-Exanthem mit enoralen, vesikulös-erosiven und aphthenähnlichen Herden, an Händen und Füßen mit papulös-vesikulösen Herden.
- **Virusexantheme** wie Masern (Koplik-Flecken), Röteln (kleinfleckiges Enanthem). HIV-assoziierte Mundschleimhauterkrankungen (s. Kap. 19.5.2).

- **Viruspapillome:** Lokalisation an Lippen und Mundschleimhaut. Durch humane Papillom-Viren (HPV) verursachte solitäre oder disseminierte Schleimhautwarzen.
  Übertragungswege: Autoinokulation (Hände) sowie sexuell (Viruskondylome), gehäuft bei HIV-Infektion.

Erkrankungen durch Bakterien

Cheilitis angularis

Synonyme: Angulus infectiosus, Faulecken, Perlèche

Entzündung der Mundwinkel. Bei Kindern meist bakteriell bedingt, bei Erwachsenen auch durch Candida albicans verursacht. Dispositionsfaktoren sind Speichelfluss bei Kindern oder alten Menschen (Mundwinkelfalten), Prothesenprobleme sowie Eisen-, Vitamin- und Zinkmangel.
Klinik: Entzündung der Mundwinkelregion mit Rötung, Schuppenkrusten und Fissuren.

Therapie Lokal-antimikrobiell mit Lokalantibiotika, Nystatin-Paste, Hautschutzpasten. Beseitigung von Dispositionsfaktoren.

Weitere bakterielle Infektionen

Es kann sich um lokale Infektionen oder um einen Befall der Mundschleimhaut im Rahmen allgemeiner Infektionskrankheiten handeln.

Lokale Mundschleimhauterkrankungen:

- **Rachendiphtherie:** pseudomembranöse Angina durch Corynebacterium diphtheriae. Bildung starker Toxine, Toxikose, Letalität ca. 20%
- **Aktinomykose:** Lokalinfektion durch Actinomyces-Arten (grampositive Bakterien) und anaerobe Begleitbakterien mit meist zervikofazialen brettharten Haut-Weichteil-Infiltraten und Fistelbildung.

Zahn- und Gingivaerkrankungen:

- **Akute nekrotisierende ulzeröse Gingivitis (ANUG):** hochakute Entzündung mit schmerzhaften Nekrosen und Ulzerationen, Foetor. Nachweis fusiformer Stäbchen und Spirochäten (sekundäre Überwucherung?), Abwehrschwäche. Möglicher Übergang in Gingivostomatitis ulcero-membranacea (Plaut-Vincent). Gehäuftes Vorkommen bei HIV-Infektion.
- **Dentogene Fisteln** (Abb. **17.3**): Sie können entweder intraoral in der Gingiva oder extraoral in der Haut münden. Ausgangspunkt meist Entzündungen von Molaren. In der Haut der Unterkiefer- oder Oberkieferregion sezernierende Fistelöffnung mit Granulationsgewebe (DD Granuloma pyogenicum) oder trichterförmiger Einziehung. Therapie: Zahnsanierung, evtl. operative Fistelsanierung.

Allgemeine Infektionskrankheiten: Mundschleimhautbefall bei Gesichtserysipel und Scharlach (Pharyngotonsillitis, Scharlachzunge). Schleimhautherde bei Tbc und Lepra.
Venerologische Erkrankungen: syphilitischer Primäraffekt (Lippen, Mundhöhle), oropharyngeale Gonorrhö (Kap. 19.5.2).

Erkrankungen durch Pilze

Candida-Infektion (Abb. 17.4, 19.25)

Synonym: Soor

Häufige Infektion bei Säuglingen und Kleinkindern, bei Erwachsenen meist bedingt durch das Vorliegen von Dispositionsfaktoren. Lokalisation: Mundschleimhaut mit Zunge.

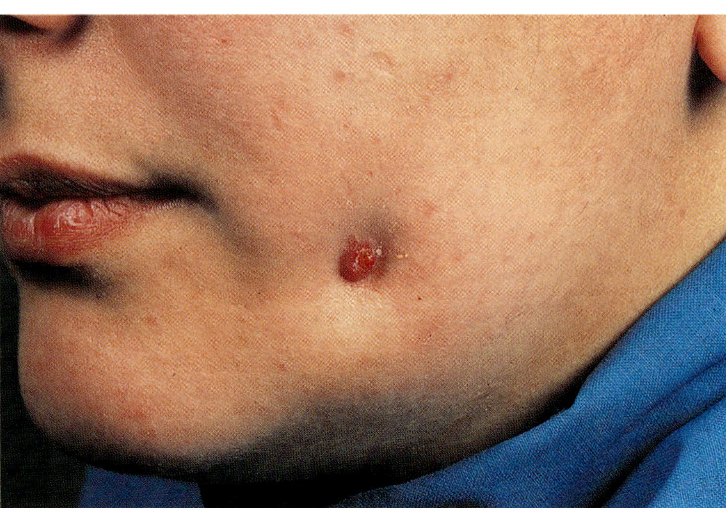

Abb. 17.3 Dentogene Fistel.
Anamnese: 35-jährige Patientin. Seit längerer Zeit immer wieder Schmerzen im linken Unterkiefer. Jetzt Hautherd an der linken Wange.
Befund: In der linken Unterkieferregion kleine trichterförmige Hauteinziehung mit zentraler, entzündlich geröteter Papel. Kollaterales Ödem der umgebenden Haut, besonders deutlich nach kaudal.
Zahnärztlicher Befund: devitaler Molar (4 6) mit apikaler Parodontitis, Fistelbildung und Parulis.

Erreger: meist Candida albicans, bei ca. 20% der Erwachsenen in Mundhöhlenflora nachweisbar.

Für Krankheitsentwicklung notwendige **Dispositionsfaktoren** sind lokale Faktoren wie schlecht sitzende Prothesen, Veränderungen der physiologischen Schleimhautflora durch Antibiotika, allgemeine Dispositionsfaktoren wie Diabetes mellitus, hormonelle Faktoren, Erkrankungen des hämatopoetischen (z. B. Leukosen) und des lymphatischen Systems (HIV-Infektion, Lymphome), Kortikoide (lokal, inhalativ, systemisch) und/oder Immunsuppressiva.

Krankheitsbild

- **Akute, pseudomembranöse Form:** abstreifbare weiße Beläge. Bei Säuglingen, Kindern und Erwachsenen, hier mit Grundkrankheiten.
- **Atrophische Form:** schmerzhafte bzw. brennende, rötlich-atrophische Herde, häufig Zunge. Auftreten akut (Antibiotika-bedingt) oder chronisch (Prothese, Diabetes mellitus).
- **Chronisch-hyperplastische Form:** weißliche, nicht abstreifbare leukoplakieartige Herde.

Lokalisation: Schleimhaut von Wangen, Zunge und Gaumen, auch Mundwinkel (Cheilitis angularis).

Diagnostik Anamnese, klinisches Bild, Nativpräparat und Pilzkultur; Diagnostik von Dispositionsfaktoren/Grundkrankheiten.

Differentialdiagnose: Leukoplakie, Erythroplakie, Haarleukoplakie (AIDS), Glossitis mediana rombica und schwarze Haarzunge.

Therapie Lokale Therapie mit Schleimhautantimykotika wie Nystatin, Amphotericin B, Natamycin, Miconazol. Bei Darm als Erregerreservoir: Sanierung mit oralen Antimykotika wie z. B. Nystatin, Amphotericin B, auch Fluconazol bei Rezidiven, Therapieresistenz.

Beseitigung von Dispositionsfaktoren, Behandlung einer Grundkrankheit.

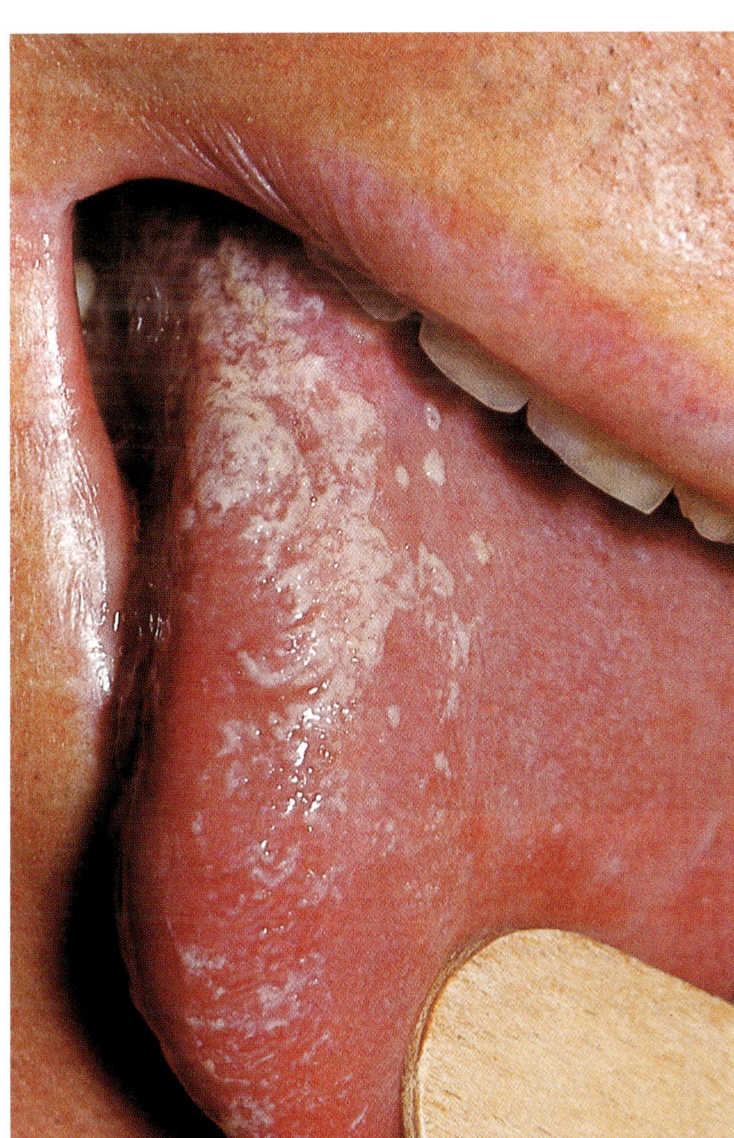

Abb. 17.4 Glossitis candidomycetica, pseudomembranöse Form.

Anamnese: 51-jährige Patientin. Wegen einer Dermatomyositis systemische Behandlung mit Zytostatika und Kortikoiden.

Befund: am Zungenrand teils einzeln stehende, teils konfluierte flächenhafte, weiße, mit dem Spatel abkratzbare Beläge. Gleichartige Veränderungen an der vestibulären Schleimhaut. – Mykologische Untersuchung: Candida albicans.

Besonderheiten: vgl. orale Candidose bei HIV-Infektion (Abb. **19.25**).

Differentialdiagnose: Lichen ruber mucosae (Abb. **17.7**).

Sonderformen

- **Chronische mukokutane Candidose:** ausgedehnte polytope Candidose bei angeborenem oder erworbenem Immundefekt mit Haut-Schleimhaut-Befall (Candida-Intertrigo, Candida-Paronychie, Mundsoor), Candidose des Magen-Darm-Traktes, der Genitalschleimhäute etc. Therapie: intensive lokale und systemische antimykotische Therapie mit Amphotericin B/Flucytosin, Fluconazol, Ketoconazol, Itraconazol. Versuch der Beeinflussung des Immundefektes.

HIV-assoziierte orale Candidose (Abb. 19.25).

Weitere Pilzinfektionen

Mundschleimhautbefall ist auch möglich bei Systemmykosen wie z.B. Para-/Kokzidioidomykose, Histoplasmose, Kryptokokkose (HIV-Infektion).

17.3.2 Unverträglichkeitsreaktionen

Physikalische und chemische Noxen sowie allergische Reaktionen können zu lokalisierten Schädigungen von Lippen und Mundschleimhaut führen. Pozentielle chemische Noxen bzw. Allergene können enthalten sein in Nahrungs- und Genussmitteln, Hygieneartikeln wie Zahnpasten, Mundwässer, Dentalwerkstoffen sowie Medikamenten.

Physikalische Schädigungen

Außer Verletzungen durch Gegenstände oder Bisse sind besonders erwähnenswert:

Traumatisches Schleimgranulom

Kleiner submuköser, knotiger Herd. Lokalisation meist Unterlippeninnenseite. Verursacht durch traumatisch bedingten Schleim- bzw. Speichelaustritt in das Gewebe mit Granulombildung.
Therapie: evtl. operativ.

Prothesenstomatitis (Abb. 17.5)

Scharf begrenzte Schleimhautrötung, später auch Hyperplasie im Kontaktbereich Schleimhaut-Prothese. Lokalisation meist an Oberkiefer und Gaumen. Subjektiv: Brennen.
Polyätiologische Genese: Prothesendruck, mangelhafte Mund- bzw. Prothesenhygiene, häufig sekundäre Candida-Infektion, selten Kontaktallergie.
Differentialdiagnose: Prothesenstomatodynie als somatoforme Störung ohne objektiven Befund.
Therapie: Prothesenkorrektur, Hygieneverbesserung und antimykotische Behandlung, Prothesendesinfektion.

Schleimhautschädigung durch galvanische Ströme

Elektrogalvanischen Spannungen bzw. Strömungen durch verschiedene Metalle in der Mundhöhle wird heute keine wesentliche pathogene Bedeutung zugemessen. Mögliche subjektive Beschwerden: Geschmacksstörungen, „elektrische Missempfindungen".

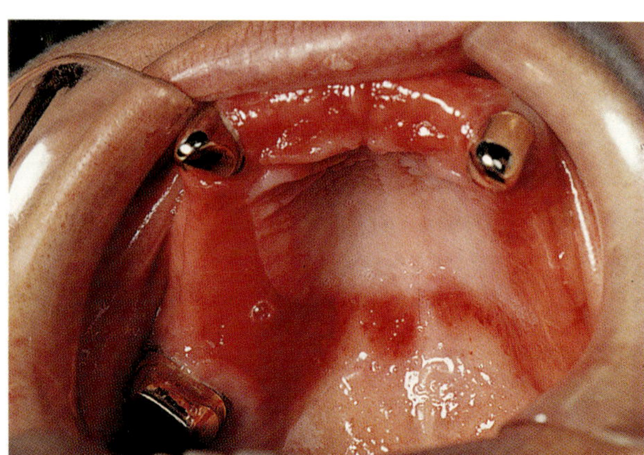

Abb. 17.5a Prothesenstomatitis.
Anamnese: 63-jähriger Patient. Schon nach kurzer Tragezeit der Oberkiefervollprothese schmerzhafte Entzündung der Mundschleimhaut.
Befund: Zahnloser Oberkiefer. Diffuse Rötung von Zahnleisten und Gaumen im Bereich der Anliegeflächen der Prothesen, einzelne Hämorrhagien. Mykologische Diagnostik: Nachweis von Candida albicans.

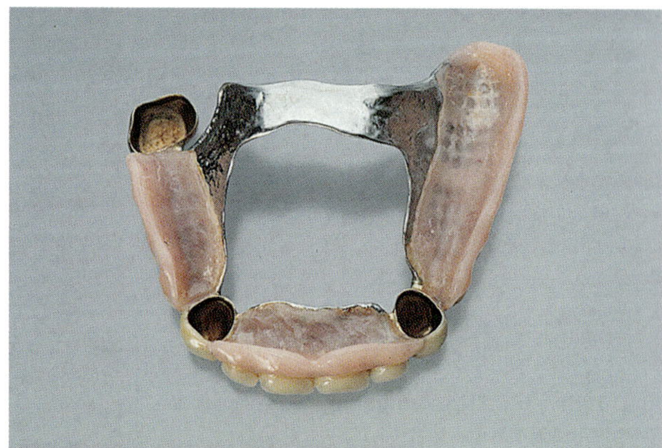

Abb. 17.5b Prothesenstomatitis.
Dazugehörige teleskopgetragene Oberkiefervollprothese. Herausgeklappt, Ansicht von der Schleimhautseite.
Kommentar: Der Vergleich von Prothesenstomatitis und Prothese zeigt, dass die Stomatitis sowohl im Bereich des Kunststoffteils wie auch des Metallteils aufgetreten ist. Dies spricht gegen eine allergische Genese. Wahrscheinlich ist die Prothesenstomatitis bedingt durch mangelhafte Prothesenhygiene und eine gleichzeitige Candida-Infektion. Vorgesehen sind zunächst eine zahnärztliche Überprüfung der Prothese und eine Behandlung der Candidose, ebenfalls eine Patienteninformation über Prothesen- und Mundhygiene.

Chemische Schädigungen

Leukokeratosis nicotina

Weißliche, nicht abstreifbare Herde am harten Gaumen bei Rauchern.

Verätzungen

Meist geruchsneutrale Laugen oder Säuren (Kinder, Chemieberufe/Pipettieren, Suizidversuch).

Schwermetallablagerungen

Lokale Amalgamtätowierungen mit blaugrauen Flecken. Gingivale Schwermetallablagerungen bei chronischer Intoxikation durch Blei, Quecksilber etc.

Unerwünschte Medikamentenwirkungen

Cheilitis sicca durch Retinoide. **Gingivahyperplasie** durch Hydantoin, Ciclosporin. **Schwarze Haarzunge** (Verhornungsstörung) durch Antibiotika, Kortikoide.

Zahnfüllungen (dentale Werkstoffe)

Häufig diskutiert wird Risiko einer Unverträglichkeit von **Amalgamen** (anorganische Quecksilber-Metall-Legierungen). Mögliche lokale, irritative oder allergische Schädigungen sind Lichen-ruber-Provokation, selten allergische Kontaktstomatitis (Epikutantestung).
Fernwirkungen/chronische Intoxikationen sind umstritten (Quecksilberbestimmung in Blut, Urin, DMPS-Mobilisierungstest).

Allergisch bedingte Schädigungen

Allergisch bedingte Cheilitis/Stomatitis

- **Atopisches Lippenekzem:** Cheilitis sicca bei Kindern oder Jugendlichen, besonders im Winter. Verstärkt durch „Lippenlecken".
- **Allergisches Kontaktekzem** bzw. allergische Kontaktdermatitis: Rötung, Schwellung, Schuppung (Lippen), Erosionen und fibrinöse Beläge (Mundschleimhaut); insgesamt selten.
  Mögliche Ursachen: Kosmetika (Lippen), Prothesenmaterialien und zahnärztliche Werkstoffe, Mundpflegemittel, Dentalpharmaka, Kaugummi.
  Diagnostik: Anamnese, klinisches Bild und Epikutantestung. Eine Übersicht möglicher Unverträglichkeitsreaktionen von Dentalmaterialien zeigt Tab. 17.2.
- **Orales Allergiesyndrom:** Schwellung der Mundschleimhaut, Brennen, Schluckbeschwerden beim Essen verschiedener Nahrungsmittel, u.a. Nüsse, Äpfel, Steinobst, Sellerie.
  Ursache: Kreuzreaktionen bei bestimmten Pollenallergien wie u.a. von Birke, Gräser, Beifuß.

Tab. 17.2 Lokale Unverträglichkeitsreaktionen von Dentalmaterialien

Symptome	Ätiopathogenese
Kontaktstomatitis	restaurative Füllungsmaterialien (Amalgame, Kompositkunststoffe, Gussmetalle) irritiativ oder allergisch
Prothesenstomatitis	Prothesenmaterial (Kunststoffe, Metalllegierungen) irritativ, infektiös (Candida albicans) oder allergisch
Lichenoide Reaktionen	provozierter Lichen ruber mucosae Lichenoide, irritative Stomatitis
Schleimhautverfärbung	Amalgame (Ablagerung z. B. nach Herausschleifen von Füllungen)
Dysästhesien (Geschmacks-, Sensibilitätsstörungen)	elektrogalvanische Reaktionen (verschiedene Metalle) somatoforme Störungen ohne objektivierbaren Befund (Stomatodynie, Glossodynie)

Stomatitis medicamentosa

Unerwünschte Nebenwirkungen bei systemischer Arzneimittelgabe wie u.a. Antibiotika, Sulfonamide, nichtsteroidale Antiphlogistika, Analgetika, Hypnotika, Gold.

- Lokalisiertes, fixes Arzneienanthem: erythematosquamös-erosive Mundschleimhautherde, später auch pigmentiert.
- Aphthoide, erosiv-ulzerierende Stomatitis, auch durch Zytostatika.

Angioödem (Abb. **7.98**)

Lippen und/oder Zungenschwellung im Rahmen einer allergischen Reaktion Typ I oder Intoleranzreaktion. Ursachen: Insektengifte, Medikamente wie ACE-Hemmer, Lokalanästhetika etc.

17.3.3 Haut-Mundschleimhaut-Erkrankungen

Eine Reihe von **erworbenen Dermatosen** kann gleichzeitig das Integument und hautnahe Schleimhäute, insbesondere die Mundschleimhaut befallen. Möglich ist auch, dass die Erkrankung an der Mundschleimhaut beginnt oder sich ausschließlich dort manifestiert. Zum Teil handelt es sich um rein mukokutane Erkrankungen, zum Teil um systemhafte Krankheitsprozesse. Auf infektiöse Exantheme mit entsprechenden Enanthemen wurde bereits hingewiesen.
Beispiele sind:

- **Allergische Exantheme:** fleckförmiger, hämorrhagischer, erosiver Mitbefall der Mundschleimhaut (Enanthem), (s. Kap. 7.6.3).
- **Erythema multiforme** (Abb. 7.103): Befall von Lippen und Mundschleimhaut mit erosiv-hämorrhagischen

Herden bei schwerer Verlaufsform (Major-Form) sowie bei Stevens-Johnson-Syndrom und bei TEN-Syndrom (s. Kap. 7.6.3).

- **Bullöse Autoimmunerkrankungen** (Abb. 17.6): erosive Herde bei Pemphigus vulgaris, Krankheitsbeginn in ca. 50% an der Mundschleimhaut. Erosiv-vernarbende Herde bei vernarbendem Schleimhautpemphigoid, Epidermolysis bullosa acquisita (s. Kap. 7.7.1).
- **Kollagenosen:** entzündlich erosive oder fibrinöse Herde bei systemischem Lupus erythematodes (SLE). Mundverkleinerung, Zungenbändchensklerose und Schleimhautatrophie bei systemischer Sklerodermie. Sicca-Symptomatik bei Sjögren-Syndrom (s. Kap. 7.7.2).
- **Lichen ruber** (Abb. 17.7): Mitbefall oder alleiniger Befall von Lippen bzw. Mundschleimhaut als Lichen ruber mucosae (s. Kap. 7.9.2).
  - **Leichte Form:** nicht-erosive, weißlich-streifenförmige nicht-abwischbare Herde, dendritisch, farnkrautartig
  - **Schwere Form:** chronisch-erosive bzw. ulzerierte Herde. Erhöhte Assoziation mit Hepatitis B, C, auch Karzinomrisiko (5%)
  - **Lokalisation:** meist Vestibulum, Zunge, Lippenrot. Provokation durch Dentalwerkstoffe und Prothesen möglich
  - **Therapie:** Lokaltherapie mit Kortikoiden, Vitamin-A-Säure. In schweren Fällen systemische Behandlung mit Kortikoiden, Retinoiden auch Ciclosporin A. Vermeidung von lokalen Provokationsfaktoren (isomorpher Reizeffekt!)
- Ein klinisch-deskriptiver Begriff ist die **„Gingivitis desquamativa“:** Abschilferung bzw. Ablösung des Gingivaepithels. Es kann sich dabei um Gingivabefall bei u.a. Autoimmunerkrankungen oder Lichen ruber handeln.
- **Sarkoidose:** braunrote Schleimhautknötchen und -infiltrate. Speicheldrüsenbefall möglich (Heerfordt-Syndrom: Uveitis, Parotitis, Fazialisparese).
- **Systemvaskulitiden:** Mitbefall der Mundschleimhaut bei Wegenerscher Granulomatose (u.a. Gingivitis) und Riesenzellarteriitis (u.a. Zungenulzeration).

17.3.4 Endogene Mundschleimhautveränderungen und -erkrankungen

An Lippen und Mundschleimhaut können sich nicht nur Dermatosen manifestieren. Vielmehr können hier auch Auswirkungen von **Erkrankungen innerer Organe** sichtbar werden (s. Kap. 7.8). Die Symptome sind meist unspezifisch, besitzen aber diagnostischen Wert.

Mangelsyndrome (Abb. 17.8)

Verschiedene Mangelzustände (Vitamin B, C, Zink, Eisen, Folsäure) können zu entzündlich-atrophischen Veränderungen wie Glossitis oder Stomatitis führen. Zwei spezielle Beispiele sind:

- **Plummer-Vinson-Syndrom:** Eisenmangel. Mundschleimhautatrophie, Cheilitis angularis, Dysphagie, Löffelnägel, Anämie.

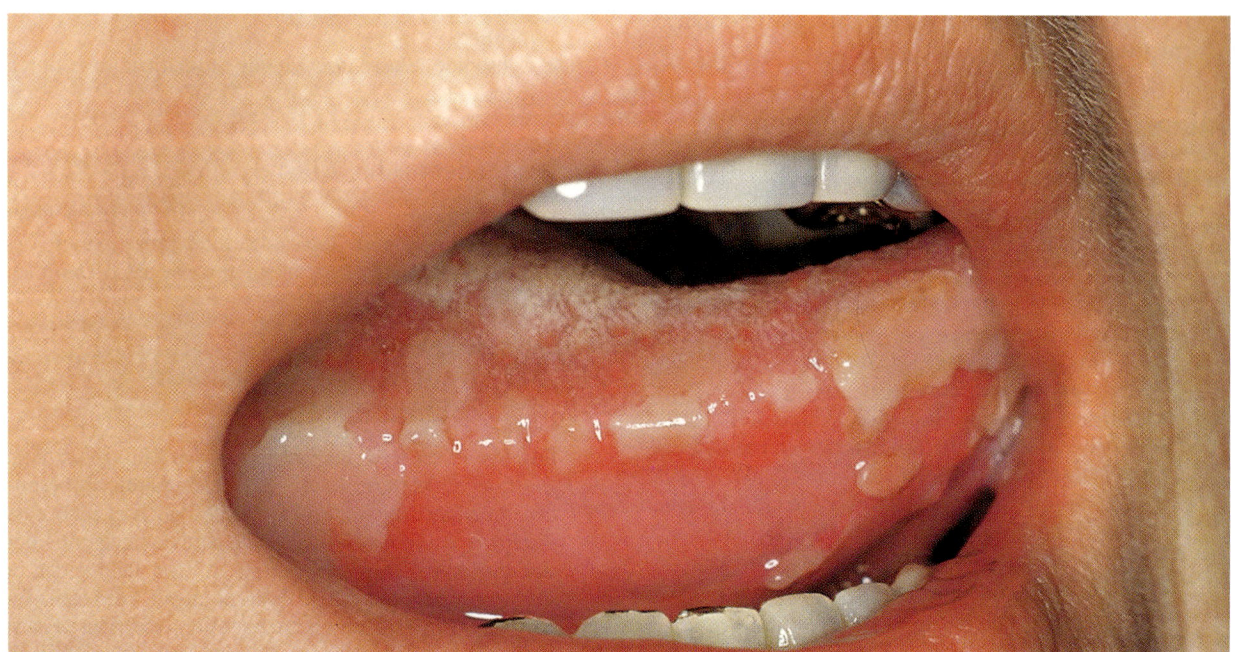

Abb. 17.6 Pemphigus vulgaris der Mundschleimhaut.
Anamnese: 57-jährige Patientin. Die Veränderungen an der Mundschleimhaut waren zunächst isoliert aufgetreten, später kam es auch zur Blasenbildung am Integument.
Befund: an Zungenspitze und Zungenrand multiple scharf begrenzte, bizarr geformte, gelb-weiße trübe Beläge auf gerötetem Grund. An der Zungenunterseite einige frische Bläschen. Nebenbefund: weißlicher Zungenbelag.
Differentialdiagnose: bullöser Lichen ruber der Mundschleimhaut, Gingivostomatitis herpetica (Alter!), Stevens-Johnson-Syndrom (Mitbefall der Lippen, Abb. **7.103**).

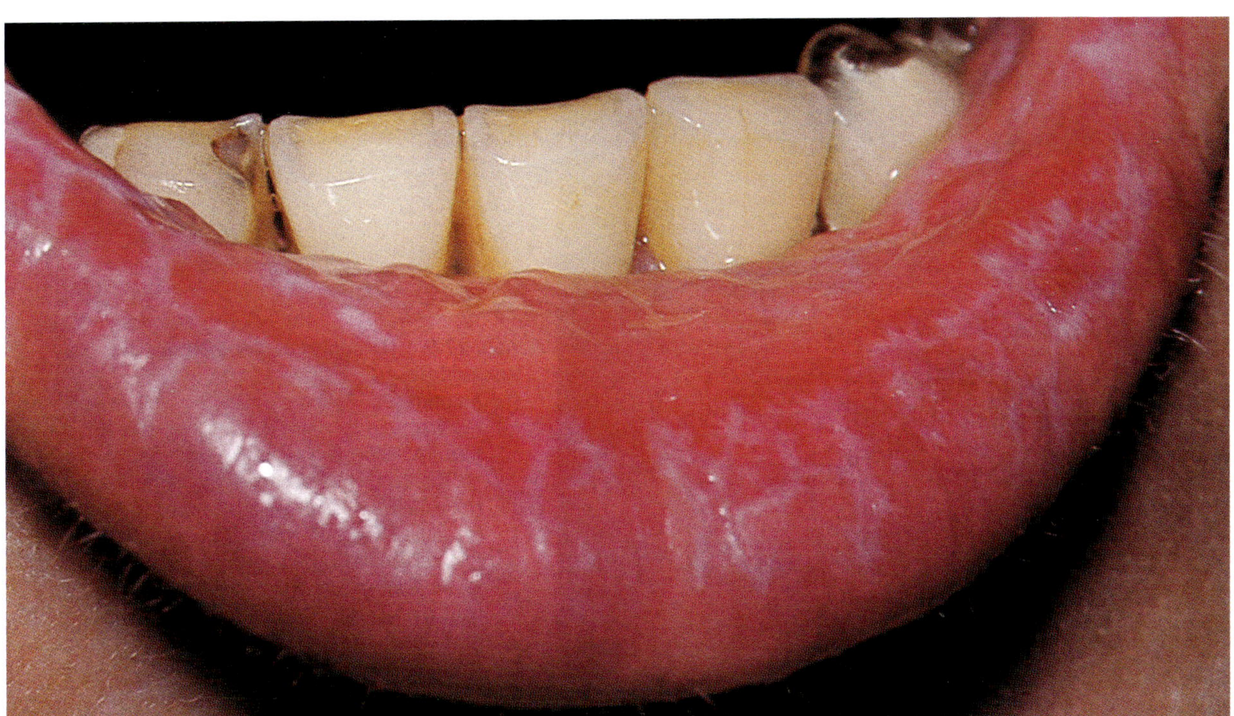

Abb. 17.7 Lichen ruber mucosae.
Anamnese: Der 51-jährige Patient hatte selbst nur geringe Beschwerden. Er wurde vom Zahnarzt zur Abklärung überwiesen.
Befund: am Lippenrot und an der anschließenden Mundschleimhaut im Hautniveau liegende, nicht abkratzbare weiße Streifen mit farnkrautartiger bzw. dendritischer Musterbildung (Abb. **7.145**).
Anmerkung: Mögliche Provokationsfaktoren waren schlechte Mundhygiene und ein sanierungsbedürftiges Gebiss.

Abb. 17.8 Moeller-Hunter-Glossitis.
Anamnese: 58-jährige Patientin. Seit einigen Monaten allmählich zunehmende Appetitlosigkeit. Seit einigen Wochen Zungenbrennen.
Befund: über der Zungenspitze ausgeprägte und an den Zungenrändern streifig figurierte Rötung mit akzentuierten Papillen, die stellenweise Bläschen imitieren. Daneben blasse, ödematös geschwollene Areale. Gesichtshaut: blass-gelblich. – Konsiliarisch-internistischer Befund: megaloblastäre Anämie vom Typ Perniziosa. Atrophische Gastritis, Autoantikörper gegen Parietalzellen.
Differentialdiagnose: Lingua geographica (Abb. **17.10**).
Therapie: parenterale Vitamin-B_{12}-Substitution.
Anmerkung: Die beginnende perniziöse Anämie wurde aufgrund der Mundschleimhautveränderungen entdeckt.

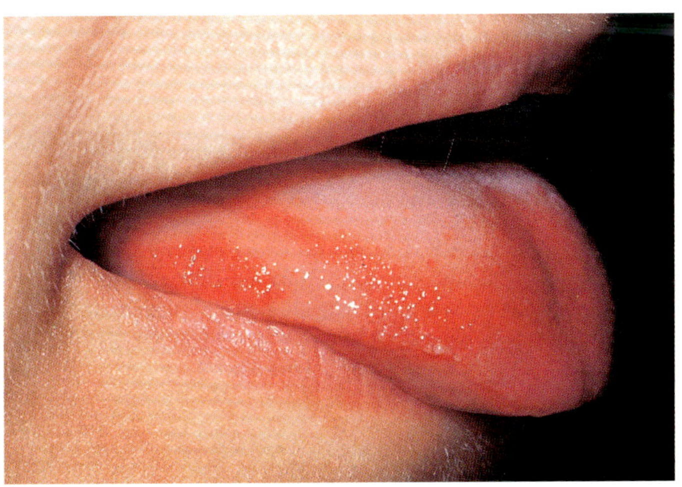

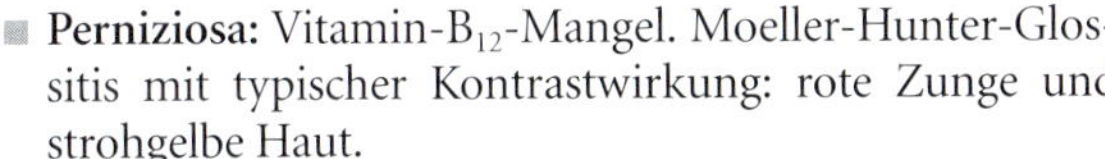

- **Perniziosa:** Vitamin-B_{12}-Mangel. Moeller-Hunter-Glossitis mit typischer Kontrastwirkung: rote Zunge und strohgelbe Haut.

Stoffwechsel- und Endokrinopathiesyndrome (Abb. 17.9)

Beispiele sind:

- **Makroglossie:** Akromegalie und Myxödem. Ablagerungserkrankungen wie idiopathische systemische Amyloidose,
- **Mundsoor:** zusammen mit Cheilitis angularis bei Diabetes mellitus.

Leber-Darm-Syndrome

- **Leberzunge:** rote Lackzunge bei Leberinsuffizienz.
- **Aphthoide Ulzerationen:** bei Morbus Crohn, häufiger in der Perianalregion.
- **Zungenbeläge und Keratosen:** weniger durch gastrointestinale Störungen bedingt als durch lokale Faktoren wie fehlender Abrieb (z. B. flüssige Ernährung) oder Ver-

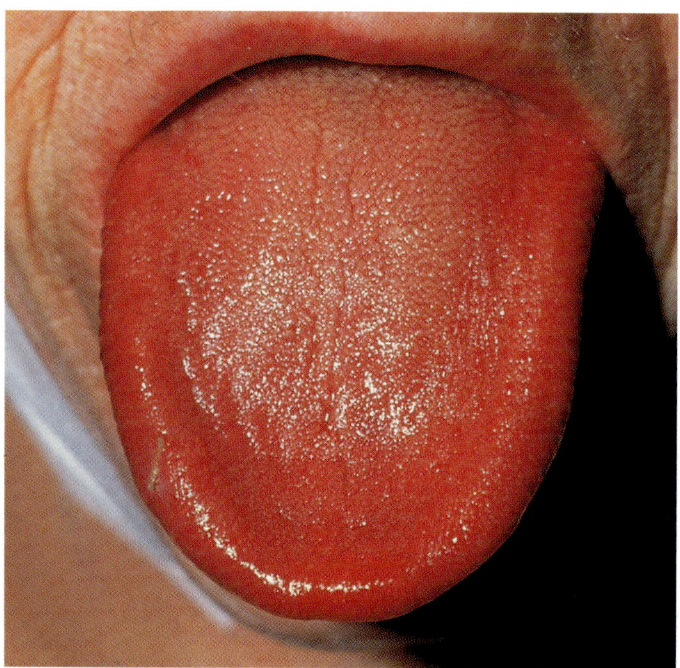

Abb. 17.9 Makroglossie bei systemischer Amyloidose.
Anamnese: 57-jährige Patientin. Seit sechs Monaten war eine Zunahme der Zungengröße aufgefallen. **Befund:** löffelartig gebogene und vergrößerte Zunge, die beim Herausstrecken die ganze Breite des Mundspaltes ausfüllt. Durch Gewebsvermehrung abgerundete Zungenränder und Zungenspitze mit verstärkter Papillarzeichnung. – Histologischer Befund: im Biopsiematerial von Zunge und Rektumschleimhaut Nachweis von perikollagenem Amyloid. **Anmerkung:** Es handelt sich um die gleiche Patientin von Abb. **7.129**.

änderungen der Mikroflora durch Antibiotikatherapie (schwarze Haarzunge).

Blutsyndrome

Beispiele sind: Veränderungen der Lippenfarbe wie blasse Lippen bei verschiedenen Anämieformen, blaue Lippen bei Zyanose oder Hypoxämie, Gingivitis oder erosiv-ulzeröse Schleimhautdefekte bei z. B. Agranulozytose und Leukosen.

Immundefizienz-Syndrome (Abb. 19.25, 19.28)

Insbesondere bei der HIV-Infektion bzw. AIDS können verschiedene Mundschleimhautsymptome auftreten. Beispiele: orale Haarleukoplakie (Infektion mit Ebstein-Barr-Virus), orale Candidose, Aphthen, verschiedene Formen von Gingivitis, z. B. ulzerierend-nekrotisierend.

Psychische Syndrome (Abb. 17.10)

Seelische Belastungen, Störungen und Erkrankungen können direkt oder indirekt zu Veränderungen der Mundschleimhaut führen. Beispiele sind:

- **Lingua geographica (Exfoliatio areata linguae):** herdförmig-wandernde Verhornungsstörung der Zungenschleimhaut, u.a. durch seelische Faktoren beeinflusst, auch bei Atopie.
- **Leckcheilitis:** Tic-artiges ständiges Lecken der Lippen und Lippenumgebung mit entzündlicher Haut-Schleimhaut-Schädigung. Auch bei atopischem Lippenekzem.
- **Morsicatio buccarum:** bedingt durch Schleimhautkauen (vgl. Nägelkauen). Anfangs streifenförmig-fetzige, auch hämorrhagische Schleimhautschädigung. Später leukoplakieartige Herde. Schwerste Form: neurotisches Zun-

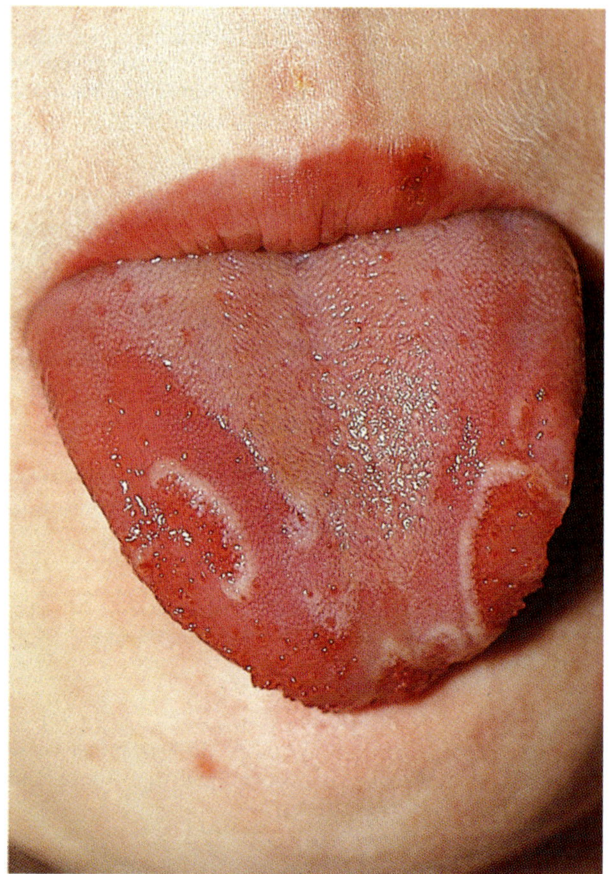

Abb. 17.10 Lingua geographica.
Anamnese: 22-jährige Studentin. In zeitlichem Zusammenhang mit psychischer Stresssituation (Examen) aufgetreten. **Befund:** an der Zungenschleimhaut mehrere unregelmäßig begrenzte, gerötete Herde mit leicht erhabenem, weißlichem Randsaum.

genulkus. Als **„artifizielle Störungen"** können sie Hinweise auf seelische Ursachen liefern.

- **Glossodynie/Stomatodynie:** Die Symptome des Zungen- bzw. Schleimhautbrennens oder anderer Dysästhesien ohne organischen Befund sind als **„somatoforme Störungen"** zum Teil psychisch bedingt, auch zusammen mit Karzinophobie. Zum Teil können sie aber auch ein Hinweis auf den Beginn einer organischen Erkrankung sein (s. endogene Glossitisformen z. B. durch Mangelernährung, Leber-, Darm- oder Bluterkrankungen).

17.3.5 Erkrankungen unklarer oder polyätiologischer Genese

Erkrankungen unklarer oder polyätiologischer Genese sind v. a. das Melkersson-Rosenthal-Syndrom und die Aphthenerkrankungen.

Melkersson-Rosenthal-Syndrom (Abb. 17.11)

Idiopathische granulomatöse Entzündung, meist bei Erwachsenen. Typische klinische Trias:
orofaziales Ödem, Fazialisparese und Lingua plicata. Abortivformen sind aber häufig wie z. B. eine alleinige Cheilitis granulomatosa.

Krankheitsbild Hauptsymptome sind:

- **Cheilitis granulomatosa:** zunächst rezidivierende, ödematöse Lippenschwellung, später persistierende Induration. Lokalisation: Lippen (Makrocheilie, besonders Oberlippe). Möglich ist aber auch der Befall anderer Haut-/Schleimhautregionen des Kopfes wie Wangen, Stirn oder Gaumen.
- **Periphere Fazialisparese:** zunächst rezidivierend, später persistierend.
- **Glossitis granulomatosa:** Makroglossie, Faltenzunge.

Diagnostik Anamnese und klinisches Bild, histologische Untersuchung (Granulome).
Differentialdiagnose: andere Formen von Makrocheilie (z. B. Ascher-Syndrom, Hämangiom, Angioödem) sowie Makroglossie (z. B. Hämangiom, Lymphangiom, Trisomie, Myxödem, Angioödem, Amyloidose).

Therapie Keine sicher wirksame Behandlung bekannt. Morbostatische Behandlung mit Kortikoiden (systemisch, auch intraläsional), nichtsteroidalen Antiphlogistika. Versuch mit Clofazimin. Eventuell plastisch-operative Behandlung (Reduktionsplastik).

Aphthen

Aphthe ist ein klinisch-morphologischer Begriff. Aphthen sind akut-auftretende, schmerzhafte, nicht-infektiöse, rundlich-ovale und meist linsengroße, fibrinöse Schleimhautdefekte mit rotem Hof und spontaner, meist narbenloser Abheilung. Sie können akut-solitär oder chronisch-rezidivierend auftreten.

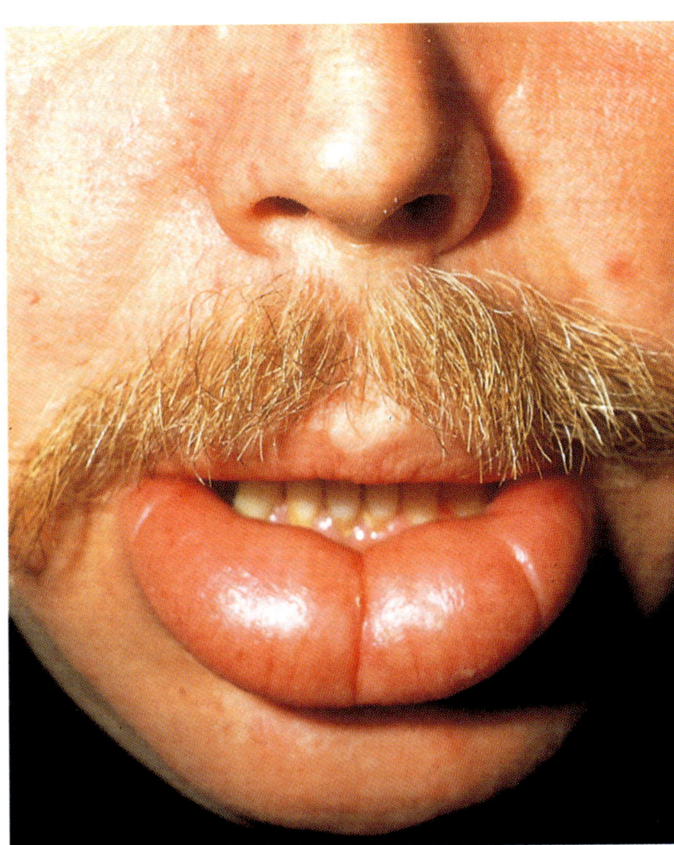

Abb. 17.11 Cheilitis granulomatosa.
Anamnese: 40-jähriger Patient. Beginn vor drei Jahren mit Unterlippenschwellung. Verlauf zunächst rezidivierend mit spontaner Rückbildung, dann persistierend.
Befund: monströse Umfangsvermehrung der Unterlippe von derber Konsistenz mit medianer Furchenbildung.
Besonderheiten: keine weiteren assoziierten Symptome (Fazialisparese, Lingua plicata) oder assoziierten Erkrankungen (z. B. Morbus Crohn).

Akut-solitäre Aphthen

Krankheitsbild: meist ein Herd oder wenige Herde. Polyätiologische Genese: Auftreten nach Infektionen, Medikamenten, Verletzungen. Spontane Abheilung nach 1–2 Wochen. Nicht rezidivierend.
Therapie: symptomatisch-schmerzstillend mit z. B. Lokalanästhetika.

Chronisch-rezidivierende Aphthen

Häufige Erkrankung der Mundschleimhaut, meist bei Erwachsenen. Lebenszeitprävalenz bis 20%. Ätiologie unklar. Nicht-infektiöse, wahrscheinlich immunologisch bedingte Gefäß-Schleimhaut-Reaktion mit verschiedenen Provokations- bzw. Modulationsfaktoren: Magen-Darm-Beschwerden, einzelne Nahrungsmittel (z. B. Nüsse), hormonelle Faktoren, psychische Faktoren, Mangel an Eisen, Folsäure und Vitamin B_{12}, Medikamente.

Krankheitsbild
- **Minor-Typ** (häufiger): wenige linsenförmige Aphthen, meist im Bereich der vestibulären Schleimhaut, Abheilung innerhalb von 1–2 Wochen.
- **Major-Typ** (seltener): mehrere bis zahlreiche größere und tiefer-ulzeröse Aphthen, Lokalisation im gesamten Mundhöhlenbereich, auch auf Pharynx übergreifend. Verzögerte Abheilung in 1–2 Monaten, Narbenbildung möglich. Weiterhin Speichelfluss, Mundgeruch, erhebliche subjektive Beschwerden, Störungen der Nahrungsaufnahme.
- **Herpetiformer Typ** (selten): gruppiert, kleinherdig am Zungenrand. Auch in größerer Zahl auftretend.

Verlauf: chronisch-rezidivierend in Schüben.
Differentialdiagnose: Gingivostomatitis herpetica (alter Name: Stomatitis aphthosa).

Therapie Keine sicher wirksame Behandlung bekannt. Symptomatische Lokaltherapie: Mundhöhlenspülungen bzw. Betupfen mit desinfizierenden, antiphlogistischen und schmerzlindernden Lösungen (z. B. Myrrhen-Tinktur, Lokalanästhetika-Tinktur, Kortikoidhaftsalbe, Triamcinolon-Hafttabletten).
In schweren Fällen: systemisch Kortikoide.

Sonderformen
- **Solitäre Riesenaphthe:** Abortivform des Major-Typs? Wichtige Differentialdiagnose: Plattenepithelkarzinom.
- **Bipolare Aphthose:** bei Morbus Behçet. Lokalisation: Mundhöhle, Genitalregion.
- **HIV-assoziierte Aphthen.**

17.4 Neubildungen

Neubildungen gehen hauptsächlich vom Epithel, selten von Bindegewebe und speziellen Zellformen aus.

17.4.1 Epitheliale Neubildungen

Leukoplakie (Abb. 17.13, 17.14)

Leukoplakie (gr. leukos = weiß, plakos = Platte, Fläche) ist ein klinisch-morphologischer Oberbegriff für heterogene Gruppe von herdförmigen Schleimhaut- bzw. Oberflächenepithelveränderungen von Mund, aber auch Verdauungstrakt, Luftwege und Urogenitaltrakt.
Orale Leukoplakie: weißlicher, durch Verhornung entstehender, nicht abwischbarer Herd der Mundschleimhaut, aber auch des Lippenrots. Unterschiedliche Genese: Induzierung durch exogen-irritative Reize oder orale Manifestation von Hautkrankheiten.
Unterschiedliche Dignität: benigne, einfache Schleimhaut-

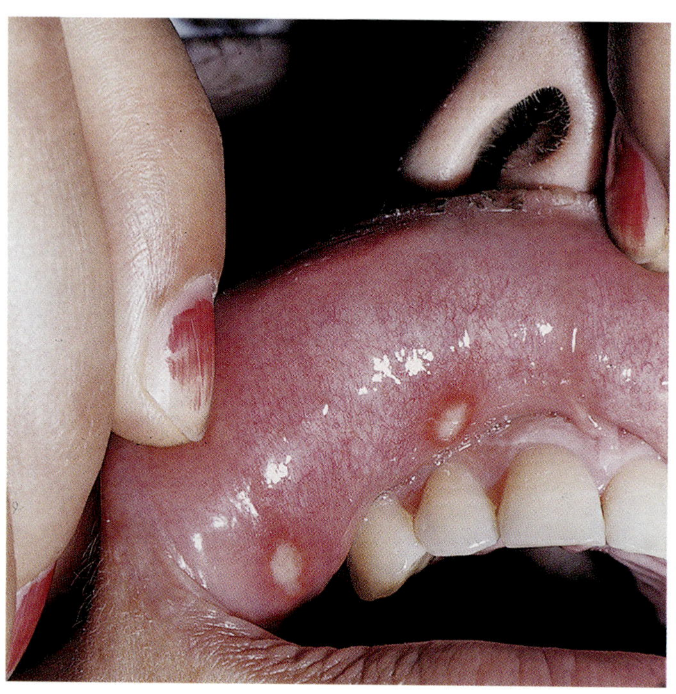

Abb. 17.12 Chronisch-rezidivierende Aphthen.
Anamnese: 34-jährige Patientin. Seit einigen Jahren schubweises Auftretenden von schmerzhaften Aphthen ohne erkennbare Ursache.
Befund: an der Innenseite der Oberlippe zwei etwa linsengroße gelbliche Herde mit gerötetem Hof.
Differentialdiagnose: Aphthen bei Morbus Behçet (Abb. **19.8**), aphthenähnliche Bilder bei Gingivostomatitis herpetica (Abb. **17.2**), Varizellen-Zoster-, Coxsackie- und ECHO-Virus-Erkrankungen.

verdickung ohne Atypie/Dysplasie oder präkanzeröser, histologisch dysplastischer Herd mit möglichem Übergang in frühinvasives Karzinom.
Bedeutung: Obwohl z.T. benigner Natur, stellen die Leukoplakien doch die Hauptgruppe oraler präkanzeröser Läsionen dar.

Krankheitsbild Vom klinischen Befund her werden unterschieden:
- **Leukoplakia simplex (plana):** weißlich-schleierartiger, scharf begrenzter Herd, makulös oder plan/gering erhaben.
- **Leukoplakia verrucosa:** weißlich-verrukös erhabener Herd.
- **Leukoplakia erosiva:** gerötet-weißlich gesprenkelter Herd. Bei Dominanz der Rötung mit tiefroter feingranulärer Oberfläche: Erythroplakie. Meist bereits In-situ-Karzinom.

Verlauf Beginn meist als benigne Leukoplakie, Risiko der malignen Entartung bei chronischem Verlauf und anhaltender Einwirkung verschiedener Noxen.

Ätiopathogenese Zwei Hauptgruppen von oralen Leukoplakien werden unterschieden:
- **Exogen-irritative** (noxigene) Leukoplakien: induziert durch mechanische Noxen (Zähne, Prothese, Morsicatio), thermische oder chemische Noxen (Nikotin, Alkohol).
- **Symptomatische** (nosogene) Leukoplakien: bei verschiedenen Haut-/Schleimhautkrankheiten wie Genodermatosen, Lichen ruber, orale Candidose, Erythematodes, Virusinfektionen.
Ätiopathogenetische Bedeutung von humanen Papillom-Viren noch unklar.

Diagnostik
- **Anamnese** (Noxen, Hautkrankheit) und **klinisches Bild** einschließlich Gesamthautuntersuchung. Diagnosesicherung durch histologische Diagnostik.
- **Dignitätsbeurteilung:** meist benigne ist Leukoplakia simplex (plana) ohne Atypiezeichen. Malignitätsverdächtig sind Leukoplakia verrucosa und erosiva, auch das Vorhandensein klinischer Atypiezeichen wie Unregelmäßigkeit von Form, Begrenzung, Farbe, Oberfläche, Entzündung, Infiltration. Definitive Diagnose und Dignitätsbewertung durch histologische Untersuchung: Leukoplakie ohne Dysplasie/Leukoplakie mit Dysplasie Grad 1–3.

Therapie
- Bei exogen-irritativer Leukoplakie: Ausschaltung von Reizen/Noxen, lokal-medikamentöse Behandlung mit Vitamin-A-Säure.
- Bei symptomatischer Leukoplakie: Behandlung der jeweiligen Haut-/Schleimhauterkrankung.
- Bei V.a. Präkanzerose/Leukoplakiekarzinom: Exzision.

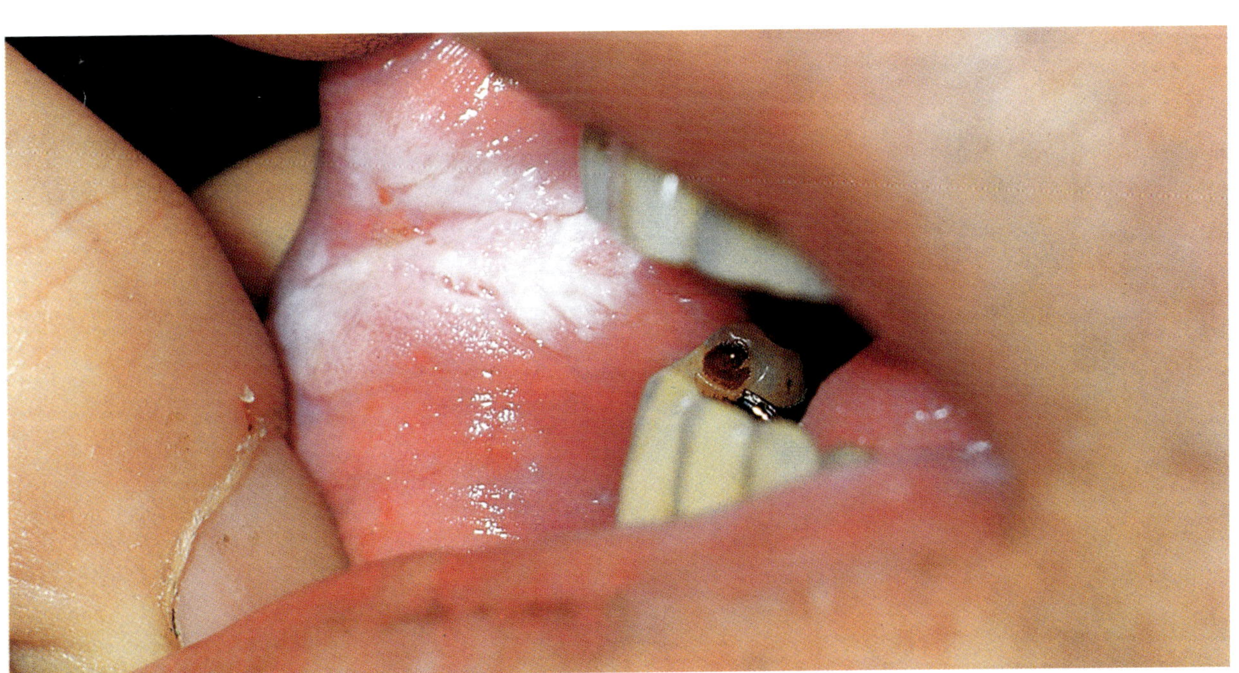

Abb. 17.13 Leukoplakie.
Anamnese: 53-jähriger Patient. Der Herd hat sich über mehrere Jahre allmählich entwickelt. Wahrscheinliche Ursache ist eine lokale Irritation durch schadhafte Zähne und mangelhafte Mundhygiene.
Befund: an der rechten Mundwinkelinnenseite scharf begrenzter, dreieckiger, nicht abstreifbarer weißlicher Herd. Im vorderen Teil flach, im hinteren Teil unregelmäßig erhaben.
Differentialdiagnose: Lichen ruber mucosae, orale Candidose, weißer Schleimhautnävus.
Weiteres Vorgehen: Zahnsanierung vorgesehen. Der Patient hat eine Probeexzision aus dem hinteren Teil des Herdes abgelehnt.

Cheilitis solaris und praecancerosa (Abb. 17.14, 17.15)

Bei akuter UV-Überdosierung: **akute Cheilitis solaris.** Bei chronisch-kumulativer Sonnenlichtexposition zunächst chronische Cheilitis solaris/actinica. Bei anhaltender Exposition allmählicher Übergang in präkanzeröse Cheilitis und Lippenkarzinom. Auftreten bei Personen mit erhöhter beruflicher oder privater Sonnenlichtexposition. Lokalisation: Lippenrot (mangelnder Lichtschutz durch Fehlen von Hornschicht und Melaninpigment) und Unterlippe (Sonnenlichtterrasse).

- **Cheilitis solaris chronica** (Abb. 17.14): Unterlippenrot trocken, leicht atrophisch bzw. weißgrau, leicht hyperkeratotisch, Grenze Lippenhaut-Lippenrot unregelmäßig bzw. unscharf. Differentialdiagnose: Cheilitis solaris acuta (Lippensonnenbrand).
- **Cheilitis praecancerosa** (Abb. 17.15): allmähliche Entstehung aus Cheilitis solaris chronica mit zusätzlicher irreversibler Entwicklung von Leukoplakien oder unregelmäßigen, hyperkeratotisch-erosiven Veränderungen, auch erosiv-krustös. Später umschriebene oder seltener breitbasige Karzinomentstehung (Abb. 17.16).

Therapie

- **Cheilitis solaris:** Lichtschutz/Expositionsschutz, Lippenpflege.
- **Cheilitis praecancerosa:** nach Diagnosesicherung (Klinik, Histologie) operative Behandlung. Teil- oder Gesamtexzision des präkanzerösen Lippenrots und gegebenenfalls plastische Deckung mit Lippenschleimhaut. Wenn nicht möglich: Kryotherapie.

! Merke Da sich Unterlippenkarzinome fast ausschließlich auf dem Boden einer Cheilitis praecancerosa entwickeln, ist deren sachgerechte Behandlung eine hervorragende Karzinomprävention.

Morbus Bowen

Bereits Carcinoma in situ bzw. intraepitheliales Karzinom mit erhöhtem Invasions- und Metastasierungsrisiko.
Krankheitsbild: meist unregelmäßiger, scharf begrenzter, rötlich-samtartiger bzw. feingranulärer Erythroplakieherd oder weißlich-hyperkeratotischer, leukoplakischer Herd.

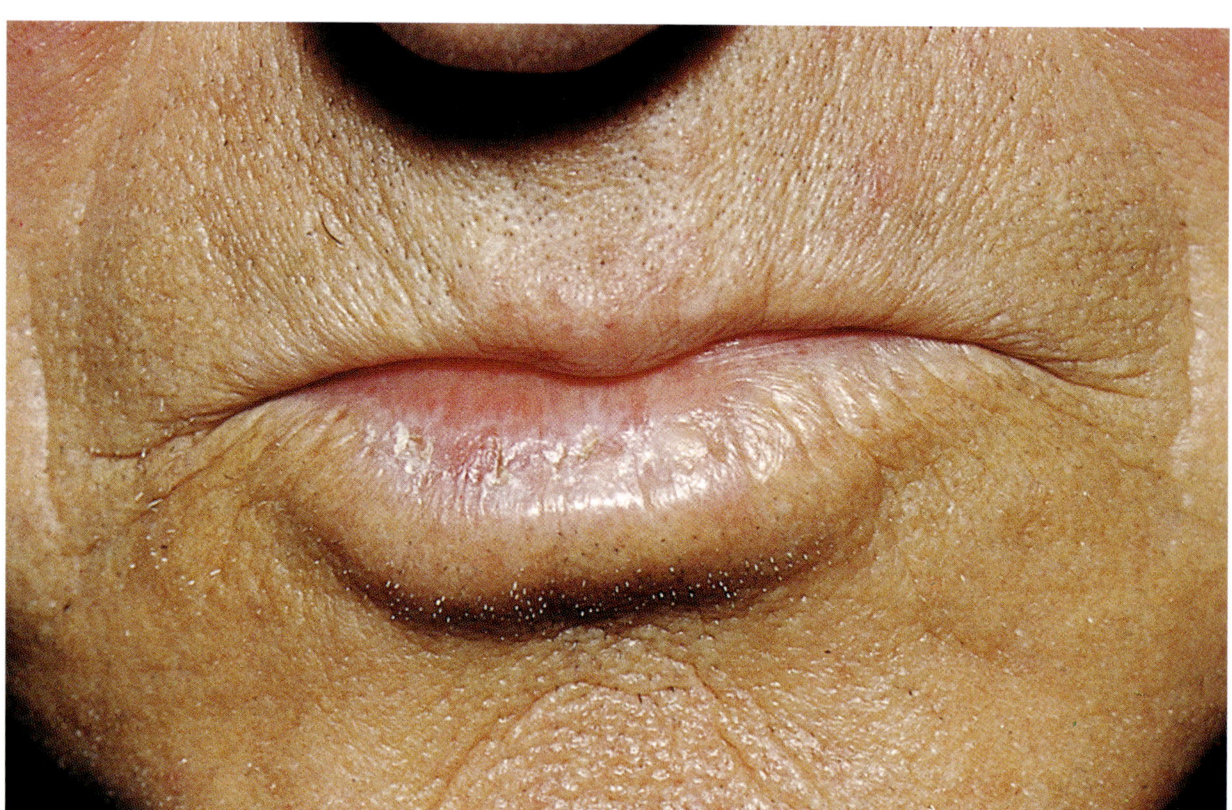

Abb. 17.14 Cheilitis solaris chronica.
Anamnese: 69-jähriger Patient. Langjährige, chronische UV-Exposition durch Sport und Freizeitgestaltung.
Befund: streifenförmig angeordnete Erosionen mit Schuppen und Schuppenkrusten an der Grenze zwischen Haut und Lippenrot, wobei diese Grenze bei insgesamt atrophischer Haut unregelmäßig und zum Teil unscharf ist. Die übrige Haut ist gelblich verfärbt als Zeichen eines chronischen Lichtschadens (solare Elastose).
Differentialdiagnose: bereits beginnende Cheilitis praecancerosa, Lippenekzem wie endogenes Ekzem oder allergisches Kontaktekzem.
Therapieempfehlung: Probeexzision und histologische Untersuchung.

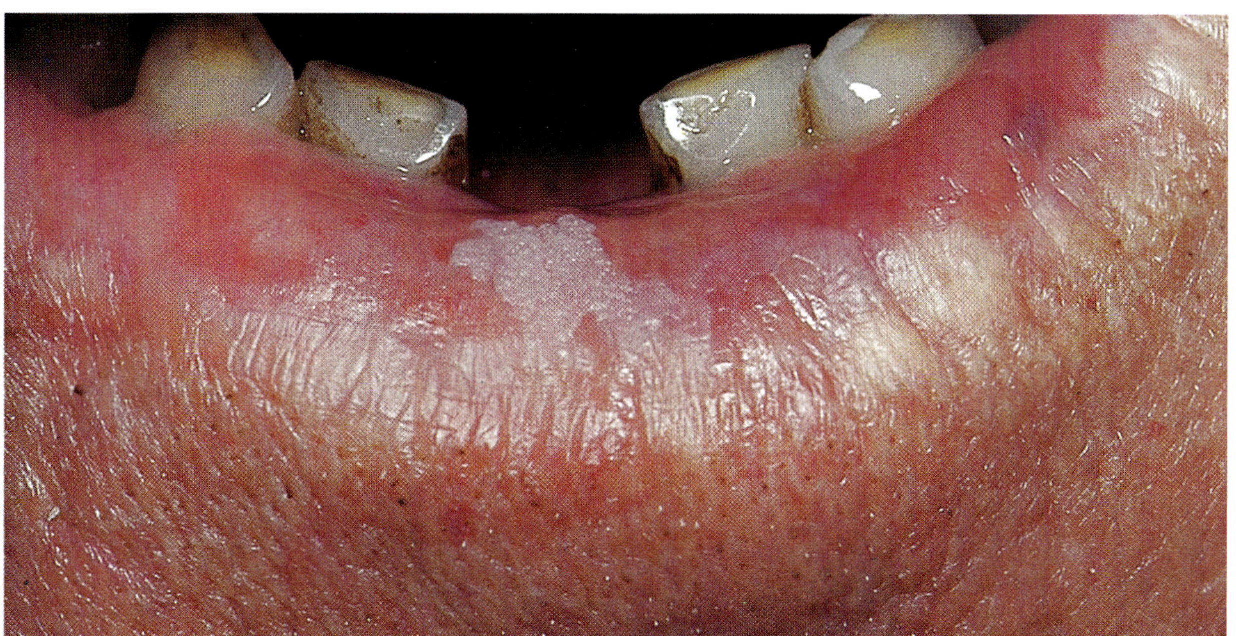

Abb. 17.15 Cheilitis praecancerosa mit Leukoplakien.
Anamnese: Der 73-jährige Patient war durch seine Tätigkeit als Landwirt viele Jahre der Sonne ausgesetzt.
Befund: an der Unterlippe in der Mitte des Lippenrots weißer, scharf, aber unregelmäßig begrenzter Herd. Er ist leicht erhaben mit einer granulären, verruziformem Oberfläche (verruköse Leukoplakie). Im übrigen Lippenrot einige weißlich-bläuliche Flecke (flache Leukoplakieherde). Die Grenze zwischen Haut und Lippenrot ist unregelmäßig und zum Teil unscharf. Gelbliche solare Elastose der umgebenden Haut. – Nebenbefund: am linken Lippenrand kleines bläuliches Angiom.
Diagnose: Cheilitis praecancerosa.

Entspricht dem Morbus Bowen der Genitalhalbschleimhaut (Erythroplasie Queyrat, Abb. **19.11**). Lokalisation: Zunge, Mundboden und Wangenschleimhaut. Histologische Sicherung der Diagnose.
Therapie: operativ. Wenn nicht möglich: Kryotherapie.

Plattenepithelkarzinom (Abb. 17.16)

Häufigster maligner Tumor der Lippen und Mundschleimhaut (ca. 80%).
Meist bei älteren Männern mit erhöhtem Expositionsrisiko kanzerogener Faktoren: UV-Exposition bzw. Alkohol und Nikotin. Entstehung meist über präkanzeröse Cheilitis

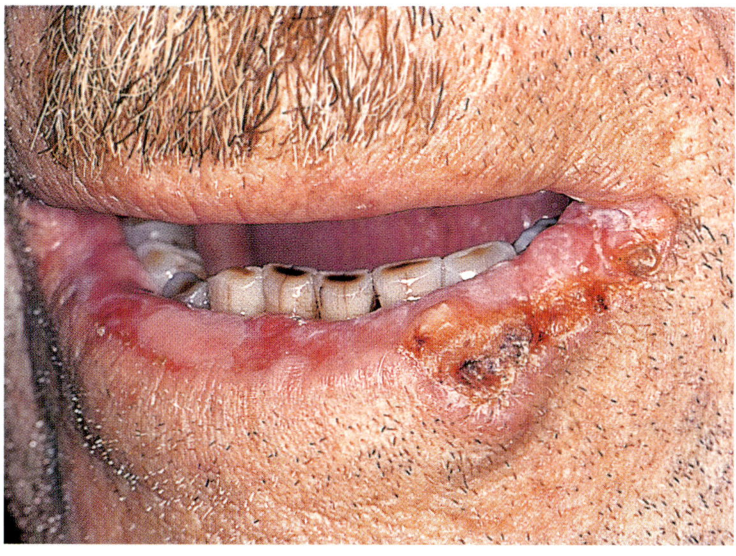

Abb. 17.16 Plattenepithelkarzinom bei Cheilitis praecancerosa.
Anamnese: 67-jähriger Patient. Als Maurer langjährige berufliche UV-Exposition.
Befund: Veränderung des gesamten Unterlippenrots mit teils erosiven, teils leukoplakischen Herden. Am linken Unterlippenrand derbe Infiltration sowohl der Lippenschleimhaut wie der angrenzenden Außenhaut mit ulzeriertem Knoten und gelblich belegten Erosionen. Regionäre Lymphknoten palpatorisch nicht vergrößert.
Anmerkung: Die Entwicklung dieses Unterlippenkarzinoms hätte bei rechtzeitiger Behandlung der Cheilitis praecancerosa vermieden werden können.

bzw. Leukoplakie, Morbus Bowen, sonst auch de novo. Zu unterscheiden sind Lippenkarzinome und enorale Mundschleimhautkarzinome.

Lippenkarzinom (Abb. 17.16)

Häufigster maligner Tumor im Lippenbereich (Lippenrot) mit invasiv-destruierendem Wachstum und primär lokoregionärer, lymphogener Metastasierung. Gehäuft bei älteren Männern ab dem 60. Lebensjahr. Hauptursachen: UV-(Sonnen-)Exposition und/oder UV-empfindliche Haut, auch Narben. Inzidenz steigend.

Krankheitsbild Meist einherdig-umschriebene, selten mehrherdige Keratose oder Erosion mit zunehmender Infiltration. Später derber, keratotischer und/oder ulzerierter Knoten zunehmender Größe, seltener ulzerös-endophytisch oder blumenkohlartig wachsend.
Lokalisation: meist Unterlippe (paramedian) im Bereich einer präkanzerösen Cheilitis, selten Oberlippe, z.B. als Narbenkarzinom.

Diagnostik Anamnese und klinisches Bild. Histologische Diagnostik, Lymphknotensonographie. **Klassifikation** nach TNM-System.
Prognoseschätzung nach TNM-Stadium, bei nicht-metastasiertem Karzinom nach Primärtumoreigenschaften wie Tumordicke (mm), histologischer Typ, Entdifferenzierungsgrad (Broders), Tumorgröße (cm) und Infiltrationstiefe (z.B. Haut, Weichteile, Knochen). Prognoseverschlechterung durch Immunsuppression z.B. bei Transplantationspatienten.
Verlauf: Metastasierungsrisiko ca. 5%, Metastasierung in submentale bzw. submandibuläre Lymphknoten. 5-Jahres-Überlebensrate bei Metastasierung 25–50%.

Therapie Primärtumorbehandlung möglichst operativ (Tumor, präkanzeröse Cheilitis, befallene Lymphknoten). Wenn nicht möglich → Strahlentherapie. Bei metastasiertem Karzinom Monochemotherapie mit Methotrexat oder Polychemotherapie.

Mundhöhlenkarzinom

Intraorale Karzinome entwickeln sich auf dem Boden von Leukoplakie, Erythroplakie, chronisch-vernarbender Entzündung. Hauptursachen sind Nikotin- und Alkoholabusus, Mangelzustände (Eisen, Vitamine, Protein), mangelhafter Zahn-/Hygienestatus, HPV-Viren. Vorwiegend bei älteren Männern, Inzidenz steigend.

Krankheitsbild Meist ulzerierend-endophytisch, seltener exophytisch wachsend. Häufige Lokalisation an Zunge und Mundboden. Hohes Metastasierungsrisiko, schlechte Prognose.

Sonderform: verruköses Karzinom. Langsam wachsender, spät metastasierender papillomatös-verruköser Karzinomtyp mit relativ guter Prognose. Entwicklung über präkanzeröse Epithelhyperplasie (floride orale Papillomatose).

Therapie Primärtumorbehandlung möglichst operativ. Bei intraoralem Karzinom mit schlechter Prognose prophylaktische Lymphknotendissektion. Bei verrukösem Karzinom auch Versuch einer Chemotherapie.

! Merke Bei Alkohol-induzierter präkanzeröser Leukoplakie können entsprechende Herde auch in Pharynx und Ösophagus vorhanden sein, bei Nikotin-induzierter präkanzeröser Leukoplakie auch in den Atemwegen.

17.4.2 Neubildungen des Bindegewebes und spezieller Zellformen

Fibrome

Derbe, der Schleimhaut aufsitzende, schleimhautfarbene Papeln oder weiche gestielte Tumoren. Lokalisation: häufig Wange und Zunge. Therapie: operativ.

Epulis

Meist fibromartiger, auch Granuloma-pyogenicum-ähnlicher, benigner Tumor der Gingiva, ausgelöst durch lokalirritative Reize oder endokrine Faktoren, z.B. in der Schwangerschaft.

Sarkome

Submuköse, schmerzhafte Knotenbildung bei Weichteil- bzw. Osteosarkom.

Maligne Lymphome und Hämoblastosen

Maligne Lymphome: Lymphknotenbefall (z.B. Morbus Hodgkin) oder umschriebene, rötliche Schleimhautinfiltrate (z.B. B-Zell-Lymphom). **Mikulicz-Syndrom:** symmetrische Schwellung von Tränen- und Mundspeicheldrüsen, u.a. bei malignen Lymphomen.
Hämoblastosen: Bild einer ulzerierenden, therapieresistenten Gingivostomatitis bzw. Angina tonsillaris, häufiges Frühsymptom bei akuten Leukosen.

Lentigo und Melanom

Melanotischer Lippenfleck: gutartige Lentigo simplex oder solaris, meist Unterlippe.
Malignes Melanom: seltene Lokalisation mit ca. 1,5% aller Melanome. Braun-schwarzer oder blau-schwarzer, unregelmäßig bis bizarr geformter, zunächst fleckförmiger, später knotig-ulzerierender Herd. Lokalisation: meist Gaumen, Gingiva. Therapie: möglichst frühzeitige Operation. Schlechte Prognose.

Zusammenfassung

Die Mundhöhle wird einerseits von den Lippen (Haut, Halbschleimhaut) und andererseits von den Gaumenbögen begrenzt. Sie wird von der Mundschleimhaut (Mukosa) ausgekleidet. Adnexe sind kleine und große Schleimdrüsen. Die Mundhöhle hat die Funktion der Nahrungsaufnahme sowie Schutz- und Sinnesfunktionen.
Krankhafte Haut-Schleimhaut-Veränderungen sind angeboren (z.B. weißer Schleimhautnävus), erworben (z.B. verschiedene Formen regionaler Entzündungen wie Gingivitis, Glossitis, Stomatitis) oder Wachstumsstörungen (z.B. Lippen-, Mundhöhlenkarzinom).
Die **klinische Symptomatik** zeigt z.T. klinische Symptome der Außenhaut, z.T. aber auch spezielle Schleimhautsymptome wie Aphthen, Leukoplakien, Erythroplakien, Beläge, Sicca-Symptomatik.
Diagnostische Möglichkeiten sind vor allem Anamnese, klinische Untersuchung (Mundhöhleninspektion bei guter Beleuchtung), Abstriche und histologische Untersuchungen.
Therapiemöglichkeiten: konservativ-medikamentöse Lokaltherapie mit speziellen Schleimhauttherapeutika. Operative Eingriffe, Strahlentherapie.

Erbkrankheiten und Fehlbildungen

Erbkrankheiten sind insgesamt selten. Beispiele: Ascher-Syndrom, weißer Schleimhautnävus. Weiterhin verschiedene Genodermatosen des Integuments mit Einbeziehung der Mundschleimhaut.
Fehlbildungen sind ektope Talgdrüsen, Zungenanomalien wie Glossitis mediana rombica, Faltenzunge sowie hautanaloge Fehlbildungen (z.B. Hämangiome, Lymphangiome).

Erworbene Erkrankungen

Infektionskrankheiten: Häufigste infektiöse Erkrankung ist die orofaziale Infektion mit dem Herpes-simplex-Virus, auch als Gingivostomatitis herpetica. Lippen- oder Mundschleimhaut werden aber auch bei anderen Virusinfektionen befallen wie z.B. Varizellen/Zoster, Coxsackie-Virus, Masern, Röteln, HIV. Seltener sind bakterielle Gingivitis-/Stomatitisformen. Häufig wiederum sind orale Candida-Infektionen in verschiedenen Formen, stets verbunden mit Dispositionsfaktoren oder Grundkrankheiten.
Unverträglichkeitsreaktionen: Nicht-infektiöse Schädigungen können durch physikalische Noxen (z.B. Prothesenstomatitis) und/oder chemische Noxen (z.B. Unverträglichkeit von Dentalmaterialien) sowie durch Medikamente auftreten (z.B. allergische Stomatitis, Angioödem).
Haut-Mundschleimhaut-Erkrankungen: Mukokutane Erkrankungen entstehen durch Einbeziehung der Mundschleimhaut, z.B. bei allergischen Exanthemen, Erythema exsudativum multiforme, Stevens-Johnson-Syndrom, Pemphigus vulgaris, Kollagenosen, Lichen ruber, Sarkoidose.
Endogene Erkrankungen der Mundschleimhaut können auftreten als Mangelsyndrome (Eisenmangel und Vitamin-B_{12}-Mangel), Stoffwechsel-Syndrome (Makroglossie bei Amyloidose), Leber-Darm-Syndrome (Leberzunge, Morbus Crohn der Mundschleimhaut), Blutsyndrome (ulzerierende Stomatitis bei Leukosen), Immundefizienzsyndrome (AIDS) und psychische Syndrome (Morsicatio, Glossodynie).
Erkrankungen unklarer bzw. polyätiologischer Natur sind das Melkersson-Rosenthal-Syndrom und die Aphthenerkrankungen.

Neubildungen

Zu den Neubildungen gehören Leukoplakien mit verschiedenen Formen unterschiedlicher Dignität, Cheilitis solaris und praecancerosa, der Morbus Bowen und das Plattenepithelkarzinom der Lippen sowie der Mundhöhle. Selten sind enorale Neoplasien wie maligne Melanome und maligne Lymphome.

035 zusätzliche Abbildungen

036 IMPP-Fragen

18 Erkrankungen des Analkanals und der Perianalregion

18.1 Grundlagen

Anatomie und Physiologie

Der Verdauungstrakt endet mit Mastdarm (Rektum) und Analkanal. An das gekrümmte Rektum (ca. 12 cm lang) schließt sich unter flaschenhalsartiger Verengung der Analkanal (ca. 3–4 cm) mit After (Anus) an. Ihm folgt die perianale Hautregion.

Analkanal (Abb. **18.1**)

Der Analkanal gliedert sich in folgende drei Abschnitte:

1. **Oberer (kranialer) Abschnitt:** von Linea anorectalis bis Linea dentata, Innenauskleidung mit Analmukosa. Längsfaltenrelief durch 8–10 Schleimhautwülste (Columnae), die nach distal mit den Analpapillen enden. Zwischen den Längsfalten liegen entsprechende Vertiefungen (Sinus), die distal durch segelartige Querfalten abgeschlossen sind. In die entstehenden Taschen (Krypten) münden Analdrüsen (Proktodealdrüsen). Die diesen Abschnitt umhüllenden Gefäße der Endstrombahn sind umdifferenziert zu dünnwandigen Gefäßkonvoluten des **Corpus cavernosum recti** (Plexus haemorrhoidalis internus), welches infolgedessen arterielle Zuflüsse und venöse Abflüsse hat. Die unmittelbar unter der Analmukosa liegenden Gefäßkonvolute bilden die Substanz der Schleimhautwülste und besitzen Schwellkörperfunktion. Die Gefäße des Corpus cavernosum werden durch glatte Muskelfasern des M. canalis ani stabilisiert und fixiert.
2. **Mittlerer Abschnitt:** von Linea dentata bis Linea anocutanea reichend, ca. 1 cm breite Zone mit weißlichem, sehr schmerzempfindlichem, unverhorntem Plattenepithel (Zona alba, Anoderm).
3. **Unterer (kaudaler) Abschnitt:** Afterbereich mit Übergangszone in Außenhaut stark gefältelt und pigmentiert sowie haarlos. Hier liegt am äußeren Ende des Analkanals ein weiterer subkutaner Gefäßplexus (Plexus haemorrhoidalis externus). In der anschließenden Perianalregion verstärkte Behaarung durch Terminalhaarfollikel mit Talgdrüsen sowie zahlreiche ekkrine und apokrine Schweißdrüsen. Durch beide Gesäßhälften (Nates) wird diese Region zu einem intertriginösen Bereich.

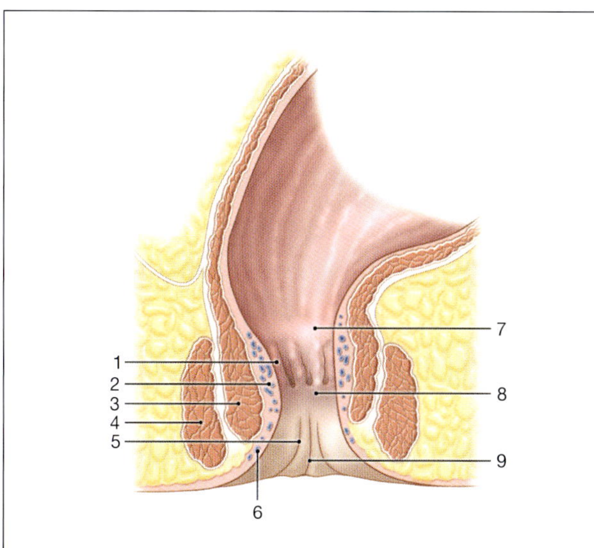

Abb. 18.1 Analkanal und Perianalregion.
1 Längsfalten (Columnae)
2 Corpus cavernosum recti (Plexus haemorrhoidalis internus)
3 M. sphincter internus
4 M. sphincter externus
5 Anoderm
6 Analvenen (Plexus haemorrhoidalis externus)
7 Linea anorectalis
8 Linea dentata
9 Linea anocutanea

Sphinktersystem

Das komplexe muskuläre Sphinktersystem besteht aus mehreren glatten und quergestreiften Muskeln:

- **M. canalis ani:** submuköser Muskel des Analkanals
- **M. sphincter ani internus:** umschließt zylinderförmig die oberen zwei Drittel des Analkanals einschließlich des Corpus cavernosum, dessen venöse Abflüsse den Muskel durchziehen. Wichtiger Kontinenzmuskel
- **M. sphincter ani externus:** muskuläre Außenschicht des gesamten Analkanals
- **M. levator ani:** Teil der Beckenbodenmuskulatur.

Grob vereinfacht wird damit das Schleimhaut-/Hautrohr des Analkanals von einer mehrschichtigen, zylindrischen Gefäß-Muskel-Manschette umgeben, um die Funktionen dieses terminalen Darmabschnittes – Kontinenz und Defäkation – sicherzustellen.

Aufgaben:

- **Kontinenz** (Verschluss): Der Grobverschluss bzw. die Grobkontinenz wird v. a. durch den muskulären Sphinkter sichergestellt, der Feinverschluss bzw. die Feinkontinenz durch die Blutfüllung des Corpus cavernosum mit dem M. canalis ani und dem Mukosarelief.

- **Defäkation** (Öffnung): nach Füllung des Rektums (Ampulle) willkürlich eingeleitete bzw. kurzfristig unterdrückbare Auslösung verschiedener koordinierter Reflexe mit zunächst Erschlaffung des inneren Sphinktermuskels, dadurch venöse Entleerung des Corpus cavernosum. Dann Erschlaffung der Aftermuskulatur, Einsetzen von Darmperistaltik und willkürlicher Bauchpresse.
- Basisvoraussetzung von Kontinenz und Defäkation ist die Funktionsfähigkeit der nerval-muskulären Steuerungsmechanismen.

Ätiopathogenese

Erbkrankheiten und **Fehlbildungen** sind bedingt durch Entwicklungsstörungen im Bereich des Analkanals als Nahtstelle von Ektoderm und Endoderm.
Bei **erworbenen Erkrankungen** handelt es sich meist um Störungen im Bereich des Corpus cavernosum mit Bildung von hypertrophisch-ektatischen Gefäßveränderungen (Hämorrhoiden) und assoziierten Entzündungen. In der Perianalregion und der anschließenden Haut können sich jedoch auch pathologische Reaktionen des Integuments wie Entzündungen, degenerative Veränderungen oder Neubildungen abspielen.

Klinik

Symptome des gestörten Verschluss- und Defäkationsmechanismus sind komplette bzw. partielle Inkontinenz und Obstipation.
Die Symptome von Gewebsschäden entsprechen zum Teil denen des Integuments (Perianalregion), zum Teil treten **spezielle Symptome** auf:

- **Hämorrhoiden:** Erweiterung und Hyperplasie der Gefäße des Corpus cavernosum in Form von Gefäßknoten, die in das Lumen des Analkanals prolabieren.
- **Blutungen:** Zu unterscheiden sind hellrote und dunkle bzw. schwarze Blutungen (Teerstuhl). Ursachen: Hämorrhoiden, Entzündungen, Fissuren, Polypen, Karzinome.
- **Prolaps:** Gewebsvorfall von Hämorrhoiden, Anal-/Rektalschleimhaut.
- **Fissuren:** schmerzhafte Einrisse bzw. Defekte der Analkanalhaut.
- **Fisteln:** verschiedene Formen anorektaler Fisteln.
- **Gewebsvermehrungen:** Marisken (fibrosierte hypertrophe Hautfalten), Kondylome, Polypen.
- **Sekretion:** anale Sekretion bei Hämorrhoiden, Entzündungen, inneren Fisteln, Tumoren. Sekretion aus Fistelöffnung bei perianal mündenden Fisteln.
- **Inkontinenz:** unterschiedliche, sukzessive Schweregrade mit unfreiwilligem Abgehen von Winden, Stuhlschmieren, breiigem Stuhl, festem Stuhl (= komplette Inkontinenz).
- **Subjektive Symptome:** Schmerzen (Fissur, Perianalthrombose, Papillitis/Kryptitis und Abszesse), Fremdkörpergefühl und Stuhldrang (innere Hämorrhoiden, Tumoren) und Pruritus (Sekretion, Oxyuren, perianale Dermatosen).

Entzündliche Erkrankungen des Analkanals werden nach ihrer Lokalisation benannt: z. B. Kryptitis, Papillitis, Anitis, Proktitis. Eine häufige entzündliche Reaktion der Perianalregion ist das „Analekzem“.

Diagnostik

Die Diagnose umfasst Anamnese, klinische und apparative Untersuchung.

- **Anamnese:** Die Erhebung ist häufig erschwert durch schambedingte Hemmungen des Patienten. Wichtig sind u. a. Angaben über Stuhlgang, Blutungen, Sekretion, Schmerzsymptomatik.
- **Klinische Diagnostik:** Sie umfasst die Inspektion bei spezieller Lagerung (meist Rückenlage als sog. Steinschnittlage), Palpation und die digitale Untersuchung. Für die topographische Festlegung von Befunden im Analkanal werden dessen Höhenabschnitte sowie die Projektion des Uhrzifferblatts auf die Analöffnung herangezogen, (in Steinschnittlage 12 Uhr ventral, 6 Uhr dorsal.
- **Apparative Diagnostik:** Anoskopie (Analspekulum), Proktoskopie und Rektoskopie (Proktoskop, Rektoskop). Darstellung von Fisteln mittels Farbstoff oder Röntgenkontrastmittel, evtl. Röntgenuntersuchung, Endosonographie, Manometrie.
- **Labordiagnostik:** Abstrichuntersuchungen für z. B. mikrobiologische Diagnostik. Stuhluntersuchungen, Allergiediagnostik, histologische Diagnostik.

> **!** **Merke** Die häufigsten Beschwerden sind Schmerzen, Blutungen und Juckreiz.

Therapie

Perianalregion und auch Analkanalhaut sind einer **lokalmedikamentösen Therapie** zugänglich, die grundsätzlich der externen Dermatotherapie entspricht. Wirkstoffe und Grundlagen müssen jedoch bei Erkrankungen des Analkanals entsprechend adaptiert sein: Proktologika, evtl. „Hämorrhoidenmittel“.
Operative Eingriffe setzen spezielle Kenntnisse und Fertigkeiten voraus.
Generell haben **proktologische Erkrankungen** (Proktos [gr.] = After) Beziehungen zu verschiedenen Fachgebieten wie Dermatologie, Chirurgie, Gastroenterologie/Innere Medizin und erfordern deshalb die **interdisziplinäre Kooperation**.

18.2 Erbkrankheiten und Fehlbildungen (Abb. **18.2**)

Erbkrankheiten und Fehlbildungen von Analkanal sowie Perianalregion sind selten. Als Fehlbildungen können eine Analatresie oder eine kongenitale Analstenose auftreten.
In der Perianalregion können sich sowohl Genodermatosen der Haut mit Übergreifen auf den Analkanal wie auch Fehlbildungen manifestieren.
Beispiele für **Genodermatosen** sind: Psoriasis vulgaris und andere Verhornungsstörungen, hereditärer Zinkmangel (Acrodermatitis enteropathica).
Beispiele für **Fehlbildungen** sind: melanozytäre Nävi, Hämangiome, Lymphangiome. Melanozytäre Nävi im Analbereich sollten grundsätzlich prophylaktisch exzidiert

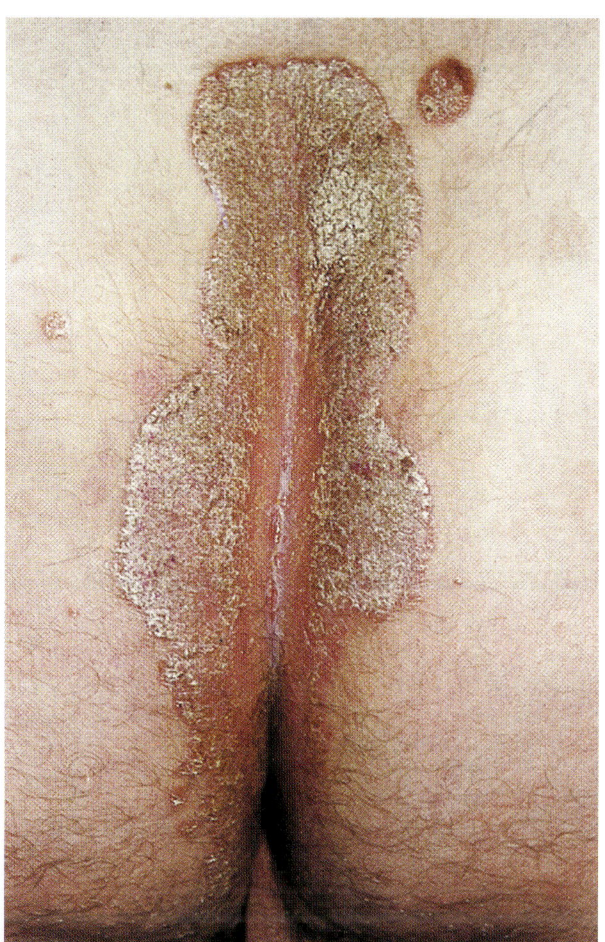

Abb. 18.2 Psoriasis vulgaris.
Anamnese: 49-jähriger Patient. Seit vielen Jahren bekannte Psoriasis vulgaris. Der Patient hatte zunächst ein „Wundsein" in der Analkerbe bemerkt, dann das Auftreten typischer Psoriasisherde.
Befund: in der Perianalregion, übergreifend auf die Sakralregion, scharf, aber unregelmäßig begrenzter, erythematosquamöser Herd. In der Rima ani fehlende Schuppenbildung, stattdessen Rötung mit einer Erosion. In der Umgebung des Herdes, v. a. aber an Rumpf und Extremitäten weitere erythematosquamöse, scharf begrenzte Herde.

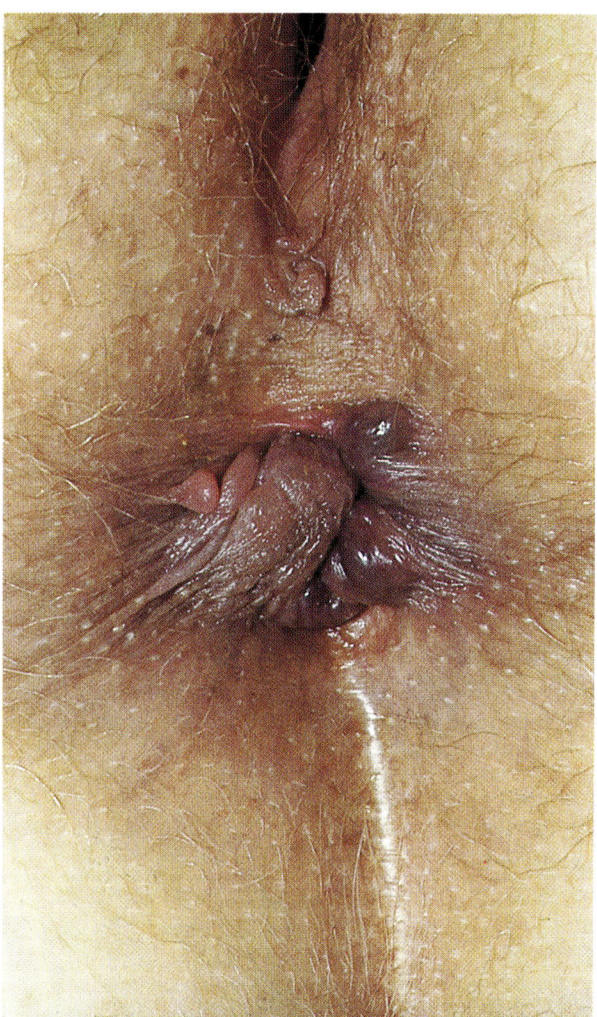

Abb. 18.3 Hämorrhoiden II. Grades, gestaute Analvenen.
Anamnese: 49-jähriger Patient. Chronische Obstipation, seit Jahren mit Abführmitteln behandelt.
Befund: beim Pressen gestaute Analvenen bei 1, 4 und 6 Uhr. Bei 7 bis 9 Uhr (Steinschnittlage) protuberierende Analmukosa im Lumen, an deren oberer Grenze (= Linea dentata) eine Hämorrhoide sichtbar wird.
Differentialdiagnose: Marisken.

werden wegen der schwierigen Eigenkontrolle und der schlechten Prognose eines eventuellen analen Melanoms.

18.3 Erworbene Erkrankungen

Sie werden unterteilt in **Erkrankungen des Analkanals** und Erkrankungen der **Perianalregion**. Die größte und häufigste Gruppe analer Erkrankungen sind innere Hämorrhoiden und damit assoziierte Erkrankungen: **hämorrhoidaler Symptomenkomplex**.

18.3.1 Hämorrhoiden

Unter Hämorrhoiden (abgeleitet von Blutfluss [gr.]) werden Gefäßektasien und -hyperplasien des intraanalen Corpus cavernosum verstanden. Weges ihres Ursprungs im Analkanal werden sie auch als „innere Hämorrhoiden" bezeichnet. Die sog. „äußeren Hämorrhoiden" sind keine Hämorrhoiden, sondern Ektasien perianaler, venöser Gefäße, vergleichbar den venösen Beinvarizen (s. u. Perianalvenenthrombose).

Innere Hämorrhoiden (Abb. 18.3, 18.4)

Innere Hämorrhoiden sind epithelüberzogene, knotenförmige, ektatisch-hyperplastische dünnwandige Gefäßveränderungen des Corpus cavernosum, die in den Analkanal prolabieren, sich zunehmend nach distal ausdehnen und leicht bluten.
Ursachen: Mögliche Ursachen sind Disposition und Stuhlgangstörungen, bedingt durch fehlende Ballast- und Schlackenstoffe in der Nahrung, Bewegungsmangel, zusätzlich Laxanzienabusus und hormonelle Faktoren. Infolge ve-

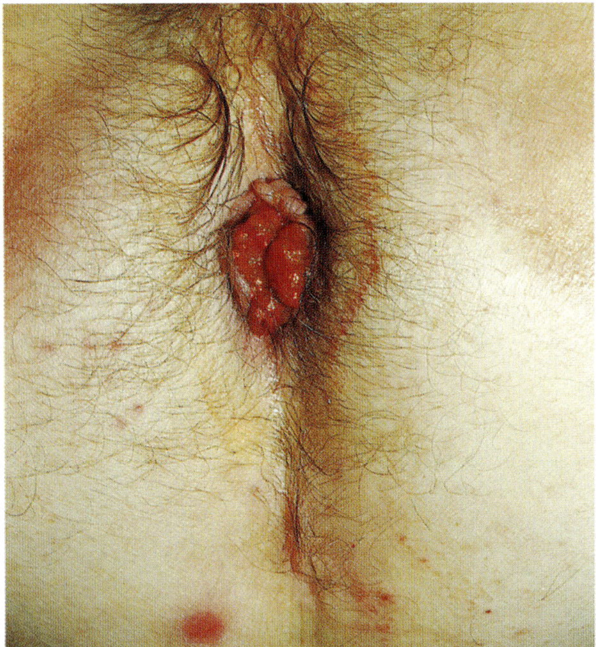

Abb. 18.4 Chronischer Analprolaps bei Hämorrhoidalleiden.
Anamnese: 51-jähriger Patient. Seit vielen Jahren Hämorrhoidalleiden. Mehrfach mit Sklerosierung, zuletzt operativ behandelt. Prolaps zunächst nur teilweise und vorübergehend, dann aber total und permanent.
Befund: vorfallende, entzündlich gerötete Analmukosa mit radiär gestellten Falten. Bei 1 und 7 Uhr Marisken. Nebenbefund: Rötung perianal mit Übergreifen auf die Rima ani. – Proktoskopie: fibrotisch umgewandelte Hämorrhoiden.

nöser Abflussstörung (z. B. Erhöhung des intraluminalen Drucks durch Pressen, Sphinkterspasmen) oder arterieller Hyperämie (üppiges Essen, Alkohol), Überfüllung und Druckerhöhung der Corpus-cavernosum-Gefäße mit adaptativen Gefäßveränderungen und Folgeschäden.
Häufigkeit: Hämorrhoiden sind häufig. Ab 30. Lebensjahr Prävalenz bei ca. 70%, zum Teil aber symptomlos. Aber auch bei Beschwerden und Folgeschäden (Hämorrhoidalleiden, hämorrhoidaler Symptomenkomplex) wird die ärztliche Konsultation meist hinausgeschoben („das verschwiegene Leiden").

Krankheitsbild Hämorrhoiden können nach Schweregrad und Symptomatik eingeteilt werden (Tab. **18.1**).

- **Grad I:** intraanale, polsterartige Hämorrhoidalknoten oberhalb der Linea dentata. Nicht tastbar, aber proktoskopisch sichtbar.
  Leitsymptom: rezidivierende Blutungen. Hellrotes Blut, Entwicklung einer Blutungsanämie möglich, aber selten.
  Differentialdiagnose: Rektumkarzinom.
- **Grad II:** distale Progression der Hämorrhoiden in den unteren Teil des Analkanals (Anoderm) infolge Schädigung des M. canalis ani, Entzündung und allmähliche Fibrose. Hämorrhoiden jetzt tastbar, auch passager beim Pressen sichtbar.
  Führendes Symptom: Schmerzen, Blutungen nachlassend.
  Differentialdiagnose: Analfissur.

Tab. 18.1 Einteilung des Hämorrhoidalleidens

	Befund	Leitsymptomatik
Grad I	intraanale Hämorrhoidalknoten oberhalb der Linea dentata, nur proktoskopisch sichtbar	rezidivierende hellrote Blutungen
Grad II	Progression der Hämorrhoiden in den unteren Teil des Analkanals, dort tastbar und beim Pressen sichtbar	Schmerzen; Blutungen lassen nach
Grad III	Hämorrhoiden ständig sichtbar (passagerer Analprolaps), jedoch digital reponierbar	beginnende Inkontinenz, Fluor, Juckreiz, perianale Folgeschäden
Grad IV	Hämorrhoiden nicht mehr reponierbar (permanenter Prolaps)	Verstärkung der Symptome und Beschwerden von Grad III

- **Grad III:** infolge weiterer Progression nach kaudal Hämorrhoiden jetzt ständig im Anus sichtbar, jedoch digital reponierbar (passagerer Analprolaps).
  Führende Symptomatik: beginnende Inkontinenz, Fluor, Juckreiz, perianale Folgeschäden.
- **Grad IV:** Hämorrhoiden nicht mehr reponierbar, permanenter Prolaps.
  Differentialdiagnose: perianale Thrombose, prolabierende Analpapille, Rektumprolaps.

Komplikation: akuter Hämorrhoidalprolaps, Therapie konservativ.

Therapie Therapieziele sind die Normalisierung des Stuhlgangs und die Hämorrhoidenbehandlung.
Normalisierung des Stuhlgangs: Beseitigung ursächlich relevanter Faktoren, z. B. durch Umstellung der Ernährung mit ballaststoff- und flüssigkeitsreicher Kost, körperliche Bewegung; bei Übergewicht Gewichtsreduktion.
Direkte Behandlung der Hämorrhoiden: stadienabhängig mit konservativen und/oder operativen Maßnahmen. Grob schematisiert gilt:

- **Hämorrhoiden I. bis II. Grades:** Sklerotherapie durch perivaskuläre Injektion von Sklerosierungsmitteln (nicht-intravasal wie bei Venenverödung!). Weitere Möglichkeiten: Gummibandligatur, Infrarotkoagulation.
- **Hämorrhoiden III. bis IV. Grades:** operative Maßnahmen wie Hämorrhoidektomie.

Lokaltherapie: symptomatische Behandlung von Juckreiz, Ekzem etc.

! **Merke** Große Bedeutung hat die Bewertung des Symptoms **„Blut im Stuhl"**. Nicht absolut verlässlich ist die Faustregel: „Helles Blut = Hämorrhoiden, dunkles Blut = Kolonkarzinom". Auch kolorektale Karzinome und andere kolo-intestinalen Blutungsquellen können bei schneller Darmpassage zum Symptom „hellrotes Blut im Stuhl" führen. Wichtig ist die Beachtung anderer Tumorsymptome: paradoxe Diarrhö (Wechsel von Diarrhö und

Verstopfung) sowie „falsche Freunde" (Stuhlabgang anstatt des erwarteten Windabgangs). Das Symptom anale Blutung erfordert stets eine genaue Abklärung!

18.3.2 Assoziierte Erkrankungen

Bedingt oder begünstigt durch Hämorrhoiden können weitere krankhafte Veränderungen des Analkanal-/Perianalbereichs auftreten, die aber grundsätzlich ebenfalls polyätiologischer Natur sind.
Basisbehandlung: Therapie des Hämorrhoidalleidens.

Anitis

Entzündung der Analschleimhaut durch Übergreifen von hämorrhoidalen Entzündungen.
Krankheitsbild: Sekretion, Juckreiz. Möglicher Übergang in Analekzem.
Therapie: lokal-antiphlogistische Behandlung z.B. mit Suppositorien.

Kryptitis und Papillitis

Schleimhautentzündung im Bereich der Krypten (Kryptitis) oder der Analpapillen (Papillitis).
Krankheitsbild: Fluor, Schmerzen, besonders während/nach Stuhlgang.
Komplikationen: bei Kryptitis Abszess- und Fistelbildung, bei Papillitis entzündliche Hypertrophie bzw. Bildung fibröser Polypen, deren Ausmaße von Getreidekorngröße („Katzenzahn") bis Pflaumengröße variieren. Auch Prolaps möglich.
Therapie: bei Kryptitis konservativ-antiphlogistisch (Suppositorien), bei hypertropher Analpapille operativ (Abtragung, Histologie). Behandlung bestehender Hämorrhoiden.

Analabszesse

Unspezifische abszedierende Entzündungen der Analdrüsen, meist ausgehend von Kryptitis. Sie können sich bei dem geschichteten Aufbau des Analkanalbereiches verschiedene Wege suchen: intra-, inter- und extrasphinktäre Abszesse.
Krankheitsbild: oberflächliche Abszesse als entzündliche Vorwölbung sichtbar. Schmerzen, allgemeines Krankheitsgefühl, Fieber.
Mögliche Komplikationen: Fistelbildung, Kontinenzstörung, Sepsis.
Therapie: operativ.

Analfisteln

Nach abszedierend-perforierender Kryptitis Bildung röhrenförmiger, zum Teil auch verzweigter Gänge zwischen Ausgangsort und Austrittsstelle, u.a. perianal, gluteal.
Auch die fistelbildende Entzündung kann bei dem schichtförmigen Aufbau der Analkanalregion unterschiedlich tief in die Wandschichten eindringen und dann nach kaudal oder kranial abschwenken. Die Fistelgänge verlaufen häufig intrasphinktär-submukös bzw. intersphinktär, seltener trans- bzw. extrasphinktär. Sie können komplett doppelmündig oder inkomplett blindsackartig sein.
Krankheitsbild: Fistelöffnung häufig schwer zu sehen, auch zeitweise überhäutet. Ständige oder auch episodische Sekretion aus Fistelöffnung.
Komplikationen: Perianalekzem, akut-entzündliche, schmerzhafte Retention bei passagerem Fistelverschluss, Analabszess.
Differentialdiagnosen: Anal bzw. perianal lokalisierte Fisteln und Abszesse können auch im Rahmen spezieller Erkrankungen/Infektionen auftreten: Morbus Crohn, venerische Infektionen (Lymphogranuloma venereum), Pilonidalsinus und Acne inversa.
Therapie: nach Darstellung des Fistelgangs (Farbstoff, Röntgenkontrastmittel) je nach Art und Lage der Fistel: Spaltung, Fadendrainage oder vollständige Exzision.

Historischer Exkurs

Historisches Beispiel eines **Analfistelpatienten** ist der französische **König Ludwig XIV.** („le roi soleil"). Die für damalige Zeit schwierige und schmerzhafte Operation ohne Betäubung verlief erfolgreich. Allerdings war der Eingriff zuvor bei mehreren Fistelpatienten erprobt worden, von denen einige starben. (Der Hof Ludwigs XIV. in Augenzeugenberichten. dtv, München 1981.)

Analfissur (Abb. 18.5)

Akuter, sehr schmerzhafter oder chronischer Gewebsdefekt im Bereich des Anoderms.
Ursachen: Einriss bei Sphinkterspasmen, hartem Stuhlgang, Obstipation. Ulzerierte kleine Thrombosen z.B. bei hämorrhoidalem Symptomkomplex, Analstenose, Morbus Crohn.

Krankheitsbild

- **Akute Analfissur:** in Anoderm längsgerichtete spindelförmige, bis in die Muskulatur reichende entzündliche Fissur bzw. Geschwür (bis 2 cm lang).
  Symptome: heftiger Schmerz, besonders nach Stuhlgang und anhaltend. Blutung, reflektorischer Sphinkterkrampf.
  Lokalisation meist 6 Uhr, reaktive Dauerkontraktur des inneren Schließmuskels.
- **Chronische Analfissur:** chronisch-kallöses Ulkus mit weißlich-fibrotischem Grund, druckschmerzhaft, häufig kranial begrenzt von fibrotisch-hypertropher Analpapille und kaudal von fibrotischer Hautfalte (Vorpostenfalte). Keine Heilungstendenz.

Komplikationen: schmerzbedingte chronische Obstipation. Abszess- und Fistelbildung.

Therapie Bei **akuter Analfissur** konservative Behandlung durch Stuhlgangregelung ohne Laxanzien, kortikoidfreie Analsalbe, Lokalanästhesie, Analdehnung. Bei **chronischer Analfissur** operative Behandlung wie Fissurektomie, Sphinkterotomie. Auch Versuch mit 0,2%iger Nitroglyzerinsalbe sowie Injektion von Botulinumtoxin. Grundsätzlich Beseitigung ursächlicher Faktoren, sonst Rezidivneigung.

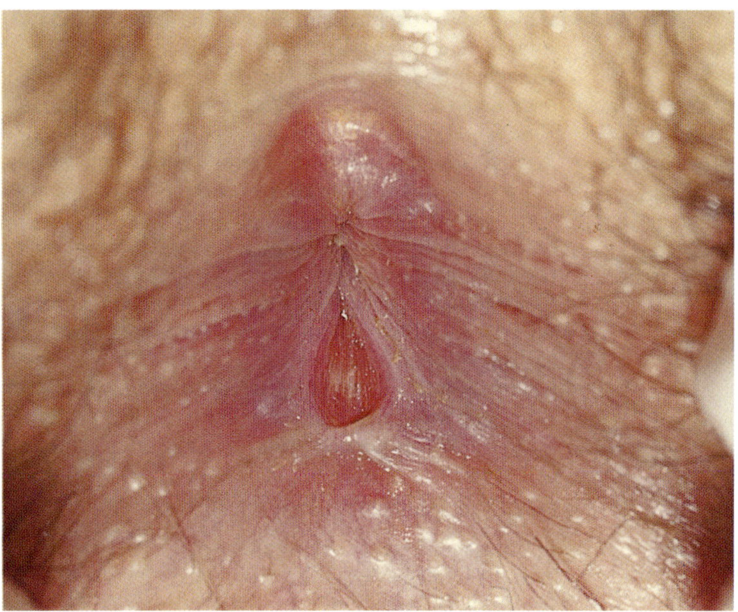

Abb. 18.5 Akute Analfissur.
Anamnese: nach Obstipation und hartem Stuhl aufgetreten.
Befund: bei 6 Uhr ovaläres, flaches Ulkus mit sauberem Grund, in dem die Längsfaserung des M. sphincter internus sichtbar wird. Starke Schmerzen.

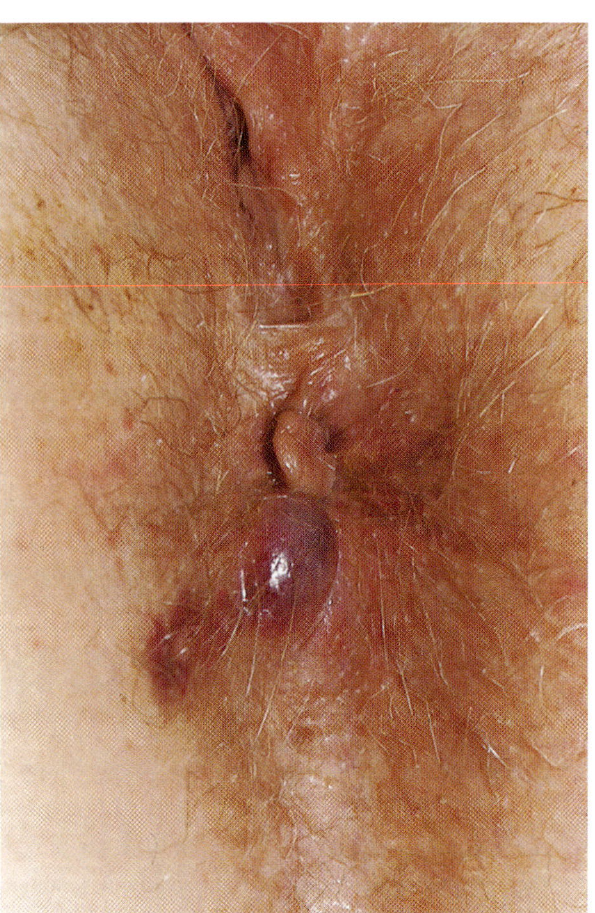

Abb. 18.6 Analvenenthrombose.
Anamnese: 43-jährige Patientin. Bei chronischer Obstipation und häufigem Pressen jetzt akut aufgetreten.
Befund: bei 6 bis 7 Uhr kirschgroßer, livider, nicht ausdrückbarer Knoten mit glatter Oberfläche. Nebenbefunde: Hämorrhagie und Mariske. – Subjektiv: starker Spontanschmerz.

Perianalvenen-Thrombose (Abb. **18.6**)

Vom Plexus haemorrhoidalis externus ausgehende Venenaussackung, sog. „äußere Hämorrhoiden", mit Thrombosierung bzw. Hämatombildung.
Krankheitsbild: am After blau-schwarzer, stark schmerzhafter Knoten, zum Teil mit begleitender Blutung durch Venenwandruptur.
Therapie: bei akuter, schmerzhafter Thrombose operativ mit Inzision und Abtragung, auch Exzision. Sonst konservativ mit schmerzstillender Salbe (Lokalanästhetikum) bzw. innerlich mit nichtsteroidalem Antiphlogistikum.

Marisken (Abb. **18.7**)

Aus Perianalthrombosen oder anderen entzündlichen Prozessen sich entwickelnde lappenartige Schleimhautfalten, die den After häufig zirkulär umgeben.
Differentialdiagnose: Viruskondylome, breite Kondylome (Syphilis), Analkarzinom.
Therapie: operative Entfernung bei Folgestörungen wie gestörter Analhygiene, Entzündungen.

Analpruritus

Pruritus ani ist eine sehr häufige Juckreizform.
Mögliche Ursachen:

- **Erkrankungen im Darm/Analkanal:** Hämorrhoiden und assoziierte Erkrankungen mit Sekretion und Mazeration. Parasiten (Oxyuren).
- **Lokale Faktoren:** Marisken mit Stuhlretention, mangelhafte oder irritative Analhygiene.
- **Perianale Dermatosen:** z. B. Analekzem (s. u.)
- **Endogener Pruritus:** z. B. bei Diabetes mellitus, Morbus Hodgkin.
- **Psychogener Pruritus:** in Konfliktzone bzw. bei Konfliktsituationen als somatoforme Störung.

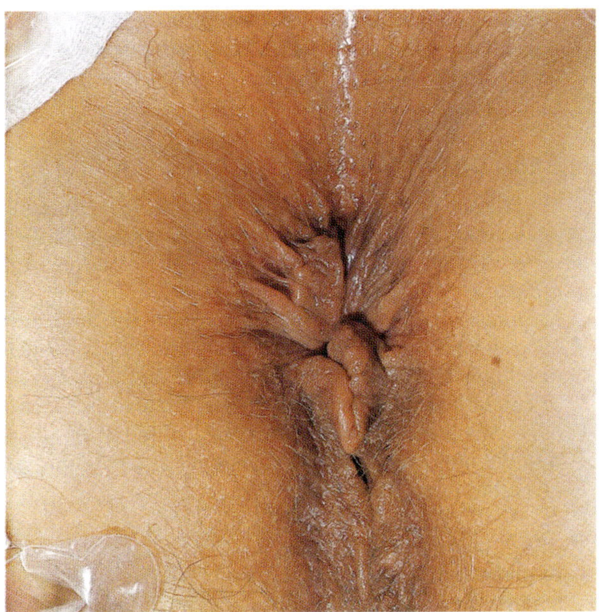

Abb. 18.7 Marisken.
Anamnese: 61-jähriger Patient. Kein Hämorrhoidalleiden, allmähliche Entwicklung ohne sichere Ursache (mangelhafte Analhygiene und Pruritus?).
Befund: im Bereich der Zona cutanea überwiegend schlaffe, zum Teil etwas derbere Hautfalten, die sich beim Pressen nicht füllen, Juckreiz.
Differentialdiagnose: breite Kondylome (Abb. **19.18**).

- **Idiopathischer Pruritus:** keine Ursache zur Zeit feststellbar.

Krankheitsbild: Kratzexkoriationen, Entzündung, bakterielle/mykotische Sekundärinfektion, Übergang in chronisch-lichenifiziertes Analekzem.
Therapie: milieuadaptierte Therapie mit Pasten, Cremes, Sitzbädern. Behandlung einer Grundkrankheit, Psychotherapie.

18.3.3 Dermatosen der Perianalregion

Bei bestimmten Dermatosen, die auch in anderen Regionen des Integuments auftreten können, findet sich eine typische Lokalisation im Perianalbereich, wobei auch ein Übergreifen auf den Analkanal möglich ist.
Vorausgehende Erkrankungen des Analkanals wie z. B. hämorrhoidaler Symptomenkomplex können dabei als Dispositionsfaktoren von wesentlicher pathogenetischer Bedeutung sein. Sie erfordern eine entsprechende diagnostische und therapeutische Berücksichtigung. Eine Mituntersuchung des Integuments wie auch eine proktologische Untersuchung sind grundsätzlich erforderlich. Von krankheitsprägender Bedeutung ist der intertriginöse Charakter der Perianalregion und anschließenden Haut durch eng aufeinander liegende Nates sowie die Schweißsekretion der apokrinen und ekkrinen Drüsen.

Viruskondylome (Abb. **19.3**, **19.4**)

Durch humane Papillom-Viren (s. Kap. 7.3.1) verursachte infektiöse und kontagiöse Virustumoren im Perianalbereich, Übergreifen auf Analkanal möglich.
Vorkommen gehäuft bei Jugendlichen. Übertragung bei entsprechenden Sexualkontakten, aber auch nicht-sexuell mittels Inokulation durch Hände, Gegenstände. Bei Kindern möglichen sexuellen Missbrauch bedenken.
Dispositionsfaktoren: hämorrhoidaler Symptomenkomplex, andere Erkrankungen des Analkanals mit Fluor. Immuninsuffizienz („AIDS-Warzen") bzw. Immunsuppression z. B. bei Patienten nach Organtransplantation. Risiko der malignen Entartung gering bei z.B. HPV 6 und 11, erhöht bei z. B. HPV 16 und 18. Mögliche Beziehung zu Genital- und Analkarzinomen.

Krankheitsbild
- Meist **spitze Kondylome:** exophytisch-spitzkegelige oder hahnenkammartige Herde, zum Teil beetartig konfluierend, HPV 6, 11. (Abb. **19.3**).
- Seltener **flach papulöse Kondylome**, onkogene HPV 16, 18 (Abb. **19.12**).

Differentialdiagnose: Condylomata lata (Syphilis II, Abb. **19.18**), Mollusca contagiosa, Marisken, Analkarzinom.
Lokalisation: anal, perianal, intraanal, auch genital.

Sonderformen
- **Subklinische Kondylome:** klinisch nicht/kaum sichtbar. Ausgangspunkt für Rezidive.
- **Riesenkondylome (Buschke-Löwenstein):** Entartungsrisiko bzw. bereits verruköses Karzinom (Abb. **19.4**).

Therapie Beseitigung der Viruswarzen durch operative (elektrokaustische) Abtragung oder Laser. Lokale zytotoxische Chemotherapie mit Podophyllin oder Podophyllotoxin, säurehaltigen Externa. Immunmodulation mit Imiquimod-Creme, Wirkung durch Zytokinfreisetzung. Adjuvant β-Interferon-Gel. Behandlung von Dispositionsfaktoren, Unterbrechung der Infektionskette und Partnerbehandlung bei nachgewiesener Infektion.

Candidose (Abb. **7.53**)

Durch Hefepilze (meist Candida albicans) ausgelöste infektiöse und kontagiöse Erkrankung (s. Kap. 7.3.3).
Dispositionsfaktoren sind Vorschädigungen der Analkanal-/Perianalhaut: hämorrhoidaler Symptomenkomplex, Fluor, Inkontinenz, Diarrhö, Analekzem, Mikroklima (Windeln), Diabetes mellitus, Antibiotikatherapie etc. Häufig Erregerreservoir im Darm.
Krankheitsbild: perianale Dermatitis mit Rötung, Nässen, Rhagadenbildung sowie randständigen pustulösen Streuherden. Seltener nur weißliche Beläge oder Analfissur. Mitbefall oder Ausdehnung auf Perigenital-/Genitalregion möglich.
Diagnostik: Erregernachweis (Abstrich, Stuhl).
Therapie: lokale antimykotische Behandlung mit z. B. nystatinhaltigen Pasten/Cremes, auch Darmsanierung mit Nystatin, Amphotericin B für 2 Wochen.
Beseitigung von Dispositionsfaktoren. Bei Therapieresistenz oder Rezidivneigung: systemische Behandlung.

Windeldermatitis (Abb. 18.8)

Multifaktorielle, primär irritative Erkrankung bei Säuglingen bzw. Windelträgern.
Ursächliche Faktoren sind:

- **Windeleffekte:** Okklusion der Haut mit Mazeration, Barriereschädigung und Permeabilitätssteigerung.
- **Retention von Stuhlgang** und **Urin** mit Hautkontaktreizung.
- **Candida-Infektion:** frühzeitige Darmbesiedlung bei Säuglingen durch mütterliche Keimübertragung bei Geburt.
- **Dermatosendisposition:** z. B. für atopisches oder seborrhoisches Ekzem, Psoriasis.

Krankheitsbild Schweregrad unterschiedlich, abhängig von Faktorenkonstellation. Zunächst Rötung, Schuppung und Nässen. Bei Infektion (meist Candida, auch Bakterien) Pusteln und Krusten sowie Erosionen. Zusätzliche ekzematöse oder psoriasiforme Komponente bei entsprechender Disposition. Bei chronischem Verlauf auch papulöse Herde.
Lokalisation: zunächst perianal und gluteal, weitere Ausdehnung auf Inguinal- und Genitalregion bzw. gesamte Windelregion möglich.

Therapie Verwendung stark saugender Windeln, häufiger Wechsel. Intensiver Hautschutz mit abdeckenden Pasten. Behandlung einer Infektion mit entsprechenden Lokaltherapeutika. Bei Ekzem- bzw. Psoriasisprovokation vorübergehend Lokalkortikoide.

Analekzem (Abb. 18.9)

Da das Ekzem (s. Kap. 7.6.2) keine einheitliche Erkrankung ist, können auch bei Perianalekzem verschiedene Formen unterschieden werden. Eine wichtige Rolle spielen verschiedene Modulations-/Dispositionsfaktoren wie der hämorrhoidale Symptomenkomplex (Sekretbildung, Störung der Feinkontinenz), Häufigkeit und Beschaffenheit des Stuhls (Durchfall, Candida), lokale Verhältnisse (z. B. Trichteranus, Marisken), als exogener Faktor falsche, irritative Analhygiene. Von genereller Bedeutung ist die Situation des intertriginösen Raums, besonders bei Adipositas, Hyperhidrose.

Krankheitsbild Mögliche **Ekzemformen** sind:

- **Irritatives Kontaktekzem** (ca. 30%): chronische Hautschädigung durch irritative Reize wie Hämorrhoidalleiden, entzündliche Darmerkrankungen, parasitäre Erkrankungen (Oxyuren), irritative Analhygiene.
- **Allergisches Kontaktekzem** (ca. 40%): teilweise auf dem Boden einer vorangehenden irritativen Hautschädigung. Ursachen (Allergene): Lokaltherapeutika wie z. B. Lokalanästhetika, Hygieneartikel, auch oral verabreichte Medikamente.

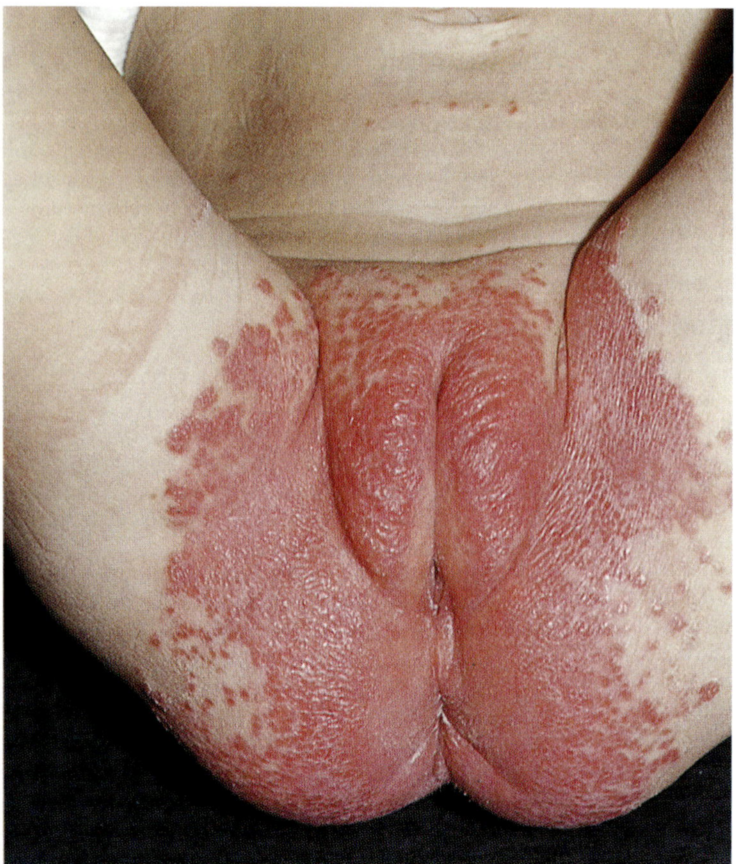

Abb. 18.8 Candidose bei Windeldermatitis.
Anamnese: 4 Monate alter Säugling. Wahrscheinlich durch unzureichende Windelhygiene und okklusiv wirkende, wasserundurchlässige Windelhose verursacht.
Befund: Lokalisation im Perianal- und Perigenitalbereich, übergreifend auf die Oberschenkelinnenseiten und mit Schwerpunkt an den Hautrundungen. Gerötete, nicht-follikuläre Papeln und Papulopusteln, die teils einzeln stehen (Herdrand), überwiegend aber großflächig konfluieren. – Mykologischer Befund: massenhaft Candida albicans in Haut und Stuhl.
Differentialdiagnose: Das seborrhoische Ekzem des Säuglings befällt schwerpunktmäßig die Hautfalten. Bei Therapieresistenz ist an Psoriasis vulgaris zu denken.

- **Atopisches Ekzem** (25%): perianal provoziert durch entsprechende Milieufaktoren.
- **Sonstige Ekzeme:** seborrhoisches Ekzem im Säuglingsalter (Dermatitis seborrhoides infantum), Beginn in den perianalen und perigenitalen Hautfalten.

Haut: akut-schubhaft mit Rötung, Ödem, Nässen, Erosionen. Oder **chronisch-persistierend** mit Rötung und Lichenifikation (weißlich-vergröbertes Hautrelief und Hautverdickung), Rhagaden.
Subjektiv: stets starker Juckreiz, Kratzeffekte.
Komplikation: bakterielle/mykotische Sekundärinfektion.
Differentialdiagnose: Candidose, perianale Streptokokkendermatitis, Psoriasis vulgaris und Lichen ruber durch Provokation bzw. isomorphen Reizeffekt, Morbus Bowen, Morbus Paget.

Therapie Lokale Ekzemtherapie: anfangs Lokalkortikoid mit antimikrobiellem Zusatz, dann kortikoidfreie Weiterbehandlung. Grundlage je nach Situation. **Wichtig:**

- Keine erneute Exposition/Irritation.
- Ausschaltung/Mitbehandlung pathogenetischer Faktoren wie z.B. Hämorrhoiden, intertriginöses Feuchtmilieu (Pasten, Leinenstreifen).
- Adjuvant: milde, allergen-/irritanzienfreie Analhygiene.

Chronisch-fistulierende Erkrankungen

Von der Perianalhaut ausgehende, chronisch-fistulierende, extrafasziale Entzündungen. Kein Zusammenhang mit Erkrankung des Analkanals. Ausgangspunkt sind wahrscheinlich perianale Haarfollikel bzw. Talgdrüsen. Eine bakterielle Besiedlung ist meist sekundärer Natur, ebenfalls die Einbeziehung von Schweißdrüsen.

- **Pilonidalsinus** (Pilus = Haar, Nidus = Nest): wahrscheinlich durch mechanisch in die Tiefe verlagerte Haarteile ausgelöste Fremdkörperentzündung. Initial fistelartiger, röhrenförmiger Gang mit grübchenförmiger Primäröffnung in der Mitte der Analfalte, gelegentlich mit sichtbaren Haaren. Zunächst asymptomatisch, gelegentliche Sekretion möglich. Im weiteren Verlauf Risiko einer akut-abszedierenden Entzündung mit schmerzhafter Rötung und Schwellung, aber auch eines chronisch-fistulierenden Verlaufs mit Ausbildung von Sekundärgängen und -öffnungen.
- **Acne inversa** (Pyodermia fistulans sinifica): von Terminalhaarfollikeln ausgehende, chronisch entzündliche Dermatose, ähnlich einer Acne conglobata. Lokalisation: perianal, gluteal, perianal, aber auch inguinal, genital bzw. perigenital und axillär (s. Kap. 11.3.2).
  Klinik: Komedonen; entzündliche, isolierte Knoten; flächenhaft-knotige, infiltrierte und abszedierende Entzündungsherde mit Fistelöffnungen sowie z.T. bizarrer Narbenbildung.
  Verlauf: chronisch, meist progredient, selten maligne Entartung.
  Risikofaktoren: Nikotin, Übergewicht, evtl. Androgene.
  Differentialdiagnose: Morbus Crohn, Analfisteln.
  Therapie: radikal operativ, Inzisionen haben nur Entlastungscharakter. Sekundäre Wundheilung vorteilhaft.

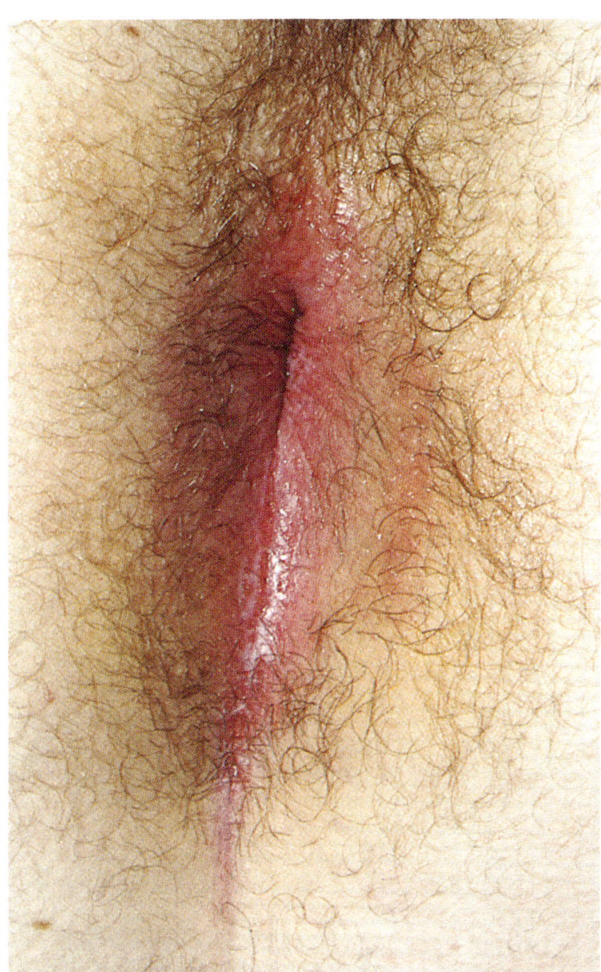

Abb. 18.9 Irritatives Analekzem bei Hämorrhoidalleiden.
Anamnese: 47-jähriger Patient. Bei Hämorrhoidalleiden mit Fluorbildung („feuchter Anus") und nachfolgender irritativer Analhygiene aufgetreten.
Befund: Perianalregion ist in einem handflächengroßen Areal gerötet, stellenweise erosiv und nässend. In der Rima ani Rhagade mit weißlichem Randsaum. – Subjektiv: Juckreiz besonders nachts und Schmerzen. Proktologische Untersuchung: Hämorrhoiden II. Grades. Mykologische Untersuchung auf Candida albicans und Epikutantestung ohne pathologischen Befund.
Differentialdiagnose: Psoriasis (Abb. **18.2**), Candidose (Abb. **18.8**).

18.3.4 Differentialdiagnose perianaler Erkrankungen

Außer den genannten perianalen Erkrankungen kann noch eine Reihe weiterer erworbener Dermatosen die Perianalregion befallen und muss differentialdiagnostisch berücksichtigt werden. **Beispiele sind:**

- **Infektionen:** Mollusca contagiosa (Autoinokulation, z.B. bei Oxyuren-bedingtem Analpruritus), Herpes-Virus-Infektionen (rezidivierender Herpes simplex, Herpes-Proktitis), Dermatophyten-Infektionen (perianale Tinea, Abb. 7.52).
- **Autoimmunerkrankungen:** Pemphigus vulgaris (vegetans), vernarbendes Pemphigoid.

- **Stoffwechselstörungen:** Zinkmangel (u.a. Acrodermatitis enteropathica).
- **Ätiologisch unklare Erkrankungen:** Lichen ruber planus, Lichen sclerosus et atrophicus.
- **Erkrankungen des Pigmentsystems:** Vitiligo.
- **Erkrankungen der Hautadnexe:** Follikulitis bzw. Furunkel.

Diagnostik und Therapie s. entsprechende Krankheiten bzw. Kapitel.

18.4 Neubildungen

Häufige gutartige Neubildungen sind anale Fibrome. Prämaligne und maligne Neubildungen sind insgesamt selten.

Analfibrome

Fibromatöse hypertrophe Analpapille. Tastbar, durch Prolabieren auch sichtbar.
Therapie: Operation.

Morbus Bowen (Abb. 7.168, 7.171, 19.11)

Epitheliales Carcinoma in situ. Lokalisation perianal oder intraanal im Bereich der Linea dentata.
Krankheitsbild: umschriebener, bis mehrere Zentimeter großer, geröteter, flächenhaft wachsender Herd. Je nach Differenzierungs-/Entdifferenzierungsgrad der Zellen hyperkeratotisch, schuppend, erosiv-nässend.
Differentialdiagnose: Leukoplakie (benigne). Histologische Diagnosesicherung.
Therapie: operative Entfernung wegen des zu erwartenden invasiven Wachstums als Bowen-Karzinom.

Bowenoide Papulose (Abb. 19.12)

Meist papulöse, bräunliche Herde, histologisch Bowen-ähnliches Bild. Meist intraepitheliale Neoplasie/Carcinoma in situ. Virusinduziert durch HPV High-Risk-Typ 16,18.

Morbus Paget (Abb. 12.7)

Epidermotropes Adenokarzinom, im Perianal-/Analbereich von aprokrinen Hautdrüsen oder auch von Darmdrüsen ausgehend als sog. extramammärer Morbus Paget.
Krankheitsbild: umschriebener, bis mehrere Zentimeter großer, flächenhaft wachsender, geröteter, schuppender, „ekzematoider" Herd („Krebsekzem"). Lokalisation perianal, Übergreifen auf Analkanal möglich. Histologische Diagnosesicherung, Suche nach primärem Adenokarzinom in Haut und Anorektum.
Therapie: operativ, Strahlentherapie.

Analkarzinom

Von Analkanal oder After ausgehendes Karzinom, meist Plattenepithelkarzinom. Zum Teil de-novo-Tumor, zum Teil Bowen-, Paget- oder Fistel-Karzinom. Selten nach distal wachsendes Adenokarzinom.
Krankheitsbild: äußerlich sichtbare oder intraanale, exophytisch-papilläre oder infiltrativ-ulzerierende Tumorbildung, teilweise mit Blutung, Stuhlgangstörung, Fluor, Schmerzen bzw. intraanales Druck-/Fremdkörpergefühl. Häufiger Befall regionärer Lymphknoten bei endoanalem Sitz.
Differentialdiagnose: Marisken, Kondylome, bowenoide Papulose, Morbus Bowen bzw. Morbus Paget.
Therapie: operativ. Auch Strahlen- und Chemotherapie, z.B. mit 5-Fluorouracil.

Analmelanom

Melanome (s. Kap. 8.4.2) können selten auch im Verdauungstrakt auftreten, so auch im Bereich des Anorektums.
Krankheitsbild: knotiger, selten ulzerierter, schwarzbrauner oder amelanotischer (30–50%) Tumor. Lokalisation: Analkanal oder After.
Therapie: operativ, schlechte Prognose.

18.5 Kolorektale und sexuell übertragbare Erkrankungen

Verschiedene **entzündliche** und **proliferative kolorektale Erkrankungen** können zu proktologischen Symptomen führen, wie Blutungen, Stuhlgangstörungen, Fluor, Analekzem, Fistel- und Abszessbildung.
Beispiele:

- **Chronisch-entzündliche Darmerkrankungen:** Colitis ulcerosa, Morbus Crohn. Durchfälle, z.T. blutig. Bei Morbus Crohn auch Fissuren, Fisteln, Ulzerationen.
- **Infektiöse und parasitäre Darmerkrankungen:** Durchfälle sowie anale und perianale Reizerscheinungen bei verschiedenen Formen von bakterieller Enterokolitis, Amöbiasis (auch perianale Ulzerationen). Bei Madenwürmern (Oxyuren) Juckreiz.
- **Maligne kolorektale Tumoren:** Lokalisation meist Rektosigmoid. Perianale Blutung, Schleimabgang, paradoxe Diarrhö (Wechsel von chronischer Obstipation und Diarrhö), Abgang von Stuhl statt Wind, Anämie, Müdigkeit.
- **Strahlenproktitis:** nach Bestrahlung maligner Tumoren im kleinen Becken.

Sexuell übertragbare Erkrankungen können bei entsprechenden Sexualpraktiken ebenfalls perianal und anorektal lokalisiert sein. Sie werden – soweit noch nicht erfolgt – in Kap. 19 besprochen. Beispiele:

- **Gonorrhö:** anorektale Gonorrhö bei analem Koitus, gonokokkenhaltigem Fluor vaginalis.
- **Syphilis:** perianal-analer oder intraanaler Primäraffekt (Ulkus, Fissur), Condylomata lata.
- **Chlamydieninfektionen:** Chlamydienproktitis, Lymphogranuloma venereum mit anorektaler, papulo-ulzeröser Primärläsion sowie Spätstadium des anorektalen Symptomkomplexes.
- **HIV-assoziierte Erkrankungen:** anorektale bzw. perianale Lokalisation von Herpes-simplex-Infektionen, z.T. chronisch-ulzerierend. HPV-Infektionen mit perianalen, analen und intraanalen Condylomata acuminata, auch anale intraepitheliale Neoplasie. Tumoren wie Plattenepithelkarzinom, maligne Lymphome, Kaposi-Sarkom.

Zusammenfassung

Analkanal und **Anus** bilden den letzten Abschnitt des Verdauungstrakts. Der Analkanal gliedert sich in drei Abschnitte.

- **Kranialer Abschnitt** (bis Linea dentata): Plexus hämorrhoidalis internus, Ausgangspunkt von Hämorrhoiden.
- **Mittlerer Abschnitt** (bis Linea anocutanea): unverhorntes Plattenepithel.
- **Kaudaler Abschnitt** (After, Anus): stark pigmentiert, gefältelt, Perianalvenen.

Die Funktion des komplexen nerval-muskulären **Sphinktersystems** ist wichtig für Verschluss (Kontinenz) und Öffnung (Defäkation).

Angeborene Erbkrankheiten und Fehlbildungen sind selten. Wichtige Erkrankungen sind der hämorrhoidale Symptomkomplex, Inkontinenz und Neubildungen.

Die **klinische Symptomatik** bei Erkrankungen des Analkanals umfasst Hämorrhoidenbildung, Blutungen, Prolaps, Fissuren, Fistelbildung, Gewebsvermehrung (z. B. Marisken), Sekretion und Fluorbildung sowie Inkontinenz. Entzündungen werden nach ihrer Lokalisation benannt (z. B. Kryptitis, Proktitis). Die Symptomatik perianaler Veränderungen entspricht der des Integuments.

Die **Diagnostik** umfasst Anamnese, klinische Untersuchung (Inspektion und digitale Untersuchung), mikrobielle (Abstriche) und histologische sowie serologische Diagnostik, endoskopische (z. B. Proktoskopie) und bildgebende Verfahren.

Therapeutisch werden zum einen Analtherapeutika zur speziellen medikamentösen Lokaltherapie eingesetzt, zum anderen Sklerosierung und operative Verfahren.

Erbkrankheiten und Fehlbildungen

Entsprechende dermatologisch relevante Erkrankungen betreffen nur die Perianalregion (verschiedene Genodermatosen und Fehlbildungen).

Erworbene Erkrankungen

Die häufigste Erkrankung ist der **hämorrhoidale Symptomkomplex** mit „inneren“ Hämorrhoiden Schweregrad I–IV und assoziierten Erkrankungen wie Anitis, Kryptitis, Papillitis, Abszesse, Fisteln, Fissuren, perianale Thrombosen, Marisken, Pruritus.

Erworbene **Erkrankungen der Perianalregion** entsprechen z. T. denen der Genitalregion, z. T. denen der übrigen Haut. Zu nennen sind Viruskondylome mit Sonderformen, Candidose, Windeldermatitis (okklusiv, irritativ, mikrobiell), Analekzem (irritativ, allergisch, atopisch, seborrhoisch). Chronisch fistulierende Erkrankungen sind der Pilonidalsinus und die Acne inversa. Letztere kann zu schweren und ausgedehnten Haut- und Weichteilveränderungen führen, die nur durch umfassende operative Eingriffe beseitigt werden können.

Neubildungen

Gutartige Neubildungen sind die Analfibrome. Prämaligne Neubildungen sind Morbus Bowen, bowenoide Papulose und Morbus Paget (fakultativ karzinomassoziiert); maligne Neubildungen sind das Analkarzinom und das seltene Analmelanom.

Kolorektale und sexuell übertragbare Erkrankungen

Proktologische Symptome können auch bei chronisch-entzündlichen Darmerkrankungen (Morbus Crohn, Colitis ulcerosa), infektiösen bzw. parasitären Darmerkrankungen sowie bei kolorektalen Tumoren auftreten. Sexuell übertragbare Infektionskrankheiten (u. a. Gonorrhö, Syphilis, HIV-Infektion) können bei entsprechenden Sexualpraktiken erworben werden.

19 Erkrankungen der äußeren Geschlechtsorgane

19.1 Grundlagen

Anatomie und Physiologie

Männliches Genitale (Abb. 19.1)

Das männliche Genitale besteht aus dem männlichen Glied (**Penis**) und dem Hodensack (**Skrotum**). Der Penisschaft besteht aus den paarigen Penisschwellkörpern (**Corpora cavernosa penis**) und dem **Corpus spongiosum urethrae** mit der vorne aufsitzenden Eichel, durchzogen von der Harn-Samen-Röhre. Die Schwellkörper werden jeweils von einer unterschiedlich dicken Bindegewebskapsel (Tunica albuginea) umhüllt und insgesamt nochmals von der Fascia penis. Die Schwellkörper bestehen u.a. aus endothelausgekleideten konfluierenden Hohlräumen, deren bindegewebige Wände zahlreiche Muskelzellen enthalten. Die **Haut** von Perigenitalregion, Penisschaft und äußerem Vorhautblatt besitzt ein verhornendes mehrschichtiges Plattenepithel mit Adnexen einschließlich apokriner Schweißdrüsen. Inneres Präputialblatt und Glans penis werden von einem verhornenden Plattenepithel ohne

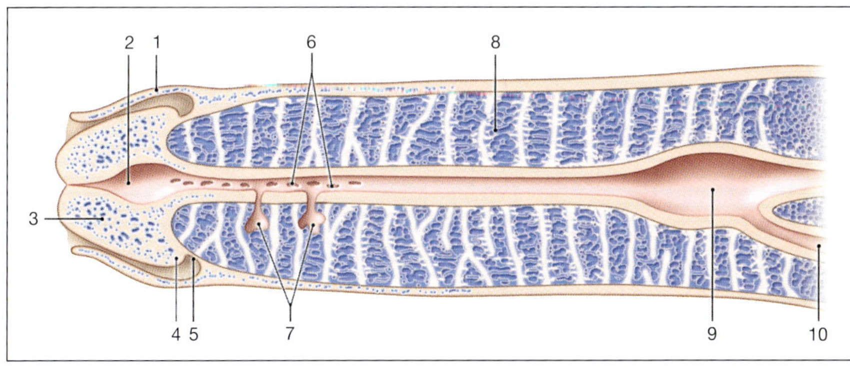

Abb. 19.1a Äußere männliche Geschlechtsorgane.
1 Präputium
2 Fossa navicularis
3 Glans
4 Korona
5 Kollum
6 Lakunen
7 Urethraldrüsen
8 Schaft
9 Ampulle
10 Ausführungsgang einer Bulbourethraldrüse

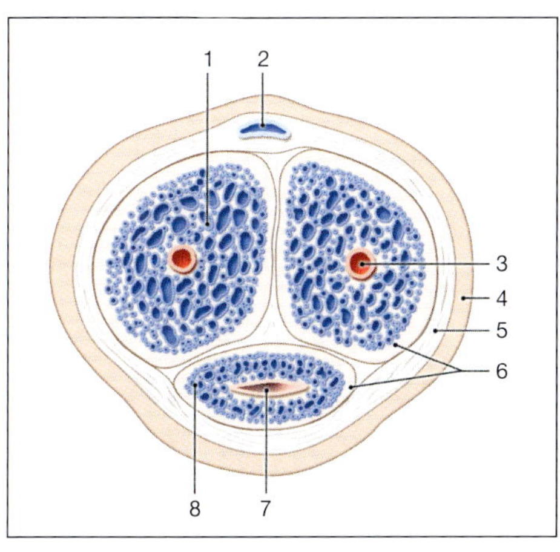

Abb. 19.1b Penisschaftquerschnitt.
1 Corpus cavernosum penis
2 Vena dorsalis
3 Arteria profunda
4 Haut
5 Fascia penis
6 Tunica albuginea
7 Urethra
8 Corpus spongiosum

Adnexe und ohne Schleimdrüsen überzogen. Das Smegma praeputii ist deshalb kein Talg, sondern besteht aus abgeschilferten Epithelzellen und Lipoiden. Die **Standortflora** des intertriginös-feuchten Präputialraums enthält reichlich vielfältige nicht-pathogene und pathogene Bakterien, weniger nach Zirkumzision.

Die **Schleimhaut** der Harn-Samen-Röhre besteht aus mehrschichtigem Zylinderepithel mit drüsenartigen Epithelgängen (Lakunen) und Schleimdrüsen (Littré- und Cowper-Drüsen).

Das **Skrotum** enthält Hoden und ableitende Samenwege. Die Skrotalhaut mit Epidermis und Dermis ist dünn, gerunzelt und stärker pigmentiert. Der Subkutis entspricht die „Tunica dartos" (fleischige Haut), ein locker-faseriges Bindegewebe mit glatten Muskelzellen zur Kontraktur auf Kältereize als Schutzmechanismus.

Das männliche Glied dient sowohl der Harnentleerung als auch der Sexualfunktion mit Erektion und Ejakulation. Erektion und Ejakulation unterliegen psychoreflektorischen Steuerungsmechanismen, vegetative Erektionszentren befinden sich im Sakralmark.

Weibliches Genitale (Abb. 19.2)

Das äußere weibliche Genitale (Vulva) besteht aus **Mons pubis**, großen und kleinen **Schamlippen**, **Klitoris** und **Vorhof**. Der Mons pubis (Mons veneris, Schamberg) ist eine dreieckige, stark behaarte, fettreiche Hautregion über der Symphyse. Die großen Schamlippen bilden die Schamspalte, die kleinen Schamlippen werden meist von den großen bedeckt. Zwischen den kleinen Labien liegt das Vestibulum mit der Einmündung von Urethra und Vagina.

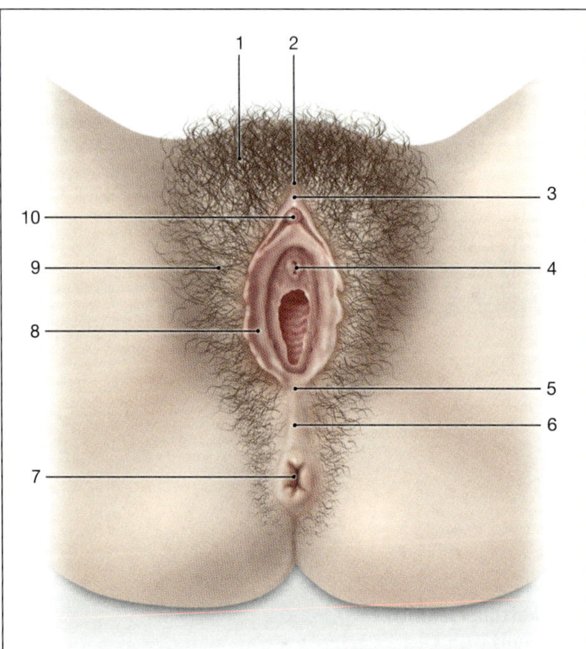

Abb. 19.2 Äußere weibliche Geschlechtsorgane.
1 Mons pubis
2 Vordere Kommissur
3 Präputium (clitoridis)
4 Harnröhrenöffnung
5 Hintere Kommissur
6 Damm
7 Anus
8 Kleine Schamlippe
9 Große Schamlippe
10 Klitoris

Die **Haut** von Mons pubis und Außenseite der großen Labien besteht aus verhornendem Plattenepithel mit Hautadnexen einschließlich apokriner Schweißdrüsen. Die Innenseiten der großen Schamlippen sowie die kleinen Schamlippen werden von verhornendem Plattenepithel mit Talgdrüsen überzogen, ebenfalls der Vorhof. In diesen münden kleine und große Vorhofdrüsen (Bartholinsche Drüsen). Die **Standortflora** der inneren Vulva als intertriginöser Feuchtbereich enthält reichlich vielfältige nichtpathogene und pathogene Bakterien und Pilze, auch durch Nähe der Analregion. Eine spezielle Zusammensetzung besitzt die Scheidenflora mit milchsäurebildenden Laktobazillen.

Spezielle Aufgaben des äußeren weiblichen Genitales sind: Schutz und Verschluss der inneren Genitale, Beziehungen zu Urinableitung, Geburtsweg und Sexualfunktionen.

Sowohl die männlichen als auch die weiblichen äußeren Geschlechtsorgane sind von zahlreichen **apokrinen Schweißdrüsen** umgeben und besitzen eine reichliche **Gefäß-** und **Nervenversorgung**. Der Lymphabfluss erfolgt in die inguinalen oberflächlichen und tiefen Lymphknoten. Durch **endokrine Steuerung** erfolgt ein stadienhaftes, pubertäres Wachstum von Penis und Skrotum bzw. Vulva einschließlich Behaarung, im Alter eine senile Atrophie.

Ätiopathogenese

Erbkrankheiten und Fehlbildungen: Entsprechende Veränderungen von dermatologischer Relevanz sind selten und entsprechen dann meist denen des Integuments. Besonderheiten sind Hodendystopie und Störungen der Geschlechtsentwicklung (Pseudohermaphroditismus).

Erworbene Erkrankungen: Ätiologisch bedeutsam sind verschiedenartige **Erreger** als Ursache genitaler Infektionen (Standortflora, Anusnähe, sexuelle Transmission). Außerdem die onkogene Potenz bestimmter humaner Papillom-Viren. Endogene Faktoren spielen eine vergleichsweise geringe Rolle.

Bei **genitalen Infektionen** sind von spezieller Bedeutung:

- Die mögliche lokale Ausbreitung bzw. Aszension, bedingt durch den röhren- bzw. schlauchartigen Charakter der Genitalorgane:
  - Mann: Samenwege und akzessorische Geschlechtsdrüsen.
  - Frau: Vagina, Zervix und Uterus, Eileiter, Ovar, Bauchhöhle.
  - Bei Mann und Frau: ableitende Harnwege, Urethra, Blase.
- Die besonderen epidemiologischen Ausbreitungswege, bedingt durch die häufig sexuelle Übertragung.
- In der Schwangerschaft mögliche Schwangerschaftsstörungen sowie prä-/perinatale Infektionen der Frucht bzw. des Neugeborenen.
- Störungen des Sexuallebens sowie der Fertilität bei Frau und Mann.

Neubildungen können gutartig (z. B. Zysten), prämaligne oder maligne sein. Bei prämalignen und malignen Neubildungen spielen onkogene humane Papillom-Viren eine wichtige Rolle.

Klinik

Die klinische Symptomatologie entspricht zum Teil derjenigen der äußeren Haut, zum Teil handelt es sich um **spezielle Schleimhautsymptome** (vgl. Mundschleimhaut, Analschleimhaut): Aphthen, Fissuren, Kondylome, leukoplakische bzw. erythroplakische Herde.
Spezielle Genitalsymptome sind Fluor (Vagina, Urethra) sowie Phimose/Paraphimose.
Subjektive Symptome sind genitaler Juckreiz und Schmerzen. Die psychosoziale Bedeutung von Genitalerkrankungen ist erheblich.
Entzündungen werden nach ihrer Lokalisation benannt: Balanitis (Eichelentzündung), Posthitis (Vorhautentzündung), Vulvitis, Kolpitis/Vaginitis, Zervizitis und Drüsenentzündungen.
Die sog. **Geschlechtskrankheiten** werden in einem eigenen Abschnitt (Kap. 19.5) behandelt. Geschlechtskrankheiten im engeren Sinn sind Syphilis, Gonorrhö, Ulcus molle und Lymphogranuloma venereum. Zu den Geschlechtskrankheiten im weiteren Sinn zählen auch u.a. Infektionen durch HSV, HPV, Chlamydien, Myko-/Ureaplasmen, Trichomonaden (s. Kap. 19.3). Geschlechtskrankheiten im weiteren Sinne werden auch als sexuell transmittierte/übertragene Infektionen bzw. Erkrankungen bezeichnet (STI bzw. STD). Das Spektrum sexuell übertragbarer Erkrankungen hat sich durch die HIV-Infektion erweitert.

Diagnostik

Die **Anamnese** kann wegen möglicher sexueller Bezüge schwierig zu erheben sein.
Klinische Untersuchung: Inspektion u.a. äußere Form, Behaarungsmuster, innere Vulva und evtl. Vagina, Präputialraum, Perigenital- und Analregion. Weiterhin Palpation, Geruchsprüfung, Dermatoskopie sowie Untersuchung der regionären Lymphknoten.
Spezielle diagnostische Maßnahmen: Abstriche für infektiologische Diagnostik (z.B. mikrobiologische und molekulare Diagnostik), allergologische Diagnostik, Probeexzisionen und serologische Untersuchungen.
Die Mituntersuchung des **Integuments** ist grundsätzlich erforderlich, häufig auch die **Kooperation** mit Gynäkologen, Urologen, Endokrinologen.

Therapie

Die konservativen und operativen Therapiemaßnahmen entsprechen denen des äußeren Integuments. Bei der medikamentösen Lokaltherapie sind die physiologischen Eigenschaften dieser Region zu berücksichtigen, d.h. erniedrigte Wirkstoffkonzentration wegen möglicher resorptiver Wirkungen sowie schleimhautadaptierte Grundlagen.

19.2 Erbkrankheiten und Fehlbildungen

Grundsätzlich können sich die bisher genannten Erbkrankheiten und Fehlbildungen des Integuments auch im Genitalbereich manifestieren.

- Beispiele für **Erbkrankheiten** bzw. **erbliche Dispositionskrankheiten** sind:
  - Psoriasis vulgaris: Perigenital- und Genitalhaut, auch Präputium, Glans.
  - Epidermolysis bullosa hereditaria: insbesondere dystrophisch-vernarbende Formen.
  - Ehlers-Danlos-Syndrom und Pseudoxanthoma elasticum: Schwangerschafts- und Geburtskomplikationen.
- Beispiele für **Fehlbildungen** sind: epidermale Nävi (weißer Schleimhautnävus), melanozytäre Nävi, Hämangiome und Lymphangiome.
- **Spezielle Beispiele** sind:
  - „Ektope Talgdrüsen“: kleine gelbliche Knötchen an Präputium und Schamlippen.
  - „Papillae coronae glandis“: klein-papulöse zottenartige Herde im Bereich von Korona und Kollum.

  Beide Fehlbildungen sind völlig harmlos, fallen aber plötzlich auf und beunruhigen Betroffene.

Weiterhin zu erwähnen sind Maldescensus testis und Störungen der Sexualentwicklung. In urologisch-gynäkologische Kompetenz fallen Fehlbildungen von Urethra und Vagina.

19.3 Erworbene Erkrankungen

Erworbene Erkrankungen des äußeren Genitales und der Genitalregion können entstehen durch Infektionen, Unverträglichkeitsreaktionen, Manifestation allgemeiner Hauterkrankungen im Genitalbereich oder endogene Faktoren. Häufige und wichtige genitale Erkrankungen sind **Genitalinfektionen**, meist durch sexuelle Übertragung (STI, STD). Sie können aszendierend zu Erkrankungen der inneren Urogenitalorgane führen. Umgekehrt sind auch deszendierende Krankheitsprozesse wie z. B. durch Fluor möglich.

19.3.1 Erkrankungen durch Viren

Die häufigsten genitalen Virusinfektionen sind Infektionen durch **Herpes-simplex-Virus** (HSV) und **humane Papillom-Viren** (HPV). Es handelt sich um Lokalinfektionen, die häufig sexuell, aber auch bei der Entbindung (Neugeboreneninfektion) übertragen werden. Problematisch ist, dass auch in klinischen Latenzstadien bzw. asymptomatischen Verläufen Kontagiosität besteht. Zunehmendes Interesse finden Beziehungen zwischen genitalen Virusinfektionen und dem Auftreten epithelialer Dysplasien und Karzinome.

Herpes simplex

Herpes genitalis ist eine HSV-Infektion im Genitalbereich, meist durch HSV Typ 2 bedingt (80–90%).
Die Übertragung erfolgt meist durch direkten Kontakt. Selten handelt es sich um die Primärinfektion, häufiger um Rezidiverkrankungen infolge Persistenz des Virusgenoms in Ganglienzellen. Sie können bei unzureichender zellulärer Immunität durch verschiedene lokale und allgemeine Provokationsfaktoren ausgelöst werden. Gehäuftes Auftreten im sexuell aktiven Lebensalter, erheblicher Krankheitswert durch Schmerzen, sexuelle Dysfunktion, psychosoziale Probleme. Rezidivrisiko bei HSV-2-Infektion ca. 60–70%, bei HSV-1-Infektion ca. 25%.

Krankheitsbild

- **Primärer Herpes genitalis:** meist bei Kindern und Jugendlichen, Inkubationszeit 3–7 Tage. Erstinfektion kann als umschriebene Rötung mit Bläschen und Erosionen verlaufen, aber auch als Vulvovaginitis, Balanoposthitis und Urethritis herpetica.
  Vulvovaginitis, Balanoposthitis und **Urethritis herpetica:** mögliche Erstinfektion mit zahlreichen gruppierten vesikulös-erosiven bzw. aphthoiden Herden, Rötung, Ödem und Schwellung regionärer Lymphknoten. Zusätzlich Fieber, Allgemeinsymptome, subjektiv Schmerzen. Abgeschwächte Symptomatik bei vorhandenen Antikörpern gegen HSV 1.
- **Herpes recidivans:** umschriebene Herpes-Eruptionen in unregelmäßigen Abständen. Lokalisation meist Glans/Präputium oder Vulva. Zum Teil erhebliche subjektive Beschwerden, stärker als bei orofazialen Herpes-Rezidiven (Abb. 7.24). Auch asymptomatische Rezidive möglich (kontagiös!).
- **Herpes neonatorum:** meist durch Herpes genitalis der Mutter. Unterschiedliche Schweregrade, zum Teil mit erheblichen Allgemeinsymptomen.

Verlauf: Abheilung von lokalem Herpes genitalis in 1–2 Wochen. Rezidive besonders bei HSV-2-Infektionen. Ulzerierend-persistierender Herpes bei HIV-Infektion. Sehr selten disseminierte Herpes-Infektion und Herpes-Sepsis.

Diagnostik

- **Anamnese** (Rezidive) und **klinischer Befund** (schmerzhafte Erosion).
- Im Zweifelsfall Erregernachweis durch Immunfluoreszenz, PCR.

Differentialdiagnose: andere erosiv-ulzerierende Genitalerkrankungen.

Therapie

- **Bei leichtem Verlauf:** lokal-medikamentöse antimikrobielle, antiphlogistische Behandlung.
- **Bei schwerem Verlauf:** möglichst frühzeitige virustatische Behandlung. Lokal mit u.a. Aciclovir, Foscarnet und systemisch mit Aciclovir, Valaciclovir, Famciclovir.
- **Immunkompromittierte Patienten:** Behandlung wie schwerer Herpes, Dosiserhöhung und Behandlungsverlängerung.
- **Herpes in Gravidität:** lokale Behandlung, evtl. systemische Behandlung mit Aciclovir (nicht in der Frühschwangerschaft, strenge Indikationsstellung).
  Herpes genitalis vor Geburt: Sectio oder virustatische systemische Behandlung.
  Neugeborenes: bei Infektion sofortige Behandlung mit Aciclovir i. v.
- **Rezidivverhinderung** bei häufig rezidivierendem schwerem Herpes genitalis: niedrig dosierte Langzeitbehandlung ca. 6–12 Monate, bei Durchbruchinfektion Normaldosierung.
- **Prävention:** ausführliche Patienteninformation bezüglich Kontagiosität. Prävention besonders wichtig in Gravidität. Problem: 50% der Herpes-Erkrankungen verlaufen asymptomatisch.

HPV-Infektionen (Abb. 19.3, 19.4)

Humane Papillom-Viren können klinisch und prognostisch unterschiedliche Arten von genitalen (und analen) epithelialen Virustumoren verursachen (s. Kap. 7.3.1).
Dignität: Außer grundsätzlich gutartigen Viruspapillomen (Kondylome, Genitalwarzen) finden sich auch genitale Präkanzerosen und Karzinome, die HPV-assoziiert sind. Genitale HPV-Infektionen sind deshalb grundsätzlich ein Malignitätsrisiko, das allerdings niedriger oder höher sein kann: **„Low-Risk-HPV-Typen“** → 6, 11. **„High-Risk-HPV-Typen“** → 16, 18, 31, 33, 35.
Infektion:

- **Genitale Kondylome** (Genitalwarzen) werden meist durch HPV 6 und 11 verursacht. Dispositionsfaktoren sind lokal-entzündliche Genitalerkrankungen, Phimose,

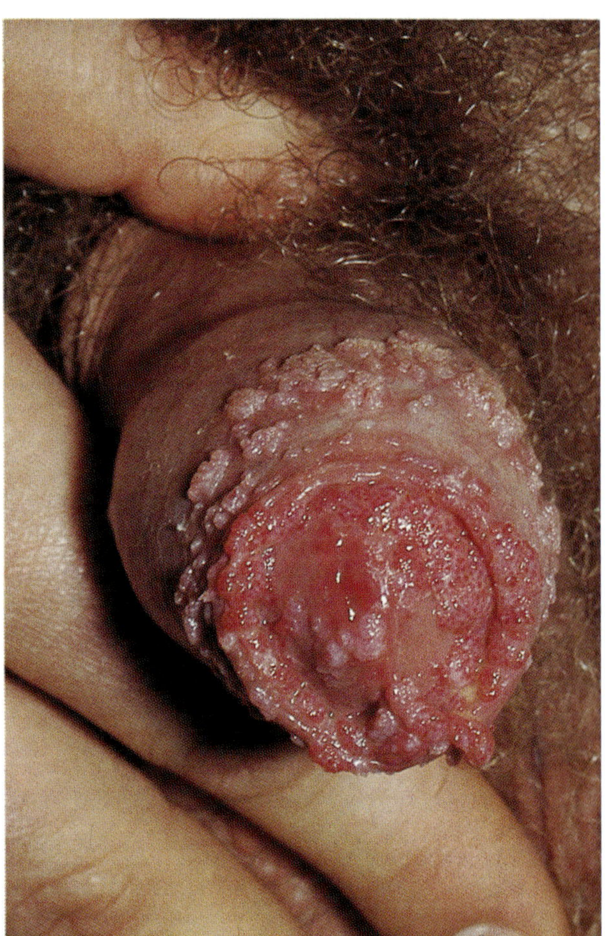

Abb. 19.3 Condylomata acuminata, Trichomonaden-Urethritis.
Anamnese: 29-jähriger Patient. Seit ca. einem Jahr gelegentlich etwas Ausfluss, seit ca. einem halben Jahr „Genitalwarzen“ in zunehmender Zahl.
Befund: am äußeren und inneren Präputialblatt sowie auf der Glans penis einzeln stehende sowie beetartig aggregierte Papeln, zum Teil hautfarben, zum Teil gerötet und stellenweise erosiv. Urethraler Fluor. – Mikroskopische Untersuchung (Fluor): reichlich Trichomonas urogenitalis.
Anmerkung: Die Urethritis stellt hier den Dispositionsfaktor für die Kondylome dar und erfordert diagnostische und therapeutische Maßnahmen.

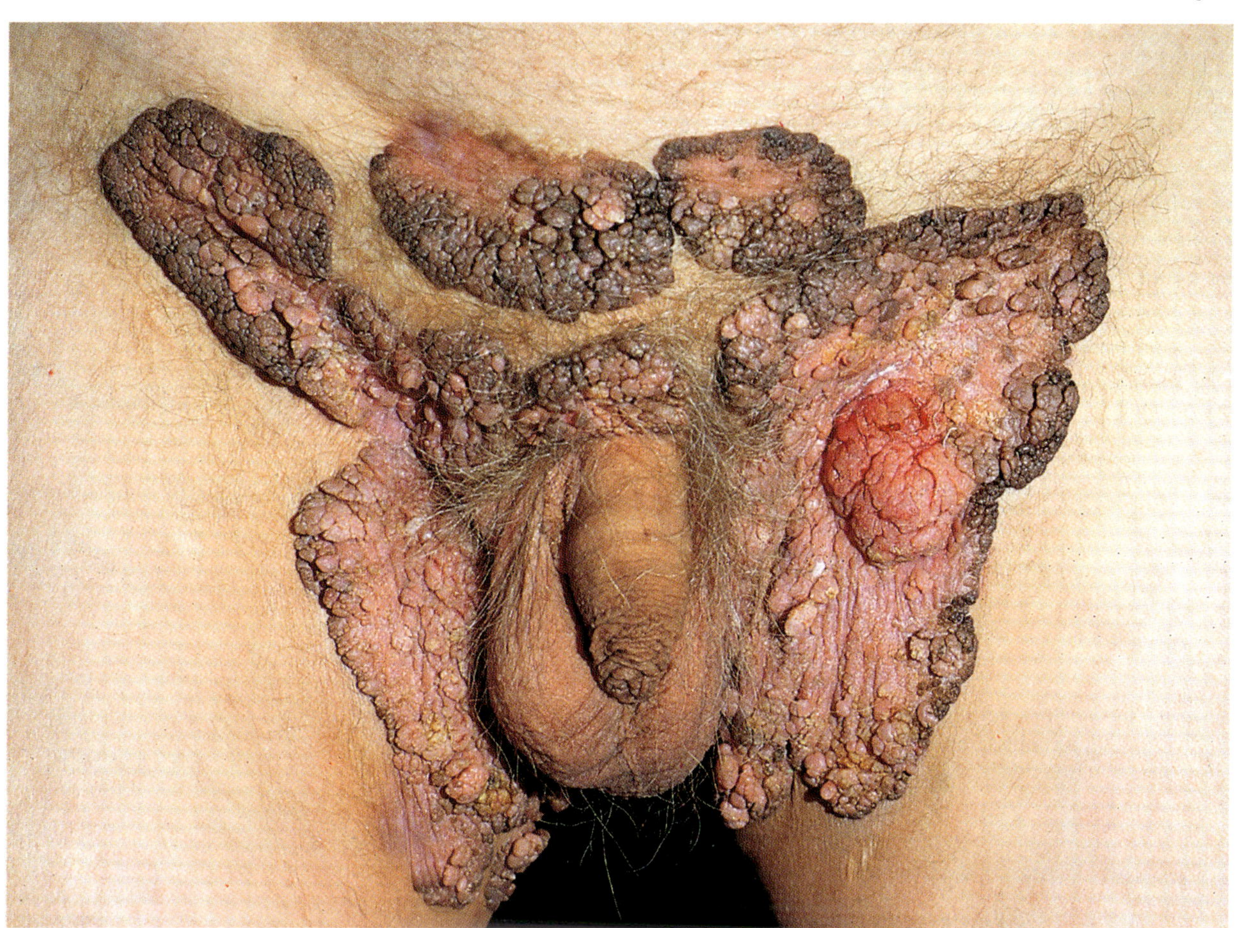

Abb. 19.4 Condylomata acuminata gigantea (Buschke-Löwenstein) mit Plattenepithelkarzinom.
Anamnese: 62-jähriger Patient. Die Kondylome bestanden seit mehr als 25 Jahren, waren mehrfach operativ entfernt worden, rezidivierten aber in immer größerem Umfang. Der Patient verzichtete schließlich auf jegliche Behandlung. Er stellte sich jetzt wegen des intensiven, durchdringenden Geruchs der Kondylome vor, der für seine Umgebung unerträglich geworden war.
Befund: über Mons pubis, beiden Leistenbeugen und Oberschenkelinnenseiten scharf begrenzte, breitbasig aufsitzende, beetartige, rötlich-bräunliche, gelappte, papillomatöse Wucherungen mit Furchenbildung und Sekretverhalt. 3 cm großer roter Knoten über dem linken Oberschenkel. Penetranter Geruch, selbst durch die Kleidung. Beachtenswert ist die völlige Freiheit von Penis und Skrotalhaut.
Histologischer Befund: Der Knoten am linken Oberschenkel erwies sich histologisch als Plattenepithelkarzinom.

Fluorbildung, Immunsuppression bzw. -insuffizienz. Die Übertragung erfolgt meist sexuell mit gehäuftem Auftreten in entsprechendem Lebensalter, aber auch nicht-sexuell, z. B. als perinatale Infektion oder Übertragung durch Gegenstände. Bei Kindern an sexuellen Missbrauch denken, aber auch hier nicht-sexuelle Infektion möglich. Inkubationszeit Wochen bis Monate. Die Infektionen können eine klinische Symptomatik entwickeln (Kondylome). Meist verlaufen sie aber subklinisch oder asymptomatisch, können trotzdem aber kontagiös sein.

- High-Risk-HPV-Typen finden sich häufiger in **genitalen Präkanzerosen** wie Morbus Bowen, bowenoide Papulose und in Vorstadien bzw. **invasiven Karzinomen** der Zervix.

Häufigkeit: Genitale HPV-Infektionen gehören zu den häufigsten sexuell übertragenen Infektionen, ihre Inzidenz steigt weiter an.

Krankheitsbild Genitale Warzen sind kontagiös, 60–70% Infektionsrisiko bei Kontakt. Sie treten multifokal-disseminiert im Genitalbereich auf, aber auch perigenital, urethral, anal, perianal. Die Inkubationszeit beträgt drei Wochen bis mehrere Monate.

- **Spitze Kondylome** (Condylomata acuminata, Abb. **19.3**): klassischer Typ der genitalen Viruspapillome. Exophytisch-spitzkegelige bzw. hahnenkammartige, schmalbasige, gefäßreiche rötliche Herde. Lokalisation meist Eichel und/oder inneres Präputialblatt, auch Urethra, bei Frauen innere Vulva und Vestibulum, auch Zervix und Vagina.
- **Andere Formen:** papulöse, keratotische und plane Kondylome.
- **Sonderformen:**
  - **Subklinische Kondylome:** klinisch nicht/kaum sichtbare „essigsäureweiße“ Herde.

- **Riesenkondylome** (Buschke-Löwenstein, Abb. **19.4**): flächenhaft wuchernde Herde mit Entartungsrisiko. Wird auch bereits als nicht-invasives, gering malignes, verruköses Karzinom aufgefasst.

Diagnostik Anamnese (häufig leer) und klinisches Bild. Dermatoskopie/Kolposkopie, Essigsäureprobe (Weißfärbung bei Betupfung mit 5% Essigsäure). Histologische Diagnostik bei atypischen Herden. Ausschlussdiagnostik von Syphilis und HIV-Infektion.
Differentialdiagnose: bowenoide Papulose, Plattenepithelkarzinom.

Therapie Die Therapie ist problematisch, da keine spezifische antivirale Behandlung zur Verfügung steht. Hohes Rezidivrisiko von 25–70%, aber auch Spontanremissionen.

- **Lokale Behandlung:** kleinere Herde mit zytotoxischen Wirkstoffen (Podophyllotoxin) oder Immunmodulatoren (Imiquimod 5%).
- **Operative Therapie:** größere Herde mit Kryotherapie, Elektrochirurgie, CO_2-Laser.
- **Adjuvante Behandlung:** β-Interferon-Gel. Beseitigung von Dispositionsfaktoren, Partnerbehandlung bei Erkrankungsnachweis. Nachkontrollen wegen des Rezidivrisikos.

Weitere Viruserkrankungen

Zu erwähnen sind **Mollusca contagiosa** bei Kindern mit atopischem Ekzem und HIV-Patienten sowie genitale Manifestation von Varizellen und Zoster.

19.3.2 Erkrankungen durch Bakterien

Es kann sich um Primärinfektionen oder Sekundärinfektionen/Begleitinfektionen bei vorbestehenden Genitalerkrankungen handeln. Meist sind es lokale Infektionen, seltener allgemeine Erkrankungen bzw. Toxikosen. Venerologische Infektionen (s. Kap. 19.5).

Bakterielle Balanoposthitis und Vulvitis (Abb. 19.5)

Durch verschiedenartige Bakterien wie Staphylokokken, Streptokokken, gramnegative Keime bedingte Lokalinfektion von Glans/Präputium bzw. Vulva.

Krankheitsbild

- **Vulvitis:** akute Entzündungszeichen bei Staphylokokken-Vulvitis, auch als Mischinfektion. Streptokokken-Vulvitis (Gruppe A) besonders bei kleinen Mädchen, aber auch bei Frauen als Schmierinfektion vom Nasen-Rachen-Raum aus. Gramnegative Vulvitis als Schmierinfektion von Analregion. Begleitvulvitis bei Urethritis, Kolpitis, Primäraffekt etc.
- **Balanoposthitis:** akute Entzündungszeichen bei Infektion mit Streptokokken, Staphylokokken und gramnegativen Keimen. Begleitinfektion bei syphilitischem Primäraffekt, anderen Ulzerationen, Urethritis etc.
  Komplikation: entzündliche Phimose.

Verlauf: akut oder chronisch bzw. chronisch-rezidivierend.

Sonderformen

- **Schankriforme Pyodermie** (Abb. **19.5**): umschriebene Ulzeration, Ähnlichkeit mit syphilitischem Primäraffekt: Schanker. Meist durch Staphylococcus aureus verursacht. Häufigere Lokalisation: Gesicht.
- **Akute Penisgangrän, Skrotalgangrän** (analog auch bei Frauen möglich): foudroyante toxische Nekrose. Ursache: Hautverletzung, operativer Eingriff und anschließende Infektion mit toxinbildenden Streptokokken oder Staphylokokken. Wegen des foudroyanten Ver-

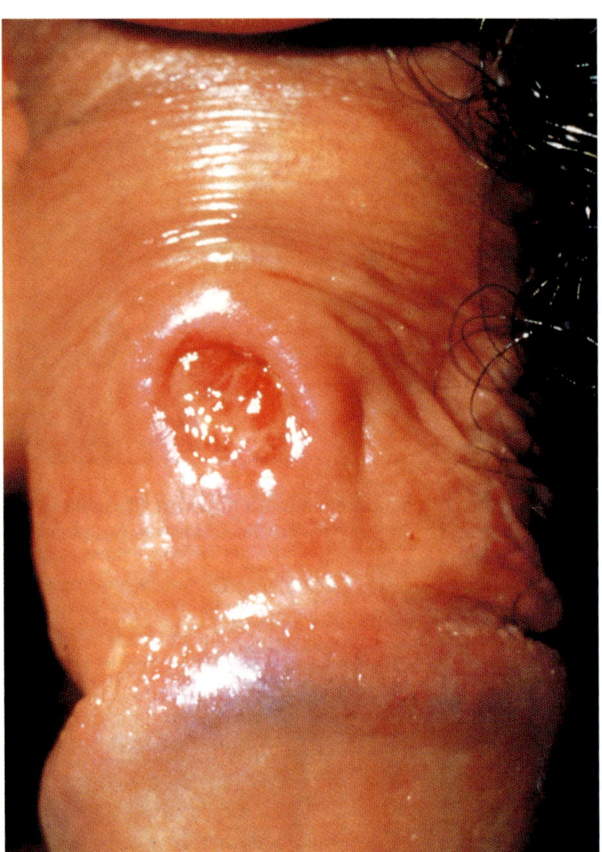

Abb. 19.5 Schankriforme Pyodermie mit Begleit-Balanoposthitis.
Anamnese: 35-jähriger Patient. Der Herd sei innerhalb weniger Tage aufgetreten und bestehe jetzt seit sechs Wochen.
Befund: am inneren Präputialblatt scharf begrenzte, ausgestanzt wirkende, schmerzlose, stark sezernierende Ulzeration von 5 mm Durchmesser mit gerötetem, wallartig aufgeworfenem, unterminiertem Rand. Die umgebende Haut ist gerötet. – Lymphknoten inguinal vergrößert und druckschmerzhaft. Dunkelfelduntersuchung negativ. Im Giemsa-Präparat kein Nachweis von Leishmanien oder Haemophilus ducreyi. Kulturell Wachstum von Staph. aureus, kein Nachweis von Anaerobiern. Sonstige mikrobiologisch-serologische Untersuchungen negativ. Abheilung unter antimikrobieller Lokalbehandlung sowie systemischer Antibiose.
Differentialdiagnose: syphilitischer Primäraffekt, Ulcus molle, Lymphogranuloma venereum, Morbus Behçet.

laufs, der Schwere als ödematös-nekrotisierende Entzündung mit schneller Ausbreitungstendenz und der Gefahr von Phlegmone und Sepsis **sofortige Therapie** erforderlich.

Diagnostik Anamnese und klinisches Bild, Erregernachweis.
Differentialdiagnose: Balanoposthitis- und Vulvitisformen durch Gonokokken, Chlamydien, Mykoplasmen, Candida albicans, Trichomonaden.

Ätiopathogenese

- Primär-bakterielle Infektionen.
- Sekundärinfektionen (Begleitvulvitis/-balanoposthitis) bei vorbestehenden anderen Lokalkrankheiten (z.B. Herpes genitalis) oder deszendierenden Infektionen mit Ausgangspunkt inneres Genitale oder Urethra.
- Vulvitis/Balanoposthitis bei Grundkrankheiten: Diabetes mellitus, HIV-Infektion.

Therapie Antibiose entsprechend Antibiogramm. Bei akuter Gangrän: intensive systemische Antibiose und Kortikosteroide, Débridement.

Bakterielle Infektionen von Haut- und Schleimhautadnexen

Durch meist Staphylokokken oder Streptokokken bedingte Lokalinfektionen. Beispiele sind: genitale Follikulitiden, Furunkel, Schweißdrüsenabszesse und Bartholinitis. Therapie: Antibiose entsprechend Antibiogramm.

Chlamydien- und Mykoplasmen-Urethritis

Häufige Erreger der sog. nicht-gonorrhoischen Urethritis (NGU) sind Chlamydien und Mykoplasmen. Inkubationszeit: 7–21 Tage.

- **Chlamydien:** gramnegative, kokkoide Bakterien mit obligatem Zellparasitismus. In zwei Formen auftretend als extrazelluläre Elementarkörper und intrazelluläre Partikularkörper.
- **Mykoplasmen:** zellwandlose Bakterien mit variabler Gestalt (Name!).

Krankheitsbild

- **Chlamydien-Infektion** (Chlamydia-trachomatis-Serotypen D–K):
  - Mann: Urethritis mit wässrig-schleimigem Fluor, Dysurie.
  - Frau: Zervizitis mit Fluor, auch mit Urethralsyndrom, Dysurie.
- **Mykoplasmen-Infektion** (Ureaplasma urealyticum): Urethritis mit weißlich-serösem Fluor und entsprechenden Beschwerden, Zervizitis mit Fluor.

Verlauf unterschiedlich: Spontanheilung, Übergang in chronisch-rezidivierende Form, auch symptomarme bzw. asymptomatische Verläufe, trotzdem kontagiös.

Komplikationen Aszendierende Infektion bei Mann mit Epididymitis, bei der Frau mit Endometritis, Salpingitis, Peritonitis/Perihepatitis, Möglichkeit von Schwangerschafts- und Geburtskomplikationen. Gefahr der Sterilität bzw. Infertilität.

Diagnostik Anamnese (Infektionsquelle), klinisches Bild. Im Urethral- bzw. Zervixabstrich Nachweis von Leukozyten.
Erregernachweis: Nachweis von **Chlamydien** durch PCR, direkte Immunfluoreszenz. Nachweis von **Mykoplasmen** durch Kultur.
Auf eventuell gleichzeitig vorhandene venerologische Infektion wie Syphilis und Gonorrhö achten!

Differentialdiagnose

- **Bakterielle Vaginose** (sog. Aminkolpitis): Verdrängung physiologischer Scheidenflora durch andere Bakterien wie u.a. Gardnerella vaginalis. Symptome: dünnflüssiger, grau-weißer, intensiv riechender Fluor.
- **Gonorrhoische Urethritis** (s. Kap. 19.5.2).
- **Trichomonaden-Infektion.**

Therapie Doxycyclin 2 × 100 mg/d für 1–2 Wochen, alternativ Erythromycin 4 × 500 mg/d für 1 Woche. Auch Azythromyzin.
Weitere Maßnahmen: Untersuchung und Behandlung des Partners. Bei aufsteigenden Infektionen spezielle Behandlungsschemata.

Weitere bakterielle Infektionen

Das akute **Erysipel** als Allgemeininfektion (s. Kap. 7.3.2) kann zu schweren örtlichen Gewebsschäden führen wie Nekrosen, akute Penis-/Skrotalgangrän, das chronisch-rezidivierende Erysipel zu Lymphödem und Elephantiasis.
Das **toxische Schocksyndrom** (s. Kap. 7.3.2) kann als allgemeine Toxikose durch Toxin bildende Staphylokokken im Genitalbereich meist junger Frauen ausgelöst werden.
Selten sind **abszedierende/phlegmonöse Erkrankungen** des Genitale.

19.3.3 Mykotische Infektionen und zooparasitäre Erkrankungen

Genitale Pilzinfektionen werden überwiegend durch Hefepilze, seltener durch Dermatophyten verursacht. Durch Protozoen hervorgerufene und zooparasitäre Erkrankungen können das äußere und innere Genitale betreffen.

Genitale Candidose (Abb. **19.6**)

Meist durch Candida albicans, auch Candida glabrata oder tropicalis (s. Kap. 7.3.3) bedingte Entzündung von Vulva, meist auch Vagina bzw. Glans/Präputium. Gehäuft bei Frauen zwischen Menarche und Menopause.
Candida albicans bei Frauen ist häufiger Bestandteil der Standortflora (10–30%), kann aber auch durch direkten Kontakt oder Autoinokulation (Darmreservoir) übertragen werden.
Stets vorhandene **Dispositionsfaktoren:** lokale Faktoren

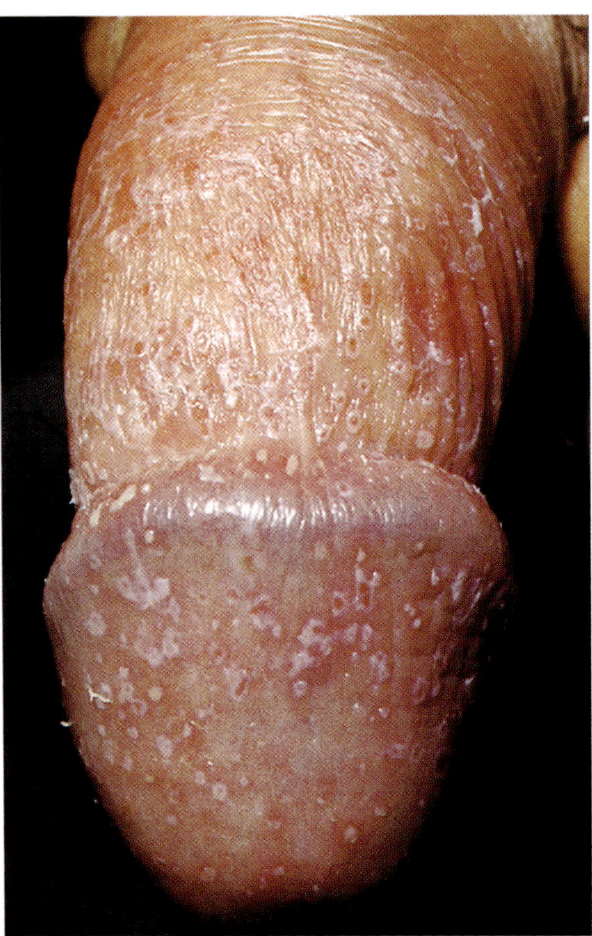

Abb. 19.6 Candida-Balanoposthitis.
Anamnese: Bei dem 61-jährigen Patienten besteht ein schlecht eingestellter Diabetes mellitus.
Befund: auf der Glans penis und am inneren Präputialblatt zahlreiche glasstecknadelkopfgroße, zum Teil einzeln stehende, zum Teil konfluierende weiße Beläge mit gerötetem Hof und meist erosivem Zentrum. – Mykologischer Befund (Kultur): Candida albicans. Blutbefunde: Nüchternblutzucker 195 mg/dl, HbA_{1c} 12,5%.

wie Phimose, lokale Erkrankungen, mangelhafte Genitalhygiene. Diabetes mellitus, Medikamente wie Antibiotika, Hormone, Schwangerschaft, Immunsuppression/-insuffizienz. Genitale Candidose ist deshalb keine STI, sondern eine opportunistische Infektion. Inkubationszeit: einige Tage.

Krankheitsbild

- **Candida-Balanoposthitis** (Abb. 19.6): weißliche Pusteln, Schuppenkrausen, evtl. weißliche Beläge, Rötung, Schwellung, Juckreiz.
- **Candida-Vulvovaginitis:** Pusteln, Schuppenkrausen an Vulva, Perigenitalregion. Auch weißliche Beläge, Rötung, Schwellung, geruchsloser „trockener Fluor". Subjektiv: starker Juckreiz, auch Dyspareunie, Dysurie. **Komplikationen:** bei Gravidität Gefahr einer neonatalen Infektion mit Mundsoor, anogenitaler Candidose, Organmykose oder Sepsis. Besonderes Risiko bei Frühgeborenen.

Historischer Exkurs

Äußerung eines bekannten Mykologen (W. Rieth †): „Jedes Neugeborene hat einen Rechtsanspruch auf pilzfreie Geburtswege."

Verlauf Zum Teil chronisch-rezidivierend bei persistierenden Dispositionsfaktoren. Asymptomatische Infektionen in 25–40%. Aszendierender Mitbefall von Urethra und Blase möglich.

Diagnostik Anamnese und klinisches Bild. Abstrich und Erregernachweis durch mikroskopische Untersuchung und Kultur.

Therapie Lokale antimykotische Behandlung mit Nystatin, Amphotericin B oder Breitspektrumantimykotika z. B. in Genitalcremes. Bei Frauen stets auch Mitbehandlung der Vagina z. B. mit Vaginaltabletten, -cremes, Ovula. Auch Einzeit-Kurzzeitbehandlung mit Fluconazol bzw. Itraconazol. Mitbehandlung eines Erregerreservoirs (Darm). Beseitigung von Dispositionsfaktoren. Längere Lokalbehandlung bei Gravidität. Partneruntersuchung und evtl. -behandlung.

Trichomonaden-Infektion (Trichomoniasis)

Chronische genitale Schleimhautinfektion durch **Trichomonas vaginalis**, mehrgeißlige Protozoen. Sexuelle Übertragung, häufige STI. Dispositionsfaktor ist eine gestörte Vaginalflora. Die Inkubationszeit beträgt 4 Tage bis 3 Wochen.

Krankheitsbild

- Beim **Mann** häufig asymptomatisch, sonst Urethritis, selten Prostatitis, Epididymitis.
- Bei der **Frau** Kolpitis mit weißlich-schaumigem Fluor, aber auch grünlich, fischartig riechend. Möglicher Mitbefall von Vulva, Vagina, Zervix, Endometrium und Urethra, auch asymptomatisch. Schwangerschaftsstörungen, neonatale Infektion und Infertilität möglich.

Diagnostik Klinisches Bild, mikroskopischer Erregernachweis auch mit Dunkelfeld, Phasenkontrastmikroskop sowie Kultur von Abstrich/Urin.

Therapie Trichomonaden-wirksame Nitroimidazolpräparate wie Metronidazol. Einzeitbehandlung mit 1,5–2 g p. o., bei Therapieversagern 5–7 Tage. Alkoholkarenz. Bei Frauen zusätzlich intravaginale Lokalbehandlung. Gravidität: Lokalbehandlung. Beseitigung von Dispositionsfaktoren. Partnerbehandlung auch bei Symptomfreiheit.

Sonstige Pilzinfektionen und parasitäre Erkrankungen

- **Dermatophyten-Infektionen** (Tinea, s. Kap. 7.3.3) können im äußeren Genitalbereich wie Penis, Skrotum, Vulva und Perigenitalregion lokalisiert sein.
  Klinik: randbetonte gerötete, schuppende Herde.
  Therapie: Lokalantimykotika.
- **Parasitäre Erkrankungen** (s. Kap. 7.4) können einen typischen Befall der Genitalhaut verursachen.
  - **Skabies:** Milbengänge, Kratzexkoriationen, Sekundärinfektionen, starker Juckreiz.
  - **Filzläuse** (Phthiriasis pubis): bläulich-hämorrhagische Bissstellen (Taches bleues), Läuse und Nissen an Schamhaaren.

19.3.4 Nicht-infektiöse Schädigungen und Erkrankungen

Lokalisierte Schädigungen bzw. Erkrankungen der Genitalhaut und hautnahen Schleimhäute können durch physikalisch-chemische Noxen und im Rahmen von Überempfindlichkeitsreaktionen auftreten.

Physikalisch-chemisch bedingte Schädigungen

- **Mechanische Schädigungen** durch Sexualverkehr. Beim Mann z. B. Frenulumeinriss, Vorhautfissuren und Einrisse bei relativer Phimose, Paraphimose.
  Seltener schwere Verletzungen durch lokales Trauma: Vulvahämatom und -ödem, meist konservative Behandlung. Penisruptur/-fraktur mit schmerzhafter Schwellung und Hämatom, sofortige Operation.
  Verletzungen bei Kindern: Möglichkeit eines Missbrauchs berücksichtigen.
- **Chemische Schädigung:** akut-toxische Kontaktdermatitis unterschiedlichen Schweregrades mit Vulvitis, Skrotaldermatitis, auch Balanoposthitis/Kolpitis.
  Ursachen: Überdosierung toxisch wirkender Lokaltherapeutika wie z. B. Podophyllin, Dequalinium, Gentianaviolettösung. Möglichkeit von Artefakten berücksichtigen.

Allergische und nicht-allergische Überempfindlichkeitsreaktionen

- **Kontaktekzeme:** lokalisiertes allergisches Vulva- bzw. Skrotal-/Penisekzem bei Allergie gegenüber Hygieneartikeln, Verhütungsmitteln, Lokaltherapeutika oder Farbstoffen. Irritatives, nicht-allergisches Kontaktekzem durch Exzessivhygiene, Waschmittelreste, Slipeinlagen etc. Auch Windeldermatitis bei Säuglingen durch irritativ-mazerative Wirkung von Urin und Stuhl. Differentialdiagnose: genital lokalisiertes atopisches Ekzem oder seborrhoisch-mikrobielles Ekzem.
- **Exantheme:** lokalisiertes allergisches oder nicht-allergisches, intoleranzbedingtes genitales Angioödem, zum Teil mit monströser Genitalschwellung. Fixes Arzneiexanthem, meist erythematös-erosiv, blasig.

19.3.5 Haut-Genitalhaut-Erkrankungen

Eine Reihe von allgemeinen Hauterkrankungen kann gleichzeitig Integument und Genitalhaut/-schleimhaut befallen. Möglich ist allerdings auch, dass die Erkrankung im Genitalbereich beginnt oder sich ausschließlich dort manifestiert.
Beispiele sind:

- **Allergische Erkrankungen** (s. Kap. 7.6): genitaler Mitbefall/Beginn bei generalisierten allergischen Kontaktekzemen oder anderen Ekzemformen sowie allergischen bzw. nicht-allergischen Exanthemen wie Urtikaria, polymorphe Exantheme, Lyell-Syndrom.
- **Stevens-Johnson-Syndrom** und **toxische epidermale Nekrolyse** (s. Kap. 7.6.3): möglicher Mitbefall der Genital- und Analschleimhaut in Form von schmerzhaften Erosionen und Ulzerationen.
- **Autoimmunerkrankungen** (s. Kap. 7.7): Mitbefall bei Pemphigus vulgaris bzw. vegetans, vernarbendem Pemphigoid, Dermatitis herpetiformis, Sjögren-Syndrom mit „Sicca-Symptomatik".
- **Lichen ruber** (s. Kap. 7.9.2): genitale Herde bei generalisiertem Lichen ruber:
  - Mann: Lichen ruber planus am Penisschaft oder Lichen ruber anularis z. B. an Glans, auch erosive Herde.
  - Frau: erosiver Lichen ruber der inneren Vulva bzw. Vagina als erosive bzw. „desquamative" Vaginitis. Subjektiv Juckreiz, Schmerz, Dyspareunie. Auch isolierter genitaler Befall möglich.
- **Acne inversa** im Genital- und Perigenitalbereich (s. Kap. 11.3.2), auch perianal.
- **Vulvavarizen** bei primärer und sekundärer Varikose bzw. postthrombotischem Syndrom (Beckenvenenthrombose): s. Kap. 14.5.
- **Vitiligo** (s. Kap. 8.3.1): häufige genitoanale Manifestation mit weißlich-konfluierenden Herden.

19.3.6 Endogene Genitalhauterkrankungen

Haut und hautnahe Schleimhäute der Genitalregion sind anscheinend weniger reaktiv bei endogenen Krankheitszuständen als z. B. die Mundschleimhaut. Trotzdem können sich auch hier bei primären Erkrankungen innerer Organe **Signalsymptome** manifestieren (s. Kap. 7.8). Beispiele sind:

Mangelsyndrome

Entzündliche und atrophisierende Veränderungen bei Vitamin-, Zink- und Eisenmangel.

Endokrinopathiesyndrome

- **Diabetes mellitus:** Vulvitis, genitale Candidose und Pruritus.
- **Sexualhormonstörungen:** Entwicklungsstörungen des äußeren Genitale bzw. Behaarungsmusters bei u. a. adrenogenitalem Syndrom, Pubertas praecox/tarda, Hirsutismus und Virilismus, Klinefelter-Syndrom.

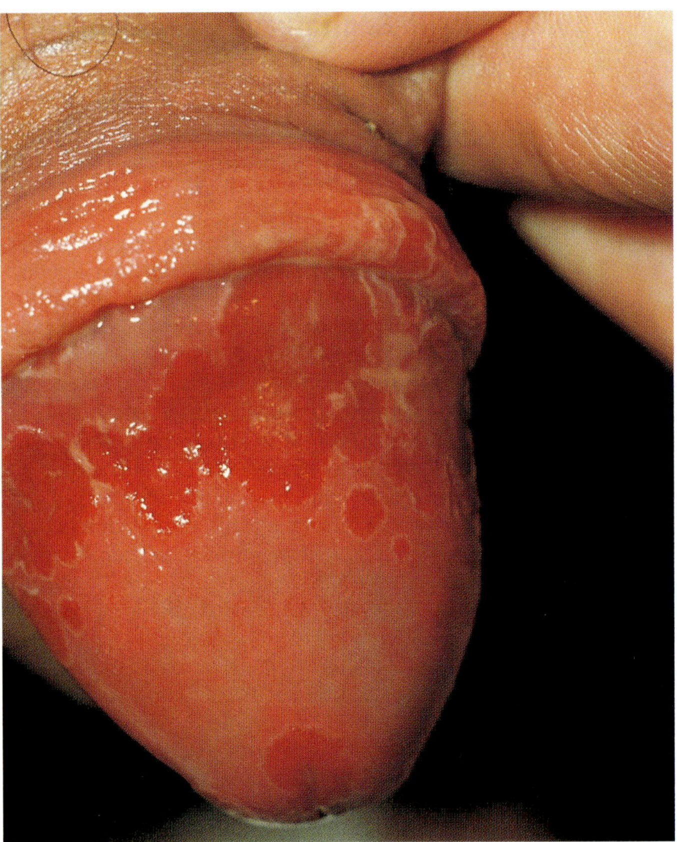

Abb. 19.7 Balanitis circinata bei Morbus Reiter.
Anamnese: bei 27-jährigem Mann vor ca. drei Wochen nach einer Urethritis aufgetreten.
Befund: an der Glans penis periorifiziell, hauptsächlich aber im Koronabereich mit Übergreifen auf Sulcus coronarius und inneres Präputialblatt scharf begrenzte, rundliche und durch Konfluenz polyzyklische Erosionen mit weißem Randsaum.
Differentialdiagnose: Herpes genitalis.
Anmerkung: typisches Bild der „Balanitis erosiva circinata" als Teilsymptom des Morbus Reiter. Gleichzeitiges Auftreten von Arthralgien und einer beidseitigen Konjunktivitis. HLA-B27-positiv.

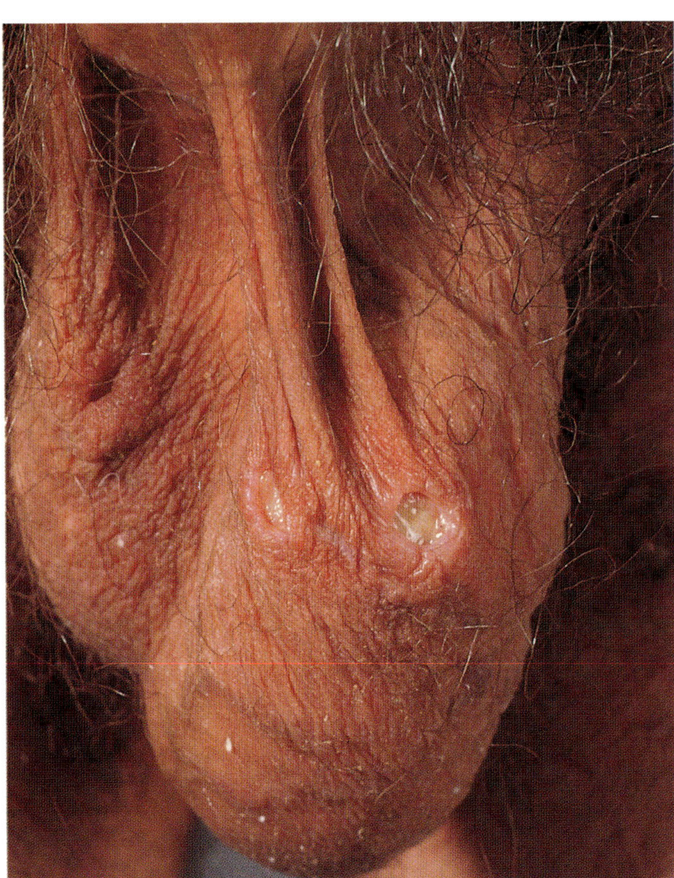

Abb. 19.8 Morbus Behçet: okulärer, arthritischer und mukokutaner Typ.
Anamnese: seit drei Wochen bestanden Panuveitis, Fieberschübe, rezidivierende Arthritiden, aphthöse Veränderungen von Mund- und Genitalschleimhaut sowie einzelne Pusteln am Integument.
Befund: skrotal zwei ausgestanzt wirkende Ulzera mit schmierigem Grund und unterminierten Rändern.
Anmerkung: Im weiteren Verlauf ist der Patient aufgrund der Panuveitis fast vollständig erblindet.

Rheumasyndrome (Abb. 19.7, 19.8)

- **Reiter-Syndrom:** postinfektiös nach z. B. Chlamydien-Urethritis oder auch bakterieller Enteritis mit Balanitis circinata, Reiter-Dermatose, Augensymptomatik, seronegativer Polyarthritis (s. Kap. 7.8.5).
- **Behçet-Syndrom** mit u. a. bipolarer Aphthose (oral, genital) und Arthritis.

Paraneoplastische Syndrome (Abb. 7.139)

Manifestation einer Acanthosis nigricans im Genitalbereich (s. Kap. 7.8.6).

Psychische Syndrome

- **Psychogener Pruritus vulvae:** erst nach Ausschluss somatischer Ursachen und Anhalt für psychische Ursachen. Mögliche psychische Ursachen sind Stress- und Konfliktsituationen, sexuelle Probleme oder Depressionen. Durch ständiges Kratzen und Scheuern sekundäre Vulvitis und Lichenifikation möglich.
- **Vulvodynie:** somatoforme Störung ohne objektivierbaren Befund. Entzündungsbeschwerden und Schmerzen. Weitere häufige Angaben: sexuelle Inaktivität, zahlreiche „Allergien", Verwendung zahlreicher Salben und ärztliche Konsultationen mit häufigem Arztwechsel.

19.3.7 Erkrankungen unklarer oder polyätiologischer Genese

Genitaler Pruritus

Genitaler Pruritus ist ein häufiges Symptom und meist polyätiologischer Natur, vergleichbar dem integumentalen Pruritus (Kap. 16.3). Vulvärer Juckreiz ist viel häufiger als peniler Juckreiz. Er kann außerordentlich quälend sein. Mögliche Formen bzw. Ursachen sind:

- **Pruritus bei Hauterkrankungen:** alle lokalen Vulva- und Peniserkrankungen einschließlich des Vulvakarzinoms. Gehäuft bei Atopie und seniler Vulvaatrophie.
- **Extrakutane Erkrankungen:** v. a. Diabetes mellitus und psychogener Juckreiz (s. o.).
- **Idiopathischer Juckreiz:** kein Anhalt für somatische oder psychische Ursachen.

Therapie: möglichst Ursachenabklärung und kausale Therapie. Sonst Hautpflege, Vermeidung jeglicher lokaler Irritation, auch innerliche Pruritusbehandlung (s. Kap. 16.3).

Balanoposthitis/Vulvitis plasmacellularis

Es handelt sich um eine ätiologisch unklare, meist bei Männern auftretende chronisch-entzündliche Erkrankung ohne erhöhtes Entartungsrisiko. Sie hat differentialdiagnostische Bedeutung.
Krankheitsbild: an Glans und innerem Präputialblatt bzw. innerer Vulva scharf begrenzte, polyzyklische, bräunlichrote, glänzende Flecken, zum Teil mit Hämorrhagien.
Wichtige **Differentialdiagnose:** Morbus Bowen.
Diagnostik: klinisches Bild und histologische Diagnostik (plasmazelluläre Entzündung mit Erythrozytenextravasaten).
Therapie: Versuch mit Lokalkortikoiden, in schweren Fällen Zirkumzision.

Lichen sclerosus et atrophicus (Abb. 19.9, 19.10)

Synonyme: Kraurosis vulvae, Kraurosis penis, Balanitis xerotica, LSA

Bei Frauen und Männern auftretende, klinisch-histologisch definierte chronisch-entzündliche Dermatose mit herdförmig-weißlicher Hautatrophie, Lokalisation genital und extragenital (s. Kap. 7.9.3).
Meist sporadisch auftretend, selten familiär. Manifestation bereits im Kindesalter (Mädchen) möglich, meist aber bei Frauen in Menopause. Ätiologie unklar, Autoimmunerkrankung?
Bedeutung: Juckreiz, Kohabitationsstörung.

Krankheitsbild

- **Vulva:** initial lichenoide, polygonale, bläulich-rote Papeln mit Übergang in weißlich-porzellanfarbene atrophische Herde, größere randbetonte Herde durch Konfluenz. Fakultativ follikuläre Keratosen oder bullös-hämorrhagische Herde.
  Lokalisation: Labien, Vestibulum, Urethral- und Vaginalöffnung. Bei Einbeziehung von Damm- und Anal-/Perianalregion 8-förmiges Bild.
  Durch fortschreitende Atrophie und bindegewebige Sklerose Einebnung der Labien, schmerzhafte Fissuren, Harnröhren-Vaginal-Stenose.
  Subjektiv zum Teil quälender Juckreiz und Dyspareunie.
- **Penis:** entsprechende Veränderungen an Glans und Präputium mit sekundärer Phimose und Stenose der Urethralöffnung.
- **Extragenitale Herde** (Abb. 7.154): weißlich-atrophische Herde, meist am Oberkörper bei ca. einem Drittel der Patienten mit genitoanalem LSA.

Verlauf Meist chronisch-progredient, durch lokale Noxen provozierbar. Bei juveniler Form Besserung mit Pubertät. Maligne Entartung zu Plattenepithelkarzinom bei Erwachsenen möglich, Entartungsrisiko bis 6%.
Warnzeichen: umschriebene hyperplastisch-hyperkeratotische Areale.

Diagnostik Anamnese (starker Juckreiz), klinisches Bild, Histologie.
Differentialdiagnose: Vitiligo, chronische Balanitis mit Fibrosierung, kutan-zirkumskripte Sklerodermie, Lichen ruber, malignes Melanom (bei hämorrhagischer Form).

Therapie

- **Lokal-medikamentöse Therapie:** Lokalkortikoide der Stärke III–IV einige Wochen bis 2–3 Monate, dann Nachbehandlung mit schwachen Lokalkortikoiden der Stärke I–II für 2–3 Monate. Auch Tacrolimus-Salbe (individueller Heilversuch).
- **Operative Methoden:** bei Männern Zirkumzision und Meatotomie zur Erweiterung der äußeren Mündung der

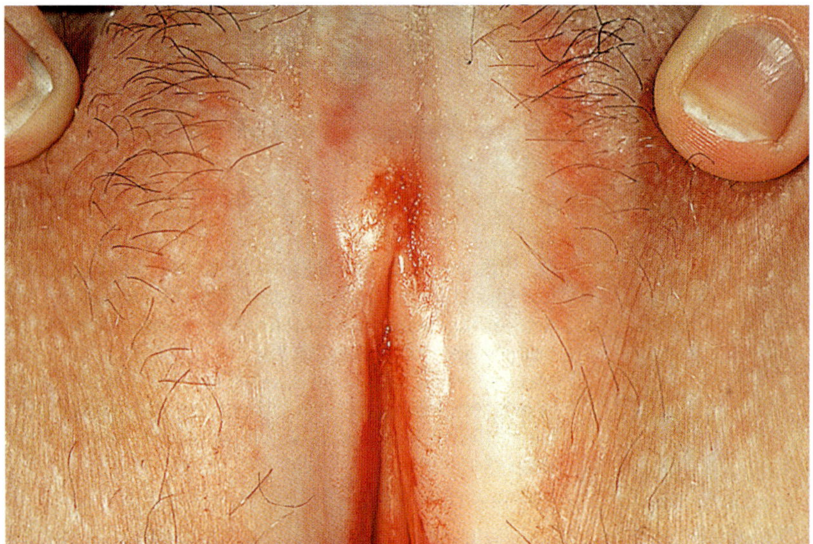

Abb. 19.9 Lichen sclerosus et atrophicus.
Anamnese: Die jetzt 23-jährige Patientin bemerkte vor ca. zwei Jahren zunächst weißliche Herde am Rumpf, etwas später die Veränderungen im Genitalbereich.
Befund: ausgeprägte Atrophie der kleinen Labien und der Klitoris mit weißlicher Sklerose der gesamten Schamspalten-Zirkumferenz sowie kleinen Erosionen. Da Atrophie und Sklerose auch perianal lokalisiert sind, ergibt sich insgesamt ein 8-förmiges Bild. Subjektiv starker Juckreiz.

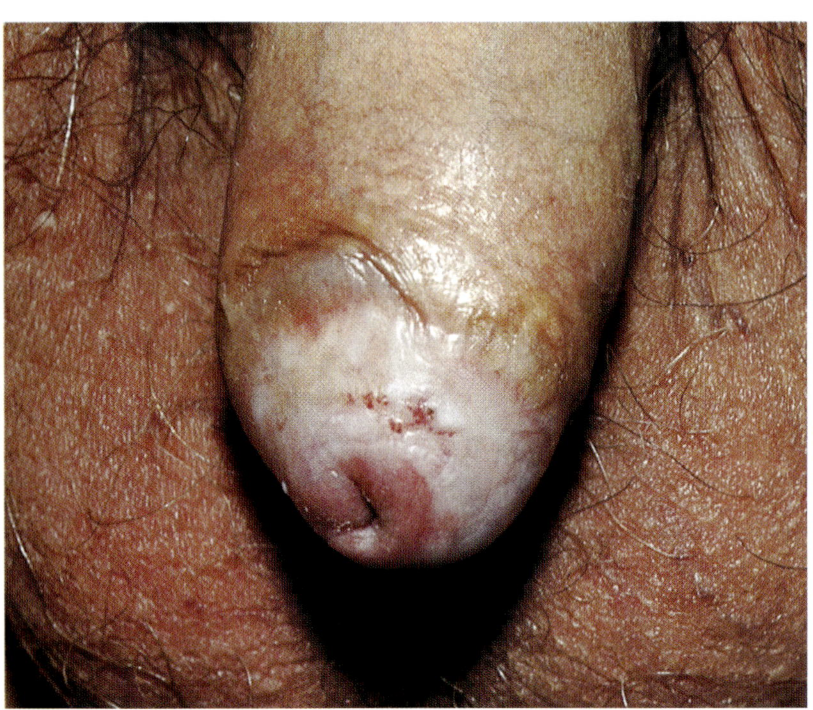

Abb. 19.10 Lichen sclerosus et atrophicus.
Anamnese: 47-jähriger Patient. Wegen sklerosierender Veränderungen am Präputium mit narbiger Schrumpfung und Phimosebildung wurde eine Zirkumzision durchgeführt.
Befund: die Halbschleimhaut der Glans penis zeigt eine flächenhafte, straffe Atrophie und Sklerose mit Hypopigmentierung und kleinen Erosionen. Zustand nach Zirkumzision.

männlichen Harnröhre. Bei Frauen evtl. Erweiterungsplastik der Harnröhre/Vaginalöffnung, keine Vulvektomie!

Generell gute, aber auch nicht-irritative **Genitalhygiene**.

19.3.8 Sonstige erworbene Erkrankungen

Phimose und Paraphimose

Phimose = zu enge Vorhaut. Zu unterscheiden sind unvollständige, zeitweise zurückstreifbare Phimose und vollständige, nicht zurückstreifbare Phimose. Mögliche Folgen bzw. Komplikationen sind Smegmaretention und -zersetzung, bakterielle Balanoposthitis, Präputialsteine, erhöhtes Karzinomrisiko, Kohabitationsstörung mit Folgeproblemen (s. Kap. 20.5).

Krankheitsbild

- **Physiologische Phimose:** physiologische Verklebung von Glans und innerem Präputialblatt bei Neugeborenen/Säuglingen. Meist keine Behandlung erforderlich, evtl. spätere Lösung von Adhäsionen.
- **Angeborene Phimose:** rüsselförmig verlängertes oder eng-atrophisches Präputium.
- **Erworbene Phimose:** akut durch Präputialödem bei z. B. Balanoposthitis verschiedener Ursachen, Gonorrhö, syphilitischem Primäraffekt. Chronisch durch allmähliche Fibrosierung z. B. bei Lichen sclerosus, chronischer Can-

didose, wiederholten Einrissen bei angeborener Phimose.
- **Paraphimose:** Abschnürung der Eichel durch zurückgestreifte und nicht mehr reponible phimotische Vorhaut. Infolge Drosselung des venös-lymphatischen Rückstroms zunehmende Schwellung der Vorhaut und der Eichel („spanischer Kragen").

Therapie
- Phimose (angeboren, erworben): meist Zirkumzision erforderlich.
- Paraphimose: Versuch der Reposition, sonst Operation.

Induratio penis plastica

Idiopathische, fibrosierende Erkrankung der interkavernösen Penisbindegewebssepten (Tunica albuginea), sekundäre Kalzifikation.

Krankheitsbild Tastbare strangförmige Verhärtungen und Plaques, meist dorsal. Bei Erektion mögliche Penisdeviation, Schmerzen, auch Kohabitationsprobleme. Assoziierung mit Dupuytren-Kontraktur in ca. 30%. Ergänzende Diagnostik: Penissonographie.

Therapie Keine befriedigende Behandlung bekannt. Im Frühstadium Strahlentherapie, später Exzision sklerotischer Herde. Behandlungsversuche mit Vitamin E und Aminobenzoesäure.

Kranzfurchenlymphangitis/-phlebitis

Strangförmige Lymphangitis oder -phlebitis im Kranzfurchenbereich. Meist posttraumatisch, Spontanrückbildung.

Priapismus und Elephantiasis

- **Priapismus** (nach Priapos, gr.-röm. Gott): lang anhaltende, nicht-sexuelle, schmerzhafte Erektion infolge venöser Abflussstörung der Corpora cavernosa.
  Mögliche Ursachen: lokale Zirkulationsstörungen, lokale entzündliche oder neoplastische Infiltrate (Leukosen), neurologische Erkrankungen. Auch nach Schwellkörperautoinjektionstherapie.
- **Elephantiasis:** Lymphabflussstörung mit Lymphödem bzw. Elephantiasis von Vulva, Penis und Skrotum. Mögliche Ursachen: rezidivierendes Erysipel, maligne Tumoren, tumoroperative Eingriffe an Lymphknoten und Primärtumoren, Strahlentherapie.

Historischer Exkurs

Wer war Priapos?
Der Legende nach ein Sohn des vielgeschäftigen Zeus und der Göttin der Schönheit Aphrodite. Die nicht grundlos eifersüchtige Gattin Hera sorgte dafür, dass Priapos missgestaltet zur Welt kam, sinnigerweise mit einem riesigen Penis. Priapos wurde in der griechisch-römischen Antike als Gott der Fruchtbarkeit und des Wohlstands hoch verehrt.

19.4 Neubildungen

Gutartige, präkanzeröse nicht-invasive und invasive Neubildungen können von Haut-Schleimhaut-Epithel, Drüsenepithel oder anderen zellulären Bestandteilen der Genitalhaut ausgehen.

19.4.1 Epitheliale Neubildungen

Genitalzysten

- **Skrotalzysten:** von Follikeln ausgehende, meist multiple, pralle gelblich-weiße Knoten mit breiigem Inhalt (Hornzellen).
- **Vulvazysten:** verschiedenartige Zysten, z.B. ausgehend von Paraurethraldrüsen, Vestibulardrüsen oder Schweiß- und Talgdrüsen.

Therapie: operative Entfernung soweit möglich und erforderlich.

Morbus Bowen (Abb. **19.11**, **7.168**, **7.171**)

Der Morbus Bowen der Schleimhaut/Halbschleimhaut von Mund und Genitale wird auch als **Erythroplasie Queyrat** bezeichnet.
Krankheitsbild: scharf begrenzter, rötlicher keratotischer oder rötlicher, lackartig-glänzender Herd („Erythroplakie"). Lokalisation: Glans, inneres Präputialblatt, Vulva. Teilweise Nachweis von HPV 16 und 18. Meist langsames Wachstum, Übergang in Bowen-Karzinom mit hohem Metastasierungsrisiko.
Diagnostik: Anamnese, klinisches Bild, histologischer Befund.
Therapie: möglichst operativ, auch CO_2-Laser, Kryotherapie.

Bowenoide Papulose (Abb. **19.12**)

Durch humane Papillom-Viren, meist High-Risk-Typ 16 oder 18, induziertes Carcinoma in situ. Gehäuft bei HIV-Patienten.
Krankheitsbild: gutartig wirkende, multipel gruppierte, multizentrische papulöse, erythematöse oder bräunliche bzw. leukoplakieartige Herde, Konfluenz zu Plaques. Lokalisation an Penisschaft, Präputium, Glans, Vulva, auch Perigenital-/Analbereich.
Histologisch Bowen-ähnliches Bild. Subjektiv beschwerdefrei. Mögliche Weiterentwicklung zu Plattenepithelkarzinom, aber auch Spontanrückbildung.
Differentialdiagnose: HPV-induzierte Kondylome, Condylomata lata bei Syphilis.
Therapie: Kryotherapie, Kauterisierung, kleine Exzision, Laserbehandlung. Wichtig sind Partnerkontrolle/-behandlung und Kontrolluntersuchungen.

Vulväre intraepitheliale Neoplasie, VIN (Abb. **19.13**)

Gynäkologischerseits verwendete histologische Klassifizierung von nicht-invasiven epithelialen Dysplasien der Vulva als mögliche Vorstadien eines Vulvakarzinoms. Keine klinische Entität.

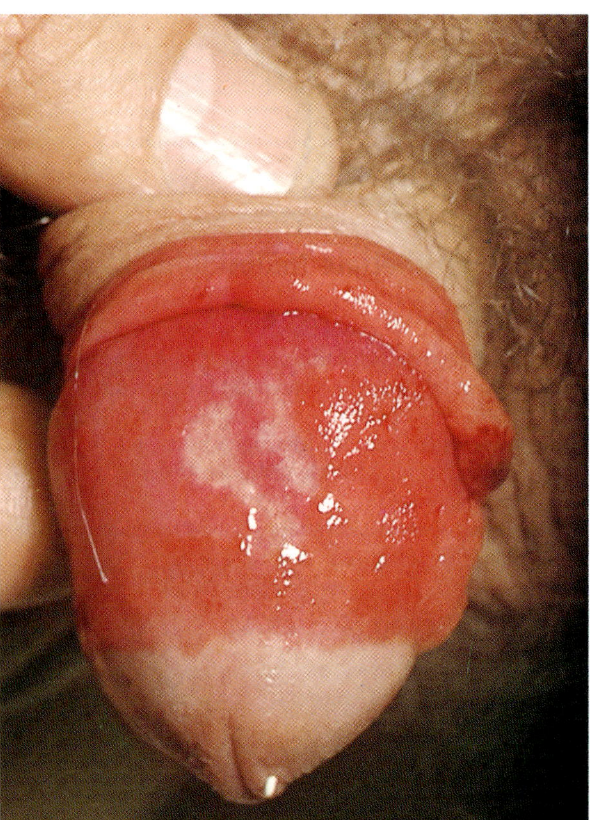

Abb. 19.11 Morbus Bowen des Penis.
Anamnese: 53-jähriger Patient. Langsames Wachstum über ca. drei Jahre. Längere Zeit als Balanitis behandelt.
Befund: an Glans penis und innerem Präputialblatt scharf begrenzter, unregelmäßiger, leicht erhabener Herd von intensiv-roter Farbe und samtartig glänzender Oberfläche. Histologischer Befund: Morbus Bowen.
Differentialdiagnose: verschiedene Balanitisformen, z. B. Balanitis plasmacellularis.

- **VIN I:** leichte Dysplasie, Befall des basalen Drittels des Epithels.
- **VIN II:** Befall des basalen und mittleren Drittels.
- **VIN III:** schwere Dysplasie des gesamten Epithels.

VIN III umfasst die Krankheitsbilder Morbus Bowen, Erythroplasie Queyrat, bowenoide Papulose und den Begriff Carcinoma in situ.

Vulva- und Peniskarzinom

(Abb. **19.13, 19.14**)

Bei den malignen epithelialen Tumoren des äußeren Genitales handelt es sich meist um **Plattenepithelkarzinome**, gelegentlich aber auch um flächenhaft wachsende Basalzellkarzinome. Zu rechnen ist ferner mit genitalem extramammärem Morbus Paget.

Krankheitsbild

- **Vulvakarzinom**
  Meist bei älteren Frauen von ca. 70 Jahren. Entwicklung de novo oder über vulväre Präkanzerosen wie Morbus Bowen, Erythroplasie, bowenoide Papulose oder atypische Kondylome, häufig VIN-assoziiert. Dispositionsfaktoren HPV- und HSV-Infektionen, Gonorrhö, Immunsuppression, Nikotin.
  - **Krankheitsbild:** zunächst erythroplakischer, leicht infiltrierter Herd oder erosiv-flach ulzerierter Herd. Später exophytisch-papillomatöses Wachstum oder knotig-ulzerierender Herd. Lokalisation meist große Schamlippen, Klitoris, Urethralöffnung oder kleine Schamlippen.
    Histologisch meist Plattenepithelkarzinom, Stadieneinteilung nach FIGO oder TNM-System.
    Lymphogene Metastasierung in inguinale/femorale/pelvine Lymphknoten. 5-Jahres-Überlebensrate bei nodal-negativem Befund 70–85%, bei Befall pelviner Lymphknoten 10%.

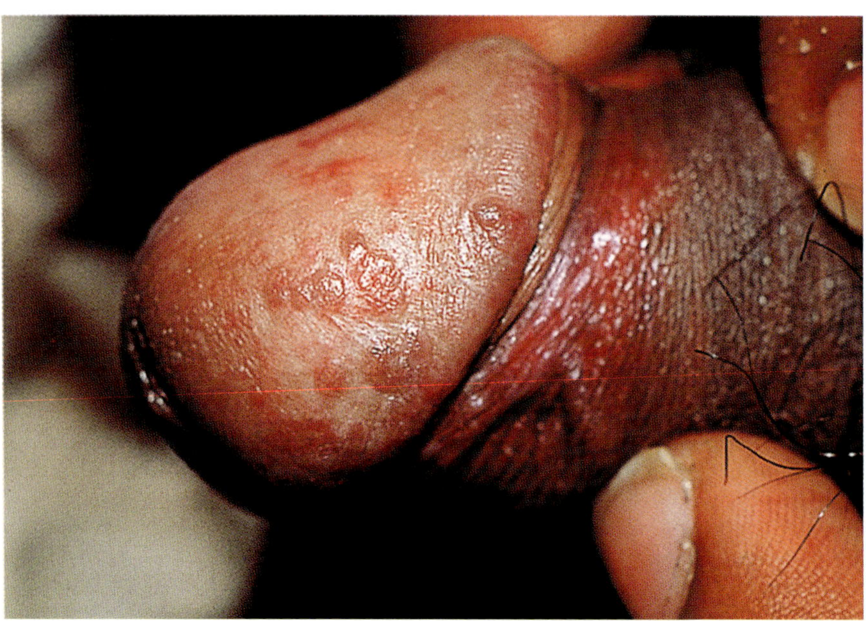

Abb. 19.12 Bowenoide Papulose.
Anamnese: 28-jähriger Patient. Beginn vor ca. zwei Jahren mit langsamer Zunahme der Herdzahl.
Befund: im Bereich der Eichel kleine, papulöse, zum Teil mehr bräunliche, zum Teil mehr rötliche Herde. Histologischer Befund: Bild eines Morbus Bowen. Subjektiv beschwerdefrei.
Differentialdiagnose: plane Kondylome, breite Kondylome.

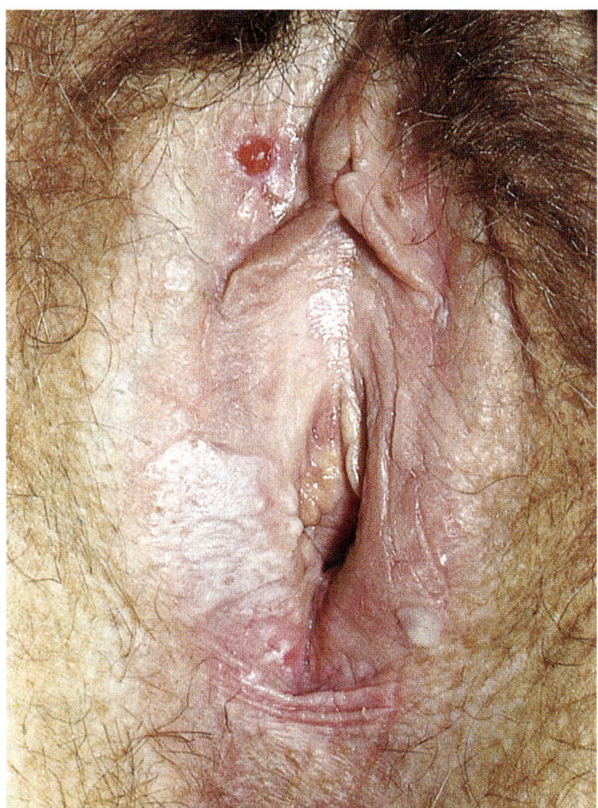

Abb. 19.13 Vulväre Präkanzerose mit Vulvakarzinom.
Anamnese: Nach Angaben der 71-jährigen Patientin bestehen die weißen Herde seit Jahren, das Geschwür seit etwa drei Monaten.
Befund: im kaudalen Drittel der rechten Labie, übergreifend auf den Vorhof nummulärer, scharf begrenzter, leicht erhabener, weißlich glänzender Herd. Weitere kleinere Herde im Bereich der hinteren Kommissur und der kleinen Labien. An der rechten kleinen Labie linsengroßes, derbes Ulkus. Histologische Befunde: schwergradige Dystrophie (VIN III) im leukoplakischen Bereich, Plattenepithelkarzinom (Ulkus). Lymphknoten palpatorisch und sonographisch unauffällig. Syphilisserologie nicht reaktiv. **Differentialdiagnose** des Ulkus: syphilitischer Primäraffekt (Abb. **19.16**).
Therapie: Vulvektomie.

- Sonderform: verruköses Karzinom (s.o.).
- Therapie: Operation, Strahlentherapie, Chemotherapie.

Peniskarzinom
Meist bei älteren Männern von ca. 60 Jahren. Selten bei frühzeitiger Zirkumzision: weniger kanzerogene Faktoren wie Smegmabestandteile, chronische Balanitis, HPV-Infektionen. Entwicklung de novo oder über Morbus Bowen/Erythroplasie, präkanzeröse Viruspapillome, Lichen sclerosus et atrophicus, Leukoplakie. Begünstigt durch chronische Immunsuppression z.B. bei Transplantationspatienten.

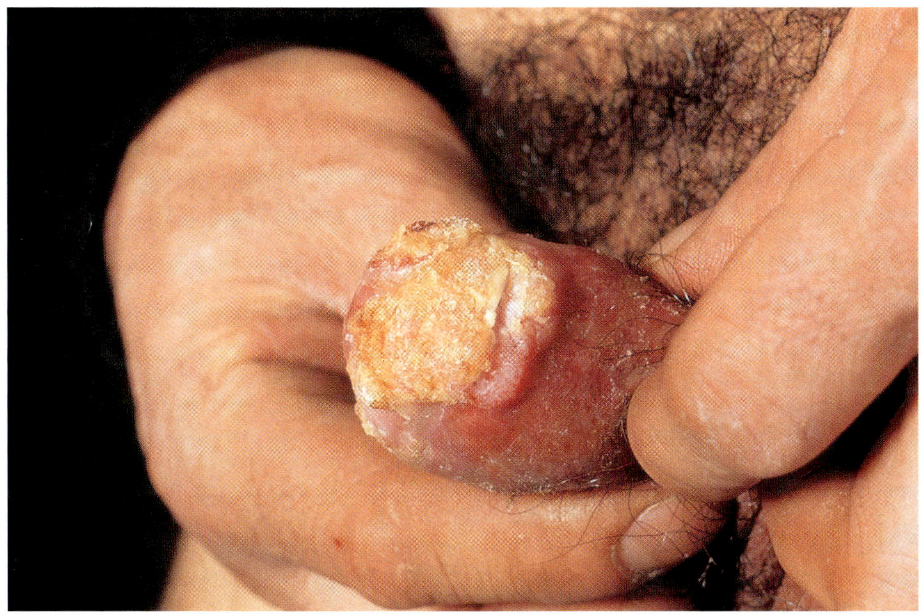

Abb. 19.14 Peniskarzinom.
Anamnese: Bei dem jetzt 47-jährigen Patienten wurden wegen rezidivierender Kondylome zunächst eine Zirkumzision und dann drei Abrasionen durchgeführt. Bei erneutem Rezidiv klinische Vorstellung. Histologie: Plattenepithelkarzinom.
Befund: der Vorderteil der Eichel ist teils bedeckt von flächenhaften, unregelmäßigen Hyperkeratosen, teils etwas infiltrativ verdickt und leicht blutend. Lymphknoten palpatorisch und sonographisch ohne Befund, Becken-CT ohne Befund.

- **Krankheitsbild:** verruköser oder ulzerierter Herd, meist im Bereich von Glans oder Sulcus coronarius. Histologisch meist Plattenepithelkarzinom, Stadieneinteilung nach TNM-System (Tis: Carcinoma in situ, Ta: verruköses, nicht-invasives Karzinom, T1–4: invasives Karzinom) bzw. Jackson-Klassifikation. Metastasierung meist lymphogen in inguinale und iliakale Lymphknoten.
- **Diagnostik:** klinisches Bild, histologische Diagnostik.
- **Differentialdiagnose:** Viruspapillome, entzündlich ulzerierende Erkrankungen.
- **Sonderform:** verruköses, nicht- bzw. spätinvasives Karzinom, häufig HPV-6-assoziiert (Abb. **19.4**).

Extramammärer Morbus Paget (Abb. **12.8**)

Epidermotropes Adenokarzinom (s. Kap. 12.4) mit ekzemähnlicher intraepidermaler Ausbreitung („Krebsekzem"). Lokalisation in Hautregionen mit apokrinen Schweißdrüsen: inguinal, genitoanal, perianal. Ausgangspunkt in ca. 25% der Fälle Adnexkarzinom apokriner Schweißdrüsen oder Schleimhautdrüsen von Urethra, innerem Genitale. Aber auch assoziiert mit anderen urogenitalen und gastrointestinalen Karzinomen.
Krankheitsbild: scharf begrenzter, unregelmäßiger, gerötet-schuppender Herd der Genital-Perigenital-Region.
Diagnose: Anamnese und klinisches Bild, histologische Diagnostik.
Therapie: möglichst operativ, sonst Strahlentherapie.

19.4.2 Sonstige Neubildungen

Wichtig ist die Differentialdiagnose melanozytärer Neubildungen.

Gutartige melanozytäre Neubildungen

An gutartigen melanozytären Neubildungen können am äußeren Genitale vorkommen: **Erworbene melanozytäre Nävi** als gewöhnlicher Typ oder atypisch-dysplastischer Typ. **Lentigo** an Vulva und Penis. **Vulvamelanose** mit irregulärer, bräunlicher Fleckbildung, DD: malignes Melanom.

Maligne Melanome (Abb. **19.15**)

Maligne Melanome (s. Kap. 8.4.2) können auch im Bereich des männlichen Genitales und der Vulva auftreten, ca. 1–5% aller Hautmelanome. Es kann sich dabei sowohl um noduläre, superfiziell spreitende oder akrolentiginöse Melanome handeln. Seltener und schwer erkennbar sind amelanotische Melanome.
Differentialdiagnose: gutartige melanozytäre Neubildungen (s. o.), erworbene Hyperpigmentierungen, auch hämorrhagischer Lichen sclerosus et atrophicus.
Warnzeichen sind: Wachstum eines Pigmentherdes, Herdunregelmäßigkeiten bei Begrenzung, Form und Pigmentierung, subjektive Beschwerden.
Die Prognose ist ungünstig durch frühzeitige Metastasierung. Die Abgrenzung gegenüber genitalen melanozytären Nävi kann schwierig sein, da diese häufig klinische und histologische Atypien zeigen.

19.5 Venerologische Erkrankungen

19.5.1 Vorbemerkungen

Venerologie ist die Lehre von den Geschlechtskrankheiten (Venus = römische Göttin der Liebe). **Venerologische Erkrankungen** sind lokale oder allgemeine Infektionskrankheiten, die überwiegend sexuell übertragen werden, meist mit einem Haut-/Schleimhautbefall der Geschlechtsorgane verbunden sind und zu Störungen des Sexuallebens und der Fortpflanzung sowie zu Infektionsketten führen können.

Geschlechtskrankheiten

Klassische (spezifische) Geschlechtskrankheiten sind Syphilis, Gonorrhö, Ulcus molle, Lymphogranuloma venereum und Granuloma inguinale. Außer diesen klassischen Geschlechtskrankheiten gibt es weitere, sexuell übertragbare **genitale Kontaktinfektionen**, z. B. Herpes genitalis, genitale Chlamydien- und Mykoplasmen-Infektionen, genitale Candidose, HPV-induzierte Genitalwarzen, HIV-Infektion. Die frühere Trennung in zwei verschiedene Gruppen wurde inzwischen aufgegeben und zusammenfassend der Begriff **STD („sexually transmitted diseases")** bzw. **STI (sexuell transmittierte Infektionskrankheiten)** verwendet.

Gesetzliche Regelungen

Wegen der Bedeutung für die allgemeine Gesundheit der früher sehr häufigen Geschlechtskrankheiten und ihrer Folgen wurden in verschiedenen Ländern gesetzliche Vorschriften erlassen, z. B. in der Bundesrepublik Deutschland das **„Gesetz zur Bekämpfung der Geschlechtskrankheiten"**. Mit dem neuen **„Infektionsschutzgesetz (IfSG)"** von 2001 ist jedoch die gesetzliche Definition bestimmter Geschlechtskrankheiten entfallen. Es setzt generell mehr auf Aufklärung, Prävention und Hilfsmaßnahmen statt auf Meldungspflicht sowie ggf. namentliche Erfassung und Zwangsmaßnahmen des früheren Gesetzes. Bei der **Meldepflicht** nach dem IfSG wird zwischen meldepflichtigen Erkrankungen und meldepflichtigen Erregern unterschieden. Im Bereich der Geschlechtskrankheiten ist nur noch der Nachweis von Treponema pallidum und HIV meldepflichtig (nicht namentlich), jedoch keine Erkrankungen. Meldepflichtig ist außerdem der Nachweis von Mykobakterium tuberculosis und bovis, Mykobakterium leprae sowie die Erkrankung Milzbrand.

Allgemeine Charakteristika

- Überwiegend Übertragung durch Geschlechtsverkehr bzw. sexuelle Praktiken.
- Gehäuftes Auftreten in Bevölkerungsgruppen mit hoher sexueller Aktivität und häufigem Partnerwechsel (Risikogruppen). Entsprechende Aspekte sind Lebensalter (ca. 20–24 Jahre), Großstadtbevölkerung, sozialer Status, besondere Berufsgruppen, männliche Homosexuelle.
- Risiko von Mischinfektionen wie z. B. Syphilis und Gonorrhö, Syphilis und HIV, HIV und genitale Virusinfektionen.

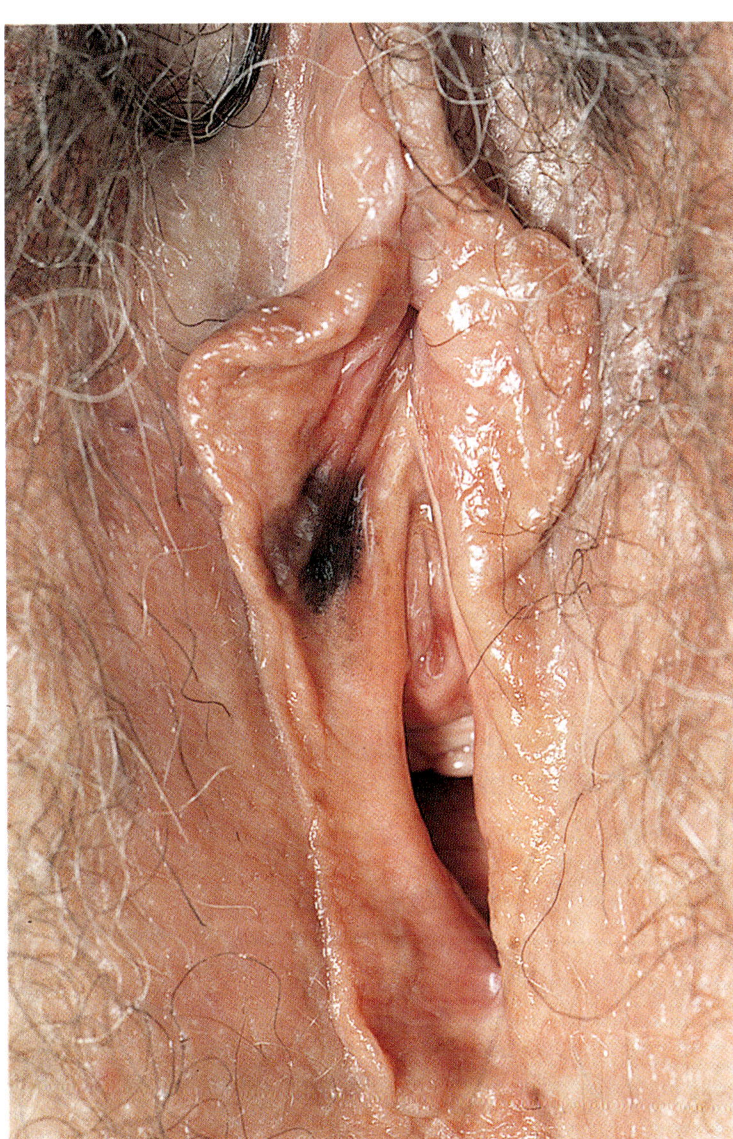

Abb. 19.15 Vulvamelanom.
Anamnese: 71-jährige Patientin. Brauner Herd an Vulva bei gynäkologischer Untersuchung festgestellt.
Befund: an der Innenseite der rechten kleinen Labie 1,5 × 1 cm großer, unregelmäßig begrenzter und unterschiedlich pigmentierter brauner Fleck. Histologischer postoperativer Befund: malignes Melanom, Tumordicke 0,42 cm. Durchuntersuchung: kein Anhalt für regionäre Metastasen oder Fernmetastasen.
Therapie: Exzision mit Sicherheitsabstand und mikroskopischer Schnittrandkontrolle (mikroskopisch-kontrollierte Chirurgie). Zweimalige Nachexzision erforderlich bis zur histologisch kontrollierten lokalen Tumorfreiheit.

- Probleme der Krankheitsbekämpfung durch unzureichende Therapiemöglichkeiten, z. B. bei Virusinfektionen, sowie Probleme der Erfassung von Infektionsquellen wegen häufig asymptomatischen Verläufen.
- Risiko von Rezidiverkrankungen wegen meist mangelhafter oder fehlender Immunität und anhaltendem Expositionsrisiko.
- Notwendigkeit der Infektionsquellenforschung und Partneruntersuchung bzw. Partnerbehandlung. Bei hoher Promiskuität ist mit teilweise weitläufigen, verzweigten Infektionsketten zu rechnen.
- Durch Lokalisation in Genitalregion verschiedenartige Störungen des Sexuallebens, der Fortpflanzung, der Schwangerschaft und der Keimesentwicklung.
- Durch Verbindung mit Sexualtrieb und Sexualleben besondere psychische, soziale und gesellschaftliche Dimensionen. Aktuelle Beispiele liefert die HIV-Infektion.
- Erhebliche sozioökonomische Bedeutung durch direkte und indirekte Kosten.

Das **Spektrum venerologischer Erkrankungen** unterliegt einer zunehmenden Veränderung. Während in den Industrieländern die „klassischen, spezifischen" Geschlechtskrankheiten wie z. B. Gonorrhö oder Syphilis durch gute Möglichkeiten der Diagnostik und Therapie an Bedeutung verloren haben, sind „unspezifische" Geschlechtskrankheiten wie insbesondere HPV- und HSV-Infektionen, Chlamydien- und Trichomonaden-Infektion zunehmend in den Vordergrund getreten.
Inzwischen steigt allerdings in den Industrieländern die **Syphilis-Inzidenz**, von niedrigem Niveau ausgehend, wieder deutlich an.
Eine neue Dimension hat die Venerologie durch die **HIV-Infektion** erhalten, bei der verschiedene Problemaspekte venerologischer Erkrankungen in besonderer Schärfe deutlich werden.

Klinische Charakteristika

Das klinische Spektrum der Genitalsymptome ist breit. Es lassen sich einige Grundmuster von Symptomkonstellationen/Syndromen herausstellen.

- **Genitalulkus-Syndrom:** häufig verbunden mit Lymphangitis und regionärer Lymphadenopathie. Erkrankungen: Syphilis, Ulcus molle, Lymphogranuloma venereum, Granuloma inguinale.
- **Urethritis-Syndrom:** Gonorrhö und nicht-gonorrhoische Urethritis bzw. durch Chlamydien, Mykoplasmen, Trichomonaden.
- **Balanitis-Vulvovaginitis-Syndrom:** Herpes genitalis und genitale Candidose.
- **Genitalwarzen-Syndrom:** verschiedene Formen der HPV-induzierten Genitalwarzen.

Natürlich gibt es Symptomüberlappungen und -kombinationen. Außerdem können sich lokale Krankheitsprozesse durch Aszension bzw. Ausbreitung in die Nachbarschaft weiter ausdehnen. Bei Syphilis und HIV-Infektion handelt es sich zudem um Allgemeininfektionen mit einem Multiorganbefall. Auch treten bei HIV-Infektionen keine primären Genitalsymptome auf.

19.5.2 Sexuell übertragbare Erkrankungen

Syphilis (Abb. **19.16–19.21**)

Synonym: Lues

Syphilis ist eine durch Treponema pallidum verursachte infektiöse und kontagiöse, meist chronisch-stadienhaft verlaufende, überwiegend sexuell übertragene Allgemeininfektion mit häufiger Hautbeteiligung. Unbehandelt kann sie zu schweren Organschäden und auch zum Tod führen. Sie kann aber auch latent verlaufen und in jedem Stadium spontan ausheilen. Da sie keine Immunität hinterlässt, sind Rezidiverkrankungen möglich.

Häufigkeit: Nach Inkrafttreten des IfSG wurden in Deutschland diagnostiziert und gemeldet: 2001 → 1701 Fälle, 2004 → 3343 Fälle. Die Inzidenz betrug 2003 4,1/100 000/Jahr, sie war in Metropolen weitaus höher, z.B. in Berlin 19,5/100 000/Jahr.

Historischer Exkurs

Geschichte der Syphilis

Die Geschichte der Syphilis und Syphilisforschung ist faszinierend. Wahrscheinlich aus Amerika (Haiti) durch Söldner des Kolumbus nach Europa eingeschleppt, trat sie augenfällig erstmals bei der Belagerung von Neapel (1495) auf. Während die Lepra zurückging, verbreitete sich die Syphilis seuchenhaft in allen Bevölkerungsgruppen und Ländern Europas. Auslösende Ursachen waren Promiskuität durch Kriegswirren, Söldnertruppen, öffentliche Häuser und Badestuben sowie die Schröpf- und Aderlasstherapie. Ihr Verlauf war wesentlich schwerer und prognostisch ungünstiger als heute. Durch die Erkrankung wichtiger Persönlichkeiten hat die Syphilis die Entwicklung der Geschichte, Religion und Kunst beeinflusst. Die Erkrankung von Heinrich VIII. von England (keine Geburt eines Thronfolgers) führte letztlich zur Trennung von Rom und zur Gründung der anglikanischen Kirche. Weiterhin litten wahrscheinlich an Syphilis: Heinrich Heine, Franz Schubert, Hugo Wolf, Friedrich Nietzsche, Lenin, Karl Marx und Mussolini. (Zitiert nach F. Leyh: Geschlechtskrankheiten. Goldmann, München 1972.)

Die wechselhafte Geschichte der Syphilisforschung (ist z.B. Gonorrhö das Frühstadium der Syphilis?) mit zahlreichen Inokulationsversuchen fand erst 1905 ihren Abschluss mit der Entdeckung der Spirochaeta pallida durch Hoffmann und Schaudinn. Die äußerst problematische Therapiesituation (u.a. Quecksilberschmierkuren; Versuche, durch Ausschneiden bzw. Ausbrennen des Primäraffekts die Generalisierung zu verhindern) änderte sich erst grundlegend mit Einführung des Penizillins.

Krankheitsbild Genitalulkus-Symptomatik. Nach Infektion und Inkubationszeit meist chronisch-stadienhafter Verlauf (Stadium I–III) mit Krankheitsaktivität und scheinbaren Pausen (Latenzphasen). Stadium I und II werden als **Frühsyphilis** zusammengefasst, Stadium III einschließlich Neurosyphilis als **Spätsyphilis** bezeichnet.

I. Primärstadium (Abb. **19.16**)

Charakteristika: lokale Symptomatik des **Primärkomplexes** mit Primäraffekt, Lymphangitis und regionärer einseitiger Lymphknotenschwellung. Auftreten am Infektionsort nach erfolgter Infektion und einer Inkubationszeit von ca. 3 Wochen (zehn Tage bis einige Monate).

- **Primäraffekt** („Schanker"): derbes schmerzloses Ulkus oder Ulzera, seltener Erosionen. Lokalisation meist genital, bei Frauen auch Zervix. In ca. 10% extragenital: oral, anal, intraanal, digital etc. Gelegentlich auch fehlend oder nicht auffindbar. Begleitödem möglich, z.B. Ödem von Präputium oder Labien.
- **Lymphangitis** (fakultativ): tastbar verhärteter Lymphgefäßstrang, meist an Penisoberseite.
- **Lymphadenitis** („Bubo"): derbe schmerzlose Anschwellung regionärer Lymphknoten, meist einseitig. Keine Allgemeinsymptome.

Verlauf: spontane Abheilung des Primäraffekts nach ca. 6–8 Wochen.

Diagnostik: direkter mikroskopischer Erregernachweis im Sekret des Primäraffekts, Serologie: Serokonversion ca. 3 Wochen nach Infektion.

II. Sekundärstadium (Abb. **19.17–19.19**)

Beginn ca. 9 Wochen (bis einige Monate) nach Infektion.

Charakteristika: klinische Krankheitsgeneralisierung mit schubhaftem Verlauf.

1. Prodromalstadium
2. Generalisierte Lymphknotenschwellung
3. Hautexantheme: sekundäre Syphilide
4. Extrakutane Organmanifestationen.

Zu 1. **Prodromalstadium:** grippeähnliche Symptomatik mit Fieber, Abgeschlagenheit etc.

Zu 2. **Generalisierte Lymphknotenschwellung:** Lymphadenopathie mit zahlreichen schmerzlosen, kleinen subkutanen Lymphknoten, auch Anginasymptomatik als Zeichen der allgemeinen Aktivierung des Immunsystems.

Zu 3. **Haut:** rezidivierende syphilitische Exantheme (und Enantheme), lokalisierte Papeln, Pigmentstörungen und Haarausfall.

- **Syphilitisches Primärexanthem:** meist generalisiert-makulös („Kieler Masern"), Rezidivexantheme polymorph (makulopapulös, psoriasiform, vesikulös usw.), zunehmend weniger generalisiert. Spontanrückbildung nach einigen Wochen. Kein Juckreiz!
- **Lokalisierte Papeln:** meist mit Rezidivexanthemen auftretende Papeln an Handflächen und Fußsohlen. In Perigenital-/Perianalregion erregerreiche breite Kondylome. Papulöse Herde auch in Gesicht, DD Rosazea.
- **Weitere Hautsymptome:** Leukodermie in früheren Exanthemherden. Alopezie: diffus oder kleinherdig „mottenfraßartig".
- **Schleimhaut:** rötliche bzw. weißlich-leukoplakische, seltener ulzeröse Herde.

Zu 4. **Innenorgane** (fakultativ): Iritis, Nephritis, auch Hepatitis (Ikterus), Meningitis (Kopfschmerzen), Periostitis (Knochenschmerzen) etc. Allgemeinsymptome möglich.

Verlauf: Schubhaft mit einem oder auch mehreren Rezidivschüben bei zunehmenden Latenzphasen. Gesamtdauer ca. 2–3 Jahre.

Diagnostik: direkter mikroskopischer Erregernachweis im Dunkelfeld, besonders aus erregerreichen breiten Kondylomen, Seroreaktionen. Organdiagnostik entsprechend dem klinischen Bild.

Sonderform: Lues maligna bei Immuninsuffizienz (z.B. HIV-Erkrankung): schwerer Verlauf, ulzeröse Hautveränderungen, Fieber, schnelle Progression, geringe Lymphknotenschwellung, unzuverlässige Seroreaktionen. Diagnosestellung: Erregernachweis, auch mit PCR.

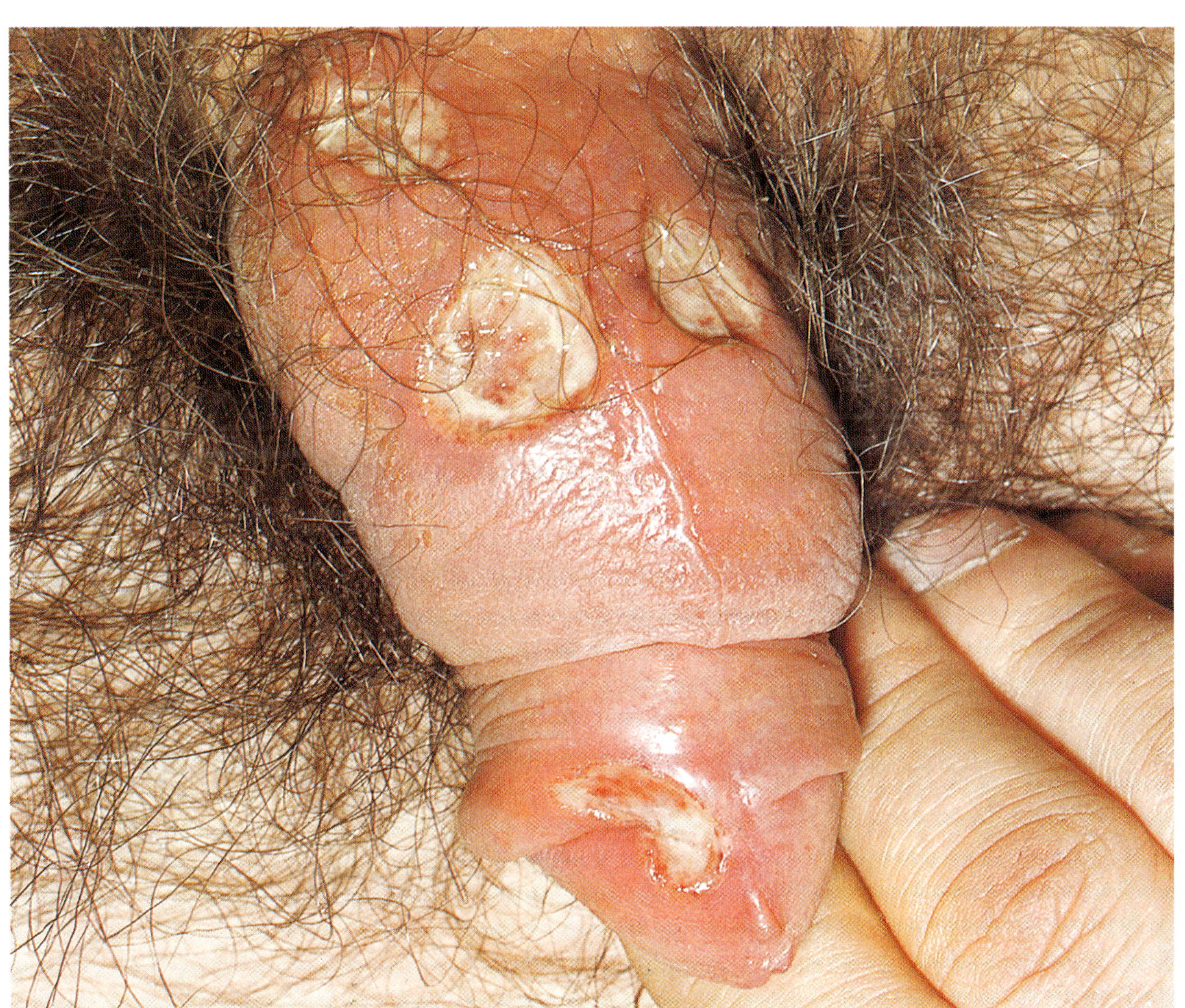

Abb. 19.16 Syphilis Stadium I: genitaler Primäraffekt.

Anamnese: 37-jähriger Patient. Die Geschwüre seien vor ca. sechs Wochen kurz hintereinander aufgetreten. Keine klare Angabe über Zeitpunkt der Ansteckung bzw. Kontaktperson.

Befund: an Glans/Präputium sowie Penisschaft insgesamt vier fingernagelgroße, flache Ulzera mit derbem, gelblich belegtem Grund. Kein Spontan-/Druckschmerz der Ulzera, derbes Ödem der Penishaut. Diagnosestellung durch Erregernachweis und positive Serologie.

Differentialdiagnose: Ulcus molle, schankriforme Pyodermie (Abb. **19.5**), Morbus Behçet (Abb. **19.8**), bei solitärem Herd: Karzinom.

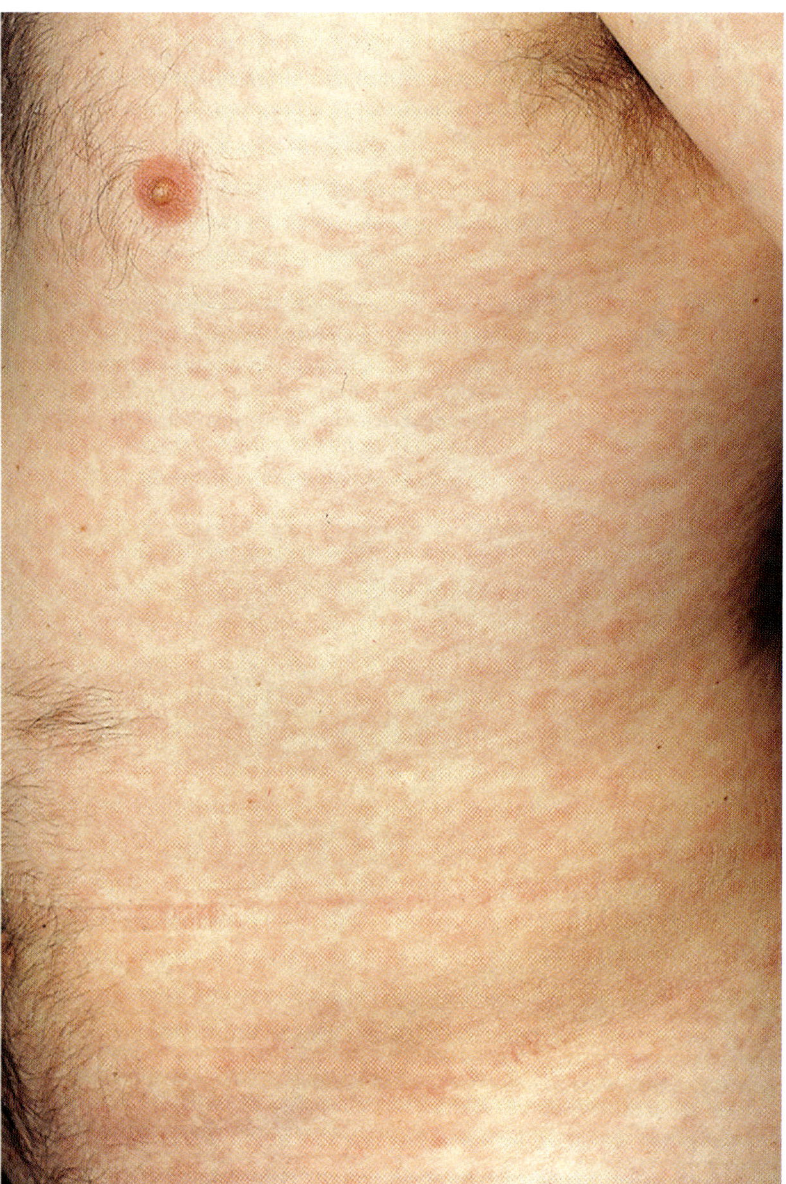

Abb. 19.17 Syphilis Stadium II: Roseola.
Anamnese: 19-jähriger Patient. Er erinnert sich dunkel an ein kleines schmerzloses Geschwür am Glied vor einigen Wochen.
Befund: am Stamm (sowie an Handinnenflächen und Fußsohlen) disseminiert stehende, etwa linsengroße Herde von blassroter bis hellroter Farbe, zum Teil rein fleckförmig, zum Teil leicht erhaben.
Besonderheiten: Sekundäre Syphilide können wie hier je nach Intensität der Entzündung makulös oder papulös, jedoch auch psoriasiform oder ulzerös sein.
Differentialdiagnose: exanthematische Infektionskrankheiten, Arzneimittelexantheme (Abb. **7.99**), akut exanthematische Psoriasis vulgaris (Abb. **7.7**), Pityriasis rosea (Abb. **7.142**).

Historischer Exkurs

Selbst Goethe war sich bei seinen Italienaufenthalten des Risikos venerischer Infektionen durchaus bewusst.
„Gar verdrießlich ist mir einsam das Lager zu Nacht.
Aber ganz abscheulich ist's, auf dem Wege der Liebe
Schlangen zu fürchten, und Gift unter den Rosen
der Lust …"
(Römische Elegie XX)

III. Tertiärstadium (Abb. 19.20 und 19.21)
Charakteristika: nach unterschiedlich langer Latenzzeit (Monate bis Jahre, Spätlatenz) auftretende Entzündungsherde mit Schwerpunkt Haut, ZNS und kardiovaskuläres System.

1. **Beteiligung der Haut** in zwei Erscheinungsformen:
   - **Kutane Syphilide:** kutane braun-rote plaqueartige, unregelmäßig begrenzte und polymorphe Herde, flach-papulös, knotig-ulzeriert, vernarbend. Zahl gegenüber Sekundärstadium stark reduziert: ein bis wenige Herde.
   - **Subkutane Syphilide (Gummen):** subkutane gummiartige Knoten, bis mehrere Zentimeter groß. Lokalisation: Haut, Schleimhaut und Periost, aber auch innere Organe. Spätere Einschmelzung und lokale Gewebszerstörung möglich, z.B. mit Hautulkus oder Knochenperforation.

   Tertiäre Hautherde sind nicht mehr kontagiös.
2. **Beteiligung des Zentralnervensystems:** Die Spätsyphilis des ZNS (Neurosyphilis, Neurolues,) ist eine „spättertiäre" Manifestation und kann vorwiegend in zwei Formen auftreten:
   - **Meningovaskuläre Form:** Befall von Meningen und Gefäßen von Gehirn und Rückenmark mit entsprechender, vorwiegend neurologischer Symptomatik. Auftreten ca. 4–7 Jahre nach Infektion.

– **Parenchymatöse Form:** Befall von Gehirn als progressive Paralyse mit hirnorganischem Psychosyndrom. Befall von Rückenmark als Tabes dorsalis mit neurologischer Symptomatik. Auch als Quartärstadium bzw. Metasyphilis bezeichnet und von Tertiärstadium abgegrenzt, da alternativer Entwicklungsweg der Lues bei anergischer Reaktionslage mit erregerreichen Herden. Auftreten ca. 5–25 Jahre nach Infektion.

3. **Kardiovaskuläres System:** ebenfalls meist spättertiäre Manifestation. Befall von Aorta mit Aortenklappen- und Herzinsuffizienz, Aortenaneurysma. Auch Befall anderer Gefäße wie z. B. Koronargefäße oder periphere Gefäße.

Diagnostik: Erregernachweis nicht möglich. Seroreaktionen in Blut und Liquor einschließlich weiterer Liquordiagnostik.

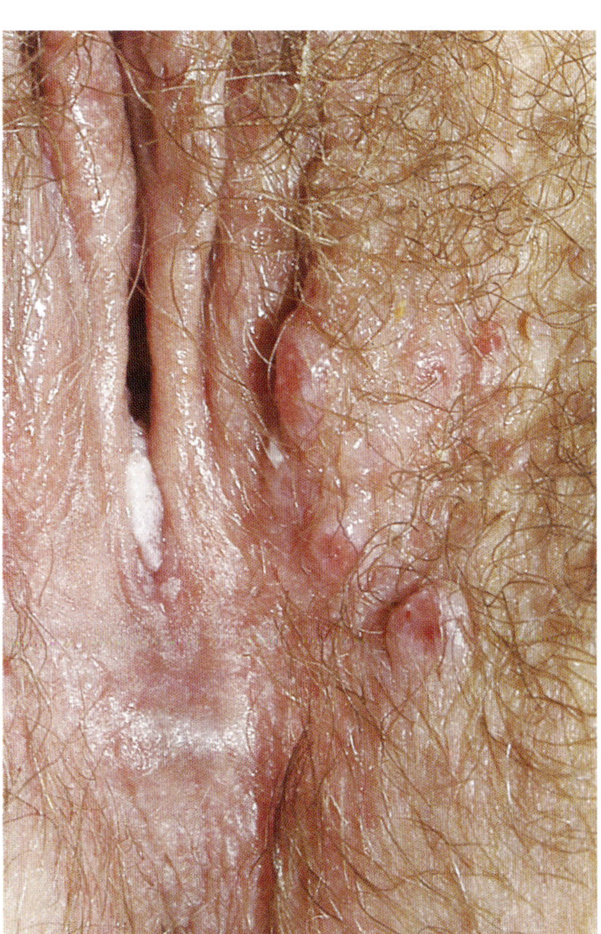

Abb. 19.18 Syphilis Stadium II: Condylomata lata.
Anamnese: 44-jährige Patientin. Sie erinnert sich nicht an einen vorausgegangenen Primäraffekt. Vor mehreren Wochen habe sie allerdings eine „Grippe" mit Halsschmerzen und einem vorübergehenden Hautausschlag gehabt. Die Hautveränderungen im Genitalbereich seien ihr zunächst nicht aufgefallen, da sie dort schon immer einige Warzen gehabt habe.
Befund: perigenital bis erbsgroße, gerötete Papeln mit erosiver Kuppe. – Mikroskopische Untersuchung (Dunkelfeld): Treponema pallidum. Serologische Untersuchung: Syphilisserologie mit VDRL- und TPHA-Test reaktiv. Nebenbefund: Condylomata acuminata über der hinteren Kommissur.
Differentialdiagnose: Condylomata acuminata (Abb. **19.3**).

Verlauf Der individuelle **natürliche Verlauf** ist nicht voraussagbar, es gibt keine prognostischen Marker. Bei Immuninsuffizienz (z. B. HIV-Infektion) ist mit einem schwereren Ablauf zu rechnen. Rückschlüsse auf den statistisch zu erwartenden Verlauf ergeben sich aus Analysen früher unbehandelter Patienten.
Unbehandelte Frühsyphilis: ca. zwei Drittel (68%) Spontanheilung oder Dauerlatenz, ca. ein Drittel (32%) Übergang in Spätsyphilis. Davon 16% Syphilide und Gummen, 6% Neurosyphilis, 10% kardiovaskuläre Syphilis. Letalität ca. 10%.
Der natürliche Verlauf der Syphilis ist gegenüber früheren Jahrhunderten wesentlich gutartiger geworden. Durch die **Behandlung mit Antibiotika** wurde eine weitere eklatante Verbesserung von Verlauf und Gesamtprognose erreicht, Spätsyphilis und Todesfälle sind rar geworden.

Diagnostik **Anamnese:** häufig unzuverlässig. Früher kursierte der ärztliche Merkspruch: omne syphiliticus mendax – jeder Syphilitiker lügt.
Klinisches Bild der einzelnen Stadien häufig vieldeutig.
Sicherung der Diagnose durch Erregernachweis (Frühsyphilis) bzw. Serodiagnostik (Früh- und Spätsyphilis).

- **Erregernachweis:** direkter Nachweis im Sekret von Haut- oder Schleimhautherden mit Dunkelfeldmikroskop (aufleuchtende spiralige Erreger mit typischen Rotations- und verbeugungsartigen Knickbewegungen). Auch mittels direkter Immunfluoreszenz- und PCR-Methodik (Gewebe).
- **Serologie:** klassische, nicht Treponemen-spezifische Seroreaktionen (Lipoidantikörper, z. B. VDRL-Test) und Treponemen-spezifische Seroreaktionen (Treponema-pallidum-Antikörper). Der IgM-Antikörper-Titer ist abhängig von der Krankheitsaktivität, der IgG-Antikörper-Titer persistiert („Seronarbe").
  – **Suchtest:** TPHA-Test (Treponema-pallidum-Hämagglutinationstest) reaktiv ab ca. 3.–4. Woche nach Infektion. Erfasst spezifische IgM- und IgG-Antikörper und kann trotz ausreichender Behandlung reaktiv bleiben. Auch Schnelltest (Rapid-Plasma-Reagin-Card-Test = RPRC-Test), VDRL-Test.
  – **Bestätigungstest:** u. a. IgG-FTA-ABS-Test (Fluoreszenz-Treponema-pallidum-Antikörper-Absorptionstest). Weitere Differenzierung zur Erfassung von spezifischen IgM-Antikörpern möglich (IgM-FTA-ABS-Test, 19-S-IgM-FTA-ABS-Test).
- **Aktivitätstests:** VDRL-Test (Venereal Disease Research Laboratory Test), IgM-FTA-ABS-Test, IgM-ELISA.

Zur **Liquordiagnostik** sind ausschließlich spezifische Seroreaktionen geeignet. Zur Erfassung einer **Neugeboreneninfektion** sind nur IgM-Tests geeignet (s. o.), da IgG-Antikörper der Mutter die Plazenta passieren können.
Die **Bewertung** der Seroreaktionen ist wichtig. Sie können falsch negativ oder auch falsch positiv ausfallen.

Differentialdiagnose Die Verdachtsdiagnose Syphilis kann umfangreiche differentialdiagnostische Überlegungen und entsprechende Untersuchungen erfordern, die vom jeweiligen Krankheitsstadium bzw. Organbefall bestimmt werden.
Beispiele:

- **Primärstadium:** schankriforme Pyodermie, Ulcus molle, neoplastisches Ulkus mit Lymphknotenmetastasen,

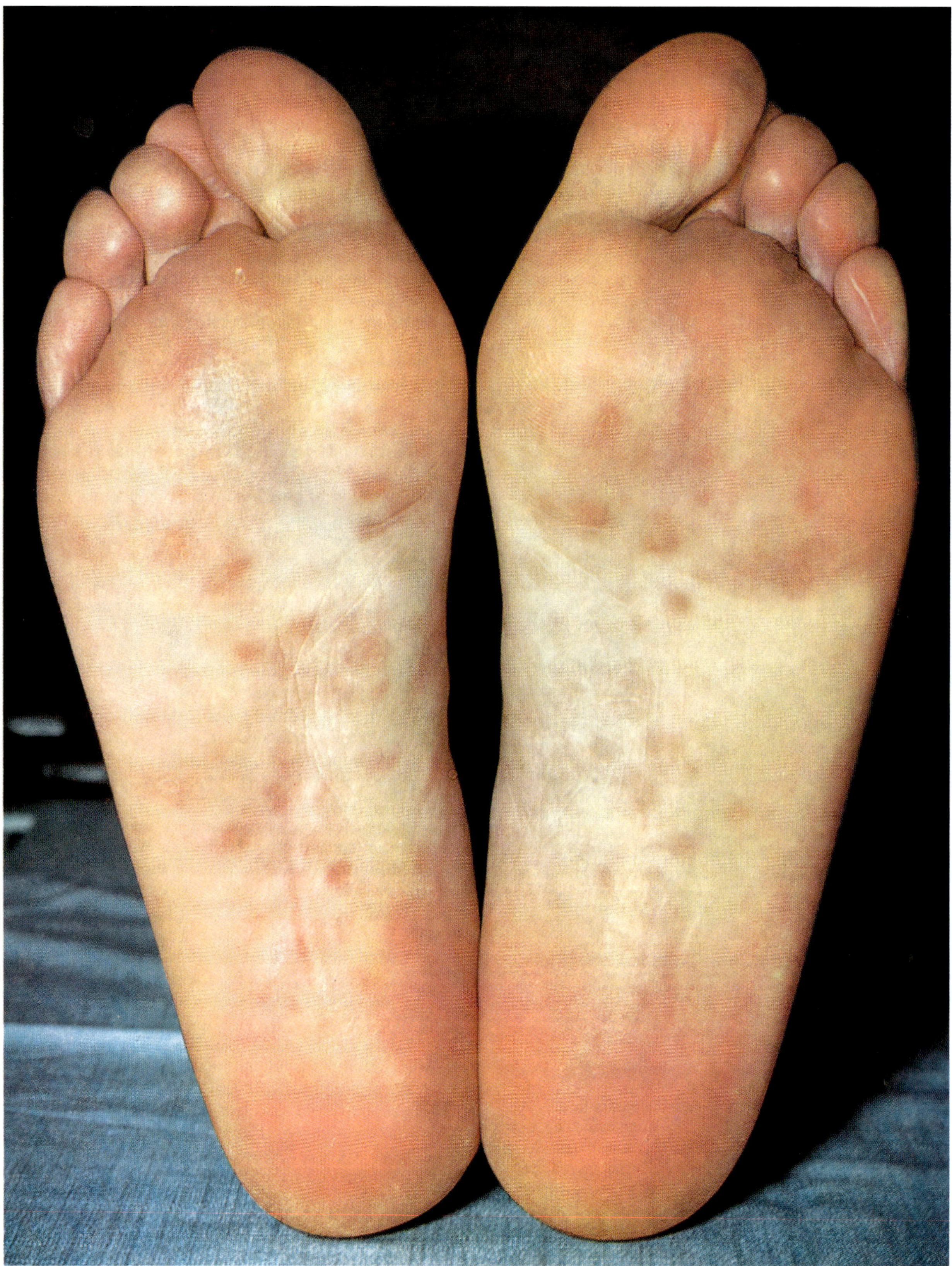

Abb. 19.19 Syphilis Stadium II: Plantarsyphilid.

Anamnese: nicht bekannt.

Befund: an beiden Fußsohlen etwa linsengroße, disseminierte, zum Teil einzeln stehende, zum Teil konfluierende rötliche Flecke und flache Papeln. Gleichartige Herde an beiden Handinnenflächen.

Besonderheiten: Das Palmoplantarsyphilid stellt eine besonders typische Manifestation der sekundären Syphilis dar.

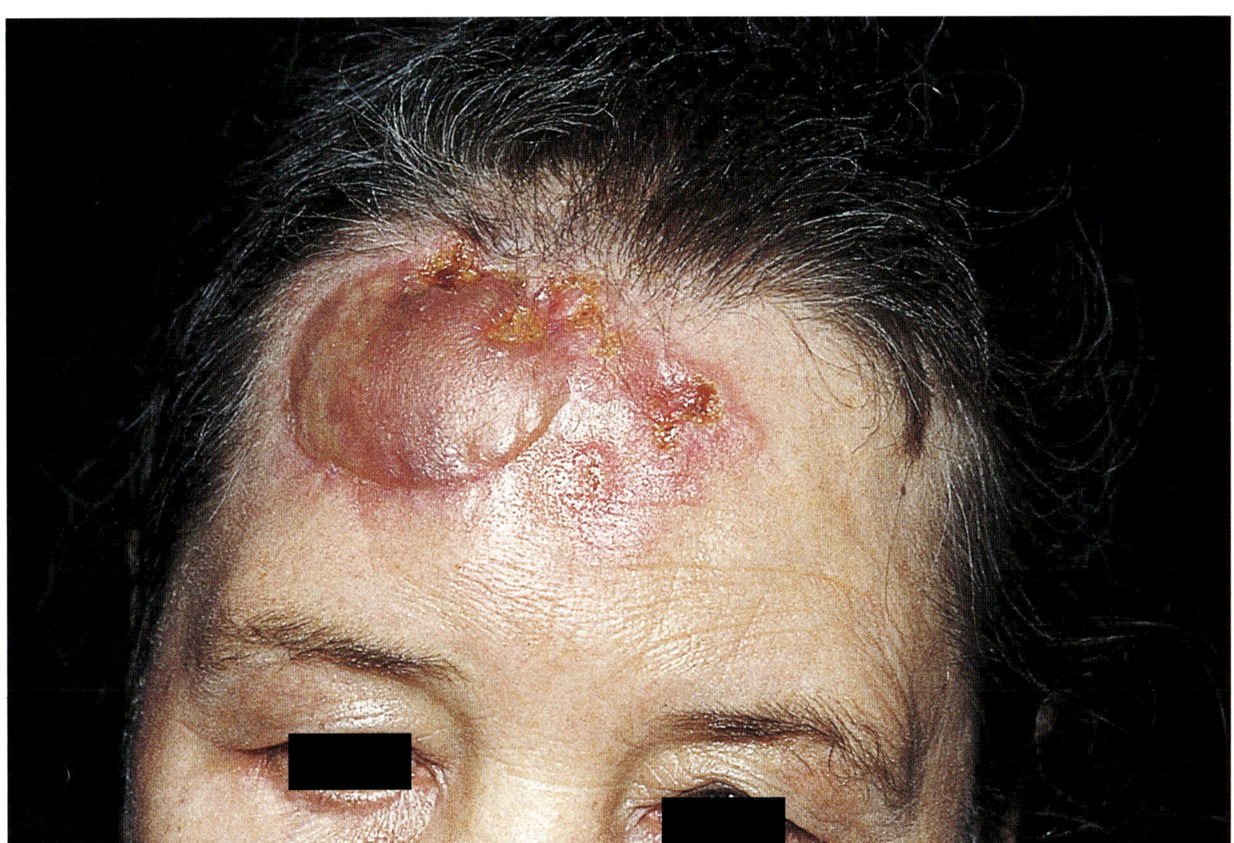

Abb. 19.20 Syphilis Stadium III: tuberoulzeroserpiginöses Syphilid nach plastisch-chirurgischer Behandlung.
Anamnese: 54-jährige Patientin. Vor drei Jahren Auftreten eines Geschwürs an der Stirn, das trotz externer Behandlung größer wurde. Nach chirurgischer Behandlung mit Totalexzision (Verdachtsdiagnose Hauttumor) und plastischer Deckung Auftreten eines „Randrezidivs", Vorstellung in einer dermatologischen Klinik und Diagnosestellung. Eine frühere venerische Infektion war der Patientin nicht bekannt und wurde strikt abgelehnt.
Befund: an der rechten Stirnseite 6 × 5 cm großes freies Transplantat. In Stirnmitte und auf das Transplantat übergreifend unregelmäßiger, teils unscharf begrenzter, bräunlich-roter, infiltrierter Herd mit mehreren linsengroßen verkrusteten Ulzera. – Weitere Befunde: Aortenaneurysma und Aorteninsuffizienz. Syphilisserologie: reaktiv.

Paronychie (Finger), Aphthen (Mundschleimhaut, Genitale), Angina tonsillaris, Analfissur.

- **Sekundärstadium:** verschiedene Formen infektiöser und nicht-infektiöser Exantheme und Enantheme, spitze Kondylome (Genitale), Rosazea (Gesicht), andere Alopezieformen.
- **Tertiärstadium:** andere granulomatöse Erkrankungen wie Sarkoidose, Tuberkulose, Lepra, Lymphome, Erkrankungen von ZNS und Rückenmark.

Mit gleichzeitigem Vorliegen weiterer sexuell übertragbarer **STD-Erkrankungen** ist zu rechnen.

In tropischen Regionen ist auch an **andere Treponematosen** zu denken. Es sind dies durch Treponema pallidum oder verwandte Treponemen verursachte syphilisähnliche Erkrankungen, die aber grundsätzlich weniger schwerwiegend verlaufen und auch nicht sexuell übertragen werden. Beispiele: Frambösie (Treponema pertenue), Pinta (Treponema carateum), Bejel (besondere Verlaufsformen der Syphilis, nichtsexuelle Übertragung).

Ätiopathogenese **Erreger:** Treponema pallidum (Subspecies pallidum): spiralig gewundenes, anaerobes gramnegatives Bakterium. Eigenschaften: schlecht anfärbbar („pallidum"), bisher nicht in vitro kultivierbar, Eigenbeweglichkeit, lange Generationszeit von ca. 30 Stunden. Empfindlich gegenüber Hitze, Kälte, Austrocknung, Reinigungsmitteln und Desinfizienzien, hoher O_2-Konzentration.

Infektionsweg: Übertragung von Mensch zu Mensch fast ausschließlich durch direkten körperlichen Kontakt wie Geschlechtsverkehr, sonstige enge Kontakte mit Infizierten im Primär- und Sekundärstadium. Auch durch vertikale Mutter-Kind-Transmission und Bluttransfusionen (früher). Erforderlich sind Eintrittspforten wie Epitheldefekte oder lokale Erkrankungen. Hauptlokalisation sind Genitale und Mund. Die direkte Ansteckungsfähigkeit ist groß bei Frühsyphilis, sie fehlt bei Spätsyphilis. Nach Erregerinokulation lokale Vermehrung und schnelle Ausbreitung über Lymphgefäße und Blut im Gesamtorganismus.

Erreger-Wirt-Beziehungen: Krankheitsbild in seinem stadienhaften Verlauf hauptsächlich bestimmt von Änderungen der Reaktionslage des Organismus mit zunächst lokalen (Primärkomplex) und später allgemeinen Abwehrreaktionen (Sekundärstadium), histologisch plasma-

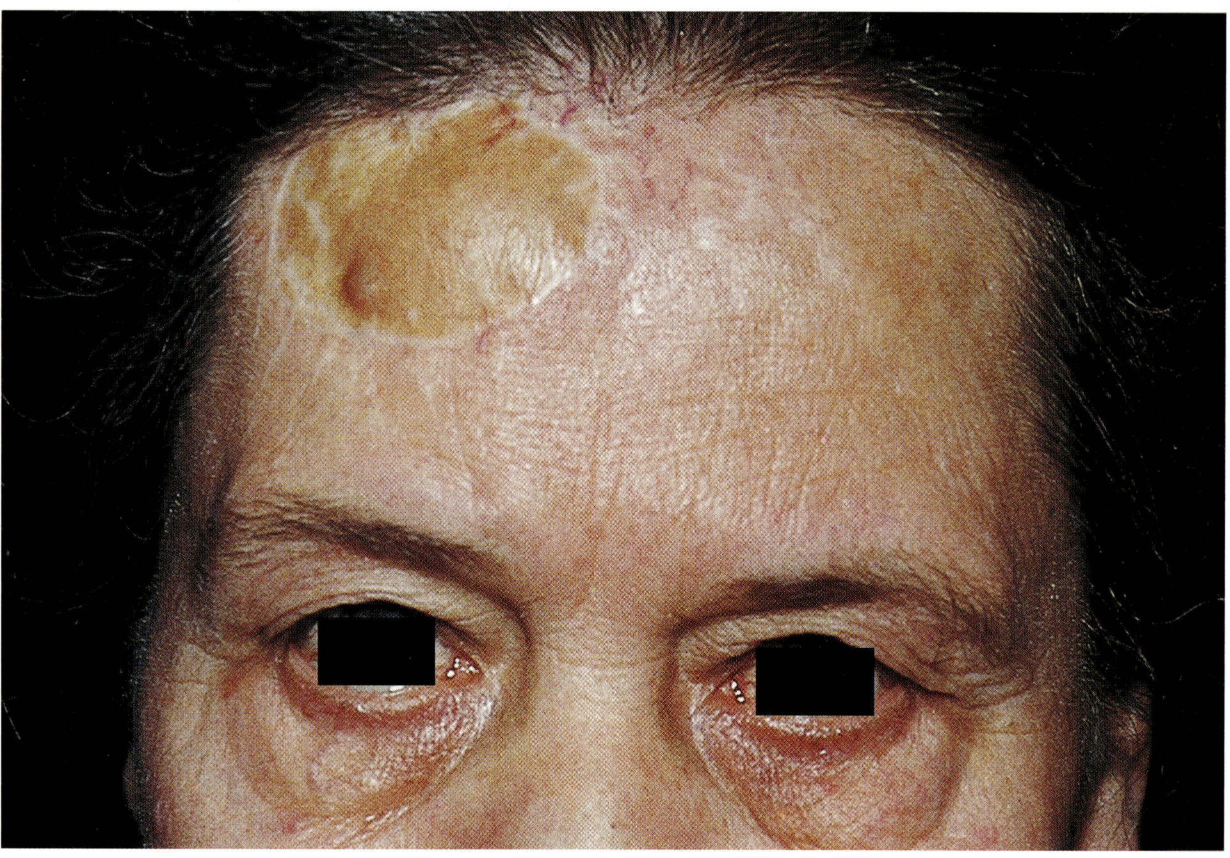

Abb. 19.21 Syphilis Stadium III nach antisyphilitischer Behandlung.
Anamnese: s. Abb. **19.20.**
Befund: reizloses, diffus hyperpigmentiertes Transplantat mit umschriebenen Depigmentierungen, atrophischen Närbchen und Teleangiektasien im Transplantatbereich und in seiner Umgebung.
Besonderheiten: nach zehntägiger interner Vorbehandlung mit Prednison antisyphilitische Behandlung mit Penizillin. Zwei Monate später Kontrollfoto (Abb. **19.20**).

zelluläre Entzündung. Im Tertiärstadium reduzierte Erregerzahl, überwiegend herdförmig-umschriebene bzw. organgebundene granulomatöse Gewebsreaktionen. Während einer Infektion besteht **Infektionsimmunität**, nach ausreichender Behandlung oder Spontanheilung ist eine Reinfektion möglich.

Therapie Ziele der Syphilisbekämpfung sind Krankheitsbehandlung und Verhinderung der Ausbreitung.

Medikamentöse Behandlung

Zentrales Ziel der kausalen Krankheitsbehandlung ist die medikamentöse Erregerabtötung. Therapie der Wahl ist die Penizillin-Behandlung. Eine Resistenzentwicklung wurde bisher nicht beobachtet. Grundsätzlich muss wegen der langen Generationszeit von Treponema pallidum ein minimaler therapeutischer Serumspiegel über mindestens 5–7 Tage gewährleistet sein. Je nach Stadium und/oder Organbefall gibt es unterschiedliche Behandlungsschemata:

- **Frühsyphilis** (Stadien I und II, Lues latens seropositiva bis Ende des 1. Jahres nach Infektion): Benzylpenizillin-Benzathin 2,4 Mio. I. E. i. m. einmalig. Bei Penizillin-Allergie: Doxycyclin 2 × 100 mg/d für 14 Tage, nicht in der Schwangerschaft!
- **Spätsyphilis** (Stadium III mit Spätlatenz außer Neurosyphilis): Benzylpenizillin-Benzathin 2,4 Mio. I. E. i. m. 3× in wöchentlichem Abstand (1., 8. und 15. Tag). Bei Penizillin-Allergie Doxycyclin 2 × 200 mg/d für drei Wochen p. o.
- **Neurosyphilis:** Penizillin-G-Infusionen 6 × 4 Mio. I. E./d für 14 (–21) Tage.

Behandlung in der Schwangerschaft: Penizillin (s. o.).
Konnatale Syphilis: Penizillin i. v.

Mögliche Nebenwirkungen

- **Penizillin-Allergie:** Ausweichpräparate s. o. In Problemfällen auch Möglichkeit einer Desensibilisierung prüfen.
- **Jarisch-Herxheimer-Reaktion:** mögliches Auftreten bei antibiotischer Erstbehandlung nach 2–12 Stunden durch freigesetzte Bakterientoxine.
  - **Frühsyphilis:** Allgemeinreaktion mit Fieber, Schüttelfrost, Kopfschmerzen. Exazerbation von Primäraffekt oder Sekundärexanthem.
  - **Spätsyphilis:** risikoreiche Lokalreaktionen mit Einschmelzung granulomatöser Herde, z. B. Aortenruptur, Hirndruck, Sehstörungen.
  - **Prophylaxe:** Kortisonvorbehandlung.

Therapiekontrolle
Trotz Rückbildung klinischer Symptome sind regelmäßige serologische Kontrollen nach 3, 6, 12 und 24 Monaten zur Feststellung einer ausreichenden Behandlung erforderlich.
Kriterien: Titerabfall bzw. Negativierung von Aktivitätsreaktionen wie z. B. VDRL-Test. Fehlender Abfall bzw. Wiederanstieg → Therapieversagen (selten) bzw. Reinfektion (häufig).
Partnerbehandlung: klinische und serologische Kontrolluntersuchung von Sexualpartnern, Wiederholung nach 6 Wochen. Partnerbehandlung bei Infektion, aber auch prophylaktisch möglich nach entsprechender Aufklärung und Behandlungswunsch.
Gesetzliche Maßnahmen: Nach dem Infektionsschutzgesetz (IfSG) ist nur noch die nicht-namentliche Nennung des direkten oder indirekten Nachweises von Treponema pallidum erforderlich.

Historischer Exkurs

Quecksilber und Penizillin
Die 1943 begonnene Penizillinbehandlung der Syphilis hat zu einer heute kaum noch vorstellbaren Verbesserung der Behandlung gegenüber früheren Behandlungsformen wie der Quecksilbertherapie mit den toxischen Symptomen des Merkurialismus (mercurium (lat.) = Quecksilber) geführt. Die selbst erkrankte dänische Dichterin Tania Blixen (1885–1962) zitiert einen alten ärztlichen Spruch: „Hore cum venere, decem anni cum mercurio."
Tania Blixen: Letzte Erzählungen. Manesse Verlag Zürich (1993).

Konnatale Syphilis

Ist eine Schwangere an Syphilis erkrankt, kann die Infektion diaplazentar auch die Frucht erfassen. Die Erkrankungsfolgen sind abhängig vom Krankheitsstadium der Mutter.
Erkrankungsfolgen können sein: Abort, Totgeburt, postpartaler Exitus, konnatale Syphilis.
Fetale Syphilisinfektionen sind sehr selten geworden durch serologische Routinekontrolle von Schwangeren und ggf. rechtzeitige Behandlung.
Krankheitsbild: bei Neu-(Früh-)geborenen grundsätzlich Bild der sekundären Syphilis einschließlich syphilitischer Rhinitis, Hepatitis, Enzephalomeningitis (Hydrozephalus). Bei späterer Manifestation Erkrankungen/Schädigungen von Augen (Keratitis), Innenohr (Ertaubung), Zahnbildungsstörungen und Knochenveränderungen.
Diagnostik: klinisches Bild, Serologie mit Nachweis von IgM-Antikörpern. Mütterliche IgG-Antikörper können die Plazenta passieren. Auch Liquordiagnostik.
Therapie: Behandlung der Mutter möglichst nur mit Penizillin (s. o.). Bei Allergie Desensibilisierung versuchen. Behandlung des Neugeborenen mit Penizillin i. v.

Gonorrhö (Abb. 19.22)

Synonym: Tripper

Gonorrhö ist eine durch **Neisseria gonorrhoeae** verursachte, fast ausschließlich sexuell übertragene Erkrankung. Sie ist eine akute oder chronische Oberflächeninfektion der urogenitalen, anorektalen, oropharyngealen oder konjunktivalen Schleimhaut. Durch Aszension oder hämatogene Streuung kann sie sich weiter ausbreiten. Eine Immunität entwickelt sich nicht.
Häufigkeit: Gonorrhö ist eine weltweit häufige Geschlechtskrankheit. Die Zahl der jährlichen Neuerkrankungen wird auf 25 Millionen geschätzt. Im Spektrum der

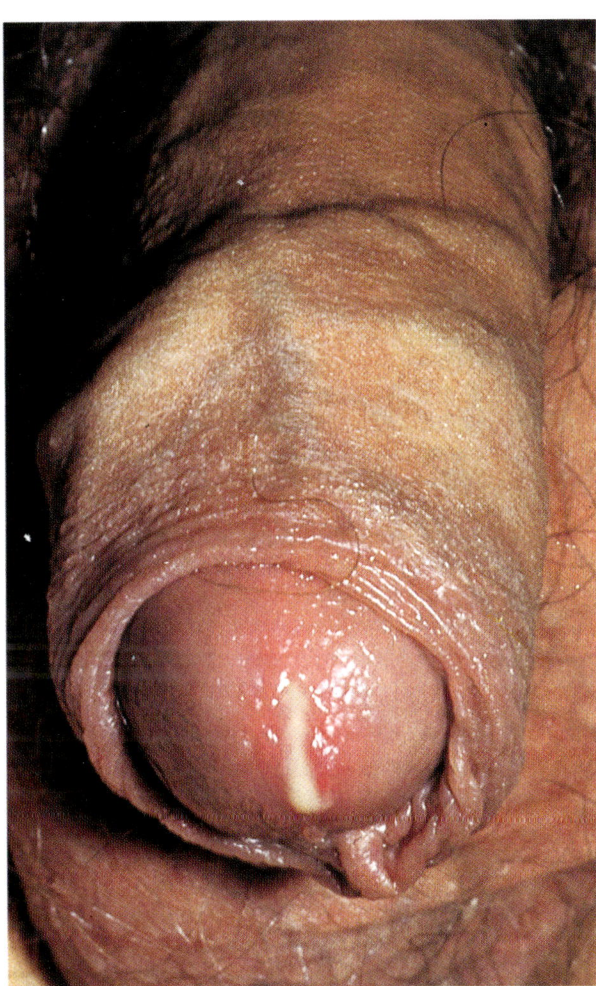

Abb. 19.22 Gonorrhö: Urethritis gonorrhoica acuta anterior.
Anamnese: 35-jähriger Patient. Der Ausfluss sei wenige Tage nach Rückkehr von einer Urlaubsreise aufgetreten. Der Patient kam bereits mit der Eigendiagnose „Gonorrhö" in die Sprechstunde, da es sich nicht um die erste entsprechende Infektion handelte.
Befund: aus der entzündlich geröteten und geschwollenen Urethralmündung tropft ein gelblich-eitriger Fluor. – Bakteriologische Untersuchung: im Nativpräparat (Methylenblau- und Gramfärbung) intra- und extrazellulär gelegene gramnegative Diplokokken. In der Kultur Neisseria gonorrhoeae. Syphilisserologie einschließlich Kontrolle nicht reaktiv, HIV-Serologie und Kontrolle negativ.
Differentialdiagnose: häufiger als die „spezifische" (gonorrhoische) Urethritis ist die „unspezifische", nicht-gonorrhoische Urethritis (NGU). Sie wird durch Chlamydien, Mykoplasmen, Candida albicans, Trichomonaden und pyogene Bakterien verursacht.

STD-Erkrankungen liegt sie nach Trichomoniasis, Chlamydien-Infektionen und Genitalwarzen an 4. Stelle. Auch die Gonorrhö hat in der westlichen Welt durch die Verfügbarkeit und den häufigen Einsatz von Antibiotika deutlich abgenommen. Der hohe Anteil asymptomatischer Keimträger, die hohe Kontagiosität und kurze Inkubationszeit bewirken allerdings, dass die Gonorrhö weiterhin eine häufige Geschlechtskrankheit bleiben wird.
Bedeutung: Sie liegt v.a. in dem Risiko aszendierender Infektionen und entsprechender Folgeschäden wie Sterilität, Infertilität. Epidemiologisch bedeutsam ist der hohe Anteil asymptomatischer Keimträger, besonders bei extragenitaler Gonorrhö sowie genitaler Gonorrhö der Frau.
Das Krankheitsbild wird untergliedert in genitale, extragenitale und hämatogene Gonorrhö.

Krankheitsbild Urethritis/Zervizitis-Symptomatik. Die klinische Symptomatik beginnt nach einer kurzen Inkubationszeit von ca. 1–7 (14) Tagen.

- **Genitale Gonorrhö des Mannes**
  - **Urethritis anterior acuta:** häufigste Form der Gonorrhö des Mannes. Akute Entzündung des vorderen Harnröhrenabschnitts mit Rötung der Urethralöffnung, Eiteraustritt und Dysurie.
    Komplikationen: Ausbreitung auf Präputialraum (Balanoposthitis) oder auf verschiedenartige Urethraldrüsen mit möglicher Abszedierung.
  - **Urethritis posterior acuta:** Ausdehnung einer unbehandelten Urethritis anterior mit Verstärkung des Krankheitsbildes.
    Komplikationen: durch Aszension Prostatitis (Prostataschmerz, Allgemeinsymptome), Deferentitis und Epididymitis (Nebenhodenschwellung und -schmerzen, Allgemeinsymptome), Infertilität.
  - **Verlauf:** symptomarm (ca. 25%) oder auch völlig symptomfrei (ca. 10%). Unbehandelte oder unzureichend behandelte manifeste Gonorrhö kann unter allmählicher Symptomabschwächung chronisch werden → Fibrose, Vernarbung, Strikturen, Infertilität.
- **Genitale Gonorrhö der Frau**
  Insgesamt milder, häufig auch asymptomatischer Verlauf. Kein Befall der Vagina.
  - **Zervizitis:** meist symptomarm, Portioerosion, Fluor.
    Komplikationen: durch Aszension Adnexitis, Beckeninfektion, Perihepatitis, Allgemeinsymptome.
  - **Urethritis acuta:** häufig Begleiturethritis, meist symptomarm oder asymptomatisch, geringer Fluor.
    Komplikationen: Ausbreitung auf Vulva (Vulvitis) oder auf verschiedenartige Vestibulardrüsen (u.a. akut-abszedierende Bartholinitis).
  - **Verlauf:** in ca. 50% asymptomatisch. Eine unbehandelte bzw. mangelhaft behandelte manifeste Infektion kann unter allmählicher Symptomabschwächung chronisch werden → chronische Unterleibsbeschwerden, Extrauteringravidität, Infertilität, Sterilität.
- **Extragenitale Gonorrhö**
  Extragenitale Schleimhautgonorrhö kann sexuell oder nicht-sexuell übertragen werden.
  - **Oropharyngeale Gonorrhö:** Angina tonsillaris oder Pharyngitis mit meist milder Symptomatik. Häufig auch völlig asymptomatisch.
  - **Anorektale Gonorrhö:** Pruritus ani, Proktitis, Analfissur. Bei Frauen auch Entstehung durch Schmierinfektion.
  - **Ophthalmoblennorrhö:** früher gefürchtete und häufige Erblindungsursache. Neonatale, auch pränatale Infektion, deshalb entsprechende Neugeborenenprophylaxe.
- **Hämatogene Gonorrhö**
  Durch hämatogene Aussaat von Gonokokken bei bestehender akuter oder chronischer Gonorrhö können seltene Gonorrhöformen entstehen: disseminierte Gonokokken-Infektion („DGI“).
  - **Gonokokken-Sepsis:** meist milde verlaufend mit Symptomentrias Fieber (intermittierend), Gelenkbefall (Arthralgien, Polyarthritis) und Hautvaskulitis (hämorrhagische Herde meist an Extremitätenakren). Selten Perihepatitis, Endokarditis, Meningitis.
  - **Monarthritis gonorrhoica:** akut-eitrige Arthritis meist von Knie- oder Ellenbogengelenk.

Sonderformen

- **Schwangere:** Risiko von Schwangerschaftsstörungen und prä- bzw. neonataler Infektion des Kindes (Augen, Oropharynx). Schwangerschaftskontrolle sinnvoll, insbesondere bei Risikogruppen.
- **Neugeborene:** Ophthalmoblennorrhö mit Erblindungsgefahr bei neugeborenen Kindern kranker Mütter. Wegen Seltenheit der Erkrankung ist die Credé-Prophylaxe nicht mehr gesetzlich vorgeschrieben, aber dennoch sinnvoll. Credé-Prophylaxe: Eintropfen 1%iger Silbernitratlösung in den Bindehautsack bei Neugeborenen, auch Antibiotikasalben.
- **Kinder:** Vulvovaginitis infantum durch sexuellen Missbrauch. Schmierinfektion eher unwahrscheinlich.

Diagnostik Anamnese (zum Teil unzuverlässig), klinisches Bild. Sicherung der Diagnose durch Erregernachweis. Serologische Diagnostik nur bei hämatogenen Formen sinnvoll.

- **Erregernachweis:** direkter Nachweis durch Abstrich von Urethra und Zervix. Bakterienfärbung mit Methylenblau. Gramfärbung: intrazellulär liegende gramnegative Diplokokken.
- **Kultur:** Sicherung der Diagnose durch Erregeranzüchtung auf Spezialnährböden und Erregeridentifizierung sowie Resistenzbestimmung. Der Erregernachweis kann schwierig sein, z.B. bei erregerarmen chronischen bzw. asymptomatischen Formen.
- **Molekulare Diagnostik:** DNS-Hybridisierungstest, PCR, aber keine Resistenzbestimmung möglich.

Differentialdiagnose: andere Formen infektiöser, „nichtgonorrhoischer“ Urethritis (NGU) bzw. Genitalerkrankungen durch Kokken, Chlamydien, Mykoplasmen, Hefepilze, Trichomonaden (s. Kap. 19.3). Auch hier aszendierende Infektionen und Folgeschäden möglich.
Unbedingt zu beachten ist die Möglichkeit von Mischinfektionen wie z.B. Gonorrhö und Chlamydien-Infektion, Gonorrhö und Syphilis bzw. HIV-Infektion.

Ätiopathogenese Gonokokken (Neisseria gonorrhoeae) sind gramnegative, semmelförmige, meist paarige Kokken (Diplokokken), zum Teil mit Kapseln. Unterteilung in verschiedene Typen. Gonokokken können sich mittels

spezieller Bakterienoberflächenstrukturen (Pili) an Epithelzellen anheften, vermehren sich unter Zerstörung der Gastzellen, werden von Granulozyten phagozytiert und induzieren so eine leukozytäre Entzündung.
Reaktionen des Immunsystems lassen sich nachweisen, führen aber nicht zu einer schützenden Immunität.

Therapie Die Bekämpfung umfasst die Krankheitsbehandlung und epidemiologische Maßnahmen. Eine Resistenzbestimmung ist dringend erforderlich wegen der weltweit regional unterschiedlichen und auch wechselnden Antibiotika-Resistenzen.
Medikamentöse Behandlung: Therapieziel ist die Abtötung der Gonokokken durch Antibiose. Das Behandlungsschema richtet sich nach dem Krankheitsbild.

- **Unkomplizierte Gonorrhö** (Mitteleuropa): intramuskuläre Injektionsbehandlung mit Ceftriaxon (1 × 0,25 g). Alternativ orale Einmalbehandlung mit Cefixim.
- **Komplizierte** (aszendierte Infektionen) und **hämatogene Gonorrhö:** spezielle Therapieschemata.

Der Behandlungserfolg ist durch Kontrollabstriche nach einer Woche und evtl. noch später zu überprüfen. Bei fortbestehenden Beschwerden trotz adäquater Therapie an nicht miterfasste Doppelinfektion (z.B. Chlamydien-Infektion, Syphilis) oder Reinfektion denken.
Partnerbehandlung und gesetzliche Maßnahmen: Partnerbehandlung nicht nur bei nachgewiesener Infektion, sondern auch als Sicherheitsbehandlung (bei Einwilligung). Sonst wiederholte Kontrolluntersuchungen. Keine gesetzliche Meldepflicht.

Ulcus molle

Synonym: weicher Schanker

Ulcus molle ist eine durch **Haemophilus ducreyi** verursachte infektiöse und kontagiöse Lokalinfektion, die vorwiegend sexuell übertragen wird, meist genital lokalisiert ist und keine Immunität hinterlässt. Die Erkrankung ist weltweit verbreitet und häufiger als Syphilis. Verbreitet in tropischen und subtropischen Regionen sowie Südostasien, selten in Europa, z.B. als Touristeninfektion.

Krankheitsbild Genitalulkus-Symptomatik. Nach einer Inkubationszeit von 2–6 Tagen Auftreten von meist mehreren Papulopusteln. Übergang in weiche, schmerzhafte Geschwüre mit unterminiertem Rand. Lokalisation an Inokulationsstelle, meist genital an innerem Präputialblatt und Labien. Selten extragenital, oral oder anal. Meist Spontanheilung der Primärläsion nach einigen Wochen.
Nach Auftreten der primären Ulzera regionäre Lymphknotenschwellung mit möglicher Einschmelzung.
Komplikationen: Phimose, Fistelbildungen.
Verlauf: Mischinfektion möglich mit Erregern von Syphilis (Ulcus mixtum), Gonorrhö. Bei Nichtbehandlung chronischer Verlauf, Abheilung unter Vernarbung möglich.

Diagnostik Anamnese und klinisches Bild. Erregernachweis (gelingt nicht immer) durch Bakterienfärbung in Ulkusabstrich oder Lymphknotenpunktat. Diagnosesicherung durch Kultur auf Selektivnährböden.
Weitere Diagnostik: Syphilisserologie, möglichst auch HIV-Serologie, Gonorrhö-Diagnostik.

Therapie

- **Medikamentöse orale Therapie:** Azithromycin 1 × 1 g p.o. Auch Ciprofloxacin/3 Tage, Erythromycin/7 Tage.
- **Intramuskuläre Therapie:** Ceftriaxon 1 × zu 250 mg i.m. Mögliche Resistenzen beachten.
- **Lokalbehandlung:** desinfizierend-antiphlogistisch.
- **Partnerbehandlung:** Untersuchung und Behandlung von infizierten Sexualpartnern.

Lymphogranuloma venereum (Abb. 19.23)

Synonym: Lymphopathia venerea, Lymphogranuloma inguinale

Lymphogranuloma venereum ist eine durch bestimmte, obligat intrazelluläre Serotypen(-vare) von **Chlamydia trachomatis** (L1–L3) verursachte infektiöse und kontagiöse Lokalinfektion mit möglicher lymphogener Aszension, die vorwiegend sexuell übertragen wird und meist genitoanal lokalisiert ist. Die Erkrankung ist häufig in den Tropen, selten in Europa.

Krankheitsbild Genitalulkus-Symptomatik. Nach einer Inkubationszeit von 2–6 Wochen (auch länger) beginnt die klinische Symptomatik. Sie verläuft stadienhaft.

- **Primärläsion:** an Infektionsstelle wenig auffälliges, gering schmerzhaftes Bläschen oder entsprechende Papel bzw. flaches Ulkus mit baldiger Abheilung.
  Lokalisation: Glans penis, inneres Präputialblatt, Vulva, Vagina und auch Anorektum.
- **Regionäre Lymphadenitis:** danach auffällige, meist einseitige, schmerzhaft-entzündliche Anschwellung regionärer Lymphknoten.
  Komplikation: Einschmelzung, Abszedierung und Fistelbildung.
  Fakultativ Allgemeinsymptome: Fieber, Arthralgien, Kopfschmerzen, auch Exantheme.
  Verlauf: allmähliche Besserung.
- **Genitoanorektaler Symptomenkomplex:** durch lymphogene Aszension der Chlamydien unter Umständen erst nach Jahren auftretende chronisch-abszedierende, fistulierende Entzündung im Bereich der genitalen oder anorektalen Lymphknoten und Weichteile mit möglichem Lymphödem/Elephantiasis, Rektumstrikturen.

Diagnostik Anamnese und klinisches Bild. Diagnosesicherung durch Serologie: Nachweis Chlamydien-spezifischer Antikörper nach 2–4 Wochen mit KBR, Immunfluoreszenz- bzw. Immunperoxidasetest oder Enzymimmunoassay. Versuch des Erregernachweises in Ulkusabstrich oder Lymphknotenpunktat mittels Färbung und Immunfluoreszenz, DNS-Sonde, PCR bzw. Anzüchtung.

Therapie Im Frühstadium orale Doxycyclin-Behandlung 2 × 100 mg/d p.o. für 3 Wochen. Alternativ u.a. Tetra-

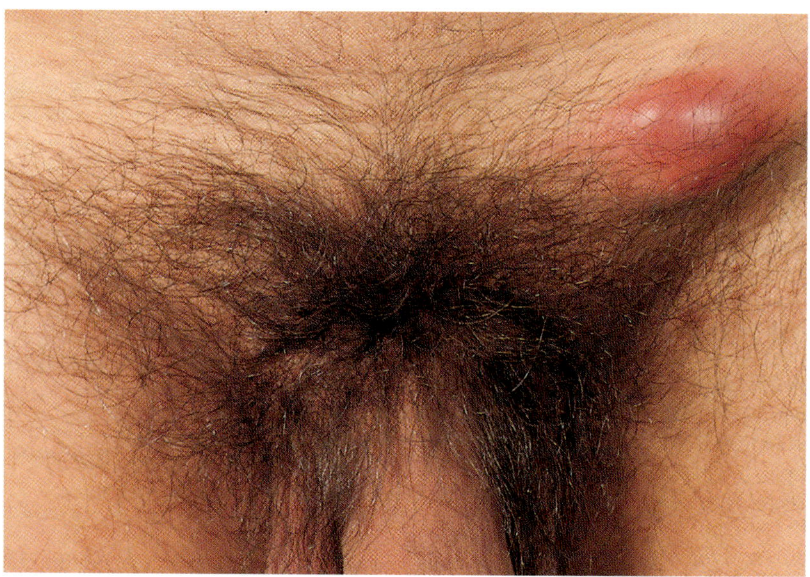

Abb. 19.23 Lymphogranuloma venereum.
Anamnese: 29-jähriger Patient. Vier Wochen nach Intimkontakten in Kenia Auftreten einer schmerzhaften Lymphknotenschwellung in der linken Leiste.
Befund: links inguinal pflaumengroßer, geröteter, fluktuierender, druckschmerzhafter Tumor mit glänzender Oberfläche.
Besonderheiten: Dem Patienten waren keine genitalen Veränderungen aufgefallen, eine Primärläsion hatte er nicht bemerkt. Im Lymphknotenpunktat konnten kulturell keine Chlamydien nachgewiesen werden, jedoch fand sich eine deutlich positive Komplementbindungsreaktion.

cyclin-HCL 4×500 mg/d p.o. für 3 Wochen. Im Spätstadium entsprechend längerfristige Behandlung sowie ergänzende operative Maßnahmen.
Partnerbehandlung: Untersuchung und bei Infektionsverdacht Behandlung von Sexualpartnern.

Granuloma inguinale

Synonym: Granuloma venereum, Donovaniosis

Granuloma inguinale ist eine durch **Calymmatobacterium granulomatosis** (Donovania granulomatosis) verursachte infektiöse und (gering) kontagiöse, meist als Lokalinfektion verlaufende Geschlechtskrankheit. Vorkommend meist in Tropen und Subtropen, sehr selten in Europa.

Krankheitsbild Genitalulkus-Symptomatik. Nach meist längerer Inkubationszeit von 2 Wochen bis zu 3 Monaten an Inokulationsstelle zunächst papulöse, knotige, später ulzerogranulomatöse, vegetierende, leicht blutende Herde mit peripherer Ausbreitungstendenz.
Lokalisation: meist genital an Glans penis, Labien, Zervix. Seltener extragenital, oral, anorektal. Selten extrakutane Ausbreitung. Mischinfektionen möglich.
Verlauf: lokal chronisch-progredient-vernarbend, genitales Lymphödem möglich.

Diagnostik Typisches klinisches Bild. Erregernachweis im Kürettage-Material (Giemsa-Färbung, intrazelluläre Donovan-Körperchen). Histologische Diagnostik.

Therapie Medikamentöse orale Behandlung mit Azithromycin 1×1 g/Woche p.o. Alternativ tägliche orale Behandlung/3 Wochen mit Erythromycin, Ciprofloxacin, Doxycyclin.
Partnerbehandlung: Untersuchung und gegebenenfalls Behandlung von Sexualpartnern.

Weitere Genitalinfektionen

Sexuell übertragbare (transmittierte) Erkrankungen (STD, STI) sind nicht nur die bisher in Kap. 19.5 beschriebenen klassischen Geschlechtskrankheiten, sondern auch weitere Infektionskrankheiten, die ebenfalls sexuell übertragen

Tab. 19.1 Sexuell übertragbare Erkrankungen (Geschlechtskrankheiten im weiteren Sinne)

Erreger	Krankheitsbild
Herpes-simplex-Virus (II)	primäre Balanoposthitis/Vulvovaginitis herpetica rezidivierender Herpes genitalis
Humane Papilloma-Viren	spitze Kondylome weitere Kondylomformen
Staphylokokken Streptokokken gramnegative Keime Gardnerella vaginalis	eitrige Balanoposthitis, Vulvovaginitis, Kolpitis
Chlamydia trachomatis (Serotyp D bis K)	genitale Chlamydien-Infektionen: Urethritis, Epididymitis, Proktitis, Zervizitis, Endometritis, Salpingitis
Ureaplasma urealyticum	genitale Mykoplasmen-Infektionen: Urethritis, Zervizitis und Aszension
Candida albicans	genitale Candidose: Balanoposthitis, Vulvovaginitis
Trichomonas vaginalis	genitale Trichomoniasis: Urethritis, Kolpitis
Verschiedene Ektoparasiten	Skabies, Filzläusedermatose

werden können. Solche sexuell übertragbaren Genitalerkrankungen wurden bereits in Kap. 19.3 besprochen und werden hier nur tabellarisch aufgelistet (Tab. **19.1**).
In den Industrieländern bilden sie den Hauptteil sexuell übertragbarer Erkrankungen. Sexuell übertragen werden aber auch Virushepatitis (B, C), Zytomegalie-Virus und parasitäre Erkrankungen.

HIV-Infektion und AIDS (Abb. 19.24 – 19.29)

Die HIV-Infektion ist eine durch **HIV** (humanes Immundefizienz-Virus Typ I, II) verursachte, meist sexuell übertragene, weltweit verbreitete Allgemeininfektion, die in der Regel chronisch-stadienhaft verläuft. Sie führt zu schwerwiegenden Funktionsstörungen des Immunsystems, Infektionen und Neoplasien und ist zurzeit nicht kurativ behandelbar.
Unter AIDS wird in der Öffentlichkeit häufig die gesamte Krankheit verstanden, in der medizinischen Nomenklatur nur das klinisch-manifeste Vollbild.

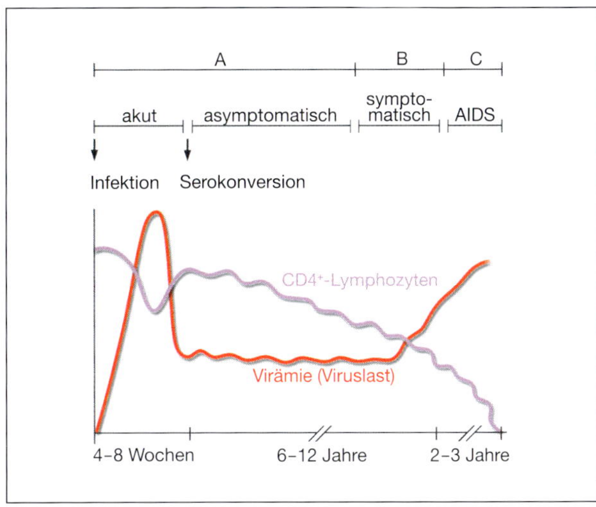

Abb. 19.24 Natürlicher Verlauf der HIV-Infektion (unbehandelt).

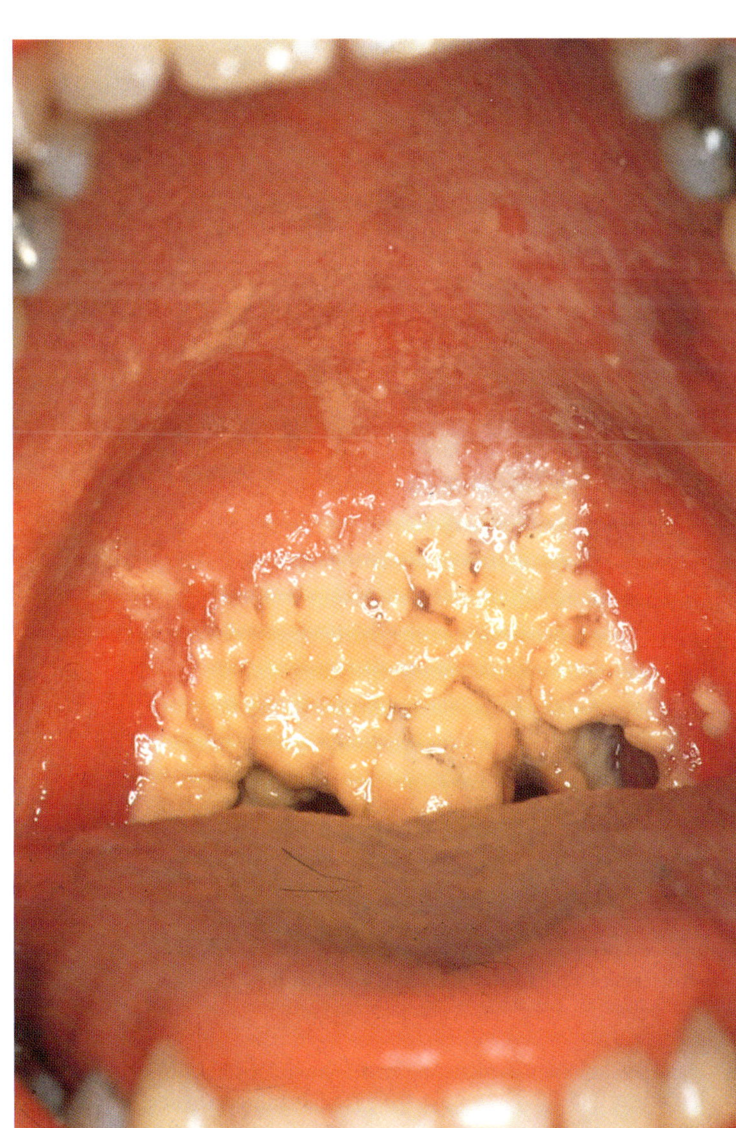

Abb. 19.25 Orale Candidose.
Anamnese: 25-jähriger Patient. Seit dem 6. Lebensjahr wird eine Substitution mit Faktor VIII wegen Hämophilie A durchgeführt. Die oropharyngeale Candidose veranlasste die serologische Untersuchung mit Bestätigung der HIV-Infektion.
Befund: am Gaumendach flächiger, dünner, abstreifbarer, gelb-weißer Belag, an Gaumenbögen und Uvula dicker gelber Belag. – Nebenbefund: bräunlicher Zungenbelag. Kulturell reichlich Nachweis von Candida albicans.
Therapie: Ketoconazol unter Transaminasenkontrolle. Antiretrovirale Therapie.

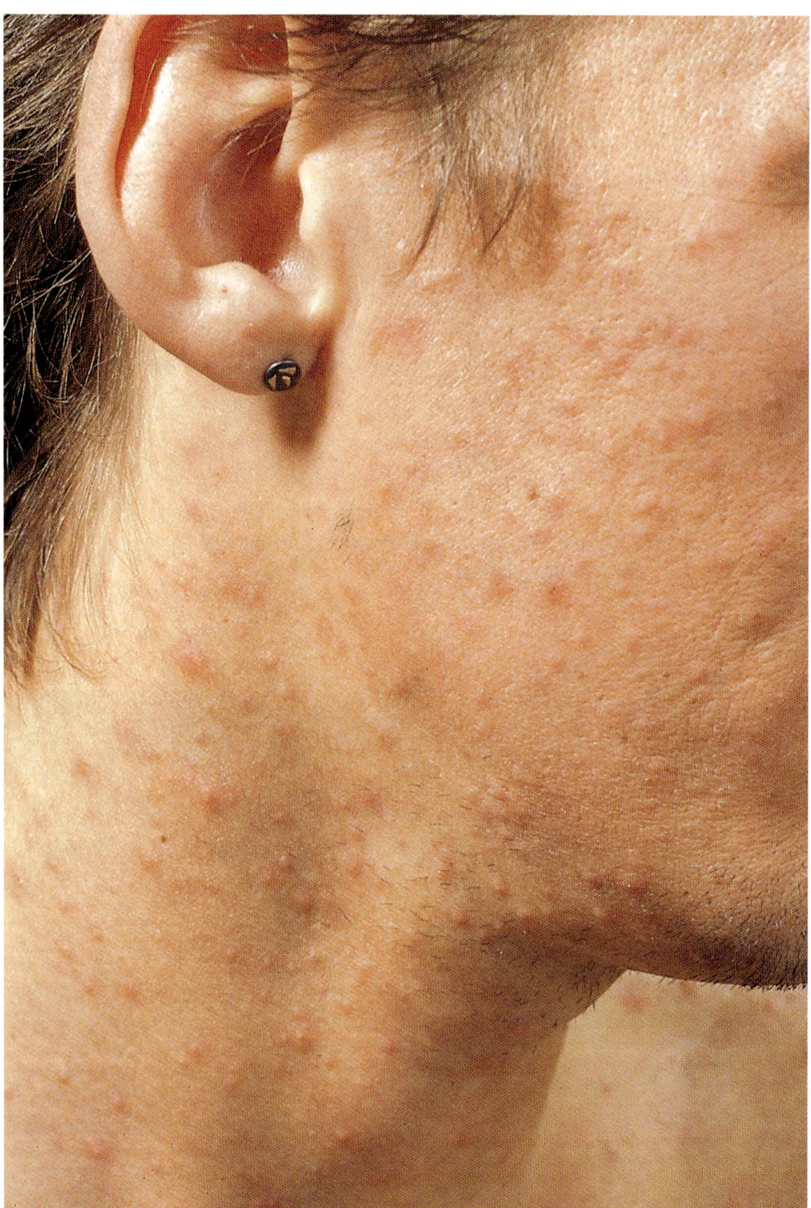

Abb. 19.26 Pityrosporum-Follikulitis.
Anamnese: 31-jähriger Patient, i.v. drogenabhängig. Beginn der Hautveränderungen vor ca. acht Wochen mit schneller Ausbreitungstentenz.
Befund: an Wangen, seitlichem Hals und Dekolleté disseminiert multiple, einzeln stehende, follikulär gebundene, monomorphe, hautfarbene Knötchen, partiell geringes, unscharf begrenztes Erythem in der Umgebung. Subjektiv: starker Juckreiz.
Besonderheiten: histologisch Nachweis PAS-positiver Pilzelemente und Sporen. HIV-Serologie positiv.

Tab. 19.2 Infektionswege bei HIV-Infektion*

Männer, die Sex mit Männern haben (MSM)	65%
Heterosexuelle Kontakte (Hetero)	28%
i.v.-Drogengebrauchende (IVD)	6%
Mutter-Kind-Infektionen	1%

* Die Daten basieren auf Angaben des Robert-Koch-Instituts. Sie gelten für Deutschland im Jahr 2007.

Die HIV-Infektion besitzt Merkmale einer Geschlechtskrankheit und ist der Syphilis früherer Jahrhunderte vergleichbar: Übertragung vorwiegend sexuell sowie durch Blut und Mutter-Kind-Übertragung. Allgemeine Infektionskrankheit mit stadienhaftem Verlauf und Latenzzeit. Nicht kurativ behandelbar. Allerdings besitzt die HIV-Infektion im Gegensatz zur Syphilis keinen genitalen Primärkomplex.

Epidemiologie Die HIV-Infektion ist eine weltweit verbreitete Seuche mit geographisch unterschiedlichen Ausbreitungsmustern, aber globalem Anstieg von Morbidität, Inzidenz und Mortalität.

- **Globale Daten:** Durch UNAIDS/WHO wurden nach entsprechenden Erhebungen/Schätzungen für 2007 folgende Daten mitgeteilt:
  - Lebende HIV-Infizierte: 33 Mio. (50% Frauen)
  - HIV-Neuinfektionen/Jahr: 2,7 Mio.
  - AIDS-Todesfälle/Jahr: 2,0 Mio., davon 370000 Kinder
  - Summe der AIDS-Todesfälle: 25 Mio.

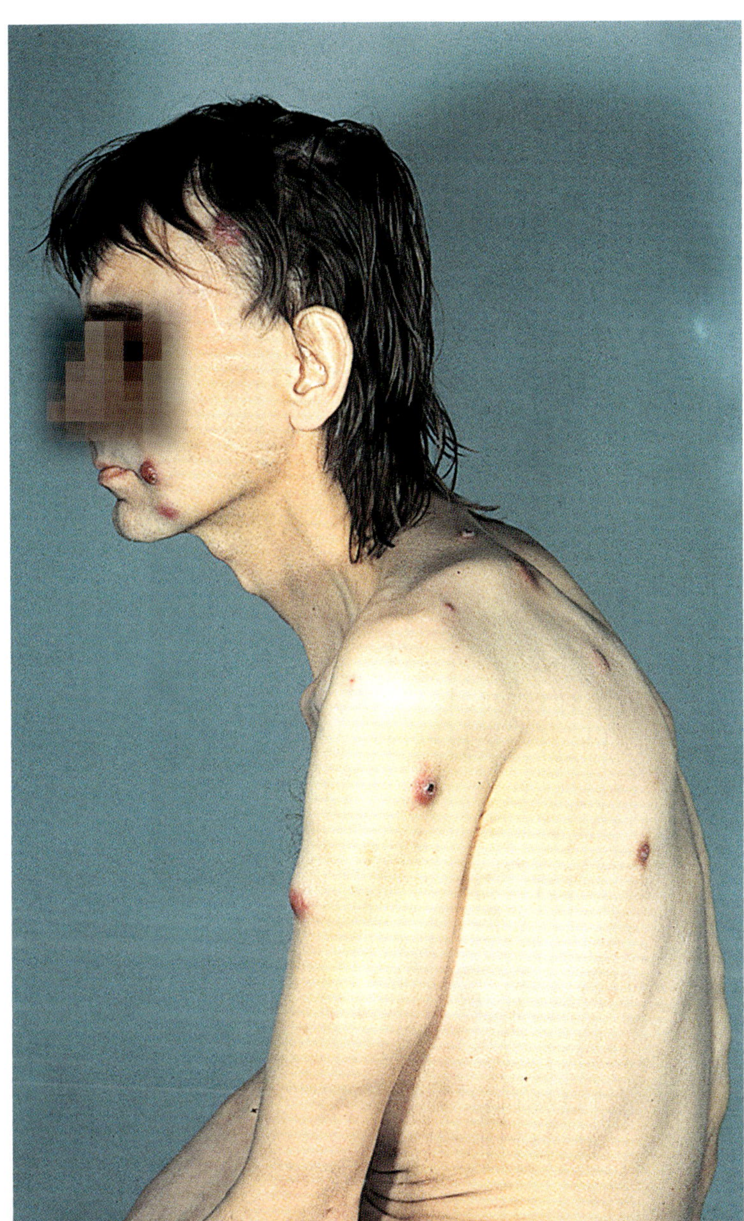

Abb. 19.27 Bazilläre Angiomatose.
Anamnese: keine spezielle Anamnese bekannt. Seit längerer Zeit anhaltende Durchfälle, Appetitlosigkeit, Gewichtsverlust. Seit einigen Wochen Körperherde.
Befund: rötliche Papeln und Knoten am Kapillitium, Gesicht, linken Arm und Rücken. Einzelne Herde auch an den Beinen. – Weitere Diagnostik: bazilläre Angiomatose bei HIV-Infektion.

- **Deutsche Daten:** Das Robert-Koch-Institut teilte nach entsprechenden Erhebungen/Schätzungen für 2007 folgende Daten mit:
  - Lebende HIV-Infizierte: ca. 59 000
  - HIV-Neuinfektionen/Jahr: ca. 3000 (80% Männer)
  - AIDS-Todesfälle/Jahr: ca. 650
  - Summe der AIDS-Todesfälle: ca. 27 000

Ausbreitung HIV/AIDS breitet sich weltweit mit unterschiedlicher Geschwindigkeit weiter aus. Die höchste Prävalenz findet sich in **Afrika** südlich der Saharazone (Sub-Saharan Africa) mit 67% aller lebenden HIV-Infizierten. Allerdings zeigen Präventionsprogramme und auch mögliche Behandlungen in einzelnen Ländern bereits positive Wirkungen. Die Ausbreitung erfolgt überwiegend durch epidemiologisch risikoreiche heterosexuelle Kontakte.

Weltweit finden sich die stärksten Steigerungsraten z. Zt. in Osteuropa, Zentralasien und Ozeanien. Risikogruppen: i.v.-Drogenbenutzer, MSM, „sex worker".

In reichen (**Hochlohn-**)**Ländern** hat sich einerseits der Zugang zur medikamentösen Behandlung positiv ausgewirkt. Durch die Erfolge der HAART-Therapie und der Prophylaxe opportunistischer Infektionen hat sich das Krankheitsbild gewandelt, die Progression verlangsamt, die Lebenserwartung deutlich verlängert. Andererseits hat dies aber zu erhöhter Sorglosigkeit geführt. Die Vernachlässigung präventiver Schutzmaßnahmen (Safer Sex) hatte wieder steigende Infektionszahlen zur Folge, auch von Syphilis und Gonorrhö.

In **Deutschland** steigt die Zahl der Neuinfektionen seit 2002 wieder an. Das Erkrankungsrisiko bei Männern mit gleichgeschlechtlichen Sexualkontakten ist sehr hoch (Anstieg 2007: 13%).

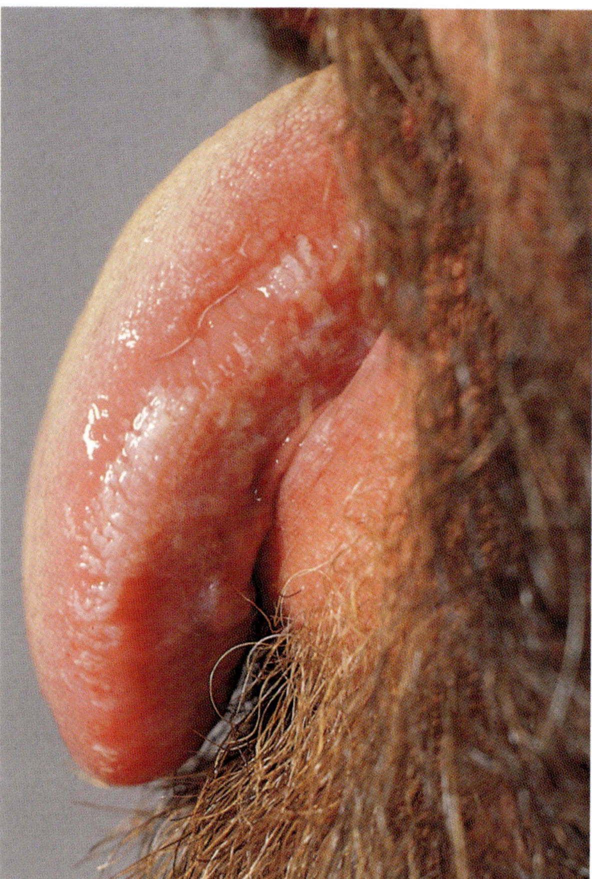

Abb. 19.28 Haarleukoplakie der Zunge bei AIDS.
Anamnese: 47-jähriger Patient mit Männerkontakten. Dauer der Zungenveränderung nicht bekannt, keine Beschwerden. Jetziger Arztbesuch wegen bräunlicher Herde am Körper.
Befund: am seitlichen Zungenrand bizarr begrenzter, weißlich-leukoplakischer Herd mit fadenförmigen Keratosen. Weiterer Befund: am Rumpf einige kleinpapulöse bräunliche Herde. Histologischer Befund: Kaposi-Sarkom. HIV-Serologie positiv.
Differentialdiagnose: orale Candidose, Leukoplakie.

Bedeutung

- **Allgemeine Bedeutung:** Es besteht immer noch die Gefahr, dass die HIV-Infektion zu einer der schwerwiegendsten Erkrankungen des 21. Jahrhunderts wird.
- **Medizinische Bedeutung:** zurzeit keine kurative Therapie möglich, bedrohliche epidemiologische Aspekte mit zunehmender Häufigkeit, zunehmende Belastungen der Gesundheitssysteme durch umfangreiche Diagnostik, Therapiemaßnahmen und Schutzmaßnahmen. Aus finanziellen Gründen werden derzeit nur 5% aller Infizierten mit den notwendigen Medikamenten behandelt, ein Großteil der Erkrankten ist weiterhin unterversorgt oder nicht versorgt. Trotz einzelner Erfolge sind die deshalb so wichtigen Präventionsmaßnahmen immer noch unzureichend.

Historischer Exkurs

AIDS-Waisen
In Afrika gibt es in zunehmendem Maße „AIDS-Waisen“, das heißt noch kleine Kinder, deren Eltern an AIDS gestorben sind. Manche Eltern – meist Mütter – schreiben ihren Kindern vor dem Tod noch ein „Memory Book“. Es erzählt den Kindern von ihren (inzwischen verstorbenen) Eltern, der Familie, den ersten Lebensjahren der Kinder und den Wünschen der Eltern für ihr weiteres Leben.
Näheres in dem Buch „Ich sterbe, aber die Erinnerung lebt“ von Henning Mankell, Paul Zsolnay Verlag, 2003.

Klinisch-dermatologische Aspekte Die der HIV-Erkrankung zugrunde liegende Immundefizienz betrifft in wesentlichem Maße auch Haut und hautnahe Schleimhäute. Ihre abnehmenden Abwehrfunktionen gegenüber Infektionen und Tumorbildung führen zu gehäuften u./o. schweren Infektionen der Haut/Schleimhäute und einem Anstieg der Hauttumorinzidenz. Hinzu kommen kutane Nebenwirkungen der HIV-Therapie. Keine der Hautinfektionen oder Hauttumoren ist spezifisch für die HIV-Infektion, die Krankheitsbilder sind aber auffällig und auch hinweisend. Da sie schon früher auftreten als Symptome innerer HIV-Erkrankungen, sind sie diagnostisch wichtig, ihr Schweregrad ist auch von prognostischer Bedeutung.

Klassifikation

- Die **klinische Stadieneinteilung** umfasst:
  - I Primärstadium: Primärinfektion
  - II Klinisch-asymptomatisches Stadium (früher Latenzstadium)
  - III Lymphadenopathiestadium (LAS)
  - IV ARC-Stadium (AIDS-related Complex): opportunistische Infektionen
  - V Vollbild des AIDS-Stadiums.
- Die **CDC-Klassifikation (1993)** kombiniert klinische Befunde und Laborwerte zu bestimmten Kategorien und Stadien (Tab. **19.3**).
  - **Kategorie A:** akute symptomatische Primärinfektion, auch anamnestisch. Klinisch asymptomatische HIV-Infektion. Persistierende, generalisierte Lymphadenopathie (LAS).
    A entspricht dem klinischen **Stadium I–III.**
  - **Kategorie B:** HIV-assoziierte Symptome/Erkrankungen (häufig opportunistische Hautinfektionen), die aber noch nicht unter das Vollbild AIDS fallen.
    B entspricht dem klinischen **Stadium IV** (ARC).
  - **Kategorie C:** AIDS-definierende Erkrankungen. Schwerpunktinfektionen innerer Organe bzw. generalisiert-disseminierte Infektionen, Neoplasien.
    C entspricht dem klinischen **Stadium V** (= AIDS).

Tab. 19.3 Stadien der HIV-Infektion nach Labor- und Klinikkategorien
(CDC-Klassifikation 1993): Stadien A1–3, B1–3, C1–3

Laborkategorie: $CD4^+$-Lymphozyten (/µl)		Klinische Kategorie		
		A	**B**	**C**
1	≥ 500	A 1	B 1	C 1
2	200–499	A 2	B 2	C 2
3	< 200	A 3	B 3	C 3

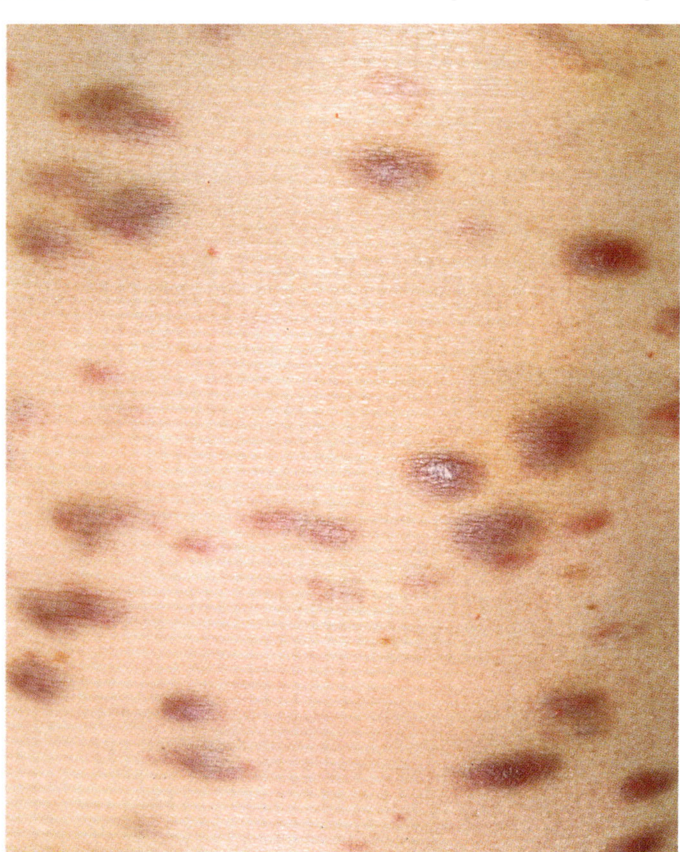

Abb. 19.29 Disseminiertes Kaposi-Sarkom bei AIDS.
Anamnese: 47-jähriger Patient mit Männerkontakten. Hautveränderungen seit Monaten. In den vergangenen Jahren zunächst unklare Lymphknotenschwellung, dann immer wieder auftretende Hautinfektionen und Diagnosestellung. Schutz- und Vorsichtsmaßnahmen, aber keine medikamentöse Behandlung.
Befund: im Verlauf der Hautspaltlinien multiple livid-braune, ovale, weiche Knötchen. Histologie: Kaposi-Sarkom. – HIV-Serologie positiv.

Tab. 19.4 Dermatologische Erkrankungen und Veränderungen bei HIV-Infektion

Akute HIV-Infektion: Exanthem, Mundschleimhautherde, später Lymphadenopathie.
Manifeste HIV-Infektion:
- **Häufige Hautinfektionen** (oft auch Mehrfach- bzw. Mischinfektionen):
  - **Virusinfektionen:** Herpes-simplex-Virus-Infektionen, Zoster, Mollusca contagiosa, HPV-Infektionen (z. B. Viruskondylome, Warzen), orale Haarleukoplakie.
  - **Bakterielle Infektionen:** bazilläre Angiomatose, Pyodermien, Syphilis, STD-Erkrankungen.
  - **Pilzinfektionen:** Candidose, Pityriasis versicolor, Dermatophyten-Infektionen.
- **Kaposi-Sarkom** und andere Neubildungen: Basalzellkarzinom, Plattenepithelkarzinom, Merkel-Zell-Karzinom, Melanom.
- **Endogene Hauterkrankungen:** z. B. thrombozytopenische Purpura, Zinkmangeldermatose.
- **Modulation** bestehender anderer Dermatosen: Seborrhoisches Ekzem, Psoriasis, atopisches Ekzem.
- **Therapienebenwirkungen:** Hautveränderungen aufgrund der Therapiemaßnahmen, z. B. Arzneimittelexantheme (u. a. Cotrimoxazol).

Krankheitsbild (Tab. 19.4)

Erkrankungen der Kategorie A

- **Akute, symptomatische HIV-Infektion** (akutes retrovirales Syndrom): bis 70% der Infektionen nach 2–6 Wochen mit Symptomen einer akuten Virusinfektion. Grippe- bzw. Mononukleose-ähnliches Krankheitsbild mit Fieber, Allgemeinsymptomen, Halsschmerzen, generalisierter Lymphknotenschwellung, Exanthem, Arthralgien, evtl. meningitischen Symptomen. Dauer 2–3 Wochen. Schwerer Verlauf bedeutet schlechte Prognose. Serokonversion 1–6 Monate nach Infektion. Frühere Diagnosestellung aber möglich durch Virusnachweis mit PCR, Antigentest.
- **Klinisch asymptomatisches Stadium:** asymptomatische seropositive Phase ohne auffällige Krankheitssymptome, aber mit anhaltender Virusreduplikation.
- **LAS** (Lymphadenopathiestadium): persistierende generalisierte Lymphadenopathie subkutaner Lymphknoten. Länger als drei Monate bestehend, mindestens zwei extrainguinale Lokalisationen, Lymphknotengröße > 1 cm.
- **Dermatologische Symptome:** polymorphes Exanthem während der akuten Infektion, meist makulopapulös (70%). Mukokutane Erosionen (ca. 35%). Tastbare subkutane Lymphknoten als Zeichen der chronischen Immunstimulation.

Erkrankungen der Kategorie B

- **Dermatologische Erkrankungen:** Krankheitsspektrum der Kategorie B wesentlich mitbestimmt von zahlreichen dermatologischen Erkrankungen, meist Infektionen. Sie sind zwar nicht HIV-spezifisch, haben aber bei HIV-Assoziation besondere klinische Auffälligkeiten und sind atypisch hinsichtlich Manifestationsalter, Lokalisation, klinischem Bild, Verlauf und Therapie. Außerdem ist ein gemeinsames Vorkommen häufig. Durch frühzeitiges Auftreten können sie das Bestehen einer HIV-Infektion signalisieren. Dies gilt v.a. für orogenitale Candidose, seborrhoisches Ekzem, Pityriasis versicolor/Pityrosporum-Follikulitis.

- **Candidose:** oral/genital lokalisiert, chronisch, therapieresistent.
- **Pityriasis versicolor, Pityrosporum-Follikulitis:** ausgelöst durch Malassezia furfur (Pityrosporum ovale), ausgedehnt, therapieresistent-rezidivierend.
- **Seborrhoisches Ekzem:** Gesicht, ausgedehnt, therapieresistent. Wahrscheinlich mikrobiell provoziert durch Malassezia furfur oder Candida albicans.
- **Bazilläre Angiomatose:** Erreger Bartonella henselae und quintana. Rötliche, leicht blutende Papeln und subkutane Knoten. Auch Befall von Mundschleimhaut und inneren Organen, unbehandelt letaler Verlauf. HIV-typisch!
- **Orale Haarleukoplakie:** Epstein-Barr-Virus-induziert. Nichtabstreifbare haar-, fadenartige bzw. leukoplakische Verhornungsstörung, besonders seitliche Zungenränder. HIV-typisch!
- **Virusinfektionen:** z.B. orogenitaler Herpes simplex, rezidivierender bzw. mehrsegmentaler Zoster, HPV-induzierte Kondylome, disseminierte Mollusca contagiosa.
- **Weitere Erkrankungen:** Hautxerose und Juckreiz, Pyodermien, Dermatomykosen, Skabies crustosa, idiopathische thrombozytopenische Purpura. Mögliche Provokation von Psoriasis und atopischem Ekzem.
  Zu beachten ist die häufige Kombination mit anderen sexuell übertragbaren Erkrankungen wie Syphilis (schnelle Progression zu Neurosyphilis) oder anderen STD-Erkrankungen.

- **Nicht-dermatologische Erkrankungen**/Symptome: zervikale Dysplasie, Entzündungsprozesse des kleinen Beckens. Viszerale Leishmaniose.
- **Sonstiges:** B-Symptomatik mit Fieber (über 38,5 °C), Diarrhö, Müdigkeit, Schwächegefühl, Leistungsknick.

Erkrankungen der Kategorie C (AIDS)
Hier treten schwer wiegende systemische Infektionen und Erkrankungen von viszeralen Organen und ZNS in den Vordergrund. AIDS-definierende dermatologische Erkrankungen sind das Kaposi-Sarkom sowie ulzerierender Herpes simplex.

- **Dermatologische Erkrankungen:**
  - **Kaposi-Sarkom:** HIV-assoziiertes Kaposi-Sarkom durch HHV-8, neuere Bezeichnung KSHV (Kaposi-Sarkom-Herpes-Virus), sowie Kofaktoren. Disseminierte, rötliche bzw. bräunliche, zunächst makulöse bis papulöse, dann knotige Hautherde. Später Progression mit Befall der Mundschleimhaut sowie innerer Organe. Vorkommen hauptsächlich bei homo-/bisexuellen Männern und Afrikanern.
  - **Herpes-simplex-Infektionen:** genitoanaler chronisch-ulzerierender Herpes simplex.
  - **Andere Hauttumoren:** erhöhte Inzidenz von HPV-induzierten anogenitalen Karzinomen, Basalzellkarzinomen, Plattenepithelkarzinomen, Merkel-Zell-Karzinomen und Melanomen. Aggressiver und schnell-progredienter Verlauf.
  - **Weitere Erkrankungen:** dermatologische Erkrankungen der Kategorie B mit weiterer Progression, stärker ausgeprägten Krankheitssymptomen, Chronizität, Therapieresistenz. Dadurch Hinweis auf AIDS-Stadium. Mundschleimhaut mit herpetischen Ulzera, ulzerierender Gingivitis und Peridontitis. Bei chronischer Diarrhö Zinkmangeldermatose.
  - Das **HIV-Kachexie-Syndrom** (Wasting-Syndrom) mit Schwund des subkutanen Fettgewebes, Gewichtsverlust, Abmagerung bis zur Kachexie.
- **Nicht-dermatologische Erkrankungen:**
  - **Infektionen innerer Organe und des ZNS:** Pneumocystis-carinii-Pneumonie, Tuberkulose, Candida-/HSV-Tracheobronchitis und -Pneumonie, Darminfektionen z.B. durch Kryptosporidien oder Salmonellen, Hepatitis C, auch generalisierte bzw. disseminierte atypische Mykobakteriosen, ZNS-Toxoplasmose, Enzephalopathie.
  - **Tumoren:** invasives Zervixkarzinom, maligne aggressive extranodale B-Zell-Lymphome.

Verlauf Den natürlichen Verlauf der HIV-Infektion ohne Therapie zeigt Abb. **19.24**. Bei Durchführung einer medikamentösen Therapie mit HAART und Infektionsprophylaxe sind die opportunistischen Infektionen deutlich zurückgegangen, die Tumorbildung tritt mehr in den Vordergrund. Lebensqualität und Lebenserwartung ausreichend behandelter HIV-Patienten haben sich deutlich verbessert. Allerdings erhalten weltweit nur 5% aller Infizierten die lebensnotwendigen Medikamente, meist nimmt die Erkrankung ihren natürlichen Verlauf.

Diagnostik

1. Verdachtsdiagnose:
- **Anamnese:** z.B. schwerer grippaler Infekt, Risikogruppe, Risikoverkehr, Syphilis und STD.
- **Klinik:** z.B. atypische Krankheitsbilder von Candidose, seborrhoischem Ekzem, Pityrosporum-Erkrankungen. Außerdem von bazillärer Angiomatose, Haarleukoplakie, unklaren Lymphknotenschwellungen, Fieber und Gewichtsabnahme. Auch patienteneigener Verdacht.

2. HIV-Tests (Patientenberatung, zustimmungspflichtig):
- Antikörpersuchtest: z.B. ELISA, positiv 40–45 Tage nach Infektion.
- Bestätigungstest: Western-Blot-Test.
- Bei frischer Infektion: direkter Virusnachweis möglich mit PCR-Methode.

3. Erweiterte Diagnostik: bei positiver HIV-Serologie.
- Jetzt **gezielte krankheitsbezogene Anamnese:** z.B. Übertragungsweg, Krankheitsanamnese, STD, psychosoziale Anamnese.
- Krankheitsbezogene **klinisch-dermatologische Untersuchung:** Haut, Lymphknoten, Mundschleimhaut, Anogenitalregion, konsiliarische Untersuchungen.
- Erweiterte **Labordiagnostik:** prognostische Marker, Lymphozytensubpopulationen (einschließlich CD4-Zellen), Virusbestimmung (HIV-RNS), HIV-Antigen (p24). Infektionsserologische Diagnostik, Organdiagnostik.

Differentialdiagnose: Die bei HIV-Infektion auftretenden Infektionen und Tumoren können auch bei einer Immundefizienz anderer Ursache auftreten, z.B. bei transplantierten Patienten mit Immunsuppression. Daraus ergibt sich eine entsprechende Differentialdiagnostik.

Verlaufsprognose: Der wichtigste prognoserelevante Faktor ist die **Viruslast**, gemessen anhand der Blutkonzentration.

Ätiopathogenese

- **Erreger:** Erreger ist das humane Immundefizienz-Virus (HIV) mit seinen Typen I und II sowie Subtypen.
- **Übertragung:** Sie erfolgt von Mensch zu Mensch auf drei Arten:
  1. Sexuelle Übertragung.
  2. Übertragung durch Blut und Blutprodukte: Transfusionen, Blut-kontaminierte Gegenstände wie Nadeln oder Skalpell.
  3. Mutter-zu-Kind-Übertragung: intrauterin, perinatal.

  Keine Übertragung durch normale, nicht-sexuelle Körperkontakte, Gebrauchsgegenstände und Nahrungsmittel von HIV-Infizierten. Die sexuelle Übertragung wird wesentlich gefördert durch Eintrittspforten vorbestehender Geschlechtskrankheiten mit genitoanalen Läsionen.
- **Infektion:** Nach Inokulation bindet HIV über ein Zelloberflächen-Glykoprotein (gp 120) an den CD4-Rezeptor rezeptorpositiver Zellen: $CD4^+$-T-Lymphozyten, Monozyten/Makrophagen, Mikrogliazellen und dendritische Zellen einschließlich der Langerhans-Zellen der Haut. Intrazellulär erfolgen die Umkopierung der Virus-RNS in DNS durch reverse Transkriptase und der DNS-Einbau in das Zellgenom. Später Virusreplikation, Tod der Wirtszelle, Freisetzung von Virionen, Virämie und Befall frischer $CD4^+$-Zellen.
  - **Primärinfektion:** durch Virämie und noch fehlende Immunreaktionen kettenreaktionsartige Ausbreitung der Infektion im Körper.
  - **Klinisch asymptomatisches Stadium:** Rückgang von Virämie und klinischer Symptomatik nach Einsetzen immunologischer Abwehrreaktionen mit Antikörperbildung und Aktivierung von Immunzellen. Einpendeln auf unterschiedlich hohes Niveau mit zunächst gleich bleibender Viruslast. In folgenden Jahren hochdynamisches „steady-state“. Einerseits ständige Virusreplikation mit ca. 10^{10} HIV/Tag bei gleichzeitiger Elimination durch Immunreaktionen. Andererseits chronische Doppelbelastung und allmähliche Überlastung des Immunsystems durch Virus-induzierte Abwehrreaktionen und gleichzeitig notwendige Neubildung zugrunde gegangener Abwehrzellen. Klinisch asymptomatisches Stadium bis auf generalisierte Lymphadenopathie als Zeichen des chronisch-hyperstimulierten Immunsystems (Lymphadenopathie-Stadium LAS).
  - **Symptomatisches Stadium und AIDS:** Nach Jahren dieses hochdynamischen Zustands dann zunehmende Durchlöcherung der Immunkompetenz und einsetzende Immundefizienz. Phase des Auftretens opportunistischer Infektionen und anderer Infektionen, häufig mit Hautsymptomatik. Dadurch zusätzliche Belastungen des Immunsystems, allmähliche Dekompensation und Übergang in das Vollbild AIDS. Hauptfolgen der Immundefizienz sind einerseits nicht mehr beherrschbare Infektionen, andererseits Verlust der Tumorüberwachung mit erhöhter Tumorinzidenz und aggressiven Verläufen.

Therapie Die HIV-Infektion ist zurzeit nicht heilbar, wohl aber behandelbar.

Therapeutische Ansatzpunkte ergeben sich aus der Pathogenese: Hemmung der Virusbindung an zelluläre $CD4^+$-Rezeptoren, Hemmung der Viruseinschleusung in die Zelle, Hemmung der DNS-Synthese (reverse Transkriptase) und des Einbaus in das Genom. Hemmung der Virusreplikation (verschiedene Enzyme, u.a. Proteasen). Praktische Bedeutung haben reverse Transkriptase-Hemmer und Protease-Hemmer. Grundzüge der Therapie bei erfolgter Infektion sind:

1. **Antiretrovirale Therapie:** Ziele der medikamentösen antiretroviralen Therapie sind die Unterdrückung der Virusreplikation und die Rekonstitution des Immunsystems. Das Wunschziel einer Viruseradikation hat sich bis jetzt nicht realisieren lassen. Die medikamentöse Behandlung (ART = antiretrovirale Therapie, HAART = hochaktive antiretrovirale Therapie) besteht in unterschiedlichen Kombinationsschemata von nukleosidalen bzw. nicht-nukleosidalen Hemmstoffen der reversen Transkriptase und Proteaseinhibitoren.

   Angestrebte Wirkungen: Senkung der Viruslast, Verlängerung der asymptomatischen Phase, Verringerung der Progression, Verbesserung der Lebensqualität und Lebensverlängerung.

   Therapienebenwirkungen: unerwünschte kutane Wirkungen sind:
   - **Arzneimittexantheme:** durch Antiinfektiosa, insbesondere Sulfonamide, aber auch antiretrovirale Medikamente. Schweregrade von polymorphen Exanthemen bis toxische epidermale Nekrolyse.
   - **Hypersensitivitäts-Syndrom:** Fieber, Exanthem, Innenorganschäden.
   - **Lipodystrophie-Syndrom:** Lipoatrophie von Gesicht und Extremitäten, Fettbauch.
   - **Immunrekonstitutions-Syndrom:** durch effektive antiretrovirale Therapie Rekonstitution des Immunsystems. Dieses kann jetzt wieder gegen vorhandene Erreger mit Immunreaktionen vorgehen und diese „nachholen“. Folge: entsprechende klinische Krankheitsbilder wie u.a. Zoster oder Hepatitis.
2. **Behandlung opportunistischer Infektionen und Neoplasien:** Infektionsprophylaxe opportunistischer Infektionen durch medikamentöse Primärprophylaxe bei Gefährdung bzw. Sekundärprophylaxe nach Erkrankung. Beispiele: Pneumocystis-carinii-Pneumonie, Toxoplasmose (Achtung: gehäuft Arzneimittelexantheme!).
3. **Psychosoziale Betreuung** und Hilfsmaßnahmen: Kritische Phasen, in denen entsprechende Hilfsmaßnahmen erforderlich werden können, sind u.a. positives Testergebnis, Auftreten objektiver Krankheitssymptome, Entscheidung zu einer aktiven Therapie, Auftreten sichtbarer Symptome (Hautsymptome), Endphase der Erkrankung.

Prophylaxe, Prävention

- **Neugeborenenprophylaxe:** außer Therapie der HIV-positiven Schwangeren auch prophylaktische Behandlung des Neugeborenen.
- **Postexpositionsprophylaxe:** Das Infektionsrisiko bei berufsbedingter HIV-Exposition (Medizinberufe) ist er-

höht, aber durchschnittlich gering: Schnitt-/Stichverletzungen 0,3%, Exposition von Schleimhaut/entzündeter Haut 0,1%.
Vorgehen bei deutlichem Übertragungsrisiko: Blutenlassen, Wundreinigung und Desinfektion, medikamentöse Prophylaxe von ca. 4 Wochen mit Kombinationstherapie sinnvoll.

- **Transmissionsprophylaxe:** Behandlung von STD-Erkrankungen, Zirkumzision.
- **Immunprophylaxe:** zurzeit keine Schutzimpfung/Vakzination möglich. Probleme sind u.a. die genetisch-immunologische Variabilität von HIV.
- **Präventive epidemiologische Maßnahmen:** Ziel ist die Reduzierung der Weiterverbreitung durch Verlegung der Ansteckungswege. Von besonderer Bedeutung sind Verhaltensänderungen Infizierter und Gefährdeter durch Information und Beratung.
  - **Infizierte:** sexuelle Verhaltensänderung, keine Promiskuität, Partnerschutz, Safer Sex. Vermeidung anderer Übertragungswege z.B. durch Injektionsbestecke, keine Gravidität. Voraussetzung ist die Kenntnis einer eventuellen Infektion durch Testung.
  - **Gefährdete/Gesunde:** Vermeidung sexueller Kontakte mit Personen aus Risikogruppen, sexuelle Schutzmaßnahmen, Schutz vor Inokulation bei z.B. i.v. Drogenabhängigen, berufliche Schutzmaßnahmen bei Beschäftigten im Gesundheitsdienst.
  - **Soziale Hilfsmaßnahmen:** bei Drogenabhängigen oder Prostituierten.
  - **Entwicklungsländer:** Präventive epidemiologische Maßnahmen bei Infizierten und Nichtinfizierten sind insbesondere in den Ländern von größter Bedeutung, in denen sich HIV-Infektionen stark ausbreiten und eine medikamentöse Behandlung aus finanziellen Gründen nicht möglich ist.

Zusammenfassung

Männliches und weibliches Genitale sind komplexe, aber ähnlich aufgebaute Strukturen aus verhornendem Plattenepithel, Halbschleimhaut, Schleimhaut, Drüsen und Schwellkörpern. Funktionen sind Harnentleerung, Sexual- und reproduktive Funktionen sowie Verschluss und Schutz des inneren Genitale.
Angeborene Krankheiten von dermatologischer Relevanz sind selten. Erworbene Erkrankungen sind häufig infektiöser Natur. Wachstumsstörungen sind u.a. Präkanzerosen und Genitalkarzinome.
Die **klinische Symptomatik** entspricht teils der Symptomatik des Integuments (Effloreszenzen), teils der anderer Halbschleimhaut-/Schleimhautregionen (vgl. Lippen-/Mundschleimhaut, Perianalhaut/Analschleimhaut). Ein spezieller Aspekt ist die mögliche Aszension infektiöser Erkrankungen in innere Genitale und Bauchhöhle mit entsprechenden Folgeschäden.
Die **Diagnostik** besteht auch hier aus Anamnese, Klinik (Inspektion, Palpation, Geruchsprüfung), mikrobiologischer, allergologischer und histologischer Untersuchung, Dermatoskopie und Serodiagnostik.
Die **therapeutischen Verfahren** entsprechen denen, die bei Erkrankungen des äußeren Integuments angewandt werden. Bei der lokal-medikamentösen Behandlung von Halbschleimhaut und Schleimhaut müssen deren physiologische Besonderheiten beachtet werden, insbesondere die Gefahr von Irritationen und Resorption.

Erbkrankheiten und Fehlbildungen

Entsprechende Erkrankungen von dermatologischer Relevanz sind selten und entsprechen denen des Integuments.

Erworbene Erkrankungen

Wichtige **virale Infektionskrankheiten** sind Herpes simplex genitalis (Primär- und Rezidivinfektionen) sowie HPV-Infektionen unterschiedlicher Dignität („Genitalwarzen" wie spitze bzw. atypische Kondylome).
Wichtige **bakterielle Infektionen** mit Neigung zu Chronizität und Aszension sind bakterielle Balanoposthitis und Vulvitis sowie Urethritis durch Chlamydien und Mykoplasmen. Akut verlaufen Genitalerysipel und Genitalgangrän.
Mykotische Infektionen sind die genitale Candidose und Infektionen durch Dermatophyten; als **Protozoen-Infektion** bzw. **zooparasitäre Infektionen** findet man Trichomoniasis bzw. Skabies und die durch Filzläuse verursachte Dermatose.
Nicht-infektiöse Erkrankungen können physikalisch (Verletzung), chemisch (toxische oder irritative Kontaktdermatitis) oder allergisch (Ekzeme, genitale allergische Exantheme) bedingt sein.
Genitaler Befall ist auch bei anderen Hautkrankheiten möglich, z.B. bei Lichen ruber. Genitale Veränderungen können aber auch endogener Natur sein wie Zinkmangel, Endokrinopathien, Morbus Reiter und Behçet, somatoforme Störungen wie Vulvodynie. Sonstige Erkrankungen sind u.a. der genitale Lichen sclerosus et atrophicus, Phimose und Paraphimose.

Neubildungen

Epithelzysten sind gutartige epitheliale Neubildungen. Präkanzerosen sind der Morbus Bowen, die bowenoide Papulose und die vulväre intraepitheliale Neoplasie (VIN); bösartige Neubildungen sind das Penis- und Vulvakarzinom. Der extramammäre genitale Morbus Paget kann mit einem Adenokarzinom assoziiert sein. Maligne Melanome sind selten und haben eine schlechte Prognose.

Venerologische Erkrankungen

Geschlechtskrankheiten (venerologische Erkrankungen, genitale Kontaktinfektionen, STD-Erkrankungen) haben innerhalb der Infektionskrankheiten durch die überwiegend sexuelle Übertragung und die damit verbundenen Aspekte ein besonderes Profil. Klassische „spezifische" Geschlechtskrankheiten sind:

- **Syphilis** (Treponema pallidum): stadienhafter Verlauf mit Primär-, Sekundär- und Tertiär/-Quartärstadium.

- **Gonorrhö** (Neisseria gonorrhoeae): tritt als genitale Gonorrhö des Mannes bzw. der Frau auf sowie als extragenitale und hämatogene Gonorrhö.
- **Ulcus molle** (Hämophilus ducreyi): mit Genitalulkus (weicher Schanker).
- **Lymphogranuloma venerum** (Chlamydia trachomatis Serovar L1–3): mit Genitalulkus und genitoanorektalem Symptomenkomplex.
- **Granuloma inguinale** (Calymmatobacterium granulomatis): mit Genitalulkus

Zu den STD-Erkrankungen zählen aber auch „unspezifische" infektiöse Geschlechtskrankheiten wie die sog. nicht-gonorrhoische Urethritis (NGU) sowie virale Infektionen durch HPV, mykotische Infektion durch Candida albicans und ektoparasitäre Erkrankungen durch Filzläuse.

HIV-Infektionen und AIDS

Die HIV-Infektion (humanes Immundefizienz-Virus I und II) mit ihrem tödlich endenden Vollbild AIDS bestimmt in zunehmendem Maße das Krankheitsspektrum des 20./21. Jahrhunderts. Sie wird überwiegend sexuell übertragen, aber u.a. auch durch i.v. Drogenkonsum, und verläuft chronisch-stadienhaft: akute HIV-Infektion, Latenzstadium, LAS (Lymphadenopathiestadium), ARC-(AIDS-related-Complex-)Stadium, Vollbild AIDS.

Die HIV-Infektion ist z.Zt. nicht kurativ behandelbar. Die heute mögliche hochaktive antiretrovirale Therapie (HAART) kann aber eine Verzögerung der Progression mit Lebensverlängerung bewirken. Präventive Maßnahmen haben eine entscheidende Bedeutung. Probleme bei der Bekämpfung der Erkrankung sind – insbesondere in Entwicklungsländern – Mängel der Aufklärung und Prävention, mangelnde Diagnostik, fehlende Therapie wegen hoher Therapie- und Pflegekosten. Der für Geschlechtskrankheiten typische Befall (und Tod) jüngerer Menschen kann in Hochprävalenzgebieten destabilisierende und krisenhafte Auswirkungen haben sowie zu erheblichen wirtschaftlichen und gesellschaftlichen Problemen führen.

037 zusätzliche Abbildungen

038 IMPP-Fragen

20 Andrologische Erkrankungen

Die **Andrologie** in heutiger Bedeutung ist die Lehre von der Fortpflanzungsfähigkeit und der Sexualität des Mannes sowie ihren Störungen.

Sie hat sich in Zusammenhang mit den Geschlechtskrankheiten innerhalb der Dermatologie entwickelt, erfordert aber heute die interdisziplinäre Kooperation mit der Urologie (operative Andrologie), der Gynäkologie und anderen Fächern wie Endokrinologie, Humangenetik, Psychiatrie.

Zentrales Problem der Andrologie ist die **Infertilität** des Mannes durch Impotentia generandi bzw. Impotentia coeundi). In Deutschland sind 10–15% aller Paare ungewollt kinderlos. Die Ursachen liegen zum Teil bei der Frau (ca. 40%), zum Teil beim Mann (ca. 40%), bei beiden (ca. 10%) oder sind unbekannt (ca. 10%).

Bedeutung: Störungen der Fortpflanzungsfähigkeit und der Sexualität haben grundsätzlich eine andere Dimension als Erkrankungen anderer Organe. Sie sind in der Regel weder vital-bedrohlich noch durch stärkere Beschwerden belastet. Ihre Problematik betrifft die Familie bzw. Lebensgemeinschaft und den Fortbestand der Generation. Störungen können daher eine erhebliche psychosoziale und auch gesellschaftliche Dimension besitzen.

20.1 Grundlagen

20.1.1 Anatomie und Physiologie

Die äußeren männlichen Geschlechtsorgane (Penis mit Harn-Samen-Röhre, Skrotum) wurden bereits besprochen (Kap. 19).

Innere männliche Geschlechtsorgane (Abb. **20.1**)

Sie umfassen Hoden, akzessorische Drüsen und ableitende Samenwege (Ductus deferens).

- **Hoden** (Keimdrüsen, Testes): Ihr Volumen beträgt ca. 15–25 ml, der Längsdurchmesser ca. 5 cm. Sie sind umgeben von einer bindegewebigen Hodenhülle (u. a. Tunica albuginea). Der Hodeninhalt besteht aus exokrinem Kompartiment (Samenkanälchen mit Keimepithel und Sertoli-Zellen) und endokrinem Kompartiment (Leydig-Zellen im Interstitium).
- **Nebenhoden** (Epididymes): Sie liegen spangenförmig den Hoden an, bestehen aus Kopf, Körper und Schwanz mit Übergang in den Samenleiter. Hoden und Nebenhoden werden arteriell von der Arteria testicularis und venös vom Plexus pampiniformis versorgt.
- **Samenleiter** (Ductus deferens): Er verläuft zusammen mit Gefäßen und Nerven im Samenstrang, mündet im Prostatabereich in die Harnröhre ein und wird von nun an als Harn-Samen-Röhre bezeichnet.
- **Akzessorische Drüsen:** Dazu zählen Bläschendrüsen, Prostata, Cowper- und Littre-Urethraldrüsen. Sie münden in die ableitenden Samenwege.

Fortpflanzungsorgane und -funktionen unterliegen der hormonellen und nervalen Regulation.

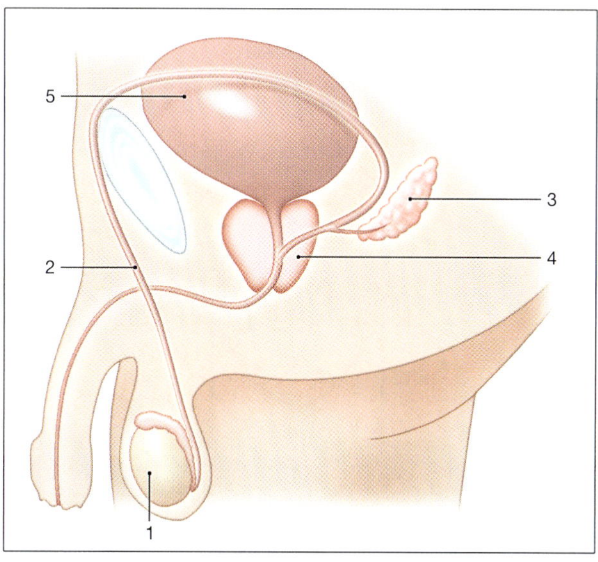

Abb. 20.1 Innere männliche Geschlechtsorgane.
1 Hoden mit Nebenhoden **2** Samenleiter **3** Bläschendrüsen **4** Prostata **5** Blase

Spermatogenese und Samenbildung

Die **Bildung der Spermatozoen** (Spermatogenese) erfolgt im Keimepithel der Samenkanälchen über mehrere Zwischenstufen: Spermatogonien, Spermatozyten, Spermatiden und Spermatozoen. Durch eine Reduktionsteilung (Meiose) entsteht ein haploider Chromosomensatz. Die Dauer der Spermatozoenentwicklung beträgt ca. 74 Tage, dann erfolgt das Verlassen des Keimepithels (Spermiation). Im Nebenhoden Reifung und Speicherung. Die jetzt grundsätzlich reifen, aber noch immobilen Spermatozoen bestehen aus Kopf mit Akrosom und Kern, Hals, Mittelstück mit Mitochondrien und Schwanz zur Fortbewegung. Die **Bildung des Samens** (Ejakulat) erfolgt durch Hinzutreten der Sekrete der akzessorischen Drüsen:

- Bläschendrüsensekret: ca. 60% des Ejakulats, alkalisch, fruktosehaltig.
- Prostatasekret: ca. 30% des Ejakulats, sauer, enzym- und zitrathaltig, spermatozoenmobilisierend.
- Sekret der Urethraldrüsen: ca. 5%, Befeuchtung der Harn-Samen-Röhre.

Nur 5% des Samens stammen von Hoden/Nebenhoden.

Die **Steuerung** von Spermatogenese und Samenbildung erfolgt hormonell (Abb. **20.2**). Der Hypothalamus bildet GnRH (Gonadotropin-Releasing-Hormone), der Hypophysenvorderlappen die nicht-geschlechtsspezifischen gonadotropen Hormone FSH (follikelstimulierendes Hormon: Spermatogenese) und LH (Luteinisierungshormon: Testosteronbildung in Leydig-Zellen). **Zielorgane** von Testosteron bzw. Androgenen über Androgenrezeptoren sind nicht nur die Geschlechtsorgane, sondern u. a. auch Haare, Talgdrüsen, apokrine Schweißdrüsen, Muskulatur, Kehlkopf und Knochen. Darüber hinaus besitzen Androgene psychotrope Effekte.

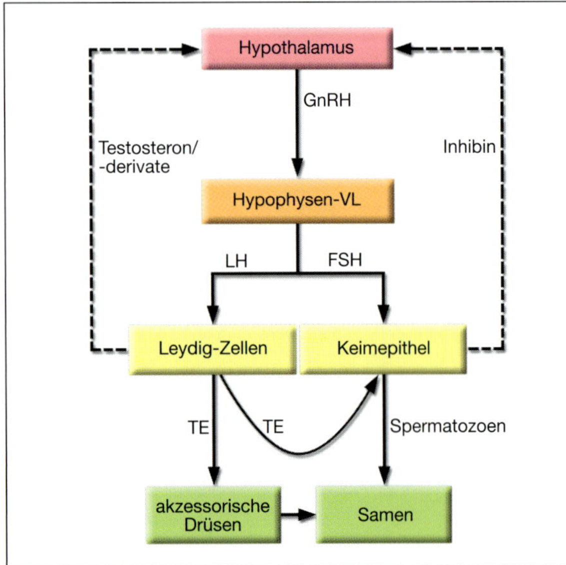

Abb. 20.2 Endokrine Regulation der testikulären Testosteronproduktion und der Spermatogenese. Stimulation (→) durch GnRH und die Gonadotropine LH und FSH, Hemmung (---->) durch Testosteron(derivate) und Inhibin (Hormon der Sertoli-Zellen). TE = Testosteron.

Erektion und Ejakulation

Die dynamisch ablaufenden Vorgänge der **Erektion** sind: Elongation und Versteifung, sog. Rigidität, mit Füllung der Corpora cavernosa penis durch Steigerung des arteriellen Zuflusses und Hemmung des venösen Abflusses. **Ejakulation** durch Kontraktion diverser Muskelelemente, nerval gesteuert über psychozentrale und/oder lokale Reize sowie entsprechende Erektions-/Ejakulationszentren im Rückenmark.

Befruchtung

Auf dem langen Weg der Spermatozoen vom Nebenhoden bis zur weiblichen Eizelle laufen noch verschiedene weitere Vorgänge ab wie z. B.:

- Aktivierung der Spermienmotilität und Blockierung der Befruchtungsfähigkeit (Dekapazitation).
- Penetration des Zervixmukus.
- In den Tuben: Spermatozoenaktivierung mit Wiederherstellung der Befruchtungsfähigkeit (Kapazitation), Bindung an die Eizelle, Freisetzung der akrosomalen Penetrationsenzyme (akrosomale Reaktion).
- Penetration in Eizelle, Gametenverschmelzung und Induktion der Embryogenese.

Auf diesem Weg bleiben viele Spermatozoen auf der Strecke und nur ca. ein Spermatozoon von 100 000 erreicht den Eileiter. Da ca. 100–200 Spermatozoen für eine wahrscheinliche Befruchtung erforderlich sind, muss das Ejakulat eine entsprechend hohe Zahl enthalten.

Sexualentwicklung

Zur normalen Sexualentwicklung des Mannes gehört die Entwicklung der Geschlechtsorgane, deren Reifung (Pubertät), die Entwicklung des männlichen Habitus und die physiologisch-sexuelle Alterung.

20.1.2 Ätiopathogenese

Die Pathologie der männlichen Fortpflanzungsstörungen unterscheidet zwischen Störungen der **Zeugungsfähigkeit** (Impotentia generandi) und Störungen der **Kohabitationsfähigkeit** (Impotentia coeundi) sowie Störungen der **Sexualentwicklung**.

Störungen der Zeugungsfähigkeit (Impotentia generandi)

Nahezu alle **Krankheitsursachen**, die Erkrankungen anderer Organe verursachen, können auch die Sexualorgane, ihre Funktionen und Regulationen schädigen.

- **Allgemeine Krankheitsursachen:** genetische Defekte und nicht-erbliche Fehlbildungen. Es gibt zahlreiche, aber seltene Fehlbildungssyndrome mit Hypogenitalismus bzw. Hypogonadismus.
- **Erworbene Störungen:**
  - Infektionen: z. B. Samenwegsinfekte, Epididymitis/ Orchitis.
  - Physikalisch-chemische Noxen: z. B. Temperatur, ionisierende Strahlen, Medikamente.
  - Endogene Noxen: z. B. immunologische bzw. auto-

immunologische Reaktionen, Hormonstörungen und andere endogen-extragenitale Krankheitsprozesse sowie Tumoren.

Diskutiert werden mögliche Schädigungen der Spermatogenese durch Umweltnoxen wie z. B. Strahlung, Schwermetalle, Pestizide.

Schädigungsmuster sind:

- **Schädigungen des Hodens** (Hodeninsuffizienz): Störungen der Spermatogenese (tubulär-exokrine Insuffizienz) oder/und Störungen der Testosteronbildung (endokrine Insuffizienz). Die Hodeninsuffizienz kann dabei primärer Natur sein durch direkte lokale Schädigung, aber auch sekundärer Natur durch hormonelle Regulationsstörungen im Bereich von Hypothalamus und Adenohypophyse.
- **Schädigungen der akzessorischen Drüsen:** Störungen des Samenplasmas.
- **Transportstörungen** des Samens: durch Samenleiterverschluss oder Motilitätsstörungen der Spermatozoen.

Solche Schädigungsmuster sind häufig polyätiologischer Natur. Bei Feststellung einer Fertilitätsstörung liegen nur noch zum Teil floride Krankheitsprozesse vor, zum Teil bereits resultierende Defektzustände.

Störungen der Kohabitationsfähigkeit (Impotentia coeundi)

Die Kohabitationsfähigkeit setzt u. a. Libido, Erektions- und Ejakulationsfähigkeit voraus. Störungen können organischer und psychischer Natur sein. Eine mit zunehmendem Alter häufigere Störung ist die erektile Dysfunktion.

Störungen der Sexualentwicklung

Genannt seien Störungen der Entwicklung des männlichen Phänotyps (z. B. Intersexualität), der Pubertät (z. B. Pubertas praecox, tarda) und der sexuellen Alterung (z. B. Climacterium virile).

20.1.3 Klinik

Im Gegensatz zu den Erkrankungen des Integuments treten bei der Impotentia generandi bzw. coeundi klinische Symptome in den Hintergrund. Wesen der Impotenz ist die Funktionsstörung. Klinische Hinweise für **Störungen der Zeugungsfähigkeit** können sein:

- Störungen der **Geschlechtsentwicklung** (z. B. Intersexformen) und des männlichen Habitus (Feminisierung).
- Klinisch feststellbare **Genitalveränderungen** wie z. B. Hypogenitalismus, Hodenveränderungen, Samenstrangveränderungen (z. B. Varikozele), entzündliche Genitalveränderungen (STD-Erkrankungen, Samenwegsinfekte, Epididymitis/Orchitis).
- **Androgenmangelsyndrome** (AMS): abhängig vom Zeitpunkt des eintretenden Hormonmangels bzw. einer Androgenresistenz:
  - **Pränatales AMS:** Pseudohermaphroditismus mit normalem männlichen Karyotyp, aber femininen oder nur teilmaskulinen äußeren Geschlechtsmerkmalen.
  - **Präpuberales AMS:** Störungen der vollen Ausprägung und Funktion der Geschlechtsorgane, Störungen der Entwicklung der sekundären Geschlechtsmerkmale mit eunuchoidem Habitus (u. a. „Stehriese“, „Sitzzwerg“). Funktionsstörungen von Talgdrüsen und apokrinen Schweißdrüsen; Modulation des Haarwachstums.
    Klinische Äquivalente sind: Sebostase sowie Abschwächung bzw. Ausbleiben einer Pubertätsakne, apokrine Hypohidrose, Ausbleiben einer androgenetischen Alopezie.
  - **Postpuberales AMS:** meist symptomarm, Feminisierungstendenz, Impotentia coeundi.
- **Virilisierungssyndrome:** deutlicher bei Frauen, bei männlichem Geschlecht dissoziierter Virilismus (z. B. Pubertas praecox).
- **Allgemeinerkrankungen** bzw. extragenitale Erkrankungen mit möglicher Beeinträchtigung der männlichen Fertilität. Beispiele: Diabetes mellitus, Polyendokrinopathien, Nierenkrankheiten.
- **Medikamente:** Die Einnahme bestimmter Medikamente kann die Spermatogenese hemmen: z. B. Zytostatika, Sulfasalazin, Geschlechtshormone und ihre Antagonisten, Glukokortikoide in höherer Dosierung. Darüber hinaus gibt es eine ganze Reihe weiterer Medikamente, die Auswirkungen auf die Funktion und den Transport der Spermatozoen haben können. Eine genaue Medikamentenanamnese ist erforderlich.

Häufig finden sich jedoch **keine klinischen Zeichen** einer bestehenden Fertilitätsstörung.

Klinische Hinweise für **Störungen der Kohabitationsfähigkeit** können sein:

- Lokale Genitalveränderungen als Kohabitationshindernis.
- Zeichen vaskulärer, neurologischer, psychiatrischer oder internistischer Erkrankungen mit möglichen Störungen der Sexualfunktionen.
- Medikamente können auch die Potenz (Potentia coeundi) negativ beeinflussen, u. a. Hormone sowie Hormonantagonisten, Antihypertensiva, Psychopharmaka. Auch hier ist eine genaue Medikamentenanamnese erforderlich.

Häufig finden sich jedoch auch hier **weder klinische Symptome noch anamnestische Hinweise** auf Grundkrankheiten und Medikamenteneinnahme.

20.1.4 Diagnostik

Schwerpunkt der Diagnostik sind Anamnese, klinischer Lokalbefund und Spermauntersuchung.

Impotentia generandi

Die **Basisdiagnostik** umfasst neben Anamnese und klinischem Befund die technisch-andrologische Basisdiagnostik mit Spermauntersuchung und Sonographie. Sie kann gezielt durch **zusätzliche Untersuchungen** erweitert werden, wie biochemische Diagnostik, Infektions- und Hormondiagnostik, Hodenbiopsie und Chromosomenanalyse.

Von **Infertilität des Mannes** wird gesprochen bei unerfülltem Kinderwunsch trotz > 1 Jahr ungeschütztem Verkehr, Normalbefunden bei der Frau und pathologischen Spermabefunden beim Mann.

Anamnese

Sie umfasst:

- **Spezielle Fertilitätsanamnese:** u.a. Dauer der ungewollten Kinderlosigkeit, Sexualanamnese.
- **Eigenanamnese:** fertilitätsschädigende lokale und allgemeine Infektionen, operative Eingriffe, physikalisch-chemische Noxen, Berufsnoxen, Medikamente, Allgemeinerkrankungen, Genussmittel.
- **Partner-** und **Familienanamnese.**

Klinischer Befund

- **Allgemeiner Habitus:** maskulin, feminin (z.B. Gynäkomastie, weibliches Behaarungsmuster, hohe Stimme) oder eunuchoid (u.a. eunuchoider Hochwuchs).
- **Lokalbefund:** Inspektion, Palpation.
  - Penis: Fehlbildungen, Größe, Entzündungen/Infektionen (z.B. Fluor, Kondylome).
  - Hoden: Lage, Größe/Volumen (Orchidometer, normal 15–25 ml), Konsistenz, Druckschmerz, Resistenz.
  - Nebenhoden: Größe, Druckschmerz, Resistenz.
  - Samenstrang: Varikozele.
  - Prostata: Vergrößerung, Druckschmerz, Resistenz.

Spermauntersuchung

Die Sperma- bzw. Ejakulatuntersuchung (**Spermiogramm**) als wichtigste labordiagnostische andrologische Methode dient der Feststellung normaler bzw. pathologischer Befunde und der darauf basierenden Fertilitätsprognose. Die Gewinnung des Ejakulats erfolgt nach einer Karenz von 4–5 Tagen durch Masturbation, möglichst am Untersuchungsort. Kontrollspermiogramme sind wegen natürlicher Schwankungen sinnvoll.

- **Physikalisch-chemische Untersuchung:**
  - Ejakulatvolumen: Normospermie 2–6 ml; pathologisch: Aspermie, Hypo-, Hyperspermie.
  - pH-Wert: Normalwert pH 7–8; pathologisch z.B. bei Adnexerkrankungen pH > 8.
  - Geruch: Kastanienblütengeruch; pathologisch bei Adnexentzündungen.
  - Aussehen: weißlich; pathologisch bei Hämo- oder Pyospermie.
  - Konsistenz: Verflüssigung nach Koagulierung; pathologisch: verlängerte Verflüssigungszeit.
  - Viskosität: Erhöhung = Motilitätsbehinderung.
- **Mikroskopische Untersuchung:**
  - Spermatozoenzahl und -konzentration (Zählkammer).
  - Motilität (Mikroskop) und Vitalität (Eosinfärbung).
  - Spermatozoenmorphologie und -fehlbildungen (gefärbtes Ausstrichpräparat). Erfassung auch mit computergestützter Bildanalyse (CASA).

  Normalwerte s. Tab. **20.1**, pathologische Werte s. Tab. **20.2**. Störungen der Motilität können quantitativer (< 50% beweglich = Asthenozoospermie) oder qualitativer Natur sein (mäßig beweglich, ungerichtete Bewegungen). Störungen der Morphologie (> 85% abnorme Formen = Teratozoospermie) können Anomalien von Kopf, Mittelstück und Schwanz betreffen. Eine kombinierte Störung ist das Oligo-Astheno-Teratozoospermie-Syndrom (OAT-Syndrom).

Tab. 20.1 Spermiogramm: Normalwerte (nach WHO)

Volumen (ml)	≥ 2,0
pH	≥ 7,2
Spermatozoenkonzentration (Mio./ml)	≥ 20
Spermatozoenzahl (Mio./Ejakulat)	≥ 40
Spermatozoenmotilität (%)	≥ 50
Spermatozoenmorphologie (normal, %)	≥ 15
Spermatozoenvitalität (normal, %)	> 50
Leukozyten (Mio./ml)	< 1

Tab. 20.2 Pathologische Spermabefunde

Sperma	Aspermie: kein Sperma Hypospermie: < 2 ml Hyperspermie: > 8 ml
Anzahl der Spermatozoen	Azoospermie: keine Spermatozoen Kryptozoospermie: < 1 Mio./ml Spermatozoen Oligozoospermie: < 20 Mio./ml Polyzoospermie: > 250 Mio./ml
Eigenschaften der Spermatozoen	Asthenozoospermie: Globalmotilität < 50% Teratozoospermie: > 85% abnorme Spermatozoen Nekrozoospermie: nur tote Spermatozoen
Beimengungen	Bakteriospermie Hämospermie Leukospermie

Beurteilung der Spermauntersuchung

Die Ergebnisse der Spermauntersuchung sind wichtig, reflektieren den aktuellen Zustand und sind in der Regel hinweisend, aber nicht beweisend. Die Bewertung erfolgt in zweierlei Hinsicht:

1. **Erkrankungs-/Störungshinweise:**
   Die einzelnen Befunde können auf Erkrankungen/Störungen der Spermatogenese, der Adnexe und der Samenleiter hinweisen.
2. **Fertilitätsprognose:**
   Sie kann nur geschätzt werden, da bei normalen Befunden Infertilität und bei pathologischen Befunden Fertilität bestehen kann.
   - **Fertilität:** Voraussetzungen seitens des Spermiogramms vorhanden (Normalwerte).
   - **Subfertilität:** reduzierte Fertilität je nach Befundsituation, z.B. bei OAT-Syndrom zu erwarten.
   - **Infertilität:** z.B. bei Aspermie (= Asemie), Azoospermie, kompletter Teratozoospermie und Nekrozoospermie, außerdem bei Impotentia coeundi.

Sonographie

Sonographische Untersuchungen von Hoden (Größe, Volumen, pathologische Tastbefunde) und Penis (Narben, Verkalkungen, Gefäße). Ultraschall-Doppler-/-Duplex-Untersuchungen von Hoden (Torsion), Penis (Durchblutungsstörung, erektile Dysfunktion) und Samenstrang (Varikozele).

Erweiterte andrologische Diagnostik

Zur erweiterten andrologischen Diagnostik können folgende Untersuchungen herangezogen werden:

- **Biochemische Untersuchungen:** Fruktose (Marker für die Funktion der Bläschendrüsen), Zitronensäure und saure Phosphatase (Prostata), Carnitin und α-Glukosidase (Nebenhoden).
- **Infektions- bzw. Entzündungsdiagnostik:** mikrobiologischer Erregernachweis bei Infektionen der akzessorischen Drüsen oder Samenwege, z.B. im Rahmen einer chronisch-aszendierenden Genitalinfektion (STD durch Ureaplasmen, Chlamydien, Gonokokken); Serologie (Chlamydien) und Entzündungsmarker (Elastase).
- **Hormondiagnostik:** Bei pathologischen Ejakulatbefunden ist in der Regel eine Hormondiagnostik erforderlich:
  1. Basiswertbestimmungen: Bestimmung der Serumspiegel von FSH, LH und Testosteron. Prolaktinbestimmung bei sekundärem Hypogonadismus und Potenzstörungen.
  2. Hormonfunktionstests: Durch Funktionstests erfolgt die Beurteilung des Funktions- und Regulationssystems Hypothalamus/Hypophyse/Gonaden:
  - **Antiöstrogentest:** Prüfung der Hypothalamusfunktion. Releasing-Hormon-Sekretion durch Antiöstrogengabe und Gonadotropinanstieg.
  - **GnRH-**(Gonadotropin-Releasing-Hormon-)**Test:** Prüfung des Hypophysenvorderlappens. Stimulierbarkeit der Sekretion von FSH und LH.
  - **HCG-**(Human-Chorionic-Gonadotropin-)**Test:** Prüfung der Stimulation der Testosteronsekretion der Leydig-Zellen. HCG ist weitgehend identisch mit LH.

  Beurteilung: Differenzierung verschiedener Formen von Hypogonadismus (Hodeninsuffizienz). Beispiele:
  - **Hypergonadotroper Hypogonadismus:** primärer Hodenschaden mit endokriner Insuffizienz. Testosteron vermindert: verminderter Basiswert und verminderte Stimulierbarkeit. Hypophysäre Gonadotropine gegenregulatorisch erhöht, insbesondere FSH.
  - **Hypogonadotroper Hypogonadismus:** sekundäre Hodeninsuffizienz mit Erniedrigung der FSH- und LH-Basiswerte, hypothalamisch-hypophysär bedingt.
  - **Eugonadotroper Hypogonadismus:** idiopathische Hodeninsuffizienz wie z.B. idiopathisches OAT-Syndrom. Normale Hormonwerte auch bei extratestikulären Störungen.
  - **Extratestikuläre Fertilitätsstörung:** z.B. Verschlussazoospermie, Erkrankungen von Nebenhoden oder akzessorischen Drüsen, Varikozele.

Sonstige Diagnostik

- **Spermatozoen-Funktionstests:** Anilinblauverfärbung (Histonpersistenz bei Reifungsstörung). Akrosinbestimmung (wichtiges Enzym für Eizellpenetration).
- **Immunologische Untersuchungen:** Nachweis von spermatozoengebundenen Anti-Spermien-Antikörpern (MAR-Test).
- **Hodenbiopsie:** bei spezieller Indikationsstellung wie z.B. Verdacht auf Verschluss/Stenose ableitender Samenwege.
- **Zytogenetische Diagnostik:** z.B. Chromosomenanalyse mit Geschlechtschromatinbestimmung, Geschlechtschromosomenmuster. Beispiele: verschiedene Formen von Klinefelter- oder Turner-Syndrom.

Impotentia coeundi

Die Diagnostik bei Impotentia coeundi mit Störungen von Libido, Erektion und Ejakulation erfordert eine genaue und erweiterte Anamnese, eine klinische Untersuchung hinsichtlich möglicher Kohabitationshindernisse (Genitalerkrankungen), eine hormonelle Diagnostik (Androgenmangel bzw. Östrogenüberschuss), spezielle Untersuchungen der Durchblutung, Untersuchung der Corpora cavernosa sowie konsiliarische Untersuchungen (Neurologie, Psychosomatik bzw. Psychiatrie).

20.1.5 Therapie

Therapieziel ist die Wiederherstellung der Fertilität bzw. Potenz und Eintritt einer Konzeption mit Geburt eines gesunden Kindes. Mögliche Therapiewege sind ausführliche Information und Beratung des Patienten bzw. Ehepaares, medikamentöse und operative Therapie sowie Psychotherapie. Bei ausbleibendem Erfolg Prüfung der Möglichkeiten von Insemination, In-vitro-Fertilisation oder Adoption.

Impotentia generandi

Die Therapieplanung bei der Impotentia generandi hat zunächst den Einsatz kausal wirkender medikamentöser und operativer Behandlungsmaßnahmen zu berücksichtigen.

Medikamentöse Therapie Grundsätzlich erfolgt nur dann eine Behandlung, wenn mit Verbesserung zu rechnen ist. Folgende Therapiewege sind zu unterscheiden:

- **Kausale Therapie:**
  - **Hormontherapie** als Substitutionstherapie (Androgene, Gonadotropine) oder Hemmtherapie (Prolaktinhemmer).
  - **Antiinfektiöse** Therapie bei Samenweg-/Adnexinfektionen entsprechend Erreger- und Resistenznachweis. **Antiphlogistische** Therapie z.B. mit nichtsteroidalen Antiphlogistika bei chronischen Entzündungen.
  - **α–Sympathomimetika** bei Ejakulationsstörungen.
  - **Kortikoide** bei immunologisch bedingter Infertilität.
  - **Sklerosierungsbehandlung** der Varikozele.
- **Empirische Therapie:**
  Versuche der Verbesserung der Spermiogenese mit z.B. Tamoxifen, Humangonadotropinen, niedrig dosierten Androgenen, auch Pentoxifyllin. Bei Indikationsstellung Möglichkeit der Insemination sowie der In-vitro-Fertilisation berücksichtigen.

Operative Therapie Kausal wirksame operative Eingriffe/Maßnahmen (Urologie) bei z. B. Maldescensus testis, Verschlussazoospermie (Vasavasostomie, Tubulovasostomie) oder Varikozele. Auch mikrochirurgische Spermatozoengewinnung aus Hoden bzw. Nebenhoden für reproduktionsmedizinische Verfahren.

Impotentia coeundi

Zur Behandlung der Impotentia coeundi kommen je nach Ursache in Frage: Behandlung lokaler Genital- und Grunderkrankungen. Medikamentöse Therapie mit z. B. Androgensubstitution, Phosphodiesterasehemmer, Schwellkörpertherapie. Operative Verfahren: Gefäßoperationen, Penisprothesen. Weiterhin Erektionshilfssysteme und Psychotherapie.

Bei **therapieresistenten Fertilitätsstörungen** sind noch folgende Verfahren zu erwägen:

- **Intrauterine Insemination (IUI):** bei therapieresistenter, insbesondere bei idiopathischer Subfertilität/Infertilität, Potenzstörung.
  Spermaaufbereitung: Isolierung motiler Spermatozoen aus Ejakulat evtl. nach Ejakulat-Pooling.
  Instrumentelle Insemination intrauterin oder intratubar. Je nach Spender homologe oder heterologe Insemination.
  Kryosperma: Samenkonservierung zur Zeugungsprophylaxe, z. B. vor Chemotherapie, Samenbanken.
- **In-vitro-Fertilisation** (IVF): In-vitro-Inkubation von Eizellen (Follikelpunktion) mit motilen Spermatozoen, nach Befruchtung Embryotransfer in Uterus.
- **Intrazytoplasmatische Spermatozoeninjektionen** (ICSI): Mikroinjektion eines Spermatozoons in isolierte Eizelle. Voraussetzung: noch motile Spermatozoen vorhanden bzw. gewinnbar, auch durch mikrochirurgische epididymale oder testikuläre Aspiration. In Diskussion: evtl. leicht erhöhte Fehlbildungsrate.

Diese Methoden sind bei konservativ bzw. operativ nicht behandelbarer männlicher Infertilität zu erwägen. Außer medizinischen Aspekten sind aber auch juristische und ethische Gesichtspunkte zu beachten.

20.2 Anlagebedingte Fertilitätsstörungen

Anlagebedingte Fertilitätsstörungen können durch Chromosomenanomalien, Störungen der Geschlechtsentwicklung, anlagebedingte endokrine Störungen und Fehlbildungen bedingt sein. Häufig sind **Klinefelter-Syndrom** und **Maldescensus testis.** Relevante Symptome können Androgenmangel mit entsprechenden Folgen und Infertilität sein.

- **Chromosomenanomalien:**
  Klinefelter-Syndrom: bei einem von 500 männlichen Lebendgeburten (Prävalenz 0,2% in der Bevölkerung). Angeborener Überschuss von X-Chromosomen, meist XXY. Diagnosestellung häufig erst postpuberal.
  - Diagnose: Hodenhypoplasie und -insuffizienz mit erniedrigter Testosteronbildung, Azoospermie (Infertilität), fakultativ eunuchoider Hochwuchs, Gynäkomastie, frühzeitige Varikosis und Ulcus cruris, Sexual- und Persönlichkeitsstörungen.
  - Therapie: palliative Testosteronsubstitution.
- **Enzymdefekte:**
  z. B. Testosteronmangel durch Biosynthesestörung.
- **Intersexualität:**
  Seltene Störungen der Geschlechtsentwicklung auf vier Ebenen: Chromosomen, Gonaden, Phänotyp, Psyche/Sexualverhalten.
  Beispiel: verschiedene Formen von Hermaphroditismus und Pseudohermaphroditismus (z. B. adrenogenitales Syndrom). Einteilung nach Gonadenhistologie bzw. Art der Störung.
- **Endokrine Störungen:**
  Seltene Störung der Hormonbildung (z. B. GnRH: Kallmann-Syndrom mit Anosmie) oder der Androgenrezeptoren von Zielorganen (z. B. Androgenmangelsyndrome).
- **Entwicklungsstörungen:**
  Maldescensus Testis: Lageanomalie der Hoden durch fehlenden bzw. unvollständigen (Dystopie) oder falschen Deszensus (Ektopie). Einseitig oder auch beidseitig, entsprechend „leeres Skrotum". Spontaner Deszensus noch möglich im 1. Lebensjahr.
  - **Hodendystopie:** meist als Leistenhoden im Leistenkanal oder auch intraabdominell (Kryptorchismus). Gleithoden: zu kurzer Samenstrang, liegt mobil vor äußerem Leistenring, gleitet nach Druck in das Skrotum und wieder zurück. DD Pendelhoden (vorübergehender Hodenhochstand durch Kremasterreflex).
  - **Hodenektopie:** Fehllage außerhalb des Deszensusweges, z. T. sichtbar/tastbar an Oberschenkel/Dammbereich. DD Anorchie. Mögliche Ursachen: mechanische oder hormonelle Störung, Hodendysgenesie, häufig idiopathisch. Gehäuft kombiniert mit urogenitalen Fehlbildungen, Leistenbruch.
  - **Folgen:** Risiko von Traumatisierung, Hodentorsion, Fertilitätsstörung (frühzeitig einsetzende Degeneration des Keimepithels), erhöhtes Hodentumorrisiko (ca. 4–5-mal).
  - **Therapie:** frühzeitige Hormonbehandlung (Dystopie) mit LH-Releasing-Hormon (LH-RH, Nasenspray) oder Gonadotropinen (HCG). Bei ineffektiver Hormonbehandlung und bei Hodenektopie: operative Behandlung. Hodenreposition bis Ende des, 2. Lebensjahres erforderlich.
- **Fehlbildungen:** seltene angeborene Infertilitätsursachen sind Aplasien bzw. Hypoplasien von Genitale (Hypogenitalismus), Hoden (z. B. Anorchie), Nebenhoden, Bläschendrüsen oder Samenleiter. Meist besteht eine Aspermie oder Azoospermie.

20.3 Fertilitätsstörungen durch erworbene Erkrankungen oder Schädigungen

Erworbene Krankheitsprozesse bzw. Schädigungen können auch hier **Hoden, akzessorische Drüsen** und **ableitende Samenwege** betreffen. Die resultierenden Fertilitätsstörungen können passager-reversibel oder permanent-irreversibel sein. Es können verschiedene, meist polyätiologisch bedingte Arten von Schädigungsmustern auftreten.

20.3.1 Hoden

Die **primäre Hodeninsuffizienz** (testikulärer Hypogonadismus) kann dieTubuli, die Leydig-Zellen oder beide betreffen. Bei der **sekundären Hodeninsuffizienz** (praetestikulärer Hypogonadismus) fehlt die Hodenstimulation durch die hypophysären Gonadotropine.

Tubulusinsuffizienz

Hierbei handelt es sich um eine erworbene Tubulusschädigung mit Spermatogenesestörung (empfindliches Mausergewebe!). Keine Androgenmangelsymptomatik, die inkretorische Hodenfunktion ist intakt.
Ursachen: polyätiologische Genese.

- Infektiöse Orchitis: z. B. Mumps
- Physikalische Noxen: Verletzungen, Strahlenschäden, Temperaturschäden
- Medikamente: z. B. Zytostatika, Antiandrogene
- Hodentumoren
- Durchblutungsstörungen sowie Erkrankungen anderer Organe wie z. B. chronisch-entzündliche Darmerkrankungen
- Diskutiert werden gonadotoxische Wirkungen von Umweltstoffen (z. B. Schwermetalle, Insektizide, chlorierte Kohlenwasserstoffe), Genussgiften (Rauchen, Alkohol), Drogen und Stress.

Krankheitsbild Keine Habitusveränderungen, evtl. verkleinerte Hoden. Oligozoospermie bzw. Azoospermie mit entsprechender Fertilitätsstörung.
Sonderform: Germinalzellaplasie (*Synonym: „Sertoli-cell-only"-Syndrom, SCO-Syndrom*): keine oder reduzierte Zahl von Keimzellen (Azoospermie oder OAT-Syndrom), Sertoli-Zellen erhalten. Diagnosestellung durch Hodenbiopsie.

Therapie Behandlung bzw. Ausschaltung ursächlicher Faktoren (kausale Therapie). Versuch einer hormonellen Stimulationsbehandlung (empirische Therapie). Sonst Insemination, IVF bei Resten von Spermatogenese. Evtl. Kryokonservierung vor Chemotherapie.

Leydig-Zell-Insuffizienz

Meist postpuberale, erworbene Schädigung bzw. mangelhafte Stimulation der Testosteron-produzierenden Leydig-Zellen (endokrine Insuffizienz) mit zeitpunktabhängigen Androgenmangelerscheinungen.

Krankheitsbild

- **Postpuberale Leydig-Zell-Insuffizienz:** Habitus, Genitalbefund und Spermiogramm meist normal oder allmählich verändert, Spermafruktose erniedrigt.
- **Climacterium virile:** altersbedingter allmählicher Rückgang der Testosteronbildung bei meist erhaltener Spermiogenese.

Therapie Sie erfolgt durch Androgensubstitution (i. m., peroral, Pflaster), bei Climacterium virile nur bei nachgewiesenem Hormondefizit und entsprechenden Begleitbeschwerden, Prostatakontrollen!

Totale Hodeninsuffizienz (Abb. 20.3)

Kombinierte Störung von exkretorischer (Spermiogenese) und inkretorischer Hodenfunktion (Testosteronbildung).
Ursachen: schwere Strahlenschäden, Durchblutungsstörungen, Hodentorsion, Verletzungen, Kastration.

Sekundäre Hodeninsuffizienz

Neben einer primären Hodeninsuffizienz (hypergonadotroper Hypogonadismus) kann u. U. durch Störungen der

Abb. 20.3 Hypogonadotroper Hypogonadismus.
Anamnese: 25-jähriger Patient mit ausgebliebener Pubertätsentwicklung. Rasur nicht notwendig, da kein Bartwuchs vorhanden.
Befund: hypoplastisches, infantiles Genitale, relative Phimose. Hodenvolumen links 2 ml, rechts nicht palpabel. Weibliches genitales Behaarungsmuster. Asthenischer Habitus, spärliche Sekundärbehaarung. Geruchssinn normal, hohe Stimme.
Diagnostik: Spermauntersuchung: Azoospermie. Sonographie: dystope Hodenanlage in der rechten Leiste. Hormonanalyse: erniedrigter Testosteronbasiswert, stimulierbar im HCG-Test. LH und FSH deutlich erniedrigt, stimulierbar im GnRH-Test. Röntgenaufnahme der Sella unauffällig, Chromosomenanalyse unauffällig.
Therapie: ACG und pulsatile GnRH-Substitution, wegen mangelnder Compliance zuletzt Testosteron-Depot-Behandlung.

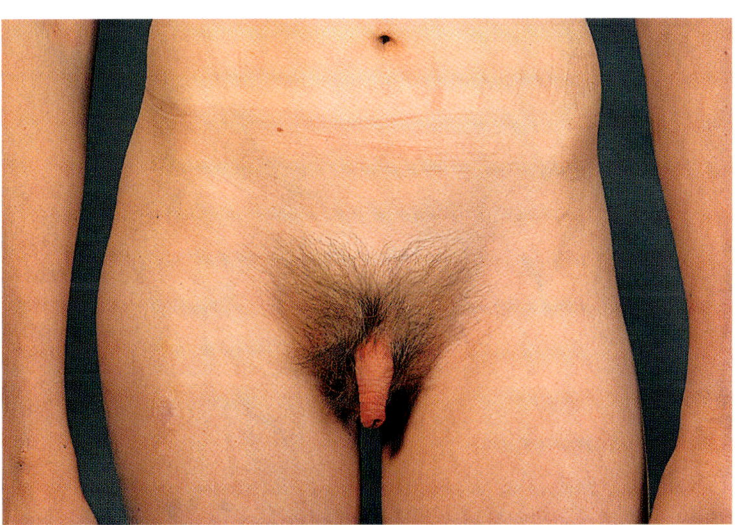

hormonellen Regulation mit verminderter Gonadotropinsekretion auch eine sekundäre Hodeninsuffizienz auftreten (hypogonadotroper Hypogonadismus).
Beispiele: Tubulusinsuffizienz durch FSH-Mangel, Leydig-Zell-Insuffizienz durch LH-Mangel, häufig kombiniert.
Ursachen: Hemmung der Gonadotropinsekretion durch Hypophysenerkrankungen, Östrogentherapie (z.B. bei Prostatakarzinom).

Krankheitsbild Generelle Folgen einer Hodeninsuffizienz abhängig vom Zeitpunkt:

- **Präpuberal:** Eunuchoidismus (Eunuch = präpuberaler Kastrat).
- **Postpuberal:** Normalwachstum, Rückbildung sekundärer Geschlechtsmerkmale, Spermiogenesestörung.

Therapie Substitution mit Humangonadotropinen.

20.3.2 Nebenhoden, akzessorische Drüsen und ableitende Samenwege

Entzündungen des männlichen Genitale wie z.B. STD-Erkrankungen (s. Kap. 19.5) können durch Aszension die Samenwege und männlichen Adnexe erreichen. Entzündungen von Nebenhoden (Epididymitis) bzw. akzessorischen Drüsen (Vesikulitis, Prostatitis) können zu Veränderungen des Spermaplasmas, Schädigung der Spermatozoen und damit zu Einschränkungen der Fertilität führen. Befunde ergeben sich aus klinischer Symptomatik und Spermauntersuchung (s. Kap. 20.1.3, 20.1.4).
Ein **Samenleiterverschluss** kann durch Entzündungen bzw. traumatische oder operative Schädigung entstehen. Folge ist eine Verschluss-Azoo(Oligozoo-)spermie.
Eine **Varikozele** wird als häufige Infertilitätsursache gesehen. Diagnostik: Palpation, Valsalva-Pressversuch, Sonographie. Differenzialdiagnose: Spermatozele, Hydrozele.

Therapie

- **Antiinfektiöse Therapie:** Antibiose möglichst nach Erreger- und Resistenzbestimmung über 2–3 Wochen.
- **Antiphlogistische Therapie:** z.B. mit nichtsteroidalen Antiphlogistika 4–12 Wochen.
- **Hormonelle Stimulation** akzessorischer Drüsen: z.B. durch orale Androgene.
- **Operative Maßnahmen** bei Samenleiterverschluss/Stenose.
- **Sklerosierung** einer Varikozele.

20.4 Neubildungen

Im Rahmen der andrologischen Untersuchung kann bei der Hodenpalpation ein Hodentumor auffallen. Er kann auch Ursache eines pathologischen Spermiogramms sein.

Hodentumoren

Häufigste Krebserkrankung im jungen Erwachsenenalter, Inzidenz ca. 7/100000 Männer/Jahr.
Risikofaktor: Maldescensus, auch nach Behandlung.
Ganz überwiegend Keimzelltumoren (85–90%) selten Leydig-Zell- bzw. Sertoli-Zell-Tumoren.
Die meisten Hodentumoren sind **Keimzelltumoren:** Seminom bzw. nicht-seminomatöser Hodentumor.

- **Krankheitsbild:** schmerzlose einseitige Hodenvergrößerung, gelegentlich auch schmerzhafte Hodenschwellung.
- **Diagnostik:** pathologischer Palpationsbefund, Sonographie. Tumormarker (AFP, HCG). Bei hormoneller Aktivität neben Ejakulatveränderungen auch Impotenz, Gynäkomastie.
- **Differentialdiagnosen:** Hydrozele, Spermatozele.
- Die Metastasierung erfolgt paraaortal und perirenal. Bei Behandlung insgesamt relativ gute Prognose.

20.5 Kohabitationsstörungen

Kinderlosigkeit seitens des Mannes besteht auch dann, wenn trotz normaler Samenbildung Kohabitationen bzw. Samendeponierung im weiblichen Genitale nicht möglich sind: **Impotentia coeundi.**
Mögliche Ursachen sind: lokale Genitalveränderungen, Störungen der Erektion, Ejakulation und der Libido. Es kann sich um angeborene oder erworbene, organisch bedingte oder psychogen-funktionelle Störungen handeln.

20.5.1 Lokale Genitalerkrankungen

Lokal bedingte Kohabitationsstörungen bzw. -einschränkungen sind insgesamt selten. Sie können permanent oder passager bedingt sein. Mögliche Ursachen sind:

- **Genitale Fehlbildungen** und **Entwicklungsstörungen** (s. Kap. 20.2).
- **Erworbene Erkrankungen:** z.B. erworbene Phimose, Frenulumveränderungen, Balanitisformen, Lichen sclerosus, Induratio penis plastica, Elephantiasis.
- Bestehende **sexuell übertragbare Erkrankungen** mit genitaler Manifestation, auch aus Furcht vor Weitergabe der Infektion.

Therapie Behandlung der entsprechenden Erkrankungen bzw. Störungen.

Historischer Exkurs

Der französische König Ludwig XVI. konnte über mehrere Jahre die Ehe mit seiner Frau Marie Antoinette wegen einer ausgeprägten Phimose nicht vollziehen, bis er sich endlich zu dem früher sehr schmerzhaften operativen Eingriff durchrang. Die kompensatorische exzessive Vergnügungs- und Verschwendungssucht der unzufriedenen jungen Königin wurde vom König unterstützt und gefördert, um Schlimmeres zu verhüten. Sie brachte das Volk in zunehmendem Maße gegen das Königshaus auf und war mit eine Teilursache der Französischen Revolution und der Hinrichtung des Königspaares durch die Guillotine 1793. (Nach: A. Castelot: Marie Antoinette, W. Heyne Verlag, München 1989.)

20.5.2 Erektions-, Ejakulations- und Libidostörungen

Störungen der Kohabitation bzw. Samendeponierung können auch bedingt sein durch:

- Erektionsstörungen
- Ejakulationsstörungen (E. praecox, E. retarda)
- Libidostörungen.

Erektionsstörungen: „Erektile Dysfunktion"

Neben altersbedingter Abnahme der Potenz (Climacterium virile) organische (70–80%) und psychische Ursachen. Psychische Begleit- und Folgestörungen sind häufig.

- **Organische Ursachen:** Durchblutungsstörungen (arteriell, venös, mikrozirkulatorisch), Nervenschäden (z.B. Polyneuropathie, Sakralmarkerkrankungen, Verletzungen), hormonelle Störungen (Hypogonadismus), Arzneimittelnebenwirkungen (z.B. Bluthochdruckmittel, Psychopharmaka), Stoffwechselerkrankungen (Diabetes mellitus) und Noxen (Alkohol, Nikotin).
- **Psychische Ursachen:** Mögliche Ursachen sind seelische Störungen/Erkrankungen, die aktuelle Situation und Partnerprobleme.

Diagnostik

- **Anamnese** mit Biografie, Sexualanamnese und Ursachenanamnese, **klinischer Befund.**
- **Hormonuntersuchung:** nur selten Androgendefizit.
- **Spezielle Untersuchungen:**
  Angiologische Diagnostik: Ultraschall-Doppler, Duplex.
  - SKAT-Test: Erektionsprovokation durch intrakavernöse Injektion von Prostaglandin E_1.
  - Kontrastmitteldarstellung des Corpus cavernosum.
  - Neurologische, psychologische bzw. psychiatrische Untersuchung.

Therapie Kausale Behandlung organischer Ursachen, Wechsel von Medikamenten.

- **Medikamentös-systemische Behandlung:** Androgene nur bei Androgenmangel. Phosphodiesterasehemmer wie z.B. Sildenafil, Vardenafil oder Tadalafil (Kontraindikation: Gleichzeitige Behandlung mit Nitraten oder NO-Donatoren). Bei Libidoverlust Apomorphin, auch Yohimbin.
- **Lokal-medikamentöse Behandlung:** intraurethrale Applikation oder intrakavernöse Injektion von Prostaglandin E_1 (Alprostadil), Gefahr des Priapismus.
- **Sexualtherapie, Psychotherapie.**
- Externe **Erektionshilfen** (Ring, Vakuumpumpen).
- In Sonderfällen auch **operative Behandlung**, Implantation einer Penisprothese.

Ejakulationsstörungen

Ejakulationsstörungen sind **vorzeitige** (Ejaculatio praecox), **verzögerte** (Ejaculatio tarda) oder **retrograde** Ejakulation. Genaue Abklärung erforderlich, teils psychisch, teils organisch bedingt.
Störungen des Orgasmus (Anorgasmie) sind meist psychisch bedingt, Störungen der Libido durch psychosexuelle Fehlentwicklung, schwere Allgemeinerkrankungen oder Depressionen.

20.6 Andrologische Kontrazeption

Außer den bekannten, begrenzt zuverlässigen Methoden wie Coitus interruptus, Kondom, natürliche Familienplanung stellt die **Vasektomie** eine sichere kontrazeptive Methode dar.
Technik: Resektion von einem 1–2 cm langen Stück der Samenleiter. Postoperative Ejakulatkontrolle bis zur 2-maligen Azoospermie (Monate!). Mögliche Komplikationen und juristische Aspekte beachten. Der Eingriff ist bedingt reversibel (Refertilisierungsoperation). Reversible Spermatogenesehemmung auch durch hoch dosierte wöchentliche Testosteron-Injektionen (wöchentlich). Eine einsetzbare „Pille für den Mann" gibt es noch nicht.

20.7 Störungen der Sexualentwicklung

Mögliche Störungen sind:

- **Störungen der Geschlechtsentwicklung:** z.B. Intersexe.
- **Störungen der Pubertät:**
  - **Pubertas praecox** mit frühzeitiger Entwicklung sekundärer Geschlechtsmerkmale vor dem 8. Lebensjahr, idiopathisch oder neurologisch-hormonell bedingt.
  - **Adrenogenitales Syndrom** mit altersdissoziierter Virilisierung, hereditär oder durch hormonproduzierende NNR-Tumoren.
  - **Pubertas tarda** mit Auftreten sekundärer Geschlechtsmerkmale erst nach dem 16. Lebensjahr oder überhaupt nicht, idiopathisch oder symptomatisch z.B. bei Endokrinopathie.
- **Climacterium virile:** zeitlich und individuell variabel mit allmählich nachlassender Androgenproduktion und Abnahme des freien Testosterons (partieller Androgenmangel des alternden Mannes: PADAM). Potenzstörungen und Libidorückgang, psychische Labilität. Die Substitution von Testosteron ist nur bei nachgewiesenem Androgendefizit sinnvoll. Grundkrankheiten sind auszuschließen bzw. zu behandeln. Medikamentöse Therapie mit Phosphodiesterasehemmern.

Zusammenfassung

Die **Andrologie** ist die Lehre von der Fortpflanzungsfähigkeit und der Sexualität des Mannes sowie deren Störungen. Die männlichen Fortpflanzungsorgane umfassen äußere und innere Geschlechtsorgane (Hoden, Nebenhoden, akzessorische Drüsen, Samenleiter). Zur Fortpflanzungsfähigkeit gehören die Potentia generandi mit einem normalen Sperma: quantitativ und qualitativ normale, befruchtungsfähige Spermatozoen, normale Drüsensekrete und normaler Samentransport. Außerdem die Potentia coeundi und eine normale Sexualentwicklung.
Störungen der Zeugungsfähigkeit können durch Schädigungen des Hodens, der akzessorischen Drüsen und des Samentransports auftreten. Störungen der Kohabitationsfähigkeit (z.B. erektile Dysfunktion) bzw. der Sexualentwicklung können ebenfalls zur männlichen Infertilität führen.
Die **klinische Symptomatik** ist häufig wenig ausgeprägt: Störungen der Geschlechtsentwicklung, Androgenmangelsyndrome (prä-/postpuberal), Virilisierungssyndrome, Symptome fertilitätsbeeinträchtigender Allgemeinerkrankungen bzw. medikamentöser Therapie. In der Regel findet sich ein normaler klinischer Befund.
Schwerpunkte bei der **Diagnostik** der Impotentia generandi sind neben der klinischen Untersuchung v.a. die Anamnese und die Spermauntersuchung (Spermiogramm). Zusätzliche diagnostische Möglichkeiten sind u.a. Sonographie sowie Infektions- und Hormondiagnostik. Bei Impotentia coeundi ist nach psychischen Ursachen und somatischen Erkrankungen zu suchen.
Therapeutische Maßnahmen sollten möglichst kausal wirkende medikamentöse und operative Therapieformen sein, anderenfalls kommen fertilitätsstimulierende sowie reproduktionsmedizinische Verfahren in Frage.

Anlagebedingte Fertilitätsstörungen

Mögliche Ursachen sind Chromosomenanomalien, Enzymdefekte, Intersexbildung, endokrine Störungen und Entwicklungsstörungen.

Erworbene Fertilitätsstörungen

Erworbene Fertilitätsstörungen können Hoden, Nebenhoden, akzessorische Drüsen und ableitende Samenwege betreffen.
Hoden: primäre Hodeninsuffizienz bzw. hypergonadotroper Hypogonadismus mit Tubulus-, Leydig-Zell- oder kombinierter Insuffizienz. Sekundäre Hodeninsuffizienz bzw. hypogonadotroper Hypogonadismus, hypophysär bzw. hypothalamisch bedingt.
Weitere Ursachen für erworbene Fertilitätsstörungen sind Entzündungen von Nebenhoden, akzessorischen Drüsen und Samenwegen.

Neubildungen

Im Rahmen der andrologischen Untersuchung ist auch auf Hodentumoren zu achten, häufigste Krebserkrankung im jungen Erwachsenenalter.

Kohabitationsstörungen

Sie können durch lokale Genitalerkrankungen oder durch Störungen von Libido, Erektion (erektile Dysfunktion) und Ejakulation bedingt sein.

Andrologische Kontrazeption

Eine sichere, aber postoperativ kontrollbedürftige Methode ist die Vasektomie. Eine „Pille für den Mann" ist noch nicht verfügbar.

Störungen der Sexualentwicklung

Es kann sich um Störungen der pränatalen Sexualentwicklung (z.B. Intersexe), der Pubertät (Pubertas praecox, tarda) oder das sog. Climacterium virile (partielles Androgendefizit des alternden Mannes) handeln.

 039 IMPP-Fragen

Register

Mit „▣" markierte Seitenzahlen beziehen sich auf eine Abbildung.
Fett markierte Seitenzahlen zeigen den Haupteintrag des Stichworts an.

B

C

D

E

F

G

H

I

L

M

N

O

P

T

U

V

W

X